Christopher G. Roth / Sandeep Deshmukh

Fundamentals of Body MRI

Second Edition

体部MRI基础

第2版

主　编〔美〕克里斯托弗·G. 罗斯
桑迪普·德希穆克

主　译　薛蕴菁

副主译　罗竹人　许尚文　郑德春

天津出版传媒集团

天津科技翻译出版有限公司

著作权合同登记号:图字:02-2018-368

图书在版编目(CIP)数据

体部MRI基础 / (美) 克里斯托弗·G. 罗斯 (Christopher G. Roth), (美) 桑迪普·德希穆克 (Sandeep Deshmukh) 主编 ; 薛蕴菁主译. — 天津 : 天津科技翻译出版有限公司, 2024.7
书名原文: Fundamentals of Body MRI
ISBN 978-7-5433-4451-8

Ⅰ. ①体… Ⅱ. ①克… ②桑… ③薛… Ⅲ. ①核磁共振成像—诊断学 Ⅳ. ①R445.2

中国国家版本馆CIP数据核字(2024)第057348号

Elsevier (Singapore) Pte Ltd.
3 Killiney Road, #08-01 Winslang House 1, Singapore 239519
Tel: (65)6349-0200 ; Fax: (65)6733-1817

Fundamentals of Body MRI, 2E

ISBN: 9780323431415

This Translation of Fundamentals of Body MRI, 2E by Christopher G. Roth, Sandeep Deshmukh was undertaken by Tianjin Science & Technology Translation & Publishing Co., Ltd. and is published by arrangement with Elsevier (Singapore) Pte Ltd.
Fundamentals of Body MRI, 2E by Christopher G. Roth, Sandeep Deshmukh由天津科技翻译出版有限公司进行翻译,并根据天津科技翻译出版有限公司与爱思唯尔(新加坡)私人有限公司的协议约定出版。

《体部MRI基础》(第2版)(薛蕴菁 主译)
ISBN: 978-7-5433-4451-8

注意

本译本由Elsevier (Singapore) Pte Ltd.和天津科技翻译出版有限公司完成。相关从业及研究人员必须凭借其自身经验和知识对文中描述的信息数据、方法策略、搭配组合、实验操作进行评估和使用。由于医学科学发展迅速,临床诊断和给药剂量尤其需要经过独立验证。在法律允许的最大范围内,爱思唯尔、译文的原文作者、原文编辑及原文内容提供者均不对译文或因产品责任、疏忽或其他操作造成的人身及(或)财产伤害及(或)损失承担责任,亦不对由于使用文中提到的方法、产品、说明或思想而导致的人身及(或)财产伤害及(或)损失承担责任。

授权单位: Elsevier (Singapore) Pte Ltd.
出　　版: 天津科技翻译出版有限公司
出 版 人: 方　艳
地　　址: 天津市南开区白堤路244号
邮政编码: 300192
电　　话: (022)87894896
传　　真: (022)87893237
网　　址: www.tsttpc.com
印　　刷: 天津海顺印业包装有限公司
发　　行: 全国新华书店
版本记录: 787mm×1092mm 16开本 31.25印张 400千字
2024年7月第1版 2024年7月第1次印刷
定价:218.00元

(如发现印装问题,可与出版社调换)

译者名单

主　译　薛蕴菁

副主译　罗竹人　许尚文　郑德春

译　者　（按姓氏汉语拼音排序）

陈　英　　福建省肿瘤医院

陈光亮　　福建医科大学附属协和医院

林　霖　　福建医科大学附属协和医院

罗　珊　　龙岩市第一医院

罗竹人　　厦门市第一医院

饶燕莺　　福建省儿童医院

肖友平　　福建省肿瘤医院

许尚文　　中国人民解放军联勤保障部队第九〇〇医院

薛蕴菁　　福建医科大学附属协和医院

郑德春　　福建省肿瘤医院

朱柳红　　复旦大学附属中山医院厦门医院

编者名单

主　编

Christopher G. Roth, MD
Associate Professor
Vice Chair, Quality and Performance
Vice Chair, Methodist Hospital Division
Department of Radiology
Thomas Jefferson University
Philadelphia, Pennsylvania

Sandeep Deshmukh, MD
Associate Professor
Division Director, Body CT
Medical Director, Jefferson Outpatient Imaging–Collegeville
Chairman, Residency Selection Committee
Department of Radiology
Thomas Jefferson University
Philadelphia, Pennsylvania

编　者

Mougnyan Cox, MD
Resident
Department of Radiology
Thomas Jefferson University
Philadelphia, Pennsylvania
MRI of the Gastrointestinal System

中文版前言

读者朋友们好，很高兴这本《体部MRI基础》终于要和大家见面了。

体部疾病的影像学及病理学表现复杂，给影像诊断带来一定挑战。《体部MRI基础》是一本实用的体部MRI诊断专业书。本书讲述了MRI原理和表现，首先，系统地阐述了MRI基本成像原理和新技术；接下来，介绍了体部MRI正常表现，然后详细论述了肝胆胰脾、泌尿系统和生殖系统常见疾病的临床症状、相关病因学与病理表现、MRI表现与重要征象，以及诊断要点与鉴别诊断。书中配有大量图表和详细的说明，使读者易于理解和记忆。

本书旨在提供一种简便且通俗易懂的体部疾病MRI诊断思路和方法，具有系统性、实用性和可读性，可供影像专业医学生、研究生、影像科医生和相关的临床医生参考阅读，可作为日常影像诊断工作的案头工具书，也可作为体部疾病影像诊断的基础参考书。

本书的翻译工作历经艰辛，全体译者付出了巨大的努力，在此向他们表示衷心的感谢。

我们衷心希望本书能够为广大影像科医生和相关临床医生的日常工作提供帮助，特别是年轻医生和初学者能从中受益。

在翻译过程中，由于我们的认识水平有限，疏误之处在所难免，希望广大读者给予批评指正。

薛蕴菁

前言

本书初版的前言也适用于此次第二版，我们编写此书时，不想迎合一些医学文献的写作习惯——被动时态写作、百科全书式写法、排斥视觉辅助工具（如图表、表格），以及回避临床实践背后的基础科学。在编写的过程中，我们没有落入俗套。解释体部磁共振成像原理和磁共振成像物理学的基础知识无疑是比较困难的。学习，要讲究方法。在磁共振成像物理学中，存在许多抽象概念，它们之间都是相互联系的，一个概念可能建立在另外几种概念之上，这可以引发出一系列的解释。这些理论就像M. C. Escher的石版画——《相对性》（该画作描绘了一种由不同尺寸的不可能相互连接的楼梯组成的网络）。因此，第1章并没有全面介绍，而是对MRI物理学基础和概念进行了简要论述，采用了大量图表，避免使用抽象概念和方程。

在临床应用部分（第2~11章），我们没有采用百科全书式的写作风格，而是尽可能选择以读者为导向的方法。优化文本排列，这比按实体病变排列的百科全书式风格更符合读者的阅读习惯。这种格式更符合临床实际，为疑诊的病例或成像模式提供了参考，并有助于鉴别诊断。书中较少使用被动时态，进一步提高了可读性。

在写“原理”相关内容时，我们的目标是为“体部MRI”提供一个理论基础——无论是从技术上还是临床上，以帮助读者掌握实践操作。关于磁共振成像中的“层厚”(slice)理论，尽量提供深入的、有用的信息，这些素材占据了临床实践中的大部分篇幅，包括对先进技术的应用和疾病的介绍。自第一版以来，常规体部MRI适用的范围已扩大，因此，本书增加了新主题，包括前列腺、泌尿生殖系统、弹性成像和胃肠道的MRI。

我们希望第二版能够填补体部MRI的新需求。虽然也希望它涵盖比前版更多的内容，但我们更希望这本书保留其基础性读物的定位，即成为低年资医师理解“MRI”这一复杂主题的一个良好起点。

——Christopher G. Roth

致谢

如果没有导师的指导和支持，这本书的创作就不可能完成。感谢我们的主任 Vijay Rao 的鼓励和支持，使我在科室浓厚的学术环境中利用丰富的临床资源，写成此书。

我对磁共振成像的兴趣、理解和掌握很大程度上归功于 Don Mitchell。他的书《MRI 原理》吸引我来到托马斯·杰斐逊大学进行学习，并为我理解 MRI 物理学奠定了基础。另外，George Holland 凭借他个人独特的导师风格，也让我对体部 MRI 有了更深的理解。

感谢中心城和卫理公会校区以及边远门诊成像中心，托马斯·杰斐逊大学的技术人员，他们获取和处理临床图像的能力值得认可，他们提供了一系列技术卓越的图像，使得本书内容更加生动，文字也更易于理解。

希望业内友人对本书提出意见和建议，以助我们更好地了解广大读者的需求。

——Christopher G. Roth

谨以此书献给我的家人：

感谢我的祖父母，他们对学术的追求，为我提供了榜样和自信，
使我能够追求自己的学业，丰富自身的学识。

感谢我的母亲，她的支持、学术能力和专业成就激励了我。

感谢我的父亲，他的支持，他的求知欲、鼓励，以及他的文笔
帮助我完成了学业攻读和写作创作。

感谢我的妻子Stephanie，她无条件的爱和支持，为我完成这项工作提供了保障。
我将这本书献给我们的未来。

——C.G.R.

我愿将这本书献给我的父母，以及一路上我所有的老师，
是他们的支持和鼓励，令我踏上这奇遇的学术之路。

——S.D.

目　录

第1章

体部MRI简介和物理学原理

磁共振成像：成像目的是什么？

磁共振成像（MRI）巧妙地利用人体内质子的固有磁性，通过在强磁场中施加射频（RF）脉冲，激发质子释放能量，随后检测能量并将其重建成图像。人体表面没有磁性，但人体内的质子可以被强磁场磁化，通过RF脉冲被激发至更高的能态。RF脉冲关闭后，质子释放能量并恢复至原来的低能态。释放的能量可由专用接收器（即所谓的线圈）检测，进而重建成含有空间及分子信息的图像。MRI无电离辐射，不会对患者造成伤害。

磁化机制：人体是如何被磁化的？

事实上，人体内只有磁性原子核（表1.1）才能被磁化。磁性原子核是指具有不成对的质子或中子的原子核。这种原子核带有一个净电荷，这是人体与磁场相互作用的必备条件（尽管中子不带电，但它的电荷分布并不均匀）。

与磁场的相互作用包括两种现象，即磁排列、自旋或角动量。磁排列是指磁性原子核（磁矩或自旋——微磁场）沿着外磁场方向排列的趋势（图1.1）。这些磁矩的排列可量化为两种能态之一：与主磁场同向（“自旋向上”）或反向（“自旋向下”）。

第二种现象为自旋或角动量，是描述一个带有净电荷的原子核在磁场中呈陀螺样摆动（或“进动”）的趋势（图1.2）。原子核特有的进动频率可定义为一个变量，即我们所熟悉的磁旋比（γ）。

MRI利用原子核进动产生共振。共振是指处于等频率振荡能量场中的进动原子核吸收能量的过程。通过改变振荡频率，只有特定的原子核才能被激发和吸收能量，这是MRI的基础。

MRI基于原子核的两种现象：自旋和磁

表1.1　生物体内磁性原子核

元素	质子数	中子数	核自旋量子数	磁旋（mHz/T）	自然丰度（%）	角动量（mHz）
^{1}H（氕）	1	0	½	42.5774	99.985	63.8646
^{13}C	6	7	½	10.7084	1.10	16.0621
^{15}N	7	8	½	4.3173	0.366	6.4759
^{17}O	8	9	5/2	5.7743	0.038	8.6614
^{19}F	9	10	½	40.052	100	60.078
^{23}Na	11	12	3/2	11.2686	100	16.9029
^{31}P	15	16	½	17.2514	100	25.8771

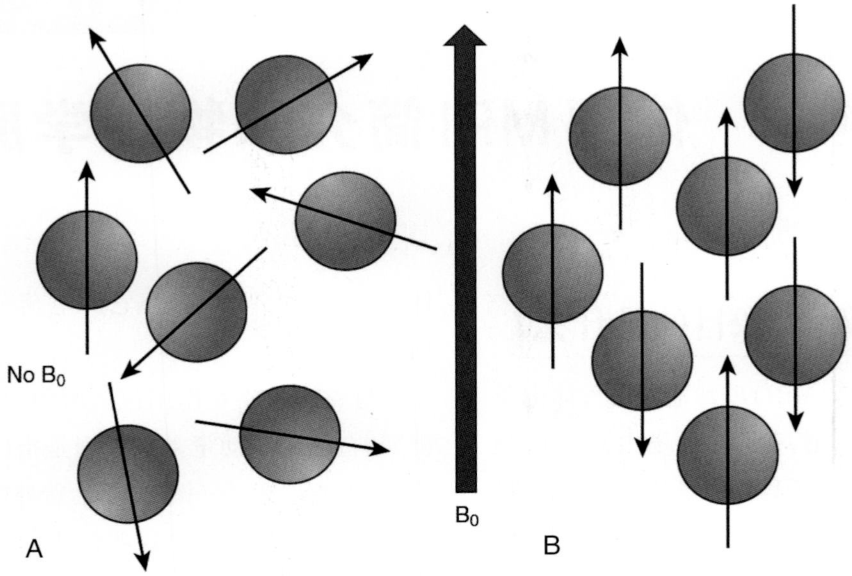

图1.1 有或无外加磁场下的质子排列。(A)无外加磁场下质子随机排列。(B)外加磁场下，质子与B_0同向或反向排列。

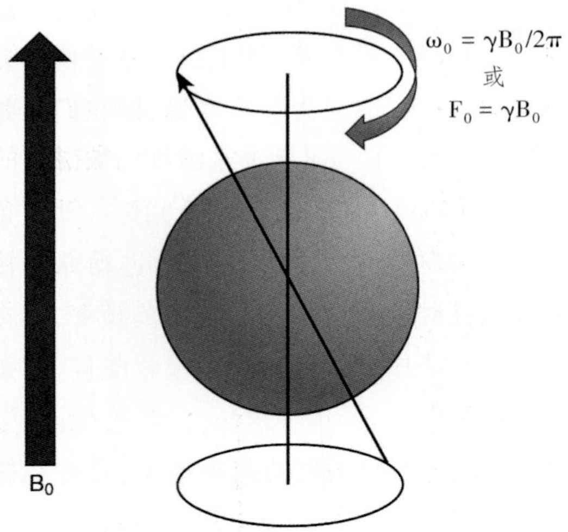

图1.2 原子核自旋示意图。

矩。当原子核仅带有一个净电荷时，这两种现象才能产生。在人体内，这样的原子核仅有少数(见表1.1)。氢原子核(^1H)是生物体内磁矩较大(正比于磁共振信号或转换为图像的激发能量)且含量较多(如脂肪和水分子)的磁性原子核，这也是MRI的基础。

组成

磁体

MRI设备的核心是磁体或主磁场B_0。倘若没有强大的外部磁场，人体内的质子随机排列，磁化矢量互相抵消，总和为零。因此，当净磁化矢量为零时，即使施加射频能量，也无法转换成图像的信号。在强磁场B_0的作用下，如果与B_0同向的质子较反向的质子多(见图1.1)[1]，即可产生净磁化矢量(NMV)(图1.3)，这是MRI的必要条件。外部磁场越强，高能态下与B_0反向排列的质子越少，同向和反向排列的质子数量差异则会越大，那么即可产生更大的NMV。因此，这也解释了为何高场磁共振是目前MRI的主流。

尽管市面上有多种不同类型的磁体，但在临床上，超导型磁体最适合体部MRI。为了保证成像速度快且有足够的信噪比(SNR)，体

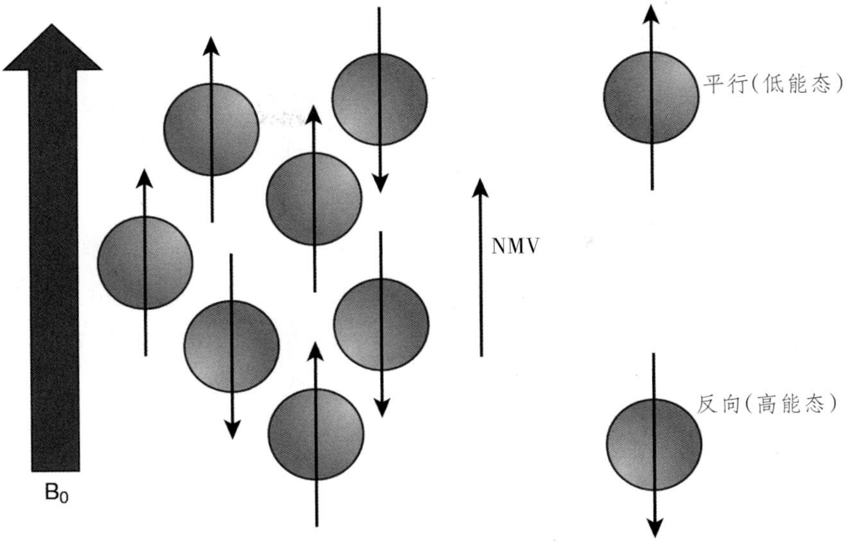

图1.3　NMV示意图。

部MRI需要较高的场强(至少为1.0T,1.5T最佳)。常导型磁体场强最高达0.5T,而永磁体场强一般也不高于0.7T,均不适用于体部MRI。理论上,超导磁体是一个由超导导线(即铌钛或铌锡)组成的大螺线管,超导导线需经超冷处理(用液氦或氮气)(图1.4)[2]。经适当超冷处理的超导导线可使电流在几乎没有电阻的情况下传输。根据右手螺旋法则(即安培定律),即产生沿着螺线管中心轴方向的磁场B_0。

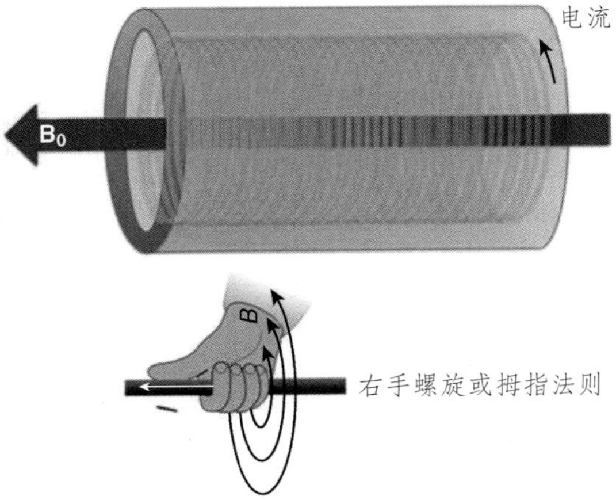

图1.4　超导磁体示意图。

RF系统

MRI设备另一个重要的组成是RF发射系统,它可以产生RF脉冲来激励已被磁化的质子。RF发射系统由4个部分组成:频率合成器、RF信号数字信封处理、高功率放大器和天线(或线圈)。RF发射系统的作用就是产生RF脉冲来激发磁化质子。

为了解释这一过程和磁共振的概念,应对核物理和电磁学有一个基本的了解。正如前文提到的,磁场中的质子排列成一条直线,物体被磁化。除了与B_0平行或反平行排列外,质子绕其磁轴旋转或进动,称为磁自旋(见图1.2)。角动量(ω_0)和进动频率(f_0)随着磁场强度(B_0)和旋磁比(γ)变化而变化,其是由拉莫尔方程表达核特定性质的函数:

$\omega_0=\gamma B_0/2\pi$

简化为:

$f_0=\gamma B_0$

以RF频率进动的磁化质子吸收能量后进入高能态，随后，质子释放所吸收的能量并回到初始的低能态。所释放的能量将转化为信号，并最终生成MRI图像。理论上讲，在RF脉冲激励之前，NMV的方向平行于B_0。RF激励脉冲使质子迁移至高能态，NMV也从平行于B_0场中心轴的方向翻转至垂直于B_0场中心轴(即横向)的平面。因此，NMV最初的方向是平行于B_0场中心轴，随后受RF脉冲激发转至横向平面(图1.5)。自旋质子矢量的横向部分将最终生成磁共振信号[3]。

梯度系统

梯度系统是一个在空间上变化的磁场，其叠加在均匀的主磁场B_0上。梯度系统使原始磁场环境改变，进而选择性地激发组织的一个区域或一个层面，以便生成图像及传送空间信息至受激发质子所在的区域。梯度系统包括3个独立的梯度，每个梯度有指定的正交平面：*x*、*y*及*z*平面(图1.6)。每个梯度都是一个线圈，电流通过线圈后引起主磁场B_0沿着梯度轴呈线性变化。也就是说，梯度一端的磁场强度比另一端强(见图1.6)。

*z*轴方向的梯度G_z(或层面选择梯度G_s)可使指定层面的质子受到激发。通过改变沿着B_0轴的磁场强度，G_s使沿着B_0轴的质子进动频率发生有规律的变化。因此，以窄频发射的RF脉冲只激发一薄层的质子(图1.7)。因此，RF脉冲中的窄频，即发射带宽，决定了受激发层面的厚度。受激发层面的质子最终构成了MRI图像。

*x*及*y*轴方向的梯度将额外的空间信息整合至受激发的质子层面，进而将激发的磁共振能量转化为MRI图像。它们的方向与层面选择梯度的方向相正交。*x*轴方向梯度，又称频率编码梯度或读出梯度(G_x或G_f)，与B_0场的方向垂直，功能与G_z相似。通过设定好的梯度磁场，质子进动频率沿着质子激发层

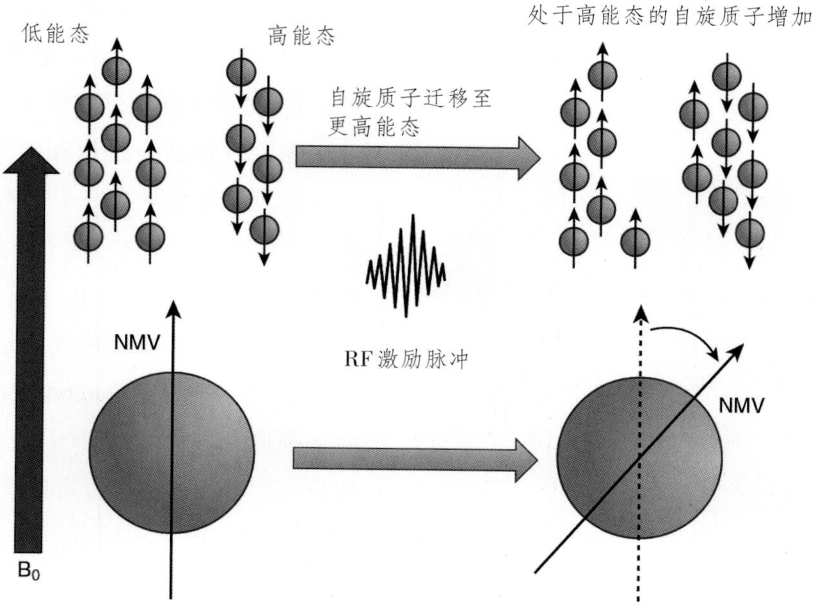

图1.5 RF激励脉冲使NMV发射倾斜。

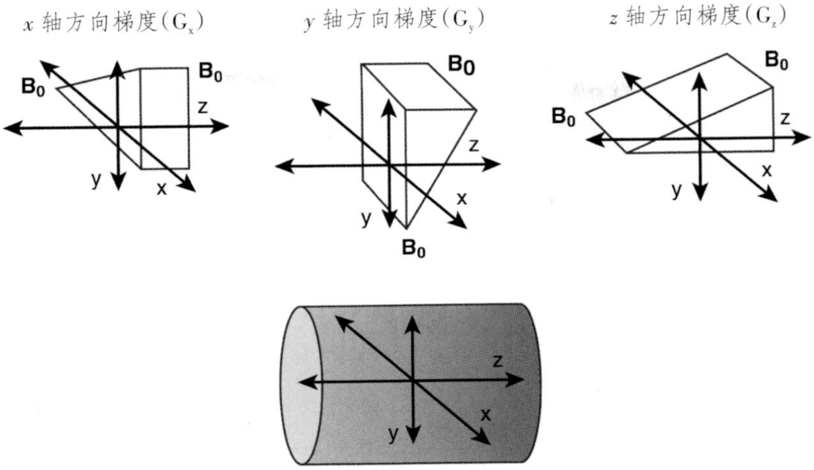

图1.6　梯度磁场示意图。

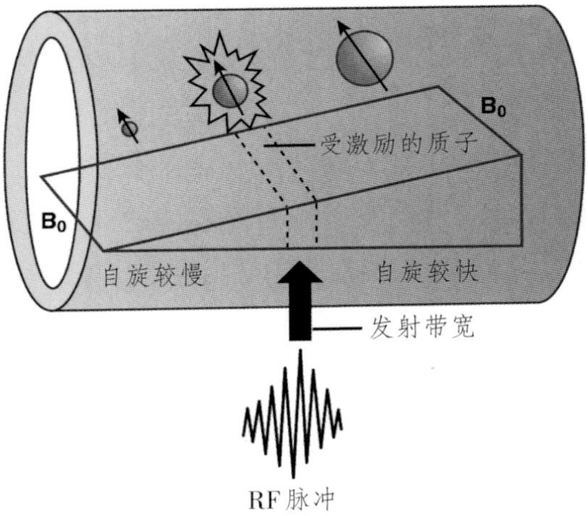

图1.7　层面选择梯度及RF脉冲。

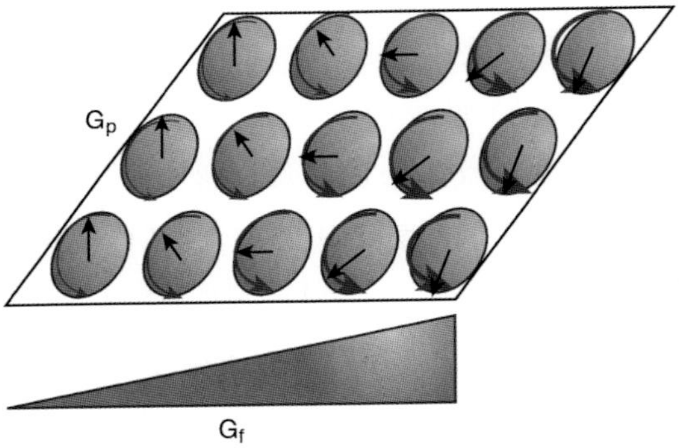

图1.8　频率编码梯度。

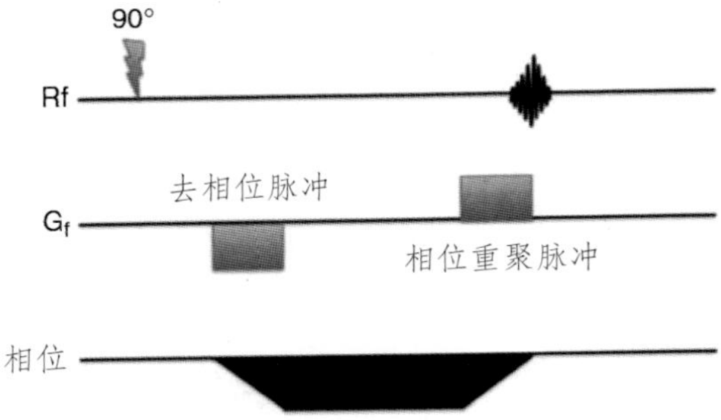

图1.9　频率编码梯度示意图。

面的一端至另一端发生改变(图1.8)。由于质子进动频率不同,质子间互相干扰,导致激发信号下降,G_x可用于两个独立的相位或脉冲:去相位脉冲及相位重聚脉冲(图1.9)。

y轴方向梯度,或称为相位编码梯度(G_y或G_p),将空间信息沿着最终的正交轴编码至受激发的质子层面。简单地说,G_y产生一个沿着最终正交轴方向的磁场梯度,使得梯度一端的自旋快于另一端的自旋(图1.10)。当G_y关闭后,自旋质子保持着沿相位编码方向的不同相位,这些不同的相位组成了沿相位编码方向的空间信息,并被整合到所发射的共振信号中。

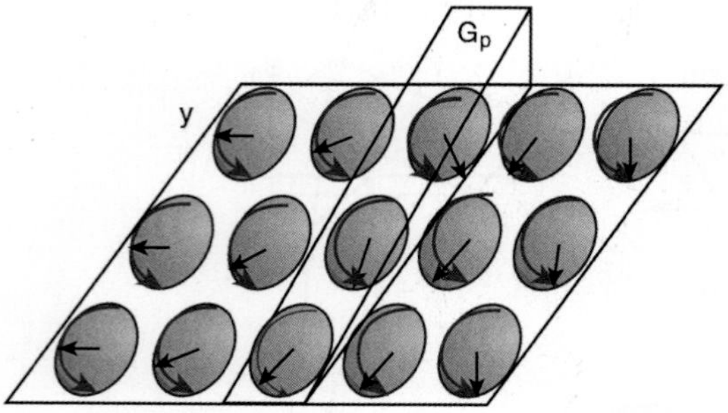

图1.10 相位编码梯度。

RF能量和梯度场组成的序列比较复杂，精确的时间设定可使某一层面或者某一容积内质子的共振能量连续不断地被激发出来，且被一种特殊的天线或线圈接收（图1.11）。基于此基础框架上的不同组合构成了不同的MRI序列，如自旋回波（SE）、快速自旋回波（FSE）、单次激发快速自旋回波（SSFSE）、梯度回波（GRE）、稳态自由进动（SSFP）及平面回波（EPI）序列等[4]。不同脉冲序列的简介，可参考本章后续部分。详细内容可参考MRI物理方面的书籍：*MRI Principle*（D. G. Mitchell）；*MRI Basic principles and Application*（M. A. Brown和R. C. Semelka）；*The MRI Manual*（R. B. Lufkin）；*MRI: The Basics*（R. H. Hashemi、W. G. Bradley Jr. 和C. J. Lisanti）；*MRI in practice*（C. Westbrook和C. Kaut）[5-9]。

接收系统

下一个相关的硬件组件是接收系统，其用于接收或捕获质子所发射出的共振能量。至此，MRI硬件组件包括主磁场（B_0）、RF发射系统及梯度系统。接收系统包括接收线圈、接收放大器及模数转换器（ADC）。前文提及的RF系统组件发射线圈常兼作接收线圈，即一些线圈既是发射线圈，也是接收线圈，具有发射RF脉冲和接收共振信号的双重功能。人体体部（腹部和盆腔）的MRI成像需要专用的体部线圈。尽管不同厂家和设备的体部线圈各异，但它们的设计要点均为紧密包绕人体，以便对质子发出的共振能量进行最大程度接收。大多数躯干线圈采用相控阵结构，即多个线圈单元组合成一个线圈，这有助于信号的接收及并行成像的实现（稍后讨论）。

由于接收到的信号幅度非常小（为毫伏或微伏级别），因此，信号放大器是接收系统

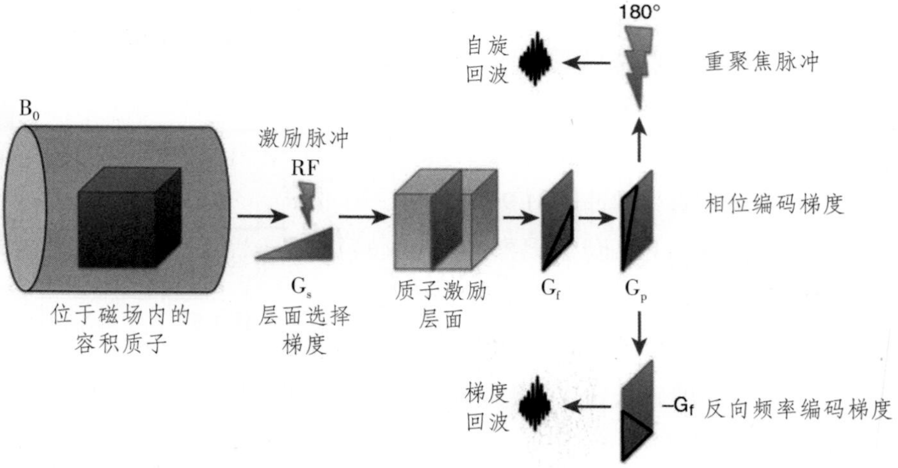

图1.11 基础脉冲序列示意图。

的必要组成部分。模数转换器将接收到的模拟信号转换为数字信号，数字信号继而被处理成图像数据。

K空间及傅里叶变换

成像的最后一步是将这些数字信号解码成视觉媒介，即MRI图像。此过程是在存储这些数字信号的计算机上，通过复杂的傅里叶变换[10]完成的。通过抽象的公式将数据映射到K空间。K空间是带有频率和相位坐标系的原始数据（傅里叶变换之前的数据）的存储库（图1.12）。K空间理解的难点在于缺乏视觉参照系，K空间的数据与图像数据没有直接的相关或相似性。K空间数据不是基于空间坐标，而是根据频率和相位坐标进行绘制（单位：圈/米）。通常将K空间划分为外周区和中心区，这样有助于理解K空间不同区域对图像信息所起的作用。

每个层面（或3D脉冲序列中的容积）所采集到的回波信号原始数据被映射至其相对应的K空间位置。K空间坐标对应于获得某个信号时的频率和相位编码梯度强度。K空间中心区代表最弱的梯度强度获得的信号数据，而K空间外周区代表最强的梯度强度获得的信号数据。较强的梯度以信号丢失（去相位原因）为代价来辨别细节；较弱的梯度可保留信号强度，但无法区分细节。因此，K空间中心区为图像对比度信息，外周区为图像细节信息。增加K空间的绘制密度可扩展视野大小（FOV），增加K空间的绘制面积可提高空间分辨率。

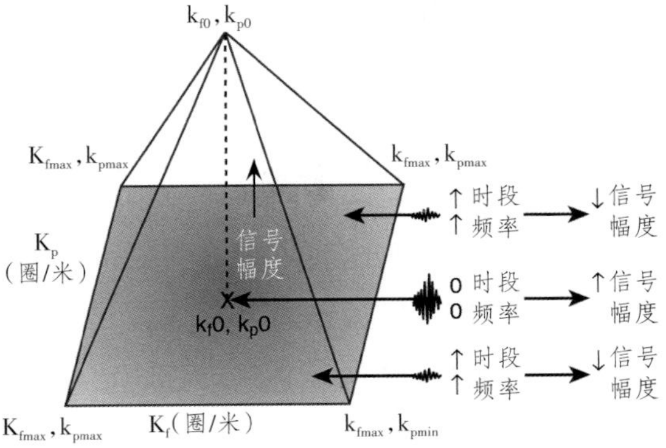

图1.12　K空间。

K空间的每个点包含了来自整个受激发质子群的信息。由脉冲序列设定的K空间坐标分布和数量决定了信号采集或K空间填充的时间。K空间填充顺序遵循空间编码策略决定的轨迹，不同的脉冲序列有不同的空间编码策略。填充轨迹始于K空间的原点，随后在空间梯度场作用下向周围偏转。例如，一个简单的梯度回波脉冲序列，首先施加一个最强的反向相位编码梯度（图1.13A）；在时间零点，即RF激励脉冲处，K空间的填充从原点（K_{x0}、K_{y0}）开始。反向相位编码梯度将K空间采样轨迹伸至点（K_{x0}，K_{ymax}），即反向相位编码梯度强度最大，而无频率编码梯度。随后，频率编码梯度通过去相位及相位重聚产生数据点（读出），横向填充水平方向的K空间数据线。当填充至数据线末端时，一条完整的K空间数据线填充完毕。下一次RF脉冲激发时，也是从K空间原点开始，随后移至下一数据点，利用较前稍弱的相位编码梯度进行K空间填充。频率编码以相同的方式进行填充，K空间线的填充过程重复进行，直至K空间被填满。此方式是以笛卡尔K空间填充为例，其严格遵从K空间的坐标系。另外，非笛卡尔K空间轨迹填充方式包括径向、螺旋桨（PROPELLER，周期性旋转重叠平行线采集和增强后处理重建方法）式及螺旋式（图1.13B）。这些K空间填充技术结合读出梯度

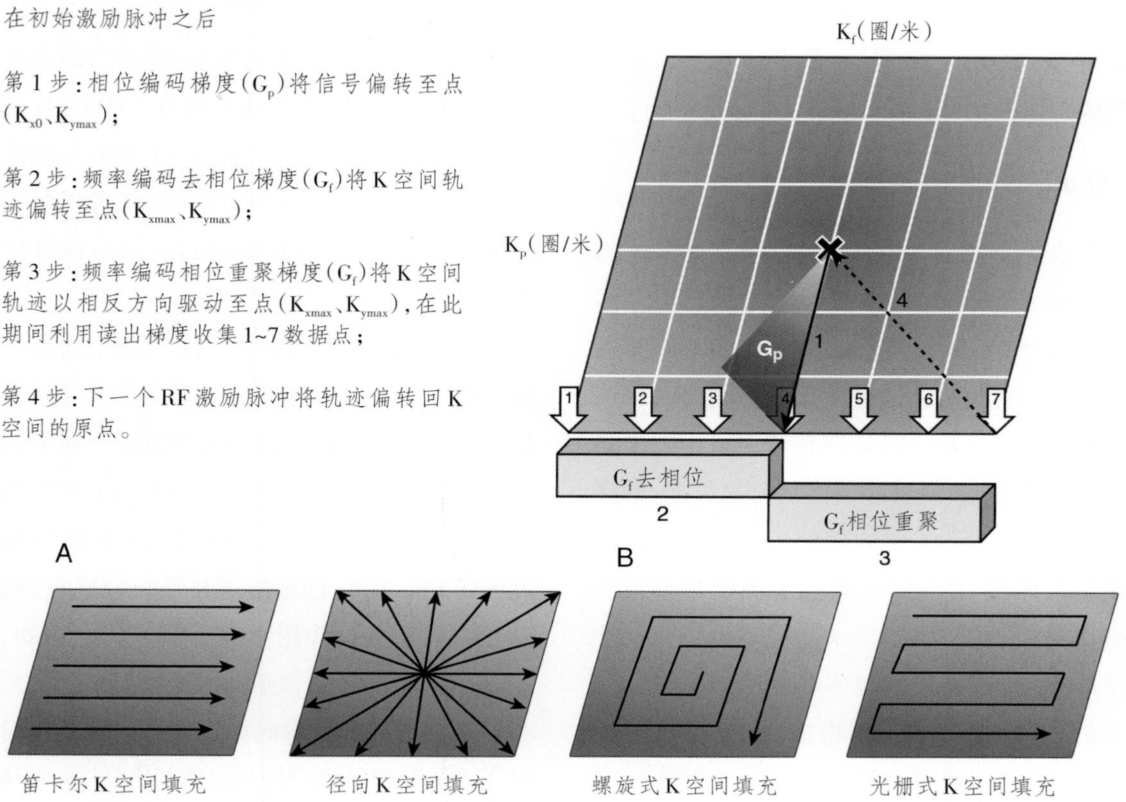
在初始激励脉冲之后
第1步：相位编码梯度（G_p）将信号偏转至点（K_{x0}、K_{ymax}）；
第2步：频率编码去相位梯度（G_f）将K空间轨迹偏转至点（K_{xmax}、K_{ymax}）；
第3步：频率编码相位重聚梯度（G_f）将K空间轨迹以相反方向驱动至点（K_{xmax}、K_{ymax}），在此期间利用读出梯度收集1~7数据点；
第4步：下一个RF激励脉冲将轨迹偏转回K空间的原点。
K_f（圈/米）
K_p（圈/米）
G_p
1
4
1 2 3 4 5 6 7
G_f去相位
2
G_f相位重聚
3
A
B
笛卡尔K空间填充
径向K空间填充
螺旋式K空间填充
光栅式K空间填充

图1.13 （A）基本的（梯度回波）笛卡尔K空间填充轨迹。（B）非笛卡尔K空间填充轨迹示例。

来填充K空间更为新颖及高效。

傅里叶变换的目的是将K空间数据（频域及相位域）转换成具有空间坐标的图像数据。傅里叶变换类似于“求解”K空间中的数据得到像素数据。每个经傅里叶变换求解得到的像素数据对应于磁共振信号的幅度或信号值。

操作员控制台

从用户或技术员的使用角度来看，主要组件是操作员控制台，它是进入主系统计算机的入口。主系统计算机执行操作员控制台发出的指令至系统硬件，并将得到的图像数据传输至操作员控制台及存储模块（图1.14）。技术人员使用计算机选择成像协议和序列参数，并审查傅里叶变换解码的图像数据。

实践技术思考

由于呼吸运动的影响，腹部成像要求患者屏气配合，呼吸运动对盆腔成像的干扰相对较小。若要在一次屏气下迅速获得高空间分辨率图像，则需要操作人员具备快速成像能力。SNR受采集速率的限制，SNR越高的MRI扫描仪，扫描得越慢。由于SNR大致正比于磁场强度，与低场系统相比，高场系统能够在更短的采集时间内，在减少运动伪影的同时保持原有的SNR。实际工作中，在低于1.0T阈值的MRI扫描仪上，体部成像的SNR低，采集时间长，令人望而却步，且长时间的采集增加了（呼吸）运动伪影（图1.15）。随着磁场强度的下降，图像质量也逐渐下降，无法

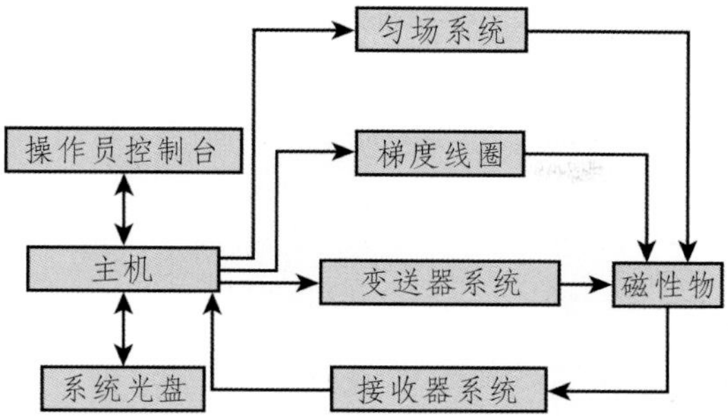

图1.14　MRI系统示意图。

用于诊断(图1.15和图1.16)。

一项合格的检查需要一个感兴趣区(ROI)的专用线圈,即包绕在腹部和(或)盆腔的相控阵躯干线圈。术语“相控阵”适用于天线理论,多组天线组合可共同提高接收或传输的性能。内嵌在MRI系统机架内的体线圈不是躯干线圈理想的代替选择,前者因与患者及ROI的距离较远,获得的信号较低。大部分躯干线圈采用并行采集技术(类似于多层螺旋CT)来减少采集时间。采集时间缩短的程度正比于并行采集因子或加速因子(即并行采集成像技术融入脉冲序列的度量)。尽管SNR与加速因子的平方呈反比下降,但有助于患者屏气的配合。

静脉注射钆类对比剂(GCA)是增强检查的常规用药。如有钆剂过敏史或是明显肾源性系统纤维化(NSF)的风险,如严重肾衰竭[肾小球滤过率(GFR)<30mL/min或急性肾损伤],不可使用GCA。当对比剂增强检查非常重要时,在轻度肾功能不全(GFR 30~60mL/min)的情况下,允许使用少量具有较高弛豫率的GCA,理论上可将NSF的风险降至最低(表1.2)[11]。GCA的标准使用剂量为0.1mmol/kg。对肾功能不全的患者,应使用更高弛豫率且剂量更少的GCA(0.05~0.07mmol/kg)。MRI安全方面的内容见下文“MRI安全事项”。

一般来说,体部MRI的GCA可分为两大类,特定适应证的成像推荐使用钆酸(莫迪司)(表1.3)。细胞外GCA可用于大部分适应证。当进行肝脏特定情况成像时,需要使用组合GCA,即细胞外和肝胆特异性组合GCA。除了通过血液循环进入细胞外间隙由肾脏代谢(如细胞外GCA)外,组合GCA还可以被肝脏摄取、代谢及排泄进入胆道系统。因此,组合GCA将细胞外GCA的特性与正常肝实质呈渐进性强化且伴有胆汁排泄的特点相结合,为肝脏成像提供了两个主要优势:①GCA延迟成像(通常为20min)使肝脏呈均匀的高信号,可突显不含肝细胞的低信号病变;②可检测胆管异常,尤其通过GCA延迟成像观察胆漏,通常需延迟20min,有时需长达45min或更长时间。对于大多数非胆道适应证的患者,细胞外GCA即可满足要求。

动态成像是指相同的ROI在GCA注射前及注射后的重复扫描,其在肝脏扫描中扮演非常重要的作用。尽管动态成像被认为是专属于肝脏成像的,但其他体部MRI也可以采用动态增强扫描。肝脏具有双重血供,因此需要动态增强扫描。在其他部位,动态扫描技术也有一定作用,且目前的MRI系统易于实现,并可将短时间采集所产生的损失降到最低。因此,动态扫描技术应默认为常规应用。动态扫描技术依赖于可通过高压注射器实现重复且快速的对比剂注射,速率为2~3mL/s。动脉期图像的采集时机非常重要,多种技术可测量GCA到达动脉系统的时间,进而准确设定动脉期的扫描时间(图1.17)。小剂量团注法是一种对技术要求较低的时间计

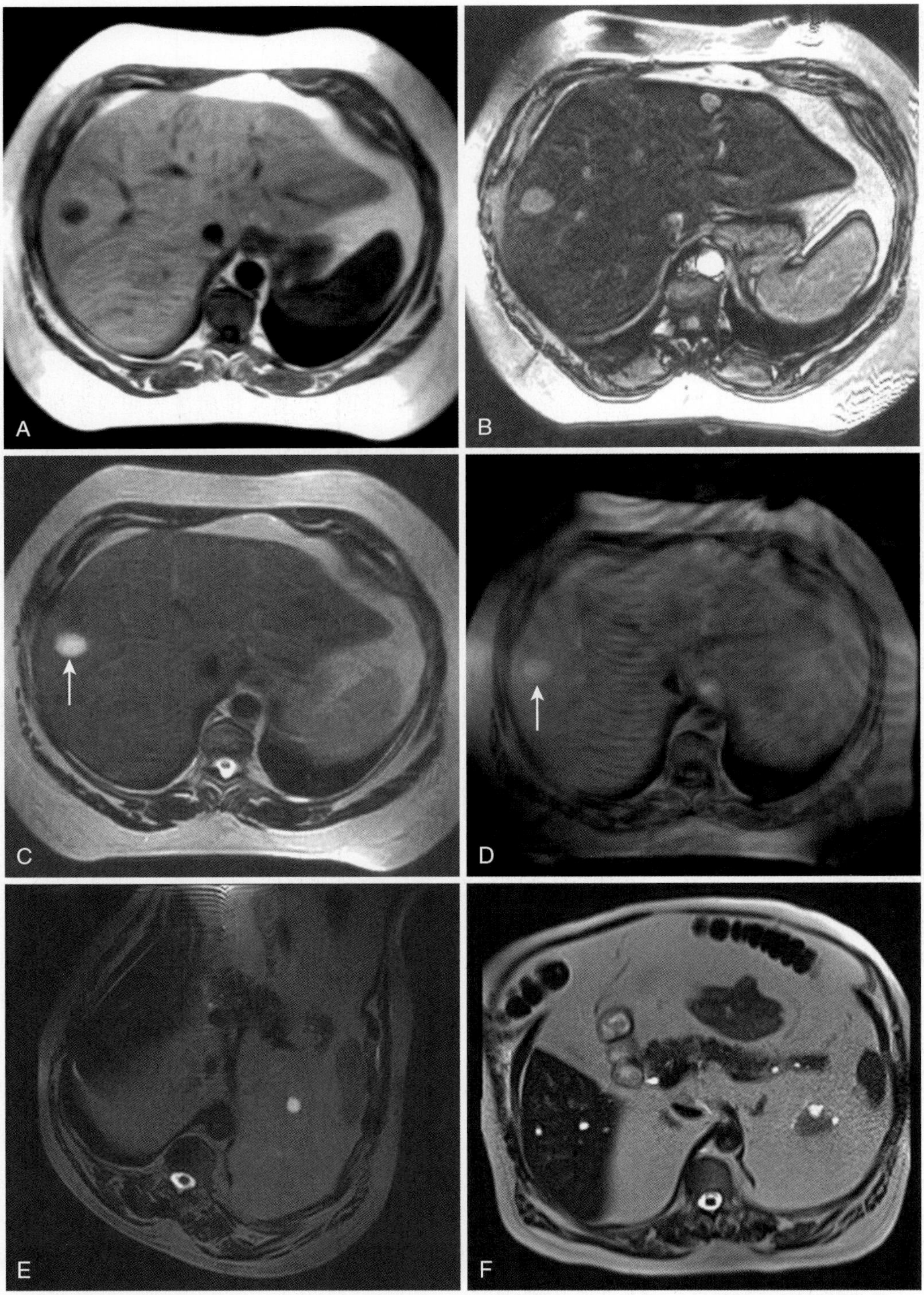

图1.15　0.3T系统采集的肝脏MRI图像。与轴位同相位(A)图像相比，反相位(B)图像上肝脏整体信号显著下降，提示脂肪浸润。(C)轴位T2加权图像上可见一局限性高信号病灶(箭头所示)。(D)T1加权梯度回波序列延迟图像上可见强化，但信号受低SNR及呼吸运动伪影的干扰而有所下降。(E)为另一例患者，0.3T系统采集的轴位T2加权图像，其受到伪影的严重干扰产生变形而无法用于诊断。(F)图E患者，利用另一台短孔开放式1.5T系统采集的随访图像。

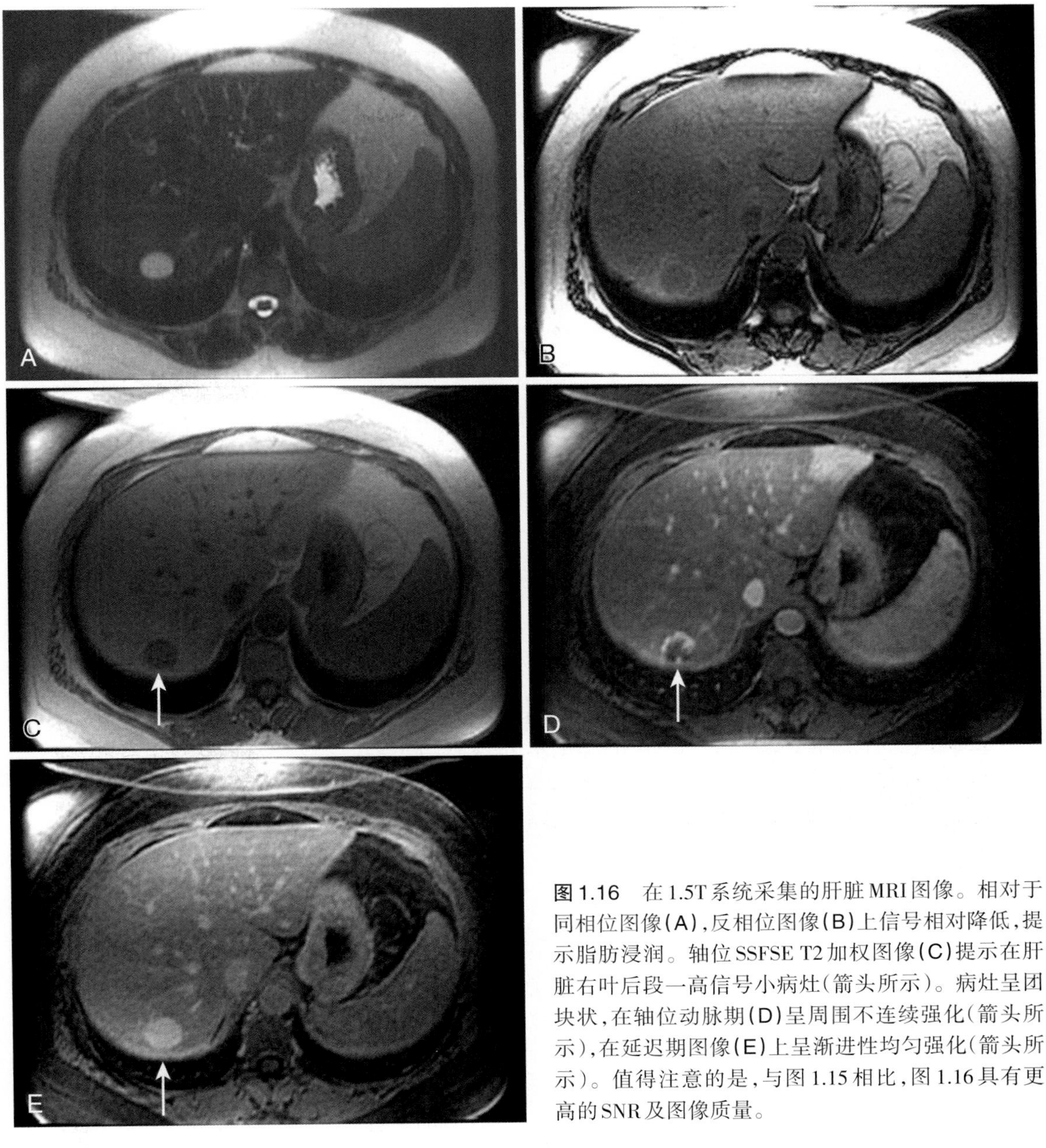

图1.16　在1.5T系统采集的肝脏MRI图像。相对于同相位图像(A),反相位图像(B)上信号相对降低,提示脂肪浸润。轴位SSFSE T2加权图像(C)提示在肝脏右叶后段一高信号小病灶(箭头所示)。病灶呈团块状,在轴位动脉期(D)呈周围不连续强化(箭头所示),在延迟期图像(E)上呈渐进性均匀强化(箭头所示)。值得注意的是,与图1.15相比,图1.16具有更高的SNR及图像质量。

算方法,指注射少量(2~3mL)对比剂后,采集腹主动脉水平的T1加权(T1W)GRE序列图像,那么腹主动脉开始强化的时间即为动脉期开始的时间。在采集层面上下分别施加饱和脉冲,可去除主动脉和下腔静脉(IVC)因流入增强效应引起的伪强化。

实时监测对比剂传输的方法(Bolus Track, Philips; CARE Bolus, Siemens; SmartPrep, GE; VisualPrep, Toshiba)需操作者在对比剂注射开始后仔细监测一系列的梯度回波图像(大FOV)(见图1.17)。GCA通过上腔静脉(SVC)进入右心室,在肺循环后,通过左心室进入主动脉,此过程以电影成像的方式显示。当GCA即将进入腹主动脉时,操作者向

表1.2　钆剂

商品名	通用名	化学结构	电荷	排泄途径	1.5T弛豫率 L/(mmol·s)
欧乃影	钆双胺	线性	非离子型	肾脏	4.3
欧浦迪	钆弗塞胺	线性	非离子型	肾脏	4.7
马根维显	钆喷酸葡胺	线性	离子型	肾脏	4.1
莫迪司	钆贝酸葡胺	线性	离子型	97%肾脏/3%胆道	6.3
Ablavar	钆磷维塞三钠	线性	离子型	91%肾脏/9%胆道	19
普美显	钆塞酸二钠注射液	线性	离子型	50%肾脏/50%胆道	6.9
普海司	钆特醇	大环	非离子型	肾脏	4.1
加乐显	钆布醇	大环	非离子型	肾脏	5.0
多它灵	钆特酸	大环	离子型	肾脏	3.6

表1.3　对比剂

细胞外GCA	钆贝酸葡胺(莫迪司)	组合钆剂
肝脏弥漫性病变	腹盆联合(0.1mmol/kg)	非HCC转移性检查
肝移植术后随访	血管成像(0.15mmol/kg)	鉴别FNH或其他肝脏病变
化疗或放疗栓塞术后	小肠成像(0.1mmol/kg)	解决肝脏弥漫性病变问题(细胞外GCA后)
肝脏病变(FNH除外)	尿路成像(0.07mmol/kg)	胆道异常(即胆漏)
腹部或盆腔疼痛	静脉成像(0.15mmol/kg)	活体肝移植
腹部或盆腔肿块	盆腔瘘(0.1mmol/kg)	肝胆功能衰退使增强程度下降
肿瘤分期或随访	推荐更高弛豫率用于这些适应证	
女性盆腔适应证	双倍血浆弛豫率 组织高浓度信号丢失先于尿液的信号丢失	动脉期强化不明显
前列腺癌检查	与其他细胞外GCA相比,其与钆的结合不够紧密,因此应避免在肾功能不全患者中使用	

HCC,肝细胞癌;FNH,肝局灶性结节性增生;GCA,钆类对比剂。

患者发出屏气指令,采集动脉期图像。动脉期采集后,操作者嘱患者可以呼吸,随后再采集门脉期(或静脉期)图像。

在实际工作中,需优先考虑检查的吞吐量、脉冲序列精简的必要性及设计扫描模板的合理性(表1.4)。以下讨论的内容一般适用于大部分腹部和盆腔适应证(特殊的应用包括MRI小肠成像、MRI尿路成像、盆腔瘘、前列腺,以及其他根据病变修改检查方案的适应证)。开始检查时,先用大FOV(约34cm或更大)的T2加权(T2W)序列(SSFSE,GE;HASTE,Siemens;SSH－TSE,Philips;FASE,Toshiba;SSFSE,Hitachi)或稳态序列(balanced FFE,Philips;true－FISP,Siemens;True SSFP,Toshiba;FIESTA,GE)进行扫描。它们都是快速成像序列,用于预览整体结构及评估线圈的位置是否合适:最强的信号应该来自ROI,即腹部的中心。当然,整个ROI应当

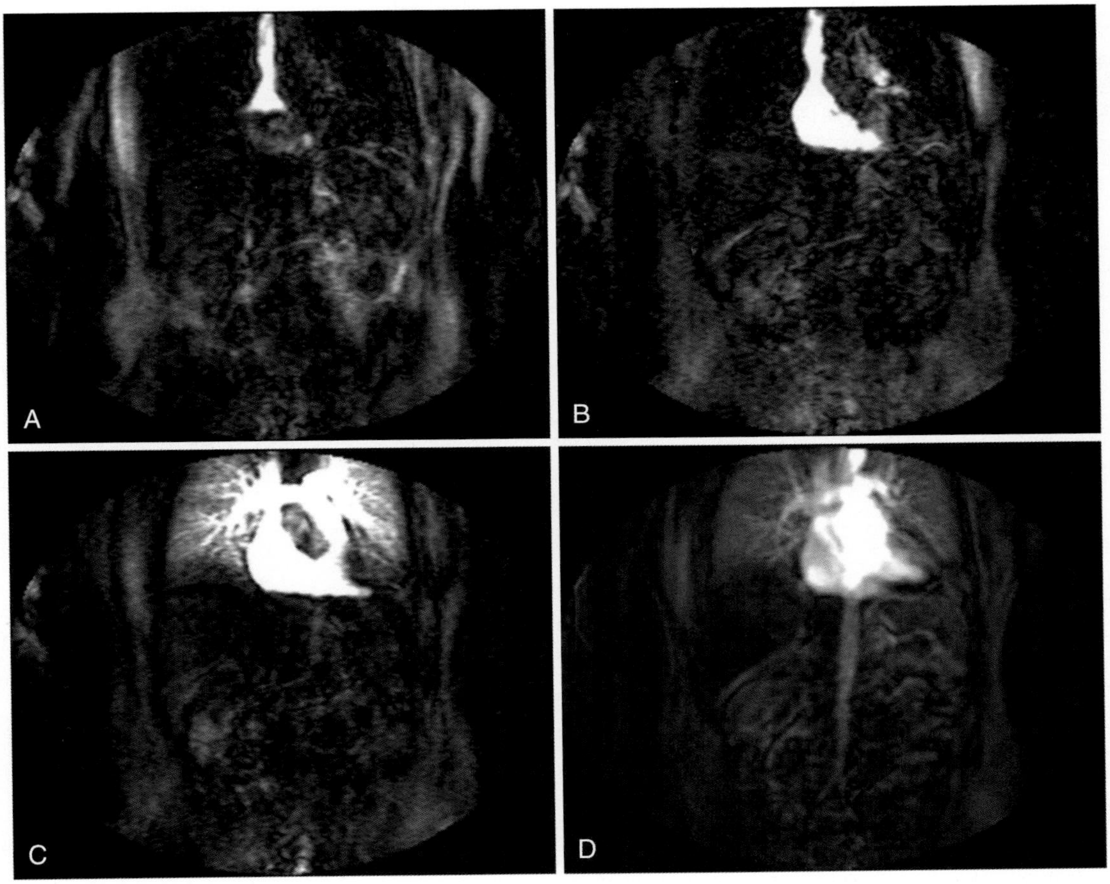

图1.17 小剂量团注序列,动态采集实时监测过程示例。在静脉注射GCA后,选定冠状位大FOV梯度回波层面,观察GCA从SVC(A)进入右心室(B),再通过肺流出道进入肺动脉系统(C),而后进入胸主动脉,向下至腹主动脉(D)。

有足够的SNR(图1.18)。

空间分辨率的需求和采集时间的长短共同决定了FOV的大小。在保持矩阵大小不变(频率编码为256~320)的情况下,根据患者的体型设定FOV的大小,可最大程度提高空间分辨率。其次,为了提高空间分辨率,只要卷褶伪影不影响ROI的观察,可以不显示腹壁,但使用并行采集技术时除外,这是因为当FOV<ROI时,其产生的卷褶伪影会叠加在图像中心,此部分内容见下文"体部MRI优化"。由于大多数患者的前后轴较左右轴短,因此,将相位编码设定为前后(AP)方向,并将相位FOV设定为患者的AP方向。相位编码所需要的时间遵循如下公式:采集时间=TR×相位编码步级×信号平均次数。因此,根据患者体型减少AP方向的相位编码FOV可减少相位编码步级,从而节省时间(图1.19)。

标准扫描方案包括常规T2加权、重T2加权、同反相位梯度回波序列、动态增强及延迟T1加权等(见表1.4)。若有胆道适应证,外加MRI胰胆管成像(MRCP)序列。通常,SSFSE序列被用作重T2加权序列。重T2加权序列偏向于突显具有长T2值的物质,如游离水、胆汁、尿液等,其参数包括较长的重复时间

表1.4 腹部扫描方案参考

序列	平面	z轴采集方式	TR/TE(ms)	层厚 x 间距(mm)	细节
稳态	三平面,轴位或冠状位	2D	TR < 组织 T2	6×0	T2/T1 加权;所有方向的稳态梯度→对运动不敏感
重 T2 加权	轴位和(或)冠状位	2D	无/180	5×0	常采用单次激发技术
同反相位	轴位	2D	Min/2.2 和 4.4(1.5T)	7×1	TE 取决于磁场强度;无须动态 Dixon 序列
动态	轴位	3D	Min/Min	4~5(内插为 2~2.5)	压脂或水脂分离技术效果较好;采集增强前、动脉及门脉期图像
T2 加权	轴位	2D	3000/80	7×0.5	压脂效果较好
增强后延迟	轴位	2D 或 3D	Min/Min	2D:5×0 3D:与动态序列相同	压脂效果较好
2D MRCP	辐射状位	2D	无/600-1000	40	以胆总管为中心
3D MRCP	冠状位	3D	1200+/600+	2(内插为 1)	呼吸触发
弥散(b=20s/mm²)	轴位	2D	Min/Min	8×1	T2 加权+灌注加权+扩散加权
弥散(b=800s/mm²)	轴位	2D	Min/Min	8×1	T2 加权+扩散加权
肝胆特异期	轴位	3D	Min/Min	4~5(内插为 2~2.5)	与动态序列相同,除了翻转角不同(翻转角 30°最佳)

Min,最小值。

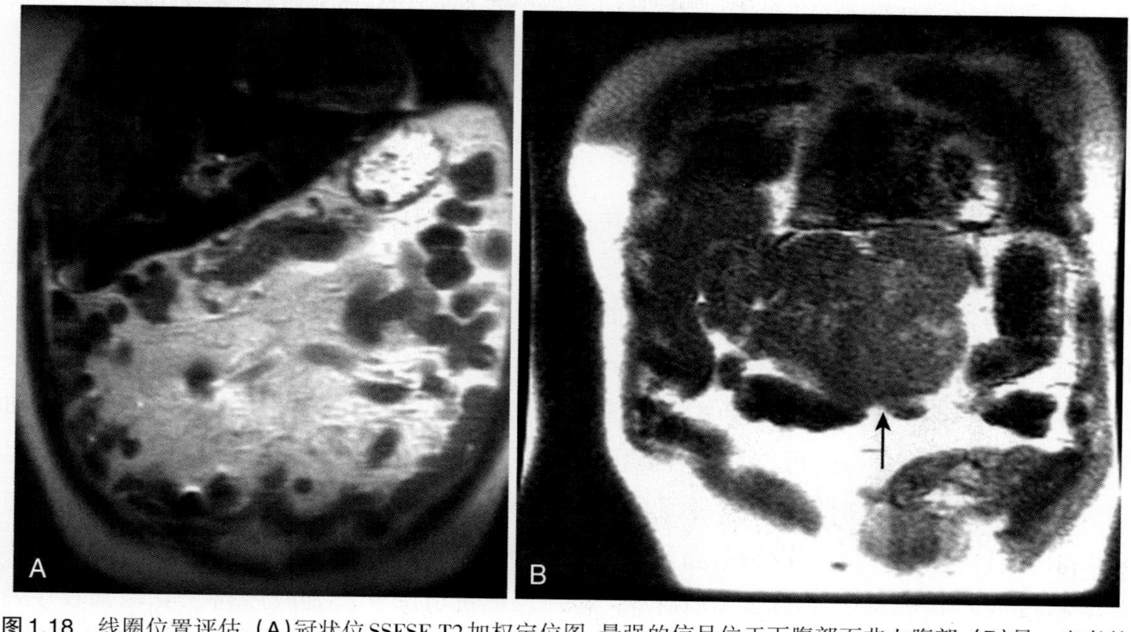

图 1.18 线圈位置评估。(A)冠状位 SSFSE T2 加权定位图,最强的信号位于下腹部而非上腹部。(B)另一患者的冠状位 SSFSE T2 加权定位图,可见起源于肝脏边缘的一向外生长的稍高信号(箭头所示)病灶,其显示较好,这是由于线圈摆放位置较佳,可使 ROI 信号较强。

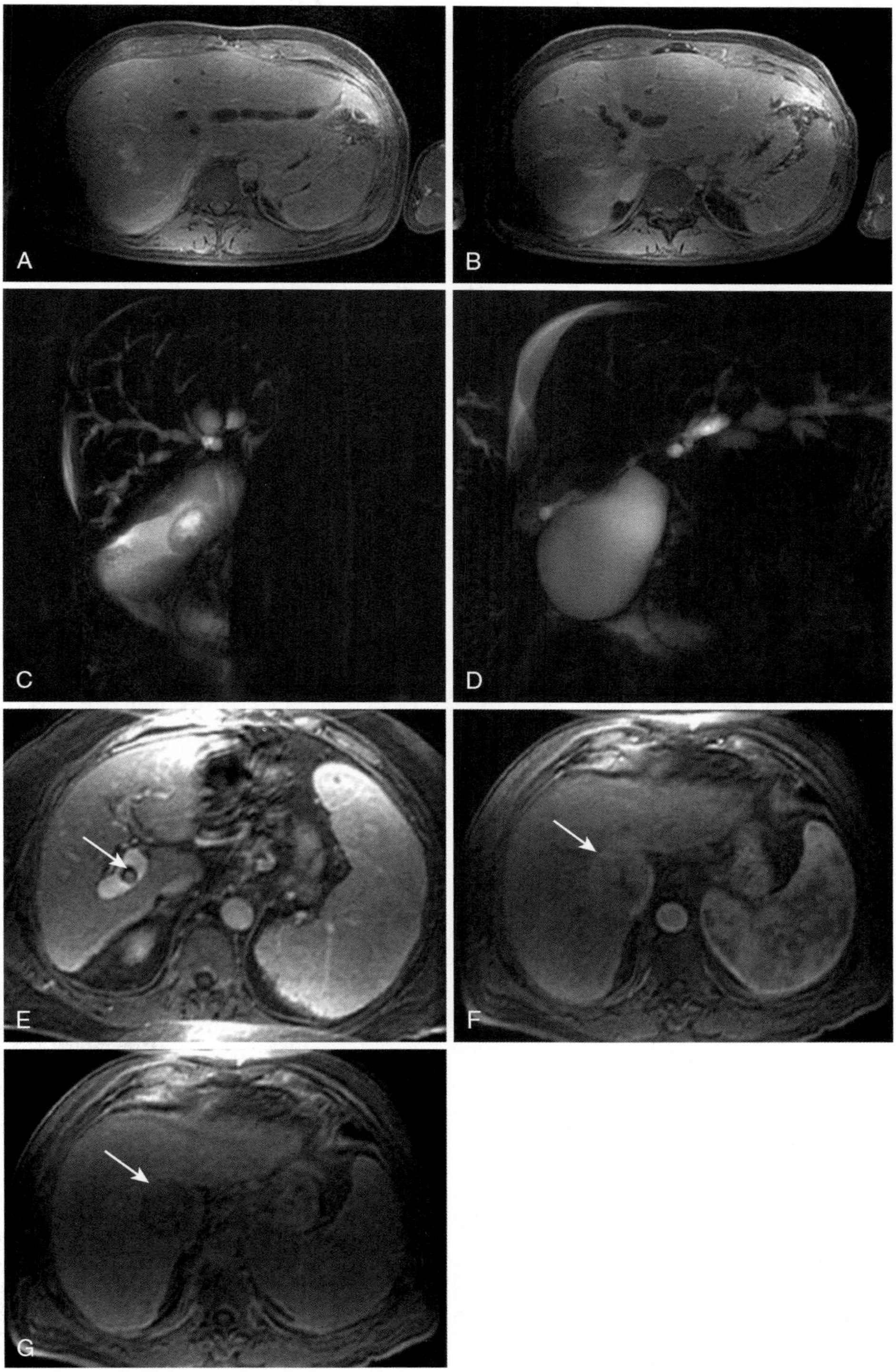

图1.19 矩形FOV。在3.0T MRI上，采用相对较大的正方形FOV采集原发硬化性胆管炎患者的轴位T1加权增强图像(A,B)。图中可见不规则串珠样胆管扩张，其显示的结构可作为MRCP序列(C,D)的补充。(E)经颈静脉肝内门体分流术(TIPS，箭头所示)患者的轴位增强图像，采用矩形FOV采集，腹壁前后有明显的卷褶，但不会使内部相关结构模糊。另一患者的动脉期(F)及延迟期(G)图像的卷褶程度较轻，也不会影响肝脏及具有延迟期廓清特性的富血供病变(箭头所示)，即典型肝细胞癌的评估。

(TR)和回波时间(TE),后者通常为180~200ms。SSFSE序列由一个单次激励脉冲和一系列180°快速脉冲组成,每个脉冲重聚焦一个回波,直到一个层面的所有K空间数据采集完成。因此,从技术上来说,激励脉冲没有重复,其TR是不存在的或是被无限放大的。SSFSE序列是单次激励脉冲,因此,信号相对较弱,但其运动及磁敏感伪影较少(图1.20)。快速采集可防止运动伪影,且多个重复的重聚焦脉冲可以消除或纠正磁敏感伪影。重T2加权序列优化了液体组织的对比显示,如胆囊及胆道系统的显示,SSFSE序列可视为简易版的MRCP。

同反相位图像是利用T1加权GRE序列采集的,其TE值是根据水和脂肪分子同相位和反相位的进动时间分别设定的。对于大部分MRI扫描设备,这些双回波图像是在一段屏气的时间内同时获得的,每一层的同相位图像及反相位图像是同时获得的。根据Larmor方程(表1.5),这两个TE值的大小是固定的,由磁场强度决定。同反相位图像是T1加权且可用于检测脂肪沉积(其他用途详见第2章)。

钆剂动态增强是检查的核心序列。动态,顾名思义与时间概念相关,它是指增强后在同一位置进行重复扫描。由于钆剂主要缩短T1时间,因此,需要用T1加权序列来检测增强的情况。脂肪抑制通过增加信号的动态显示范围,进一步突显增强的效果。为了满足高空间分辨率的需求,推荐使用3D脉冲序列。与2D脉冲序列相比,3D脉冲序列SNR更高,即体素可以更小。SNR的增加使得并行采集成像的应用成为可能(由于并行采集会降低SNR),并行采集可以缩短采集时间和屏气时长。增强前的一组图像为蒙片,与钆剂到达动脉系统同步的下一组图像为动脉期图像,其与蒙片具有相同的成像参数。经短暂延迟以便患者呼吸后(腹部更需要),采集具有相同成像参数的第三组图像,即为腹部的门脉期图像。

采集完T2加权图像后再进行扫描可以获得合理的延迟期图像。与重T2加权图像相比,T2加权图像具有更好的组织对比。由于静脉内流有钆剂,肝脏实性病变与正常肝实质的对比更为明显[12]。正常组织吸收了钆剂,相关的磁化转移效应削弱了肝实质的信号,使得病灶与肝背景的对比噪声比(CNR)增加。通过增加信号的动态显示范围,脂肪抑制技术可以提供更高的组织对比。T2加权序列的TE值约为80ms,满足TSE序列的屏气要求。虽然FSE序列可以快速填充K空间以实现屏气采集,但与其他序列(如SSFSE序列)相比,特别是在较旧的系统上,较长的采集时间给屏气提出了挑战。呼吸触发技术可以解决此问题。

延迟期(也称间质期或平衡期)图像显示钆剂最终扩散至血管外间隙,并充满间质组织。无论是3D还是2D抑脂梯度回波T1加权序列,均可很好地显示。3D脉冲序列受到呼吸运动伪影的影响可能会较大,而2D序列可以分成多次屏气来消除伪影。

“间质期”的命名仅适用于细胞外GCA的延迟期图像。当使用组合对比剂时,延迟期图像被称为“肝胆特异期”图像,这是由于大部分的对比剂被肝实质吸收,随后经胆汁进行排泄(图1.21)。

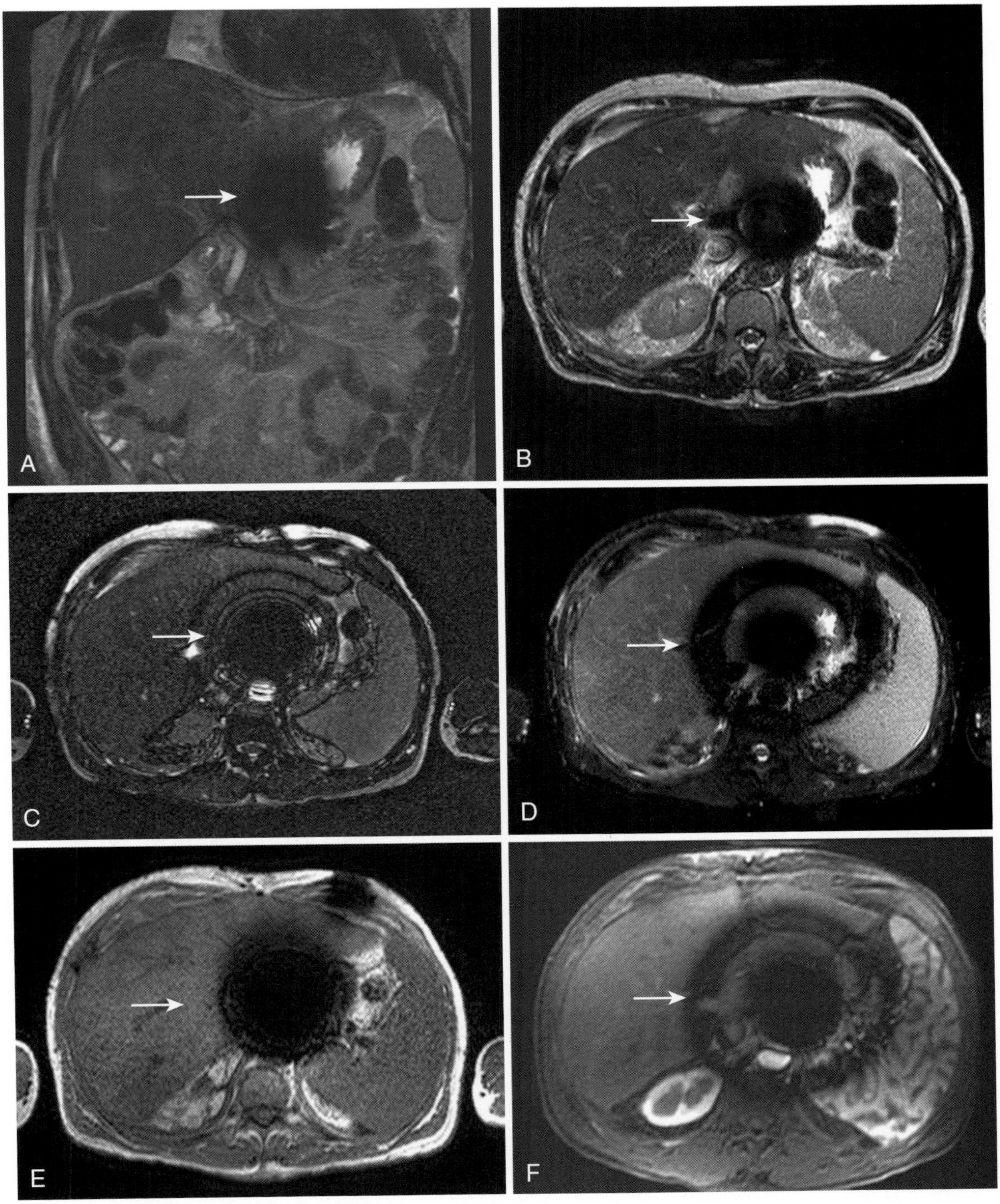

图1.20　磁敏感伪影最小化的SSFSE图像。胃肝侧支栓塞术后患者的上腹部冠状位(A)及轴位(B)SSFSE T2加权图像，相应位置可见磁敏感伪影(A~F，箭头所示)。与轴位稳态序列图像(C)(可作为替代定位图)、脂肪抑制FSE T2加权图像(D)、同相位图(E)及抑脂梯度回波动脉期图像(F)相比，SSFSE T2加权图像的伪影更少。值得注意的是，在冠状位SSFSE图像上，小肠及大肠的环状肠袢亦可清晰显示。

表1.5 不同磁场强度的同反相位回波

磁场强度(T)	反相位(ms)	同相位(ms)
0.3	11.3	22.6
0.7	4.8	9.2
1.0	3.4	6.8
1.5	2.2	4.4
3.0	1.1	2.2

脉冲序列

K空间填充的过程取决于脉冲序列的选择。腹部MRI(及常规MRI)中两种主要类型的脉冲序列SE及GRE序列,两者的区别主要在于是否有聚焦脉冲,它们代表了在RF激励脉冲后产生信号的不同方法。频率编码梯度使受激发的质子失相位(即破坏性干扰),质子相位重聚后产生的信号被称为原始RF激励脉冲产生的回波,它是在RF脉冲激励后的TE点产生的。当然,为了获得足够的数据去填充一幅图的K空间,这些脉冲序列通常需要重复多次。RF激励脉冲之间的间隔称为TR。

在SE脉冲序列示意图中,受激励的质子被反转180°,在同极频率编码梯度的相位重聚脉冲之前,重新聚焦脉冲(图1.22)。在GRE脉冲序列示意图中,无重聚焦脉冲,极性相反的频率编码梯度的相位重聚脉冲重新产生相位相干。在设计MRI扫描方案时,必须熟悉每种技术的优缺点。

重聚焦脉冲的引入使得SE序列具有两个不同的属性:①成像时间增加;②伪影抑制。聚焦脉冲将质子反转180°,即将质子之间的相位差异进行反转,从而使得本应在前方相位的质子变成后方相位的质子。因此,在与重聚焦脉冲之前的时间段相等的时间内,质子相位将重新对齐。因此,SE序列中的TE一般为重聚焦脉冲前时间段的两倍,因此,与GRE脉冲序列相比,SE脉冲序列所需的时间更长。

然而,在大部分情况下,SE序列的优点多于缺点。质子自旋去相位不仅是频率编码梯度的结果,也与磁场不均匀性和固有的微环境因素(自旋-自旋作用)有关,即T2*衰减。180°重聚焦脉冲以图像采集时间为代价来校正这些失相位伪影。最后,出于组织频谱的考虑,这两种脉冲序列均可应用。获得T2加权序列需更长的采集时间(稍后将更详细地讨论),这符合SE序列的特性。同时,T1加权

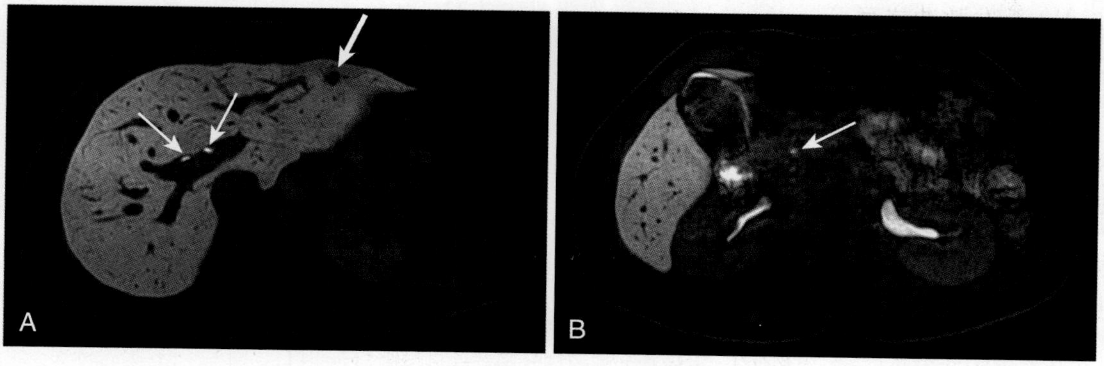

图1.21 眼部黑色素瘤患者轴位肝胆特异期图像(A)。肝管内排泄的对比剂(细箭头所示)及肝脏S2段的低信号转移瘤(粗箭头所示),在正常肝实质高信号的背景下表现得非常明显。向下层面(B)显示肾脏、胆囊及胆总管排泄的对比剂(箭头所示)。

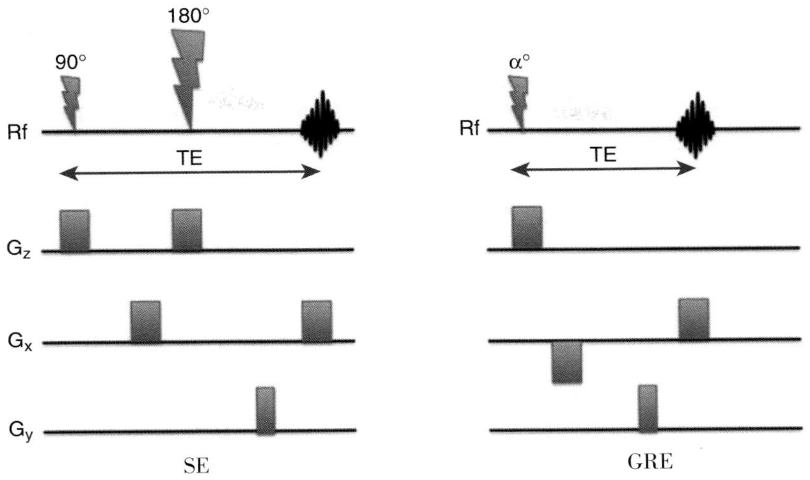

图1.22 SE及GRE脉冲序列。

序列所需的采集时间更短，这也使得T2*伪影减少，有利于GRE序列的使用。

事实上，在现代体部MRI扫描方案实践中，对原始SE和GRE序列进行了优化。为了节省时间，这些序列已被修改，即采用单个激励脉冲来获取多个回波，而不是用之前所提及的单个回波。对于SE序列来说，RF激励脉冲之后紧跟多个重聚焦脉冲，每个脉冲可产生一个回波（图1.23）。这种多回波技术的一个极端例子是SSFSE序列，在该序列中，填充一幅给定图像的K空间所需的所有回波都是在单个激发脉冲之后获得的。因此，SSFSE序列可以很好地校正磁敏感伪影并大幅缩短采集时间。为了填充一层给定层面的K空间，FSE序列必须包含至少两个以上的重聚焦脉冲和回波。因此，FSE序列采集时间较SE序列短，抗磁敏感伪影的能力较传统的SE序列更强，但稍弱于SSFSE序列。

为了缩短采集时间，GRE序列也被改编为多回波序列（见图1.23）。另一种优化的GRE序列为3D成像序列，其常用于体部MRI。3D脉冲序列的基本前提是对组织的容积进行激发，而不是组织的某一个层面。ROI的覆盖采用容积，而不是采用连续的层面。对于某个容积，3D技术一次性同时采集数据，而不是分开采集多幅图片。在3D图像采集过程中，层面选择梯度的相位重聚部分用作层面方向的相位编码梯度，*z*轴方向的空间信息将被编码至激发的容积中。2D方法通过预先选择靶组织来解决*z*轴的空间定位问题，而3D方法增加了另一个梯度，给K空间和傅里叶变换扩充了另一个维度。当使用*z*轴相位编码数据来区分沿层面方向的信息时，3D傅里叶变换“求解”三维K空间数据的方法与前面所提到的为每个层面进行2D傅里叶变换的方法相同。

利用3D K空间填充技术，每个RF脉冲都会激发整个组织容积（而不是一个层面）。与2D填充技术相比，3D成像的SNR得到提升。在3D脉冲序列中，组织的每个体素受益于整个成像序列中的每个激发脉冲。而2D成像中的体素只接收指定层面的激发脉冲信号，

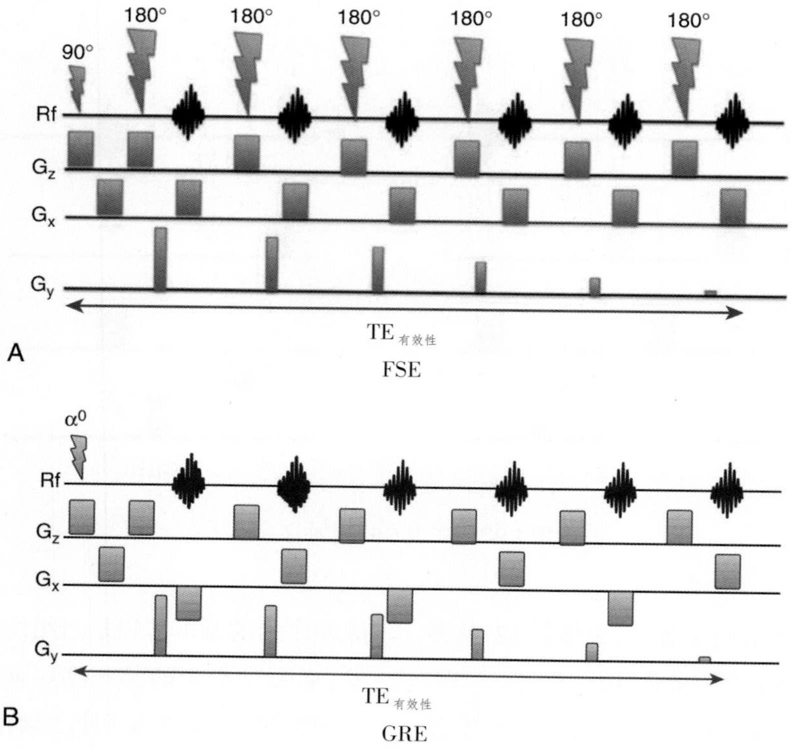

图1.23　多回波SE序列示意图(A)和GRE序列示意图(B)。

不接收来自指定ROI以外层面的脉冲信号。因此,3D序列的SNR更高,可将数据分割为更小的碎片或体素,从而获得更高的空间分辨率及图像细节。

体部MRI所用到的其他GE序列类型包括SSFP及EPI序列。SSFP序列是一种特殊的序列,其横向和纵向磁化程度保持在一个平衡而稳定的状态,其组织对比为T2/T1加权。EPI序列是一种GRE序列,它用一个RF激励脉冲来采集填充K空间所需的所有数据(类似于SSFSE序列)。在体部MRI中,EPI序列被用于扩散加权成像(DWI)。具有敏化脉冲和脱敏脉冲的附加梯度有利于静态组织信号的获取,静态组织的相位经双相位扩散梯度作用后,不产生净相移。当双相位扩散梯度作用于运动或扩散组织时,会导致一定程度的去相位和呈比例的信号消失。DWI序列为T2加权,这是体部MRI中GRE序列应用的一个例外(GRE序列为T1加权)。

组织对比

MRI的一个显著特点是能够呈现组织对比图像。质子在磁场中的不同表现取决于其所处的特有微环境。MRI所用的质子为氢(^1H)质子。^1H质子在脂肪和水中的表现不同,同一脂肪分子中不同的脂肪质子表现各异,游离的液态水质子和实性组织(如内脏器官)中的结合水质子表现亦不同。利用具有特殊参数的靶向脉冲序列可以呈现它们之间的差异。

T1W和T2W是产生组织对比度的主要脉冲序列。T1加权及T2加权分别利用组织之间T1值及T2值差异。质子自旋磁矩最初平行于B_0场，随后在RF激发脉冲作用下垂直于B_0场进入横向平面（图1.24）。此时，磁化矢量的纵向分量最小，横向分量最大。紧接着，受特有微环境的影响，质子逐渐失去横向分量，并重新获得纵向磁化矢量。T1弛豫（或自旋-晶格弛豫）为纵向磁化矢量的恢复。T1弛豫时间是指RF脉冲激励后，纵向磁化矢量恢复至63%所需要的时间。T2弛豫（或自旋-自旋弛豫）为横向磁化矢量的衰减。组织的T2弛豫时间是指横向磁化矢量衰减63%所需要的时间。简化的前提是质子的磁化矢量偏转至横向平面的过程与重新平行于纵向平面的过程以相同的速率发生，而事实上无法达到此前提。T1及T2值通常遵循如下规律：具有长T2值的质子通常也具有长T1值。通常，T1值与T2值不呈反比，而且也没有简单的向量类比关系。T2衰减通常比T1恢复快，质子的T1弛豫速率定义了T2衰减时间的上限（图1.25）。

质子的T1值决定了其释放能量及恢复初始态的能力。T1是质子微环境（或晶格）及磁场强度的函数。T1值与组织结构大小呈反比，与磁场强度的大小呈正比。更强的磁场强度似乎会使质子自旋更快地恢复平衡态，然而事实上与我们的这种直觉相反。T1弛豫取决于质子的内部结构。更强的磁场抑制了质子结构的作用，那么随着磁场的增加，所有质子的T1值逐渐增加及累积（表1.6）。

T2值不受磁场强度的影响，但其也随着组织结构的增大而变小，从而促进能量的耗散。T2值测量横向磁化矢量持续的时间。也就是说，RF脉冲激励后，NMV被偏转到横向平面，此时所有的自旋均为同相位。随后由于磁场微环境的局部差异，部分质子的进动快于其他质子，导致质子失相位，此过程亦称为自旋-自旋弛豫。除T2衰减外，其他影响横向磁化矢量衰减的因素还包括T2*衰减。诱发T2*衰减的因素包括局部磁场的不均匀性和组织化学位移的不均匀性（或称为磁敏

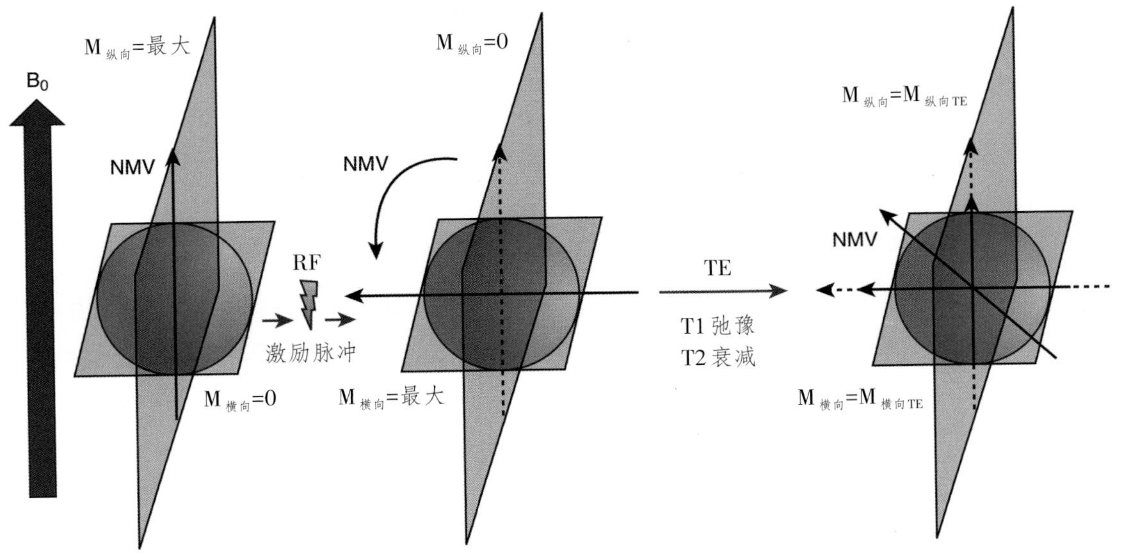

图1.24 RF激励、T1恢复及T2衰减。

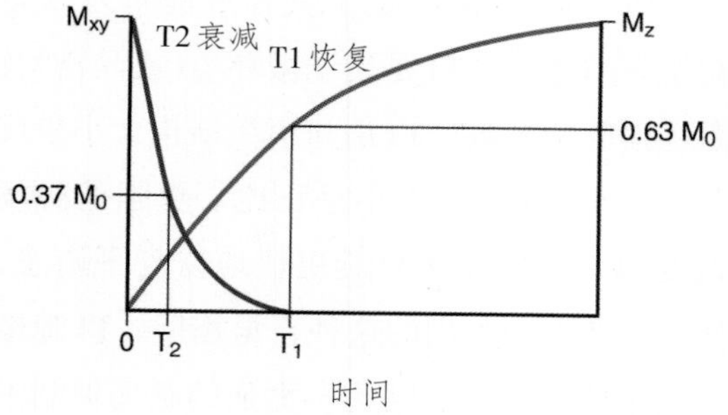

图1.25 不同组织的T1和T2弛豫曲线和值。

表1.6 不同磁场下的T1值

组织	0.5T	1.5T	3.0T
自由水	>4000	>4000	>4000
肌肉	560	870	898
脂肪	192	200	382
肝脏	395	570	809
脾脏	760	1025	1328

感伪影)。在GRE序列中,横向磁化矢量的衰减为T2*衰减;在SE序列中,由于重聚焦脉冲可消除T2*效应,其横向磁化矢量的衰减为T2衰减。因此,术语"T2对比"一词仅适用于SE成像,而"T2*对比"适用于GRE序列成像(在体部成像中,常用于DWI序列)。

调整脉冲序列的TR及TE大小可获取短T1值或长T2值的质子信号。通俗地说,当倾向于短T1值信号时,此脉冲序列称为T1加权序列;当倾向于长T2值信号时,此脉冲序列称为T2加权序列。事实上,T1加权脉冲序列是短T1加权,T2加权脉冲序列是长T2加权,为了更加简洁,它们分别被命名为"T1加权"及"T2加权"。

为了理解如何从短T1值质子及长T2值质子中分离信号,请看如下推理。为了获取物质中所有质子的信号,将TE设置为零以抵消自旋-自旋(T2)弛豫,将TR设置为最大,以确保所有质子的纵向磁化均已完全恢复。在这种情况下,不论质子的T1及T2值大小,所有的质子自旋均会产生信号(图1.26)。由这种脉冲序列产生的信号代表了质子密度分布图,被命名为质子密度(PD)。以PD脉冲序列为起点,将TR降低到长T1质子自旋的T1弛豫率以下会减少这些自旋的信号贡献(图1.27A)。RF脉冲关闭后,这些质子的纵向磁化矢量还未完全恢复,下一个RF脉冲则已到达。因此,对于长T1值的质子,通过连续不断的RF脉冲激励,转化为横向磁化矢量的纵向磁化矢量逐渐减小,进而有效地消除了这些质子的贡献,从而将短T1值的质子信号分离出来(T1加权)。

附带说明:实现T1加权的另一种方法涉及修改翻转角(FA)。FA是指RF激励脉冲使NMV偏离B_0的程度。SE脉冲序列通常将FA固定在90°,T1加权依赖于TR。然而,GRE序列通常使用较低的FA,并且通常依赖FA来修改T1加权。增加FA即增加了在下一个RF激励脉冲之前恢复纵向磁化的量和时间。只有具有短T1值的自旋才能恢复足够的纵向磁化,从而被激发到横向平面中并避免饱和。数学上重复不完整的纵向磁化分数恢复。换言之,如果初始纵向磁化等于L,并且TR发生在仅恢复了L的1/2时,则:

在第一个RF脉冲之后,纵向磁化=1/2 L

在第二个RF脉冲之后,纵向磁化=1/4 L

在第三个RF脉冲之后,纵向磁化=1/3 L

如此反复的结果意味着饱和。由于纵向磁化矢量类似于势能,纵向磁化矢量减少的部分转化为电能。

接着以PD脉冲序列(TE最小,TR最大)

为起点，增加TE有利于长T2质子自旋信号的获取。而短T2质子横向磁化矢量会迅速丢失，待回波采样时几乎无残余信号（图1.27B）。长TR可以确保长T1长T2质子不会被饱和（消除T1加权）。此脉冲序列即为T2加权序列，信号主要来源于长T2质子的自旋。

在体部MRI中，为了能够对质子进行选择性成像，对一些脉冲序列进行了优化，如频谱选择脉冲、反转脉冲、化学位移及水脂分离Dixon技术等。频谱选择脉冲最常见的为"脂肪饱和脉冲"或"脂肪抑制脉冲"。此RF脉冲将频率设置到脂肪频率，并紧随一个扰相梯度，受激发的脂肪质子失相位，横向磁化矢量消失。随后，在脂肪质子恢复纵向磁化矢量之前，即在没有脂肪组织信号的情况下施加了RF激励脉冲。

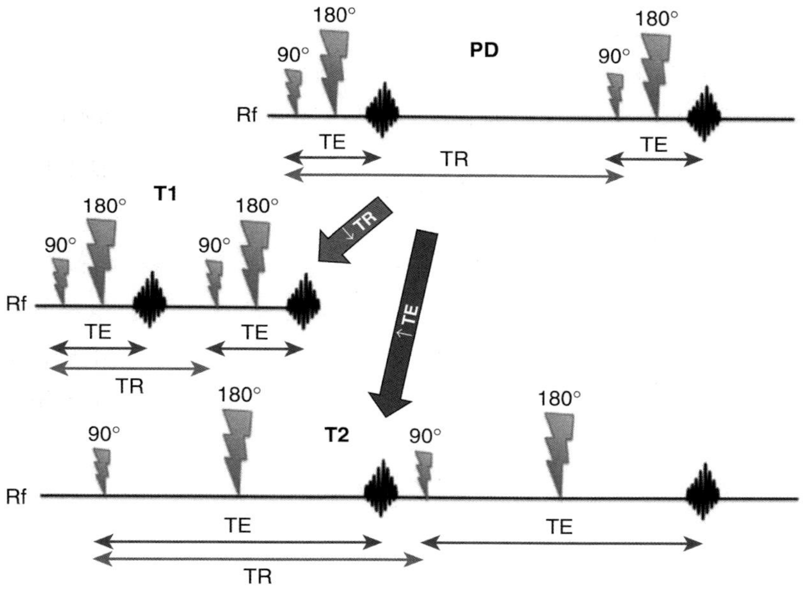

图1.26　脉冲序列示意图：PDW、T1W及T2W。

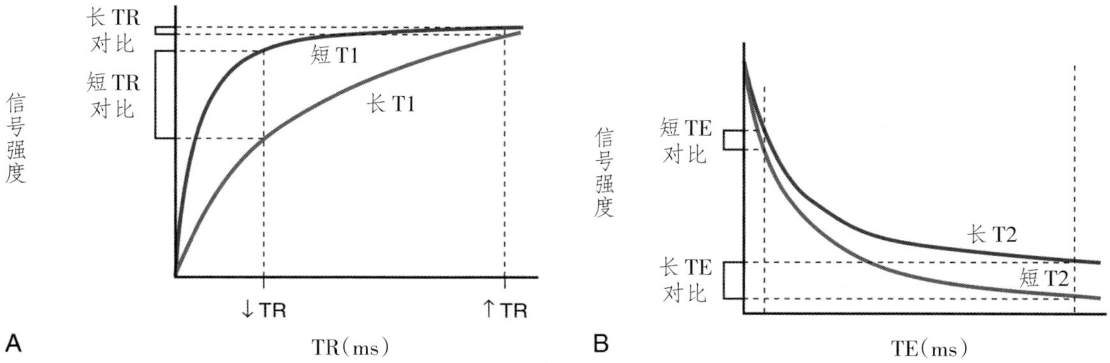

图1.27　(A)T1对比机制。(B)T2对比机制。

作为消除脂肪信号的另一种方法，反转脉冲是频谱选择性脉冲的替代方法。在90° RF激发脉冲之前，反转脉冲将所有质子反转180°，这一时间间隔被称为反转时间(TI)(图1.28)。随后，脂肪质子被90° RF脉冲转至0°位(即与B_0平行)，不产生信号。脂肪质子的短T1值可使其T1恢复比大多数其他质子更快。其他质子在RF激发脉冲时，还处于180°到90°之间。那么此时的纵向磁化矢量并非最大值，导致反转恢复脉冲的SNR相对较低。这种反转恢复脉冲序列即为众所周知的短TI反转恢复(STIR)序列。根据目标质子的不同T1弛豫率，可改变TI的大小。例如，水质子的T1值很长，应该采用长的TI，那么90° RF激励脉冲将其反转至0°位，即可消除水质子的信号，此技术通常用于颅脑成像，称作液体反转恢复(FLAIR)序列。

化学位移是指不同质子，如水及脂肪质子之间进动频率的差异或位移，它是质子微环境的函数，即Larmor方程(描述进动频率)中特定原子核的磁旋比。在某个时刻，不同进动频率的质子自旋刚好相位相反(相差180°)。若TE刚好设置为这个时刻，那么相互抵消会导致信号下降。此现象最为常见的应用为水脂化学位移成像，俗称为同反相位成像。此技术必须应用于GRE序列，这是由于SE序列中的180°聚焦脉冲会消除化学位移效应。根据反相位和同相位的时间点设置TE(图1.29)。在1.5T下，水质子进动一圈需要4.4ms。因此，RF激励脉冲施加之后，在2.2ms和4.4ms采集的回波分别为反相位和同相位。在反相位图上，一个体素内若包含脂肪和水质子，则它们的信号会相互抵消；在同相位上，它们的信号会相互叠加(图1.30)。

另一种频谱方向的脉冲序列方法为Dixon方法。Dixon技术可采集2个或3个回波(分别为两点法或三点法)，它们具有不同的水-脂相位。除了生成同相位和反相位图像，

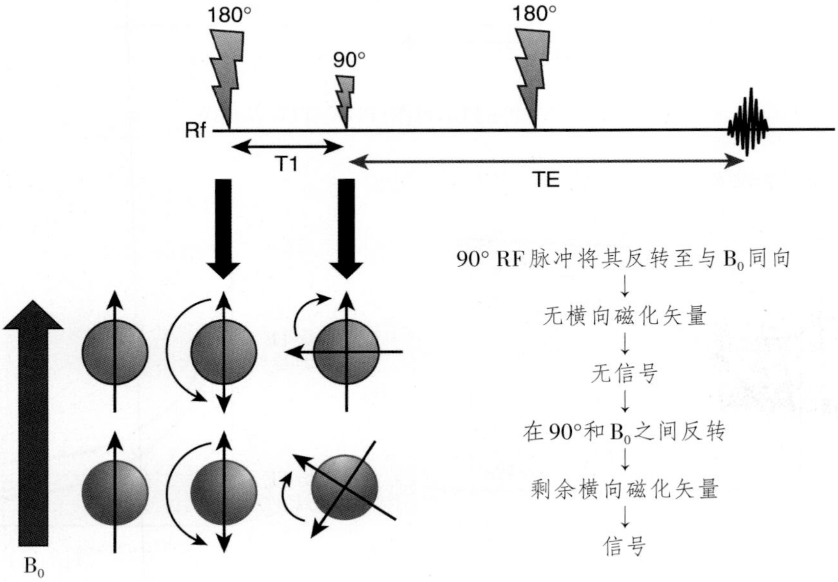

图1.28 反转恢复脉冲序列。TE，激发时间。

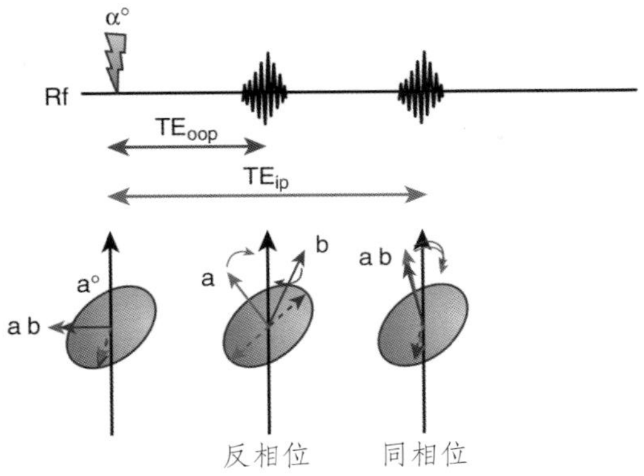

图1.29　化学位移成像。

Dixon方法还可以计算“仅含水”(相当于脂肪饱和)及“仅含脂”的图像，共4组图像：同相、反相、水图和脂图。计算相当简单，过程如下：

同相位信号(IP) = 水 + 脂(W + F)

反相位信号(OP) = 水 - 脂(W - F)

那么求解方程：

仅含水信号 = 1/2(IP+OP)

= 1/2 [(W + F)+(W - F)]

= 1/2(2W)=W

仅含脂信号 = 1/2(IP-OP)

= 1/2 [(W + F)-(W - F)]

= 1/2(2F)=F

该技术一次性采集已分离好的同相位、反相位及仅含水的图像集，然后计算仅含脂的图像集，从而提高了采集效率。

综上所述，许多物理现象和参数的调整使MRI能够显示处于特定磁场下不同质子的特定行为。缩短TR可使质子的T1信号分离出来。脂肪饱和技术具有消除脂肪质子信号的脉冲，从而突显剩余的质子信号。频谱选择法和反转恢复技术是较为常用的脂肪抑制技术。水-脂化学位移成像技术通过同反相位的不同成像时间点，区分水质子和脂肪质子共存时的信号。

脉冲序列

体部MRI脉冲序列可分为两个主要类型：T1加权及T2加权(表1.7)。每种脉冲序列都是以某种组织为目标而设计的，这就要求我们熟悉不同组织的特性(表1.7)。在体部MRI中，两大类质子为水质子及脂肪质子。为了产生合理的短T1脉冲，需要对水及脂肪质子进一步细分。增加TE值可以分离出具有长T2值的质子信号。T1及T2加权序列遵

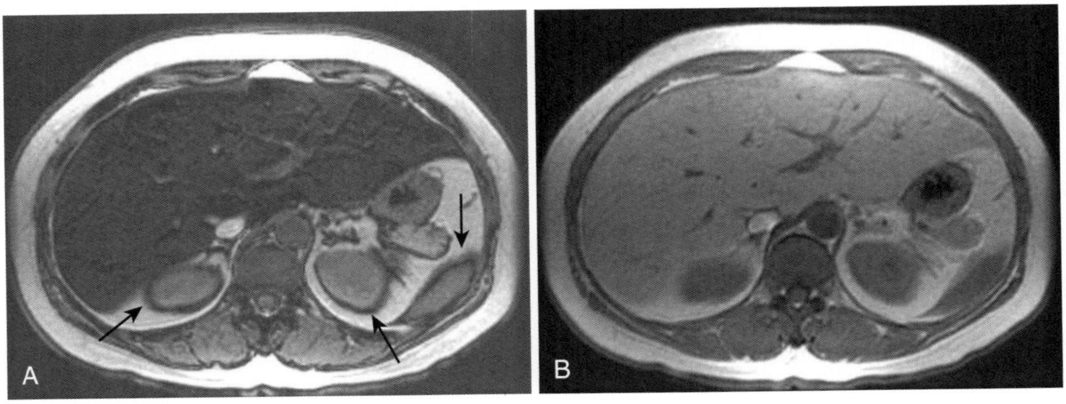

图1.30　反相位图像显示微观脂肪浸润。与同相位图(B)相比，反相位图(A)上的信号显著丢失提示微观脂肪浸润。在反相位图像上，水脂交界处(箭头所示)的勾边效应被称为“印度墨水”伪影。

表1.7 体部MRI脉冲序列

	脉冲序列	应用	序列类型	其他
T1	反相位	微观脂肪	GRE	印度墨水伪影
	同相位	磁敏感伪影(铁、金属等)	GRE	一次双回波采集包含反相位
	增强前	顺磁性物质(血液、黑色素、蛋白质等)	3D GRE	脂肪抑制优化
	动态增强	实性组织及血管	3D GRE	同上
	延迟	细胞外间质(纤维组织、炎症)	GRE	同上
	肝胆特异期	肝细胞组织和胆管结构	GRE	适用于组合钆剂
T2	普通T2W	结合水(恶性病变)	FSE	脂肪抑制优化,TE≈80ms
	重T2W	自由水(液体)	SSFSE	TE≈180ms
	MRCP	仅自由水	SSFSE	TE>500ms
	SSFP	所有液性结构,包括血管和静态液体	SSFP	T2W/T1W,但实际上也是T2W
	DWI	细胞密集型组织	EPI	T2W+扩散加权

GRE,梯度回波脉冲;FSE,快速自旋回波;MRCP,磁共振胰胆管成像;SSFSE,单次激发快速自旋回波;SSFP,稳态自由进动序列;TE,回波时间;DWI,扩散加权成像;EPI,平面回波成像。

循如下参数设定。对于梯度回波T1加权序列,增加FA值可以有利于长序列脉冲中质子信号的获取。水质子可分为两大主要类型:结合水和游离水。结合水(细胞内)质子存在于与大分子紧密结合的实性组织中,如蛋白质。游离水存在于液体中,如胆汁、尿液及脑脊液等。脂肪质子与水质子有类似的分布:宏观(细胞外)脂肪与微观(细胞内)脂肪。细胞外脂肪分布于皮下、腹膜内、腹膜后及某些类型的肿瘤,如血管平滑肌脂肪瘤、皮样囊肿和髓样脂肪瘤等。细胞内脂肪主要是实性脏器(如肝脏)及某些特定肿瘤(如肝腺瘤和肾细胞癌)的浸润性脂肪。

第三种质子为具有磁敏感特性的物质。磁敏感特性是指物质在磁场中具有被磁化的趋势。磁性用希腊符号χ表示。非磁性物质及抗磁性物质的$\chi \leq 0$,人体内大部分的组织属于此类;顺磁性物质磁性较弱,其$\chi > 0$;超顺磁性物质的χ值为顺磁性物质的100~1000倍;χ最高的为铁磁性材料。顺磁性物质提高了T1和T2的弛豫率,它们具有不成对的电子,通常在水溶液中可以提高质子的弛豫率。顺磁性物质包括正铁血红蛋白(出血)、黑色素、蛋白质和钆剂。通过静脉注射的钆剂是超顺磁性物质,而铁、钴和镍是铁磁性物质。

通常,每种MRI脉冲序列主要针对以上一种或多种物质。尽管不同机构、不同人体部位及不同厂商之间的扫描方案不尽相同,但基于组织的通用脉冲序列方案可以克服这些差异,从而提供普遍适用的协议。T1加权序列常包括同反相位序列、增强前序列、增强后动态序列和延迟期序列。T2加权序列包括常规T2加权、重T2加权和极重T2加权(MRCP或MRU)序列。DWI(也是T2加权)和稳态序列(T2/T1加权,但实际上也是T2加权)分别是T2加权外加扩散加权和T2/T1加权,实际上两者均具有T2加权特性。

T1加权序列获取短T1物质的信号,如脂肪和顺磁性组织质子(如胰腺和肝脏等富含蛋白质器官中的质子)。含有特定属性的序列，如脂肪饱和和化学位移序列等可以分离或突出某种特定的质子。

同相位及反相位图像是在一个脉冲序列下用两个不同的TE同时采集的。随后，数据被分为两组具有相同扫描范围的图像集。反相位序列为T1加权序列，对微观脂肪浸润较为敏感，俗称“微观脂肪序列”。然而，当脂肪质子和水质子共同存在时，脂肪信号遭受破坏性干扰而丢失（见图1.30）。反相位图像具有区别于其他序列的独特“印度墨水”伪影，即在富含水的物质和脂肪交界处呈腐蚀状外观（见图1.30），这也是信号遭受破坏性干扰的表现。

同相位序列也是T1加权序列，对磁敏感伪影较为敏感，俗称“磁敏感序列”。然而，在体部成像中，大多数T1加权序列是GRE序列，对磁敏感伪影本身较为敏感。同相位序列得益于其相对长的TE及可供参考的反相位序列。当成像物质的χ值与周围物质（通常为金属物质，如手术植入物及铁，表现为信号丢失）的χ值相差甚远时，可产生磁敏感伪影。由于TE加倍，同相位序列较反相位序列更容易产生磁敏感伪影（图1.31）。从轻微的信号丢失（如铁沉积）到显著性信号空洞（栓塞弹簧圈和外科金属植入物等），均可为磁敏感伪影的表现。

动态序列是指在静脉注射钆剂前和注射钆剂后多次重复扫描同一个序列（图1.32），用来测量强化程度或钆剂的顺磁性效应。通过调整序列参数，可检测所注射钆剂的T1缩短效应。为了突显仅受钆剂顺磁性效应影响的物质，可采用频率选择脉冲来去除具有短T1的主要物质——脂肪。因此在钆剂注射前的蒙片图像上，顺磁性物质，如高铁血红蛋白（血液）、黑色素及蛋白质等表现为高信号（图1.33）。此序列也被称为顺磁性序列。

注射钆剂后（细胞外制剂），细胞外间隙不同结构的钆剂增强顺序为血管、灌注组织及间质结构。注射钆剂后，动态序列通常包括动脉期、门脉期及静脉期（偶尔）。通过与增强前的信号相比，这些期相不仅分别显示了血管网结构，亦充分显示了实性组织的强化。因此，多期相序列也被称为血管/实性组织序列。

延迟期序列与动态序列参数相同，其延迟时间通常接近于对比剂到达间质的时间，而动态序列通常在此之前，间质无强化。所以纤维组织和间质水肿（即炎症相关）在延迟期得以强化（图1.34）。因此，延迟期序列也被称为间质序列。

当使用具有肝脏代谢的组合钆剂时，增强的期相设定不同。组合钆剂的动态增强序列与细胞外钆剂的动态序列表现相同，但延迟期的表现不同。组合钆剂不是扩散于间质，而是通过肝细胞膜主动转运至细胞内，这是由于组合钆剂含有脂溶性乙氧基苯甲基（EOB），对依赖ATP的有机阴离子转运多肽1（OATP1）有很高的亲和力[14,15]。因此，随着时间的推移，正常肝实质的强化大约在20min后达到峰值，此时也称为“肝胆特异期”（见图1.21）。肝细胞摄取组合钆剂后通过胆道排泄，一般最早开始于注射后约10min，随后的延迟期类似于更具有特异性的胆道脉冲序列。

在体部MRI中，T1加权序列通常为GRE序列，T2加权序列主要为SE序列，后者受化学位移和磁敏感现象的干扰较小。T2加权所需的TE时间较长，因此，增加了采集时间。而GRE序列不可避免地受到磁敏感伪影的干扰，

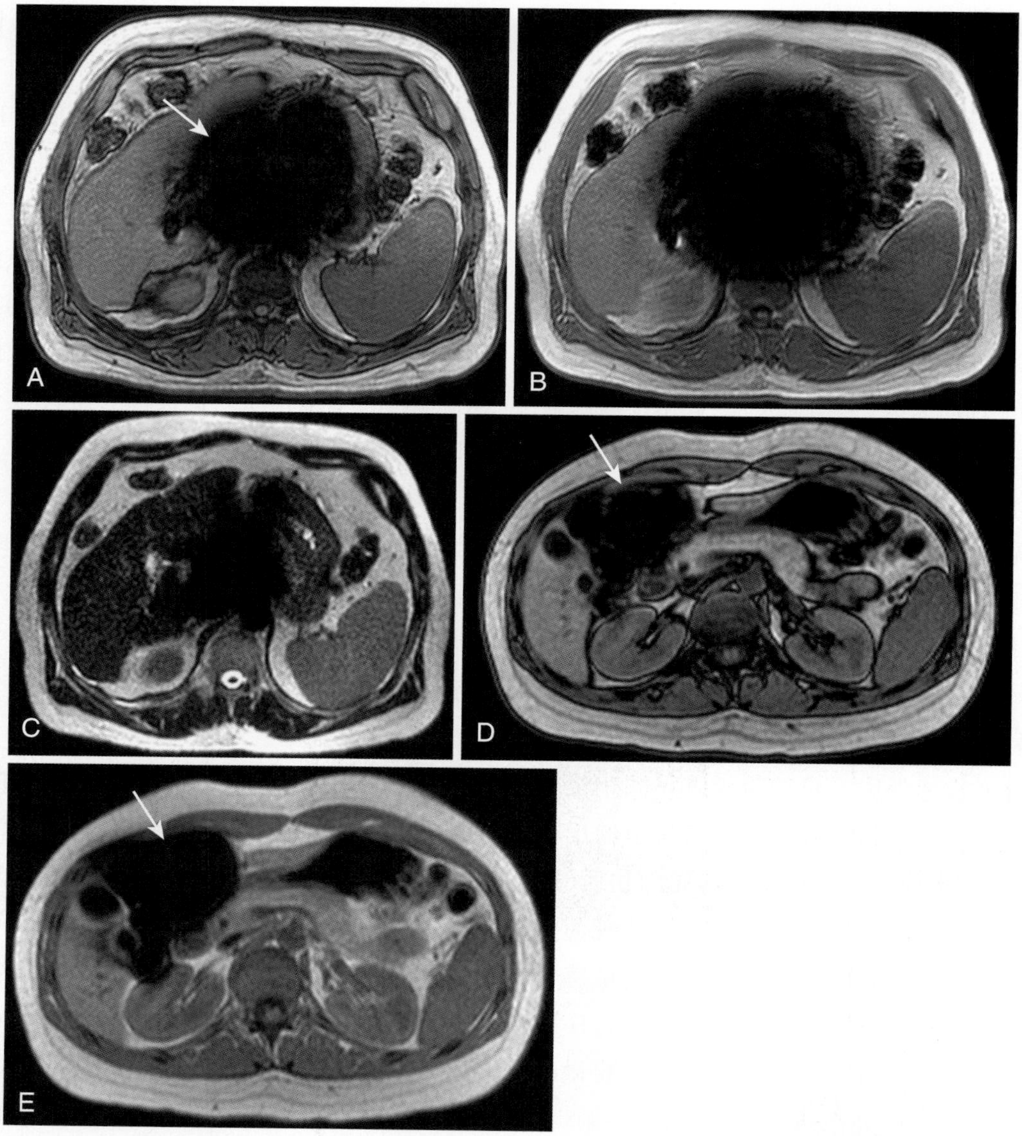

图1.31 同相位图像上的磁敏感伪影。由于同相位图像的TE时间更长，同相位图像(B)上栓塞弹簧圈处的信号丢失(箭头所示)范围与反相位图像(A)相比更大。在SSFSE图像上(C)，尽管TE更长，对应区域的伪影范围较小，这主要是由于重聚焦脉冲的缘故。磁敏感伪影也会来自人体内部结构。例如，另一患者的反相位图像(D)中箭头所示为肠道积气，而同相位图像(E)上相同位置的磁敏感伪影范围更大(箭头所示)。

且SNR低，屏气要求高。大部分情况下，SE序列更适合T2加权的需求。在体部MRI中，基于SE的T2加权序列中的重聚焦脉冲可以消除潜在的磁敏感伪影，且可保持稳定的SNR。

T2加权序列间的不同主要在于它们的目标水分子不同：自由水和结合水。而这些序列的主要区别在于TE的不同。相对较低的TE适用于区分实性组织间结合水含量的不同；较高的TE可在选择性地分离出自由水质子信号的同时消除实性组织的信号。

常规T2加权序列接近实性器官的T2值，如肝脏。在腹部成像中，常规T2加权序列的

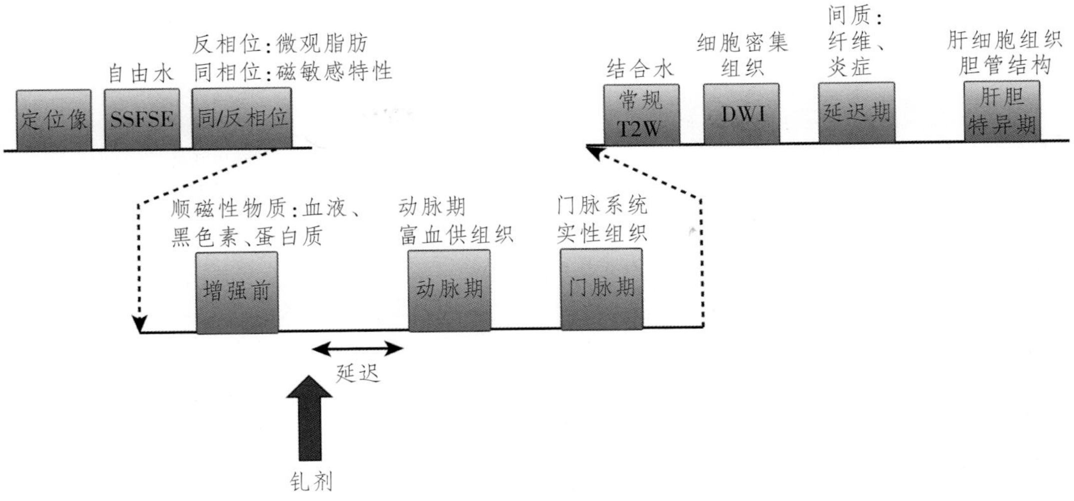

图1.32　动态脉冲序列示意图。SSFSE,单次激发快速自旋回波。

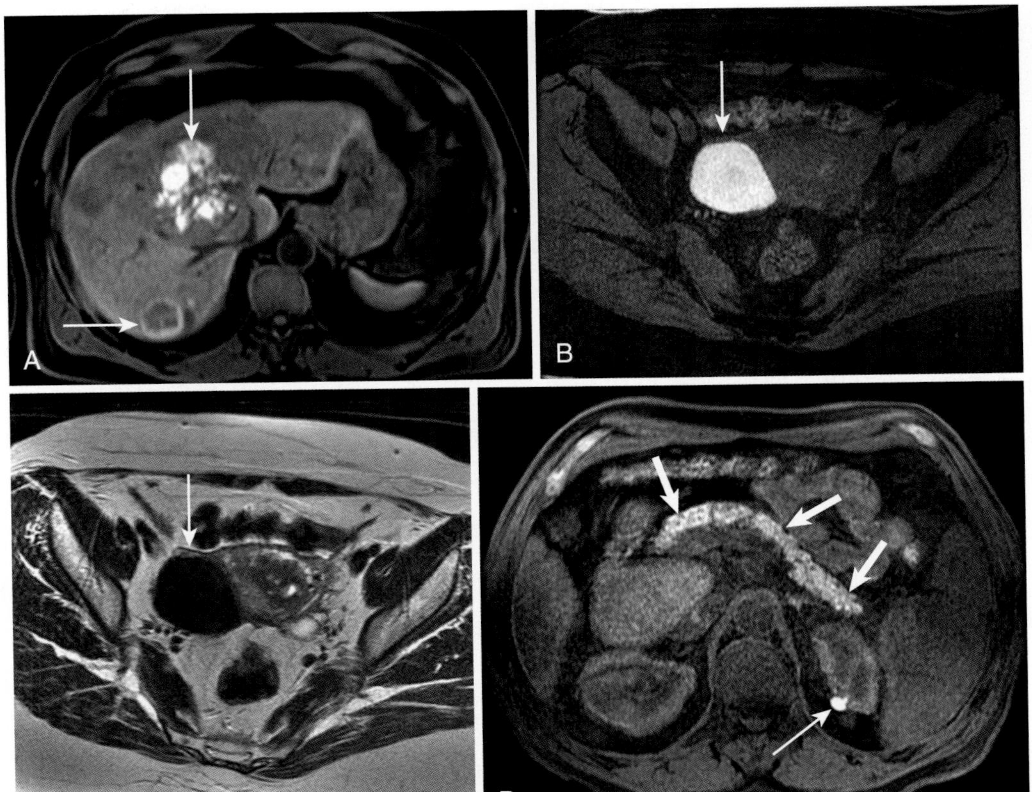

图1.33　蒙片图像显示顺磁性物质。(A)转移性黑色素瘤患者的增强前抑脂图(顺磁性),可见多个不同程度的高信号病灶(箭头所示),反映了不同的黑色素含量。(B)盆腔疼痛患者的增强前图像,可见不规则的巨大包块,由于病灶内含有出血而具有明显的顺磁性(箭头所示)。(C)T2加权图像中明显的低信号提示子宫腺肌瘤中含有积血成分(箭头所示)。(D)另一患者的增强前图像,可见左肾出血性小囊肿(细箭头所示)和含有酶蛋白的胰腺(粗箭头所示)均具有顺磁性,表现为相对高信号。

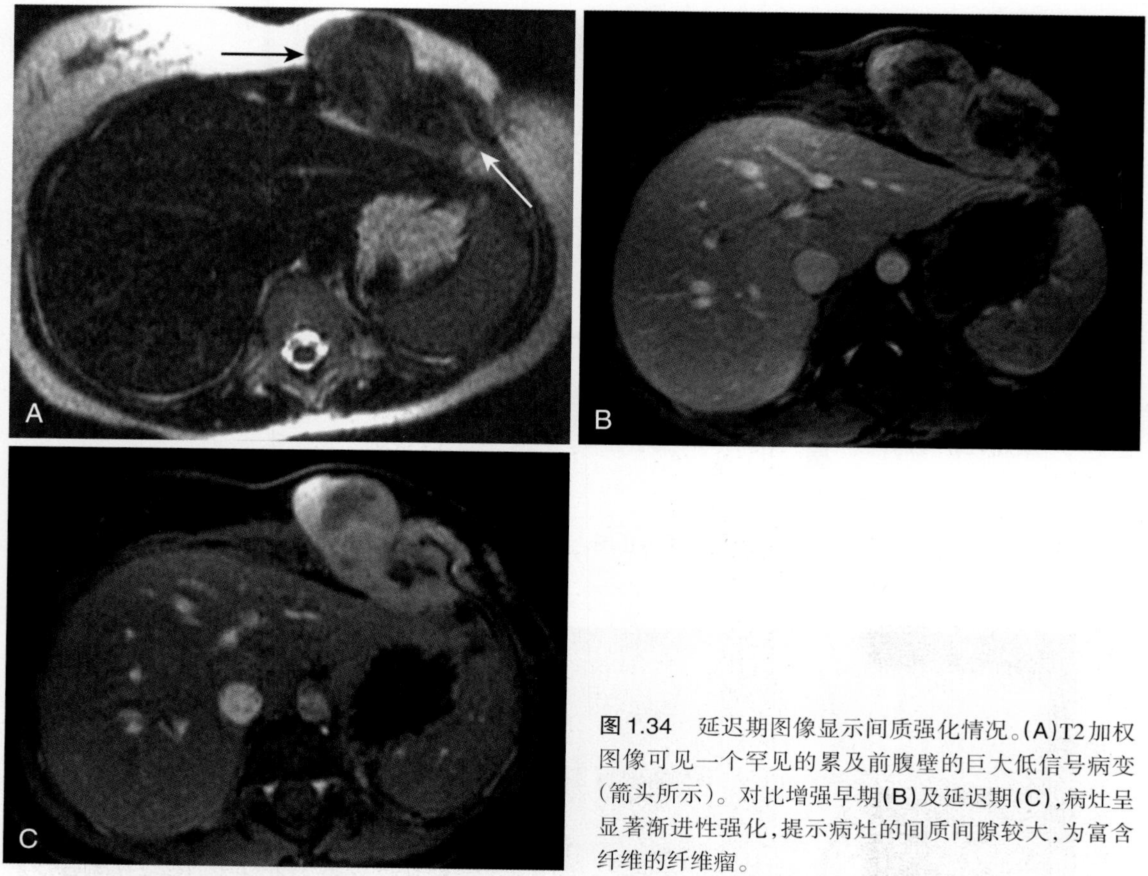

图 1.34 延迟期图像显示间质强化情况。(A)T2加权图像可见一个罕见的累及前腹壁的巨大低信号病变(箭头所示)。对比增强早期(B)及延迟期(C),病灶呈显著渐进性强化,提示病灶的间质间隙较大,为富含纤维的纤维瘤。

典型TE值为80ms,该值突出了不同结合水含量的物质之间的对比。例如,正常肝实质和肿瘤,后者的结合水含量更高。脂肪抑制技术通过增加信号的动态范围来增加组织的对比度,提高了不同结合水含量的组织间的可视差异(图1.35)。此序列对结合水具有特异性,因此,该序列俗称结合水序列。

重T2加权序列采用更高的TE,约为180ms,此时含有结合水的实性组织的横向磁化矢量显著衰减,而自由水的横向磁化矢量保持不变(图1.36)。游离水(如胆汁,尿液,囊液等)的T2值约为2000ms,而实性组织的T2值<100ms[16]。与常规T2加权序列相比,重T2加权序列中不同结合水含量的实性组织间的对比减弱,会使实性病变变得模糊(病变抑制序列)。SNR取决于横向磁化矢量,而横向磁化矢量随着TE的增加快速衰减,因此,重T2加权序列的信号相对较弱,当其与频率选择脂肪抑制技术相结合时,信号更低。此序列可分离出自由水信号,因此,该序列俗称自由水序列。

大幅度增加TE(600~1000ms)可得到纯水的T2加权序列,即除了自由水质子外的所有物质的T2信号均衰减。横向磁化矢量为实性组织T2值(通常<100ms)的函数,其迅速完全衰减。实性组织的T2信号至少减少6倍,也就是说,实性组织的横向磁化矢量至少经历了6次63%的衰减,即至少衰减了94%。而自由水

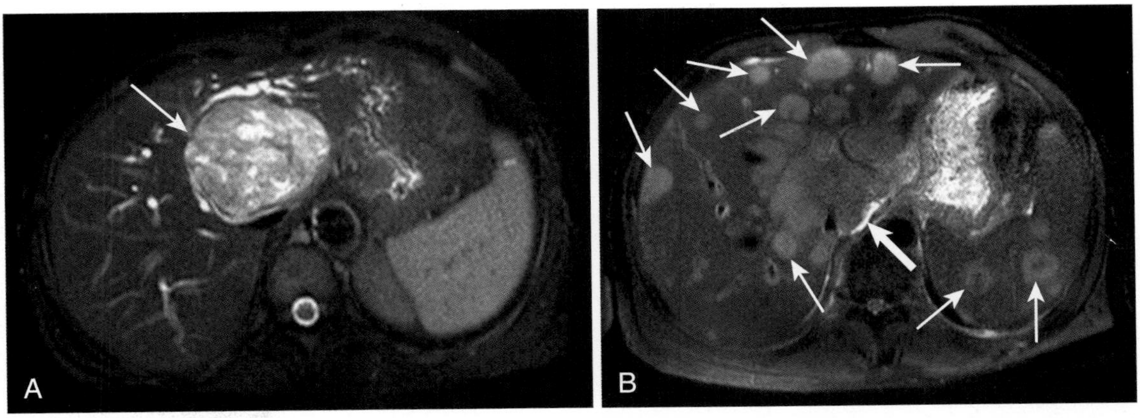

图1.35　常规T2加权图像显示含结合水组织的对比。(A)肝神经鞘瘤患者的常规T2加权图像(箭头所示),神经鞘瘤中水含量通常较高。值得注意的是,脾脏组织的含水量比肝脏高,即脾脏呈相对高信号。因此,常规T2序列可作为含结合水组织的对比序列。(B)播散型淋巴瘤患者的T2加权图像,虽然淋巴瘤(细箭头所示)及门脉周围淋巴瘤转移性病变(粗箭头所示)的含水量相对较少,但由于组织对比度高,在T2加权图像上仍呈高信号。

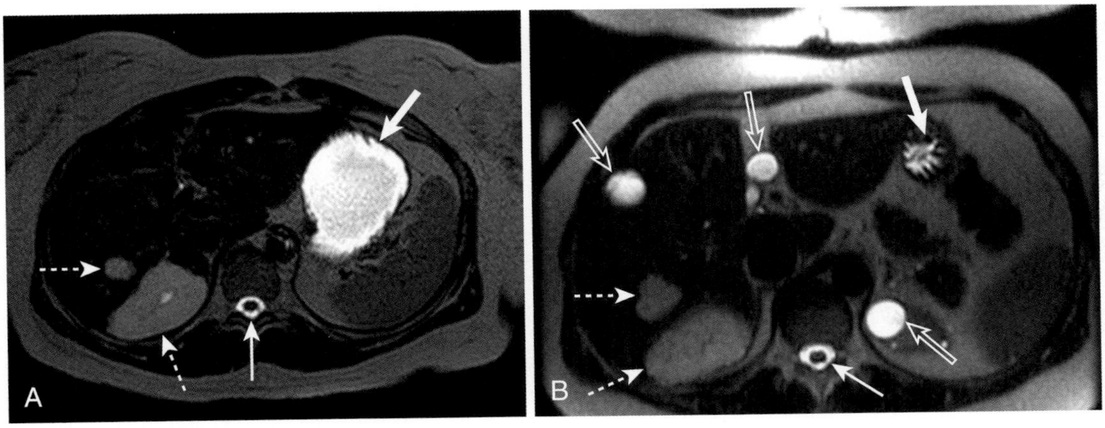

图1.36　重T2加权成像。重T2加权图像牺牲了实性组织的对比来突显自由水质子的信号。含有结合水分子的实性组织,如肝脏信号较低,而含有自由水的组织表现为明显的高信号,且信号强度与水含量呈正比。脑脊液(箭头所示)、胃肠内容物(粗箭头所示)、胆囊,以及单纯性肾囊肿和肝囊肿中的液体均为自由水分子,它们的信号强度最高。而自由水含量中等的病变,如血管瘤(虚线箭头所示)则表现为中等高信号。

的T2值约为2000ms,其横向磁化矢量仅衰减很少的一部分。因此,这种脉冲序列可有效地分离出具有较大横向磁化矢量的自由水质子信号,与此同时,实性组织信号几乎完全衰减(图1.37)。此技术可被应用于含有自由水结构的成像,如胆道系统MRCP及泌尿系统MRU。

DWI在体部MRI中的应用已被证实,其中,在肿瘤中的应用最为有效。DWI在炎症性病变,包括化脓性肝脓肿、胰腺炎、胆管炎、肾盂肾炎及肠炎等[17,18]也有很好的应用。DWI采用T2加权平面回波序列来描述水分子的随机扩散运动,此序列在180°重聚焦脉冲周围设置去相位梯度和相位重聚梯度,目的是去除扩散的质子。受激发的静态自旋质子在两个梯度的作用下,相位互相抵消,因此不会失相位和丢失信号。运动的自旋质子经

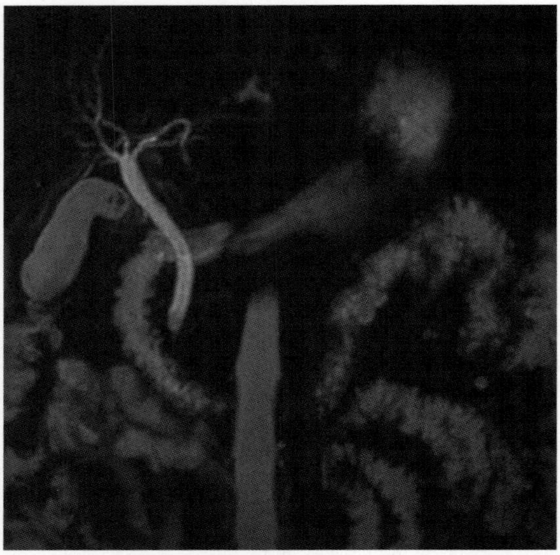

图1.37 3D MRCP最大密度投影图。图中可见横向磁化矢量较大的自由水质子显示为高信号，其他组织的横向磁化矢量几近完全衰减。

过两次梯度作用后，相位无法互相抵消，导致失相位及信号丢失。基于T2加权的背景，细胞密集组织中的大量细胞膜可导致水分子扩散受限而表现为相对高信号。然而，人眼无法从视觉上区分DWI的高信号是由扩散受限引起的，还是由T2固有的高信号(T2穿透效应)引起的。为了解决此问题，MRI系统运用图像集来计算扩散值，或称为表观弥散系数(ADC)，即为众所周知的ADC图。ADC图根据接收到的信号进行像素编码，消除T2穿透效应，分离出正比于扩散率的扩散信号。因此，ADC图事实上与扩散加权相反，而DWI图是T2加权图和扩散加权图的组合。

稳态图像上的所有液体均表现为高信号(也包含流动或运动的液体)，因此，稳态图像也属于T2加权的范畴，图中的组织对比也称为"液体-实性组织"对比。稳态脉冲序列可采用梯度回波扰相法或重聚焦法。扰相法是指在每次回波后采用"扰相"RF梯度来消除剩余的横向磁化矢量，从而有效地加速纵向磁化矢量的恢复，以达到T1对比，该技术运用于T1加权梯度回波脉冲序列(见前文内容)[19]。稳态序列无扰相梯度，然而，序列的TR值较组织的T2值短，那么剩余的横向磁化矢量和部分已恢复的纵向磁化矢量将被随后的激励脉冲同时分别反转到纵向和横向平面。当横向和纵向磁化矢量达到一个平衡点时，即为稳态。这种运用于体部MRI的稳态序列类型(完全重聚焦)与激励后重聚焦及激励前重聚焦稳态序列不同，后面两者是平衡3个轴的梯度[20]。这意味着此序列对运动相对不敏感且为T2/T1加权。不过，由于脉冲序列的时间设定，完全重聚焦稳态脉冲序列模糊了SE和GRE序列之间的区别，其TE=TR/2，类似于重聚焦，序列实际上是一个SE，而非GRE序列[21]。尽管这使得组织的对比受T2*效应影响较小，但此序列TR时间很短，非常容易受到磁场不均匀性的影响。总之，这些稳态序列的特点是采集快，SNR高，T2/T1对比或是实性与液体组织对比，可用于血管结构的显示。

体部MRI优化

体部MRI具有许多独特的问题。除了常见的MRI伪影，磁场异质性、化学位移伪影及射频伪影等均会给体部MRI带来挑战。不同于其他部位，连续不断的生理运动、顺磁性物质含量的不同及患者习惯的不同亦使体部MRI过程变得复杂。若能解决这些问题，将会大幅度提高成像质量。

运动

运动伪影是一种多因素问题，它可使检查变得复杂，尤其是在腹部成像中。在磁场梯度施加期间的运动可导致质子的相位偏移。对于此类运动引起的相位偏移，K空间及傅里叶变换无法对其进行校正。由运动引起的相位偏移与由相位编码梯度引起的相位偏移不同，傅里叶变换会在空间上错误地识别运动的质子。

根据伪影的物理原理，可将患者移动、心脏搏动、呼吸运动、肠道蠕动及血液流动等运动分为两大类：①视野间相位误差；②视野内相位误差[22]。“视野”是指回波，“视野”内相位误差是由回波采集时间内的运动产生的；而“视野”间相位误差是由连续多个回波采集之间的运动引起的。

“视野”内相位误差是由运动的质子无法被所施加的梯度相位重聚引起的。在MRI中，净相位偏移为零的磁场梯度通常运用于独立的去相位及相位重聚脉冲，以重新建立自旋质子间的相位相干（如之前所述）。此技术不能解决运动质子累积且无法预测相位偏移。该技术假设所采集到的相位偏移是由相位编码梯度引起的，且错误地映射到相应的空间上（图1.38和图1.39）。“视野”间相位误差由采集回波间患者移动及血液流动（见图1.39）导致的信号幅度差异引起。对于单个体素来说，由于回波间的运动会传输不同的自旋质子至体素内，会导致回波间的信号幅度发生变化，即产生视野间的相位误差。当人体移动范围较大时，不同种类的自旋质子在空间上替代了原质子，从而产生偏差。在血管流动中同样存在此问题，流速不

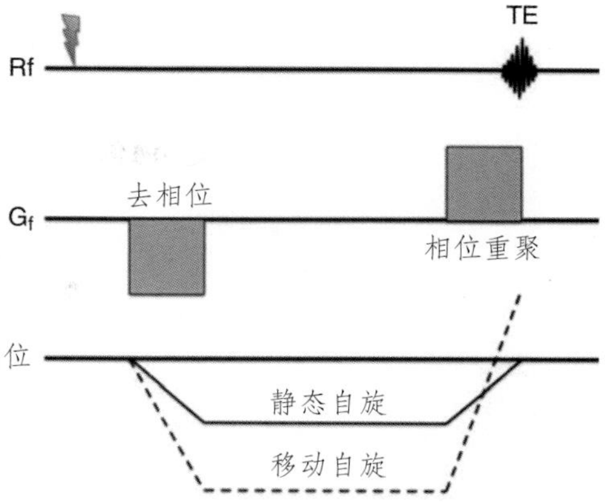

图1.38　视野内运动伪影。

定的饱和自旋质子存在无法预测的变化和替代。

在体部MRI中，大部分运动伪影校正的方法是将采集时间减至最小（表1.8）。采集时间取决于多个参数，用以下公式表示：

$$T=\frac{TR\times G_p\times NEX}{ETL\times R}$$

其中，T是采集时间，TR是重复时间，G_p是相位编码步级，NEX是激励次数，ETL是回波链长度，R是加速因子（并行采集）[23]。通常，脉冲序列中的TR已是优化且最小化，无法修改；NEX亦已最小；那么公式中的其他剩余参数在缩短扫描时间方面具有较大的潜力。由于G_f与采集时间无关，而G_p与采集时间有关，相位编码梯度的方向一般设置为层面的短轴，常为前后方向。根据相关的解剖结构（不包括患者周围的空气）谨慎地缩小相位编码FOV和相位编码矩阵（相位线数量），可以缩短图像采集时间。去除空气部分的相位编码步级可直接减少采集时间（图1.40）。那么，这种缩减相位编码步级的方法可将默认的正方形FOV（$x=y$）转变为矩形FOV。

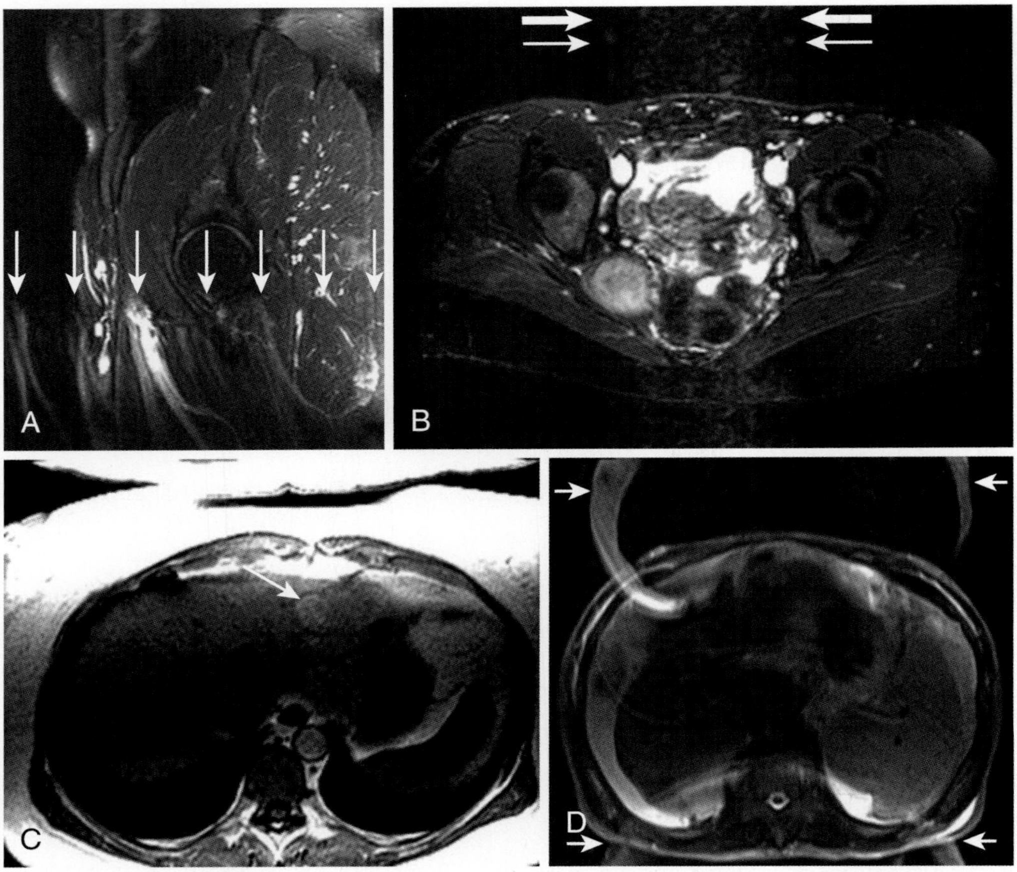

图1.39　运动伪影。(A)矢状位T2加权抑脂图像。因图像采集过程中髂血管质子(箭头所示)相位错位导致其沿相位轴方向呈周期性重复——伪影。(B)轴位图中沿相位编码轴方向出现类似的现象(细箭头所示),这是由肠道蠕动(粗箭头所示)导致肠管的相位错位引起的。(C)偶尔,这种伪影会被误判为病变(箭头所示)。当此假病变(主动脉伪影)在多个连续层面出现,且在其他序列未出现时,提示伪影产生的原因。(D)大幅度呼吸运动也可引起相位编码错误而表现为伪影(箭头所示)。

过度缩小FOV可导致卷褶伪影的产生(图1.41)[24]。接收到的磁共振信号在相位编码轴方向上沿着0~360°的周期性频谱进行空间映射。超出相位FOV的自旋质子不在0~360°的相位范围内。假设这些自旋质子的相位为360+a°或0−b°,那么它们将分别映射至0+a°及360−b°的相位位置,即在图像的上下边缘。当然,当卷褶伪影叠加在多余的解剖结构上时不会造成影响,但当叠加在重要的解剖结构上时显然是个问题。解决方法是增加相位FOV。当采用并行采集技术时,此问题对图像的影响很大,这是由于卷褶伪影将出现在中心位置,而不是图像的边缘(见图1.41)。因此,并行采集成像时需要慎重设置FOV的大小。尽管理论上,当采样范围外的采样频率被绘制到K空间时,频率编码方向也会产生卷褶伪影,但数字滤波器会消除这些无用的频率,从而避免此类问题的出现。

ETL的增加可以提高每个RF激励脉冲的效能,从而减少扫描时间。对于每一个RF激励脉冲,ETL是指采集到的回波数量。随着ETL的增加,脉冲序列重复的次数减少,可以

表1.8 减少运动伪影的方法

运动伪影校正	参数调整	缺点
长方形FOV	减少相位FOV(需要更少的相位编码步级)	相位方向卷褶(见图1.41A)
相位编码方向的分辨率	减少相位矩阵(y及z轴,3D技术的z轴)	空间分辨率下降 (相位FOV首先下降)
FSE	增加回波链程度(每次激发可获得更多回波)	图像模糊程度增加
并行采集成像	减少相位编码(并行成像代替相位编码步级)	SNR下降,中心卷褶(见图1.41C)
呼吸触发	根据呼气相分段采集	总的采集时间增加
呼吸相位补偿(ROPE)	根据相位编码梯度重新排列回波采集的顺序	空间分辨率下降,精细结构显示不清
膈肌导航脉冲	膈肌运动靶向选择性脉冲	采集时间增加
组织饱和	频谱或反转脉冲 (常用于高信号脂肪)	SNR下降,采集时间稍增加
信号平均	增加信号平均次数	采集时间增加
梯度时刻归零	频率编码梯度	采集时间增加,TE增加
PROPELLER	K空间填充:K空间中心过采,提高空间配准	采集时间增加

FOV,视野大小;FSE,快速自旋回波;SNR,信噪比;TE,回波时间;PROPELLER,周期性旋转重叠平行线采集和增强后处理重建方法。

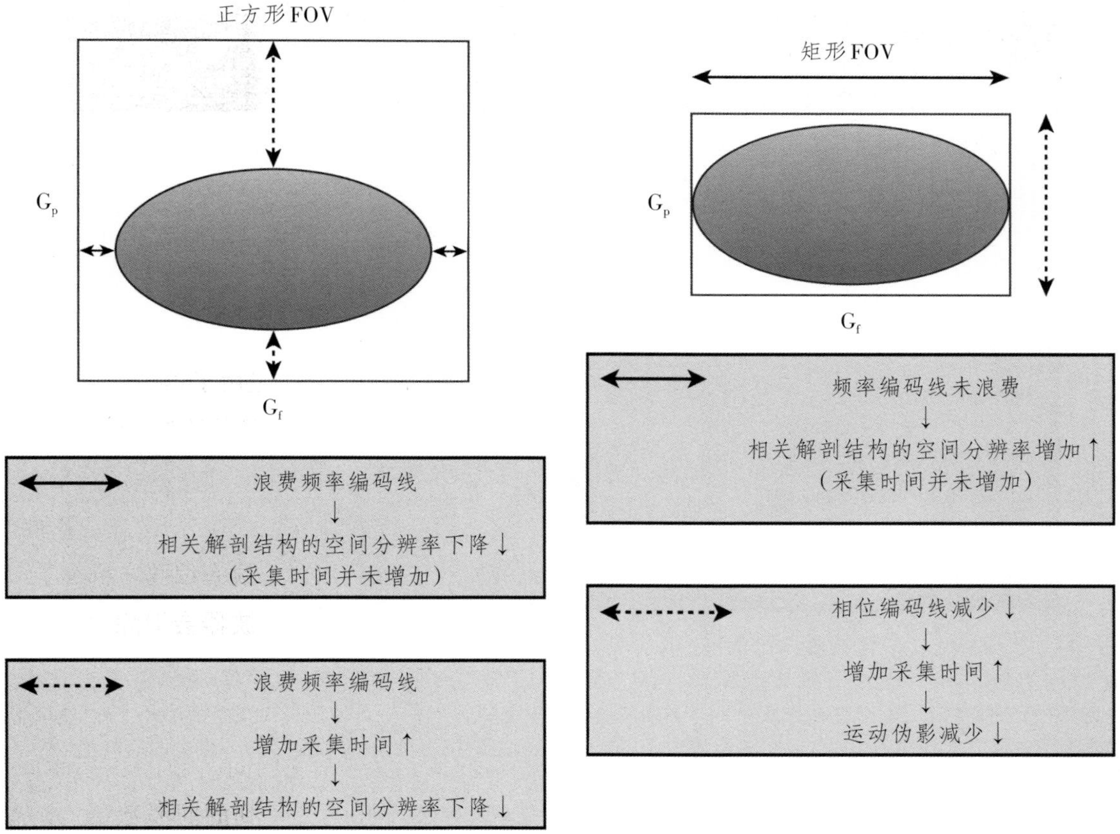

图1.40 矩形FOV。

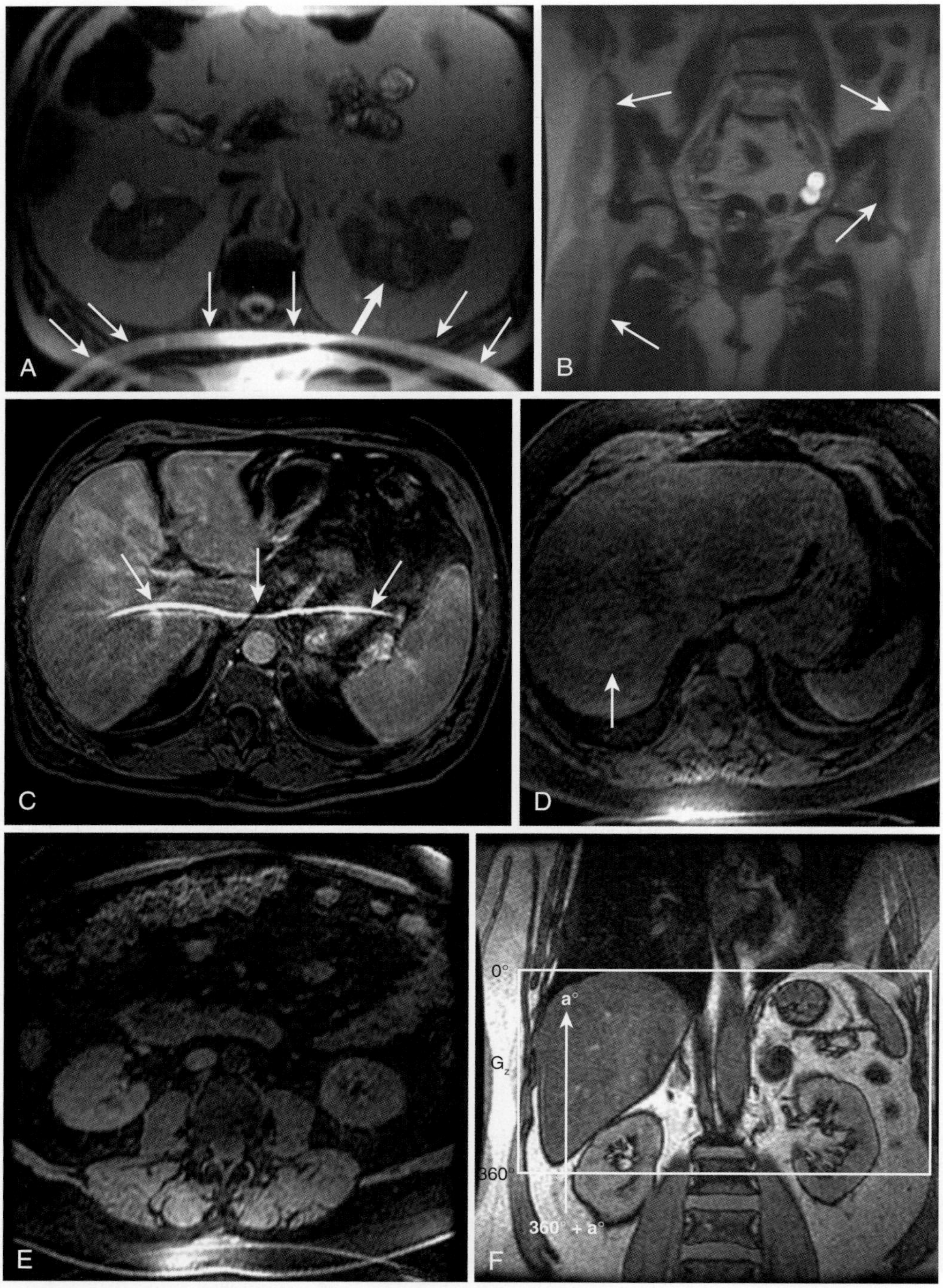

图1.41　卷褶伪影。(A)肾脏轴位T2加权图像可见2D卷褶伪影(细箭头所示),这是由于设定的FOV未包含前腹壁(未指定0~360°相位),导致其卷褶至错误的解剖空间定位。然而,左肾细胞癌(RCC,粗箭头所示)未受此伪影影响。(B)卷褶伪影出现在采集平面。例如,左右相位编码方向的冠状位图像上的卷褶伪影(箭头所示)。(C)并行采集成像,卷褶伪影出现在图像的中心(箭头所示),需使用更大的FOV。(D)另一患者的肝脏增强前3D轴位图像,图中可见一明显高信号的肿块,其形状类似于靠下层面上的肾脏(E)。此例说明,在3D成像中,卷褶伪影可以出现在第二个相位编码方向,即层面方向。(F)在冠状位图像上,所绘制的容积外的箭头所对应的结构容易出现卷褶伪影。

缩短总体的扫描时间。例如,SSFSE序列通过采集单个RF激励脉冲后的所有回波来进行成像,正说明了此技术的作用。

图像模糊是长ETL成像产生的潜在负面效应。在一个回波链内采集的连续回波的TE均逐渐变长。当回波组合成一幅图像时,变化的TE会导致边缘成像不佳或模糊。有效TE(TE_{eff})是指最弱的相位编码梯度对应的TE,这是由于最弱的梯度决定了组织的对比。在TE_{eff}之后采集的回波会使图像更加模糊,这是由于精细结构的信息较少。在ETL的末尾,甚至几乎无剩余信号来组成精细结构。因此,ETL和TE需按比例依次调整,以使模糊伪影最小化。

MRI并行采集技术类似于CT多排探测器成像技术,后者充分利用了探测器系统的性能。体部躯干线圈由分布在线圈上的多个小线圈单元组成,通常为4~16个,且每个线圈单元独立接收空间相关的发射信号。并行采集成像技术利用来自线圈单元的信号敏感性分布信息来代替K空间线的填充,从而节省采集时间。在欠采样的情况下,利用多个空间独立的线圈单元的敏感性信息及数学方程来解开混叠的K空间数据。线圈空间的敏感性信息替代K空间填充的相对数量记为R,增加R会降低SNR,如下方程所示:

$$SNR = \frac{1}{g \times \sqrt{R}}$$

其中,几何因子g是指线圈阵列解开混叠K空间的能力[25]。

应用于并行采集技术的加速因子R是指每次RF激励脉冲后所填充的相位编码K空间线的百分比。因此,若R为2,则意味着只有50%的相位编码K空间线需要从脉冲序列获得的回波来填充。R定义了采集时间缩短的理论上限,而事实上,缩短的时间通常要少得多。

在不得已的情况下,降低层面及相位方向的空间分辨率可减少扫描时间。根据前面的公式,减少相位编码方向上的矩阵,那么所需的相位编码步级会减少,采集时间缩短。采集层面减少,层面采集时间的总和亦减少(例如,层面从20层减少为15层,则总采集时间为单层面采集时间的15倍,而不是20倍)。

此外,采用生理监测技术来确定心脏/呼吸周期中运动相对较少的期相可以消除运动伪影。不论是使用心电还是呼吸监测技术,脉冲序列均采集相对静止期相的图像,而后再进行拼接。3D MRCP、T2加权FSE及反转恢复序列偶尔采用呼吸触发技术(图1.42)。在胸部及心脏成像中,常会用到心电监测,腹部成像较少用。

呼吸运动监测的方法包括呼吸触发(采用波纹管包绕在患者躯干上来检测吸气和呼气相)及导航脉冲触发。前者提供了两种可能性:一是仅在相对静止的呼气相触发采集图像;二是控制相位编码步级,即在相对静止的呼气相采集K空间中心的相位编码步级,在吸气相采集K空间周围的相位编码步级,这种方法就是众所周知的呼吸补偿或呼吸秩序相位编码技术(ROPE)[26]。由于K空间的中心所采集到的信号较强,那么运动伪影就会相对减少。

导航触发系统包含一个"导航脉冲",它是以膈肌为目标的垂直方向上的脉冲阵列,用于检测膈肌的运动。实际上,此脉冲序列是对膈肌的位移进行检测,当膈肌运动幅度最小(如呼吸)时进行图像采集。

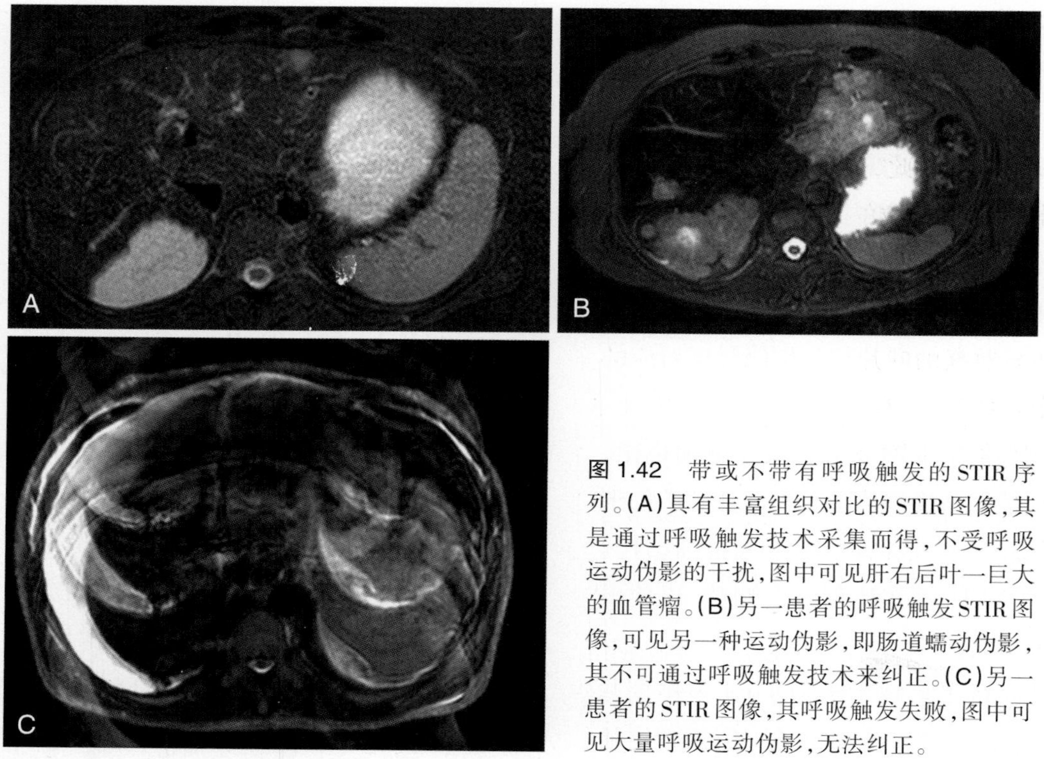

图1.42 带或不带有呼吸触发的STIR序列。(A)具有丰富组织对比的STIR图像，其是通过呼吸触发技术采集而得，不受呼吸运动伪影的干扰，图中可见肝右后叶一巨大的血管瘤。(B)另一患者的呼吸触发STIR图像，可见另一种运动伪影，即肠道蠕动伪影，其不可通过呼吸触发技术来纠正。(C)另一患者的STIR图像，其呼吸触发失败，图中可见大量呼吸运动伪影，无法纠正。

降低贡献给运动伪影的组织信号强度是另一种减少运动伪影的可行方法。虽然方式不同，但空间及频谱选择性饱和技术均可达到减少运动伪影的目的。将空间选择性RF激励脉冲用于成像容积之外的血流，并随后施加一个可致失相位的扰相梯度，则可消除血流信号，从而消除伪影。频谱选择性饱和脉冲一般作用于高信号的脂肪，尤其是腹壁的大量脂肪，其可在相位编码方向上产生伪影。

降低贡献给运动伪影的组织信号强度的另一种办法是提高非伪影组织的信号强度。尽管与人的直觉相反，增加信号平均次数(NEX)可以提高非伪影组织的信号强度，这是由于运动伪影的信号不可重复，且不等同于人体组织信号增加的幅度。当然，尽管此方法减少了某种运动伪影，但实际上会增加运动伪影的发生概率，且增加采集时间。

梯度时刻归零法(GMN)解决了“视野”内相位误差的问题，通过控制梯度磁场来成功实现静态和动态自旋质子的相位重聚。在频率编码梯度的标准单极去相位和相位重聚脉冲上增加脉冲可以提高静态和动态自旋质子相位重聚的成功概率(图1.43)。

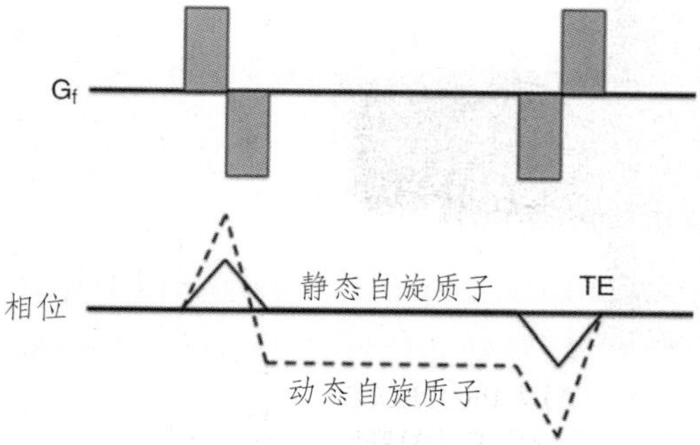

图1.43 GMN。TE，回波时间。

PROPELLER法是一种可以进行运动校正的K空间填充技术(图1.44),它是指含有多条K空间线的径向叶片以旋转方式对K空间进行过采样。因此,所有叶片的数据会在中心重叠,为空间错位的对比、评估及校正提供可能。K空间中心数据的多重叠加突出了因运动引起的平面内空间差异,并记录了带有运动伪影数据的叶片,它们会在最后的数据重建中被排除[27,28]。此外,采用PROPELLER K空间填充技术(见图1.44)对运动伪影进行编码,可使图像质量下降较小,但其采集时间较传统FSE方法约多50%[29]。

磁敏感伪影

MRI磁敏感伪影是指具有不同磁化率(记作χ)的物质混合后而产生的信号不相干。大部分人体组织难以被磁化而表现为抗磁性,当它们紧邻高磁化率物质,如铁磁性物质时,易诱发磁敏感伪影。人体组织是抗磁性的,自身几乎没有磁性,无法扭曲磁场。而高磁化率物质自身具有感应磁场,可破坏B_0场的均匀性。由于质子的进动频率依赖于磁场强度的大小,因此,这种磁场的不均匀将导致质子的进动频率变得随机且不可预测,进而导致质子失相位

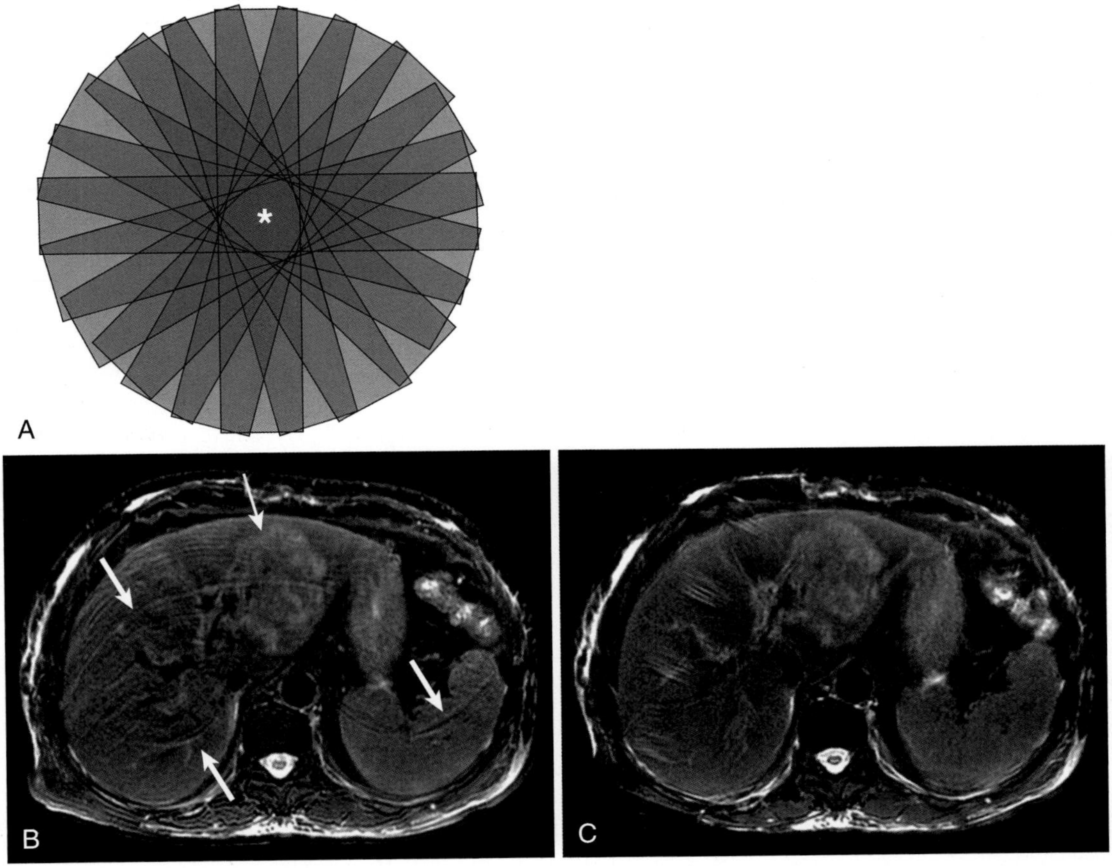

图1.44　(A)为PROPELLER技术示意图,其采用多个旋转叶片来填充K空间,且这些叶片在K空间中心重叠,可对运动进行校正。(B)肝脓肿(细箭头所示)患者的传统FSE T2加权抑脂图,可见呼吸运动伪影(粗箭头所示)。(C)采用PROPELLER技术的T2加权抑脂图,呼吸运动伪影消失。

(T2*)并丢失信号。由于这种失相位的程度与回波前的时间呈正比,因此,缩短回波时间可以减少磁敏感伪影(表1.9)。

手术器械和栓塞线圈材料导致的磁敏感伪影问题给成像带来了较大挑战(见图1.31)。手术夹通常没有很强的铁磁性,磁敏感伪影不严重。然而,当所有脉冲序列都在某种程度上出现磁敏感伪影时,动态序列最适合被用来校正此类问题。FSE及SSFSE序列通过多个180°重聚焦脉冲来从根本上解决磁敏感伪影。同反相位序列不受校正措施的影响,这是由于解决磁敏感伪影的关键在于减少TE,否则会牺牲原本的化学位移特性。TE越短,留给因磁化率不同引起的质子失相位的时间则越短。

动态序列的TE通常设置为最小值,其他参数的调整可降低潜在的最小TE。例如,部分回波采样减少了回波重复的时间,进而减少相应部分的TE(图1.45)。此方法需要采集略多于50%的回波,进而在频率域中填充略多于50%的K空间。由于K空间的对称性,其余的K空间数据可由内插获得[30],节省的时间与下降的SNR相对应。但在高SNR的3D采集中,此问题不会造成影响。为了发挥此技术的优势,必须禁止另一个相似参数的修改,即部分傅立叶采集,它是在相位域进行部分K空间的填充,而部分回波采样是在频率域进行的[31]。为了避免SNR的下降,这两种技术不同时使用。

表1.9 减少磁敏感伪影的方法

调整的参数	效果
最小化TE	磁敏感性伪影发生的时间更短
各向异性回波采样	TE降低,SNR降低
增加接收器带宽	较快的回波采样→TE降低,SNR降低
消除脂肪饱和	排除可变脂肪饱和

SNR,信噪比;TE,回波时间。

增加接收带宽是另一种使TE和磁敏感伪影最小化的方法,它同样可以减少回波采样时间。接收带宽是指回波采样的速率。增加接收带宽,采样速率更快,且采样频率的范围也更大,但噪声也随之增加,且相关的产生信号的频率也随之降低。因此,这样虽然节省了时间,TE缩短,但SNR下降(3D序列一般影响不大)(图1.46)。

磁敏感伪影可改变自旋质子的进动频率,严重削弱频谱选择性RF脉冲,如脂肪饱

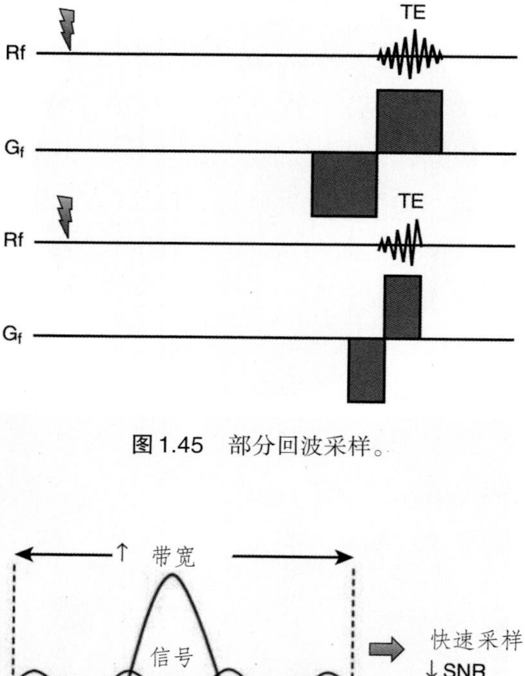

图1.45 部分回波采样。

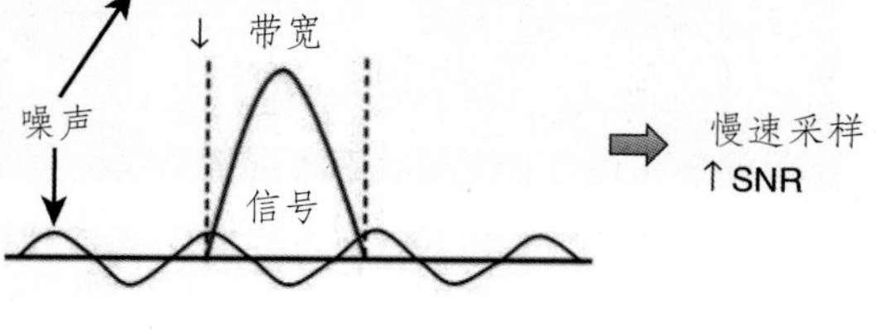

图1.46 接收带宽。

和脉冲(因质子失相位导致信号丢失)。因此，考虑到磁敏感伪影的干扰，动态序列可不加压脂技术。压脂RF激励脉冲依赖于可靠且可预测的脂肪质子进动频率。变化的进动频率会导致脂肪质子无法被完全激励，进而导致随后的扰相梯度无法对脂肪质子完全去相位。在磁敏感伪影的干扰下，除了脂肪饱和的变化，频谱脂肪抑制技术可能会导致其他种类的质子发生饱和。例如，当水质子以受磁敏感伪影干扰后的频率进行进动时，图像质量将进一步下降。

MRI安全事项

如果操作人员既不遵守既定的指南又未给予适当的重视，MRI检查会给患者和操作人员带来潜在风险。潜在风险来自磁场、制冷剂、梯度线圈、RF发射系统、对比剂，以及由MRI系统自身结构诱发的幽闭恐惧症(表1.10)。为了避免这些问题，检查前必须仔细筛查。

理想的情况下，筛查始于床旁。在安排、登记和扫描前进行冗余筛查可最大限度地降低并发症的风险。从患者安全角度和遵守监管规定的角度来看，用筛查表格记录并指导筛查过程至关重要。联合委员会要求MRI科室管理MRI安全问题，如植入设备、金属异物、噪音、幽闭恐惧症和其他医疗状况。

磁场引起的患者安全问题有两个方面：①静磁场引起的并发症；②时刻变化的感应磁场[33,34]。根据美国食品药品监督管理局(FDA)制订的最新指南，临床型MRI系统的静磁场可高达8T，且对人体没有显著生物学效应[35]。常规临床实践中的MRI系统可达3T。

静磁场最普遍的威胁是其对铁磁性物质的引力。1.5T主磁场B_0的引力是地球磁力的1.5万倍。当金属物体接近B_0时，铁磁性物质受到的引力更强，且会发生抛射现象。引力随着与B_0距离的减小而呈指数增加，即距离缩短50%，引力变为原来的4倍。造成此现象的原因是边缘场的存在，边缘场以离心的方式远离磁铁中心(图1.47)。边缘场的屏蔽不考虑磁体间的固定框架，如天花板、墙壁及门，其必须由主动和(或)被动屏蔽来控制。屏蔽目的是

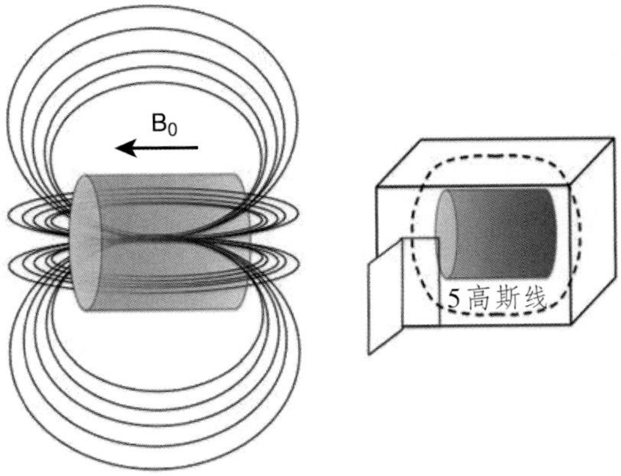

图1.47　边缘场。

表1.10　MRI安全事项

静磁场	梯度线圈	RF发射系统	冷冻剂	对比剂	患者因素
投射效应	噪声	能量沉积(SAR)	失超	NSF	幽闭恐惧症
植入物失效	周围神经刺激			对比剂肾病(罕见)	
植入物偏转	视觉刺激效应	传导效应		急性过敏反应	不适

SAR，特异吸收率；NSF，肾源性系统性纤维化。

使边缘场最小化，从而减少潜在危害。被动屏蔽是指采用可抵消B_0场的材料将磁体包裹起来；而主动屏蔽是指在磁体外部使用有源线圈，从而产生与B_0方向相反的磁场。通过对边缘场的屏蔽，可消除边缘场对一些设备的干扰，如起搏器和视频监视器，它们可分别在0.5mT及0.1mT以下磁场安全运行。因此，在0.5mT边缘场或5高斯线（$1T=10^4$高斯）区域内，必须保持警惕，以防止发生意外（见图1.47）。5高斯线代表一个无形的警戒线，MRI工作人员以此来观察和保护患者（如带起搏器的患者）免受磁场的影响。美国放射学会（ACR）提出了静磁场安全区的概念[36]。为了防止暴露在边缘场意外事件的发生，1~4区的警戒级别和准入严格性逐级升高（表1.11）。

由于许多设备与强磁场不兼容，因此，必须保持高度警惕（有关MRI兼容性的详细内容，请参阅www.mrisafety.com）。通常禁忌的设备包括起搏器、人工耳蜗及眶内金属植入物。大多数其他人工植入装置或物体通常不受静磁场的影响，包括常见的弹片、心脏瓣膜、下腔静脉滤器和骨科植入物。近期植入的物体，如血管支架需谨慎放置，其放置时间一般>6周，以保证植入物周围长出肉芽组织，从而防止血管支架在磁场中发生偏转或迁移。这些人工植入物几乎不会对健康产生危害，但其大部分会引起某种程度的磁敏感伪影，采用适当的方法可以解决此问题，如前所述。

用于生成空间定位磁场的梯度线圈会产生时变磁场（TVMF）。根据法拉第电磁感应定律，TVMF在导电介质中会产生感应电流。其潜在的临床表现为周围神经刺激和视网膜光幻视刺激，前者包括肌肉收缩及皮肤感觉障碍，后者可导致视觉障碍。FDA将TVMF限制在20T/s[37]以下，梯度切换最快的序列，如EPI序列，风险最大。

TVMF另一个严重的风险是烧伤。TVMF在具有回路结构的导电材料，如监视器的电缆中会产生感应电流，这将增加导电材料中原本的电流。随后发生的欧姆加热效应（通过传输电流的导体散热）可能导致烧伤。所有回路结构必须排除，包括交叉的双腿，以将产生此类并发症的风险降到最低。

电流通过梯度线圈的另一个副作用是噪声[38]。在强磁场中，梯度的快速切换会产生巨大的噪声。患者扫描时佩戴耳塞或MRI兼容耳机可缓解此问题。

RF能量激发（RF激励脉冲和重聚焦脉冲）所产生的能量沉积可引发潜在有害的生物学效应。能量沉积的量通过特殊吸收率（SAR）来测量，单位为W/kg。在此计算过程中，最重要的两个因素为患者的体重和脉冲序列参数。FDA根据扫描中心区体温升高1°C为标准来限定各个部位成像的SAR值。例如，全

表1.11 ACR提出的MRI安全分区

区域	可通过人员	环境	描述
1区	普通大众	MRI设备外	外围区及接待区
2区	检查前筛查及签字准备的患者	接待处、患者更衣和等候区等	MRI工作人员的监督区；铁磁性物品的去除；患者筛查区
3区	MRI工作人员及已接受筛查的患者	控制室、计算机室等	限制进入；包括边缘场>5高斯的所有区域
4区	MRI工作人员及已接受筛查的患者	扫描间	危险区

身成像不超过4W/kg[39]。现有的大部分MRI系统均在每个脉冲序列之前计算SAR，从而避免了超SAR现象的发生。

MRI中最具有潜在致命性的危险之一是失超。失超是指冷冻剂突然升温，状态由液态转为气态。气态氦在空气中的含量升高，不仅可导致窒息，而且会大幅度提升磁体间的压力，导致人员无法入内。失超对于患者来说的风险包括窒息、鼓膜破裂（由于压力效应）及低温。

静脉注射钆对比剂（见表1.2）具有潜在甚至是致命的危险，尽管非常罕见（图1.48）。轻微并发症包括头痛、恶心、呕吐、皮疹及低血压。不良反应的总发病率约为0.2%[40–42]。大多数不良反应是轻微的且为生理上的感觉（恶心、头痛、感觉异常及疼痛），通过观察保守治疗即可。过敏性反应很少发生（发病率为0.004%~0.7%）[43]，既往研究报道的严重危及生命的过敏反应发病率为0.001%~0.01%[44–46]。其他不良反应包括对比剂肾病（CIN）和NSF。与碘对比剂相比，钆对比剂引起的CIN发病率要低得多。CIN的危险因素包括糖尿病、肾功能不全、低血容量、低心排血量及肾毒性。

钆塞酸二钠（普美显）具有独特的不良反应——短暂性呼吸困难，其类似于一种生理反应。这种短暂的抑制现象表现为主观呼吸困难，屏气失败通常导致动脉期图像上伴有运动伪影[47,48]，造成图像质量下降。尽管短暂性呼吸困难无须治疗，但了解相关风险因素后提前进行预防管理可降低其对图像质量的不利影响。风险因素包括：①高对比剂剂量；②慢性阻塞性肺疾病；③既往不良反应史。Davenport等的研究表明，20%的患者使用20mL剂量后出现短暂性呼吸困难，而使用10mL剂量的患者发病率则为10%[49]（大多数适应证推荐的剂量为0.025mmol/kg，剂量通常<10mL）。

世界范围内报道的NSF病例为200~300例。早在20世纪90年代，NSF最初被称为“肾源性纤维化皮肤病”（NFD）。皮肤受累最为严重，加上骨骼肌、肺、心肌、肝脏等多器官受累，

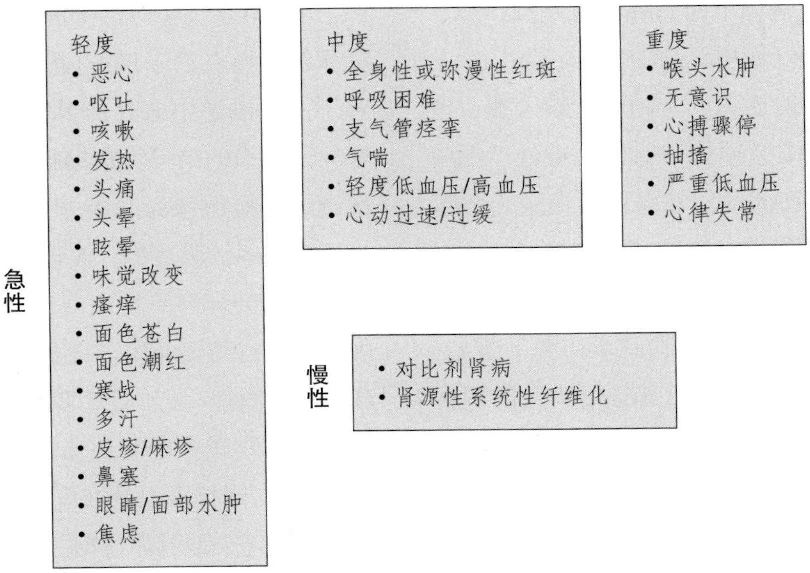
急性
轻度
• 恶心
• 呕吐
• 咳嗽
• 发热
• 头痛
• 头晕
• 眩晕
• 味觉改变
• 瘙痒
• 面色苍白
• 面色潮红
• 寒战
• 多汗
• 皮疹/麻疹
• 鼻塞
• 眼睛/面部水肿
• 焦虑
中度
• 全身性或弥漫性红斑
• 呼吸困难
• 支气管痉挛
• 气喘
• 轻度低血压/高血压
• 心动过速/过缓
重度
• 喉头水肿
• 无意识
• 心搏骤停
• 抽搐
• 严重低血压
• 心律失常
慢性
• 对比剂肾病
• 肾源性系统性纤维化

图1.48 钆剂不良反应。

将其更名为NSF。与其他钆剂相比，在使用钆双胺（欧乃影）及钆弗塞胺（欧浦迪）之后，报道的NSF病例增多。更新的钆剂，如钆塞酸二钠注射液（普美显）及钆贝酸葡胺（莫迪司），具有更大的弛豫率及更低的使用剂量，可降低NSF的发生风险。GFR建立了钆剂注射的风险级别。肾功能正常：GFR>60mL/(min·1.73m^2)，无风险；轻度至中度肾功能不全：GFR为30~60mL/(min·1.73m^2)，风险小；严重肾功能不全：GFR<30mL/(min·1.73m^2)，具有潜在风险[50-52]。基于此原则，不建议对GFR<30mL/(min·1.73m^2)的患者使用钆剂。

另一种应避免使用钆剂的情况是妊娠期女性[53]。钆剂穿过胎盘，进入胎儿体内循环，通过胎儿肾脏排泄到羊水中，可能会产生有害影响。然而，由于没有足够的人体对照临床试验，钆剂对胎盘/胎儿的风险未知，妊娠期女性使用钆剂的等级应降为FDA的C级。但当妊娠期女性使用钆剂的利大于弊时，ACR建议如下：当且仅当钆剂的使用被认为是关键的，且潜在益处高于未知风险时，才应使用钆剂[54]。理论上的利-弊比率较低时，不建议妊娠期女性使用钆剂。

MRI检查对胎儿的生物学影响未知。理论上认为，尤其在前3个月，胎儿正处于细胞分裂及器官形成阶段，妊娠期女性进入磁场需谨慎。对妊娠期女性进行MRI检查的决定通常归于利弊分析。由于风险未知，为证明检查的合理性，理论上利应该大于弊。例如，在疑似阑尾炎的病例中，MRI对胎儿的危害比CT扫描时产生的电离辐射危害小，因此，在这种可能危及生命的情况下使用MRI是合理的[55]。

总结

尽管与其他成像方式相比，MRI无电离辐射，且对比剂引起重度并发症的风险较小，但还是存在并发症发病风险。对于并发症发病风险较高的患者，如有电子设备或异物植入，以及重度肾功能不全患者，检查前仔细且全面的筛查可最大限度地减少不必要的磁场暴露。

MRI图像采集的过程涉及多个具有特定功能的组件，这些组件间存在复杂的相互作用。为了使质子产生扰动，并激发它们释放能量来转换为图像，MRI的前提是具备一个强磁场，磁场强度约为地球磁场强度的1.5万倍。RF发射器发射出与质子进动频率一致的能量，质子瞬间转向更高的能态，随后释放能量，并由专用接收线圈接收。在此过程中，梯度场将空间信息编码至所释放的信号，释放的信号随后被填入K空间，并通过傅里叶变换进行解码。

大量参数及脉冲序列使体部MRI变得复杂。传统的脉冲序列划分为T1加权和T2加权序列，简化了令人困惑的术语和众多不同厂家的特定参数选项。明确每个脉冲序列的成像特异性有助于理解体部MRI（见表1.7）。对于体部成像中遇到的各种伪影，必须保留特异性组织的信号。运动伪影和磁敏感伪影常影响MRI图像的采集，通过缩短采集时间来处理这些伪影最为有效且实用。

（体部）MRI的物理原理比较复杂，本章仅对其进行简要介绍。要想真正理解和掌握MRI物理原理，必须通过多方面的学习，包括学习基本物理知识和临床应用、分析图像质量和伪影、同技术人员交流和学习，以及了解每个脉冲序列的具体应用。

参考文献

1. Pooley RA. AAPM/RSNA Physics Tutorial for Residents: Fundamental physics of MR imaging. *Radiographics*. 2005;25:1087–1099.
2. Pavlicek W. MR instrumentation and image formation. *Radiographics*. 1987;7:809–814.
3. Fullerton GD. Magnetic resonance imaging signal concepts. *Radiographics*. 1987;7:579–596.
4. Bitar R, Leung G, Perng R, et al. MR pulse sequences: What every radiologist wants to know but is afraid to ask. *Radiographics*. 2010;30:513–537.
5. Mitchell DG. *MRI Principles*. 2nd ed. Philadelphia: Saunders; 2004.
6. Brown MA, Semelka RC. *MRI Basic Principles and Applications*. 4th ed. Hoboken, NJ: John Wiley & Sons; 2010.
7. Lufkin RB. *The MRI Manual*. 2nd ed. St. Louis: Mosby; 1997.
8. Hashemi RH, Bradley WG Jr, Lisanti CJ. *MRI: The Basics*. 2nd ed. Philadelphia: Lippincott Williams & Wilkins; 2004.
9. Westbrook C, Kaut C. *MRI in Practice*. 3rd ed. Oxford: Blackwell; 2005.
10. Gallagher TA, Nemeth AJ, Hacein-Bey L. Pictorial essay: An introduction to the Fourier transform: Relationship to MRI. *AJR Am J Roentgenol*. 2008;190:1396–1405.
11. Bellin M-F. MR contrast agents, the old and the new. *Eur J Radiol*. 2006;60:314–323.
12. Jeong YY, Mitchell DG, Holland GA. Liver lesion conspicuity: T2-weighted breath-hold fast spin echo MR imaging before and after gadolinium enhancement—Initial experience. *Radiology*. 2001;219:455–460.
13. Bitar R, Leung G, Perng R, et al. MR pulse sequences: What every radiologist wants to know but is afraid to ask. *Radiographics*. 2006;26:513–537.
14. Ringe KI, Husarik DB, Sirlin CB, Merkle EM. Gadoxetate disodium—Enhanced MRI of the liver: Part 1, Protocol optimization and lesion appearance in the noncirrhotic liver. *AJR*. 2010;195:13–28.
15. Frydrychowicz A, Lubner MG, Brown JJ, et al. Hepatobiliary MR imaging with gadolinium based contrast agents. *J Magn Reson Imaging*. 2012;35:492–511.
16. De Bazelaire CM, Duhamel GD, Rofsky NM, Alsop DC. MR imaging relaxation times of abdominal and pelvic tissue measured in vivo at 3.0 T: preliminary results. *Radiology*. 2004;230:652–659.
17. Dunn DP, Lee KS, Smith MP, Mortele KJ. Nononcologic applications of diffusion-weighted imaging in the gastrointestinal system. *AJR*. 2015;204:758–767.
18. Henninger B, Reichert M, Haneder S, Schoenberg SO, Michaely HJ. Value of diffusion-weighted MR imaging for the detection of nephritis. *The Scientific World Journal*. 2013. http://dx.doi.org/10.1155/2013/348105. Accessed May 3, 2016.
19. Bitar R, Leung G, Perng R, et al. MR pulse sequences: What every radiologist wants to know but is afraid to ask. *Radiographics*. 2006;26:513–537.
20. Chavhan GB, Babyn PS, Jankharia BG, Cheng H-LM, Shroff MM. Steady-state MR imaging sequences: Physics, classification, and clinical applications. *Radiographics*. 2008;28(4):1147–1160.
21. Scheffler K, Henning J. Is true FISP a spin-echo or gradient-echo sequence? *Magn Reson Med*. 2003;49:396–397.
22. Yang RK, Roth CG, Ward RJ, et al. Optimizing abdominal MR imaging: Approaches to common problems. *Radiographics*. 2010;30:185–199.
23. Glockner JF, Houchun HH, Stanley BS, et al. Parallel MR imaging: A user's guide. *Radiographics*. 2005;25:1279–1297.
24. Arena L, Morehouse HT, Safir J. MR imaging artifacts that simulate disease: How to recognize and eliminate them. *Radiographics*. 1995;15:1373–1394.
25. Glockner JF, Hu HH, Stanley DW, Angelos L, King K. Parallel MR imaging: A user's guide. *RadioGraphics*. 2005;25(5):1279–1297.
26. Mitchell DG, Vinitski S, Burk DL, Levy DW, Rifkin MD. Motion artifact reduction in MR imaging of the abdomen: gradient moment nulling versus respiratory-sorted phase encoding. *Radiology*. 1988;168(1):155–160.
27. Pipe JG. Motion correction with PROPELLER MRI: Application to head motion and free-breathing cardiac imaging. *Magn Reson Med*. 1999;42:963–969.
28. Pipe JG, Farthing VG, Forbes KP. Multishot diffusion-weighted FSE using PROPELLER MRI. *Magn Reson Med*. 2002;47:42–52.
29. Tamhane AA, Arfanakis K. Motion correction in PROPELLER and Turboprop-MRI. *Magn Reson Med*. 2009;62:174–182.
30. Mitchell DG, Cohen M. *MRI Principles*. 2nd ed. Philadelphia, PA: Saunders; 2004:416.
31. Nitz WR. Fast and ultrafast non-echo-planar MR imaging techniques. *Eur Radiol*. 2002;12:2866–2882.
32. Joint Commission. Joint Commission requirements for diagnostic imaging. June 2015. http://www.acr.org/Quality-Safety/eNews/Issue-10-June-2015/New-Requirements. Accessed May 3, 2016.
33. Zhuo J, Gullapalli RP. AAPM/RSNA Physics Tutorial for Residents: MR artifacts, safety, and quality control. *Radiographics*. 2006;26:275–297.
34. Price RP. The AAPM/RSNA Physics Tutorial for Residents: MR imaging safety considerations. *Radiographics*. 1999;19:1641–1651.
35. Zaremba LA. FDA guidelines for magnetic resonance equipment safety. https://www.aapm.org/meetings/02AM/pdf/8356-48054.pdf. Accessed May 3, 2016.
36. Kanal E, Barkovich AJ, Bell C, et al. ACR Guidance Document for Safe MR Practices. *AJR Am J Roentgenol*. 2007;188:1–27. 2007.
37. U.S. Food and Drug Administration. Guidance for industry: Guidance for the submission of premarket notifications for magnetic resonance diagnostic devices. Issued on November 14, 1998. http://www.fda.gov/RegulatoryInformation/Guidances/ucm073817.htm. Accessed May 3, 2016.
38. Heverhagen JT. Noise measurement and estimation in MR imaging experiments. *Radiology*.

2007;245:638–639.
39. U.S. Food and Drug Administration. Guidance for industry and FDA staff: criteria for significant risk investigations of magnetic resonance devices. http://www.fda.gov/downloads/medicaldevices/deviceregulationandguidance/guidancedocuments/ucm072688.pdf Accessed May 3, 2016.
40. Abujudeh HH, Kosaraju VK, Kaewlai R. Acute adverse reactions to gadopentetate dimeglumine and gadobenate dimeglumine: Experience with 32,659 injections. *AJR Am J Roentgenol.* 2010;194:430–434.
41. Hunt CH, Hartman RP, Hesley GK. Frequency and severity of adverse effects of iodinated and gadolinium contrast materials: Retrospective review of 456,930 doses. *AJR Am J Roentgenol.* 2009;193:1124–1127.
42. Li A, Wong CS, Wong MK, et al. Acute adverse reactions to magnetic resonance contrast media—gadolinium chelates. *Br J Radiol.* 2006;79: 368–371.
43. American College of Radiology. Adverse reactions to gadolinium-based contrast media. http://www.acr.org/quality-safety/resources/contrast-manual. Accessed May 3, 2016.
44. Murphy KJ, Brunberg JA, Cohan RH. Adverse reactions to gadolinium contrast media: A review of 36 cases. *AJR.* 1996;167:847–849.
45. Runge VM. Safety of approved MR contrast media for intravenous injection. *J Magn Reson Imaging.* 2000;12(2):205–213.
46. Runge VM. Safety of magnetic resonance media. *Top Magn Reson Imaging.* 2001;12:309–314.
47. Davenport MS, Al-Hawary MM, Caoili EM, et al. Acute transient dyspnea after intravenous administration of gadoxetate disodium and gadobenate dimeglumine: Effect on arterial phase image quality. *Radiology.* 2013;266:452–461.
48. Kim SY, Park SH, Wu E-H, et al. Transient respiratory motion artifact during arterial phase MRI with gadoxetate disodium: Risk factor analyses. *AJR.* 2015;204(6):1220–1227.
49. Davenport MS, Bashir MR, Pietryga JA, Weber JT, Khalabari S, Hussain HK. Dose-toxicity relationship of gadoxetate disodium and transient severe respiratory motion artifact. *AJR.* 2014;203(4):796–802.
50. American College of Radiology. Nephrogenic systemic fibrosis. http://www.acr.org/quality-safety/resources/contrast-manual. Accessed May 3, 2016.
51. Shabana WM, Cohan RH, Ellis JH, et al. Nephrogenic systemic fibrosis: A report of 29 cases. *AJR.* 2008;190:736–741.
52. Shibui K, Kataoka H, Sato N, Watanabe Y, Kohara M, Mochizuki T. A case of NSF attributable to contrast MRI repeated in a patient with stage 3 CKD at a renal function of eGFR > 30 mL/min/1.73m^2. *Japanese Journal of Nephrology.* 2009;51:676.
53. Patel SF, Reede DL, Katz DS, et al. Imaging the pregnant patient for nonobstetric conditions: Algorithm and radiation dose considerations. *Radiographics.* 2007;27:1705–1722.
54. American College of Radiology. Contrast medium to pregnant patients. http://www.acr.org/quality-safety/resources/contrast-manual. Accessed May 3, 2016.
55. Cobben LP, Haans L, Blickman JG, et al. MRI for clinically suspected appendicitis during pregnancy. *AJR Am J Roentgenol.* 2004;183:671–675.

第2章

肝脏局灶性病变MRI表现

引言

MRI是评估肝脏最全面和最明确的无创性检查方法。增强特征结合精细的组织对比度可以反映肝脏病变的特征。独特的伪影，如磁敏感伪影和化学位移分别可以灵敏地检测肝脏铁沉积和脂质沉积。肝脏MRI的常见适应证包括疑似肝脏病变、肝脏脂肪变性的量化和监测、肝细胞性肝癌高危患者的肝脏监测、癌症患者的转移检查，以及对不明原因肝功能异常患者的进一步检查（表2.1）。

一般特征

形态、信号和质地是目前用来描述肝脏MRI表现的基本特征。正常肝脏通常从阴性表现来描述——“无结节”或“萎缩/肥大”（或“营养状态”）。正常肝脏质地光滑，表现为无肝硬化时所具有的表面结节和网状纤维化。肝脏以右半膈和腹壁为界，占据右上腹的大部分空间，其形态大体符合右上腹的可用空间。一般把肝脏结构分成多个节段，即右叶、内侧段、外侧段和尾状叶，以建立与肝硬化相关的正常和异常形态的联系基础（前两个叶

表2.1　肝脏MRI常见适应证

适应证	成像目的	细节
疑似肝脏病变	明确诊断（通常由超声或CT发现）	考虑将普美显用于可疑肝脏局灶性结节增生
已知或疑似转移性疾病	排除或检测肝外原发性恶性肿瘤转移	考虑使用普美显
肝功能检查相关指标升高	排除或检测由炎症或潜在病变引起的胆道梗阻和潜在的梗阻性肿块或结石、实质性疾病	普美显对肝细胞功能障碍的成像作用不大
慢性肝病/肝硬化	排除或检测肝细胞癌，评估血管结构通畅性，以及门静脉高压和肝硬化程度	普美显对肝细胞功能障碍的成像作用不大
门静脉通畅性	确定正常强化和无充盈缺损、再通或侧支形成	考虑增大钆剂量，SSFP序列
脂肪肝	量化脂肪变性程度，评估肝硬化的进展	考虑脂肪量化技术
铁沉积	肝铁定量；累及胰腺、脾脏、骨髓、心肌	考虑铁的定量技术，T2及与含铁量相关的T2
治疗反应	经皮、动脉内或全身治疗后鉴定残留/复发性存活肿瘤	考虑细胞外GCA
肝细胞性肝癌	评估大小、多灶性和血管侵犯情况	与甲胎蛋白水平有关
胆管癌	评估大小、胆道受累程度、肝叶萎缩、淋巴结病变和血管侵犯情况	包括MRCP序列

SSFP，稳态自由进动；GCA，钆类对比剂；MPCP，磁共振胰胆管成像。

段萎缩,后两个叶段肥大)(图2.1)。

根据Couinaud肝段划分法,进一步将肝脏在空间上分解成多个节段,以便与转诊医师进行沟通,从而明确病灶位置和病变。每个肝段功能独立,中央都有门静脉、肝动脉和胆管,并且具有独立的血管流入、流出和胆道引流系统。因此,每个肝段均可独立切除而不影响邻近肝组织。用门静脉分叉的水平面横切肝静脉的垂直面勾画出Couinaud节段。

肝实质的含水量相对较低,具有特征性信号——相对T1高信号和T2低信号。肝脏T1信号与胰腺T1高信号几乎一致,多数肿瘤含水量较高,相对于正常肝脏表现为T1低信号和T2高信号。在正常情况下,同反相位图像之间的等信号反映了脂肪和铁沉积的缺失。

肝脏由于其双重血液供应而有一个独特的双相增强模式。门静脉向肝脏输送75%的血液,其余的血液由肝动脉提供。4个独立阶段描述了静脉对比剂在肝脏的转运:肝动脉早期(HAOP)、肝动脉优势期(HADP;也称为毛细管期)、门脉期(PVP;也称为早期肝静脉期)和肝静脉期(HVP;也称为间质期)(图2.2)。

肝脏成像在很大程度上依赖于HADP。HADP图像采集大约在注入对比剂15s后开始。与平扫图像相比,适当的组织增强或相对T1高信号,以及肝动脉和门静脉内的对比,表现出HADP的特征,即在这一期相肝实质已被肝动脉循环灌注(图2.3)。肝实质和门静脉增强之前的动脉造影对应于HADP之前的HAOP。成功采集HADP,相对于肝实质,病变增强可被分为四类:富血供性(更多的动脉灌注)、中等血供性、乏血供性和无血供性(图2.4)。在后续时间点上,将相对HADP信号与相对强度相关联,通常可以得到特定的诊断信息。在进行此评估之前,请确认预期的HADP的适当时机,时间过早或过晚都会影响富血供病变的检出。

PVP的获取时间在对比剂注射后45~60s开始,与实质增强的峰值相对应。包括肝静脉在内的所有血管都得到了增强。HVP的肝脏特征类似于PVP,随着时间的推移,潜在病

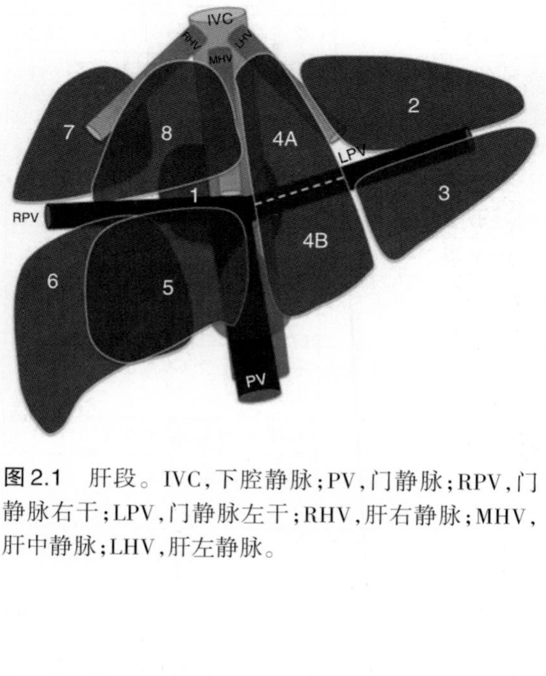

图2.1 肝段。IVC,下腔静脉;PV,门静脉;RPV,门静脉右干;LPV,门静脉左干;RHV,肝右静脉;MHV,肝中静脉;LHV,肝左静脉。

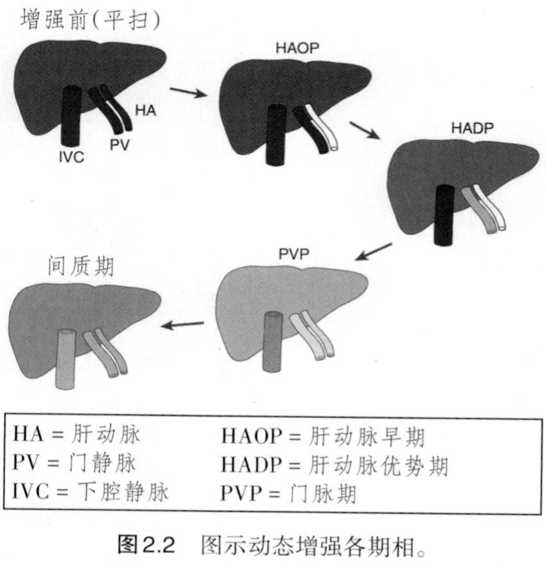

图2.2 图示动态增强各期相。

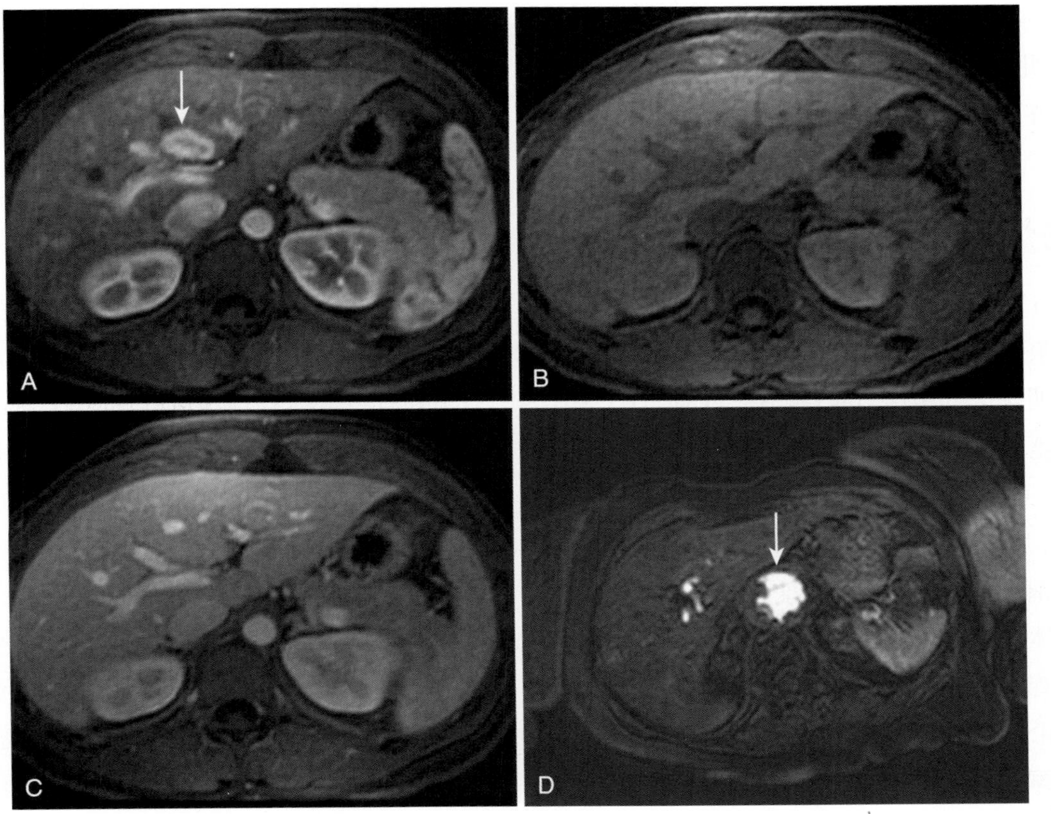

图2.3　HADP。注意(肝动脉占优势的)动脉期图像(A)与平扫图像(B)相比,肝实质的信号强度相似,而与门脉期图像(C)相比,肝实质的信号强度相对较低,表明门静脉主干虽然有钆对比剂,但门脉灌注不足。注意内侧段局灶性结节增生(FNH)(A,箭头所示)在动脉期明显强化。将HADP图像(A)与过早获得的HADP图像(D)进行比较,可以看出,对于因主动脉瘤(D,箭头所示)致血流缓慢的另一例患者缺乏实质强化,仅有动脉结构的孤立性强化而没有门静脉强化。

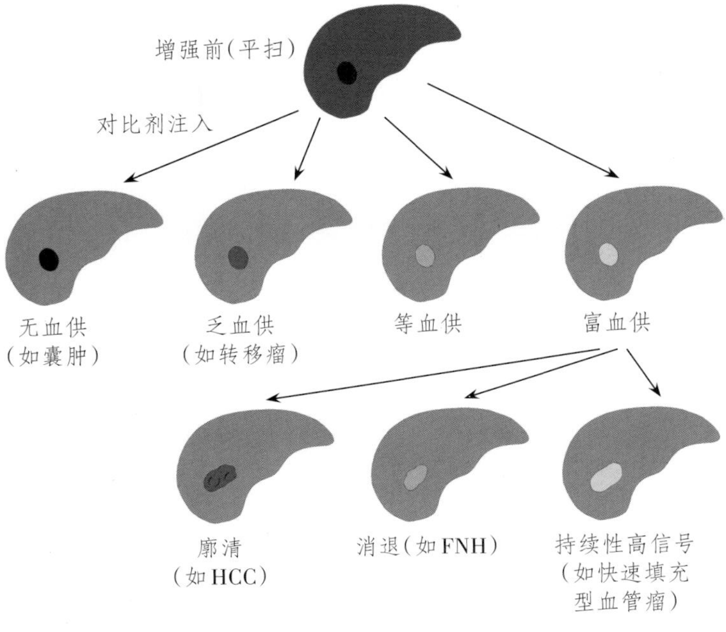

图2.4　HADP的肝脏病变增强方案。FNH,局灶性结节增生;HCC,肝细胞癌。

灶的强化模式会发生变化，如廓清可能会更加明显。对HVP的采集时间限制不太严格，可在给药后1.5~5min获得。

局灶性病变

精细的组织对比度和增强差异是MRI诊断肝脏病变的重要依据。与超声相同，MRI可明确区分实性与囊性病变，并且与CT一样将增强特征纳入诊断分析中。T2值可区分囊性（几乎总是良性）与实性（良性或恶性）病变，几乎没有重叠[1]。回顾重T2加权图像可识别囊性病变，这些图像上的信号高低表明液体含量的多少，并可排除实性肿块。囊肿、胆管错构瘤和血管瘤均为良性病变，为便于讨论，将其统称为囊性病变。对于炎性病变，如棘球蚴囊肿和脓肿，只有在适当的临床情况下才能进行鉴别。在肿瘤分裂中，只有当极罕见的胆管囊腺瘤（和囊腺癌）存在典型特征时，在囊性肝脏病变的鉴别诊断中才值得考虑。囊性或坏死性转移以囊性成分为特征，而周围有实性组织则排除囊性病变。强化指的是实性组织（不包括囊性病变），是实性病变与囊性病变分类和诊断的基础（以T2特征作为补充）。在实性分类中，根据强化程度（富血供与乏血供）将病变分成两组（表2.2）。

囊性病变

根据重T2加权图像及增强前后图像来确定囊性状态。随着T2权重的增加，除游离水质子和自由流体外，所有物质的信号都会衰减。因此，在重T2加权图像上，所有高信号实际上都是囊性的。“囊性”高度提示良性病变。单纯性囊肿和胆管错构瘤将T2信号强度的最大值定义为纯液体充盈结构（图2.5）。血管瘤的信号强度稍低，构成了液体密集型肝脏病变的信号强度下限。棘球蚴囊肿的信号强度与单纯性囊肿相似，但可能伴有壁增厚、分隔（周囊肿、子囊肿）和（或）内部碎屑（基质、包虫砂）。真菌和化脓性脓肿从严格意义上来说通常不是囊性的，更准确的说法是“液化”，但为了便于讨论，也将其列入囊性范畴。唯一的肿瘤性病变（胆管囊腺瘤/囊腺癌）主要是囊性的，伴有多种类型的分隔和少量的固体组织（很少有极度恶性的）。

表2.2 肝脏病变分类方案

囊性	富血供	乏血供
单纯性肝囊肿	肝腺瘤	乏血供转移
胆管错构瘤	局灶性结节性增生	淋巴瘤
血管瘤		
胆管囊腺瘤（腺癌）	一过性肝动脉差异	消融病灶
棘球蚴囊肿	肝硬化结节（富血供前的）	胆管癌
细菌性肝脓肿		血管平滑肌脂肪瘤
阿米巴脓肿	肝细胞癌	
真菌性脓肿	纤维板层肝癌	脂肪瘤
血肿	富血供转移瘤	脂肪结节
胆汁瘤		

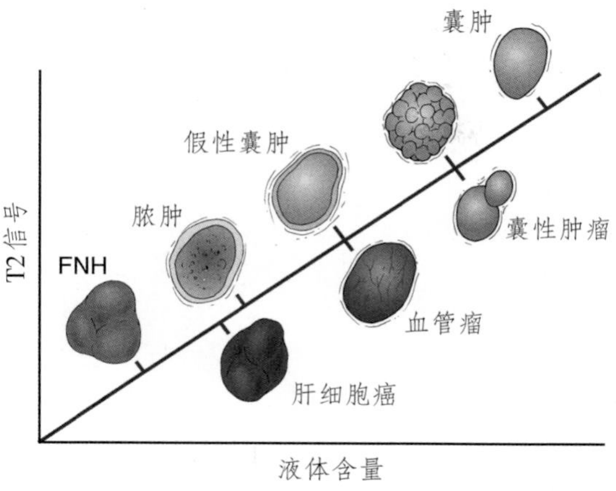

图2.5 T2信号病变图。正常肝组织与局灶性结节性增生(FNH)在图上位置相同。

发育异常性病变

单纯性肝囊肿

单纯性肝(胆管)囊肿是一种良性的偶发性病变，虽内衬胆管内皮，但不与胆道相通[2]。它们是由胆管形成缺陷引起的。据报道，肝囊肿的患病率约为2.5%[3](临床经验表明患病率更高)。这些病变几乎总是偶发的，不排除与遗传性多囊综合征相关。

囊肿的含水量决定了其影像学表现，相当于脑脊液的信号，即呈均匀一致的T2高信号和T1低信号(图2.6)。不存在影像学表现复杂的实性组织。囊肿壁菲薄几乎不可见，大小从数毫米至(通常)不足10cm，偶尔可见较薄(基本上无法测量)的分隔。单纯性囊肿即使在重T2加权像上也能维持最大的信号强度，而其他相对液体含量较高的病变(如血管瘤)在重T2上与中度T2加权图像相比则会丢失信号。感染、破裂和出血等并发症可以解释单纯性囊肿的异常影像学表现。被感染的囊肿可能包含分隔和碎片，这改变了内部信号。出血性囊肿内部通常呈T1高信号，可能伴有液-液平面。虽然这些并发症可能会伴有轻微反应性边缘强化，但内部仍然保持无强化。

当然，随着囊肿数目的增加，发生并发症的可能性也随之增加。如果超过10个囊肿，应考虑多囊性肝病(PCLD)的可能性(见图2.6)。PCLD属于纤维多囊性肝病家族，包括胆管错构瘤、Caroli病、先天性肝纤维化和胆总管囊肿。影像学特征不能将这些囊肿与单纯性肝囊肿区分开来，而且它们的组织学表现也相同。虽然PCLD通常与多囊肾病有关，但也可单独发生。

胆管错构瘤

胆管错构瘤(von Meyenbury复合体)是另一种常为囊性的肝脏病变。它是由纤维基质包围的杂乱无章的胆管和胆小管集群。胆管错构瘤发病机制不明确，为偶发性发育异常病变，可能是由缺血、炎症或遗传异常导致的。尽管该病变存在于3%的尸检样本中[4,5]，但超过一半的样本被影像学检查漏检。病变直径为2~15mm，并且往往分布在外周。MRI表现具有一定的范围，从无强化的单纯液体到强化的实性组织(纤维基质)。单纯液体表现为主时类似于肝囊肿，尽管偶尔存在薄的周边强化(图2.7)。实性病变在T2加权图像上表现为中等信号强度，通常呈渐进性强化。纤维组织的渐进强化类似转移，复查影像或活检可予以确诊。

Caroli病

Caroli病(或“先天性肝内胆管囊性扩张”)类似于PCLD、多发性(胆管)肝囊肿和胆

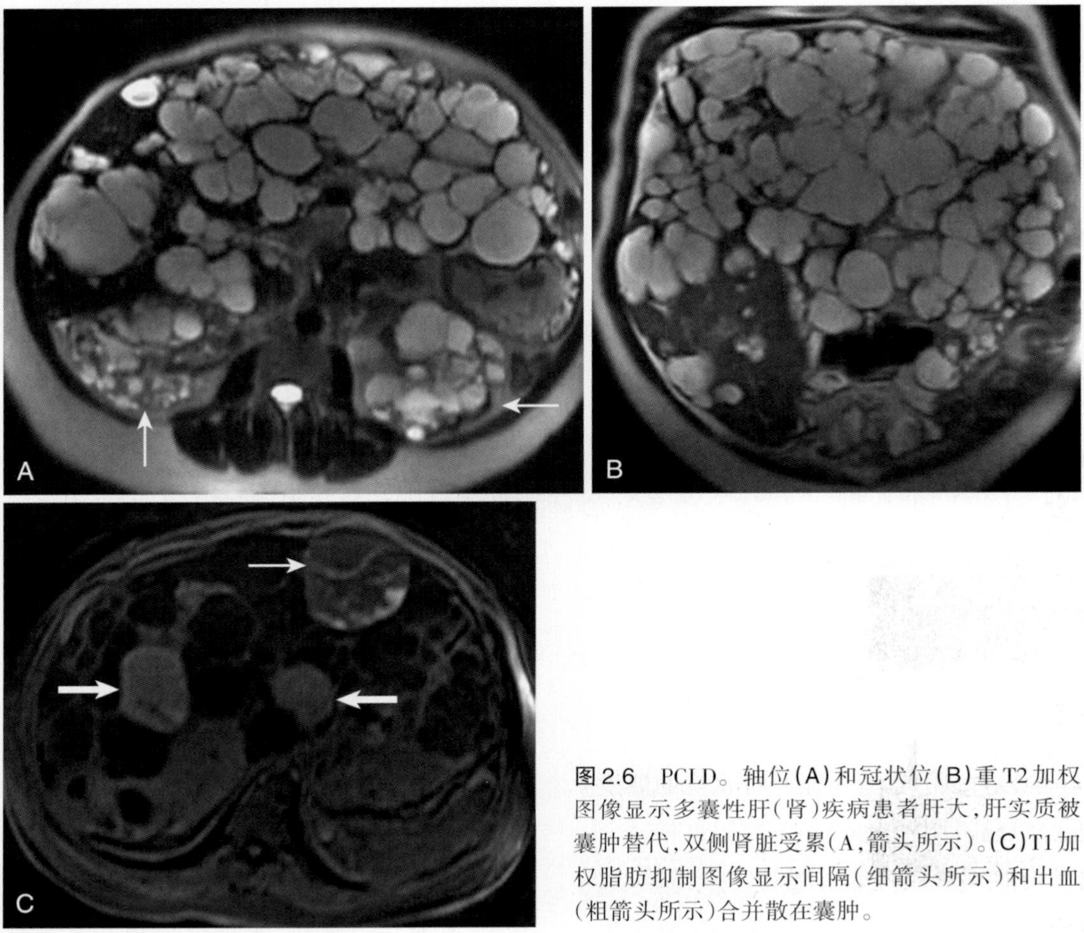

图2.6 PCLD。轴位(A)和冠状位(B)重T2加权图像显示多囊性肝(肾)疾病患者肝大,肝实质被囊肿替代,双侧肾脏受累(A,箭头所示)。(C)T1加权脂肪抑制图像显示间隔(细箭头所示)和出血(粗箭头所示)合并散在囊肿。

管错构瘤。这些囊性疾病大部分(除单纯性肝囊肿外)起源于原始导管板畸形[6,7]。Caroli病是纤维囊性导管板疾病家族中的一种,以下疾病也属于该疾病家族:常染色体隐性遗传性多囊肾病(ARPKD)、先天性肝纤维化、常染色体显性遗传性多囊肾病(ADPKD)、胆道错构瘤和间充质错构瘤(表2.3)。导管板代表肝内胆管系统的原基。导管板重塑为成熟的肝内扩张胆管遵循一系列复杂的精确定时事件。在Caroli病患者中,导管板重塑停滞涉及小叶间和中央的较大的胆道。Caroli综合征影响肝内较小的外周肝管,这些肝管在胚胎期后期进行重塑,并与肝纤维化共存,形成节段性炎症和狭窄,与导管的囊状和梭形扩张交替出现。

MRI显示在Caroli病患者肝脏内有大量圆形和(或)管状积液,最高可达5cm。尽管存在肝内多发囊性病灶类似于PCLD或胆管错构瘤,但通过是否与胆道交通可将Caroli病与这些疾病区分开来。增强图像上的另一个鉴别特征是中心点征[8],其反映了扩张的胆管根部门静脉分支。导管内/囊内充盈缺损(通常为胆红素结石)也可将Caroli病与其他囊性肝病区分开来,这在液体敏感序列(无论是重T2加权图像还是MRCP图像)上均可很好地显示。

其他还需要鉴别诊断的疾病包括原发性

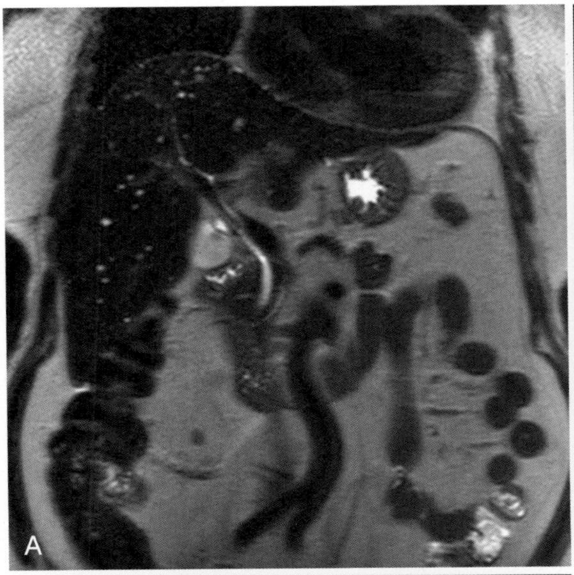

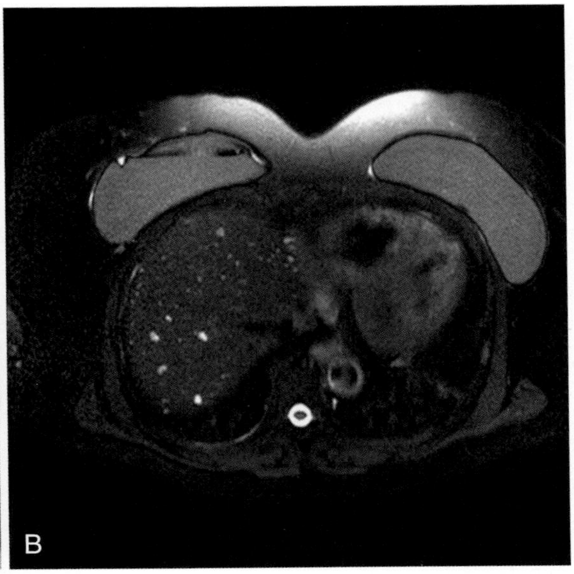

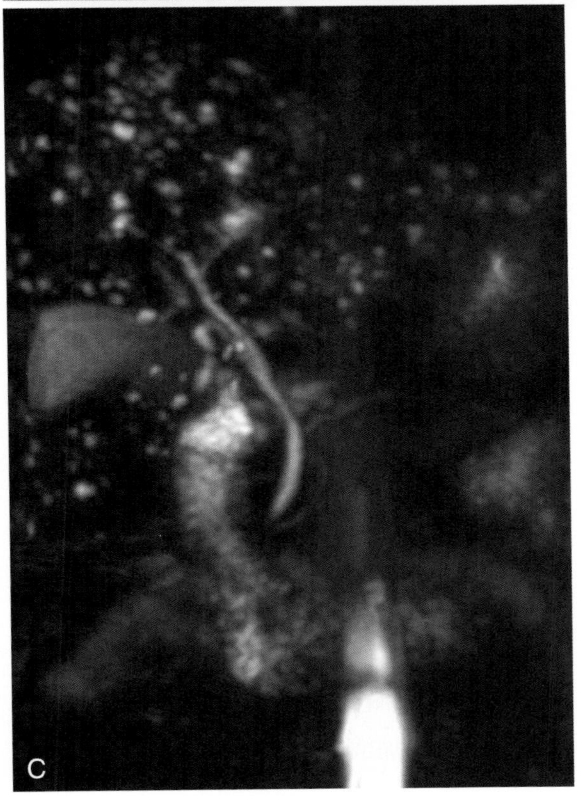

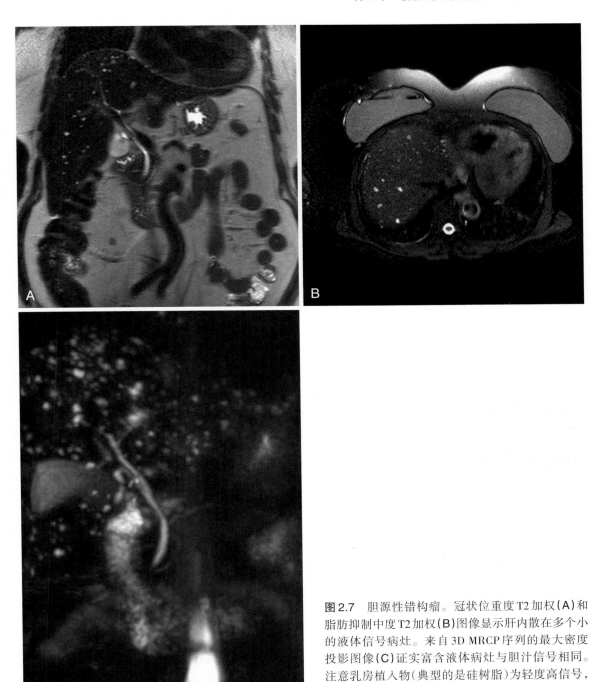

图2.7 胆源性错构瘤。冠状位重度T2加权(A)和脂肪抑制中度T2加权(B)图像显示肝内散在多个小的液体信号病灶。来自3D MRCP序列的最大密度投影图像(C)证实富含液体病灶与胆汁信号相同。注意乳房植入物(典型的是硅树脂)为轻度高信号,信号强度低于生理盐水。

硬化性胆管炎(PSC)和复发性化脓性胆管炎(RPC)。与Caroli病相比,PSC和RPC的导管扩张较轻,且呈圆柱形(与囊状相对)。肝外胆管受累常是PSC和RPC的特征,以此来排除Caroli病。Caroli病的并发症是胆汁淤积的结果,包括结石、胆管炎、肝脓肿、炎症后狭窄和继发性胆汁性肝硬化。约7%的患者发生胆管癌[9,10]。

表2.3　纤维囊性导管板疾病

疾病	肝脏疾病	肾脏疾病	关联特征
先天性肝纤维化	门静脉高压症门脉系统进行性纤维化与Caroli病相关	多囊肾病	无
ARPKD	先天性肝纤维化	集合小管囊性扩张	无
ADPKD	胆源性囊肿(非交通性)、DPM、CHF,极少见Caroli病	全小管起源的囊肿	无
常染色体显性遗传性多囊肝病	由胆道小错构瘤和导管周围腺体产生的囊肿	无	二尖瓣小叶异常,颅内动脉瘤
Caroli病	肝内胆管节段性囊性扩张	延髓海绵肾、ARPKD、ADPKD	无
胆总管囊肿	肝内或肝内外胆管受累	无	无
胆源性错构瘤	纤维间质内导管扩张	无	无

注:CHF,先天性肝硬化;DPM,胆管板畸形;ARPKD,常染色体隐性遗传性多囊肾病;ADPKD,常染色体显性遗传性多囊肾病。

海绵状血管瘤

在讨论时,由于血管瘤(海绵状血管瘤)的液体含量较高且MRI信号特征与液体类似,因此,被归类为囊性病变,尽管其内部是血液而不是水(或浆液)。血液流动足够缓慢,从而避免出现流动伪影和(或)流空效应,这是其信号特征产生的原因。纤维基质悬浮的单层内皮内膜是唯一的实性成分。血管瘤几乎都是偶发病变,表现为一组扩张的血管取代了肝实质。约7%的患者发现血管瘤,女性多于男性(1.5:1)[11-13]。多发性血管瘤在高达50%的患者中存在。

血管瘤大小不一,较小的直径仅数毫米,较大的直径>10cm,其复杂性通常与大小呈正比。在重T2加权图像上,典型的血管瘤表现为均匀的近似于单纯性液体(囊肿)的信号,边界清楚,呈分叶状,强化模式独特。在连续动态增强图像上,血管瘤表现为早期外周结节状间断性强化,并呈向心性渐进强化,直到达到均匀的高信号(相对于肝实质)(图2.8)。

上述影像学特征定义了血管瘤的典型表现(2型,图2.9)。相对较小和较大的血管瘤多呈现不同的增强模式。较小的血管瘤(直径<2cm)多表现为早期均匀和持续性显著强化(1型,图2.10)。早期显著强化也是其他良恶性病变的特征,如FNH、腺瘤、HCC和富血供转移瘤。显著T2高信号和持续性显著强化将快速填充型血管瘤与其他富血供病变区分开(这些富血供病变中没有一个呈显著T2高信号,在延迟期图像上表现为廓清或逐渐消退)。病灶周围灌注改变最常见于较小的快速填充型血管瘤(见图2.10)。HADP图像上的节段性或结节状高信号(通常在病变周围)在延迟期图像上逐渐减弱为等信号,反映动脉流入增加或动脉门静脉分流,导致对比剂溢出进入病灶周围血窦[14-16]。

巨大血管瘤通常表现出复杂的影像学特征。巨大血管瘤的定义适用于直径>5cm的血管瘤[17-21]。巨大血管瘤的强化模式与典型强化模式一致,除中央不强化的"瘢痕"外,都有外周性、结节状、不连续的向心性渐进强化。

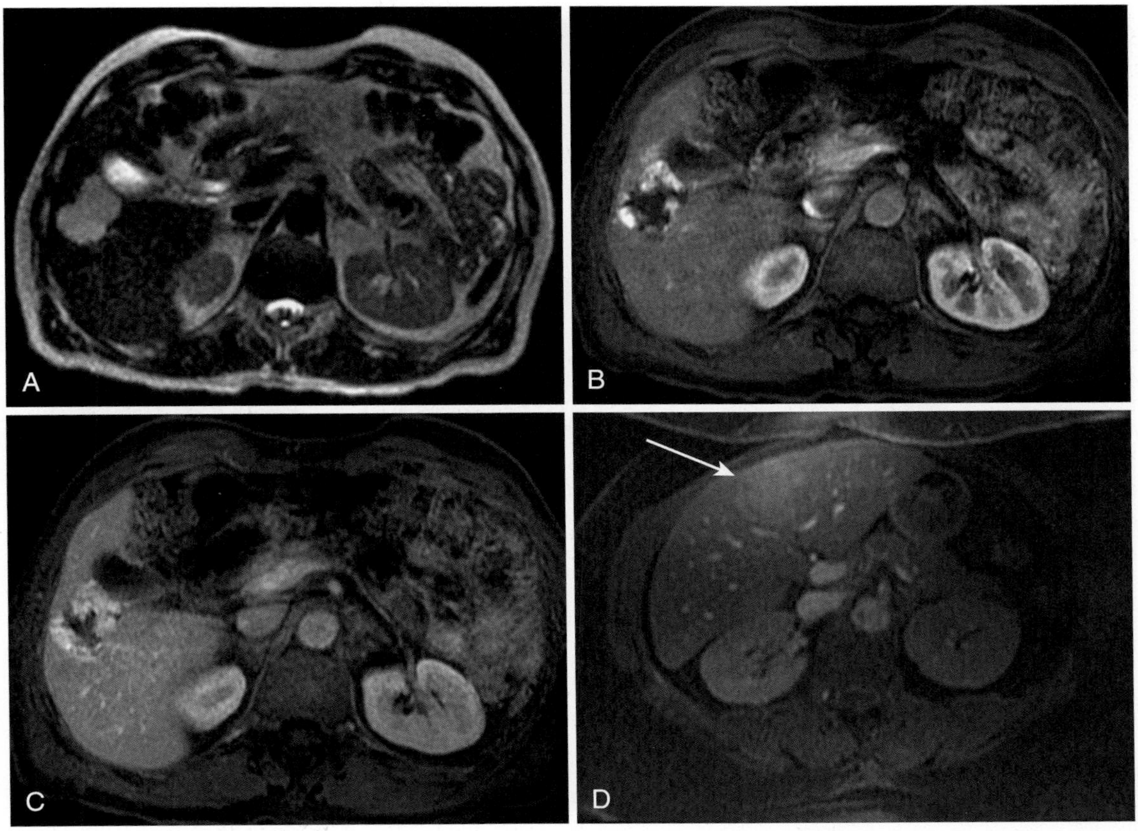

图2.8　血管瘤。边缘呈分叶状的血管瘤在重T2加权图像(A)上呈中等高信号,但低于邻近充满液体的胆囊信号。动脉期图像(B)显示典型的团块状不连续周边强化,向心性进展至完全均匀的高信号,如门脉期(C)和另一例患者的延迟期(D)图像所见(箭头所示)。

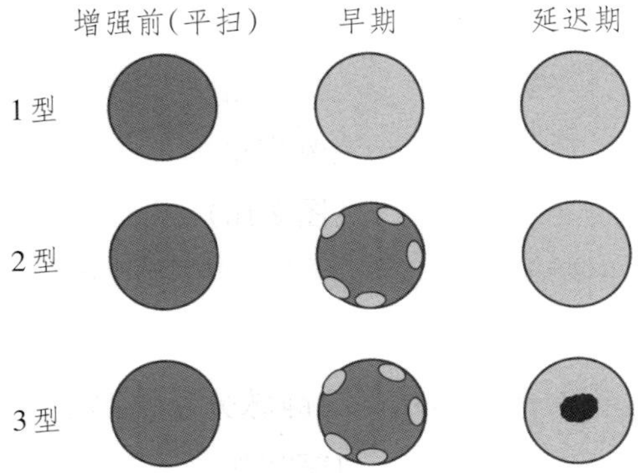

图2.9　血管瘤强化类型。

中央多种形状的“瘢痕”(线状、圆形、椭圆形、裂隙样或不规则形)符合囊变、液化或黏液样改变,通常表现为与周围病变对比呈相对T1低信号和T2高信号(图2.11)。虽然其他肝脏病变具有中央瘢痕,如FNH、纤维板层型HCC和胆管癌,但这些瘢痕通常晚期强化,且整体病变强化特征明显不同(FNH和纤维板层型HCC显著强化后廓清,而胆管癌的典型特征为边缘斑片状不规则进行性强化)。

血管瘤的MRI表现复杂,这归因于少见的特征,如带蒂、钙化、包膜回缩、玻璃样变或血栓形成(图2.12)。虽然扭转和(或)缺血可能使外生血管瘤或有蒂血管瘤的影像学表现复杂化,但其他方面的表现是典型的,尽管非常罕见[22-24]。据报道,钙化率为1%~20%,实际钙化的发病率似乎更接近这一范围的下

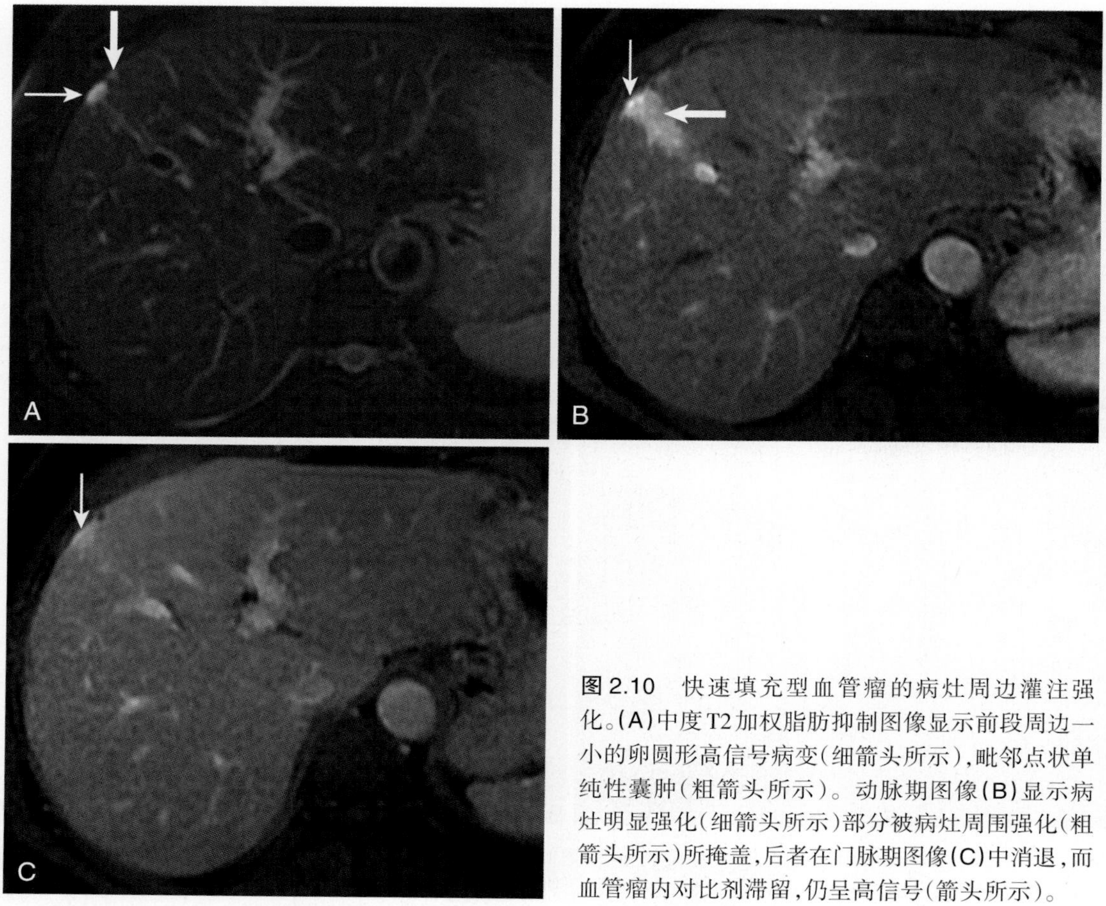

图2.10 快速填充型血管瘤的病灶周边灌注强化。(A)中度T2加权脂肪抑制图像显示前段周边一小的卵圆形高信号病变(细箭头所示),毗邻点状单纯性囊肿(粗箭头所示)。动脉期图像(B)显示病灶明显强化(细箭头所示)部分被病灶周围强化(粗箭头所示)所掩盖,后者在门脉期图像(C)中消退,而血管瘤内对比剂滞留,仍呈高信号(箭头所示)。

限,甚至更低[25,26]。血管瘤中的钙化对应纤维化和血栓形成区域的静脉石和(或)营养不良改变。实际上,钙化很少影响血管瘤的MRI表现,如果有钙化,很可能表现为信号流空。当位于外周时,与血管瘤相关的纤维化导致包膜回缩。另一种已知可引起包膜回缩的局灶性肝脏病变是胆管癌,此病不难诊断。玻璃样变提示血管瘤退化,组织学上与血管通道血栓形成一致[27]。玻璃样变使T2信号降低至稍高信号(相对于肝脏来说),增强无明显变化,仅有轻微的周围延迟增强。

关于血管瘤的其他方面有必要简要提及。虽然血管瘤通常是静态的,但已有证据表明,其在特定条件下也会生长(有时伴有外源性雌激素),相反,在肝硬化的情况下其可根除。从未有血管瘤恶变的报道,其自发性破裂罕见发生(约有30例报道)[28]。除卡-梅综合征(KMS)外,目前尚未发现该病与其他肿瘤或其他疾病有关。KMS涉及血管源性肿瘤(如血管瘤或血管内皮瘤),其隔离的血小板可引起血小板减少症,随后出现凝血因子消耗,导致弥散性血管内凝血(DIC)。除非血管瘤与KMS或DIC相关,可能需要手术切除,否则其无须治疗或随访即可。

血管瘤病是指肝实质弥漫性地被多个(常是数不清的)界限不清的血管瘤所取代。具有多发病灶的肝脏弥漫性肿大,这些多发病灶具有典型的血管瘤信号和增强特征(尽

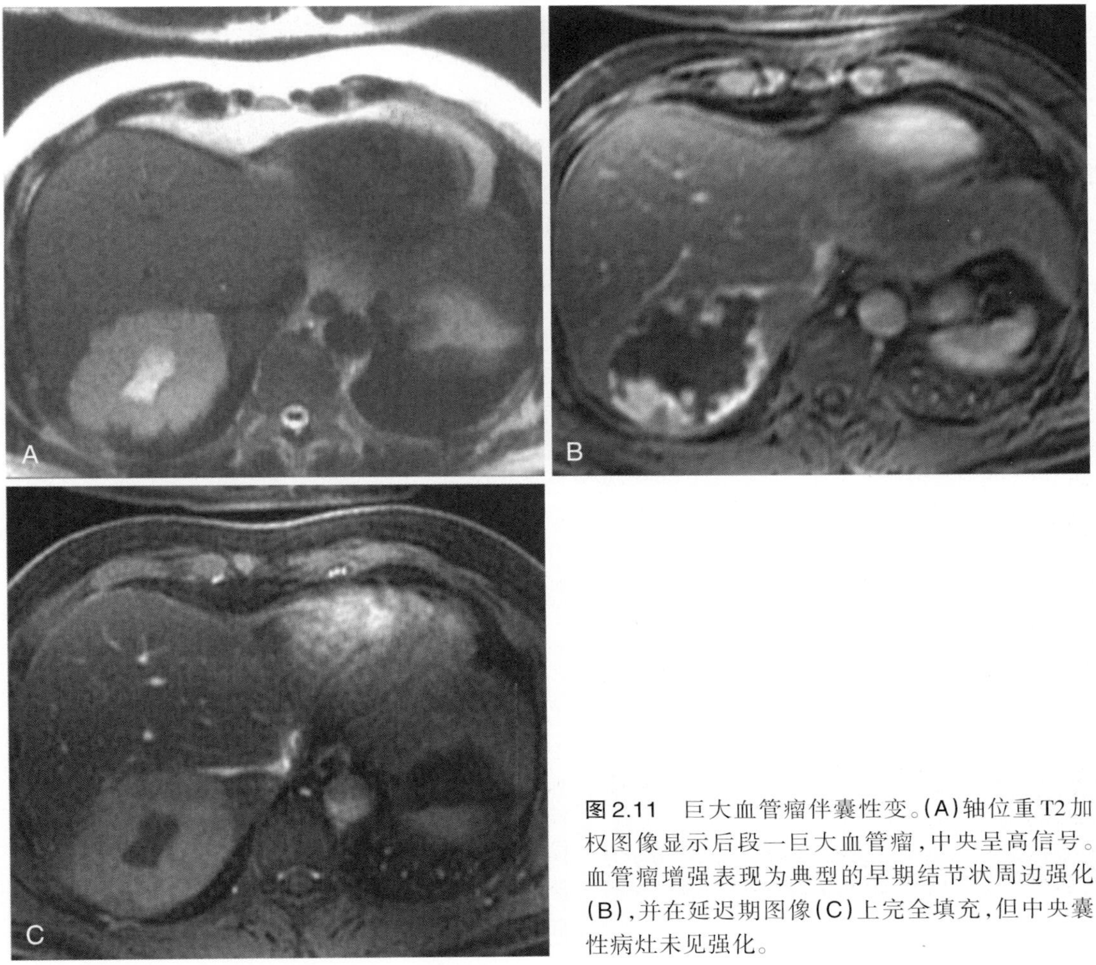

图2.11 巨大血管瘤伴囊性变。(A)轴位重T2加权图像显示后段一巨大血管瘤,中央呈高信号。血管瘤增强表现为典型的早期结节状周边强化(B),并在延迟期图像(C)上完全填充,但中央囊性病灶未见强化。

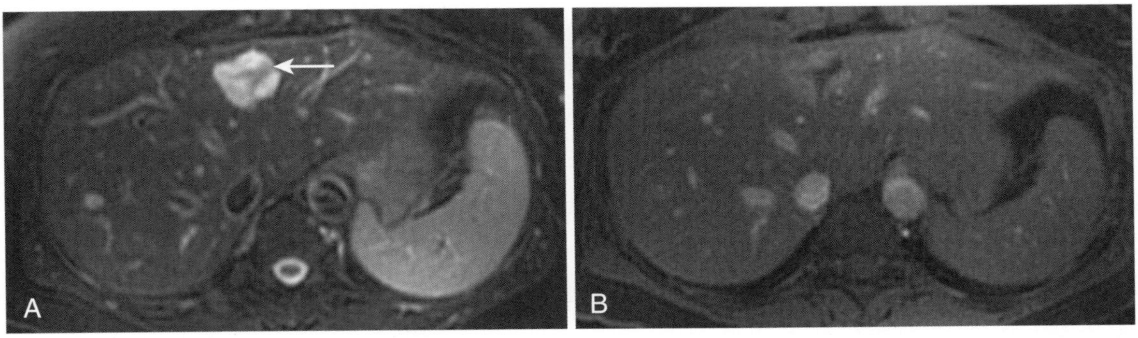

图2.12 复杂型血管瘤。中等T2加权图像(A)显示血管瘤呈高信号,其内部中央区可见星状低信号影(A,箭头所示),在延迟期图像(B)中并未强化。

管常伴有模糊边缘),通常使肝脏产生严重畸形,几乎无法辨认(图2.13)。虽然血管瘤病通常会导致婴儿出现高输出性心力衰竭和死亡,但通常其在成人中不会引起症状,仅在影

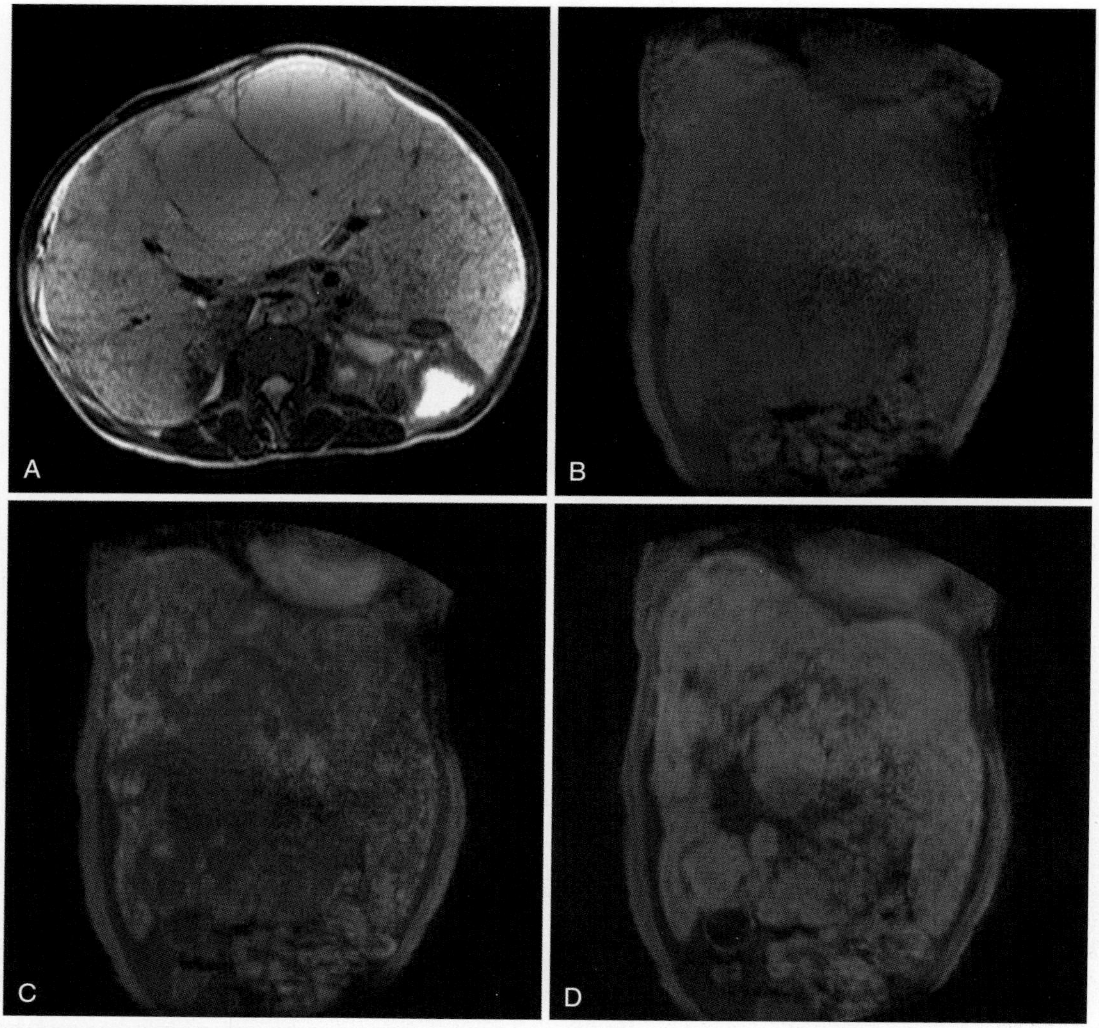

图2.13 血管瘤病。在轴位T2加权图像(A)中,正常肝实质被边界不清、接近液体的高信号所替代。平扫T1加权图像(B)可见肝脏明显肿大。经静脉注射钆对比剂后,动脉期图像(C)可见多灶性结节性强化灶,在延迟期图像(D)中进展为接近完全增强,提示血管瘤。

像学研究中具有潜在的诊断不确定性。与之前讨论的病变不同,剩余的肝脏囊性疾病(胆管囊腺瘤/囊腺癌和感染性病变)表现出更多的复杂性和多样性。多房性和壁增厚是常见特征,这些病变很少与已经讨论过的其他单纯性囊性病变同时出现。临床因素在诊断中发挥更大的作用,这是很重要的,因为所有这些病变都需要进一步的治疗。

肿瘤病变

胆管囊腺瘤(腺癌)

胆管囊腺瘤和囊腺癌需要通过手术切除,以达到治疗和可能的治愈。这些病变起源于由分泌黏液的上皮细胞衍生而来的胆管上皮。约85%的病灶来自肝内胆管(相对于肝外胆管和胆囊)[29]。最常见的影响是中年女性的两种组织学亚型——有或无卵巢基质(解释了为什么女性占优势)导致不同的预后。与无卵巢基质的病变相比,有卵巢基质病变的病程更为缓慢[30]。区分良性(囊腺瘤)与恶性(囊腺癌)病变不如区分肿瘤与非肿瘤病变有意义,因为治疗涉及活检和最终切除。目前尚无可靠的影像学特征来区分良恶性。

客观地说,据报道,这些病变在囊性肝脏病变中所占的比例不到5%[31],而且从经验上讲远低于这个比例。病变大小从几厘米至40cm不等,当在影像学检查中被发现时,这些病变通常很大(图2.14)。尽管偶尔有单房性病变,但多房性、间隔和结节能将这些病变与其他囊性肝脏病变区分开。内部信号多变,这取决于黏蛋白含量和偶尔的出血。虽然轻度壁增厚常见且非特异,但相关出血导致的T2低信号排除了许多其他潜在的混杂因素。间隔和壁钙化在CT上显示明显,但在MRI上往往难以被发现(图2.15)。尽管来源于胆道上皮,但在影像学表现中,很少显示病变与胆道交通,更有可能在内镜逆行胆胰管造影术(ERCP)中被发现。上游胆道扩张有时是由外部压迫或导管内成分所致[32]。

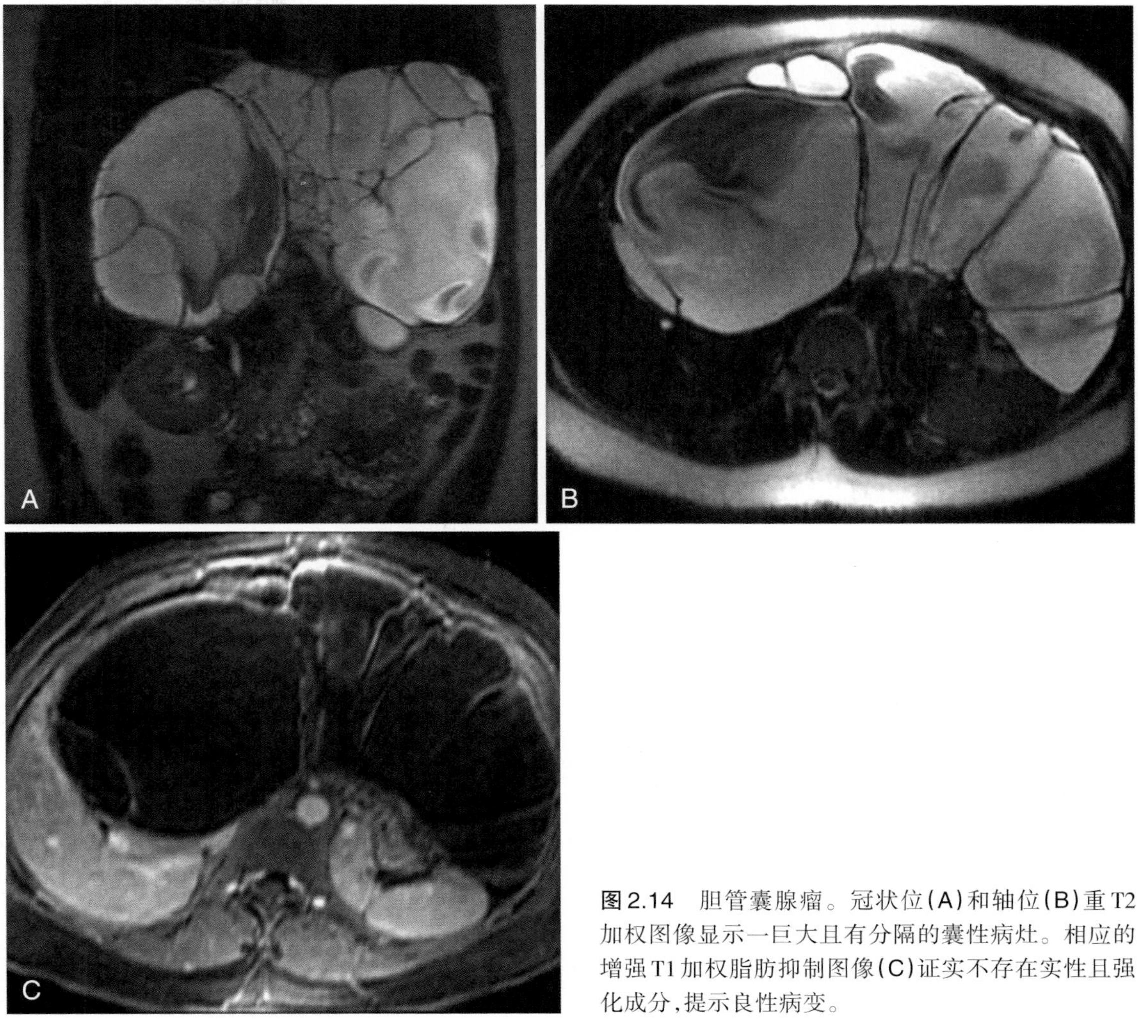

图2.14 胆管囊腺瘤。冠状位(A)和轴位(B)重T2加权图像显示一巨大且有分隔的囊性病灶。相应的增强T1加权脂肪抑制图像(C)证实不存在实性且强化成分,提示良性病变。

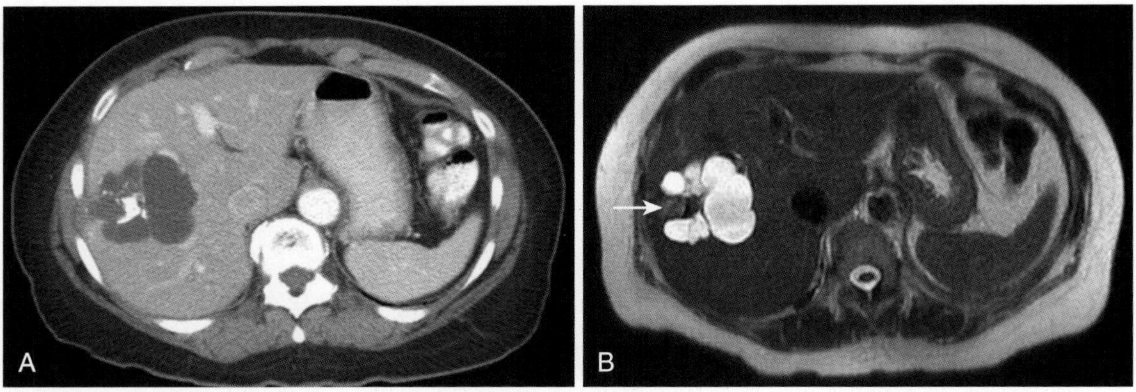

图2.15 胆管囊腺瘤伴钙化。轴位增强CT图像(A)显示分叶状和分隔状的囊性病变伴钙化。重T2加权轴位图像(B)显示液体成分的高信号及与钙化相对应的流空信号(箭头所示)。

非肿瘤性囊性病变是主要的鉴别诊断。棘球蚴囊肿、化脓性脓肿和复杂性(出血型)胆管囊肿最类似于胆管囊腺瘤的MRI表现。罕见的囊性HCC和囊性转移瘤是需要考虑的鉴别诊断,但它们通常表现为较多的实性成分、不规则的边缘和有提示性的临床特征。

感染性病变

棘球蚴囊肿

炎性囊性病变很少侵袭肝脏,确诊通常依赖临床信息,如并发胃肠道感染或人口统计学数据,如世界某些地区的棘球蚴地方病(表2.4)。棘球蚴囊肿是棘球蚴病的一种表现形式,棘球蚴病是由两种不同寄生虫(细粒棘球蚴和多房棘球蚴)中的任何一种感染引起的。犬、羊和牛是这些寄生虫的确定中间宿主。食用被(粪便中的)虫卵污染的食物会导致人类感染。被摄入的微生物穿透肠壁,后(通常)经血液迁移到肝脏(占75%),其次是肺(占15%)和其他器官(占10%),包括肌肉、骨骼、肾脏、大脑和脾脏[33-35]。在靶器官中,寄生虫发展成囊肿。其内部的子囊和原头蚴繁殖。

尽管有各自的名称,但与以多房性肠球菌为代表的浸润性模式相比,细粒性肠球菌在影像学中表现出多房性。虽然两者在美国都不是流行性地方病,但在美国,细粒性肠病的数量超过多房性肠病,发病率约为100万分之一。其流行地区包括中东地区、南美洲

表2.4 炎性囊性肝脏疾病

病灶	病原	影像学表现
化脓性脓肿	梭状芽孢杆菌、革兰阴性菌	可变液化,“簇形”征,反应性增强
阿米巴脓肿	溶组织内阿米巴	边界清楚,右叶外周,肝外发现
真菌脓肿	白色念珠菌	直径<1cm,外周,显著的T2高信号,脾脏和肾脏受累
分枝杆菌脓肿	结核分歧杆菌	可能为T2低信号,钙化,淋巴结病
棘球蚴囊肿	细粒棘球绦虫	子囊,低信号周围囊肿,内部碎片和细胞膜

南部、非洲南部、地中海地区、澳大利亚和新西兰。其体积增大和内压增加会导致腹痛、黄疸、咳嗽、胸痛（由胸膜炎引起）和呼吸困难等症状。

了解成熟包虫囊肿的结构和生命周期有助于加强对其影像学表现的认识。成熟包虫囊肿的3层囊壁结构包括外层周囊（纤维宿主反应层）、中层膜（即外囊，传递营养物质）和内部生发层（内囊），从中产生层状膜和幼虫（黏液）。内囊产生的卵囊包含在子囊（“孵化囊”）内。随着时间的推移，包虫退化并逐渐钙化（图2.16）。

影像学表现与生命周期的阶段及是否有并发症相关，这在放射学分类系统中得到了体现（见图2.16）[36]。包虫囊肿通常由单纯性单房性囊肿（Ⅰ型）（图2.17）发展为伴有内部、外周排列子囊的多房性囊肿（Ⅱ型），到壁钙化，直至在周期结束时完全钙化（Ⅲ型）。伴有破裂和（或）感染的囊肿为Ⅳ型包虫囊肿。纤维包膜形成常见的T2低信号环，这是棘球蚴病的特征性表现。

发育中的子囊所含液体与周围的囊内液体相比特征简单，通常表现为T1更高信号和T2更低信号。囊肿内容物由于塌陷的寄生

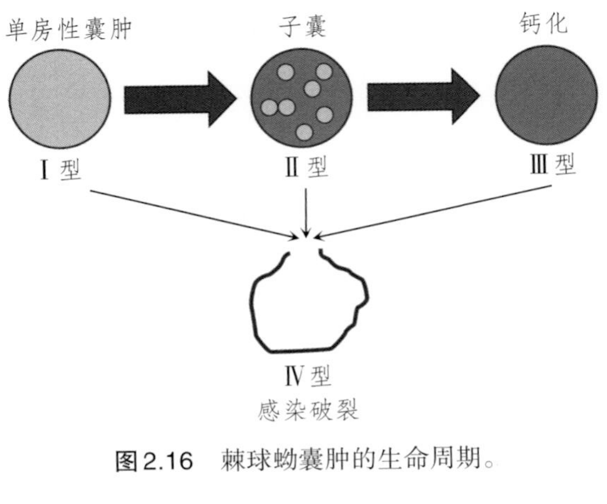

图2.16 棘球蚴囊肿的生命周期。

的膜而进一步复杂化，这些扭曲的曲线状的低信号代表分离、复杂的子囊。影像学检查偶尔可识别出囊肿破裂或感染，这是肝包虫病的主要并发症。囊肿破裂分为3种类型：①包含型；②交通型；③直接型[38]。包含型破裂意味着内部囊肿破裂而外部囊肿保持完整，其内囊脱离，表现为“漂浮膜”征，呈收缩的螺旋状腔内低信号。当囊肿内容物进入合并于外周囊肿的胆道根部时，即发生交通型破裂。直接型破裂累及内囊和周囊，并溢入腹膜腔。交通型破裂和直接型破裂可导致囊肿紧缩和呈低信号的周囊局部完整性破坏，尽管低信号环的中断往往很难被观察到。交通型破裂和直接型破裂使细菌和超级感染在囊内传播。而边界不清、内部复杂性增加、实性外观和腔内气体等表现则提示感染。

非复杂性包虫囊肿的鉴别诊断包括单纯性肝（胆管）囊肿和胆管囊腺瘤——胆管错构瘤，形态一般较小，但外观相似。化脓性脓肿、胆管囊腺瘤/囊腺癌和囊性转移与复杂的棘球蚴囊肿具有共同的影像学特征。在鉴别诊断中考虑肝包虫囊肿，这是为了在穿刺活

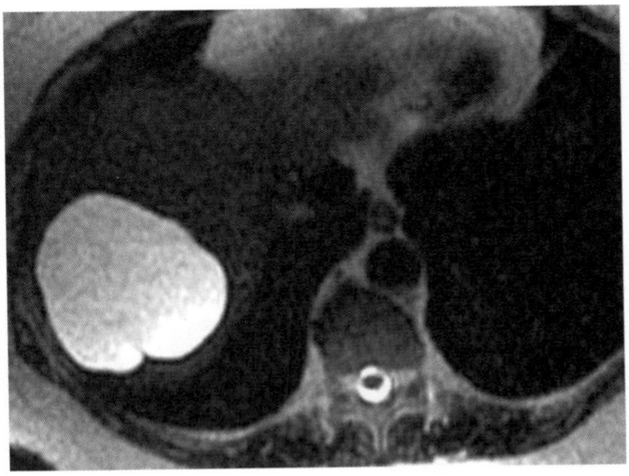

图2.17 肝包虫囊肿。除轻度不规则轮廓外，薄的低信号环是唯一表现，仅凭这一表现很难诊断右叶较大的包虫囊肿。若能发现子囊，则能确定诊断。

检或抽吸时能避免囊内容物外溢，以免引起过敏反应。对棘球蚴病典型特征的认识可以消除这种风险，并指导临床医师进行适当的血清学检查。药物治疗（抗寄生虫药，如阿苯达唑）为一线治疗，手术切除通常在内科治疗失败后进行。

化脓性脓肿

临床病史和人口统计学因素通常可区分其他感染性病变与包虫囊肿。化脓性、阿米巴型和真菌性肝脓肿是临床上常见的肝脓肿类型。可鉴别的脓肿约占化脓性或细菌性脓肿的50%[39]。上行性胆道感染和经由门脉系统的血行播散是大多数化脓性脓肿的发病原因。随着抗生素的应用，胆道传播已超过门静脉血行传播。其他病因包括经肝动脉循环的血行播散（败血症）、腹腔内感染的直接蔓延，以及创伤后或手术后原因。与棘球蚴囊肿不同的是，化脓性脓肿常规采取抽液，这是为了实现诊断和治疗/引流。混合病原体在一定时间被培养出来，常见的微生物包括大肠杆菌（与胆道感染和由血源性门静脉感染引起的门静脉炎有关）、革兰阳性球菌（脓毒症）和其他细菌，如梭状芽孢杆菌、变形杆菌、克雷白杆菌和拟杆菌。

化脓性脓肿的时间演变决定了其多样的表现。在3个阶段的第一个阶段——急性期，即前10天，开始出现实质坏死和液化。亚急性期（第10~15天）会出现持续液化和碎片吸收。慢性期（第15天以后）的特征是包裹中央坏死物质的厚纤维壁形成（图2.18）。因此，MRI表现取决于时间演变阶段，液化和包裹程度随着时间的推移而增加。虽然化脓性脓肿偶有单房和单发，但通常为多房和多发。“簇形”征描述了小脓肿腔的特征性合并，被认为是大的多分隔脓肿腔形成的早期阶段（图2.19，也可见图2.18）[40]。实性成分，包括脓肿壁和分隔，在动脉期图像上显著增强，并在延迟期图像上保持高信号。周围三角区因血窦充血而从病变向周围延伸，在T2加权图像上呈高信号，通常显著强化，但信号不如脓肿的实体成分高。

如果临床检查和实验室检查未提示为化脓性脓肿，则不能直接做出诊断。棘球蚴病、阿米巴脓肿、囊性转移和胆管囊腺瘤/囊腺癌具有共同的特征。棘球蚴囊肿偶尔可见（通常为曲线状的）钙化（主要在CT上），这排除了化脓性脓肿的可能性；位于内部且外缘排列的子囊类似“簇形”征（但它是内部的包囊），而不是合并的囊肿，这两个特征可以分别将子囊与“簇形”征区分开来。虽然阿米巴脓肿的强化模式与化脓性脓肿相似[41]，但阿

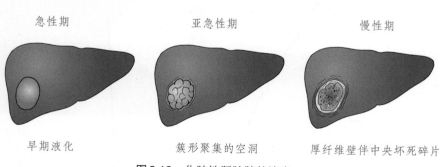

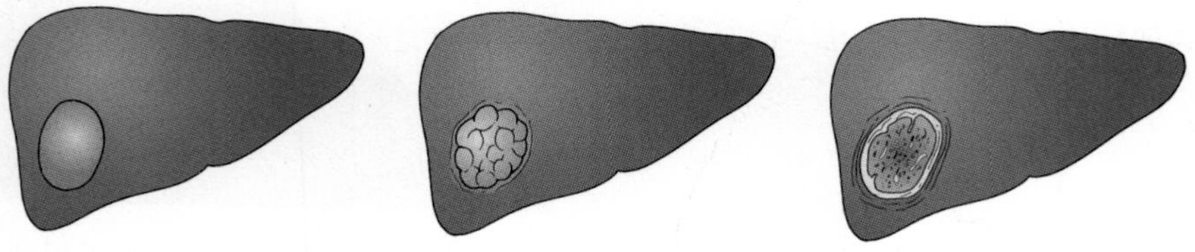

图2.18 化脓性肝脓肿的演变。

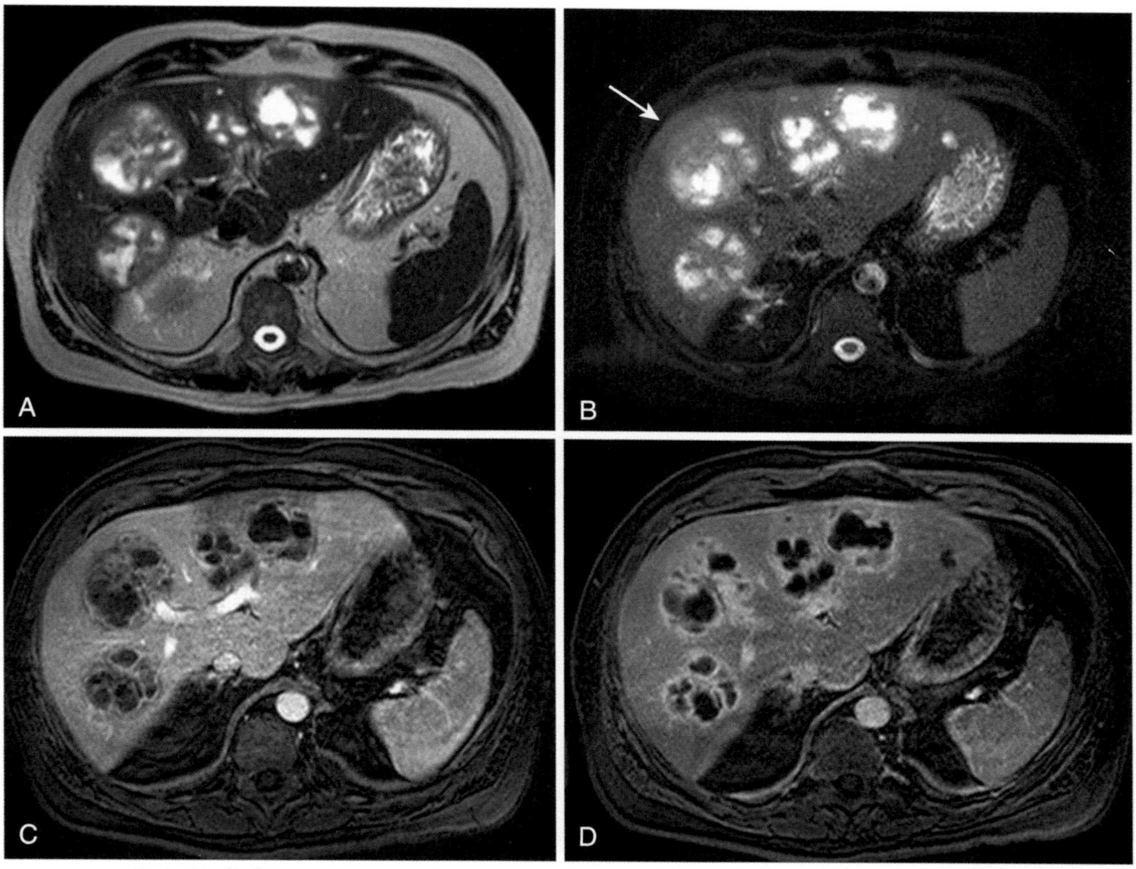

图2.19 化脓性肝脓肿。轴位重度T2加权图像(A)显示典型的化脓性脓肿，具有多样性和“簇形”征。相应的脂肪抑制中等T2加权轴位图像(B)显示最大病灶周围的灶周水肿(箭头所示)。脂肪饱和T1加权增强动脉期图像(C)显示残留的实性成分(主要是间隔)显著强化。脂肪饱和T1加权增强延迟期图像显示实性成分持续强化。延迟的T1加权脂肪抑制增强图像(D)突出显示“簇形”征，即簇形分布的低信号液化灶和在炎性脓肿壁中累积的渐进性增强效应。

米巴脓肿通常为单发(85%)，且界限清楚。囊性或坏死性转移与化脓性脓肿的外观极为相似，仅缺少“簇形”征。胆管囊腺瘤未见周围炎性改变及多样性。病灶内积气，可能是最特异的征象，均匀点状低信号伴磁敏感伪影，排除了其他病因，尽管其发病率仅为20%。

阿米巴脓肿

尽管溶组织内阿米巴(阿米巴肝脓肿的病原寄生虫)在全世界12%人口的大肠内寄生，但阿米巴肝脓肿在美国是一种罕见疾病[1994年向疾病控制与预防中心(CDC)报告的病例少于3000例][42]。该病在墨西哥、中南美洲、印度，以及亚洲和非洲的热带地区的发病率最高。从粪便中摄取这种微生物的幼虫和包囊导致盲肠的定植，滋养体穿透黏膜，引发症状性感染，并有可能经肠系膜静脉传播到肝脏(约75%位于右叶)。

阿米巴脓肿的MRI特征无高度特异性。肝右叶好发很可能归因于肠系膜上静脉(SMV)，它将定植的结肠血液向肝右叶引流。病变位于外周可能也反映了血行起源。阿米巴脓肿与化脓性脓肿的增强表现和信号特征有重叠，但两者的区别在于前者边缘清晰。脓肿周围通常有水肿带，脓肿壁的厚度一般为3~15mm（图2.20）[43]。肝外常见表现，如右侧胸腔积液、肝周积液、胃和（或）结肠受累可能将阿米巴脓肿与其他病因区分开来。

血清学检测可鉴定对溶组织性大肠杆菌特异的抗体，这有助于确定诊断。杀虫药治疗（甲硝唑）可根除肝脏感染。除非出现以下情况：①药物疗法在5~7天内失败；②脓肿即将破裂；③化脓性脓肿未明确排除；④肝左叶受累（与较高的死亡率和潜在的腹膜和心包扩散有关），否则应避免抽吸。

真菌性脓肿

真菌性脓肿的临床特点是中性粒细胞减少和特征性影像学表现。真菌性脓肿通常由白色念珠菌（也称为肝念珠菌病）引起，在免疫功能低下的患者中传播，包括造血系统恶性肿瘤、频繁化疗和获得性免疫缺陷综合征（AIDS）患者。处于免疫抑制状态的肠壁损伤使得真菌跨壁迁移和血行播散。随后的临床症状和脓肿形成表明中性粒细胞减少症的恢复，并伴有免疫反应。

念珠菌病的特征是体积小（<1cm），呈弥漫性随机分布于整个肝脏（和脾脏，很少累及肾脏）。治疗前微脓肿的典型表现为轻度T1低信号，显著T2高信号，增强扫描呈低信号[44]。应用抗真菌剂治疗后，在脓肿的亚急性期，在T1、T2加权和增强图像上信号特征转变为轻度高信号。外周低信号环对应于肉芽肿周围充满含铁血黄素的巨噬细胞（图2.21）[45,46]。

尽管在适当的情况下根据临床特征可做出诊断，但MRI在诊断中仍然起着重要作用。MRI的敏感性和特异性超过了其他影像学检查手段，而且很难从血液培养或活检样本中获取到真菌。尽管MRI对念珠菌病具有诊断价值，但仅依据MRI特征也不能完全排除其他诊断的可能性，如化脓性脓肿、转移瘤、浸润性淋巴瘤和胆管错构瘤。“簇状”征，更大、更广泛的囊性或坏死特征，以及无脾脏受累等这些因素有利于化脓性脓肿的诊断。转移瘤常因体积大、数目较少、有相应临床表现及无脾脏受累而与肝念珠菌病相鉴别。虽然肝淋巴瘤浸润常累及脾脏，但其病灶体积较大、数目较少且边缘浸润较多，与念珠菌病的影像

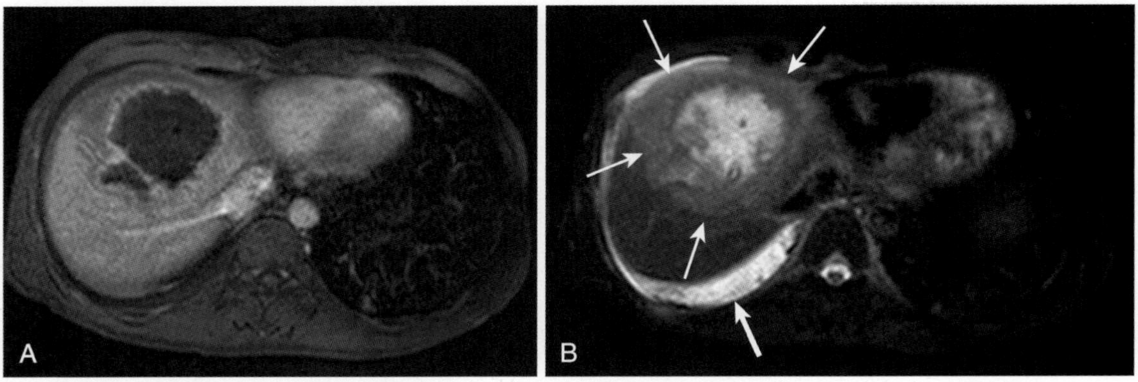

图2.20 阿米巴脓肿。T1加权脂肪抑制增强图像（A）显示阿米巴脓肿壁强化。中度T2加权脂肪抑制图像（B）显示高信号的内部内容物、周围水肿区（细箭头所示）和活动性胸腔积液（粗箭头所示）。

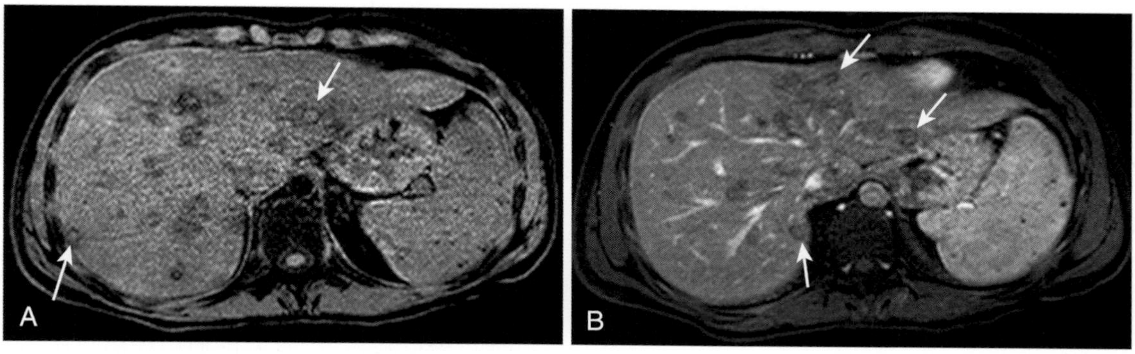

图2.21　念珠菌脓肿。轴位T1加权脂肪抑制平扫图像(A)显示多灶性、体积小且多为高信号病变(箭头所示)。增强后(B),许多病变表现为未强化的低信号环(箭头所示)。此外,脾内可见明显的点状低信号灶。

学表现不同。胆管错构瘤的实变类型与肝念珠菌病的表现非常相似。缺乏临床表现、有既往影像学检查的证实和病变周围分布特点有助于提示诊断和排除念珠菌病。本文未提到的其他感染性/炎症性病变可能与肝念珠菌病的影像学表现相似,如肝结核和肝结节病。

创伤性病变

肝脏的创伤性病变(血肿和胆汁瘤)很少需要行MRI检查。尽管如此,由于不熟悉影像学特征及未能给出适当诊断,误诊可能会导致发病率升高,而对这些病变的简要讨论可能有助于防止这种情况的发生。

血肿

肝出血最常见的原因是钝性创伤或手术。肝实性肿块的出血,最明显的腺瘤是另一种类型[47]。典型影像学特征与潜在的病因有关:肋骨骨折、肝裂伤和腹腔积血(如钝性创伤);术后出血与手术操作步骤有关;在肿瘤病因学中存在潜在病变。急性-亚急性期的高铁血红蛋白表现为T1高信号,提示出血(图2.22)。约10天后,信号强度接近单纯液体。

胆汁瘤

在病因学上,胆道系统破裂导致胆汁瘤

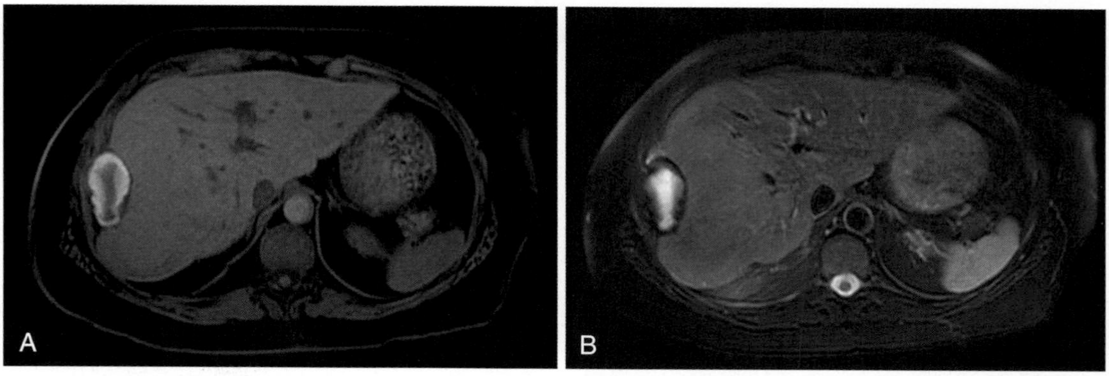

图2.22　包膜下血肿。脂肪抑制T1加权(顺磁性)平扫图像(A)显示一卵球形包膜下积液(血),内部高信号反映高铁血红蛋白和T1(和T2)弛豫率增加。中度T2加权脂肪抑制图像(B)显示T2缩短效应,表现为相应的低信号。

的形成(胆道外的包裹性胆汁积聚)通常是创伤性或医源性的。胆汁瘤的特点是靠近手术部位,常毗邻肝门或胆囊窝。其他特征,如相对明确的边界、相对简单的解剖结构和无特殊信号表现,都相对无特异性(图2.23)。通过胆管分泌的结合型GCA的逐渐积累增加了肝胆期图像的特异性[48-50]。

实性(和假实性)病变

MRI增强提示为实性(和假实性)组织,并表明具有活性(在消融病灶中),唯一的例外是含脂病变(如血管平滑肌脂肪瘤和脂肪瘤)。虽然囊性或坏死性实性病变与复杂囊性病变之间在影像学上无法精确地区分,但通常仍可鉴别。伴有继发性囊性或坏死性变性的实性病变通常表现为空洞化:中央囊性成分被排出,实性病灶内部出现缺损;而原发性囊性病变通常表现为更均匀的囊性表现。

与正常肝实质相比,实性病变可分为两大类:①富血供型;②乏血供型(无血管性消融的病变归入乏血供型范畴,为了简短起见,我们暂不讨论罕见的中等血供型病变)(见图2.4)。在动脉期图像上,与肝实质相比,富血供型病变增强较多,乏血供型病变增强较少。根据后续的对比剂廓清模式可进一步将病灶细分为亚类别(见图2.4)。信号和形态学特征可增加辅助信息。临床信息、潜在肝脏病变和临床情况(如慢性肝炎、肝硬化)有助于预测恶性肿瘤的可能性。

富血供型病变

富血供型肝脏病变涵盖范围广泛,从良

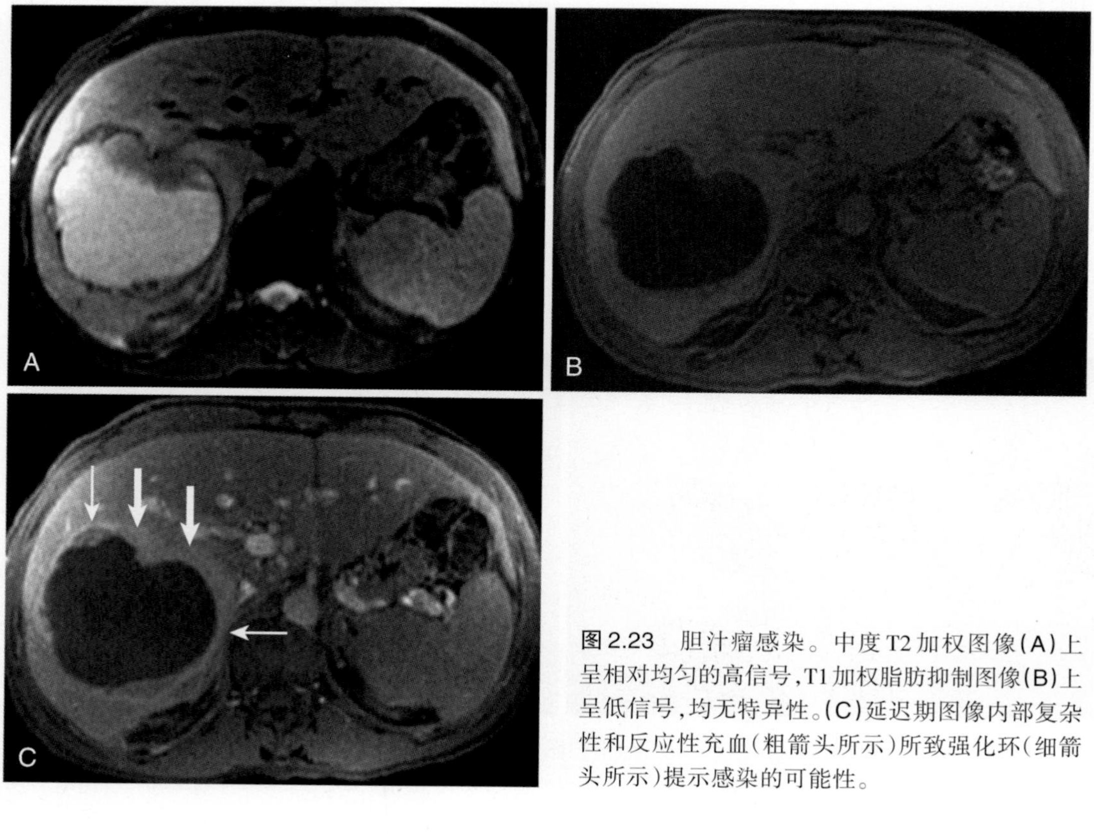

图2.23　胆汁瘤感染。中度T2加权图像(A)上呈相对均匀的高信号,T1加权脂肪抑制图像(B)上呈低信号,均无特异性。(C)延迟期图像内部复杂性和反应性充血(粗箭头所示)所致强化环(细箭头所示)提示感染的可能性。

性偶发的发育性异常病变(如FNH),到侵袭性恶性病变(如HCC和富血供转移瘤)。准确的表征要求对连续时间点的信号强度进行逐步分析(见图2.4)。动脉期图像上的相对高信号表示富血供。根据延迟期图像上的信号强度可鉴别良恶性,提高诊断信心。显著强化后出现延迟期高信号或消退(与肝实质等强度)分别提示良性病变-快速填充型血管瘤或FNH、血管分流和腺瘤。显著强化后出现延迟期低信号(相对于肝实质)即廓清,为恶性特征。伴廓清特征的恶性富血供病变包括HCC和富血供转移。需要明确的是,一个重要的语义区别值得重申。在显著强化的情况下,廓清指延迟期信号强度弱于肝脏,而消退指延迟期信号强度等同于肝脏。廓清提示恶性,消退则提示良性(图2.24)。

肝腺瘤

肝腺瘤(HCA)是一组缺乏正常肝脏结构、胆管系统和功能性库普弗细胞的肝细胞集群。由供血动脉灌注的扩张血窦将肝细胞分隔开。同时共存的门静脉系统缺失是动脉期增强的原因。HCA细胞通常含有大量糖原和脂质[51]。病灶通常由受压的肝实质和(或)纤维化组成的假包膜不完全包绕。

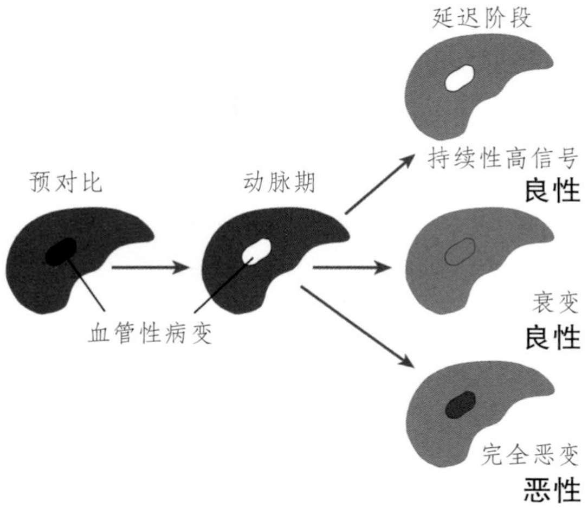

图2.24　富血供型病变方案。

HCA主要影响两类人群:①使用含雌激素或雄激素等类固醇药物的患者;②Ⅰ型糖原贮积病患者。虽然70%~80%的腺瘤病例为单发,但极端多样性定义了近期描述的第三种类型,即腺瘤病,其特征是存在多个(通常>10个)腺瘤。这些患者缺乏常规危险因素(如类固醇、糖原贮积病),并有进行性症状性疾病、肝功能受损、出血和偶发性恶变[52]。在所有病例中,尽管对风险的评估是多样的,但恶性变都是一个值得关注的问题。受供血动脉高压影响的薄壁血窦解释了腺瘤出血的倾向。假性包膜频繁破裂可导致出血,且靠近肝包膜可导致肝外破裂和腹腔积血。

基于不同的遗传和病理特征,各亚型的外观和表现各不相同。炎症型HCA亚型占病变的30%~50%,常见于女性,并与肥胖症和口服避孕药有关(表2.5)。该亚型通过激活JAK/STAT(或癌基因诱导的炎症)通路(IL6ST突变)的致癌基因来实现基因型方面的区分。炎症型或毛细血管扩张型HCA在动脉期图像上显著强化,并在随后的各期中持续增强,反映了窦状扩张、紫癜和充血。这也解释了T2高信号的原因。11%的炎症型HCA含脂质,并在反相位图像中信号下降。高达50%的病变显示环礁征,即病变周围呈T2高信号边缘的珊瑚礁外观,被认为是由扩张的肝血窦所致(图2.25)[54]。

肝细胞核因子1α失活型HCA占所有类型的30%~35%,在服用口服避孕药的女性患者中,约50%出现了这种情况[55]。此种HCA亚型的特征是一个肿瘤抑制基因失活,并导

表2.5　HCA肝细胞腺瘤亚型

亚型	概率	性别	突变	T2	脂质	动脉期	延迟期
炎症型	30%~50%	女性	IL6ST	高信号;珊瑚礁征	偶尔,局部	显著	持续
肝细胞核因子1α失活型	30%~35%	女性	HNF1α	等至低信号	经常,弥漫	多样	消退至轻度廓清
β-连环蛋白激活型	10%~15%	男性	CTNNB1	多样性	无	显著	持续至消退
未分类型	10%	无差别	未知	未研究	未研究	未研究	未研究

致代谢紊乱和大量细胞内脂质积聚[56],相应地在反相位图像中表现为信号丢失。除化学位移效应外,这些病变常表现为因富含糖原和(或)出血导致的T1高信号。与其他亚型相比,这种亚型的典型表现为较不明显的动脉期强化。

下一种常见亚型是β-连环蛋白激活型HCA,占所有HCA的10%~15%,好发于男性,与雄性激素的使用有关,其特征是β-连环蛋白致癌基因被激活[57]。这些不同的临床特征比炎症型HCA亚型的影像学特征更具有预测性。Van Aalten等在2011年对HCA的回顾性综述中报道了两种具有诊断意义的影像学特征:①呈T2高信号的线样中央瘢痕;②T2加权图像上“界限不清的区域”[58]。第四类包括所有未分类的HCA,没有任何前3种所描述的突变,这些病变的临床和影像学特征尚不清楚。

由于出血(52%~93%)和(或)脂质成分(36%~77%)的存在,腺瘤通常在T1加权(同相位)图像中表现为等至高信号(图2.26)[59,60]。事实上,与正常肝脏相比,等至高信号肝脏常提示肝细胞组织学改变(如HCA、局灶性结节增生、HCC、再生结节和脂肪变性)[61]。由于病灶内的脂质通常在微观上而不是宏观上表现出来,所以,与脂肪饱和图像相比,T1高信号降低在反相位图像上更常见。出血引起的T1高信号在脉冲序列中不会被抑制。病灶内出血和坏死干扰T2呈轻度高信号的基线。假包膜表现为T1低信号,可变的T2高信号,伴比例大致相同的等、低和高信号环。除合并出血和(或)坏死外,HCA在动脉期显著强化,并在延迟期消退,假包膜表现出相反的模式,即乏血供及可能延迟增强。

若无病灶内出血或脂肪,腺瘤与其他富血供病变相似。影像学特征通常无法区分HCA和HCC,除非在HCA中没有血管侵犯,在HCC和HCA中分别出现对比剂廓清和消退。这两种病变的共同特征是都有多变的信号、富血供、病灶内含脂肪和出血,以及周围的假包膜。不同的临床特征提示潜在的诊断信息,腺瘤发生在α-甲胎蛋白(AFP)水平正常的服用口服避孕药或类固醇药物的年轻健康患者中;肝癌常见于肝硬化,常导致AFP水平升高。HCA的影像学特征也与FNH重叠。出血和(或)脂肪的存在排除FNH,但中央瘢痕则提示FNH(尽管β-连环蛋白突变型HCA具有这一特征,但临床因素和肝胆期成像有助于区分两者)。

FNH

FNH是第二常见的肝脏良性肿瘤(仅次

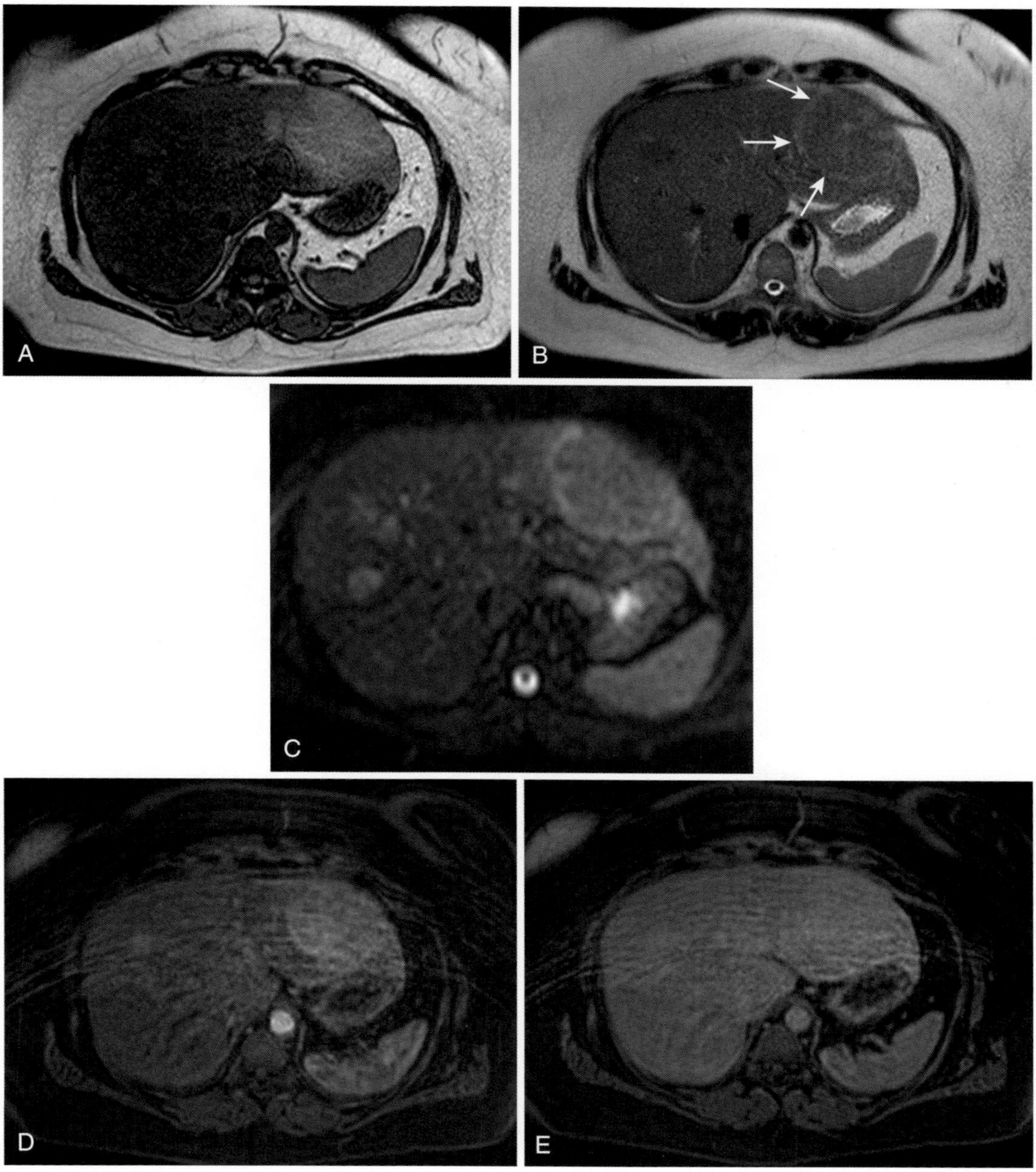

图2.25 HCA，炎症型亚型。轴位反相位图像（A）显示明显的肝脏低信号，反映了脂肪变性时的破坏性干扰效应，而巨大的外侧段腺瘤信号未受影响。重T2加权图像（B）显示病灶边缘的环礁征（箭头所示）。重扩散加权图像（C）也显示了环礁征。脂肪抑制T1加权动脉期图像（D）显示腺瘤炎症型亚型的典型动脉期强化，相应的延迟期图像（E）显示消退。

于血管瘤），因其由正常的肝组织成分（肝细胞、胆管和嵌在纤维间隔内的动脉）组成，故被称为"假实体瘤"。FNH表现为局部血管畸形的增生性反应，即错构瘤。因此，FNH是一种偶发性病变，几乎无并发症的风险（除外非常罕见的破裂和出血），除非有足够表征[62]，

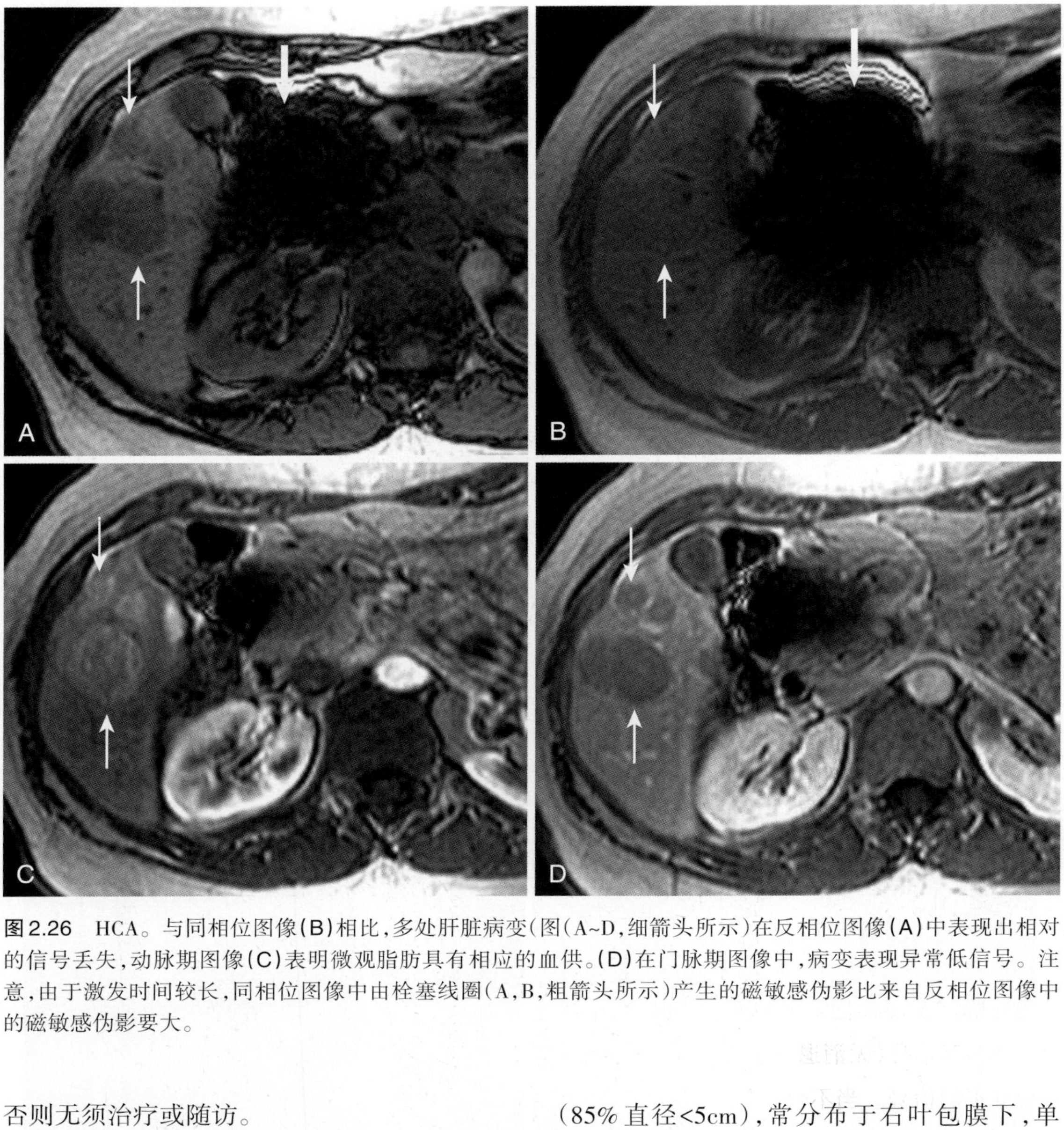

图2.26 HCA。与同相位图像(B)相比,多处肝脏病变(图(A~D,细箭头所示)在反相位图像(A)中表现出相对的信号丢失,动脉期图像(C)表明微观脂肪具有相应的血供。(D)在门脉期图像中,病变表现异常低信号。注意,由于激发时间较长,同相位图像中由栓塞线圈(A,B,粗箭头所示)产生的磁敏感伪影比来自反相位图像中的磁敏感伪影要大。

否则无须治疗或随访。

FNH在动脉期明显增强,并在门脉期和延迟期图像中消退(图2.27)。约50%的病灶表现为典型的“中央瘢痕”。中央瘢痕逐渐增强,表现为延迟期超增强(图2.28)。然而,病变本身在T1加权和T2加权图像上几乎是等信号的(分别是稍低信号和稍高信号),中央瘢痕放大了这种模式,在平扫图像中显示出更大的显著性。其他表现包括体积相对较小(85%直径<5cm),常分布于右叶包膜下,单发,以及罕见的带蒂和多样性表现[63]。

通过多参数分析(包括时间增强模式、临床特征和辅助信号特征)可以排除鉴别诊断中的其他病因。尽管血供丰富,但在肝硬化和(或)慢性肝炎的背景下,HCC通常会出现廓清。纤维层状HCC与FNH的影像学表现更相似,但前者通常具有更大的体积和异质性,中心瘢痕通常表现为T2低信号。富血供转移瘤

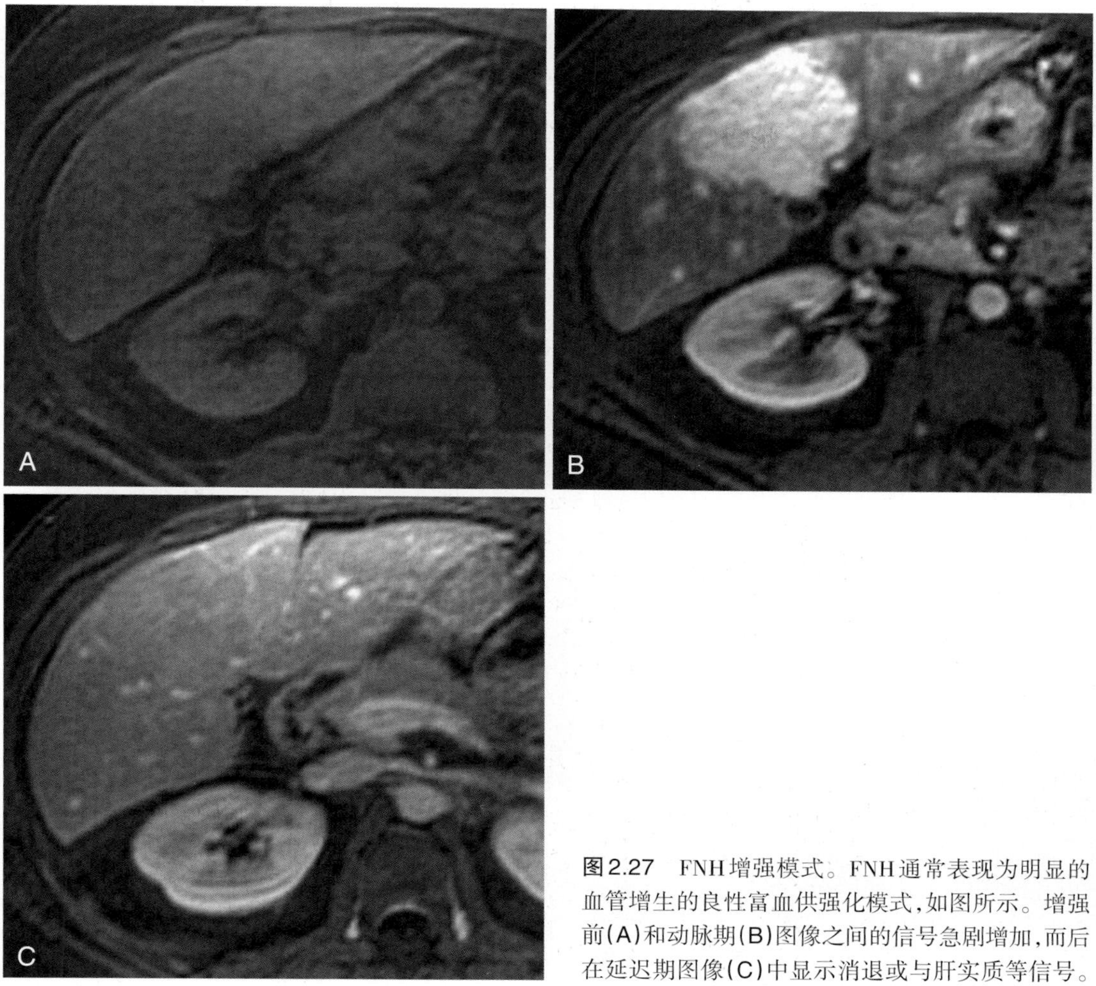

图2.27 FNH增强模式。FNH通常表现为明显的血管增生的良性富血供强化模式，如图所示。增强前(A)和动脉期(B)图像之间的信号急剧增加，而后在延迟期图像(C)中显示消退或与肝实质等信号。

表现为廓清及多样性。富血供血管瘤在动脉期表现为高信号(无消退)，在平扫图像上表现为接近水的信号。当不合并出血、脂质或坏死时，HCA与FNH极为相似。HCA通常少有富血供，通常缺乏中央瘢痕，并可能与口服避孕药、合成代谢类固醇和糖原贮积病有关。

有时，在特征不典型或诊断不确定的情况下，需要进行额外检查，以对可疑FNH病例进行确诊。为避免侵入性的诊断操作，常复查MRI检查(结合型GCA)来证实肝细胞的存在，因为病变缺乏功能性胆管系统来促进排泄，所以表现为延迟期增强图像上病灶呈高信号，通常呈网状或花边状外观(图2.29)[64,65]。肝胆期影像学诊断FNH的主要陷阱是：①约3%的FNH表现为低信号[66,67]；②2.5%~8.5%的HCC属高度分化，足以过表达OATP1阴离子转运蛋白，从而触发GCA摄取[68-70]。

局部一过性肝脏信号差异(异常)

在没有肝细胞特异性成像的情况下，一过性肝脏信号差异(THID)与FNH极其相似[71,72]。肝脏的双重供血解释了这一现象的基础。动脉血流增加弥补了门静脉血流的减少，表现为HADP上的高信号和延迟期相应的等信号。

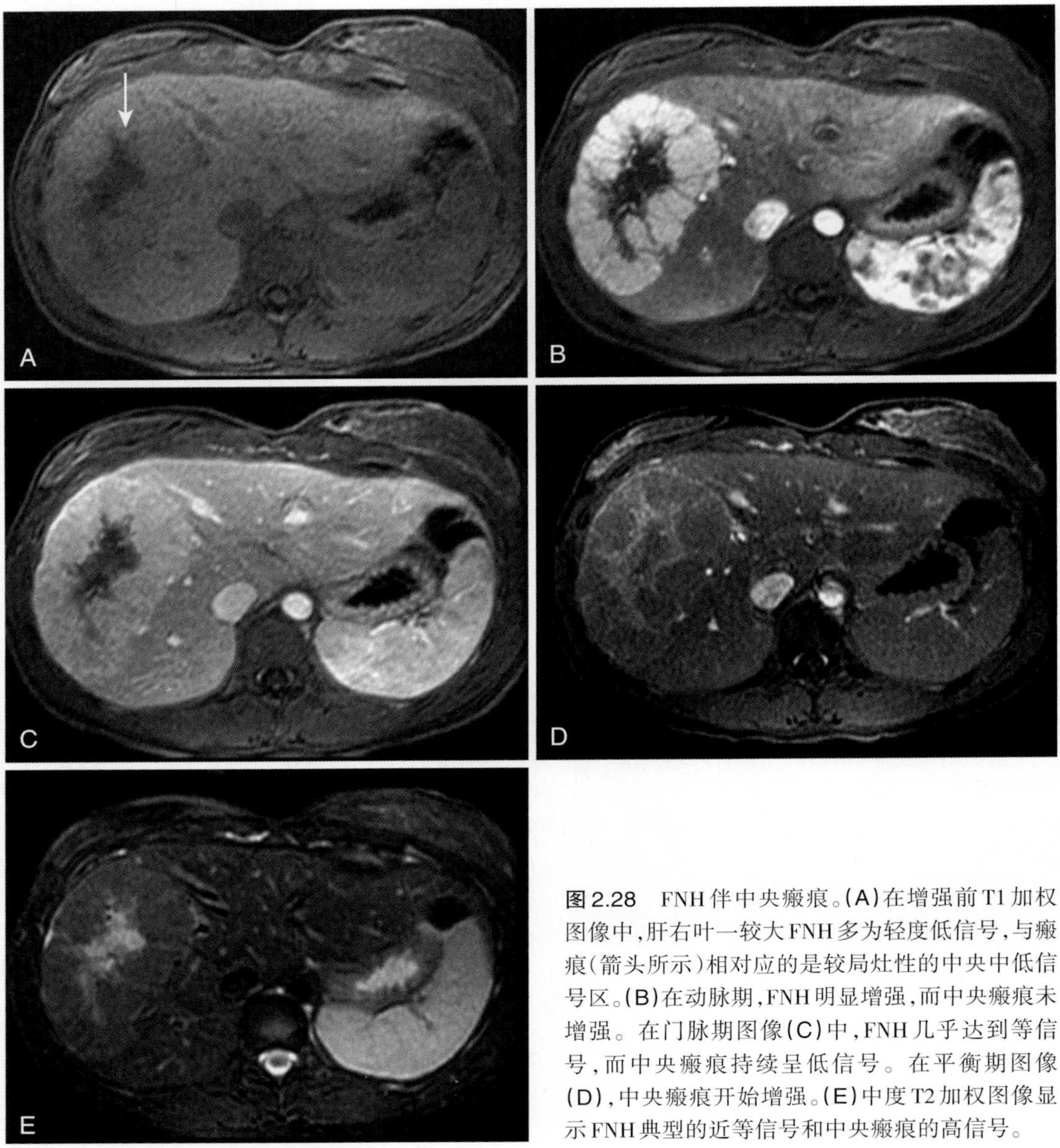

图 2.28 FNH伴中央瘢痕。(A)在增强前T1加权图像中,肝右叶一较大FNH多为轻度低信号,与瘢痕(箭头所示)相对应的是较局灶性的中央中低信号区。(B)在动脉期,FNH明显增强,而中央瘢痕未增强。在门脉期图像(C)中,FNH几乎达到等信号,而中央瘢痕持续呈低信号。在平衡期图像(D),中央瘢痕开始增强。(E)中度T2加权图像显示FNH典型的近等信号和中央瘢痕的高信号。

THID提示有或无潜在性病变,并且显示不同的影像学表现,这取决于病因。在这些病变中常见的分布形态、三角形外观和锐利的线性边界,反映了血管解剖结构(受累血管树所覆盖的肝脏组织)在动脉期强化(图2.30)。

诊断上的困难出现在“假小叶”伴THID的情况。未到达肝包膜的盲管与正常的形状不一致,多呈结节状或圆形(图2.31)。较大的病灶(>1.5cm)不存在诊断困难,因为没有信号改变和廓清,所以排除了这种大小的肝癌(尽管小的肝癌有时缺乏这些影像学特征)。这些病变引起人们对肝硬化的关注,因为HCC的发病率逐渐升高,而且也是富血供型的。当诸如这些所谓的THID的较小富血供病变存在于肝硬化的肝脏时,为了排除小肝癌,随访影像学检查尤为重要。

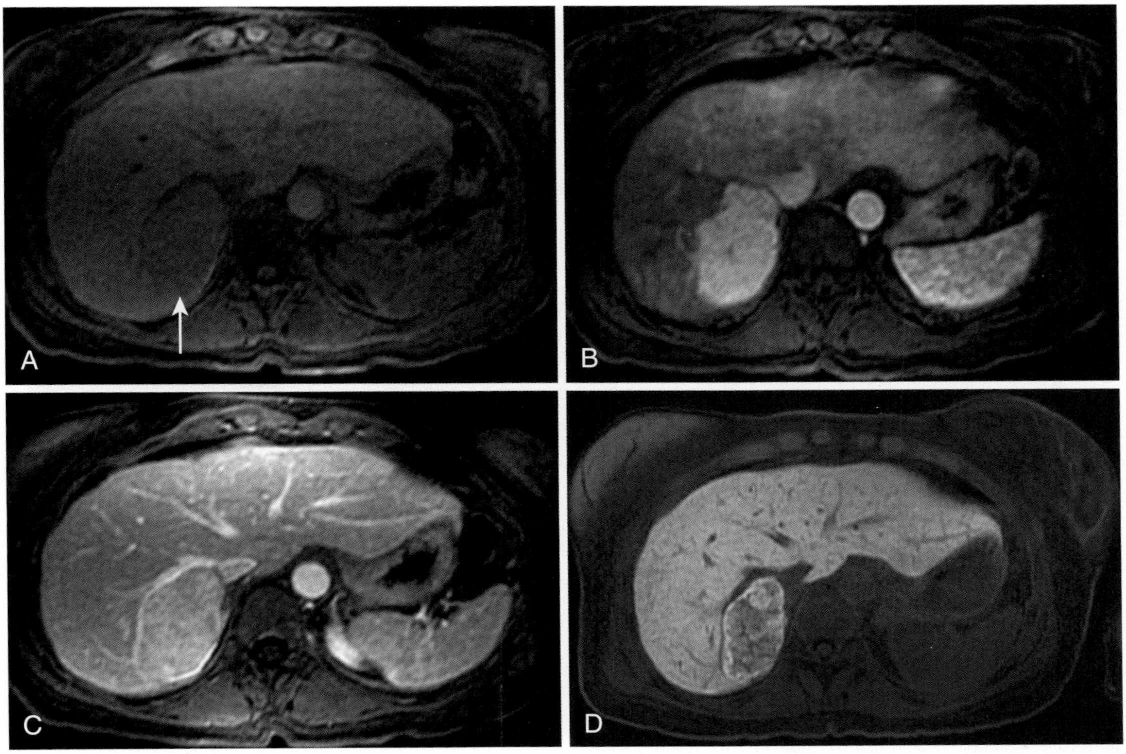

图2.29　FNH肝细胞特异性对比剂成像。(A)动态序列的平扫图像显示与肝右静脉相邻的后段见一略低信号病变(箭头所示)。给予对比剂普美显(Gadoxetate)后,在动脉期(B)观察到明显的增强,随后在门脉期(C)达到接近等信号,这是FNH的典型特征。(D)在20min后获得的延迟期T1加权脂肪抑制图像中,病灶内高信号证实了FNH的诊断。

肝硬化结节(富血供前病变)

肝硬化患者的其他小结节病变包括再生结节(RN)、含铁性结节(SN)、发育不良结节(DN)和HCC。虽然它们不全是富血供的,但确实值得讨论,因为它们在病因上高度相关(图2.32)。为了这一讨论目的,这组非富血供病变可以被认为是"富血供前病变"。从概念上讲,这些结节代表了从RN到DN到HCC的发展过程。铁质沉积是指RN和DN中的铁沉积。随着慢性炎症的发生,肝实质被破坏,肝脏的自然再生能力产生RN,RN由正常的肝细胞组成。DN内存在组织学上的异常细胞(如核聚集、核质比增加),其肿瘤新生血管(病变动脉)取代正常的门管区[73,74]。HCC是恶变途径的终点,大多数病例与慢性肝病有关。尽管存在许多组织学亚型,但就我们的目的而言,HCC仅表示具有动脉血供的恶性肝细胞。

RN具有正常肝实质信号和增强特征,仅在形态和周边上有所不同(假设不存在铁沉积)。根据定义,RN存在于受损的肝环境中(通常是肝硬化),其空间和外形上的特征由纤维分隔的损伤效应决定。肝硬化导致的RN可分为两种大体病理类型:①微小结节型[即Laennec肝硬化,通常与酒精(乙醇)性肝硬化同属];②大结节型(常为病毒性),这取决于RN的大小。微小结节直径≤3mm,大

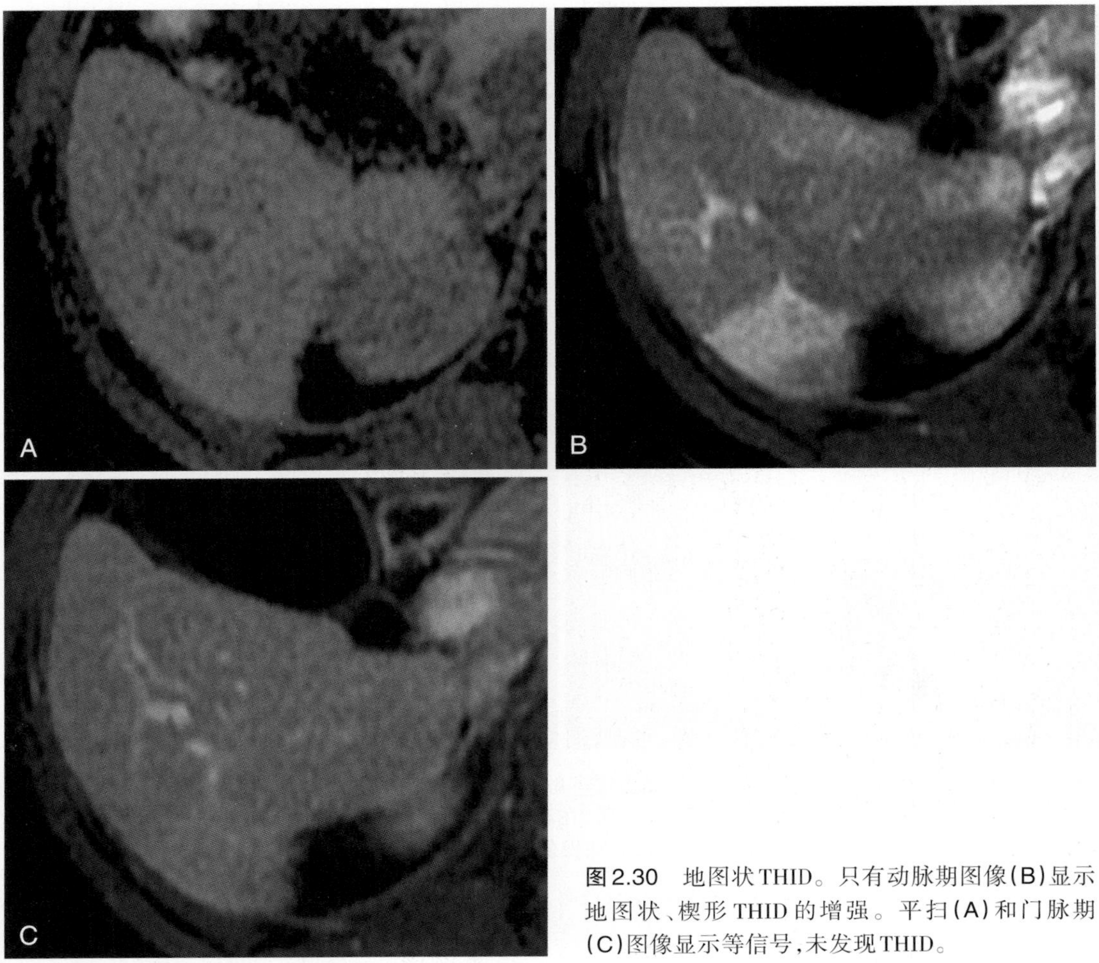

图2.30 地图状THID。只有动脉期图像(B)显示地图状、楔形THID的增强。平扫(A)和门脉期(C)图像显示等信号,未发现THID。

结节直径>3mm,有的甚至可达5cm。无论哪种病理类型,结节的界限都是由T2呈高信号并呈渐进性强化的纤维化条带来勾画的(图2.33)。

正常情况下,无须对RN进行鉴别诊断。RN很少在动脉期中增强,与HCC(至少在动脉期)的强化方式完全不同[75]。外周纤维化的延迟增强与HCC的包膜延迟增强相似。平扫和动态增强图像上的表现证实RN不存在信号紊乱(T1低信号和T2高信号)和动脉期增强,否则可能提示为HCC。RN很少表现为T1高信号或T2低信号[76,77],仅在两种情况下表现为T2高信号:①RN存在于慢性布加综合征;②梗死性RN[78,79]。

DN被定义为组织学非典型的肝细胞簇,其大小至少为1cm,不符合恶性肿瘤的组织学标准[80]。观察到的肝硬化DN的发病率为14%~37%[81,82]。DN具有较大的变异性,与正常肝实质MRI影像学表现共性较少,DN T1信号由低到高变化,T2信号较低(与肝脏相比)(图2.34)。糖原和(或)铜的顺磁效应解释了T1高信号。T2低信号(至少偶尔可归因于铁含量)几乎总是存在。尽管有不配对的动脉(不属于门管区的一部分),但DN通常与正常肝组织增强相匹配,并且在动脉期不强化(富血供前)。在平扫T1高信号的情况下,

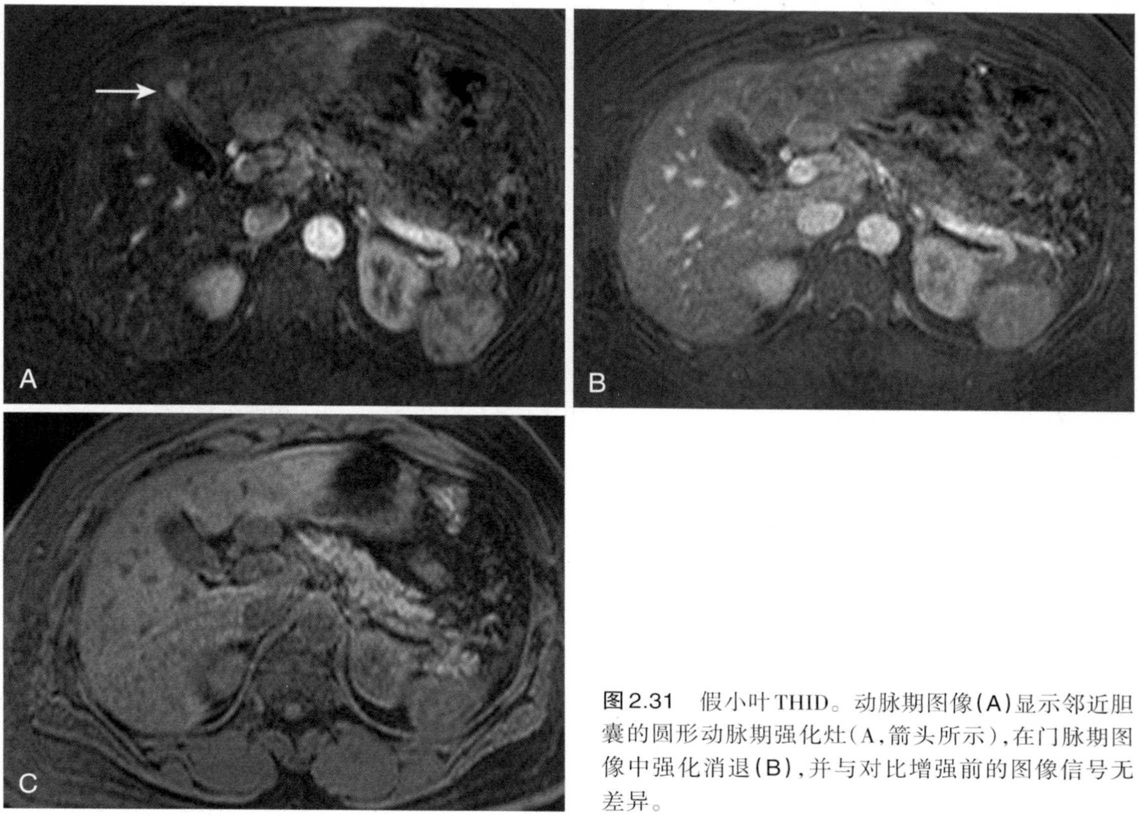

图2.31　假小叶THID。动脉期图像(A)显示邻近胆囊的圆形动脉期强化灶(A,箭头所示),在门脉期图像中强化消退(B),并与对比增强前的图像信号无差异。

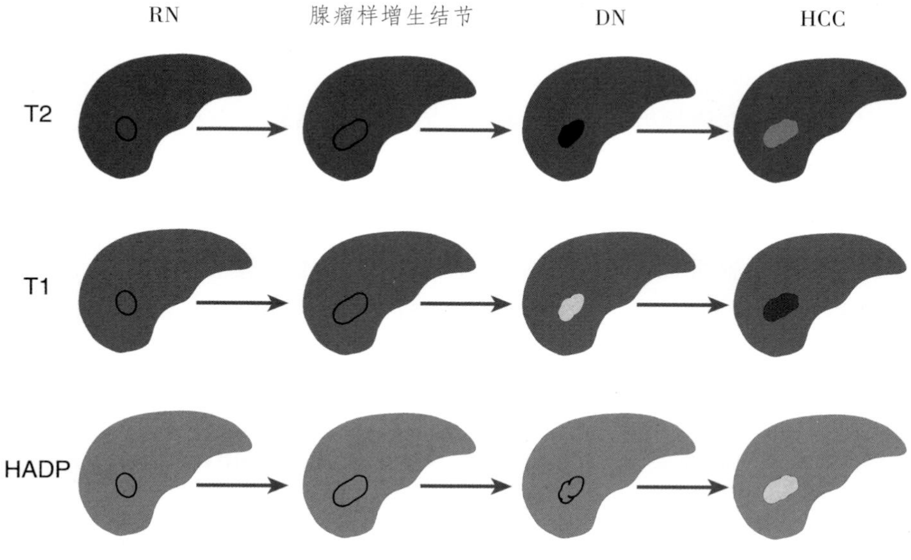

图2.32　HCC的发病机制。

增强与否难以察觉,减影图像去除内在高信号,并显示参照基线的变化(如增强)。

富血供前病变随着进一步去分化变得具有预见性,而DN通常表现为动脉期增强而

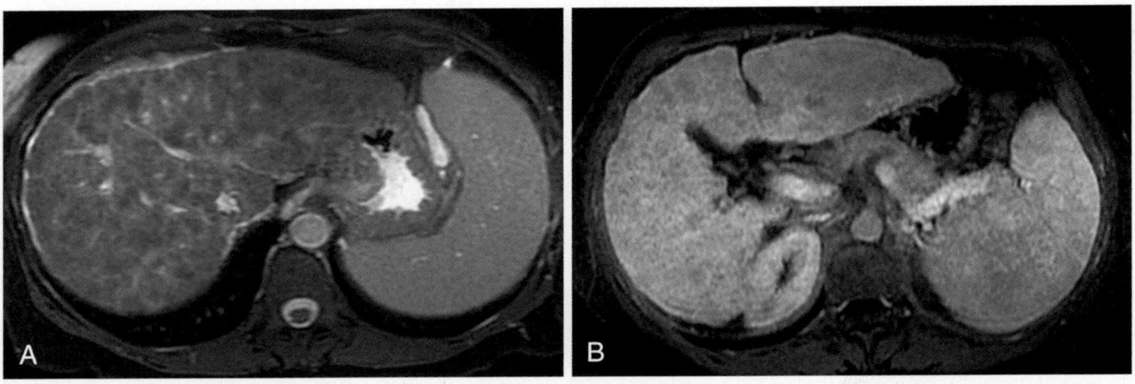

图2.33 RN周围纤维化。(A)在中度T2加权图像中，明显肝硬化的肝实质内可见大量结节岛被高信号的桥接带包绕，这是RN伴间隔网状纤维化的典型表现。(B)相对低信号的结节被周围延迟强化的纤维带包绕呈蜂窝状。

后消退（在延迟期图像上与肝等信号）。从概念上讲，这种增强模式区分了高级别DN和低级别DN（尽管实际上34%的高级别和4%的低级别DN显示动脉期增强[83]）。高级别DN的信号特征也不尽相同，一般T2加权图像呈等信号，T1加权图像呈等至低信号。

高级DN的影像学特征与HCC有一定的重叠。几个特征促使我们考虑HCC而非DN。T2高信号不是DN的特征，至少2/3的HCC表现为T2高信号[84]。动脉期增强后的廓清也有利于HCC而不是DN的诊断。最后，延迟强化包膜的出现也有利于优先考虑诊断HCC。对病变大小的考虑也影响到对这些病变的处理，因为超过95%的DN直径<2cm。病灶直径≥2cm或病灶生长至直径>1cm，应考虑消融和HCC的诊断。

DN去分化的最早明确迹象是“结节中结节”现象，这也提示其（通常是侵袭性的）行为。“结节中结节”表现为在一个T2低信号的DN内存在一个T2高信号（对应于HCC）的结节灶（图2.35）。相关的HCC增强特征增加了诊断的确信度。

HCC

到目前为止，上述探讨都是作为HCC专题的序言。HCC（或肝细胞恶性肿瘤）是最常见的原发性肝脏恶性肿瘤，尽管继发性恶性肿瘤（转移）的数量超过了HCC。在慢性乙型肝炎（HBV）、丙型肝炎（HCV）或酗酒的情况下，大多数病例在肝硬化的基础上沿上述去分化途径演变。由于未经治疗的HCC长期生存率不佳（5年生存率<5%[85]），在适当的高危人群中进行监测、及时诊断和制订治疗计划至关重要。美国肝病研究学会（AASLD）建议对肝硬化患者每6个月进行一次超声筛查，但许多患者因各种原因（包括超声检查发现直径>1cm的病灶）[86]接受MRI检查。考虑到HCC倍增时间为2~3个月[87]，随着病变直径的增加（>1.5cm），MRI检出率几乎高达100%[88]。MRI筛查似乎令人信服，尽管高病变检出率必须权衡较高的成本、假阳性率（在最近的一项研究中，54例患者的发病率为30%[89]）及注射对比剂的潜在不良影响。

为了早期发现和治疗HCC，筛查慢性肝

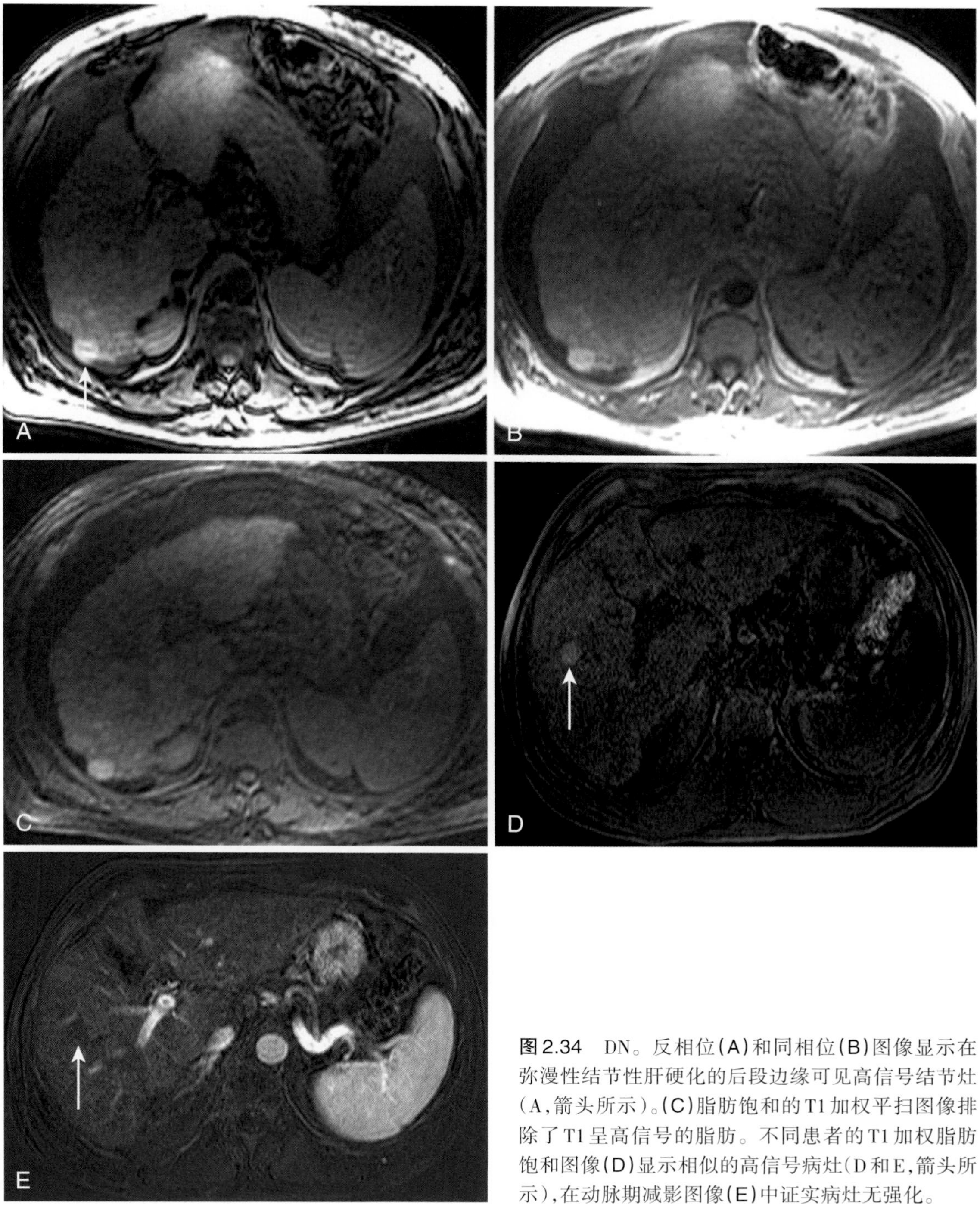

图 2.34　DN。反相位(A)和同相位(B)图像显示在弥漫性结节性肝硬化的后段边缘可见高信号结节灶(A,箭头所示)。(C)脂肪饱和的T1加权平扫图像排除了T1呈高信号的脂肪。不同患者的T1加权脂肪饱和图像(D)显示相似的高信号病灶(D和E,箭头所示),在动脉期减影图像(E)中证实病灶无强化。

病高危患者依据米兰标准执行——管理肝癌肝移植普遍采用的规则:

- 单个肿瘤直径≤5cm,或不超过3个且每个肿瘤直径≤3cm。
- 无肝外受累。
- 无主要血管受累。

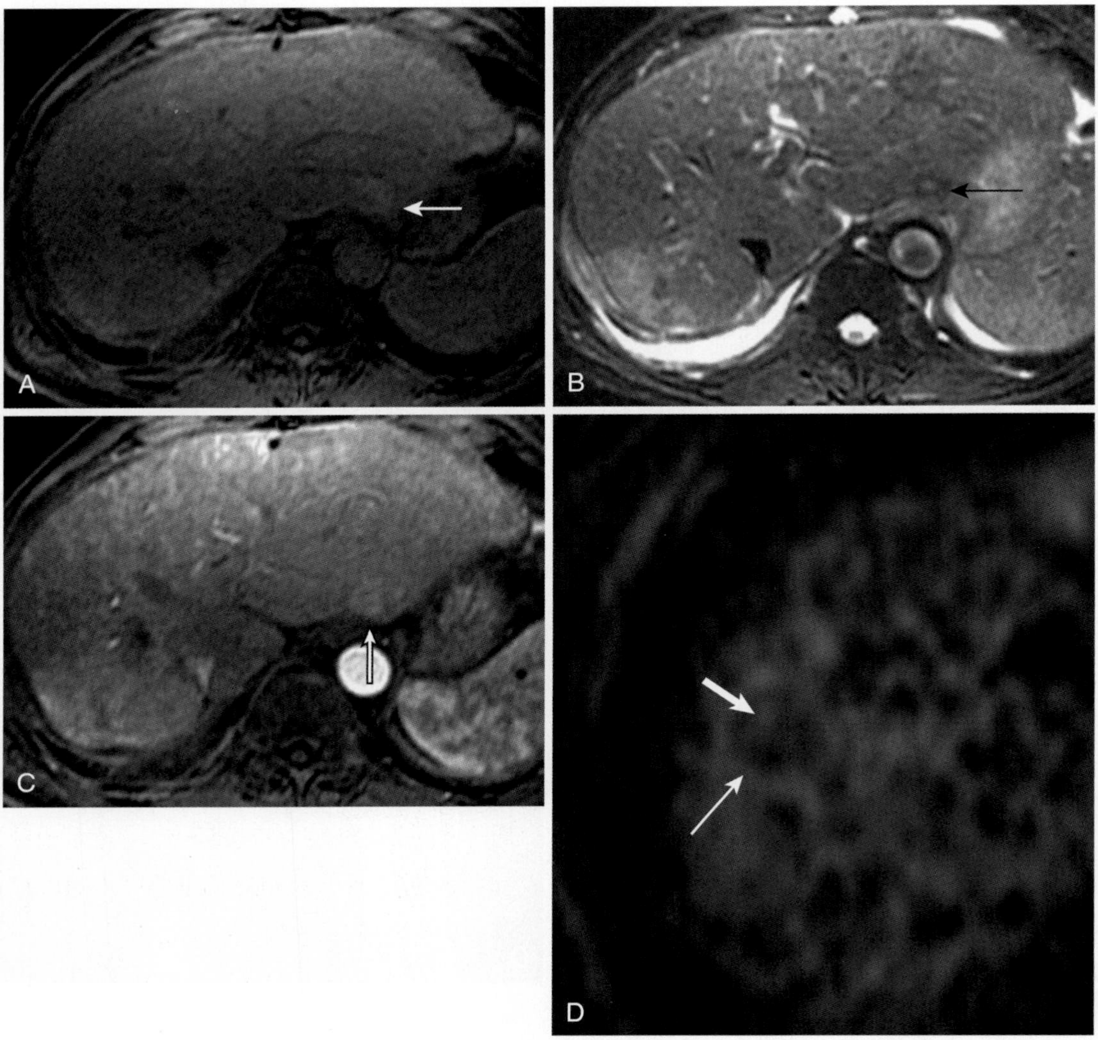

图2.35　结节中结节。轴位脂肪抑制T1加权平扫图像(A)显示肝硬化患者肝外侧段一高信号病灶(箭头所示)，表现为DN特征，在中度T2加权图像(B)呈低信号(箭头所示)，病灶内见点状高信号。(C)动脉期图像显示相应的边界不清的中央强化(箭头所示)，为可疑HCC。(D)在另一严重肝硬化患者中，放大的轴位中度T2加权图像显示一低信号为主的结节(细箭头所示)和病灶内高信号(粗箭头所示)，证实了早期HCC结节中结节的表现。

米兰标准基于研究显示，根据肿瘤-淋巴结-转移(TNM)分期系统，将肝移植条件限制于早期HCC患者(T1和T2期肿瘤)时，其生存率提高(表2.6)。

描述HCC生长的3种主要模式为孤立型、多灶或结节型和弥漫型(“肝硬化样”，图2.36)。目前，孤立型占50%以上，结节型次之，弥漫型约占10%[90]。质软、肉质型HCC具有出血和坏死倾向，并且细胞质中的脂肪和糖原水平升高有时也会影响这些病变的MRI表现(图2.37)。宿主对HCC的反应表现为炎症细胞、间质细胞及胆管构成的假包膜试图包裹病灶和(或)减少周围肝实质受压(图2.38)[91]。尽管恶性血管生成的是不成对的动脉(HCC的主要血液供应)，但肝静脉和门静脉在病灶周围的增生为肿瘤的转移和扩散提供了途径。

表2.6 HCC的TNM分期

分期	肿瘤(T)	结节(N)	转移(M)
Ⅰ	T1	N0	M0
Ⅱ	T2	N0	M0
ⅢA	T3	N0	M0
ⅢB	T1	N1	M0
	T2	N1	M0
	T3	N1	M0
ⅣA	T4	任何一项	M0
ⅣB	任何一项	任何一项	M1
不存在区域淋巴结肿大	存在区域淋巴结肿大	不存在远处转移	存在远处转移
T1	**T2**	**T3**	**T4**
单个肿瘤直径≤2cm，且无血管侵犯	单个肿瘤直径≤2cm，且存在血管侵犯	单个肿瘤直径>2cm，且存在血管侵犯	一个以上肝叶存在多个肿瘤
	多个肿瘤局限于一个肝叶，且均直径≤2cm，不存在血管侵犯	多个肿瘤局限于一个肝叶，且直径均≤2cm，存在血管侵犯	肿瘤累及门静脉主干或肝静脉分支
	单个肿瘤直径>2cm，且不存在血管侵犯	多个肿瘤局限于一个肝叶，且任一肿瘤直径>2cm，伴或不伴血管侵犯	

尽管尚不完善，但典型HCC MRI特征表现（T2高信号、不均质的富血供和廓清）适用于大多数病变（见图2.37和图2.38）。假包膜的延迟强化并不一定显示（常见于较大的病灶），但有利于进一步明确诊断（图2.38和图2.39）。门静脉或肝静脉侵犯（在其他肿瘤中很少见）也有助于HCC诊断。进一步提高诊断可信度的辅助因素包括AFP升高、肝硬化和HBV感染（即使没有肝硬化）。

随着病灶体积的增大，HCC的影像学特征表现更加典型。直径<2cm的HCC在动脉期通常强化更均匀，10%~15%的HCC与动脉-门静脉分流相似，在增强前和延迟期图像上表现相对不明显（图2.40）[92]（如前所述，大多数HCC在T1加权图像上呈低信号，在T2加权图像上呈高信号）。事实上，尽管动脉期强化是HCC的必要条件，但在动脉血流开始增加之前，门静脉血流开始减少，导致动脉期和门脉期图像中的相对低信号[93]。随着病灶体积的增大和去分化，较大的肝血窦间隙增强了动脉期的斑片状强化，其内伴有轻度或无强化的坏死、出血和（或）脂肪灶（图2.41）。灶周水肿和紊乱强化（一过性强化灶或乏血管区）反映了血管受侵犯，通常对应于被肿块侵犯的血管所支配的区域（即HCC侵犯邻近血管是引起灶周紊乱强化的源头）。

HCC侵犯门静脉的概率高于肝静脉[94]。血管受侵提示预后较差和转移扩散的可能性更高。无血管受侵有助于预测手术切除的成功率，前提是无肝外转移、具有一定的基础肝功能和残余肝脏的大小。有时，血管受侵还提示潜在的隐匿性HCC。与良性血栓不同，癌栓可见强化表现，这在减影图像中最容易被识别（图2.42）。

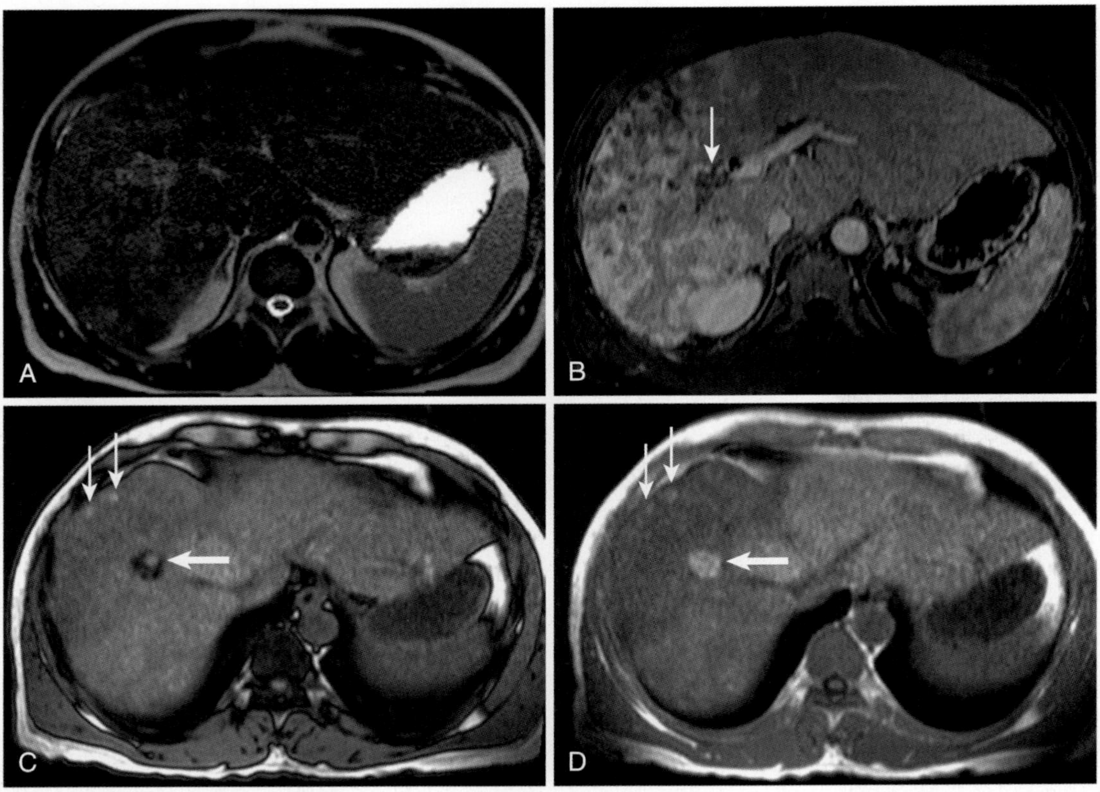

图2.36 伴门静脉血栓形成的感染性HCC。T2重加权(A)和动脉期(B)图像显示结节性高信号,整个后段增强,右门静脉有血栓(B,箭头所示)。异相(C)和同相(D)图像显示点状高信号出血灶(细箭头所示)和显微镜下脂肪的大病灶(粗箭头所示)。

DWI对HCC的诊断具有较高的敏感性和特异性(分别高于90%和80%),由于细胞密集和弥散受限(及固有T2高信号)而表现为高信号。对于富血供的一过性肝实质信号差异灶,DWI具有特异性(在DWI上呈等信号),并且能够为少血供型HCC提供辅助诊断信息(在小病灶中占17%[97])。

肝外转移部位包括淋巴结、肺、骨骼、肾上腺和腹膜/网膜[98]。除血管侵犯外,肝外受累(>Ⅱ期)也是手术治疗和肝移植的禁忌。区域淋巴结肿大不易确定,肝脏炎症(在该人群中普遍存在)和转移性扩散引起区域淋巴结肿大。最常见的转移性淋巴结分布包括腹腔周围、肝门、主动脉旁、门腔静脉、胰周、主动脉腔静脉和腔静脉后淋巴结(图2.43)。

富血供性转移和其他肝硬化相关病变的鉴别诊断是重点。尽管单独评估时,两者影像学特征重叠非常紧密,但使用常规方法,外源性因素可区分富血供性转移和HCC。肝硬化预示HCC的可能性高于富血供性转移的原因有两个:①肝硬化者易发生HCC;②转移很少扩散到肝硬化的肝脏。AFP升高且未发现原发性恶性肿瘤进一步增强了诊断信心。转移性病灶强化方式类似于HCC,即均匀强化、环状强化和不均匀强化。肝硬化肝内的其他富血供性病变包括常见

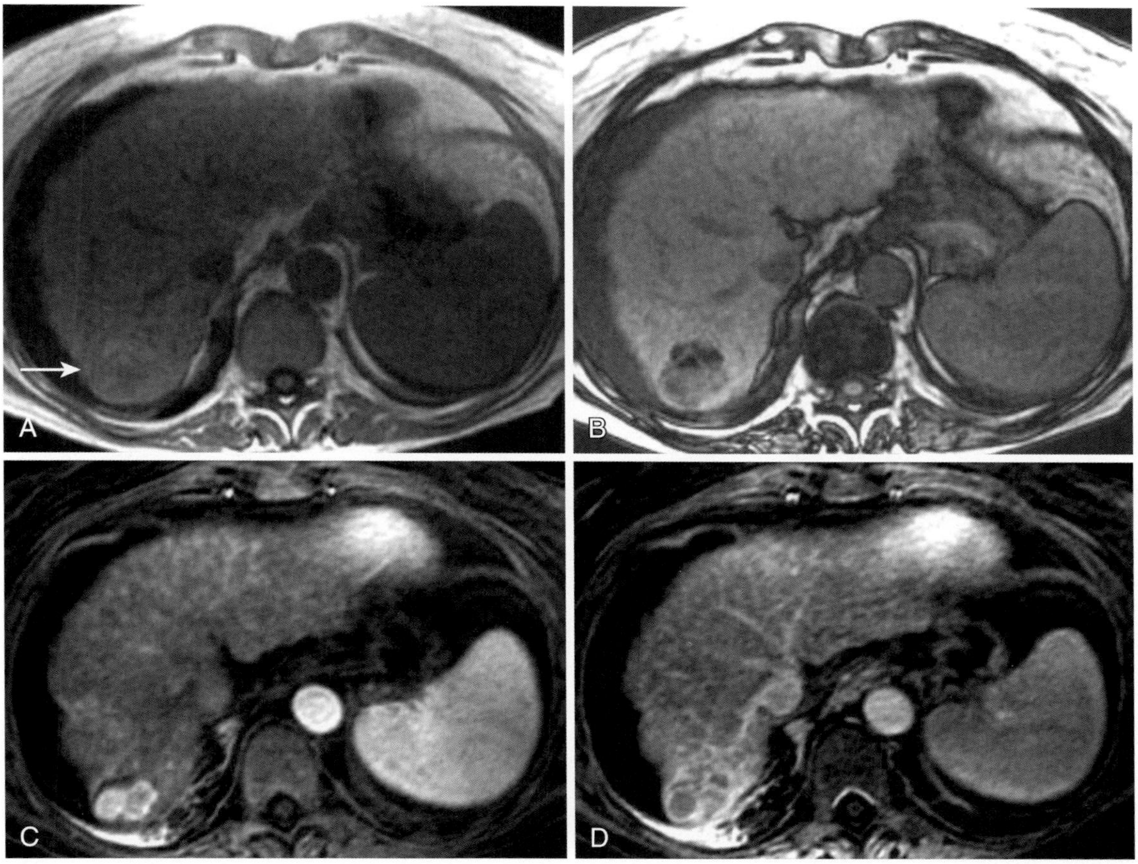

图2.37　HCC伴有镜下脂肪。结节性硬化肝的同相位图像(A)显示肝后轮廓膨隆处不均质的病灶(A,箭头所示),呈轻微高信号,在反相位图像(B)中信号下降。HCC特征性表现为动脉期显著强化(C),随后是延迟期廓清表现(D)和包膜的延迟强化。

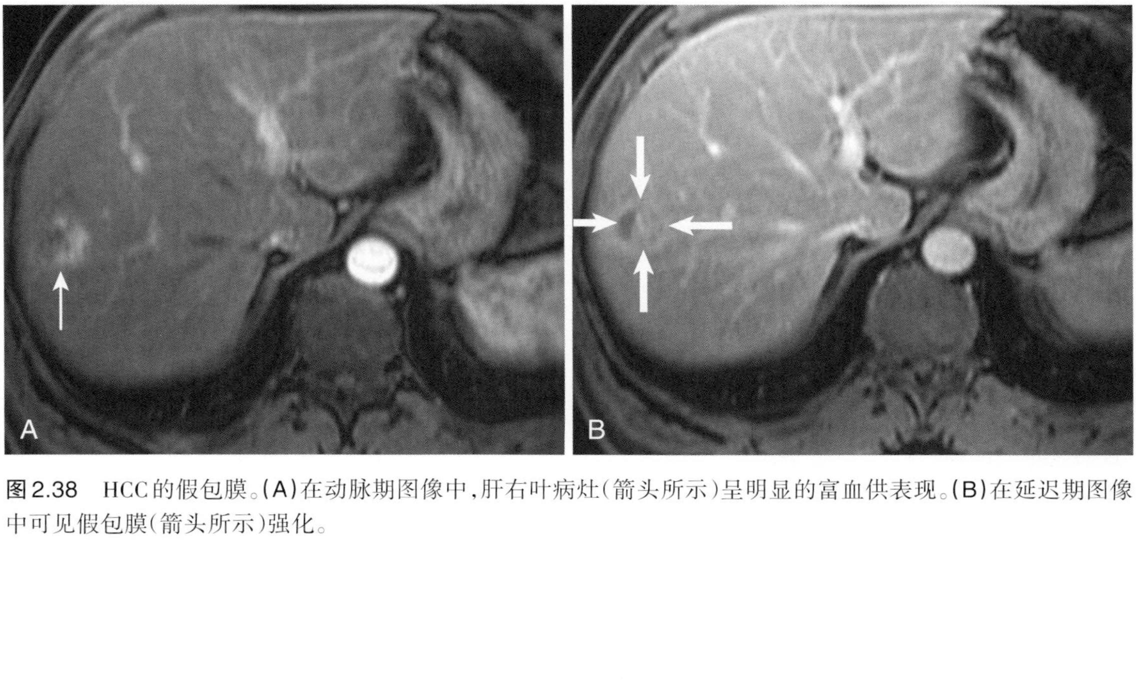

图2.38　HCC的假包膜。(A)在动脉期图像中,肝右叶病灶(箭头所示)呈明显的富血供表现。(B)在延迟期图像中可见假包膜(箭头所示)强化。

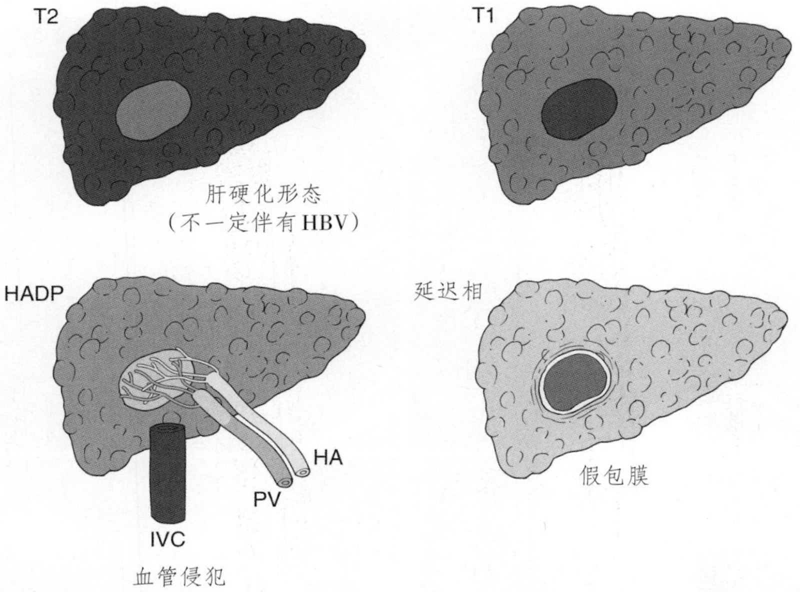

图2.39 HCC示意图。HA，肝动脉；HADP，肝动脉优势期；HBV，乙型肝炎病毒；IVC，下腔静脉；PV，门静脉。

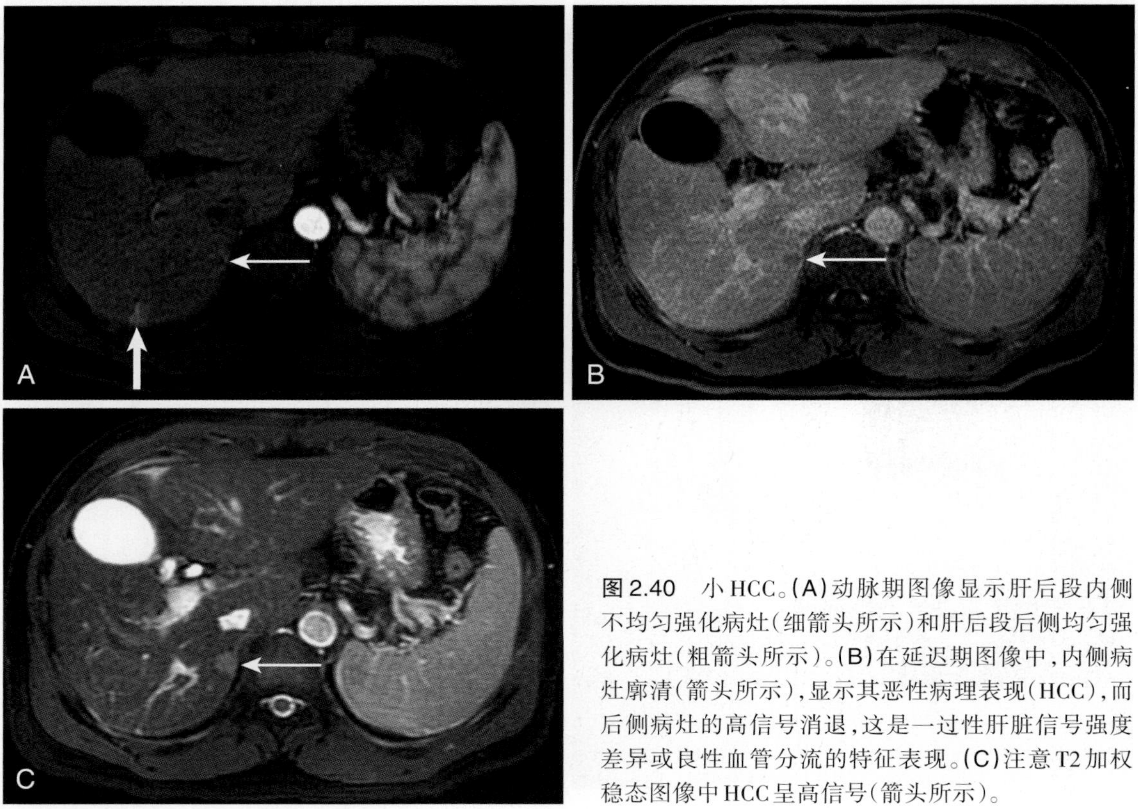

图2.40 小HCC。(A)动脉期图像显示肝后段内侧不均匀强化病灶（细箭头所示）和肝后段后侧均匀强化病灶（粗箭头所示）。(B)在延迟期图像中，内侧病灶廓清（箭头所示），显示其恶性病理表现（HCC），而后侧病灶的高信号消退，这是一过性肝脏信号强度差异或良性血管分流的特征表现。(C)注意T2加权稳态图像中HCC呈高信号（箭头所示）。

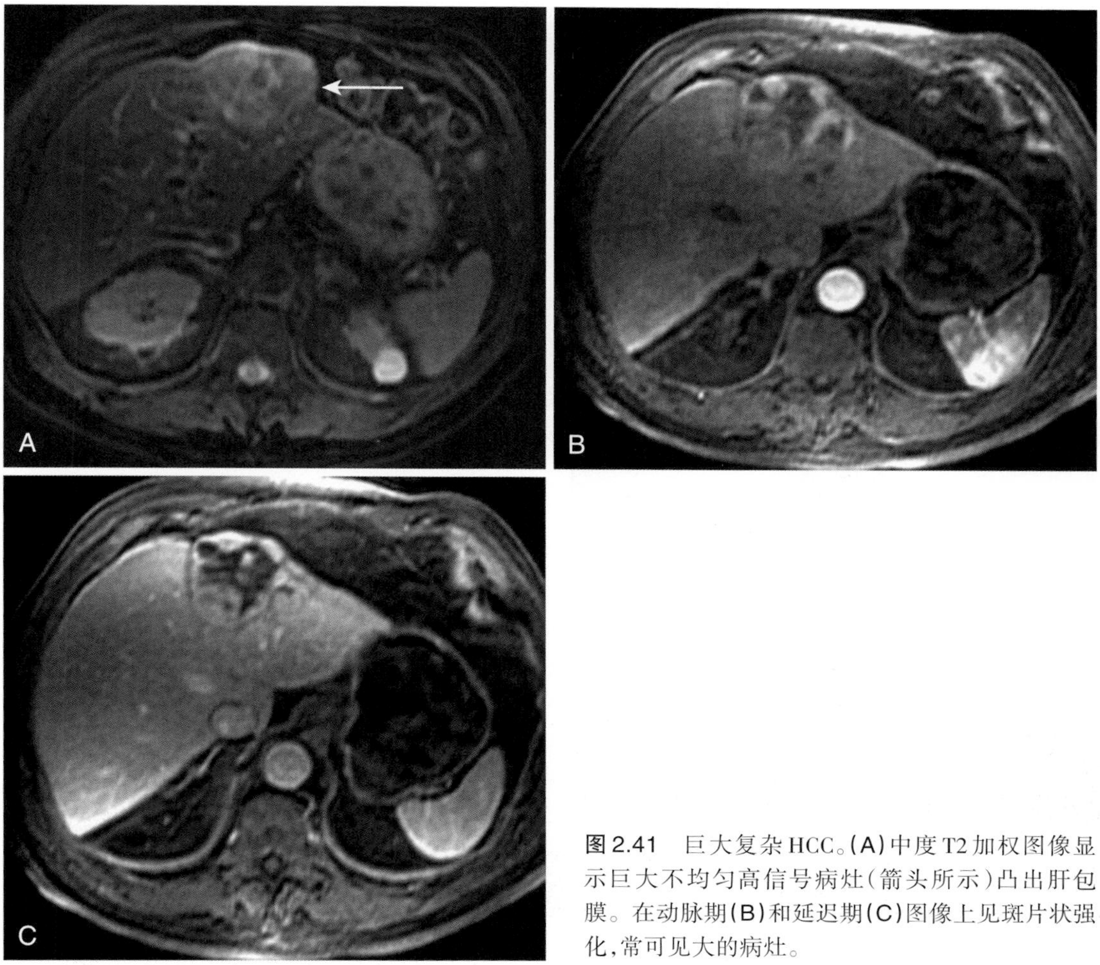

图2.41 巨大复杂HCC。(A)中度T2加权图像显示巨大不均匀高信号病灶(箭头所示)凸出肝包膜。在动脉期(B)和延迟期(C)图像上见斑片状强化,常可见大的病灶。

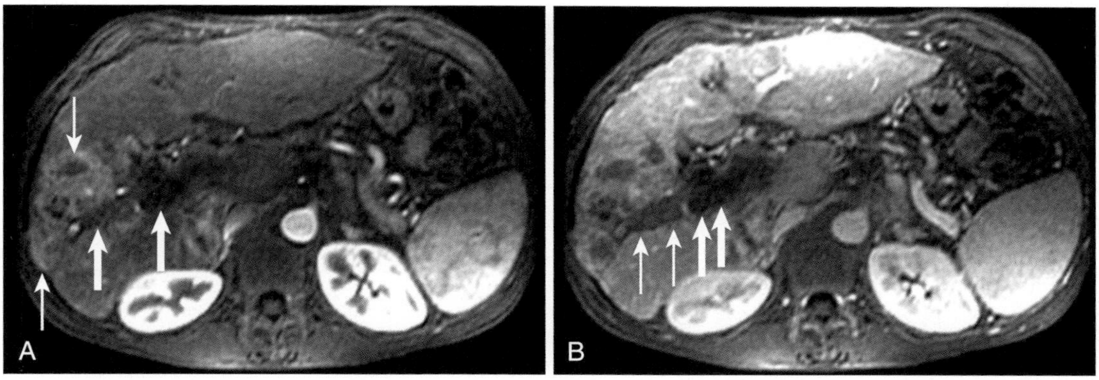

图2.42 HCC伴癌栓。(A)动脉期图像显示浸润性富血供病灶(细箭头所示)伴门静脉栓塞(粗箭头所示)。(B)门脉期图像显示病灶廓清,并展示了癌栓(细箭头所示)与良性血栓(粗箭头所示)之间的差异,前者信号强度及强化程度相对更强。

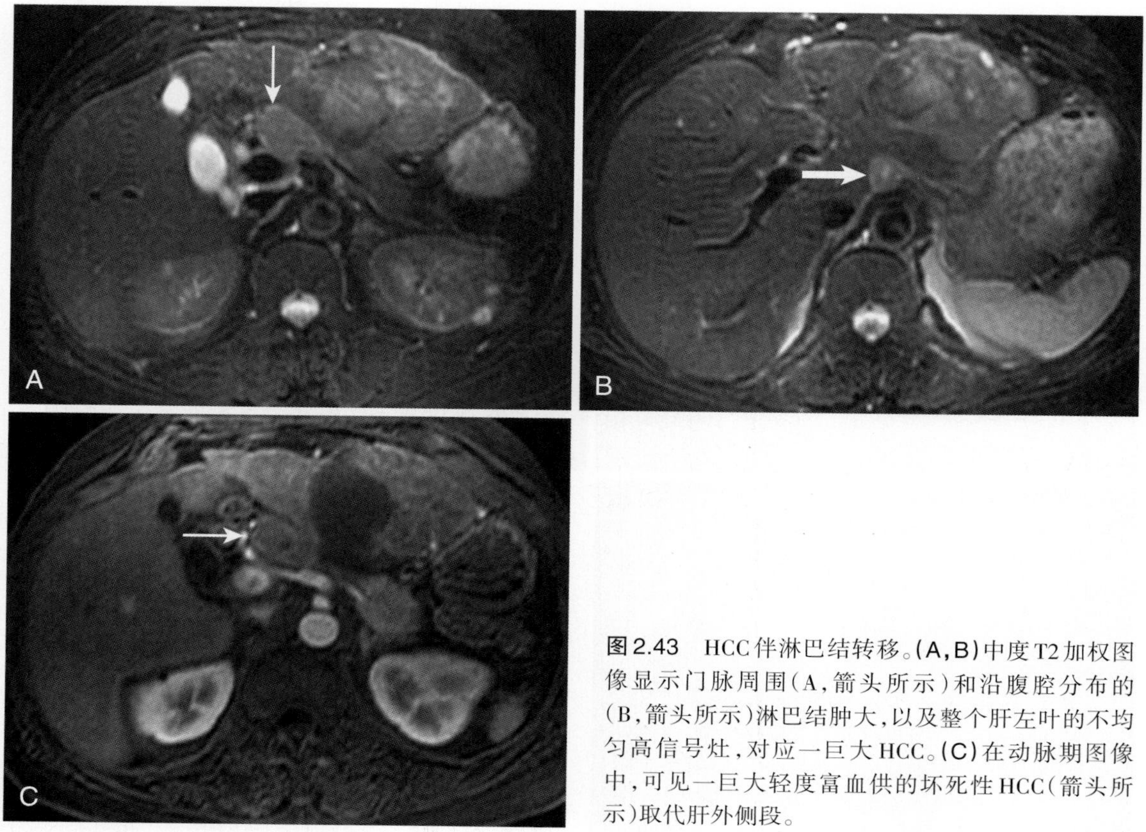

图2.43　HCC伴淋巴结转移。(A,B)中度T2加权图像显示门脉周围(A,箭头所示)和沿腹腔分布的(B,箭头所示)淋巴结肿大,以及整个肝左叶的不均匀高信号灶,对应一巨大HCC。(C)在动脉期图像中,可见一巨大轻度富血供的坏死性HCC(箭头所示)取代肝外侧段。

的一过性强化及少数富血供性不典型增生结节。局灶性结节增生和快速增强的血管瘤在延迟期的表现(分别呈消退或持续性高信号),可与HCC相鉴别。

尽管诊断准确率高,但对一些有争议的病例仍需要采用一致的管理方法。我们机构近期的工作验证了采用肝脏影像报告和数据系统(LI-RADS)形式的标准化诊断系统的诊断一致性,以及报告结果在指导决策中准确性的提高[99]。最新的LI-RADS系统(2014版LI-RADS)将大量影像学结果(表现)整合到算法决策树中,以协助将病变分类到适当的HCC可能性类别中(表2.7)[100]。LI-RADS系统依靠“主要征象”(动脉期明显强化、廓清表现、包膜表现和阈值增长)来提示发生HCC的可能性高。“辅助征象”有助于提高或降低诊断HCC的可能性。该方案的目的是通过开发一个综合系统,来阐述和报告HCC高危患者的肝脏CT和MRI检查,从而提高HCC影像学诊断的标准化[101]。严格来说,LI-RADS仅适

表2.7　2014版LI-RADS分类

分类	定义
LR-1	明确的良性病变
LR-2	良性病变可能性大
LR-3	中度可能性是HCC
LR-4	HCC可能性大
LR-5	明确的HCC
LR-5v	明确的HCC伴血管侵犯
LR-M	非HCC恶性肿瘤可能
LR-治疗	治疗后病变

用于有HCC风险的患者(慢性肝病、慢性病毒性肝炎等)。LI-RADS还整合了AASLD和器官获取和移植网络(OPTN)中可能不一致的建议。此外,在同一时间或前后进行的不同影像学检查[CT和(或)MRI]所获得的结果可以结合起来优化病变分类[102]。

纤维板层型肝癌

纤维板层型肝癌(FLC)是一种特殊类型的HCC,好发于健康的年轻患者,其发病率不到10%,甚至仅占HCC总数的1%[103]。该病变因镜下表现为癌细胞由板层状排列的纤维带分隔开而得名。FLC在人口统计学、生化和血清学特征方面与HCC完全相反:①无肝硬化基础或慢性肝炎病史;②患者较年轻(中位年龄为25岁,而HCC为66岁)[104,105];③AFP正常(至少90%的情况下)[106,107]。

FLC的典型MRI表现为巨大(平均大小约13cm)[108,109]分叶状、轻度T1低信号、轻度T2高信号的不均匀富血供肿块,伴有均匀低信号的无强化中央瘢痕(图2.44)。随着时间的推移,早期的不均匀强化趋于均匀,并与正常的肝实质信号相似或稍有下降[110]。主要的鉴别诊断包括HCC、FNH和肝腺瘤。无肝硬化和慢性肝病并伴有中央瘢痕者主要考虑FLC,但由于HCC的发病率更高,因此,其在鉴别诊断中仍占重要地位。尽管中央瘢痕和富血供性容易让人想到FNH,但中央瘢痕的不均匀强化、未增强图像中的信号改变以及特征差异均不指向FNH。FLC的中央瘢痕在T1和T2加权图像中均表现为低信号,并且通常即使在延迟期也无强化表现。FLC和腺瘤具有富血供和不均匀强化的共同特征。腺瘤在非增强图像中的可见成分主要为脂肪和(或)出血,这两者在FLC中均不常见(事实上从未报道过瘤内脂肪)。

富血供性转移

转移是肝脏最常见的恶性病变(比原发性肝肿瘤高18~40倍[111,112]),而肝脏是继淋巴结转移的第二人体最常见转移部位(11.1%)[113]。多种扩散途径提供了肿瘤栓子进入肝脏的途径:肝动脉、门静脉、淋巴管和腹水。无论是富血供转移灶还是弱血供转移灶,均由动脉供血。富血供转移来源于富血供的原发肿瘤,如肾细胞癌、胰岛细胞/神经内分泌肿瘤、甲状腺癌、类癌和黑色素瘤(主要是眼部肿瘤,而非皮肤肿瘤)(表2.8)。

转移瘤的发现对治疗过程、预后对治疗效果有潜在决定作用。10%的转移瘤是单发的,而高达70%的转移瘤侵犯两个肝叶。病变大小不等反映了不同的生长时间和栓子的运行情况。富血供转移灶表现为与胰腺一样的典型显著强化,而强化模式各不相同(图2.45)。较小的病灶强化较为均匀,随病灶增大,强化趋于不均。无论富血供还是弱血供,转移瘤通常表现为边缘环形强化[115,116]。随着间质内对比剂的逐渐灌注,动脉期强化的延迟反转表现为周围廓清,呈外周环形低信号,中央相对高信号[117]。这些增强特征反映了肿瘤在外周诱导血管生成的能力。当肿瘤供血不足时,中央相对乏血供最终使中央趋于纤维化和(或)坏死。

非增强图像上转移瘤的信号强度有所不同,但基本表现为T1低信号、T2高信号的形式,反映了与肝实质相比,病灶内的含水量增加。在T1和T2加权图像上,这种同心圆变化的模式分别表现为“甜甜圈”征和“灯泡”征[118]。这

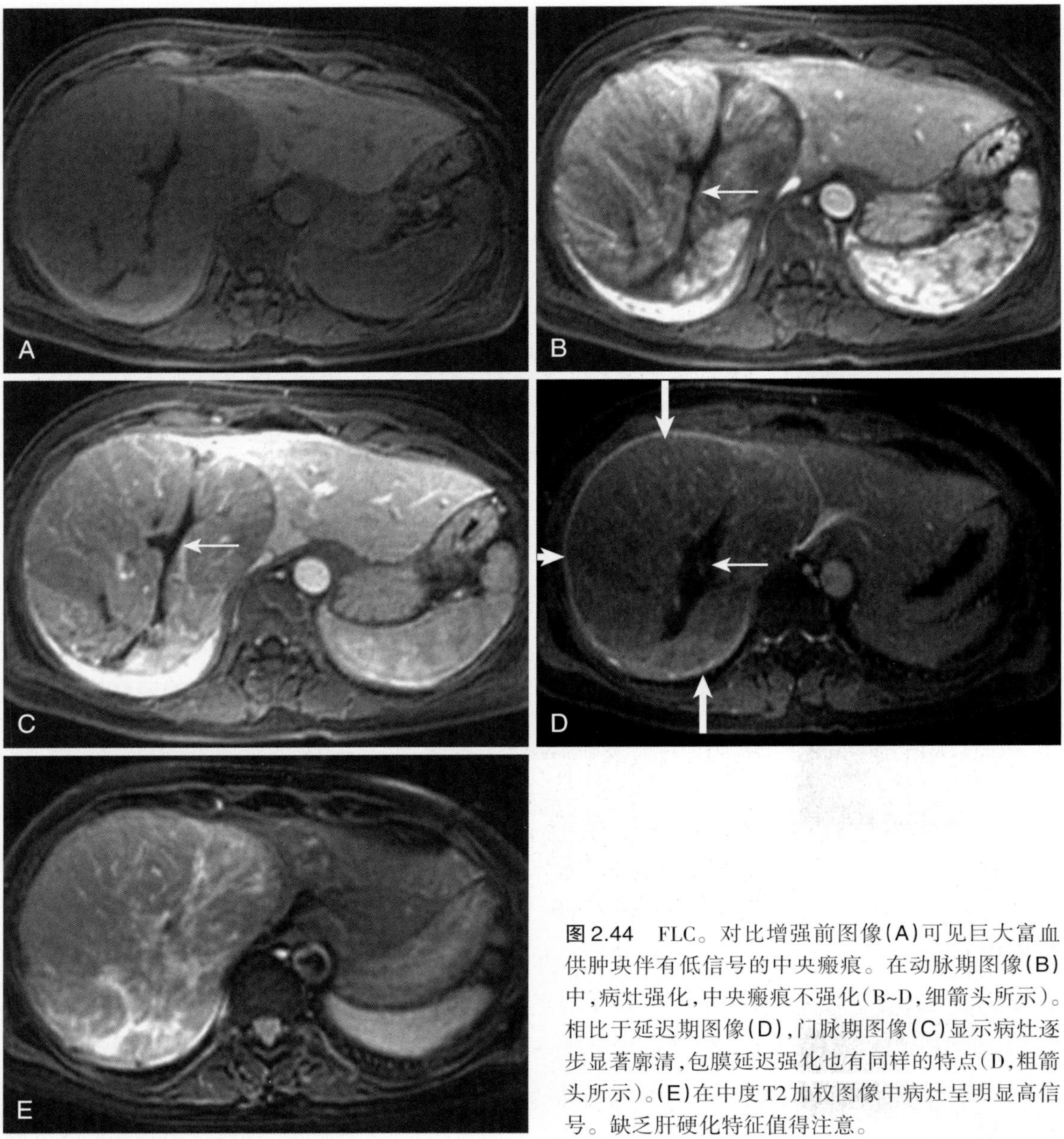

图2.44 FLC。对比增强前图像(A)可见巨大富血供肿块伴有低信号的中央瘢痕。在动脉期图像(B)中,病灶强化,中央瘢痕不强化(B~D,细箭头所示)。相比于延迟期图像(D),门脉期图像(C)显示病灶逐步显著廓清,包膜延迟强化也有同样的特点(D,粗箭头所示)。(E)在中度T2加权图像中病灶呈明显高信号。缺乏肝硬化特征值得注意。

些征象本质上与脉冲序列相互对应:"甜甜圈"征=环形轻度T1低信号围绕中央明显的低信号;"灯泡"征=环形轻度T2高信号围绕中央明显的高信号(图2.46)。这些征象反映了存活肿瘤包裹中央坏死核心的概念。

转移灶信号模式发生偏差有多种原因。然而,良性病变(如囊肿和血管瘤)与恶性病变(如转移瘤和HCC)之间的T2信号值并不重叠,总的来说,一些富血供的转移灶表现为显著高信号。富血供、间质含水量增加、血管湖和扩张的血管间隙(及黏蛋白,如结直肠转移瘤,通常为乏血供)使病灶在T2加权图像中呈更明显的高信号,但囊性病变(包括血管瘤)仍呈相对低信号[119]。与血管瘤和囊肿

表2.8 肝转移瘤分类方案

富血供性转移	乏血供性转移
肾细胞癌	结肠癌
神经内分泌肿瘤	肺癌
类癌	前列腺癌
甲状腺癌	胃癌
葡萄膜黑色素瘤	移行细胞癌
绒毛膜癌	小肠腺癌
肉瘤	乳腺癌(常见)
乳腺癌(偶发)	卵巢癌(常见)
卵巢癌(偶发)	胰腺癌(常见)
胰腺癌(偶发)	

相比,重T2加权图像可确认转移灶信号相对下降。

T2低信号不常见,通常伴随T1高信号,提示出血或黑色素。在脂肪抑制图像上仍维持T1高信号可排除脂肪成分,并可确定为顺磁性物质——血液或黑色素。在没有眼部黑色素瘤病史的情况下,T1高信号最有可能代表出血,最常见于肾癌、黑色素瘤、乳腺癌和绒毛膜癌在血管富集区域的转移灶(以及肺癌、胰腺癌、胃癌、前列腺癌和结肠癌的弱血供病变)。黑色素瘤转移灶含有数量不等的黑色素,可缩短T1弛豫时间,延长T2弛豫时间,从而分别促进T1高信号和T2低信号。黑色素含量增加相当于提高T1信号和降低T2信号[120]。

肝胆期成像在转移灶的检测和定性诊断中起着重要作用。肝胆期弥补了其他脉冲序列的潜在局限性(如动脉期时相把握不佳、DWI图像质量差等)。在强化的高信号肝脏

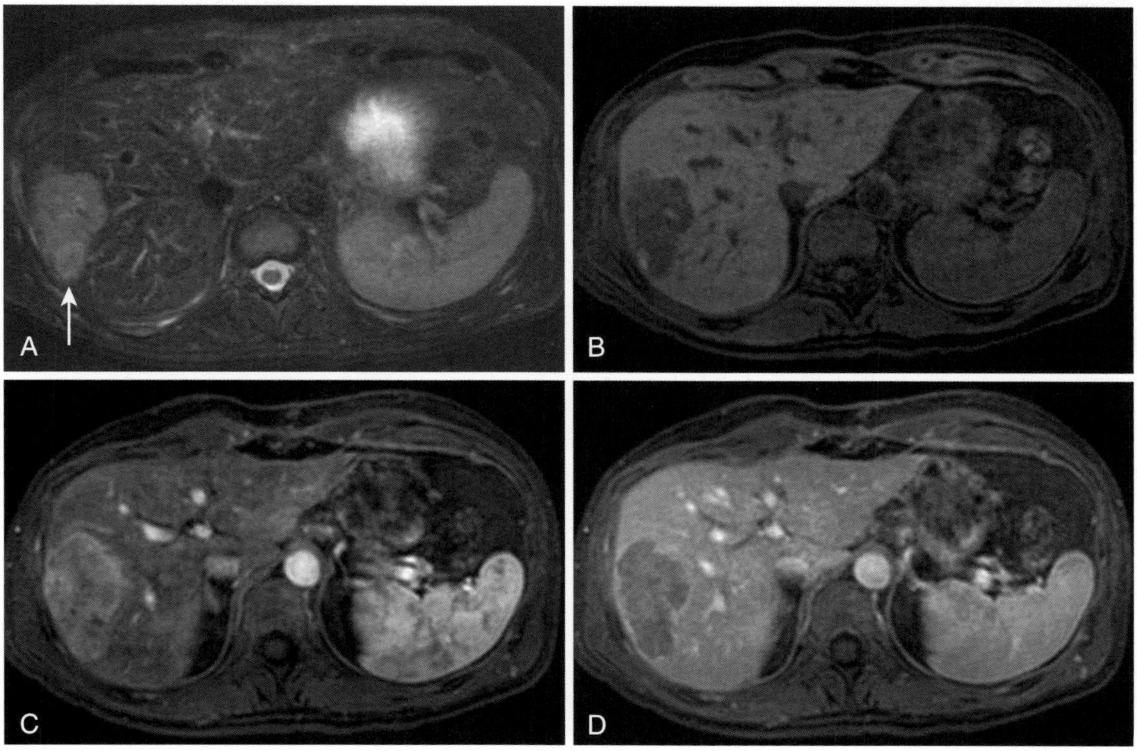

图2.45 富血供性转移。中度T2加权图像(A)显示肝右叶高信号的葡萄膜黑色素瘤转移灶(A,箭头所示),在相应的增强前T1加权图像(B)中表现为低信号,在动脉期图像(C)中表现为显著强化,在延迟期图像(D)中廓清。

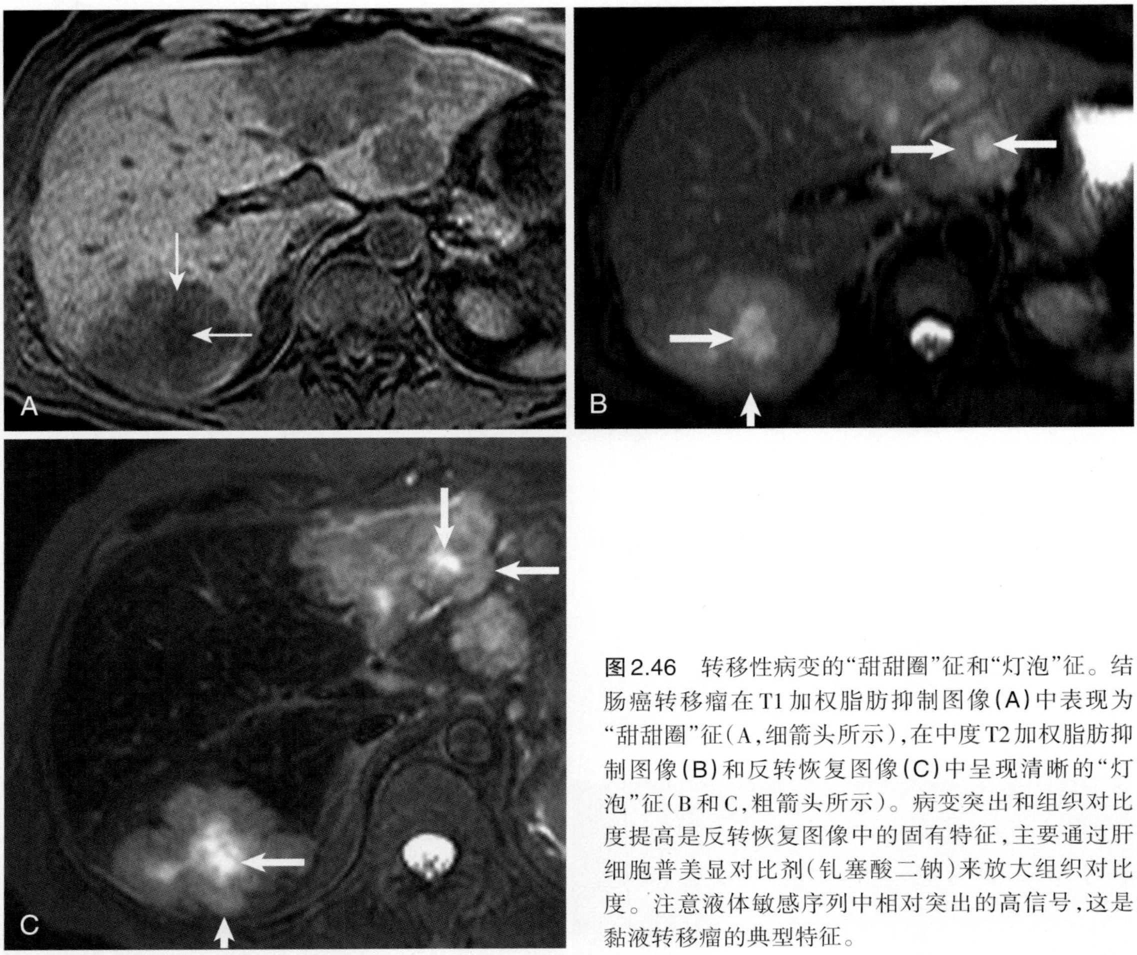

图2.46 转移性病变的“甜甜圈”征和“灯泡”征。结肠癌转移瘤在T1加权脂肪抑制图像(**A**)中表现为“甜甜圈”征(A,细箭头所示),在中度T2加权脂肪抑制图像(**B**)和反转恢复图像(**C**)中呈现清晰的“灯泡”征(B和C,粗箭头所示)。病变突出和组织对比度提高是反转恢复图像中的固有特征,主要通过肝细胞普美显对比剂(钆塞酸二钠)来放大组织对比度。注意液体敏感序列中相对突出的高信号,这是黏液转移瘤的典型特征。

背景下,非肝细胞来源的转移灶呈低信号。然而,肝胆期低信号是非特异性的,其他脉冲序列有助于确定病因。此外,很少有证据支持肝胆期成像应用于转移瘤的诊断,特别是细胞外对比剂和GCA之间的对比[121]。

DWI在转移灶诊断中也起着至关重要的作用,为转移灶检测提供了高敏感性和特异性,其检出率高达90%以上[122]。但考虑到ADC值略低和相应的DWI高信号,与乏血供病灶相比,其检测敏感性略低[123]。

富血供转移瘤的影像学特征与(多灶性)HCC、多发性肝腺瘤和(或)FNH最为接近。就这些病变而言,HCC和富血供转移瘤通常难以区分,病变多样性、无慢性肝病、AFP正常及原发性肝外恶性肿瘤病史支持转移性疾病的诊断。非脂质成分的T1高信号并不能提供较多信息,HCC和转移瘤合并的出血与黑色素难以区分。T1高信号的脂质成分通常支持HCC,含脂转移瘤(如转移性脂肪肉瘤)非常罕见。血管侵犯可用于诊断HCC,并排除肝外恶性肿瘤。尽管肝腺瘤也是富血供的,但其通常表现为信号消退(而非廓清),并且常包含脂质和(或)出血,主要影响特定患者群体。FNH的富血供表现往往超过转移瘤的强化程度,呈相对均匀强化,并且在非增强图像中不显示。中央瘢痕和肝胆期高信号也有助于鉴别FNH和富血供转移瘤。

在没有已知原发性恶性肿瘤和提示性临床情况下，感染可适当作为鉴别诊断的因素。在细菌性脓肿演化的液化阶段，可见血管壁包裹中央坏死和碎屑，是坏死性和囊性转移瘤的表现。然而，原发性囊性转移瘤通常为乏血供灶，如黏液性囊腺癌（源自结肠、胃、胰腺、卵巢）。聚集征和相对明显的病灶周围反应性变化支持细菌性脓肿，同时伴有潜在感染的提示征象，包括邻近的右侧胸腔积液和基底段肺不张/实变。

乏血供病变

动态增强图像中相对于肝脏的低信号表明乏血供性；在门脉期图像中，当肝脏强化程度最大时，乏血供病灶显示最为突出。转移瘤是这类实体病变的主要类型，远隔部位紧随其后的是治疗后（如栓塞、消融）的恶性病变、周围胆管细胞癌和其他各种病变（见表2.1）。实体组织至少表现为渐进强化，一般可排除单纯囊肿或囊肿合并出血或蛋白。成功消融的病灶不强化并且提供潜在诊断能够被明确识别（图2.47）。

乏血供转移瘤

乏血供肝转移瘤最常起源于结肠和胃肠道的其余部分（见表2.8）。门静脉系统将这些肿瘤栓子转运到肝脏，在肝脏中被巨噬细胞阻挡或过滤到狄氏间隙，为维持和生长提供了基础（腹膜种植仅占乏血供肝脏转移瘤的一小部分）。局限于肝脏的转移性病变为成功治疗提供了机会，如经皮消融、化学栓塞、放射栓塞和免疫栓塞。转移性疾病（通常在肝脏以外）一般排除了局部治疗的手段。因此，尽管在肝脏MRI研究中对转移瘤进行分类似乎过于理论化且缺乏灵活性，但确实对治疗过程具有潜在影响。这些方案大多依赖于实体瘤疗效评价标准（RECIST）（1.1版）（美国国家癌症研究所推荐），该标准提供了一种标准化分析方法，可将转移性疾病分为4类：①完全缓解（CR）；②部分缓解（PR）；③疾病稳定（SD）；④疾病进展（PD）。这些评估是基于与基线相比，病灶指标（指靶病灶）的总和。指标增加20%或以上意味着PD，减少30%或以上表明PR，SD包含了所有中间状态，CR表示所有病变完全消退[124]。尽管临床放射

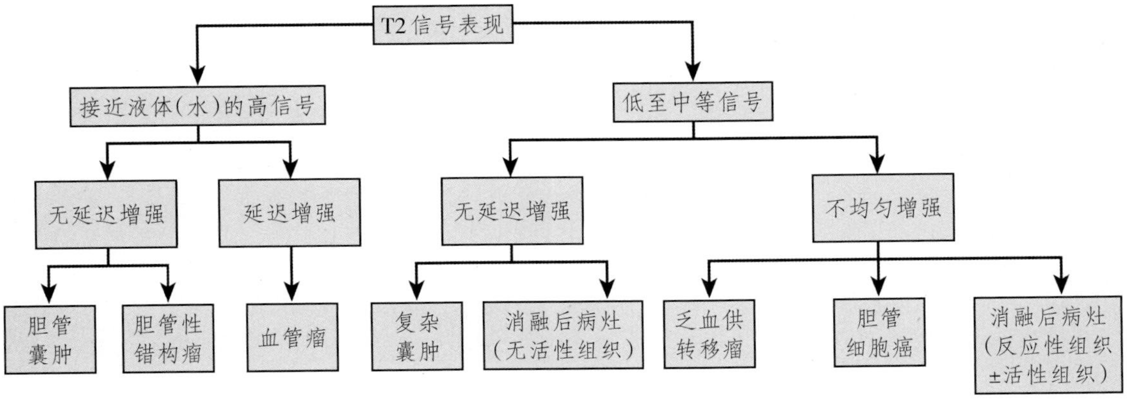

图2.47　肝脏乏血供病变的诊断流程。

学报告需要更加分层、细化和全面，但熟悉这种分层方案有助于了解影像学表现对治疗决策的影响，尤其是在临床试验中（表2.9）。

动脉期可识别富血供病灶，因为与邻近组织相比，它们明显突出，而门脉期通常显示乏血供转移瘤最为清楚。明显强化的肝实质与低信号的乏血供转移瘤形成对比，后者通常随时间推移而呈渐进性强化，并趋于与肝实质平衡（图2.48）。动脉期图像偶尔可见一薄层强化边缘。在非增强图像上，乏血供转移瘤的信号类似于富血供病灶，呈轻度T2高信号、T1低信号。黏液转移瘤（如直肠、胃、卵巢黏液腺癌）中的黏蛋白能够增强T2高信号，其信号接近于良性的富含液体的结构（如血管瘤）（见图2.46）。相反，结直肠癌经常发生中心凝固性坏死和结缔组织增生，病灶中央低信号占所有病例的50%[125]。与富血供病灶一样，乏血供转移瘤在延迟肝胆期成像中表现为低信号。正如在富血供转移瘤部分所讨论的，DWI也能够提高转移性病变的检测率，结合肝胆期成像和DWI能够提高诊断准确性[126]。

非肿瘤性囊性病变，如偶发性肝囊肿、胆管错构瘤、血管瘤和细菌性肝脓肿具有一些共同的影像学特征（见图2.47）。单纯性肝囊肿（胆管错构瘤常见）完全不强化且含均匀的液体成分，说明其缺乏实性、转移性组织，支

表2.9 修订的RECIST指南（1.1版）

靶病灶		非靶病灶	
特征	疗效标准	特征	疗效标准
可重复测量	CR=所有靶病灶消失	所有其他病灶	CR=所有非靶病灶消失
病灶数量≤5个	PR=与基线水平相比，靶病灶直径总和减少≥30%	病灶不可测量	非CR/非PD=持续存在至少一个非靶病灶
每个器官病灶数量≤2个	PD=记录的最小尺寸以上的靶病灶直径总和增加≥20%		PD=非靶病灶明确进展或出现新病灶
评估方法=非淋巴结病灶长径与淋巴结病灶短径之和	SD=变化不明显，不符合PR或PD		

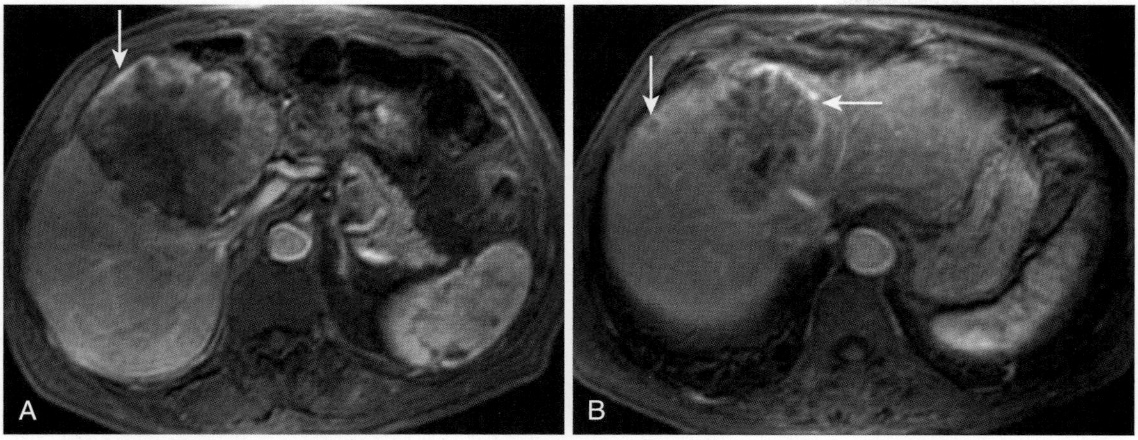

图2.48 乏血供转移瘤。尿路上皮转移瘤的特征是乏血供，动脉期图像中偶见边缘强化（箭头所示）。

持良性病因。胆管错构瘤沿外周均匀分布，呈大小一致的小病灶，且(通常)缺乏实性成分，可排除转移瘤的诊断。特殊的增强特征，包括血管瘤的持续性高信号，与T2高信号的转移瘤得以鉴别。细菌性肝脓肿在液化阶段的信号类似于乏血供转移瘤。聚集征和继发感染征象，包括右侧胸腔积液和肺基底段实质的病变提示感染性病因。

淋巴瘤

淋巴瘤很少累及肝脏，肝脏受累几乎都是继发性改变。发生原发性肝淋巴瘤可考虑相关潜在疾病，如AIDS、其他免疫疾病、慢性HCV感染和其他肝脏疾病。霍奇金病(HD)和非霍奇金淋巴瘤(NHL)均可继发于肝脏。组织病理学上，继发性肝淋巴瘤可导致肿瘤沉积于门静脉内，表现为门静脉内浸润性T2高信号，反映病变所致的门静脉周围浸润。尽管淋巴瘤的这种模式具有相当高的特异性，并与两种继发性淋巴瘤相关，但HD更遵循这种模式。继发性肝脏NHL常表现为多灶性结节模式。淋巴瘤沉积物通常表现为单一的T2高信号、弱血供伴有相对外周强化[127,128]，以及明显的弥散受限(图2.49)。

肝脏淋巴瘤的诊断通常依赖于淋巴瘤的基础病史和多发性病灶。多灶性HCC癌常伴

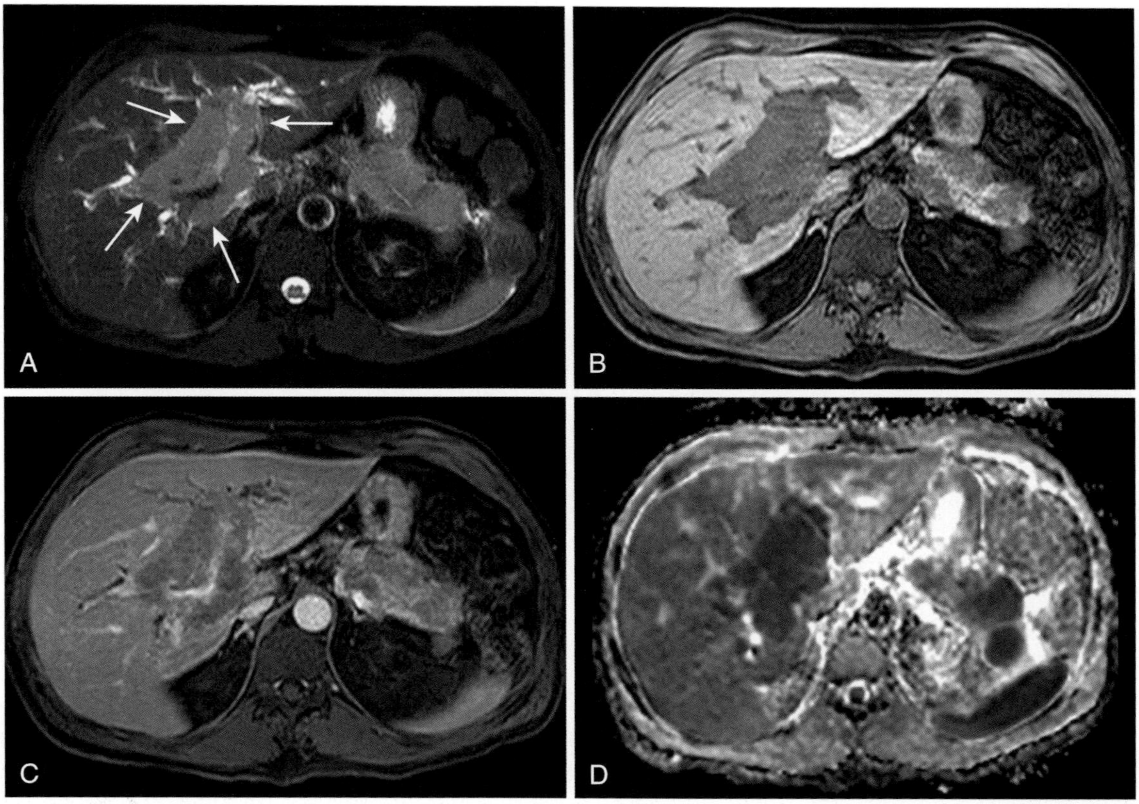

图2.49 肝脏淋巴瘤。轴位脂肪抑制的中度T2加权图像(A)显示浸润性高信号肿块伴门静脉周围延伸(箭头所示)。脂肪抑制的T1加权对比前图像(B)和动脉期对比图像(C)显示呈低信号和弱血供的病灶。相应的ADC图(D)显示病灶明显弥散受限。

有慢性肝病背景，且有动脉期增强的特点。多灶性胆管细胞癌表现为弱血供，但常伴有一些特征性表现，如包膜回缩、胆管受累、肝段或肝叶萎缩等。其他原发性恶性肿瘤的乏血供转移瘤与肝脏淋巴瘤具有十分相似的表现，临床病史和（或）组织活检可最终确定病因。

肿瘤消融

肝脏恶性肿瘤的消融治疗范围广泛，包括各种原发性和继发性肿瘤，且治疗方法多样。对该主题的全面阐述超出了本文的范围，但针对性讨论有助于我们理解这些患者的MRI表现。消融药物和治疗药物输送到肝脏病变部位的途径包括全身性（即化疗）、经导管动脉和经皮。经导管动脉治疗方案包括化疗栓塞、免疫栓塞和放射栓塞。局部病灶消融技术（经皮）主要包括化学（乙醇）消融、热消融和冷冻消融。

无论采用何种技术，损毁实体组织的共同目标在于MRI图像上强化灶消失[129]。经皮介入治疗后的病灶周围常有薄层的反应性强化，厚度为几毫米（通常≤3mm），并可持续存在3~6个月（图2.50）[130]。局灶性结节或增厚是残留或复发肿瘤的潜在征象，应对其进行短期随访或再次治疗（图2.51）。由于许多消融技术可导致凝固性坏死，通常表现为T1缩短的高信号，因此，减影图像能够更准确地反映增强表现、性质和程度。病灶尺寸变化意义不大，事实上，理想的消融边缘为5~10mm，可导致图像引导下所测量的消融病灶尺寸增加。

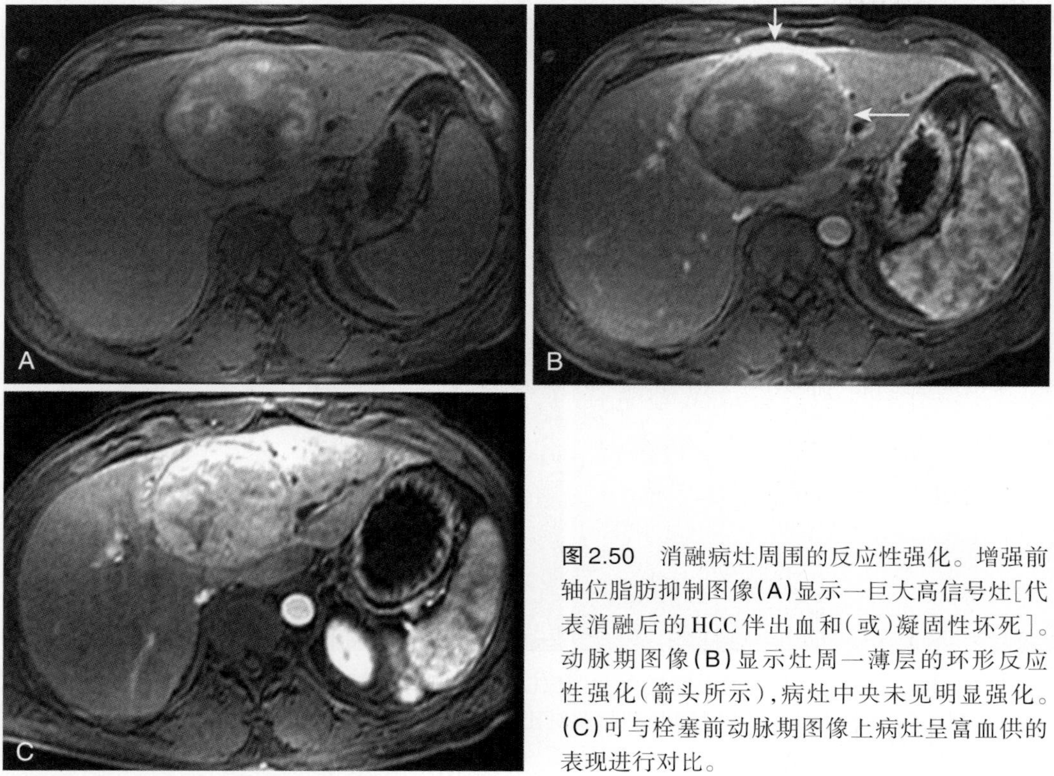

图2.50 消融病灶周围的反应性强化。增强前轴位脂肪抑制图像（A）显示一巨大高信号灶［代表消融后的HCC伴出血和（或）凝固性坏死］。动脉期图像（B）显示灶周一薄层的环形反应性强化（箭头所示），病灶中央未见明显强化。（C）可与栓塞前动脉期图像上病灶呈富血供的表现进行对比。

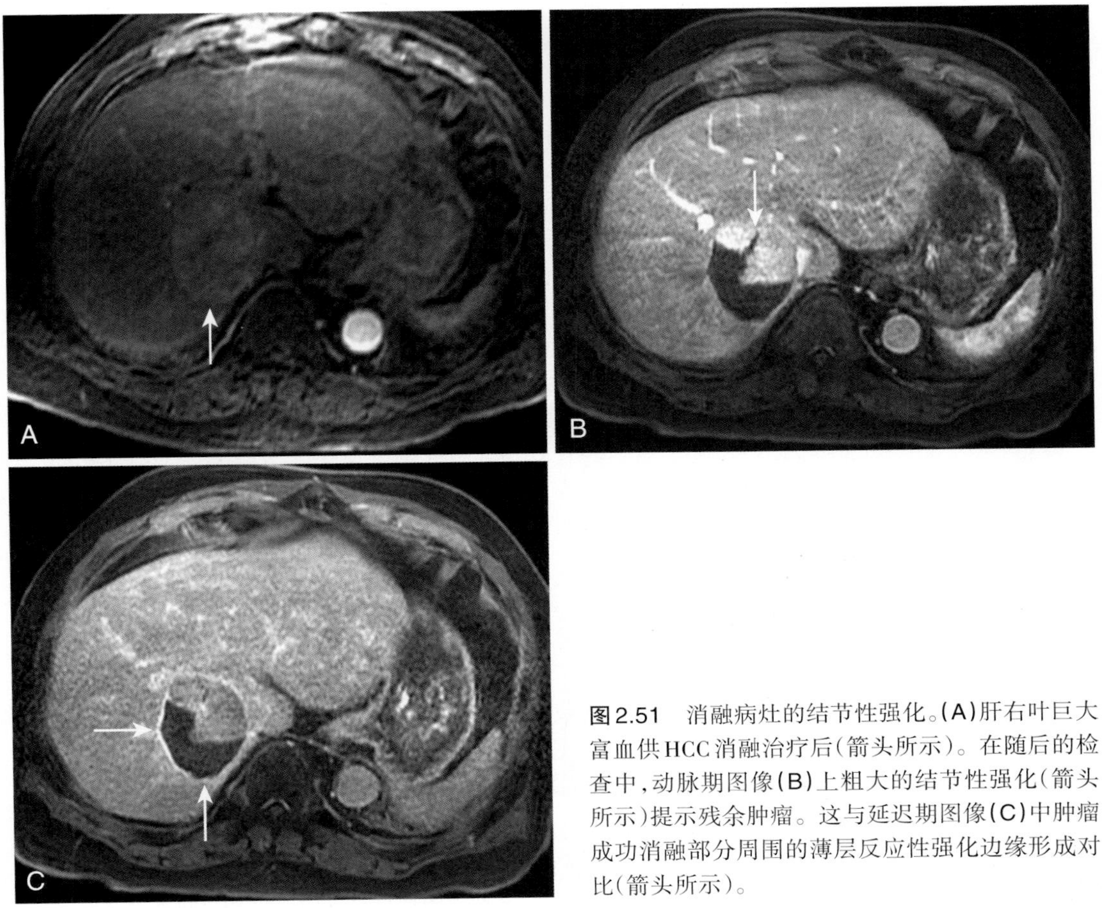

图2.51 消融病灶的结节性强化。(A)肝右叶巨大富血供HCC消融治疗后(箭头所示)。在随后的检查中,动脉期图像(B)上粗大的结节性强化(箭头所示)提示残余肿瘤。这与延迟期图像(C)中肿瘤成功消融部分周围的薄层反应性强化边缘形成对比(箭头所示)。

成功消融后,随着细胞死亡和细胞膜完整性的丧失,ADC值上升,DWI信号相应减弱。当DWI高信号持续存在或升高,对病灶潜在残留或复发的怀疑也随之增加,结合动态增强模式可提高诊断特异性[131]。与原发肿瘤相匹配的强化伴廓清表现提示存在肿瘤活性成分,而渐进性强化模式则支持病变为治疗后改变。肿瘤持续存在提供了最明确的鉴别诊断,同时对潜在并发症进行简要探讨更有实际作用。

全身化疗除了引起肝外副作用,还可导致肝脏脂肪变性和假性肝硬化(化疗药物的肝毒性作用)。栓塞材料的非靶器官输送是引起相关并发症的主要来源,最常受影响的器官是肺和腹腔动脉分支(至胰腺、十二指肠、胃、胆囊和脾脏)。肝梗死少见(合并门静脉栓塞的可能性较大),这为合并感染的发生提供了充分的条件(图2.52)。经皮治疗和化疗均很少并发肝包膜下血肿,尤其是在预先干预的情况下(图2.53)。其他并发症也有报道,其中大部分是由于影像引导下经皮介入治疗的直接影响(如肝周脓肿、胆汁瘤、出血)[132]。

周围型胆管细胞癌

按解剖部位将胆管癌分为3组:①周围型胆管癌(PCC,起源于二级分支远端的肝内胆管,占10%);②肝门部胆管癌或Klatskin

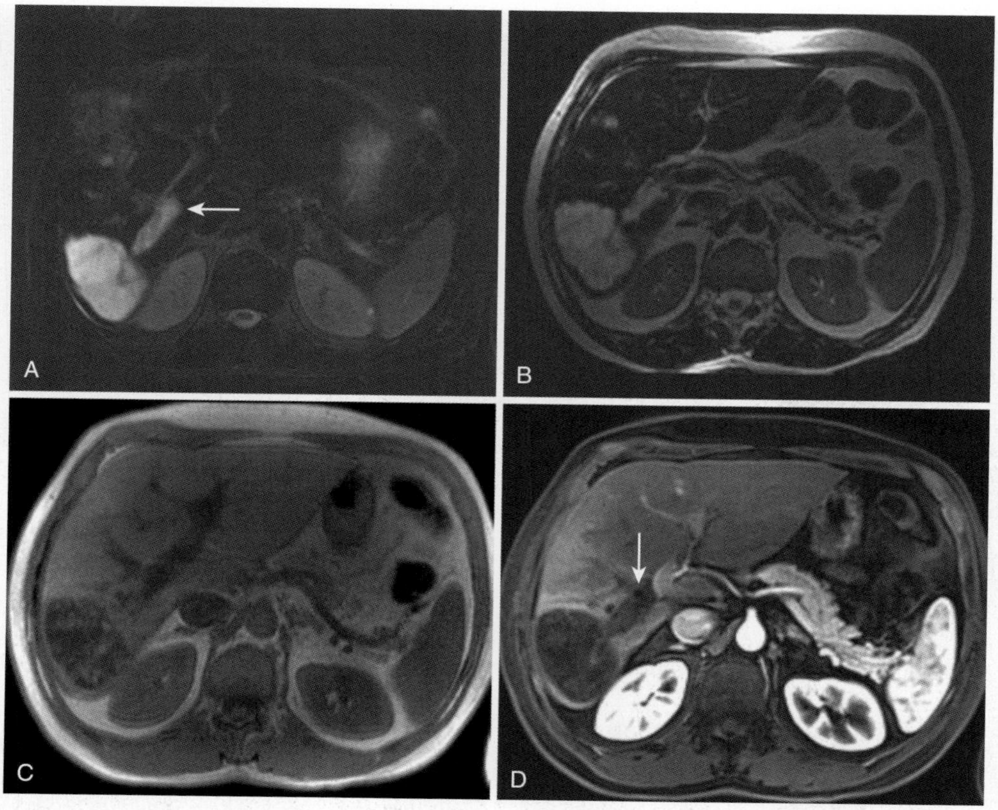

图2.52 化疗栓塞并发肝梗死/感染。(A)中度T2加权图像显示肝后段节段性、大致呈楔形的明显高信号病灶，并可见邻近其尖端处的管状高信号(箭头所示)——门静脉分支栓塞。在重T2加权图像(B)中，高信号持续存在，在T1加权同相位图像(C)中表现为相应的低信号。(D)对比增强图像可见肝梗死灶和门静脉分支栓塞(箭头所示)均不强化。

瘤(累及一级胆管或汇合部，占60%)；③肝外型胆管癌(起源于肝总管或胆总管，占30%)[133]。由于PCC的影像学特征与原发性肝脏病变十分相似，因此，将其纳入肝脏病变的讨论更为合适，而远端类型的胆管癌将在第4章讨论。

PCC是起源于胆管上皮的腺癌，占肝脏原发性恶性肿瘤的5%~30%，仅次于HCC[134-136]。胆管癌好发于60~70岁，易感因素可促使其较早发病，如PSC、胆总管囊肿、Caroli病、肝内胆管结石、华支睾吸虫感染和氧化钍胶体暴露史等。

PCC表现为3种生长模式，日本肝癌研究会制订了一种分类方案[137]：①肿块型；②导管周围浸润型；③导管内乳头状型(图2.54)。PCC最常见的为肿块型，表现为巨大的(通常直径>5cm)分叶状肿块。由于位于外周且胆道梗阻相对少见，所以，PCC较少引起相应症状，由此可知较大的体积可归因于症状的相对缺乏。T1加权图像中的非特异性低信号伴周围T2高信号和中央T2低信号是肿块型PCC的典型表现(图2.55)[138]。外周细胞致密和中心纤维化解释了T2信号特征。强化特征再次证实了这种向心性结构，即外周细胞区表现为乏血管性强化，随后中央纤维化/结缔组织增生区渐进性强化(见图2.55)。凝固

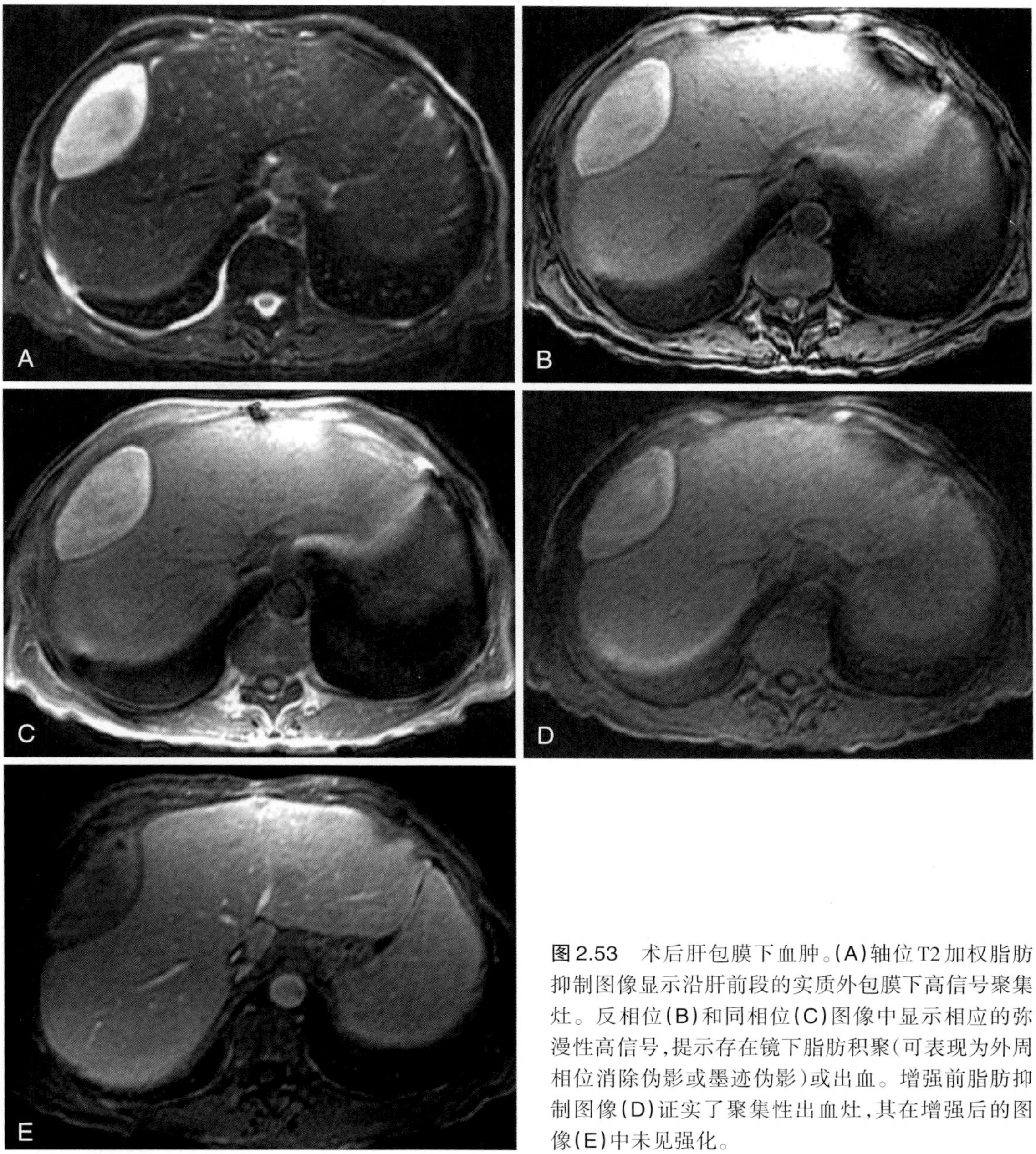

图2.53　术后肝包膜下血肿。(A)轴位T2加权脂肪抑制图像显示沿肝前段的实质外包膜下高信号聚集灶。反相位(B)和同相位(C)图像中显示相应的弥漫性高信号，提示存在镜下脂肪积聚(可表现为外周相位消除伪影或墨迹伪影)或出血。增强前脂肪抑制图像(D)证实了聚集性出血灶，其在增强后的图像(E)中未见强化。

性坏死灶在T2加权图像上也呈低信号，增强后不强化。PCC相对的延迟强化有利于与其他最常见原发性肝脏恶性肿瘤(如HCC)[139,140]相鉴别，并证明采集增强的延迟期图像是必要的。PCC一般在几分钟内呈缓慢、渐进、向心性逐步增强。相对乏血供伴逐步填充式强化有利于明确鉴别PCC和HCC，但可能与乏血供的转移瘤表现重叠。包膜回缩可能是由与PCC相关的结缔组织增生引起的，与肝脏其他占位性肿块引起的包膜膨出相反

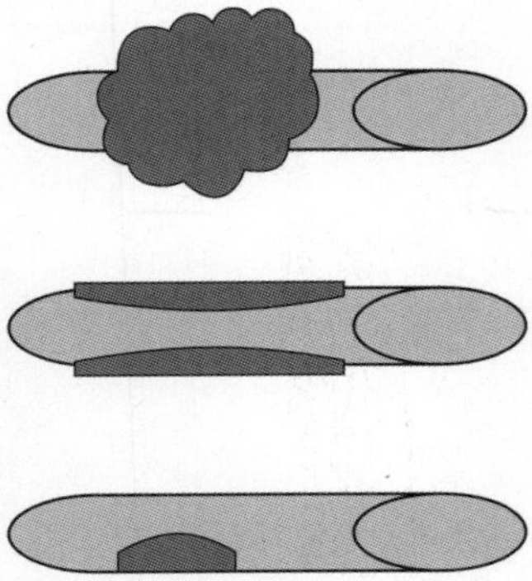

图2.54 胆管癌的生长模式。

(图2.55和图2.56,表2.10)。虽然包膜回缩并非PCC所特有[141],但即使病灶体积较大,其包膜回缩的程度也令人印象深刻(见图2.55和图2.56)。尽管不常见,但胆道浸润可排除其他病因。静脉(通常为门静脉)包埋导致肝叶或肝段萎缩是PCC的特征性表现。

血管浸润是PCC分期和预测可切除性的重要参考因素[142]。其他预后因素包括直径(>3cm提示预后差)、转移性淋巴结肿大和多灶性[143,144]。遗憾的是,PCC通常在确诊时已经超出这些参数范围,无法对其进行手术切除,一个被广泛接受的分期系统尚未形成。考虑到致癌机制和生物学行为的差异,为肝门和肝外肿瘤制订的分期系统并不适用于PCC[145]。最近一项大型多机构研究提出了一个基于三大标准的新分类方案:①肿瘤的数量(单发与多发);②优势病灶的大小(2cm为临界值);③血管或主要胆道侵犯[146]。总之,PCC的扩散方式解释了其一些特征和转移扩散倾向:淋巴扩散=淋巴结肿大;血管浸润=(通常为门静脉)静脉闭塞合并相关节段性或肝叶萎缩;胆道扩散=近端胆道扩张和(或)管壁异常增厚和强化。此外,胆管细胞癌也可发生周围神经扩散,而MRI无法检测到。

含脂质病变

其余乏血供实性病变具有共同的特征(即病灶内含脂质),包括血管平滑肌脂肪瘤、脂肪瘤和结节性脂肪变性。从字面上看,这些病变实际上不是乏血供病变,而是形成一个单独的类别,更符合富含脂质或以脂质为主的病变(以免与腺瘤和HCC混淆,它们可能只含有少量脂肪)。这些病变的脂肪构成可从单纯的镜下脂肪(脂肪变性),到一些肉眼可见的脂肪(血管平滑肌脂肪瘤),再到肉眼可见的脂肪团块(脂肪瘤)。脂肪的存在是这些病变的共同特点,其通常也是诊断要点。

肝脏血管平滑肌脂肪瘤

肝脏血管平滑肌脂肪瘤(AML)是一种良性错构瘤性病变,最常累及肾脏,其次是肝脏。AML与结节性硬化症相关,但也可单独发生。血管平滑肌脂肪瘤的名称隐含了其组织学成分:血管、平滑肌和脂肪,唯一变量是每种成分的相对比例。脂肪的存在通常可以明确诊断,脂质含量少的可占瘤体不到10%,多的可超过90%。

AML典型MRI表现为混杂信号模式,即肉眼可见的脂肪呈T1高信号,且在脂肪饱和图像上信号被抑制(图2.57)。含有脂质和非脂质元素的体素在反相位图像中会出现信号丢失。血管样成分或肿瘤血管显著强化(为这些病变供血),并与引流(肝)静脉连接。单纯的平滑肌成分轻度强化,缺乏特异性征象,易夸大异质性并增加非特异性。

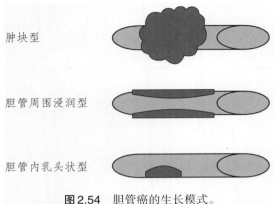

AML的脂肪成分可能引起对HCC和腺

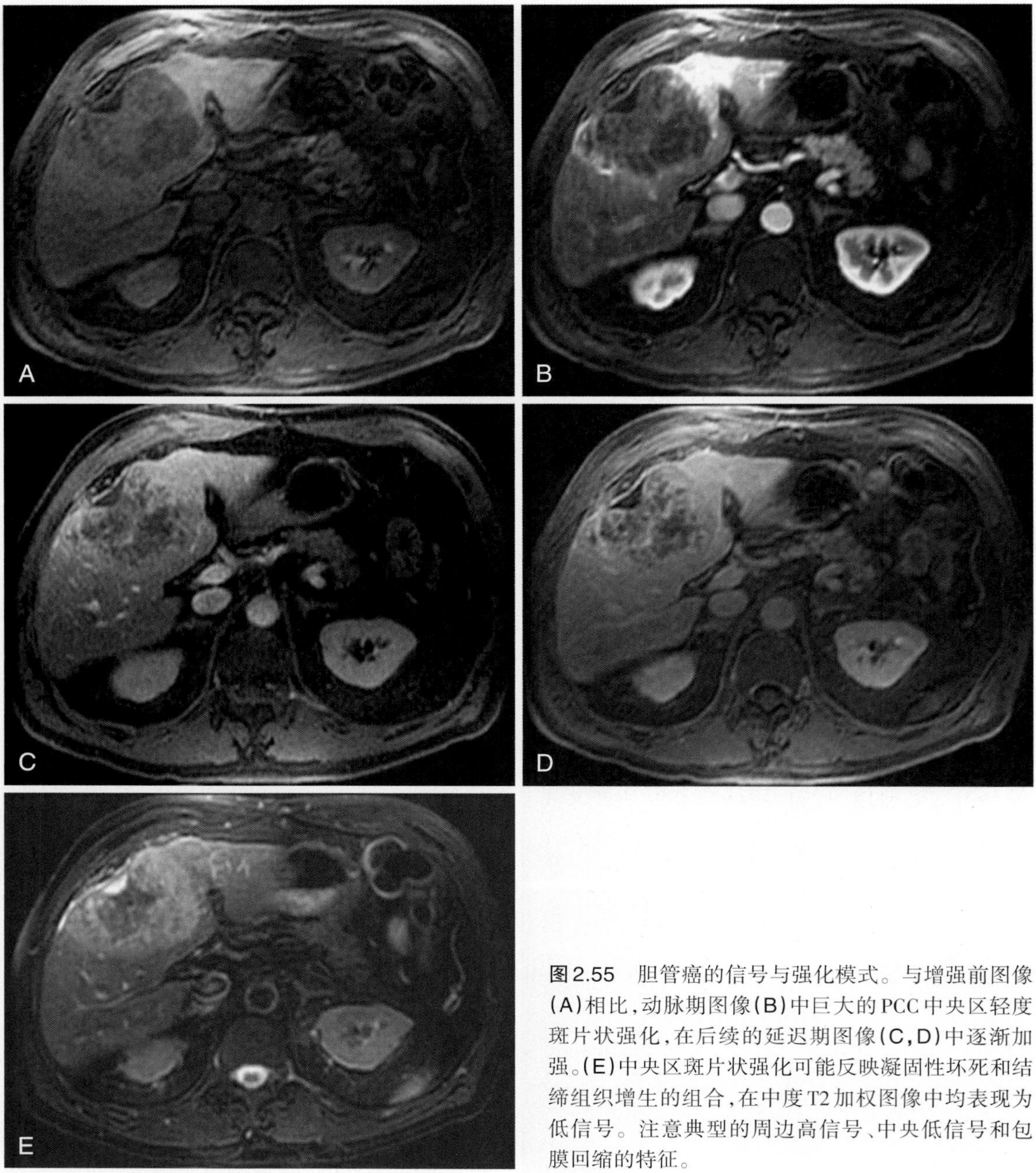

图2.55　胆管癌的信号与强化模式。与增强前图像(A)相比，动脉期图像(B)中巨大的PCC中央区轻度斑片状强化，在后续的延迟期图像(C，D)中逐渐加强。(E)中央区斑片状强化可能反映凝固性坏死和结缔组织增生的组合，在中度T2加权图像中均表现为低信号。注意典型的周边高信号、中央低信号和包膜回缩的特征。

瘤的怀疑（除了其他常见的偶发病变——脂肪瘤和结节性脂肪变性）。无包膜和肿瘤血管与引流静脉相连有助于将AML与HCC和腺癌区分开[147]。找到这些征象很重要，因为巨大的肉眼可见的脂肪本身提供了HCC和腺癌以外的选择（AML或脂肪瘤），但活检仍有必要。其他需要考虑的少见含脂肪病变包括转移性畸胎瘤和脂肪肉瘤。畸胎瘤常伴钙化，脂肪肉瘤常含有明显的实性富血供组织，AML一般不具有这两种表现。虽然发病率

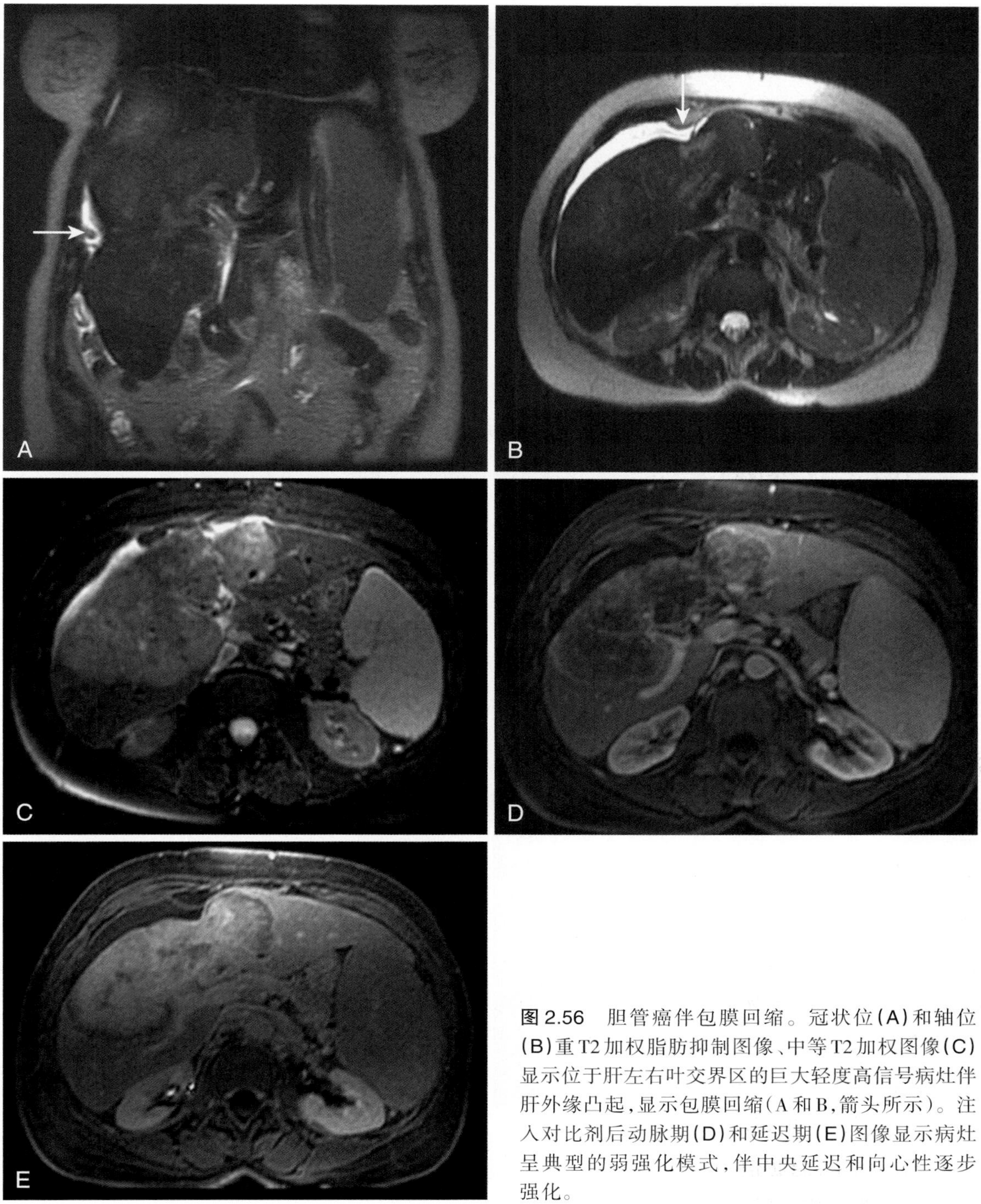

图2.56　胆管癌伴包膜回缩。冠状位(A)和轴位(B)重T2加权脂肪抑制图像、中等T2加权图像(C)显示位于肝左右叶交界区的巨大轻度高信号病灶伴肝外缘凸起,显示包膜回缩(A和B,箭头所示)。注入对比剂后动脉期(D)和延迟期(E)图像显示病灶呈典型的弱强化模式,伴中央延迟和向心性逐步强化。

低,但体积较大的病灶有发生出血和(或)破裂的风险(唯一报道的并发症),可能需要对其进行手术切除或栓塞治疗。AML不具有恶性潜能。

肝脂肪瘤

脂肪瘤很少发生于肝脏,发生时诊断并不困难。其影像学表现为均匀的肉眼可见脂

表2.10　肝包膜回缩的原因

肿瘤性病因	非肿瘤性病因	假性回缩
周围型胆管癌	东方型胆管型肝炎（实质萎缩）	膈疝
肝细胞癌		
纤维板层型肝癌		
肝细胞癌栓塞治疗后	胆管坏死（实质萎缩）	
腺癌（原发性结肠癌、胃癌、乳腺癌、支气管癌、胰腺癌和胆囊癌）		肝包膜下病变之间的正常肝
血管瘤（血栓形成和血管纤维）	肝融合性纤维化	

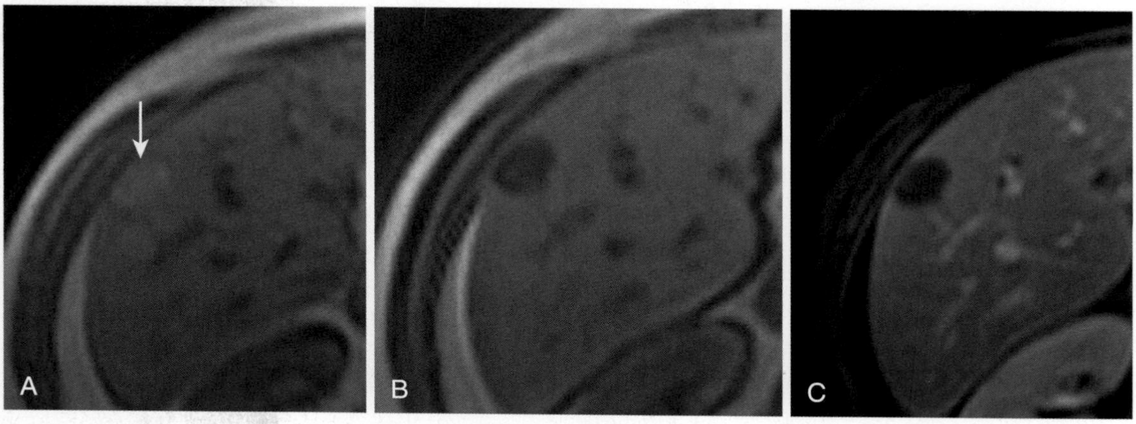

图2.57　肝脏AML。结节性硬化症患者的同相位图像（A）显示肝右叶小的高信号病灶（箭头所示）。在反相位图像（B）中，信号丢失，说明存在脂肪。（C）增强后的脂肪抑制图像中的相对低信号反映了不强化和脂肪抑制信号丢失的共同结果。

肪信号，在脂肪饱和图像上信号被抑制，无明显强化或复杂特性，符合肝脂肪瘤（及所有单纯脂肪瘤）的病理特征。缺乏血管强化表现可排除AML，而缺乏实性强化成分则可排除其他含脂质病变，如ACC和腺瘤。与脂肪瘤不同，结节性脂肪变性可见镜下脂肪信号，并在反相位图像中出现明显信号丢失，但在脂肪抑制图像中，脂肪信号丢失不明显。脂肪瘤未出现并发症的风险，无须对其做进一步评估[148]。

局灶性脂肪变性（脂肪浸润）

肝脏脂肪变性表现为多种类型：弥漫性、斑片状、节段性或地图状、局灶性或结节性[149]。脂肪变性是指脂肪（即甘油三酯）在肝细胞中的异常积聚，并在潜在条件因素下进展，如酗酒、药物作用或毒素暴露、肥胖、胰岛素抵抗和高甘油三酯血症。微疱性和大疱性组织病理学类型预示着不同的疾病过程，这种分类方法反映了肝细胞内脂肪滴的大小。微疱性脂肪变性与脂肪酸的肝脏β-氧化不足有关，且常伴有严重肝功能紊乱。多种原因会导致大疱性脂肪变性，包括甘油三酯的分解作用增强（与胰岛素抵抗相关）、脂肪合成加快，以及脂质的输送和分泌增加。尽管这些组织病理学指征提供了不同预后和疾病

相关的特征信息，但MRI表现无区别，在反相位图像中均可见相对脂肪信号丢失。当肝脏脂肪变性表现为局灶性或地图状改变时，常提示门静脉或体静脉的异常供应。

细胞内的脂肪微泡与细胞质、间质液或其他游离水质子同时存在于同一成像体素中会导致反相位图像的相消干涉。反相位图像的回波时间（在1.5T设备上为2.2~2.3ms）被设定在脂肪和水质子进动相差180°时进行回波信号采集，导致脂肪和水质子的信号贡献相互抵消。随着肝细胞的脂质含量增加，肝实质信号逐渐变暗。从视觉上看，这种现象就很明显，与脂肪含量较少的参照物（如脾脏）对比，反相位图像上的信号下降得以验证。更详细的分析和定量技术请参考下文有关“弥漫性脂肪变性”的探讨。

局灶性脂肪变性常见于肝内侧段、韧带周围区域（即镰状韧带附近）、胆囊窝和肝门周围，并沿包膜下分布（图2.58）[150-152]。一般来说，多灶性脂肪变性可能导致诊断不明确，尤其是当表现类似于结节状或圆形的实性肿块。除反相位图像中信号丢失所反映的化学位移伪影外，局灶性脂肪在其他所有图像中表现为无占位效应（注：病灶内见正常血管通过）、相当于肝实质的强化、状态稳定及相对不显著[153]。在含脂病变的鉴别诊断中，这些征象能够将多灶性脂肪变性与其他病变区分开。尽管HCC偶尔也含有镜下脂肪，但病灶内有少量脂肪是正常的。病灶在非增强和动脉期图像中信号不均、有明确的占位效应和血管浸润可鉴别HCC和脂肪变性。腺瘤也可表现出占位效应，且病灶内常有局限性脂肪。GCA摄取可将局灶性脂肪与HCA和HCC（除了先前讨论过的少数高分

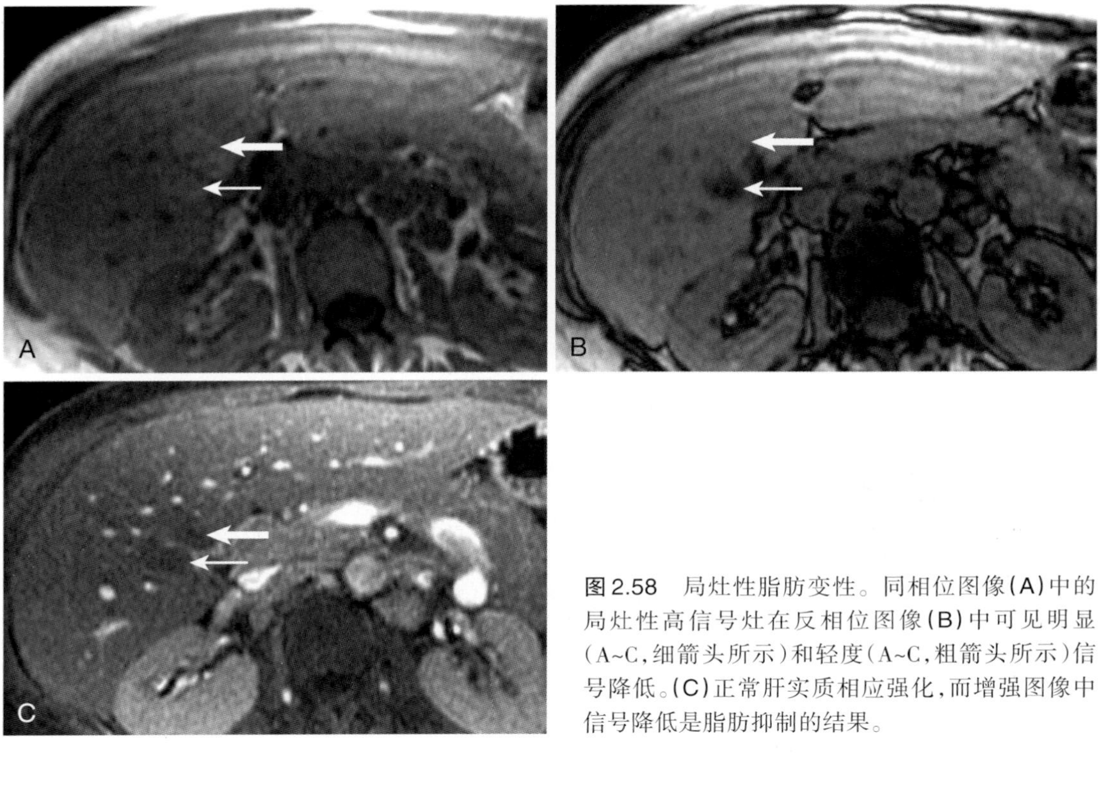

图2.58　局灶性脂肪变性。同相位图像(A)中的局灶性高信号灶在反相位图像(B)中可见明显(A~C，细箭头所示)和轻度(A~C，粗箭头所示)信号降低。(C)正常肝实质相应强化，而增强图像中信号降低是脂肪抑制的结果。

化的HCC)鉴别开。如前所述,肉眼可见的脂肪提示其他诊断。

局灶性脂肪缺失

在反相位图像的低信号脂肪肝背景下,局灶性脂肪缺失表现类似于T1高信号的假性病灶(不要与腺瘤、出血性或黑色素转移瘤或有肝硬化基础的不典型增生结节混淆)。实际上,在脂肪变性中,残留组织是仅剩的正常肝实质部分。异常静脉循环使受累肝实质避免了脂肪浸润,导致局灶性肝实质残留[154]。韧带周围(镰状韧带和静脉韧带周围)、门静脉周围和胆囊周围区域最常见脂肪缺失。在反相位图像上广泛信号丢失的背景下,同反相位图像之间信号变化无差异指向未受累的肝实质(图2.59)。关键是要认识到弥漫性脂肪变性的异常改变,不是错误地将反相位图像中相对高信号区识别为潜在病变。组织摄取GCA后DWI呈高信号和等信号证实了肝细胞来源,而非占位病变。

参考文献

1. Goldberg MA, Hahn PF, Saini S, et al. Value of T1 and T2 relaxation time from echoplanar MR imaging in the characterization of focal hepatic lesions. *AJR*. 1993;160(5):1011–1017.
2. VanSonnenberg E, Wroblicka JT, D'Agostino HB, et al. Symptomatic hepatic cysts: Percutaneous drainage and sclerosis. *Radiology*. 1994;190:387–392.
3. Mathieu D, Vilgrain V, Mahfourz A, et al. Benign liver tumors. *Magn Reson Imaging Clin North Am*. 1997;5:255–288.
4. Semelka RC, Hussain SM, Marcos HB, et al. Biliary hamartomas: Solitary and multiple lesions shown on current MR techniques including gadolinium enhancement. *J Magn Reson Imaging*. 1999;10:196–201.
5. Maher MM, Dervan P, Keogh B, et al. Bile duct hamartomas (Von Meyenburg complexes): Value of MR imaging in diagnosis. *Abdom Imaging*. 1999;24:171–173.
6. Desmet VJ. Pathogenesis of ductal plate abnormalities. Ludwig Symposium on Biliary Disorders—Part 1. *Mayo Clin Proc*. 1999;73:80–89.
7. Brancatelli G, Federle MP, Vilgrain V, et al. Fibropolycystic liver disease: CT and MR imaging findings. *RadioGraphics*. 2005;25:659–670.
8. Choi BI, Yeon KM, Kim SH, et al. Caroli disease: Central dot sign in CT. *Radiology*. 1990;174:161–163.
9. Gupta AK, Gupta A, et al. Caroli's disease. *Indian J Pediatr*. 2006;73:233–235.
10. Tzoufi M, Rogalidou M, Drimtzia E, et al. Caroli's disease: Description of a case with a benign clinical course. *Annals of Gastroenterology*. 2011;24(2):129–133.

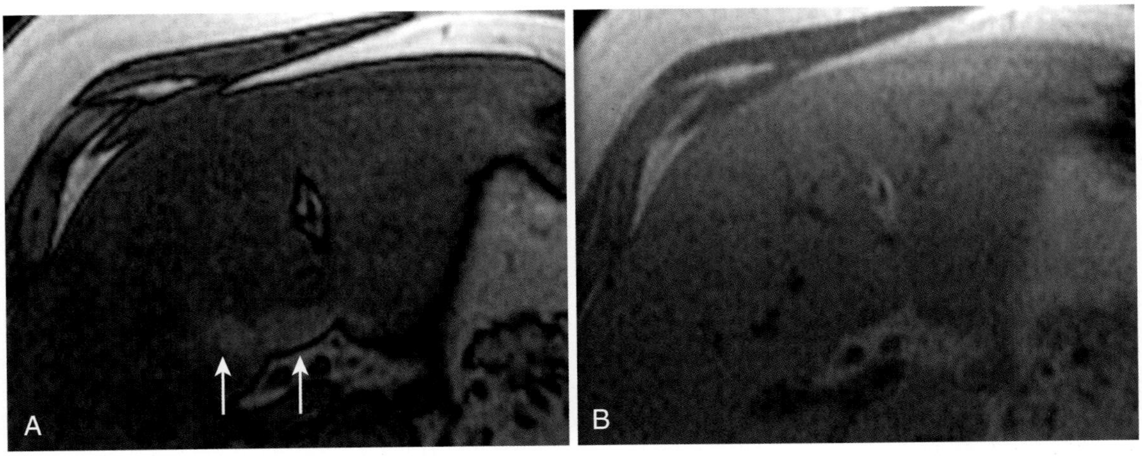

图2.59 局灶性脂肪缺失。反相位图像(A)显示在低信号脂肪浸润背景下,门静脉周围区域可见残留高信号边缘(箭头所示)。在同相位图像(B)中变为等信号,周围肝脏恢复正常。

11. Karhunen PJ. Benign hepatic tumours and tumour like conditions in men. *J Clin Pathol.* 1986;39:183.
12. Ishak KG, Rabin L. Benign tumors of the liver. *Med Clin North Am.* 1975;59:995.
13. Craig JR, Peters RL, Edmondson HA. Tumors of the liver and intrahepatic bile ducts. In: *Atlas of tumor pathology*. 25. Washington, DC: Armed Forced Institute of Pathology; 1958:19.
14. Jeong MG, Yu JS, Kim KW. Hepatic cavernous hemangioma: Temporal peritumoral enhancement during multiphase dynamic MR imaging. *Radiology*. 2000;216:692–697.
15. Li CS, Chen RC, Chen WT, et al. Temporal peritumoral enhancement of hepatic cavernous hemangioma: Findings at multiphase dynamic magnetic resonance imaging. *J Comput Assist Tomogr*. 2003;27:854–859.
16. Kato H, Kanematsu M, Matsuo M, et al. Atypically enhancing hepatic cavernous hemangiomas: High spatial-resolution gadolinium-enhanced triphasic dynamic gradient-recalled-echo imaging findings. *Eur Radiol.* 2001;11:2510–2515.
17. Vilgrain V, Boulos L, Vullierme MP, et al. Imaging of atypical hemangiomas of the liver with pathologic correlation. *RadioGraphics*. 2000;20:379–397.
18. Nelson RC, Chezmar JL. Diagnostic approach to hepatic hemangiomas. *Radiology*. 1990;176:11–13.
19. Yamashita Y, Hatanaka Y, Yamamoto H, et al. Differential diagnosis of focal liver lesions: Role of spin-echo and contrast-enhanced dynamic MR imaging. *Radiology*. 1994;193:59–65.
20. Valls C, Rene M, Gil M, et al. Giant cavernous hemangioma of the liver: Atypical CT and MR findings. *Eur Radiol.* 1996;6:448–450.
21. Choi BI, Han MC, Park JH, et al. Giant cavernous hemangioma of the liver: CT and MR imaging in 10 cases. *AJR Am J Roentgenol.* 1989;152:1221–1226.
22. Ellis JV, Salazar JE. Pedunculated hepatic hemangioma: An unusual cause for anteriorly displaced retroperitoneal fat. *J Ultrasound Med.* 1985;4:623–624.
23. Tran-Minh VA, Gindre T, Pracros JP, et al. Volvulus of a pedunculated hemangioma of the liver. *AJR.* 1991;156:866–867.
24. Vilgrain V, Boulous L, Vullierme M-P, et al. Imaging of atypical hemangiomas of the liver with pathologic correlation. *RadioGraphics*. 2000;20(2):379–397.
25. D'Ippolito G, Appezzato LF, Caivano A, et al. Unusual presentations of hepatic hemangioma: An iconographic essay. *Radiol Bras.* 2006;39(3):219–225.
26. Stoupis C, Taylor HM, Paley MR, et al. The rocky liver: Radiologic-pathologic correlation of calcified hepatic masses. *RadioGraphics*. 1998;18:675–685.
27. Siegelman ES. Body MR techniques and MR of the liver. In: *Body MRI.* Philadelphia: Elsevier Saunders; 2005:1–62.
28. Jenkins RL, Johnson LB, Lewis WD. Surgical approach to benign liver tumors. *Semin Liver Dis*. 1994;14:178–189.
29. Devaney K, Goodman ZD, Ishak KG. Hepatobiliary cystadenoma and cystadenocarcinoma: A light microscopic and immunohistochemical study of 70 patients. *Am J Surg Pathol*. 1994;18:1078–1091.
30. Buetow PC, Buck JL, Pantongrag-Brown L, et al. Biliary cystadenoma and cystadenocarcinoma: Clinical-imaging-pathologic correlation with emphasis on the importance of ovarian stroma. *Radiology*. 1995;196:805–810.
31. Seidel R, Weinrich M, Pistorious G, et al. Biliary cystadenoma of the left intrahepatic duct. *Eur Radiol*. 2007;17:1380–1383.
32. Levy AD, Murakata LA, Abbott RM, et al. Benign tumors and tumorlike lesions of the gallbladder and extrahepatic bile ducts: Radiologic-pathologic correlation. *RadioGraphics*. 2002;22:387–413.
33. King CH. Cestodes (tapeworms). In: Mandell GL, Bennett JE, Dolin R, eds. *Principles and practice of infectious diseases*. 4th ed. New York, NY: Churchill Livingstone; 1995:2544–2553.
34. Beggs I. The radiology of hydatid disease. *AJR*. 1985;145:639–648.
35. Pedrosa I, Saíz A, Arrazola J, et al. Hydatid disease: Radiologic and pathologic features and complications. *RadioGraphics*. 20(3):795–817.
36. Polat P, Kantarci M, Alper F, et al. Hydatid disease from head to toe. *RadioGraphics*. 2003;23:475–494.
37. Pedrosa I, Saiz A, Arrazola J, et al. Hydatid disease: Radiologic and pathologic complications. *RadioGraphics*. 2000;20:795–817.
38. Lewall DB. Hydatid disease: Biology, pathology, imaging and classification. *Clin Radiol.* 1998;52:863–874.
39. Kim AY, Chung RT. Bacterial, parasitic, and fungal infections of the liver, including liver abscesses. In: *Gastrointestinal and Liver Disease*. 10th ed. Philadelphia, PA: Elsevier Saunders; 2010:1374–1392. Feldman M, Friedman LS, Brandt LJ, eds.
40. Jeffrey RB, Tolentino CS, Chang FC, et al. CT of small pyogenic hepatic abscesses: The cluster sign. *AJR Am J Roentgenol*. 1988;151:487–489.
41. Balci NC, Sirvanci M. MR imaging of infective liver lesions. *Magn Reson Imaging Clin North Am*. 2002;10:121–135.
42. Centers for Disease Control. Summary of notifiable diseases, United States, 1994. *MMWR Summary of Notifiable Diseases*. October 6, 1995;45(53). http://www.cdc.gov/mmwr/preview/mmwrhtml/00039679.htm. Accessed May 3, 2016.
43. Ralls PW, Henley DS, Colletti PM, et al. Amebic liver abscess: MR imaging. *Radiology*. 1987;165:801–804.
44. Mortele KJ, Segatto E, Ros PR. The infected liver: Radiologic-pathologic correlation. *RadioGraphics*. 2004;24:937–955.
45. Semelka RC, Shoenut JP, Greenberg HM, et al. Detection of acute and treated lesions of hepatosplenic candidiasis: Comparison of dynamic contrast-enhanced CT and MR imaging. *J Magn Reson Imaging*. 1992;2:341–345.
46. Semelka RC, Kelekis NL, Sallah S, Worawattanakul S, Ascher SM. Hepatosplenic fungal disease: Diagnostic accuracy and spectrum of appearances on MR imaging. *AJR*. 1997;169:1311–1316.

47. Casillas VJ, Amendola MA, Gascue A, et al. Imaging of nontraumatic hemorrhagic hepatic lesions. *RadioGraphics*. 2000;20:367–378.
48. Frydrychowicz A, Lubner MG, Brown JJ, et al. Hepatobiliary MR imaging with gadolinium based contrast agents. *J Magn Reson Imaging*. 2013;35(3):492–511.
49. Kantarci M, Pirimoglu B, Karabulut N, et al. Non-invasive detection of biliary leaks using Gd-EOB-DTPA-enhanced MR cholangiography: Comparison with T2-weighted MR cholangiography. *Eur Radiology*. 2013;23(10): 2713–2722.
50. Cieszanowski A, Stadnik A, Lezak A, et al. Detection of active bile leak with Gd-EOB-DTPA enhanced MR cholangiography: comparison of 20-25 min delayed and 60-180 min delayed images. *Eur J Radiol*. 2013;82(12):217602182.
51. Grazioli L, Federle MP, Brancatelli G, et al. Hepatic adenomas: Imaging and pathologic findings. *RadioGraphics*. 2001;21:877–892.
52. Grazioli L, Federle MP, Ichikawa T, et al. Liver adenomatosis: Clinical, pathologic, and imaging findings in 15 patients. *Radiology*. 2000;216: 395–402.
53. Bioulac-Sage P, Rebouissou S, Sa Cunha A, et al. Clinical, morphologic, and molecular features defining so-called telangiectatic focal nodular hyperplasias of the liver. *Gastroenterology*. 2005;128(5):1211–1218.
54. Siegelman ES, Chauahn A. MR characterization of focal liver lesions: Pearls and pitfalls. *Magn Reson Imaging Clin N Am*. 2014;22:295–313.
55. Khanna M, Ramanathan S, Fasih N, et al. Current updates on the molecular genetics and magnetic resonance imaging of focal nodular hyperplasia and hepatocellular adenoma. *Insights Imaging*. 2015;6(3):347–362.
56. Nault JC, Rossi JZ. Molecular classification of hepatocellular adenomas. *International Journal of Hepatology*. 2013;2013:7. http://dx.doi.org/10.1155/2013/315947. Accessed May 3, 2016.
57. Bioulac-Sage P, Laumonier H, Couchy G, et al. Hepatocellular adenoma management and phenotypic classification: The Bordeaux experience. *Hepatology*. 2009;50(2):481–489.
58. Van Aalten SM, Thomeer MGJ, Terkivatan T, et al. Hepatocellular adenomas: Correlation of MR imaging findings with pathologic subtype classification. *Radiology*. 2011;261(1):172–181.
59. Paulson EK, McClellan JS, Washington K, et al. Hepatic adenoma: MR characteristics and correlation with pathologic findings. *AJR Am J Roentgenol*. 1994;163:113–116.
60. Arrive L, Flejou JF, Vilgrain F, et al. Hepatic adenoma: MR findings in 51 pathologically proved lesions. *Radiology*. 1994;193:507–512.
61. Siegelman ES, Chauhan A. MR characterization of focal liver lesions: Pearls and pitfalls. *Magnetic Resonance Imaging Clinics of North America*. 2014;22(3):295–313.
62. Buetow PC, Pantongrag-Brown L, Buck JL, et al. Focal nodular hyperplasia of the liver: Radiologic-pathologic correlation. *RadioGraphics*. 1996;16:369–388.
63. Mergo PJ, Ros PR. Benign lesions of the liver. *Radiologic Clinics of North America*. 1998;36: 319–331.
64. Grazioli L, Morana G, Federle MP, et al. Focal nodular hyperplasia: Morphologic and functional information from MR imaging with gadobenate dimeglumine. *Radiology*. 2001;221:731–739.
65. Purysko AS, Remer EM, Coppa CP, et al. Characteristics and distinguishing features of hepatocellular adenoma and focal nodular hyperplasia on gadoxetate-disodium-enhanced MRI. *AJR*. 2012;198(1):115–123.
66. Grazioli L, Morana G, Kirchin MA, Schneider G. Accurate differentiation of focal nodular hyperplasia from hepatic adenoma at gadobenate dimeglumine-enhanced MR imaging: Prospective study. *Radiology*. 2005;236(1):166–177.
67. Albiin N. MRI of focal liver lesions. *Curr Med Imaging Rev*. 2012;8(2):107–116.
68. Huppertz A, Haraida S, Kraus A, et al. Enhancement of focal liver lesions at gadoxetic acid-enhanced MR imaging: Correlation with histopathologic findings and spiral CT—initial observations. *Radiology*. 2005;234:468–478. http://dx.doi.org/10.1148/radiol.2342040278. Accessed May 3, 2016.
69. Kim SH. Gadoxetic acid–enhanced MRI versus triple-phase MDCT for the preoperative detection of hepatocellular carcinoma. *AJR Am J Roentgenol*. 2009;192:1675–1681. http://dx.doi.org/10.2214/AJR.08.1262. Accessed May 3, 2016.
70. Campos JT, Sirlin CB, Choi J-Y. Focal hepatic lesions in Gd-EOB-DTPA enhanced MRI: The atlas. *Insights Imaging*. 2012;3(5):451–474.
71. Colagrande S, Centi N, Galdiero R, et al. Transient hepatic intensity differences: Part 1, Those associated with lesions. *AJR Am J Roentgenol*. 2007;188:154–159.
72. Colagrande S, Centi N, Galdiero R, et al. Transient hepatic intensity differences: Part 2, Those not associated with lesions. *AJR Am J Roentgenol*. 2007;188:160–166.
73. Ueda K, Terada T, Nakanuma Y, et al. Vascular supply in adenomatous hyperplasia of the liver and hepatocellular carcinoma: A morphometric study. *Hum Pathol*. 1992;23:619–626.
74. Lim JH, Cho JM, Kim EY, et al. Dysplastic nodules in liver cirrhosis: Evaluation of hemodynamics with CT during arterial portography and CT hepatic arteriography. *Radiology*. 2000;214:869–874.
75. Baron RL, Peterson MS. Screening the cirrhotic liver for hepatocellular carcinoma with CT and MR imaging: Opportunities and pitfalls. *RadioGraphics*. 2001;21:S117–S132.
76. Krinsky GA, Lee VS. MR imaging of cirrhotic nodules. *Abdom Imaging*. 2000;25:471–482.
77. Krinsky GA, Israel G. Nondysplastic nodules that are hyperintense on T1-weighted gradient-echo MR imaging: Frequency in cirrhotic patients undergoing transplantation. *AJR Am J Roentgenol*. 2003;180:1023–1027.
78. Vilgrain V, Lewin W, Vons C, et al. Hepatic nodules in Budd-Chiari syndrome: Imaging features. *Radiology*. 1999;210:443–450.
79. Kim T, Baron RL, Nalesnik MA. Infarcted regenerative nodules in cirrhosis: CT and MR imaging findings with pathologic correlation. *AJR*

Am J Roentgenol. 2000;175:1121–1125.
80. International Working Party. Terminology of nodular hepatocellular lesions. *Hepatology*. 1995;22:983–993.
81. Furuya K, Nakamura M, Yamamoto Y, Togei K, Atsuka H. Macroregenerative nodule of the liver: A clinical pathologic study of 345 autopsy cases of chronic liver disease. *Cancer*. 1988;61:99–105.
82. Lim JH, Cho JM, Kim EY, Park CK. Dysplastic nodules in liver cirrhosis: Evaluation of hemodynamics with CT during arterial portography and CT hepatic arteriography. *Radiology*. 2000;214(3):869–874.
83. Hayashi M, Matsui O, Ueda K, et al. Correlation between the blood supply and grade of malignancy of hepatocellular nodules associated with liver cirrhosis: Evaluation by CT during intraarterial injection of contrast medium. *AJR Am J Roentgenol*. 1999;172:969–976.
84. Kelekis LK, Semelka RC, Worawattanakul S, et al. Hepatocellular carcinoma in North America: A multiinstitutional study of appearance on T1-weighted, T2-weighted, and serial gadolinium-enhanced gradient-echo images. *AJR Am J Roentgenol*. 1998;170:1005–1103.
85. El-Serag HB, Mason AC. Rising incidence of hepatocellular carcinoma in the United States. *N Engl J Med*. 1999;340:745–750.
86. Bruix J, Sherman M. Management of hepatocellular carcinoma: An update. *Hepatology*. 2011;53(3):1020–1022.
87. Yoshino M. Growth kinetics of hepatocellular carcinoma. *Jpn J Clin Oncol*. 1983;13:45–52.
88. Karadeniz-Bilgili MY, Braga L, Birchard KR, et al. Hepatocellular carcinoma missed on gadolinium enhanced MR imaging, discovered in liver explants: Retrospective evaluation. *J Magn Reson Imaging*. 2006;23:210–215.
89. Hwang J, Kim SH, Lee MW, Lee JY. Small (≤2cm) hepatocellular carcinoma in patients with chronic liver disease: Comparison of gadoxetic acid-enhanced 3.0T MRI and multiphasic 64-multirow detector CT. *British Journal of Radiology*. 2012;85:e314–e322.
90. Semelka RC, Braga L, Armao D, et al. Liver. In: Semelka RC, ed. *Liver in Abdominal-Pelvic MRI*. Hoboken, NJ: John Wiley & Sons; 2006: 47–445.
91. Grazioli L, Olivetti L, Fugazzola C, et al. The pseudocapsule in hepatocellular carcinoma: Correlation between dynamic MR imaging and pathology. *Eur Radiol*. 1999;9:62–67.
92. Fisher A, Siegelman ES, eds. *Body MR Techniques and MR of the Liver from Body MRI*. Philadelphia: Elsevier Saunders; 2005:1–62.
93. Efremidis SC, Hytiroglou P. The multistep process of hepatocarcinogenesis in cirrhosis with imaging correlation. *Eur Radiol*. 2002;12:753–764.
94. Low RN. MR imaging of the liver using gadolinium chelates. *Magn Reson Imaging Clin North Am*. 2001;9:717–743.
95. Vandecaveye V, De Keyzer F, Verslype C, et al. Diffusion-weighted MRI provides additional value to conventional dynamic contrast-enhanced MRI for detection of hepatocellular carcinoma. *Eur Radiol*. 2009;19:2456–2466.
96. Xu PJ, Yan FH, Wang JH, et al. Added value of breathhold diffusion-weighted MRI in detection of small hepatocellular carcinoma lesions compared with dynamic contrast-enhanced MRI alone using receiver operating characteristic curve analysis. *J Magn Reson Imaging* 29:341–349.
97. Bolondi L, Gaiani S, Celli N, et al. Characterization of small nodules in cirrhosis by assessment of vascularity: The problem of hypovascular hepatocellular carcinoma. *Hepatology*. 2005;42:27–34.
98. Katyal S, Oliver JH, Peterson MS, et al. Extrahepatic metastases of hepatocellular carcinoma. *Radiology*. 2000;216:698–703.
99. Civan JM, Martin A, Hasan R, et al. LI-RADS hepatocellular carcinoma diagnostic classification system: Utilization by community radiologists and results of second opinion reading by staff radiologists at a transplant center. *AASLD Annual Meeting*. November 2015.
100. American College of Radiology. Liver Imaging Reporting and Data System. http://www.acr.org/quality-safety/resources/LIRADS. Accessed May 3, 2016.
101. Mitchell DG, Bruix J, Sherman M, Sirlin SB. LI-RADS (Liver Imaging Reporting and Data System): Summary, discussion, and consensus of the LI-RADS management working group and future directions. *Hepatology*. 2015;61(3):1056–1065.
102. Santillan CS. *Hepatic Cross Sectional Imaging*. Toronto, Canada: ARRS Annual Meeting; 2015.
103. Torbenson M. Fibrolamellar carcinoma: 2012 update. *Scientifica*. 2012;2012:15. http://dx.doi.org/10.6064/2012/743790. Accessed May 3, 2016.
104. Toberson M. Review of the clinicopathologic features of fibrolamellar carcinoma. *Adv Anat Pathol*. 2007;14(3):217–223.
105. El-Serag HB, Davila JA. Is fibrolamellar carcinoma different from hepatocellular carcinoma? A US population-based study. *Hepatology*. 2004;39(3):798–803.
106. Ward SC, Huang J, Tickoo SK, et al. Fibrolamellar carcinoma of the liver exhibits immunohistochemical evidence of both hepatocyte and bile duct differentiation. *Modern Pathology*. 2010;23(9):1180–1190.
107. Stipa F, Yoon SS, Liau KH, et al. Outcome of patients with fibrolamellar hepatocellular carcinoma. *Cancer*. 2006;106(6):1331–1338.
108. Maniaci V, Davidson BR, Rolles K, et al. Fibrolamellar hepatocellular carcinoma – prolonged survival with multimodality therapy. *Eur J Surg Oncol*. 2009;35(7):617–621.
109. Pinna AD, Iwatsuki S, Lee RG, , et al. Treatment of fibrolamellar hepatoma with subtotal hepatectomy or transplantation. *Hepatology*. 1997;26(4):877–883.
110. McLarney JK, Rucker PT, Bender GN, et al. Fibrolamellar carcinoma of the liver: Radiologic-pathologic correlation. *RadioGraphics*. 1999;19:453–471.
111. Imam K, Bluemke DA. MR imaging in the evaluation of hepatic metastases. *Magn Reson Imaging Clin N Am*. 2000;8:741–756.
112. Namasivayam S, Martin DR, Saini S. Imaging of liver metastases: MRI. *Cancer Imaging*.

2007;7(1):2–9.
113. diSibio G, French SW. Metastatic patterns of cancers: Results from a large autopsy study. *Archives of Pathology & Laboratory Medicine*. 2008;132(6):931–939.
114. Steinmüller T, Kianmanesh R, Falconi M, et al. Consensus guidelines for the management of patients with liver metastases from digestive (neuro)endocrine tumors: foregut, midgut, hindgut, and unknown primary. *Neuroendocrinology*. 2007;87(1):47–62.
115. Manoharan P, Ward J. MRI in the assessment of focal liver lesions in the non-cirrhotic patient. *Imaging*. 2004;16:338–350.
116. Danet IM, Semelka RC, Leonardou P, et al. Spectrum of MRI appearances of untreated metastases of the liver. *AJR Am J Roentgenol*. 2003;181:809–817.
117. Mahfouz AE, Hamm B, Wolf KJ. Peripheral washout: A sign of malignancy on dynamic gadolinium-enhanced MR images of focal lesions. *Radiology*. 1994;190:49–52.
118. Wittenberg J, Stark DD, Forman DH, et al. Differentiation of hepatic metastases from hepatic hemangiomas and cysts by using MR imaging. *AJR Am J Roentgenol*. 1988;151:79–84.
119. McNicholas MM, Saini S, Echeverri J, et al. T2 relaxation times of hypervascular and non-hypervascular liver lesions: Do hypervascular lesions mimic haemangiomas on heavily T2-weighted MR images? *Clin Radiol*. 1996;51:401–405.
120. Premkumar A, Marincola F, Taubenberger J, et al. Metastatic melanoma: Correlation of MRI characteristics and histopathology. *J Magn Reson Imaging*. 1996;6:190–194.
121. Jhaveri K, Cleary S, Audet P, et al. Consensus statements from a multidisciplinary expert panel on the utilization and application of a liver-specific MRI contrast agent (Gadoxetic Acid). *AJR*. 2015;204:498–509.
122. Kim DJ, YU J-S, Kim JH, et al. Small hypervascular hepatocellular carcinomas: Value of diffusion-weighted imaging compared with "washout" appearance on dynamic MRI. *Br J Radiol*. 2012;85:e879–e886.
123. Schmid-Tannwald C, Thomas S, Ivancevic MK, et al. Diffusion-weighted MRI of metastatic liver lesions: Is there a difference between hypervascular and hypovascular metastases? *Acta Radiol*. 2014;55(5):515–523.
124. Eisenhauer EA, Therasse P, Bogaerts J, et al. New response evaluation criteria in solid tumours: Revised RECIST guideline (version 1.1). *European Journal of Cancer*. 2009;45:228–247.
125. Outwater E, Tomaszewski JE, Daly JM, et al. Hepatic colorectal metastases: Correlation of MR imaging and pathologic appearance. *Radiology*. 1991;180:327–332.
126. Koh D-M, Collins DJ, Wallace T, et al. Combining diffusion-weighted MRI with Gd-EOB-DTPA-enhanced MRI improves the detection of colorectal liver metastases. *British Journal of Radiology*. 2012;85:980–989.
127. Kelekis NL, Semelka RC, Siegelman ES, et al. Focal hepatic lymphoma: Magnetic resonance demonstration using current techniques including gadolinium enhancement. *Magn Reson Imaging*. 1997;15:625–636.
128. Beaty SD, Silva AC, DePetris. AJR teaching file: Incidental hepatic mass. *AJR*. 2008;190: S62–S64.
129. Braga L, Semelka RC, Pedro MS, et al. Post-treatment malignant liver lesions, MR imaging. *MRI Clin North Am*. 2002;10:53–73.
130. Goldberg SN, Charboneau JW, Dodd GD, et al. Image-guided tumor ablation: Proposal for standardization of terms and reporting criteria. *Radiology*. 2003;228:335–345.
131. Sainani NI, Gervais DA, Mueller PR, Arellano RS. Imaging after percutaneous radiofrequency ablation of hepatic tumors: Part 2, abnormal findings. *AJR*. 2013;200(1):194–204.
132. Curley SA, Marra P, Beaty K, et al. Early and late complications after radiofrequency ablation of malignant liver tumors in 608 patients. *Ann Surg*. 2004;239:450–458.
133. Han JK, Choi BI, Kim AY, et al. Cholangiocarcinoma: Pictorial essay of CT and cholangiographic findings. *RadioGraphics*. 2002;22:173–187.
134. Vanderveen KA, Hussain HK. Magnetic resonance imaging of cholangiocarcinoma. *Cancer Imaging*. 2004;4:104–115.
135. Tumors of the liver and intrahepatic ducts. In: Craig JR, Peters RL, Edmonson HA, eds. *Atlas of Tumor Pathology*. Washington, DC: Armed Forces Institute of Pathology; 1988:16B–43B. 2nd series, fasc. 26.
136. Ros PR, Buck JL, Goodman ZD, et al. Intrahepatic cholangiocarcinoma: Radiologic-pathologic correlation. *Radiology*. 1988;167:689–693.
137. Liver Cancer Study Group of Japan. *Classification of Primary Liver Cancer*. Tokyo: Kanehara; 1997:6–8.
138. Maetani Y, Itoh K, Watanabe C, et al. MR imaging of intrahepatic cholangiocarcinoma with pathologic correlation. *AJR Am J Roentgenol*. 2001;176:1499–1507.
139. Loyer EM, Chin H, DuBrow RA, et al. Hepatocellular carcinoma and intrahepatic peripheral cholangiocarcinoma: Enhancement patterns with quadruple phase helical CT—A comparative study. *Radiology*. 1999;212:866–875.
140. Lacomis JM, Baron RL, Oliver III JH, et al. Cholangiocarcinoma: Delayed CT contrast enhancement patterns. *Radiology*. 1997;203:98–104.
141. Yang DM, Kim HS, Cho SW, Kim HS. Various causes of hepatic capsular retraction: CT and MR findings. *British Journal of Radiology*. 2002;75:994–1002.
142. Vilgrain V. Staging cholangiocarcinoma by imaging studies. *HPB (Oxford)*. 2008;10:106–109.
143. Yamasaki S. Intrahepatic cholangiocarcinoma: Macroscopic type and stage classification. *J Hepatobil Pancreat Surg*. 2003;10:288–291.
144. Okabayashi T, Yamamoto J, Kosuge T, et al. A new staging system for mass-forming intrahepatic cholangiocarcinoma. *Cancer*. 2001;92:2374–2383.
145. Liver Cancer Study Group of Japan. Primary liver cancer in Japan. Clinicopathologic features and results of surgical treatment. *Ann Surg*. 1990;211:277–287.

146. Sakamoto Y, Kokudo N, Matsuyama Y, et al. Proposal of a new staging system for intrahepatic cholangiocarcinoma: Analysis of surgical patients from a nationwide survey of the Liver Cancer Study Group of Japan. *Cancer*, 2016;122(1):61-70.
147. Jeon TY, Kim SH, Lim HK, et al. Assessment of triple-phase CT findings for the differentiation of fat-deficient hepatic angiomyolipoma from hepatocellular carcinoma in non-cirrhotic liver. *Eur J Radiol*. 2010;73:601–606.
148. Horton KM, Bluemke DA, Hruban RH, et al. CT and MR imaging of benign hepatic and biliary tumors. *RadioGraphics*. 1999;19:431–451.
149. Basaran C, Karcaaltincaba M, Akata D, et al. Fat-containing lesions of the liver: Cross-sectional imaging findings with emphasis on MRI. *AJR Am J Roentgenol*. 2005;184:1103–1110.
150. Basaran C, Karcaaltincaba M, Akata D, et al. Fat-containing lesions of the liver: Cross-sectional imaging findings with emphasis on MRI. *AJR Am J Roentgenol*. 2005;184:1103–1110.
151. Anderson SW, Kruskal JB, Kane RA. Benign hepatic tumors and pseudotumors. *RadioGraphics*. 2009;29:211–229.
152. Prasad SR, Wang H, Rosas H, et al. Fat-containing lesions of the liver: Radiologic-pathologic correlation. *RadioGraphics*. 2005;25:321–331.
153. Hamer OW, Aguirre DA, Casola G, et al. Fatty liver: Imaging patterns and pitfalls. *RadioGraphics*. 2006;26:1637–1653.
154. Karcaaltincaba M, Okan A. Imaging of hepatic steatosis and fatty sparing. *Eur J Radiol*. 2007;61:33–43.

第3章

弥漫性肝病MRI表现

引言

弥漫性肝病涵盖了从偶然的信号和(或)强化异常[如脂肪变性或一过性肝实质信号异常(THID)],到严重的潜在终末期肝实质疾病[如肝硬化和布加综合征(BCS)]。节段性或地图样病变通常分为两类:信号异常病变或强化病变。弥漫性肝病可分为以下3种:①基本信号;②基本形态;③影像学隐匿类别(表3.1)。

地图样或节段性病变

地图样强化病变通常在注入对比剂后动脉期表现出明显强化,并可能会掩盖潜在存在的肿块。信号异常往往提示存在肝基础性疾病,如脂肪变性或纤维化,并表现出多种信号改变(图3.1)。

主要强化病变

主要强化病变包括THID、大血管闭塞(通常是门静脉)和肝梗死,由于肝的双重血供,肝梗死很少见。这些病变具有正常潜在的肝实质的共同特征,除非存在潜在占位,否则在延迟期图像中表现为强化减退(或呈等强度)。

地图样血管病变

THID由多种原因引起,取决于是否存在潜在占位性病变。门静脉-肝动脉的双重血供特点可以通过增加肝动脉血流量来弥补门静脉血流量的减少,这是肝实质信号异常的生理性基础。原发性病变的发病机制主要包括门静脉受压(由于门脉分支受压或血栓形成)、血液分流(由于动脉-门静脉分流或血液供应异常)及邻近炎症的影响,次要原因包括虹吸作

表3.1 地图样和弥漫性肝脏疾病

地图样		弥漫性		
信号异常病变	强化病变	隐匿性	信号异常病变	形态学病变
脂肪肝	THID	急性肝炎	脂肪肝	肝硬化
铁沉积	梗死		脂肪性肝炎	原发性胆汁性胆管炎
融合性肝纤维化	门静脉闭塞	急性毒性损伤	铁沉积(原发和继发)	硬化性胆管炎
节段性胆汁淤积			自身免疫性肝炎	布加综合征

THID,一过性肝实质信号异常。

强化病变	信号异常病变
一过性肝脏信号异常	地图样脂肪肝
门静脉闭塞	地图样铁沉积
肝梗死	融合纤维化
	肝内胆汁淤积

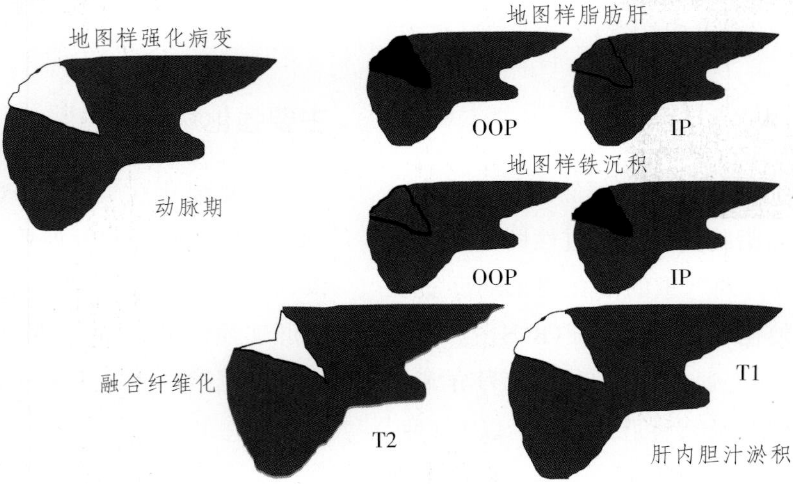

图3.1　地图样病变，包括继发性灌注改变的示意图。IP，同相位；OOP，反相位。

用（动脉血流增加）、门静脉灌注不足（由于压迫或浸润）、门静脉血栓形成（PVT）和血液分流（与潜在占位性病变相关的动脉-门静脉分流）[1,2]。

这些病变的影像学特征通常是边缘清楚、动脉强化及在平扫图像中不存在信号异常（见图2.30）。由于邻近血管阻塞或截断，在病变远侧、肝包膜下的病灶可表现为圆形外观。非扇形或不定形态是由外在压迫（如肝包膜下积液）、血液供应异常、邻近炎症引起的充血（如胆囊炎）和术后改变（如经皮活检或消融治疗）所致。THID在T2加权图像上通常无信号改变，反映了其水质子的浓度与正常肝脏相当[3]。

其他地图样血管病变

其他血管来源病因与THID相似，如肝梗死和门静脉阻塞。肝梗死不是偶然的病变，通常伴随肝移植、腹腔镜胆囊切除术、血管炎和严重的血容量不足[4]。一过性的稳定可以除外肝梗死，后者会萎缩、退化并可能坏死。PVT也很少自发出现，通常伴有炎症（如胰腺炎、腹膜炎、憩室炎）或恶性肿瘤。门静脉阻塞所导致的楔形改变和血液高灌注表现与THID影像学表现重叠，门静脉分支中见充盈缺损的直接征象可排除THID。若发生肝梗死，则表现为明显的T1低信号和T2高信号[5]。

由于罕见发生和肝保护性的双重血液灌注，肝脏地图样病变只有在特定的临床疾病下（如肝移植、腹腔镜胆囊切除术、血管介入手术；图3.2；见图2.52）才会真正发生肝梗死。信号变化逐步进展，受影响的肝段逐渐萎缩且体积缩小。在急性期，只有临床上支持和缺乏强化才能确诊肝动脉梗死。

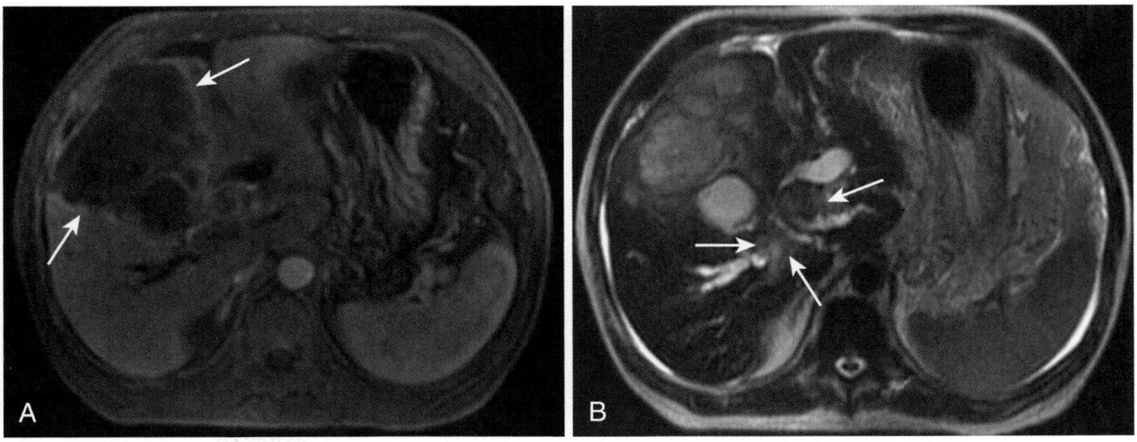

图3.2 恶性肿瘤血管浸润合并肝梗死。增强后图像(A)显示肝Ⅴ段和肝Ⅳ段(箭头所示)内大致的楔形地图样无强化病变,表示肝门胆管癌患者的肝梗死。在T2WI中可以更好地显示肝门胆管癌位于肝内扩张导管汇合处(B,箭头所示)。

门静脉闭塞也很少自发出现。如果出现节段性动脉强化,提示要观察该区域的门静脉分支来寻找充盈缺损(图3.3)。有内脏炎症或恶性肿瘤病史(尤其是HCC)增加了门静脉闭塞的可能性。在没有潜在病灶(如HCC)的情况下,通常不存在肝脏信号或形态变化。当合并恶性肿瘤时,需观察充盈缺损是否强化,如有强化则表明为肿瘤栓塞,而非门静脉闭塞(无强化)。

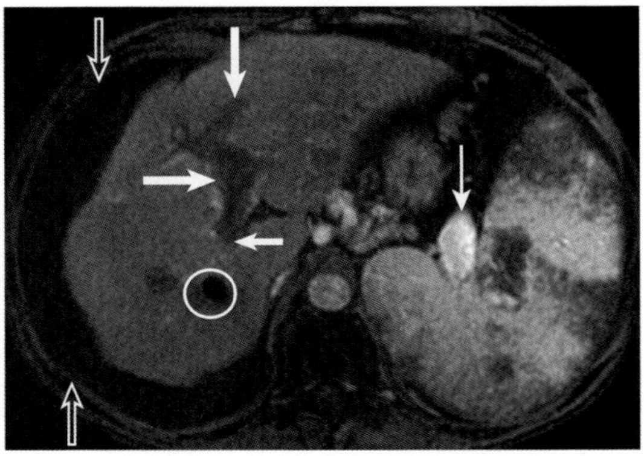

图3.3 门静脉血栓形成伴充盈缺损。增强后门脉期图像显示脾脏静脉明显强化(细箭头所示),门静脉主干、右支和左支均出现闭塞性充盈缺损(粗箭头所示)。本例还可见腹水(空心箭头所示)和右肝后段中因TIPS分流引起的磁敏感伪影(圆圈所示)。

信号异常±强化病变

在地图样信号异常病变中,有一些病变可表现为异常强化。地图样脂肪肝和铁沉积通常仅表现为信号异常。融合性肝纤维化和节段性胆道梗阻合并胆汁淤积常会出现异常强化,这会给诊断带来许多不确定性。

地图样脂肪肝/铁沉积

地图样脂肪肝(或脂肪浸润)与局灶样脂肪肝具有相同的信号特征(图3.4)。在反相位图像中呈局限性孤立的信号丢失,对肝内正常组织结构无占位效应是脂肪肝的影像学特征。尽管肝脏铁沉积也无占位效应,但是可观察到相反的信号丢失模式,即在同相位图像中的信号丢失,反映了由更长回波时间导致的铁磁化率效应增加(且铁沉积物通常呈弥漫性)。两种病变增强后均表现为与正常肝实质一致的强化。但由于180°复相位脉冲校正了相位变化(如脂肪肝)和磁敏感伪影

（如铁沉积），因此，两者在自旋回波（或FSE）图像中并不会出现明显的信号变化。脂肪浸润和铁沉积通常在自旋回波图像中分别表现为轻度相对高信号和轻度低信号。

肝融合纤维化

肝融合纤维化意味着在肝损伤的修复反应中局部区域有瘢痕或胶原组织形成，最常见于肝硬化（尽管网状纤维化在肝硬化中占主导地位）。约14%的肝硬化有融合纤维化，通常累及肝Ⅳ段和右肝前叶[6]。融合纤维化导致肝实质萎缩和肝体积缩小，其表现为肝包膜收缩（图3.5）。病灶边缘锐利，形态通常为三角形或金字塔形，尖端指向肝门。其信号特征与人体其他部位的纤维化不同，其他部位的纤维化总是呈低信号。尽管在T1加权图像中呈低信号，但肝融合纤维化在T2加权图像中显示中等程度的高信号，可能反映了肝组织内的水肿和残存血管结构两种改变[7]。渐进性延迟强化特点反映了血管结构的存在和纤维化的细胞外无效腔。无占位效应通常可将融合纤维化与其他大

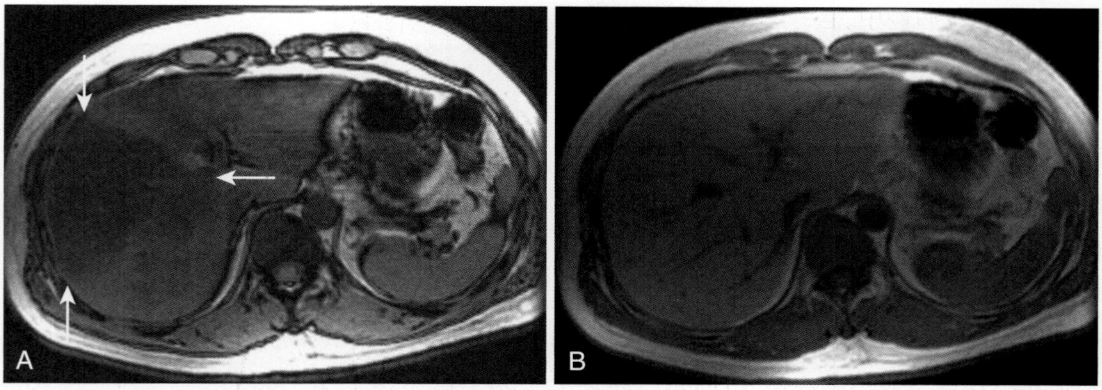

图3.4 地图样脂肪肝。反相位图像（A）中节段性楔形的低信号区域（箭头所示）在同相位图像（B）中与周围的肝实质呈等信号。

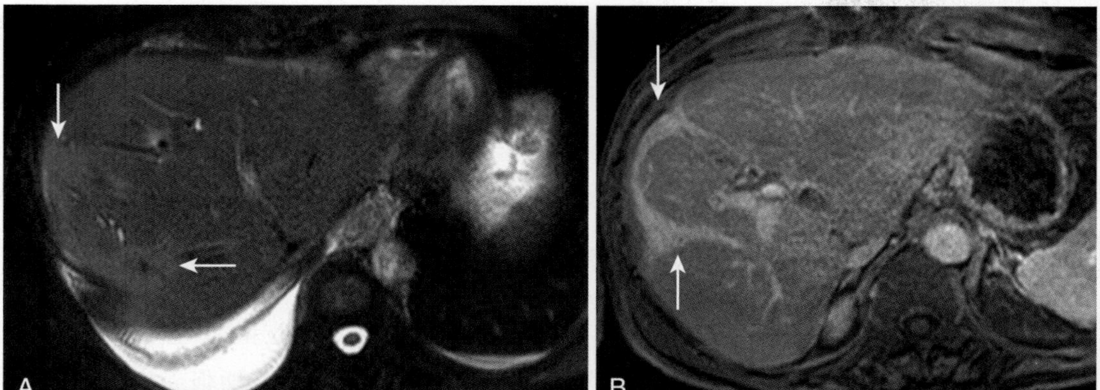

图3.5 肝融合纤维化。脂肪抑制T2WI（A）显示两个相邻的伴有肝包膜回缩的包膜下楔形高信号病变（箭头所示）。T1WI（B）显示相应区域的肝间质期延迟强化。

多数T2高信号病变（包括肿瘤）进行鉴别。强化模式有助于将融合纤维化与HCC和其他富血供肿块相鉴别。胆管癌的表现与融合纤维化最为相似，表现为相类似的信号特征和强化模式。无近端肝内胆管扩张、无占位效应的其他征象及肝硬化病史支持融合纤维化的诊断。

肝内胆汁淤积

由于肝内胆汁淤积信号异常，特别是T1高信号，将肝内或节段性胆汁淤积归类于肝实质地图样病变[8]。然而，T1高信号仅出现在少数胆汁淤积病例中，且即使T1不呈高信号也不能排除胆汁淤积[9]。节段性胆汁淤积在T2加权图像上表现为等高信号[10]。T2高信号和可能的动脉期强化（可能是由于压力增加）比T1高信号更常见且更具有特异性。合并胆管根部扩张有助于诊断（图3.6）。

弥漫性肝脏异常

弥漫性肝脏异常在影像上大致可分为两大类：形态学异常和信号异常（见表3.1）。形态学病变包括肝硬化、BCS、原发性胆汁性胆管炎和硬化性胆管炎。肝弥漫性信号病变包括一些前面已经提及的疾病，包括脂肪肝、铁沉积（血色素沉着和铁血黄素沉着）和其他一些罕见病（超出本章范围），如糖原贮积病、放射性肝损伤和妊娠毒血症。第三类为隐匿性疾病，包括具有明显临床症状的疾病，这些疾病通常无明显或特异性的影像学异常，包括急性肝炎/暴发性肝衰竭、慢性肝炎和自身免疫性肝炎（AIH）（AIH，至少在出现形态变化之前的急性期）。从概念上讲，隐匿性疾病呈急性发病，其涉及的肝形态学异常和信号异常分别代表疾病的长期存在和累积作用，但通常缺乏急性期症状。

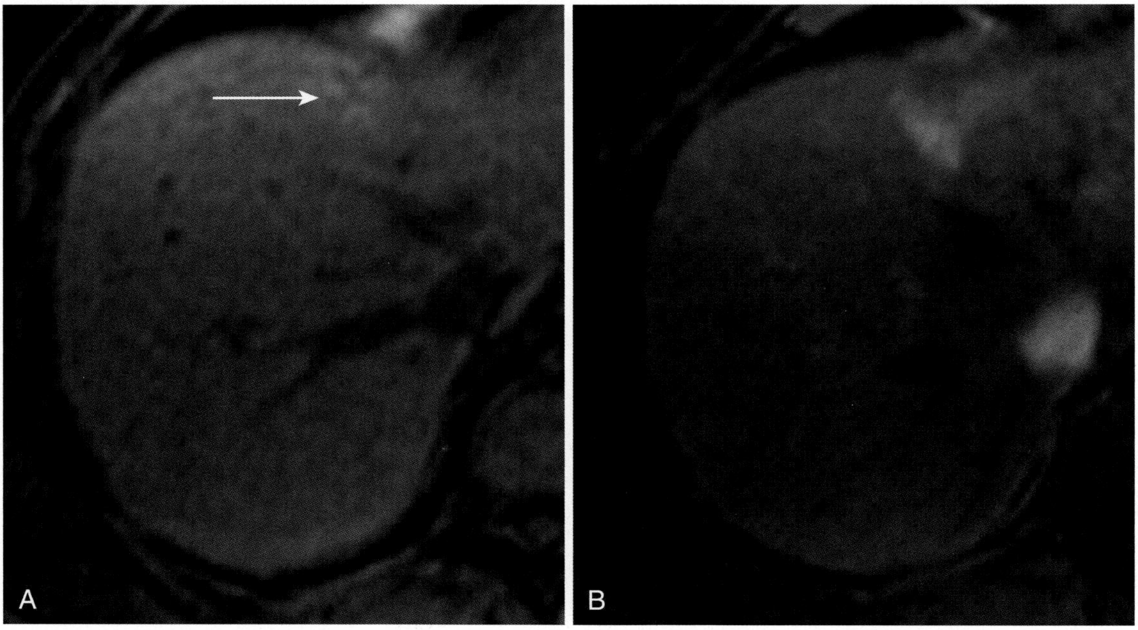

图3.6　肝内胆汁淤积。在肝内侧段的脂肪抑制T1WI中，显示为中央管状低信号周围三角形高信号区（箭头所示），与扩张的胆管一致。

隐匿性疾病(通常缺乏信号和形态学改变)

隐匿性疾病的临床症状与肝酶学异常通常同时出现,而肝脏外观正常。多数急性肝炎病例可归因于病毒性肝炎,最常见的原因是甲型至戊型肝炎病毒,其中,甲型肝炎病毒(HAV)是最常见的病原体[11]。许多其他病原体和特发性现象也会累及肝脏,引起急性肝炎表现。除病毒外,非病毒性病原体(如弓形虫和钩端螺旋体病)、乙醇和其他毒素、药物、代谢性疾病(如Wilson病)和自身免疫性疾病也会导致急性肝炎(表3.2)[12]。尽管急性肝炎在组织学上表现为肝细胞损伤和散在的坏死,影像学表现是非特异性的,并且常不存在影像学异常。影像学检查的目的是排除其他可能引起类似临床症状和生化异常的潜在病因,如胆汁淤积、肝转移性病变和慢性肝病[13]。最常见的影像学表现是门静脉周围水肿[14]、动脉期不均匀性强化,并且根据炎症的程度,强化在静脉期可能持续存在(图3.7)[15]。其他表现包括肝大[16]、水肿导致的T2WI高信号、胆囊壁增厚和腹水[17,18]。

至少持续存在6个月的肝炎可被诊断为慢性肝炎,其往往由HBV和HCV引起。随着炎症进展,门静脉周围淋巴结肿大可以持续性或非持续性存在,炎症间歇性发作,其在时

表3.2 急性肝炎的病因学

病毒	细菌和寄生虫	药物和毒素	其他
甲型肝炎病毒	分枝杆菌 结核杆菌	鹅膏毒素(蘑菇)	系统性红斑狼疮
乙型肝炎病毒	布鲁菌属	四氯化碳	Wilson病
丙型肝炎病毒	肠沙门菌血清型伤寒		
丁型肝炎病毒	弓形虫	阿莫西林	乙醇
戊型肝炎病毒	钩端螺旋体属	米诺环素	妊娠
巨细胞病毒	血吸虫属		
腺病毒	伯纳特立克次体	抗结核药物	缺血
EB病毒	疟原虫物种		

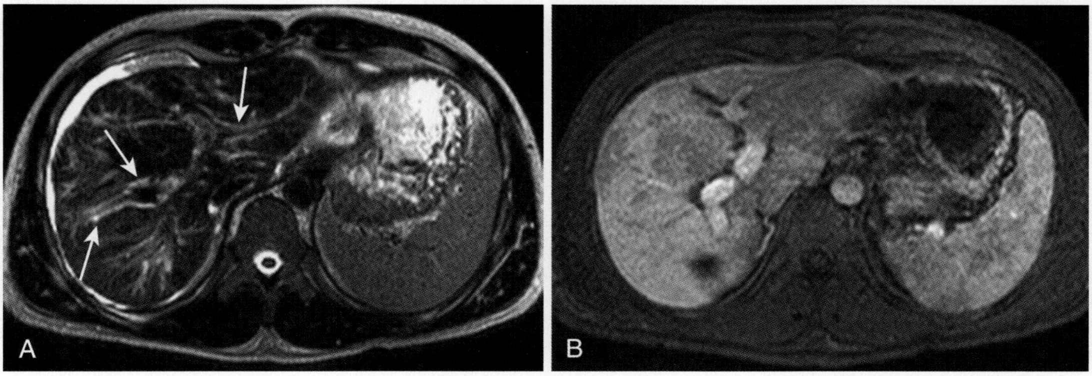

图3.7 肝炎。重T2WI(A)显示门静脉周围水肿(A,箭头所示)和斑块状、多灶肝实质性高信号,与急性暴发性肝衰竭患者的肝组织炎症和水肿相符。延迟期图像见强化(B)。

间上不可预测地发展为肝硬化(将在后面“基本形态学疾病”中进行讨论)。

自身免疫性肝炎(AIH)仅占急性肝炎病例的一小部分,但其经常发展为慢性肝病和肝硬化,以及其独特的治疗方案,因此应得到重视。尽管高达80%的患者最初对皮质类固醇和免疫抑制治疗有反应[19],但大多数患者会复发。AIH约占所有慢性肝病病例的20%。隐匿性疾病的非特异性影像学表现也适用于AIH,淋巴结肿大相对罕见。诊断依赖于基于国际自身免疫性肝炎小组制订的临床、血清学和组织学表现(而不是影像学表现)的评分系统[20]。与其他自身免疫性疾病(如甲状腺炎、溃疡性结肠炎、类风湿关节炎和乳糜泻)有关的自身抗体和重叠存在的病理学[如与原发性胆汁性肝硬化(PBC)和PSC共存]提供了唯一可能的特异性或提示性诊断依据。

基本信号病变

脂肪肝

脂肪肝分为两个基本类别:①脂肪变性;②脂肪变性合并坏死性炎症(脂肪性肝炎),包括酒精性和非酒精性脂肪性肝炎(NASH)(图3.8)。当与酗酒无关时,脂肪变性被称为非酒精性脂肪肝疾病(NAFLD)。这是一个还在发展中的概念,影响着大部分人群(≤15%),其中,高达10%患有脂肪性肝炎[21]。NAFLD由肥胖、2型糖尿病、胰岛素抵抗、血脂异常和高血压等全身性代谢综合征组成。现有的诊断方法尚无法预测脂肪性肝炎的发生和进展。据报道,肥胖和胰岛素抵抗会促进肝组织炎症,而纤维发生和遗传因素也可能会起到一定作用。治疗的重点是最大限度地减少危险因素,如肥胖、尝试用药物治疗来提高胰

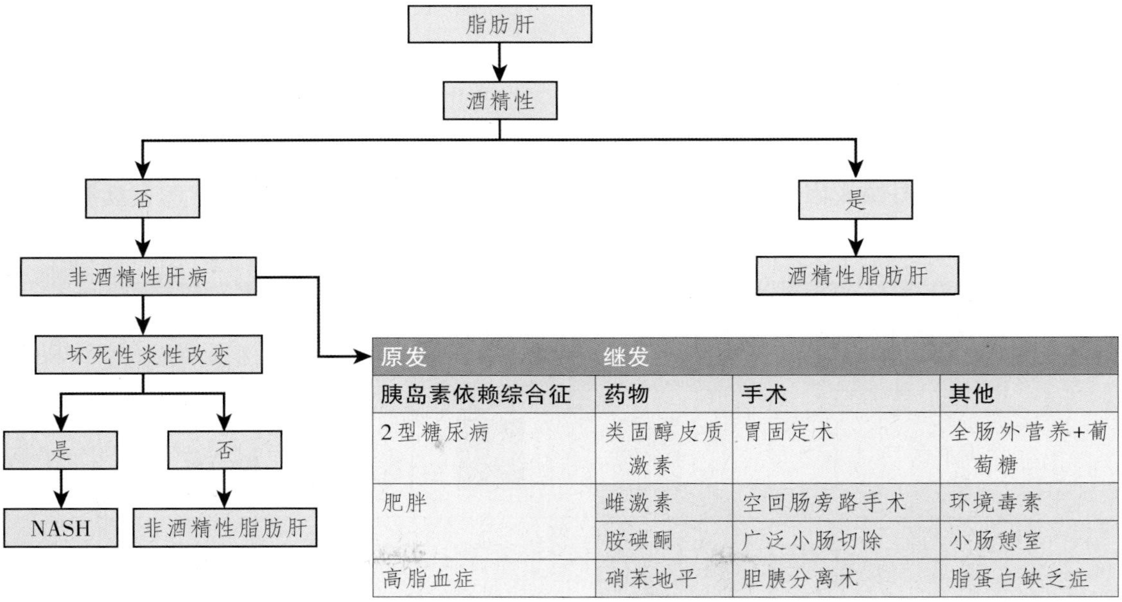

原发	继发		
胰岛素依赖综合征	药物	手术	其他
2型糖尿病	类固醇皮质激素	胃固定术	全肠外营养+葡萄糖
肥胖	雌激素	空回肠旁路手术	环境毒素
	胺碘酮	广泛小肠切除	小肠憩室
高脂血症	硝苯地平	胆胰分离术	脂蛋白缺乏症

图3.8　肝脂肪变性综合征的分类。

岛素敏感性、调节血脂异常和保肝治疗。监测治疗效果需要准确评估肝脂质含量。肝活检被认为是脂质定量的金标准，但最近在磁共振波谱和质子密度脂肪分数（PDFF）技术方面的研究已开始挑战这一观点[22-24]。基于同相位和反相位成像的计算方法也可以准确定量肝细胞内脂质含量。这种脂肪定量方法是在使用或不使用脾脏作为参照物的情况下计算的：

（肝脏IP−肝脏OP）/（肝脏×100%）=未校正

[（肝脏IP /脾脏IP）−（肝脏OP /脾脏OP）] /（肝脏IP /脾脏IP×100%）=脾脏校正

其中，IP为同相位，OP为反相位。

但该方法无法区分脂肪含量>50%的严重脂肪变性（仅少数患者）和脂肪含量<50%的较严重脂肪变性。基于相位抵消现象，包含反向的脂肪水比例的体素在反相位图像中显示出相同的信号强度（图3.9）。然而，PDFF可避免这个问题，并提供了脂肪分数图像，图像中体素的高信号强度与脂肪含量成正比，可以进行测量和量化评估（图3.10）。该技术与第1章中描述的Dixon方法一致，以回波对称和最小二乘估计（IDEAL）技术迭代分解水和脂肪的PDFF方法最近已经商业化[25,26]。此技术可获取3种图像或回声，它们在脂肪和水之间的相位各不相同，用于纠正B_0和B_1（RF场）的不均匀性（早期的Dixon方法不能解决），而且能更准确地分离脂肪和水质子[27]。

最后，NAFLD/NASH的诊断取决于组织学检查和有无饮酒史。MRI反相位图像中的明显信号丢失（反映出微小脂肪）可支持NAFLD/NASH的诊断。如果出现肝硬化，MRI影像学特征则表明为晚期慢性炎症。在出现肝硬化的纤维化和形态学特征之前，NASH和酒精性脂肪性肝炎并无特异的影像学表现。尽管存在炎症，但通常不存在反应性淋巴结肿大。

铁沉积病

铁沉积病是弥漫性肝信号异常的另一主要类别，其由两种疾病组成：①（原发性）血色素沉着病；②铁血黄素沉着症（继发性血色素沉着）（图3.11）。原发性血色素沉着症是一种常染色体隐性遗传疾病，会影响胃肠道对铁的吸收，从而会导致实质性器官的铁沉积。含铁血黄素沉着症指由反复输血或无效的红细胞生成（如重度地中海贫血、铁粒幼细胞贫血）导致网状内皮系统（RES）的铁过载。实质性或原发性血色素沉着症累及胰腺和肝脏

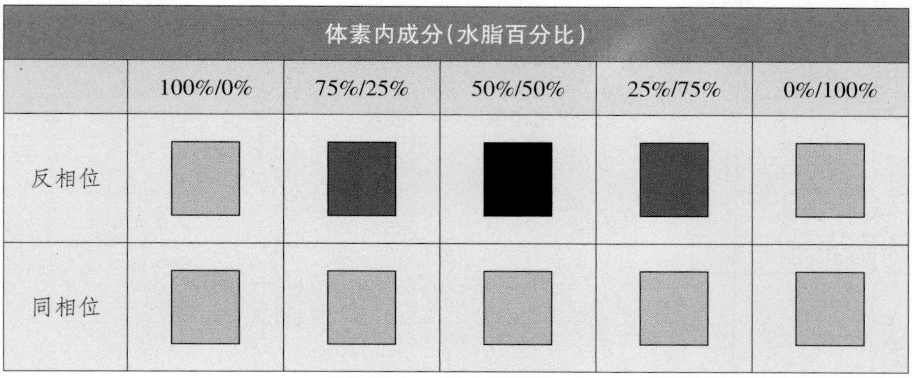

体素内成分（水脂百分比）
100%/0%
75%/25%
50%/50%
25%/75%
0%/100%
反相位
同相位

图3.9 体素内脂肪和水的组成及相位消除现象。

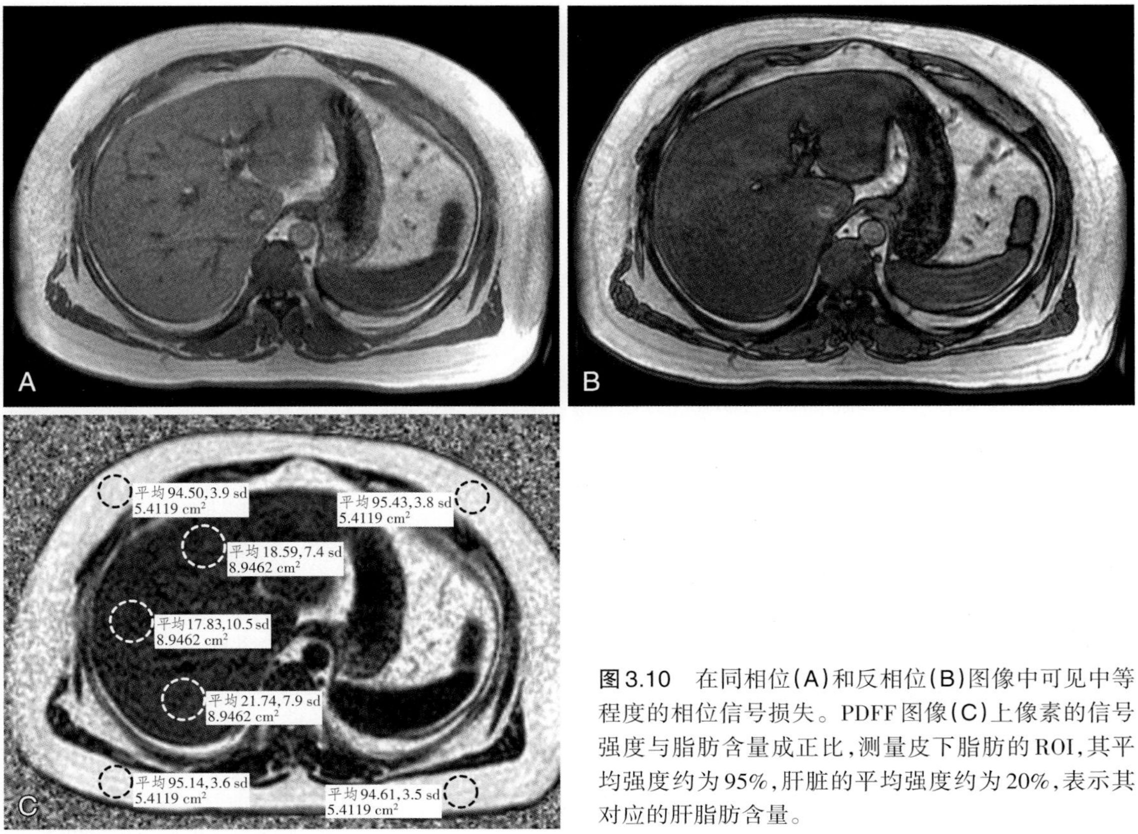

图3.10 在同相位(A)和反相位(B)图像中可见中等程度的相位信号损失。PDFF图像(C)上像素的信号强度与脂肪含量成正比,测量皮下脂肪的ROI,其平均强度约为95%,肝脏的平均强度约为20%,表示其对应的肝脂肪含量。

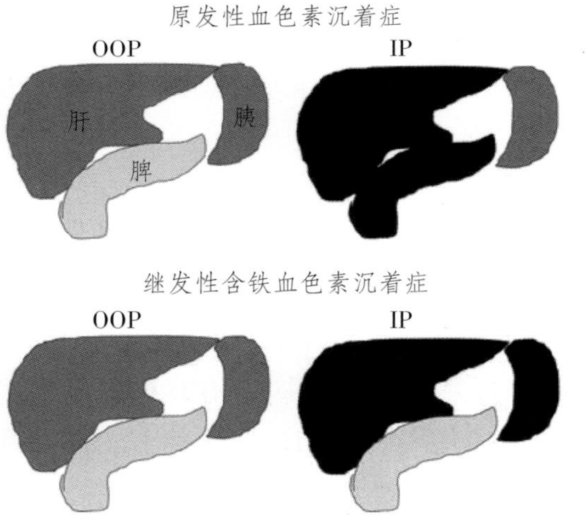

图3.11 原发性血色素沉着症和含铁血黄素沉着症。IP,同相位;OOP,反相位。

(和心肌),而RES或继发性血色素沉着症累及脾脏和肝脏(和骨髓)。在原发性血色素沉着病中,实质性器官内有毒的铁引起纤维化,而在继发性血色素沉着症中,铁积聚在RES细胞内,肝细胞得以保留并避免纤维化[28]。因此,原发性血色素沉着症会导致肝硬化,而继发性血色素沉着病通常不会(图3.12)。

尽管在原发性和继发性血色素沉着症两种疾病中,铁的组织学和细胞沉积情况不同,但其MRI表现相同。铁的可视化检测利用了铁对于周围组织的强磁敏感效应,这会使局部磁场变形,从而导致信号丢失。自旋回波脉冲序列中的180°复相位脉冲可校正磁化率,所以,GRE序列对磁敏感效应更加敏感。TE的增加会增加局部磁场失真的持续时间,信号丢失也会成比例地增加。因此,使用长TE的GRE序列对检测铁沉积更加敏感。使

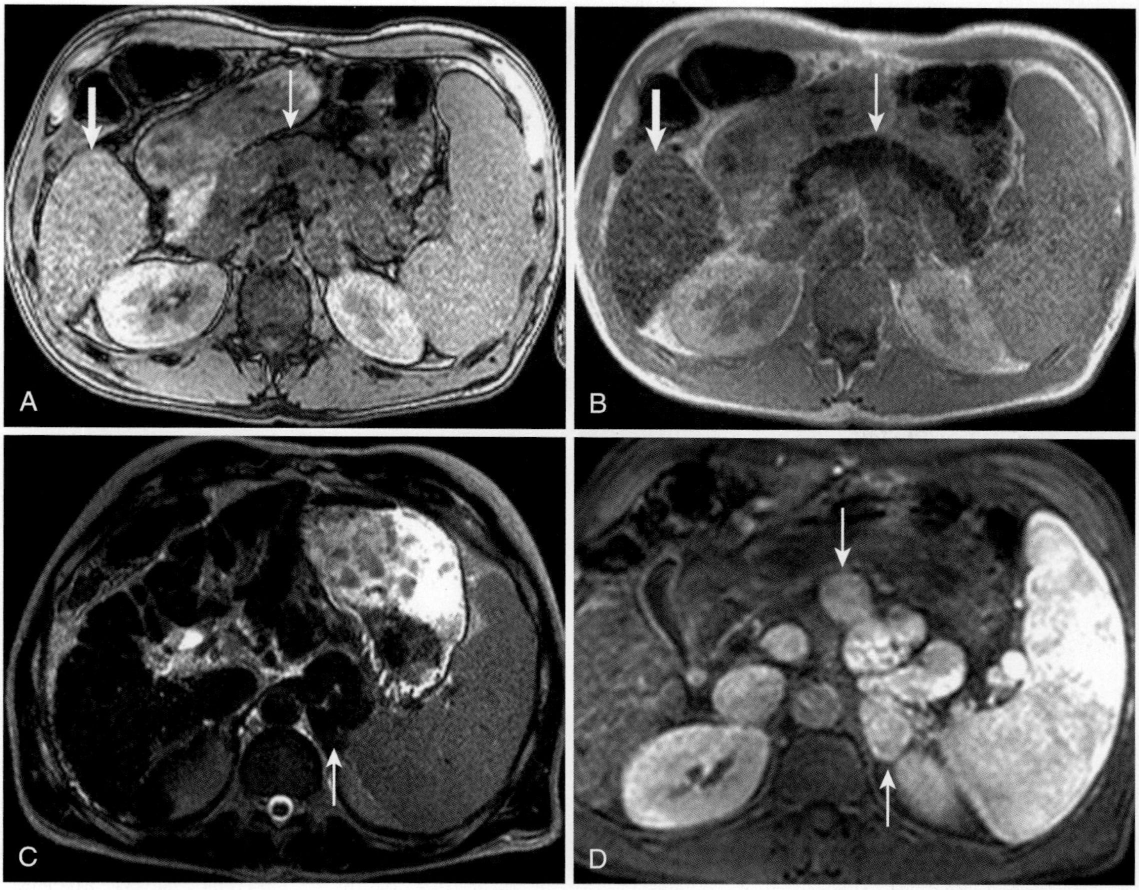

图3.12 原发性血色素沉着病。胰腺(A和B,细箭头所示)和肝脏(A和B,粗箭头所示)在反相位(A)和同相位(B)图像之间的信号下降,反映出磁敏感伪影。(C)重T2WI显示肝硬化的特征性结节性萎缩–肥大模式(箭头所示)。(D)管状流空信号(箭头所示),其在增强后的延迟期图像中可见强化,为门体循环的脾肾静脉丛显著增粗(由门静脉高压症所致)。

用反相位作为基线,在具有两倍TE的同相位图像中比较肝脏信号。如果同相位中肝信号强度明显低于反相位,则说明磁化率伪影在起作用,这几乎总是归因于铁的存在(图3.12和图3.13)。

使用相同的方法评估脾脏和胰腺是否存在相同的信号丢失现象。胰腺信号丢失提示实质性或原发性血色素沉着症,脾脏信号丢失则提示RES或继发性血色素沉着症(见图3.12和图3.13)。这种诊断方法很有用,不是因为铁只能在同相位和反相位图像中被检测到,而是无论是否怀疑铁沉积都会进行该序列检查,并且反相位可用作基线或参考标准。当同时存在脂肪肝而反相位图像中的肝信号下降时,会出现诊断困难。在这种情况下,需获得更长系列的同相位和反相位图像,以揭示同相位和反相位图像之间的信号差异。由于铁的磁敏感性效应,铁沉积具有明显的信号下降趋势。自旋回波序列上的信号丢失过大是检测铁的一种较为主观的方法,尽管自旋回波序列不受脂质的影响。

尽管由于RES细胞将铁包裹其中,输血

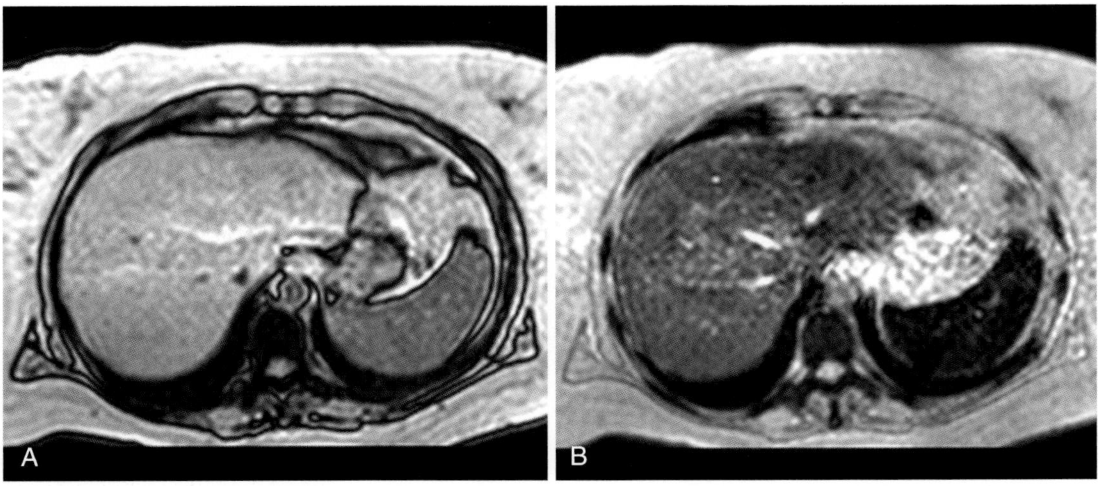

图3.13　继发性血色素沉着症(含铁血黄素沉着症)。梯度回波图像短TE(A)(约1ms)和长TE(B)(约7ms)显示在肝脏和脾脏中的铁沉积,脾脏更明显。

铁超负荷对器官损害的风险较小,但最终铁会重新分布到实质性器官的细胞内。因此,一般建议采用螯合疗法治疗,以防实质性铁超负荷的毒性作用[29]。而非靶向肝组织活检已成为评估铁储量、监测和指导治疗的金标准。该测量技术存在个体差异(在正常肝脏中最高达到19%,在肝硬化中最高可达40%[30,31])和患者抵触。技术上改进的非侵入性MRI方法已被广泛接受为可行的替代方法[32,33]。MRI定量技术包括信号强度比(SIR)和弛豫时间法。SIR方法在自旋回波或梯度回波序列上,将无铁累积的组织作为参考标准(如骨骼/脊柱旁肌),并与肝脏的信号强度进行比较。由于此方法直接取决于信号强度,所以,需将体线圈换为腹部线圈,以最大限度地减小信号强度对受检组织深度的依赖性。一种被广泛使用的SIR技术涉及获取5个具有不同TE和翻转角的梯度回波序列[34]。雷恩大学建立了提供计算工具的网站,那些使用SIR技术的人只需要输入ROI的测量值即可计算肝脏的铁浓度(LIC)(http://www.radio.univrennes1.fr/Sources/EN/Hemo.html)。SIR方法已经过验证,尤其是对于严重的铁过载,重复性好且易于使用[35-37]。然而,其也存在一些局限性,包括无法量化相对较高的LIC值(>375μmol/kg)、受无法预测的脂肪肝和界面脂肪的影响,依赖于MRI扫描平台和线圈配置、与体质因素相关的信号强度异质性和该技术需要多次屏气扫描[38,39]。

MRI弛豫时间法可能会得到更准确的结果。弛豫时间法可克服SIR方法的一些局限性,对扫描平台和线圈配置的依赖性较小[40]。弛豫时间法技术充分利用了铁的顺磁效应或铁对球形B_0磁场的影响。最明显的影响包括其可分别加速T2和T2*的弛豫率或R2和R2*[41]。R2弛豫时间法对与铁含量无关的混杂因素较不敏感,包括外磁场不均匀性[42,43]、磁化率伪影(如来自手术夹的伪影等)、扫描平台和脉冲序列的参数。R2*弛豫时间法对与铁颗粒大小和分布有关的测量变化较不敏感,也较少受相关因素(如铁过载的病因和严重程度、是否存在肝硬化及其严重程度)的影响[44,45]。R2*弛豫时间法可充分发挥屏气技术和快速采集的优势，而R2弛豫时间法的成像时间为5~30min[46]。弛豫时间法技术包括在逐渐加长的TE处获取连续的回波，将时间-信号强度模式拟合到T2或T2*的衰减模型中，并生成一条衰减曲线。从定义曲线的方程式中，可以计算得出T2或T2*（图3.14A）。这个T2或T2*值与LIC水平相关联（图3.14B）[47,48]。

在弥漫性肝磁敏感性或信号丢失的情况下，无须其他诊断。点状或局灶性信号消失提示钙化性肉芽肿、肝内铁质沉着结节或脾内的Gamna-Gandy小体。在T1WI上节段性信号丢失，但无TE依赖性增加是融合纤维化的特征性表现，融合纤维化在T2WI上也表现为高强度（与铁沉积中T2WI相对低信号正好相反）。

基本形态学疾病

广义上讲，肝实质的形态改变意味着慢性或进展期疾病，是之前讨论的许多疾病的终末期。尽管在这一类别中以肝硬化为主，但不同的肝硬化类型代表着不同的疾病进程。例如，慢性病毒性肝炎通常表现为大结节性肝硬化，而酒精性肝病则表现为小结节性肝硬化。BCS的肝形态表现各异，取决于病期，最终表现出慢性阶段的形态异常。尽管已经可以确定一些特定疾病的形态学特征，但弥散性肝病的形态学遵循共同的发展规律：从正常到“营养型”（节段性萎缩和肥大的组合），然后才是肝硬化，伴有硬化结节和网状纤维化。由于营养改变并不等于肝硬化，在没有明显结节和（或）门静脉高压症的特征之前，不进行肝硬化的诊断。值得一提的是，MRI弹力成像是一种无创、比传统成像方法更量化、更准确地鉴定和分级肝纤维化/肝硬化程度的手段。肝移植（LT）具有的与患者供肝有关的形态异常被默认归到该类别。

肝硬化

肝硬化是经历了肝实质坏死和纤维化并不断再生的慢性肝病的常见终点。肝实质损伤会引起瘢痕形成或纤维化，而肝脏具有以介入岛或结节形式的肝细胞再生的独特能力。标本观察表现为在再生结节周围有纤维化桥接带的网状外观。除结节性再生外，总体形态特征通常根据门静脉循环的差异而发展。扇形的萎缩-肥大形态反映了相关门静脉血供的变化[49]。受损的门静脉血流使受影响的肝实质营养不足导致萎缩，门静脉血流更加旺盛的区域导致肝组织肥大（图3.15）。因此，右叶萎缩是由瘢痕性肝硬化引起的长而纤细的门静脉右支肝内段门静脉血流减少所致。尽管走行于镰状韧带中的门静脉左支受到保护解释了左外侧叶节段肥大，但仅累及内侧段的因素最终导致内侧段性肝萎缩却无法用这种保护现象来解释。螺旋门静脉血流模式引导血流从内侧段流出，同时胃、胆囊、胆管周围和肝包膜静脉的血流导致门静脉血液分流[50]。供应尾状叶的门静脉行程短可确保其有足够的门脉血流，引起尾状叶肥大。

多个影像学征象可用于描述这些形态异常（图3.16）。当肝门周围间隙扩大（在右门静脉前壁与肝内侧段后缘之间的距离）>10mm时，可在内侧段萎缩中见到（见图3.15）[51,52]。“胆囊窝扩大”征象反映出多个肝营养改变的组合：①内侧段萎缩；②尾状叶肥大；③右叶萎缩；④外侧段肥大[53]。“右后凹陷”征描述了轴位图像上右肝脏后缘的表现[54,55]。右叶萎

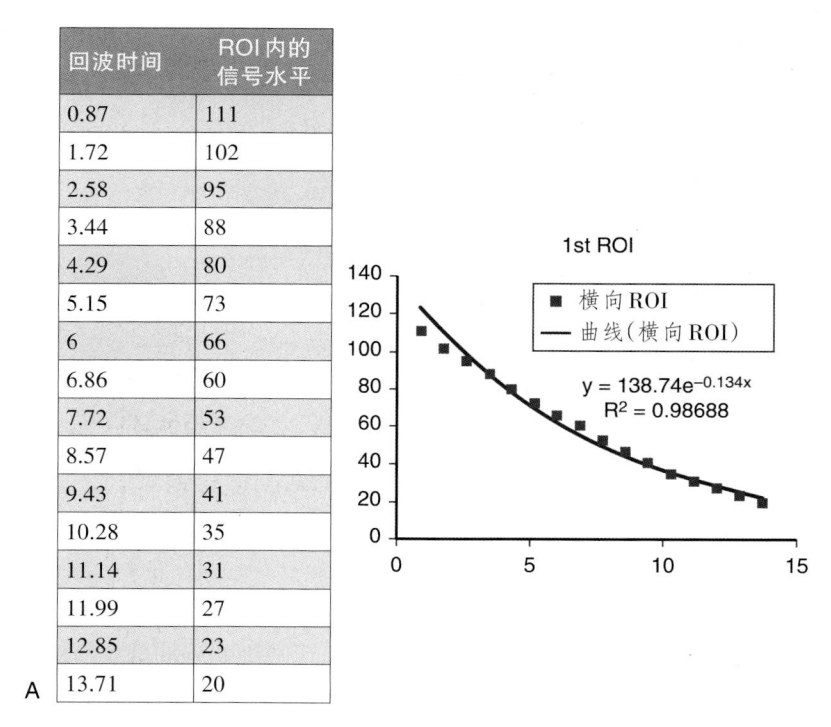

回波时间	ROI内的信号水平
0.87	111
1.72	102
2.58	95
3.44	88
4.29	80
5.15	73
6	66
6.86	60
7.72	53
8.57	47
9.43	41
10.28	35
11.14	31
11.99	27
12.85	23
13.71	20

A

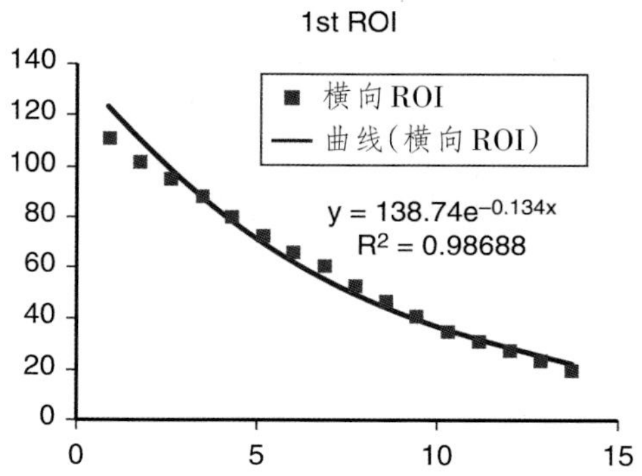

T2(ms)	铁(mg/g)	T2*(ms)
59.96	0.25	45.41
43.97	0.50	23.76
35.86	0.75	16.26
30.77	1.00	12.43
27.21	1.25	10.09
24.55	1.50	8.51
22.47	1.75	7.37
20.80	2.00	6.50
19.41	2.25	5.82
18.24	2.50	5.28
17.23	2.75	4.83
16.36	3.00	4.45
15.59	3.25	4.13
14.91	3.50	3.85
14.30	3.75	3.61
13.76	4.00	3.40
13.26	4.25	3.21
12.81	4.50	3.05
12.40	4.75	2.90

B

图3.14 R2*弛豫法。(A)在本例中,在16个梯度回波图像(未显示)中从右肝叶的相同位置(右侧第二列)获得ROI测量值,并且TE逐渐延长。在右图绘制成一条T2*衰减曲线。通过衰减曲线方程$y=138.74(e^{-0.134x})$,可计算得出相应的T2*值为7.46ms。(B)T2*值对应于以mg/g计的铁浓度。本例的铁浓度约为1.75mg/g,处于正常值上限。

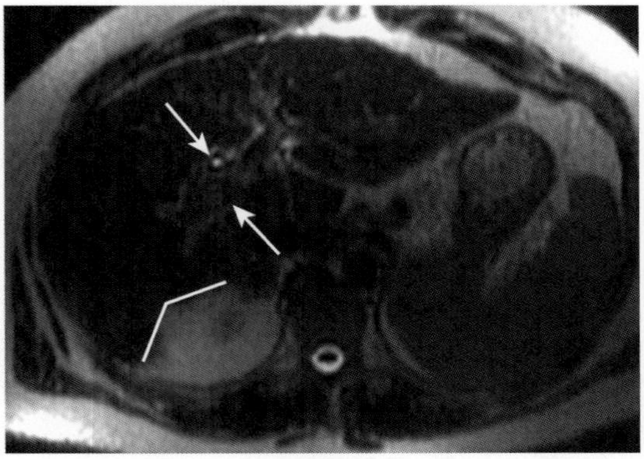

图3.15 肝硬化中的萎缩-肥大模式。轴位肝硬化重T2WI显示典型的萎缩-肥大模式，形成了肝切迹（斜线所示）。这是由肝右叶萎缩、尾状叶肥大和左肝内侧段萎缩引起的门静脉间隙增宽（箭头所示）而产生的。可见再生结节和外侧段肥大。

缩和尾状叶肥大使正常的平滑向后凸的肝后缘反转，最终形成一个有角的凹缘——“右后凹陷”。

设计了一种可在临床症状出现之前检测出早期肝硬化的测量方案。（改良的）尾状叶-右叶比值可以反映肥大-萎缩的模式，其比较尾状叶的大小（从门静脉的外侧壁至尾状叶内侧缘）与右叶的大小（从门静脉的内侧壁至右肝外缘包膜）（图3.17）。当该比值>0.90时，提示肝硬化的敏感性、特异性和准确性分别为72%、77%和74%[56]。

随着肝形态的整体变化，肝组织的质地也在变化、发展。肝实质再生表现为具有实质的结节，周围纤维化代表肝毒性作用的副产物。MRI图像将其描绘为带有网状纤维化带的实质性结节（图3.18）。实质结节的信号和强化与非肝硬化性实质结节相同。网状纤维化是结节性实质岛之间的纤维化桥接带，是纤维化较常见的表现。融合性纤维化的发生率较低，且通常与网状纤维化并存（见图3.5）。如同之前讨论的，T2WI呈高信号（和T1WI低

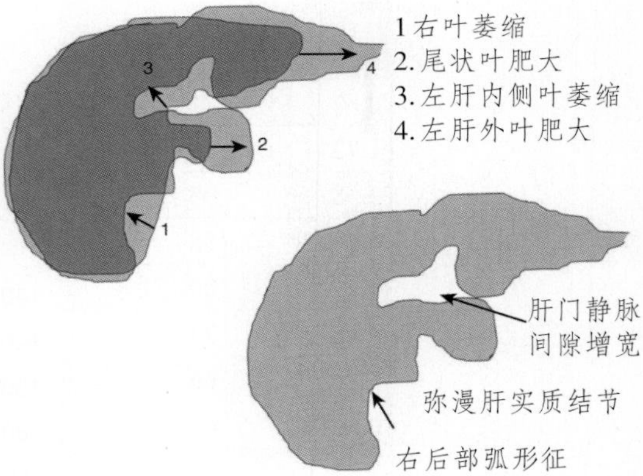

图3.16 肝硬化的影像学征象。

信号）的信号特征通常反映水肿和血管间隙。延迟强化纤维化也是特征（使用细胞外钆对比剂，反映细胞外间隙增宽）。

但目前已探索出能在总体形态学改变发生之前界定早期阶段的炎症和纤维化，这有助于指导并确定是否需要药物治疗，以延缓纤维化的发生或进展。尽管以前肝活检是量化纤维化的金标准，但一些局限性（成本和取样差异）和潜在并发症为非侵入性替代诊断方法提供了用武之地[57]。已开发出新的方法来提高MRI诊断纤维化的敏感性，包括DWI

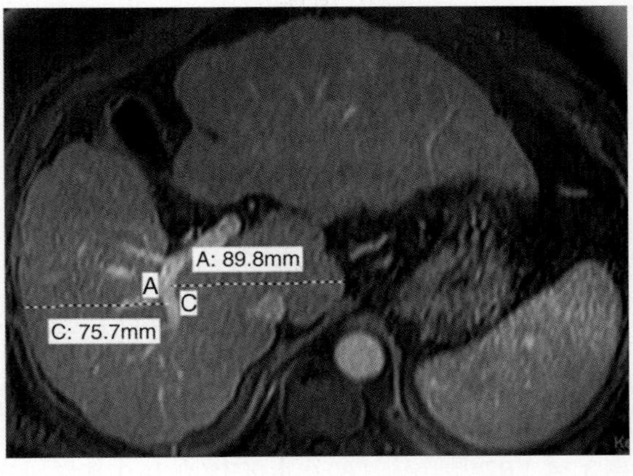

图3.17 改良的尾状叶对右叶比值。具有特征性萎缩-肥大模式的结节性肝硬化的轴位增强后图像展示了改良的尾状叶-右叶比值增大。

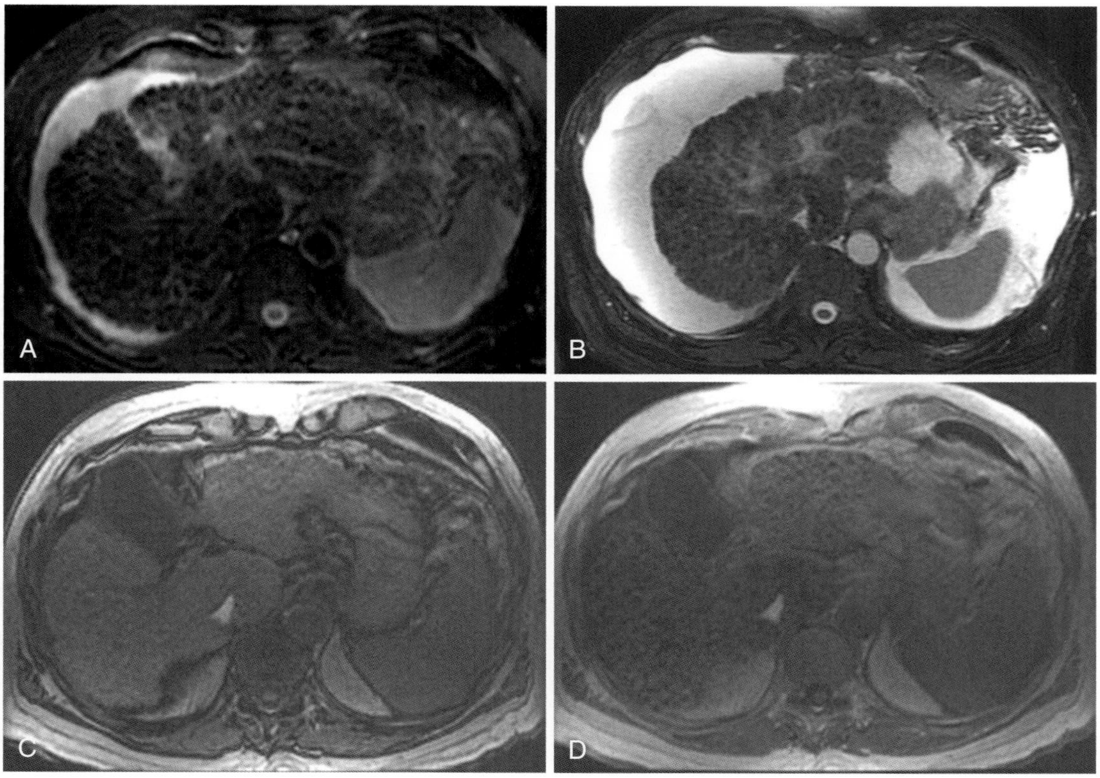

图3.18 实质性结节合并有纤维化桥接带。中等程度的T2WI脂肪抑制的首次(A)和随访(B)轴位图像反映了由弥漫性结节和网状高信号所致的晚期肝硬化,其对应纤维化和腹水加重。将反相位(C)与同相位(D)图像进行比较,可见由于铁沉积、肝实质(铁质)结节产生的磁敏感伪影。

和弹力成像。肝结缔组织增加(纤维化)、肝内血窦变形、血流量减少及其他可能的因素限制了肝硬化肝组织内的水扩散,与正常肝脏相比,表现为ADC值降低[58]。尽管早期证据表明,ADC值和纤维化程度两者之间存在负相关,DWI在区分轻度和中重度纤维化水平方面缺乏足够的准确性和可靠性[59,60]。最近,MRI弹力成像已获得了进一步验证,并开始取代活检作为评估纤维化的一线方法[61,62]。弹力成像通过分析剪切波的速度来量化肝脏硬度。硬度、剪切波速度和波长随着纤维化的增加而增加[63-65]。放置在腹壁表面的声学驱动器会产生40~80Hz的振动。同时,采用一个GRE脉冲序列捕获穿过肝脏的波传播图像(图3.19)。这些图像通过反演算法(处理原始数据的数学模型/构造)处理,最后生成肝硬度图或弹性图,从中可以测量组织硬度,单位为kPa(表3.3)。最常见的是获取4幅图像,并在肝右叶上放置3个ROI,以避开肝内血管和胆道结构(见图3.19)[66]。MRI弹力成像需额外增加约10min的检查时间,并且在少数人群中会出现技术限制,这通常仅发生于铁过载和屏气不足的情况下[67]。

在评估肝硬化程度时,应注意评估存在HCC和其他并发症(如门静脉闭塞和门静脉高压合并海绵状变性)的风险,这在肝硬化监测中至关重要。此外,切记肝硬化不是慢性HBV感染(不同于HCV)发展为HCC的前提

表3.3 肝硬化解读推荐指南(60Hz)

硬化测量值(kPa)	纤维化分数
<2.5	正常(F0)
2.5~2.9	正常(F0)-炎症
2.9~3.5	1~2期(F1~F2)
3.5~4	2~3期(F2~F3)
4~5	3~4期(F3~F4)
>5	4期(F4)或硬化
Metavir纤维化指数	
无纤维化	F0
门脉纤维化、无分隔	F1
门脉纤维化、有分隔	F2
门脉纤维化、有大量分隔、无硬化	F3
硬化	F4

条件。除评估肝硬化程度外,还需为考虑做肝移植评估门脉循环做技术准备。既往门静脉和(或)SMV阻塞无法进行移植,必须采用创新的技术方法(如血栓切除术或介入移植)来避免循环系统受损。注意存在门体侧支循环提示门静脉高压,会伴有上消化道出血等风险。常见的门体侧支循环途径包括:①脐旁静脉(形成海蛇头);②胃左静脉、食管黏膜下和食管旁静脉曲张;③脾肾分流;④腹膜后静脉曲张;⑤直肠系膜静脉丛(图3.20和图3.21)[68]。门静脉高压的其他表现包括脾大、腹水和乳糜壶池肿大(>6mm)(图3.22)[69]。腹水的分级范围从肠系膜水肿、腹水积聚构成的小结灶,到严重腹水超过腹部内脏总体积的程度。乳糜池沿着主动脉右侧向头侧走行,表现为轻度迂曲、充满液体的结构,并存在延迟强化(通常在注入钆对比剂几分钟后强化),在门静脉高压症中出现增粗(>6mm)。

尽管已经确定了一些病因学特异性的影像学表现,但鉴别各种肝硬化的病因常具有挑战性。肝硬化的大多数病例都来自慢性肝炎(HBV和HCV)和酒精性肝病。在其他众多的肝硬化病因中,最常见的包括PSC、原发性和继发性胆汁性肝硬化、血色素沉着症、AIH和血管病因,如BCS(表3.4)。"右肝后缘凹陷切迹"可区分酒精性肝硬化与病毒性肝炎,总体上反映了病毒性肝硬化存在更大程度的右肝后叶萎缩和尾状叶肥大。此外,

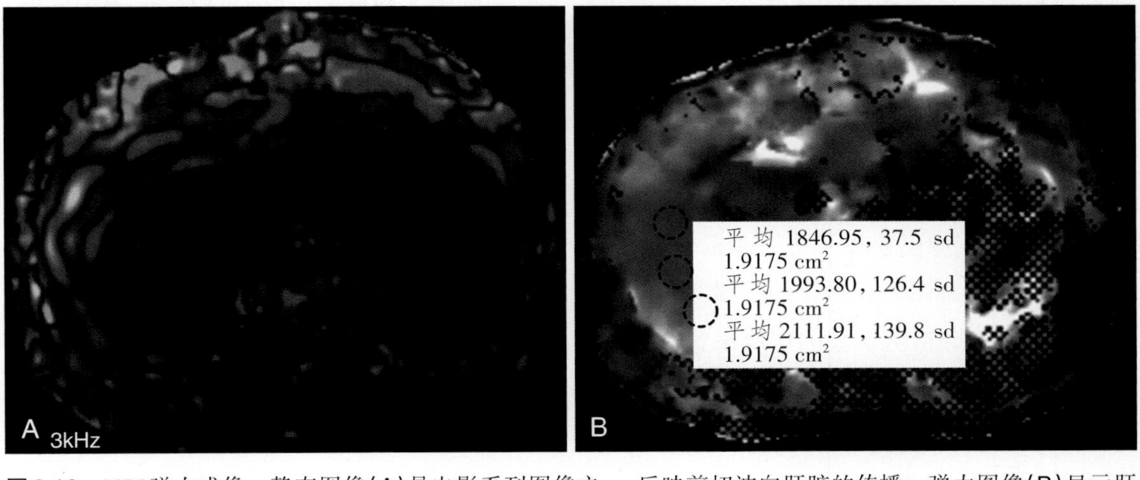

图3.19 MRI弹力成像。静态图像(A)是电影系列图像之一,反映剪切波向肝脏的传播。弹力图像(B)显示肝组织硬度,该图显示的像素信号强度与肝硬度成正比。ROI测量值直接对应以kPa为单位的硬度测量。在本例中,测量的硬度平均值约为2kPa,属正常范围内。

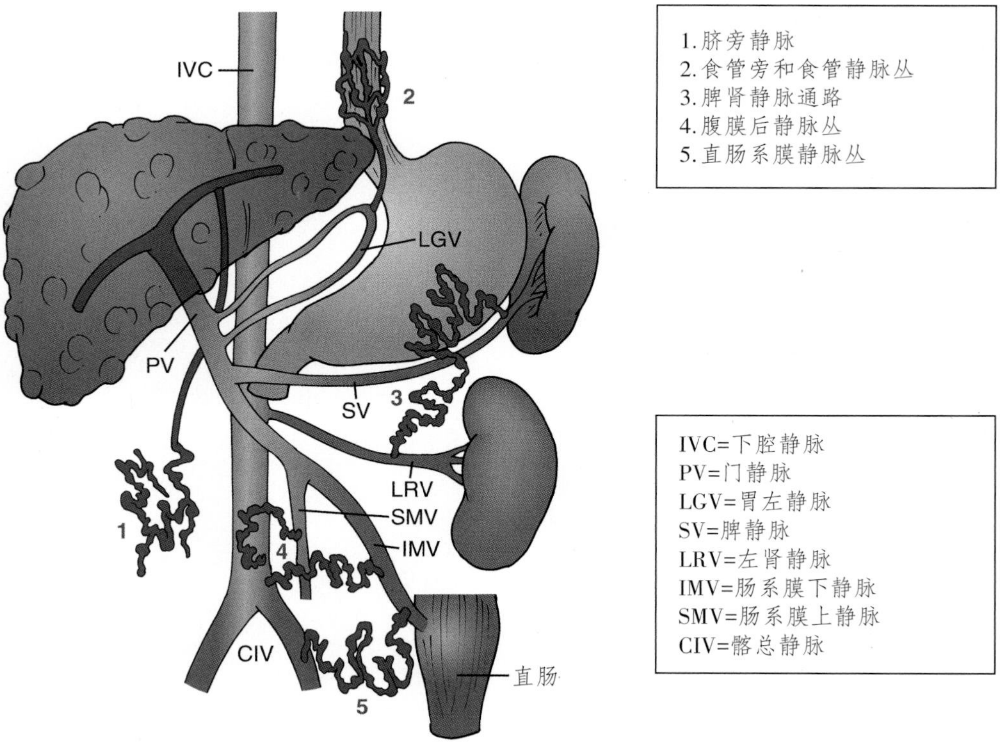

图3.20　门体侧支循环通路。

HCV中的再生结节比酒精性肝硬化要大(酒精性肝硬化和HBV肝硬化之间的RN大小无显著差异)[70]。在PSC中,外侧和后部趋于萎缩,尾状叶肥大明显,形态学表现总体上反映肝周围区较早且较明显地受累,而中央区不明显[71,72]。弥漫性肥大是原发性胆汁性肝硬化的一种罕见且相对特异的表现[73]。前述讨论的肝硬化的影像学特征通常适用于各种原因的肝硬化,但一些特征性表现可能会鉴别出一些病因。

自身免疫性肝炎

AIH通常是一种排除诊断,以慢性肝细胞炎症和坏死为特征。AIH通常好发于年轻女性,并经常遵循典型的肝硬化模式,常与其他自体免疫性疾病(如炎性肠病、PBC和PSC等)并存,从而可与其他肝硬化进行区分。结合临床、血清学和组织学检查结果的综合评估可预测诊断的可能性[74]。请注意,该诊断方法中并不包含影像学表现。

PBC

尽管PBC是一种累及肝内中/小直径胆管的慢性胆汁淤积性肝病,但其主要影像学表现是肝实质的表现。其人口统计学特征与AIH和其他自身免疫性疾病相似,如自身免疫性甲状腺炎、CREST(皮肤钙质沉着症、Raynaud现象、食管功能障碍、硬化症和毛细血管扩张症)综合征和Sicca综合征,且通常并存。诊断依赖于临床、生化、组织学和血清学特征的结合,抗线粒体抗体被认为是该病的标志物。AASLD认为,“所有有胆汁淤积生化指标证据

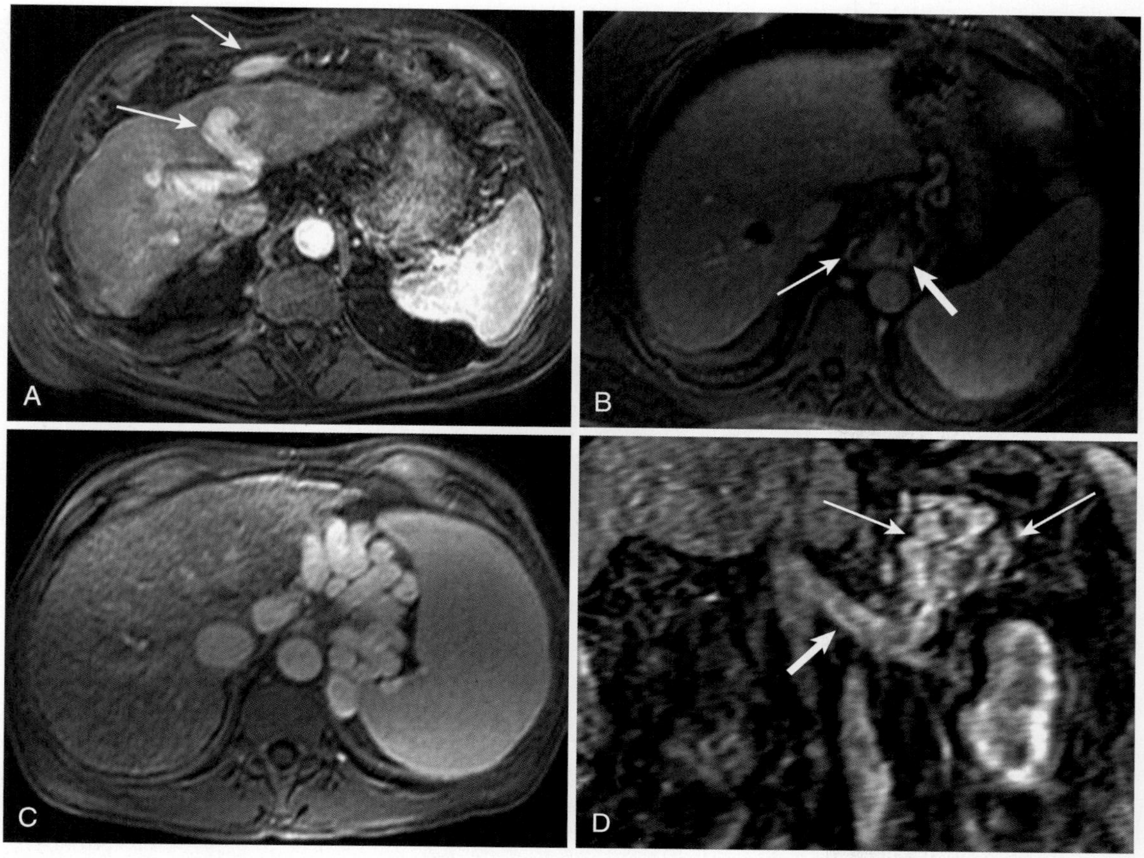

图3.21 门体侧支循环血管。(A)扩大的脐旁血管(箭头所示)穿过左肝叶的镰状韧带区域。(B)另一例患者的食管旁静脉曲张(细箭头所示)和食管黏膜下静脉曲张(粗箭头所示)。(C)在脾门周围区域的脾肾静脉丛明显迂曲扩大,最终向下引流入左肾静脉(未显示)。(D)另一例患者的冠状位图像显示出簇状的脾肾静脉曲张(细箭头所示)引流进入左肾静脉(粗箭头所示)。

的患者均必须进行影像学检查",在诊断不足以排除PSC和其他胆道疾病时行影像学检查很有用[75]。PBC经常会发展为慢性疾病,并常导致非特异性肝硬化。发生胆源性肝硬化偶尔会出现网状纤维化的相对大结节(图3.23)。顾名思义,自身免疫反应累及胆道系统。但肝内小胆管受累的特异性较高[76,77],这说明缺乏原发性胆道表现。在炎症过程中,有两个影像学特征有时提示PBC诊断,即明显的门静脉周围淋巴结肿大[78]和肝外周门静脉周围低信号("门静脉晕"征,指围绕肝门三角的5~10mm低信号带)(图3.24)[79]。

PSC

PSC是另一种炎症性慢性胆汁淤积性疾病,其累及较大的肝内和肝外胆管。不同于其他胆管炎症性病变,特异性的影像学特征可以诊断PSC。诊断标准包括:①典型(MRI或内镜)胆管造影异常;②提示性的临床、生化和组织学发现;③没有导致硬化性胆管炎的继发原因[80]。尽管也与其他炎性疾病相关,尤其是炎性肠病,但其人口统计特征不同,PSC主要见于年轻男性,70%~80%与炎性肠病有关[81]。

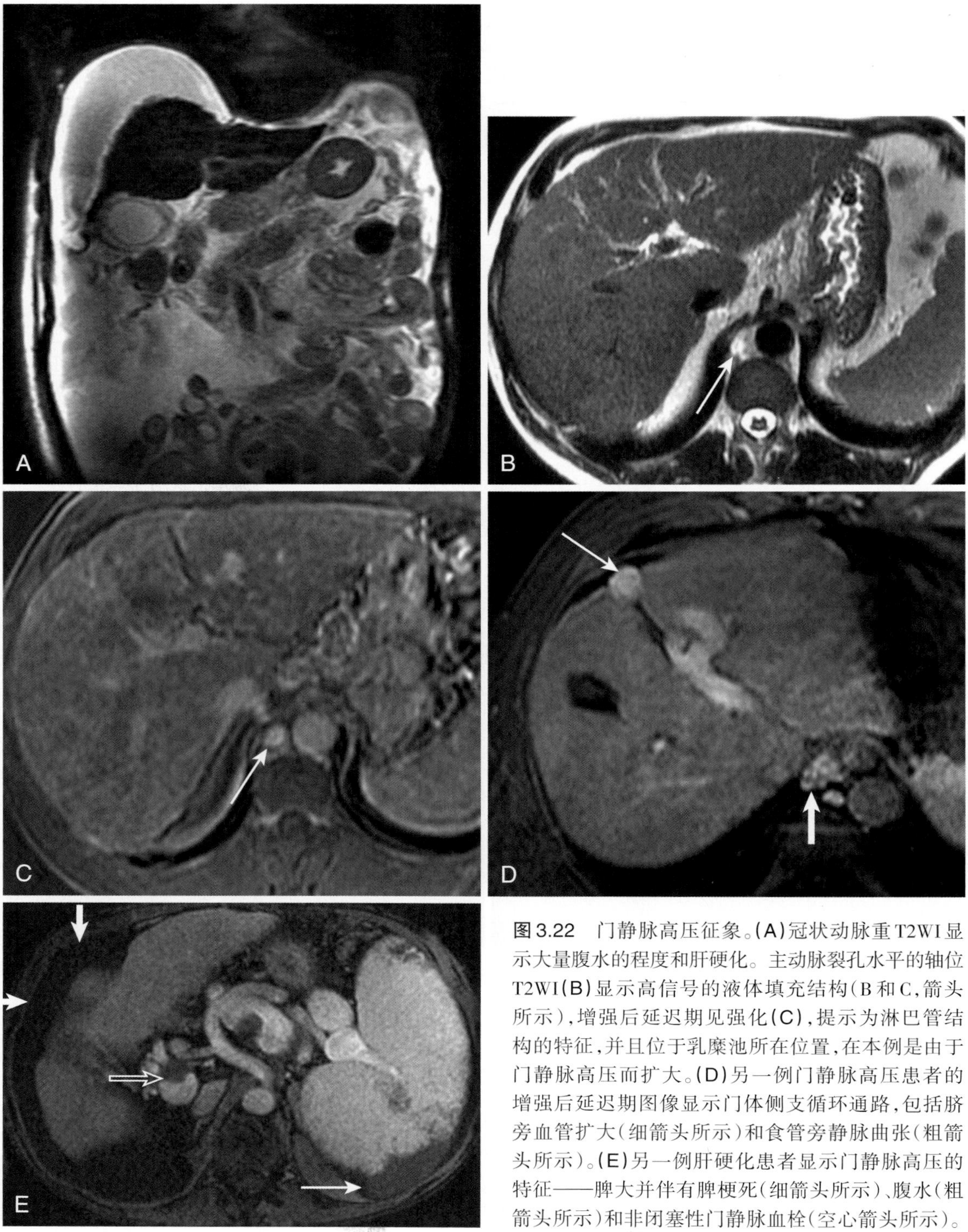

图3.22　门静脉高压征象。(A)冠状动脉重T2WI显示大量腹水的程度和肝硬化。主动脉裂孔水平的轴位T2WI(B)显示高信号的液体填充结构(B和C,箭头所示),增强后延迟期见强化(C),提示为淋巴管结构的特征,并且位于乳糜池所在位置,在本例是由于门静脉高压而扩大。(D)另一例门静脉高压患者的增强后延迟期图像显示门体侧支循环通路,包括脐旁血管扩大(细箭头所示)和食管旁静脉曲张(粗箭头所示)。(E)另一例肝硬化患者显示门静脉高压的特征——脾大并伴有脾梗死(细箭头所示)、腹水(粗箭头所示)和非闭塞性门静脉血栓(空心箭头所示)。

表3.4 肝硬化的病因

疾病	发生率	特异性征象
乙肝	15%	相对大的再生结节
		出现肝癌，无肝硬化
丙肝	25%~40%	无
酗酒	20%~35%	尾状叶肥大
		右后缘弧形征(右后叶萎缩和尾状叶肥大)
非酒精性脂肪肝	10%	微脂粒
自身免疫性肝炎	5%	与其他自身免疫性疾病相关
血色素沉着症	5%~10%	弥漫的磁敏感伪影
原发性胆管硬化症	<5%	弥漫性肿大
		门脉周围晕征
		门脉周围淋巴结肿大
原发性硬化性胆道炎	<5%	左肝外侧叶、右肝后叶萎缩，尾状叶肥大
		胆管异常表现
布加综合征	<<5%	表现与肝静脉闭塞有关
		肝周边区充血、尾状叶正常

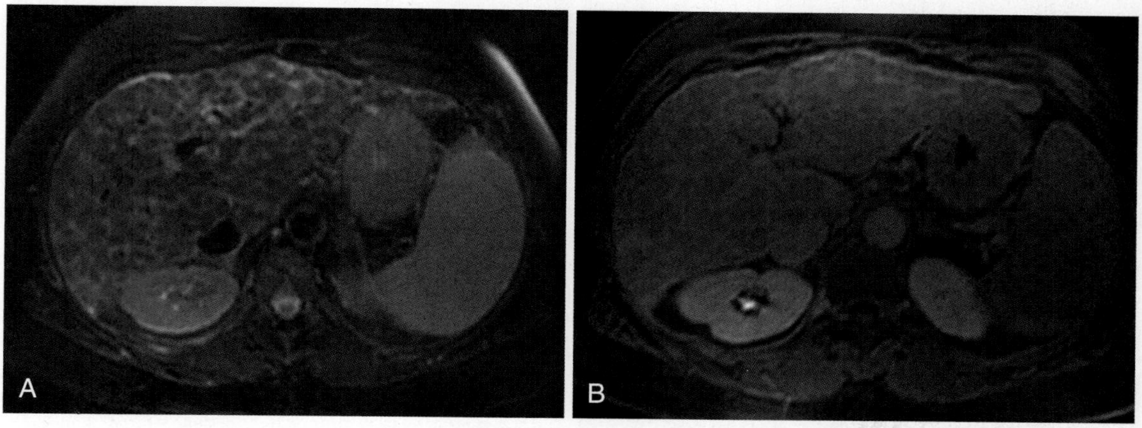

图3.23 PBC。轴位脂肪抑制T2WI(A)和延迟增强后脂肪抑制T1WI(B)图像显示肝实质性大结节和网状纤维化是PBC的影像学特征。

影像学表现随时间变化而变化。在早期阶段，相对圆周的短节段性狭窄通常位于胆管分叉处，与轻度扩张的节段交替出现，从而形成PSC的“串珠状”影像学特征(图3.25)。进行性胆管炎症引起特征性影像学表现，表现为多灶性狭窄、节段性扩张、胆管壁增厚和强化，以及不规则的导管串珠[82]。周围的胆管最终受累，形成“修剪过的树枝”表现，即胆管根部扩张而远侧支未扩张[83]。胆管炎症和纤维化可能限制了上游胆管扩张，这说明PSC狭窄附近的胆管扩张相对不足。

异质性肝实质改变也可见于PSC。相对早期的外周胆管受累最终会产生肝外周萎缩-中央肥大模式(图3.26)。以中央结节为

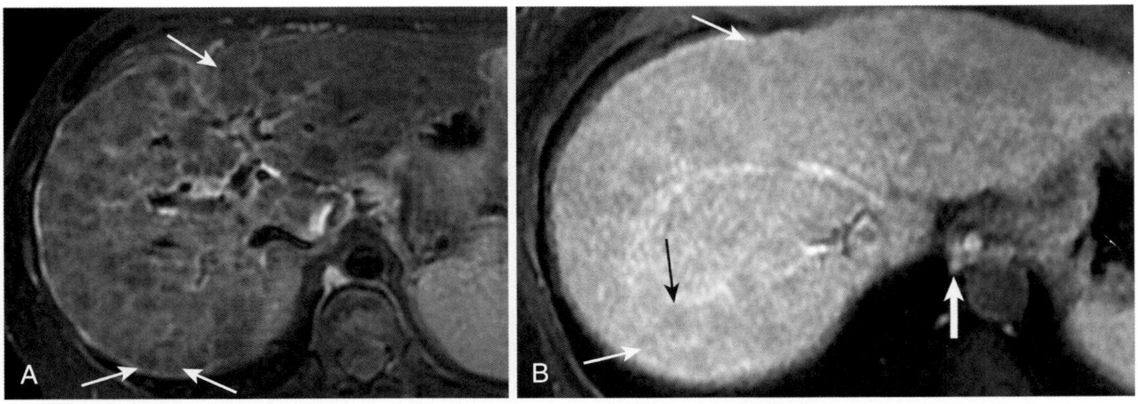

图3.24　PBC的门静脉晕征。在轴位中等T2WI脂肪抑制图像(A)和增强后图像(B)中可见许多低信号(A和B,细箭头所示)围绕中心高信号的门静脉。可见食管旁静脉曲张(B,粗箭头所示)。

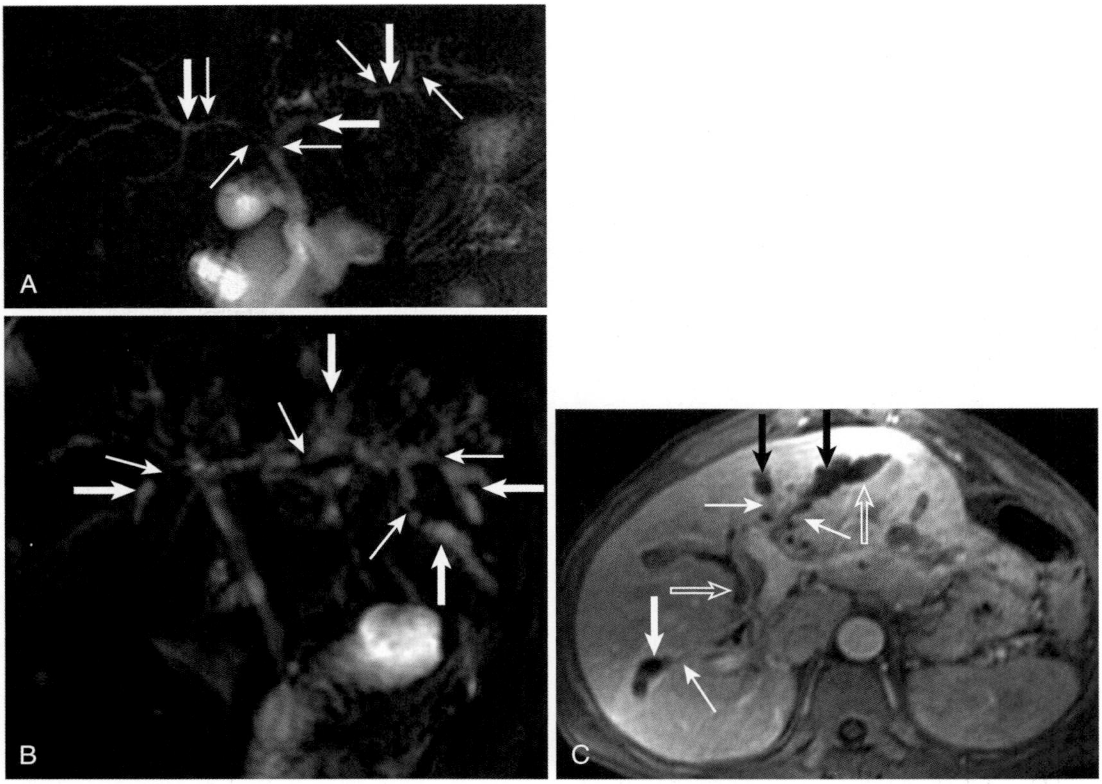

图3.25　在PSC中出现串珠状胆管扩张。(A)2D-MRCP放射状平板图像中见轻度改变,表现为轻度狭窄(细箭头所示)和上游扩张(粗箭头所示)。另一个2D MRCP图像(B)展示了更多、更明显的胆道结构(B和C,细箭头所示)和扩张(B和C,粗箭头所示),相应的增强后图像(C)中也显示炎症引起的胆管周围强化的直接征象(C,空心箭头所示)。

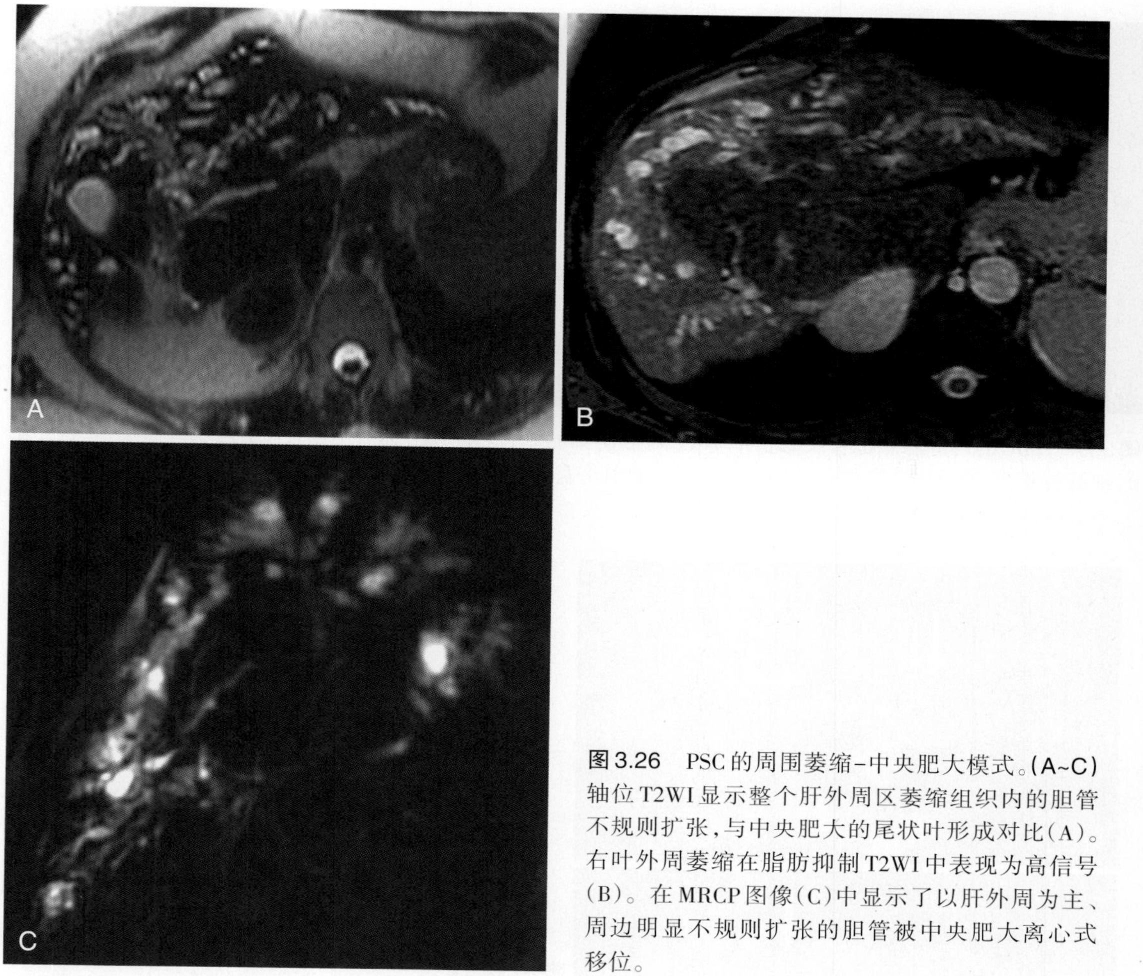

图3.26 PSC的周围萎缩-中央肥大模式。(A~C)轴位T2WI显示整个肝外周区萎缩组织内的胆管不规则扩张，与中央肥大的尾状叶形成对比(A)。右叶外周萎缩在脂肪抑制T2WI中表现为高信号(B)。在MRCP图像(C)中显示了以肝外周为主、周边明显不规则扩张的胆管被中央肥大离心式移位。

主的大结节性肝硬化(结节至少>3cm)通常支持诊断PSC，与以较小的再生结节为特征的其他大多数病因相反[84]。

尽管PSC的表现比较典型，可以做出诊断，但仍需要鉴别诊断。硬化性胆管炎的其他原因包括药物副作用、反复发作的化脓性胆管炎、艾滋病、胆管病、缺血性胆管病和创伤后/术后胆管损伤。临床病史可将这些病因与PSC鉴别开来。其他病因导致的肝硬化使胆管变形，而MRCP和ERCP图像中与PSC的表现相似，却通常缺乏提示性的临床表现、大结节和PSC所具有的典型周围性萎缩-中央肥大模式。侵犯胆管系统的肿瘤，特别是胆管癌有时会与弥漫受累的PSC表现相似。尽管在PSC中很少见到节段性改变与胆管癌胆管周围浸润形式相似。潜在肿块(如组织强化、占位效应)、胆管壁增厚>4mm及相对较明显的进行性上游胆管扩张征象提示胆管癌[85,86]。除胆管癌会使诊断PSC产生困难外(胆管癌发病率约为12%)，胆囊癌和肝细胞癌的发病率要低得多[87]。

BCS

与先前讨论的疾病(通常是炎症和代谢性

疾病)不同,BCS是一种具有肝实质改变的血管病变,随肝静脉血流阻塞加重而发展。在肝小静脉到肝段IVC之间任何部位发生闭塞都会导致肝小叶中心充血和肝窦扩张,并最终导致肝细胞坏死和纤维化。尽管在1/3的BCS患者中未发现病因,但通常认为潜在血栓形成是发生BCS的诱因[88]。常见病因包括血液系统疾病(如红细胞增多症、骨髓增生异常、原发性血小板增多症、抗磷脂抗体综合征)、遗传性血栓疾病(如蛋白C缺陷、蛋白S缺陷、Leiden因子V缺陷、抗凝血酶Ⅲ缺陷)、妊娠、口服避孕药、慢性感染和炎症、恶性肿瘤(尤其是HCC和肾细胞癌)和血管内分隔(表3.5)[89]。

未经治疗的BCS通常会不断进展。为挽救生命,必须采取内科治疗(抗凝、抗血栓治疗和腹水治疗)、血管内干预[血管成形术或经静脉肝内门体分流(TIPS)]和外科治疗(血管减压和移植)。单独内科治疗的2年死亡率仍会超过50%[90,91]。BCS患者可观察到以下四种临床综合征:①暴发性疾病,导致肝性脑病和黄疸迅速发展;②急性BCS伴黄疸和腹水;③亚急性BCS;④慢性BCS。亚急性BCS和慢性BCS通常会合并门静脉高压症。除确认或排除诊断BCS外,影像学检查还可以根据BCS的严重程度将患者分为两个不同的干预计划类别:①适于行血流恢复的短节段肝静脉或IVC闭塞;②肝静脉循环不足,不适合行血流恢复,需采取TIPS或肝移植[92]。

BCS的MRI特征取决于病程的发展阶段。在慢性病中直接检出肝静脉血栓形成并不常见,但在急性或亚急性期更容易观察到。相反,肝内和肝外侧支循环在慢性期比急性和亚急性期更为明显(图3.27)。由于(肝脏)静脉的对比剂增强峰值无法直接获取,且对比剂在静脉期时不断被稀释,因此,在怀疑BCS病例中可考虑使用双倍剂量的钆对比剂来评估肝静脉和IVC。还可联合稳态MRI图像,这些图像具有较好的液体/实质组织内对比,且不依赖时间飞跃或钆对比剂的短T1效应来显示血管解剖结构。如果有可能,可考虑使用钆磷维塞——一种血液钆对比剂,其与白蛋白结合,并且由于其在循环系统中可持续长达1h而可提供卓越的静脉强化效应。有报道认为,肝内侧支静脉"逗号"征是BCS的特异征象[93]。在一些临床病例中,超声检查显示尾状叶静脉增粗(>3mm)有力支持BCS的诊断[94]。肝静脉和(或)IVC变窄、闭塞随着时间推移而进展。急性期肝实质改变反映了

表3.5　BCS的病因

常见原因		罕见原因		
高凝状态		肿瘤	其他	特发性
遗传性	获得性			
抗凝血酶Ⅲ缺陷	骨髓及髓外增生性病变	肝细胞肝癌	曲霉菌病	
	阵发性夜间血尿		Behcet综合征	
蛋白C缺陷	抗磷脂综合征	肾细胞癌	下腔静脉隔膜	
蛋白S缺陷	肿瘤		创伤	
Leiden因子V突变	妊娠	肾上腺皮质癌	炎性肠病	
凝血酶原突变	口服避孕药		达卡巴嗪治疗	

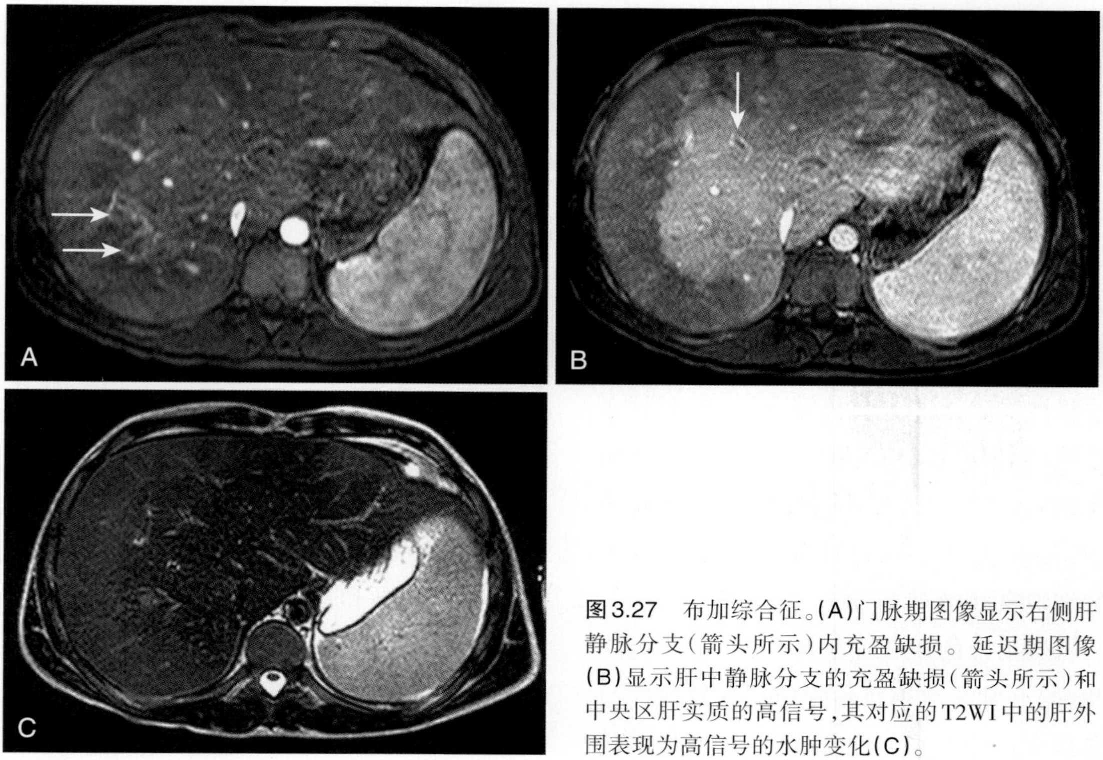

图3.27 布加综合征。(A)门脉期图像显示右侧肝静脉分支(箭头所示)内充盈缺损。延迟期图像(B)显示肝中静脉分支的充盈缺损(箭头所示)和中央区肝实质的高信号,其对应的T2WI中的肝外围表现为高信号的水肿变化(C)。

肝外围与中央(主要是尾状叶)部分之间的静脉回流不同。肝周围T2WI高信号和强化减弱分别反映了肝组织水肿和组织压力升高(见图3.27和图3.28)。受保护的尾状叶增大,出现相对明显强化。向心信号的变化随时间推移而逐渐消失,再生结节开始增多、弥漫。

BCS中的再生结节(RN)代表肝脏中血流有相当保留的区域。BCS结节的大小为0.5~4cm[95],并且由于结节周围水肿,肝组织的低信号和(或)结节内铜含量增加,在T1WI中表现为高信号[96]。BCS RN在T2WI呈等信号或轻度低信号,T2WI中出现高信号可能提示梗死[97]。存在不稳定的肝静脉引流是肝梗死的危险因素。再生结节性高灌注说明为动脉血供,在门脉期图像中呈持续的高信号。遗憾的是,这种表现与BCS中HCC的表现存在重叠(据报道,BCS中HCC的年发生率为4%[98],与其他慢性肝病相似)。此外,延迟图像中典型的HCC清除模式在BCS中发生率较低,一些HCC(在BCS中)仍为高信号[99]。由于BCS中的HCC没有特定的影像学特征,因此,需要更多地依靠AFP检查。中央性瘢痕使人联想到良性FNH,BCS中RN的少见特征,而不是HCC的影像学特征[100]。

区分BCS的慢性形式与肝硬化往往存在难度。肝外形的结节和弥散性紊乱,以及间质性纤维化是这两种疾病的共同特征。同时合并的门静脉高压也使鉴别这两种疾病变得复杂。肝静脉和(或)下腔静脉内血栓形成或闭塞可提示BCS的诊断。被动肝充血形成异质的网格状强化模式,其包膜下弧形/曲线下低信号区域与相对肝静脉高压有关(图3.29),可能会与BCS混淆[101]。与BCS截然不同,被动性肝充血的肝静脉和IVC异常扩张,并有

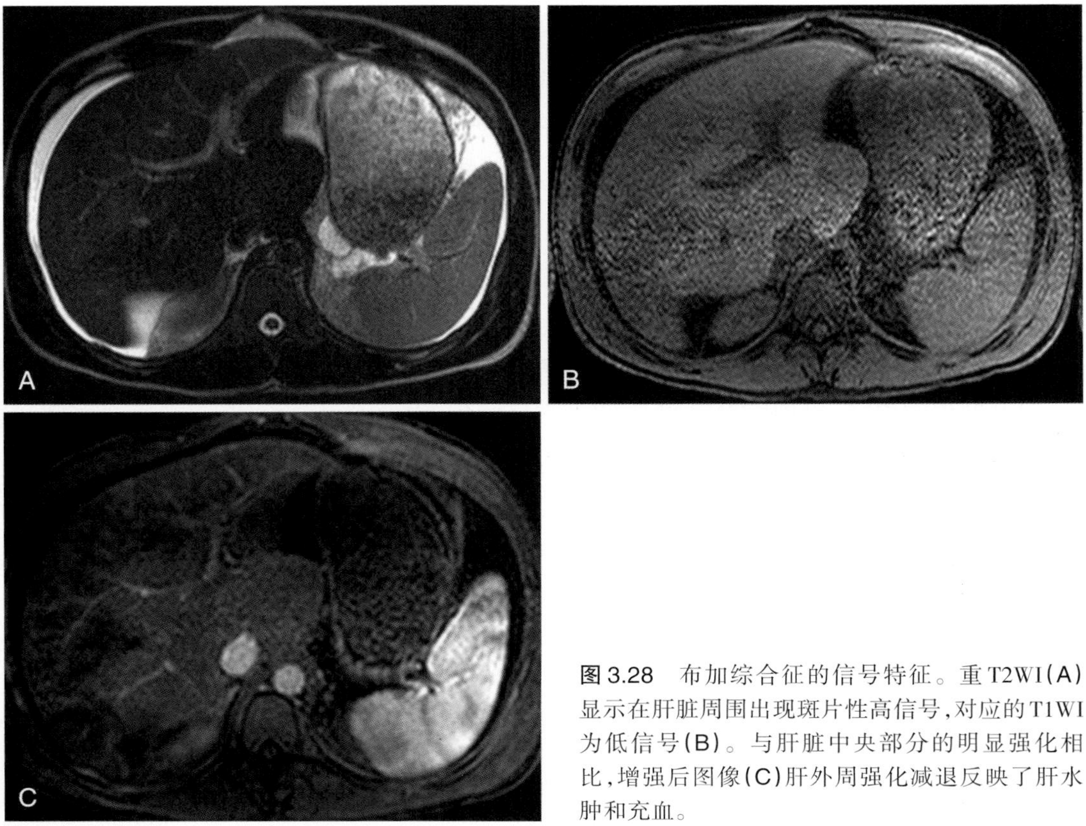

图3.28　布加综合征的信号特征。重T2WI(A)显示在肝脏周围出现斑片性高信号,对应的T1WI为低信号(B)。与肝脏中央部分的明显强化相比,增强后图像(C)肝外周强化减退反映了肝水肿和充血。

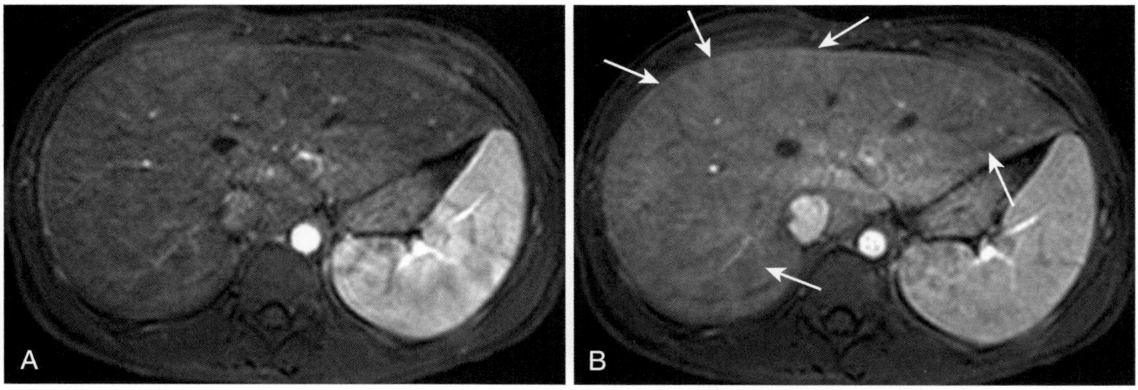

图3.29　被动性肝瘀血。在充血性衰竭患者中,动脉期图像(A)显示异质性强化。门脉期图像(B)异质性强化持续存在,突出显示了弧线状低信号的网状网络(箭头所示)。

出现右心衰竭或缩窄性心包炎的证据。

肝移植

肝移植是用健康的尸体肝[原位肝移植(OLT)]或部分活体供体肝脏[活体供体肝移植(LD肝移植)]代替失败的受体肝脏。肝移植用于治疗终末期肝实质疾病,如肝硬化、门静脉高压症和不可切除的局部肿瘤(如

HCC)。尽管AASLD建议患者在慢性肝病移植前每6个月进行一次超声复查[102],但这些患者出于各种原因接受了MRI检查。移植前影像学检查的目的是筛查肝脏,排除可能存在不符合肝移植标准的HCC。大多数移植中心均采用米兰标准:<5cm的单发HCC或最多3个<3cm的HCC,这可以保证肝移植的5年生存率>70%[103]。移植前影像学检查可指导早期小HCC的消融治疗,以消除肝移植禁忌证。移植后影像学检查的重点是监测肿瘤(在慢性病毒感染的情况下)和移植后并发症,如腹水、胆道狭窄和血管并发症。胆管和血管并发症是由移植术中涉及的多个吻合引起的:①胆总管;②肝动脉;③门静脉;④肝上IVC;⑤肝下IVC(图3.30)。

肝移植后肝周的表现较肝实质的表现更常见。少量(通常不是包囊性或局部性)肝周、叶间裂和右侧胸腔积液在几周内会消退(图3.31)[104]。还常有肝门区门静脉轻度狭窄(可能是由于水肿性肝外生压迫)和吻合口部位狭窄(受体和供体门静脉之间大小不一)[105]。由于缺乏淋巴引流,门脉期周围水肿在移植术后达到峰值(图3.32)。在移植后4~12个月内的PTLD窗口中发现反应性门静脉周围和门腔间隙淋巴结肿大时需谨慎。

最直接的移植并发症——排斥反应没有可靠的MRI表现[106]。与血管和胆道吻合、积液和移植后恶性肿瘤相关的并发症是影像学

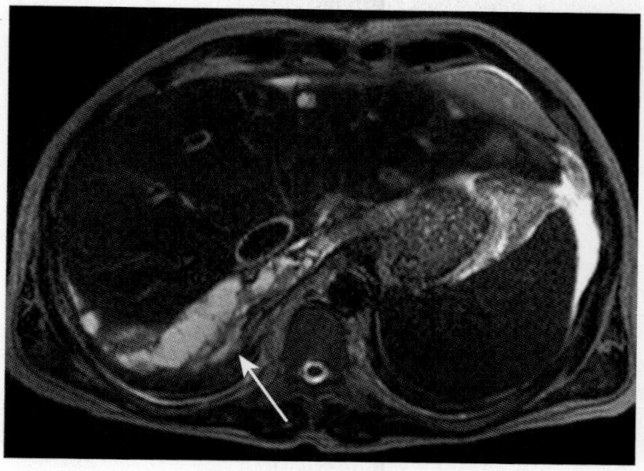

图3.31 肝移植后的肝周积液。在最近做了原位肝移植的患者中,重T2WI序列显示沿肝穹顶后缘的肝周积液(箭头所示)。

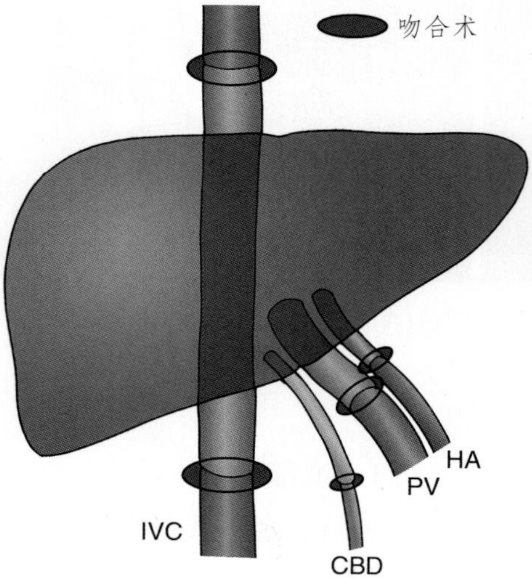

并发症
- 血管
  - HA血栓形成和狭窄
  - PV血栓形成和狭窄
  - IVA血栓形成和狭窄
- 胆管
  - CBD狭窄
- 积液
  - 胆汁瘤
  - 血肿
  - 血清肿
- 恶性肿瘤
  - 复发性HCC
  - PTLD

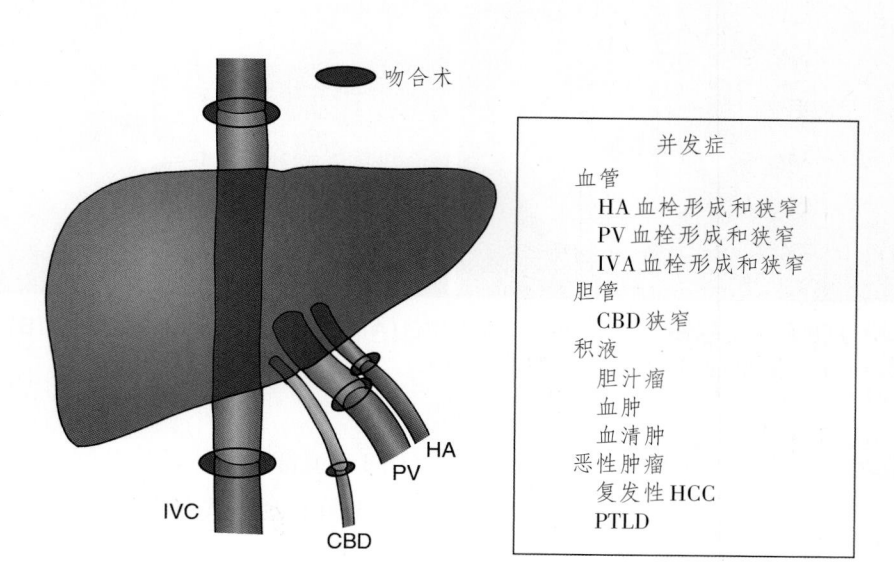

图3.30 肝移植及其并发症示意图。CBD,胆总管;HA,肝动脉;HCC,肝细胞癌;IVC,下腔静脉;PTLD,移植后淋巴细胞增生性疾病;PV,门静脉。

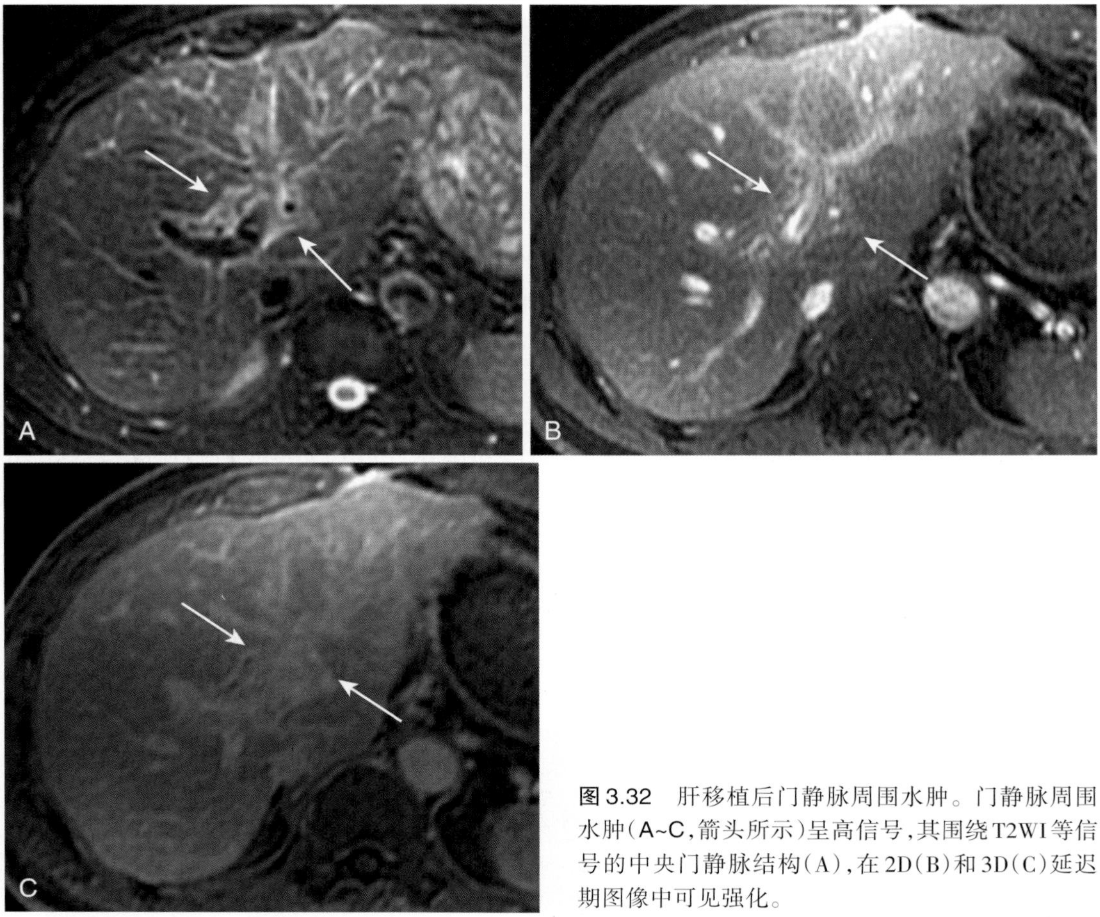

图3.32 肝移植后门静脉周围水肿。门静脉周围水肿(A~C,箭头所示)呈高信号,其围绕T2WI等信号的中央门静脉结构(A),在2D(B)和3D(C)延迟期图像中可见强化。

检查要诊断的主要并发症。动脉吻合在以下位置中进行:①受者肝动脉左右分支处;②十二指肠动脉;③直接吻合于腹主动脉。肝动脉并发症包括血栓形成、狭窄、假性动脉瘤和动静脉瘘。肝动脉血栓形成(HAT)是最严重且最常见的血管并发症,可见于3%~10%的移植患者[107-109],其发病率有所下降。HAT通常在移植失败后4周内出现,并伴有胆道狭窄或渗漏(由于缺血)、肝脓肿和脓毒症(由于肝梗死)。HAT需要使用血运重建技术或再移植进行紧急外科手术[110]。MRA可提供对肝动脉解剖结构的最详细评估,并且几乎不需要修改常规的腹部检查方案。可考虑增加钆对比剂用量(增加血管显著性,包括也存在并发症风险的静脉结构)、增加射频翻转角以增加T1WI效应、强化血管结构的显著性及增加空间分辨率(在这种情况下,以牺牲扫描范围为代价)。如果在肝动脉周围的缝线或其他术后变化引起明显的磁化率伪影,要考虑采用金属最小化策略(通过使用单次激发次数代替部分k空间填充进行部分回波采样来最小化TE、增加带宽,以降低TE并消除脂肪抑制)。缺血性表现肝梗死(潜在合并感染),以及胆管缺血伴有胆道狭窄通常是动脉闭塞主要的伴随表现,闭塞通常在血管吻合处。肝动脉狭窄(发生率约为5%)也发生在吻合部位(3个月内[111]),可导致类似的并发症(胆道缺血、狭窄和感染),并可在更长的时间内进展。其他动脉并发症(假性动脉瘤和动静脉瘘)的发生率<5%。假性动脉瘤可能在吻合部位或结扎的胃十二指肠动脉部位形成。肝内动静脉瘘和假性动脉瘤使得活检、胆道干预和其他处理方案复杂化。

门静脉吻合通常采用端端吻合术,其伴有并发症(血栓形成和狭窄),影响1%~2%的患者[112-114]。门静脉狭窄(PVS)会导致门静脉高压、移植肝衰竭和形成门静脉血栓,PVT又会进一步增加这些并发症的风险。手术操作因素和高凝状态是门静脉并发症的主要危险因素。PVS通常发生在吻合部位,PVT通常累及肝外门静脉主干(图3.33)。当怀疑门静脉并发症时,可以考虑增加钆对比剂剂量(最高可为标准剂量的两倍),并且主要依靠门脉期和延迟期影像学表现,可直接采用冠状位采集或冠状位重建影像学来评估PVS或PVT。稳态序列图像可为增强图像提供补充信息,但需要注意的是,邻近有液体的结构(胆总管和肝动脉)有可能会混淆或掩盖门静脉。PVS的肝实质改变尚无广泛报道,但可能主要表现为在动态增强成像中呈动脉性代偿性强化补偿。

IVC的解剖吻合通常采用:①端到端吻合,切除供体肝内IVC然后行肝上/下IVC吻合;②背负式吻合,保留受体肝内IVC,然后供体IVC与术中塑形的肝静脉血流残端吻合[115]。患者IVC狭窄和(或)血栓形成的发生率<2%[116]。IVC狭窄的发生是由供体与受体

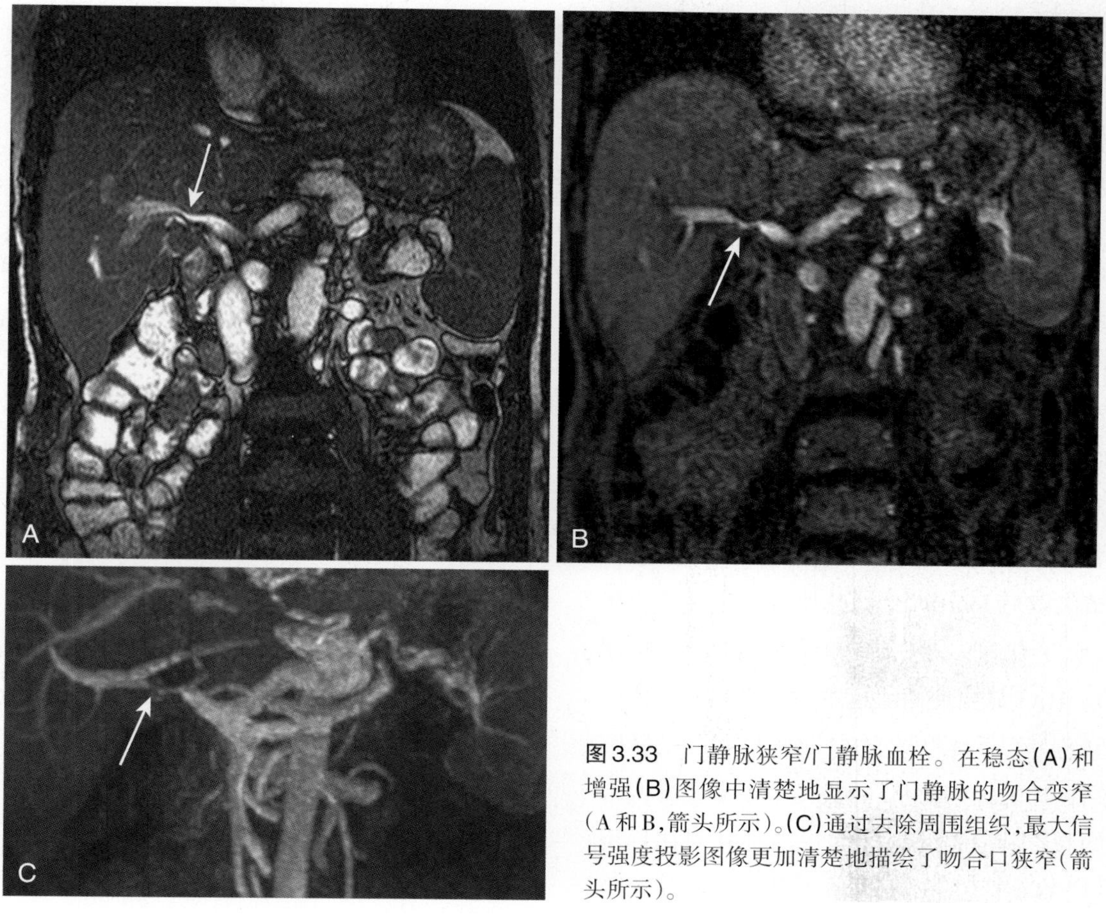

图3.33 门静脉狭窄/门静脉血栓。在稳态(A)和增强(B)图像中清楚地显示了门静脉的吻合变窄(A和B,箭头所示)。(C)通过去除周围组织,最大信号强度投影图像更加清楚地描绘了吻合口狭窄(箭头所示)。

之间的静脉大小差异、上腔扭结或器官旋转、静脉内新内膜增生，或由积液的压迫效应和其他有占位效应的疾病所致。IVC并发症使患者更易于出现BCS、下肢水肿、腹水和肝静脉血流量减少伴肝大（图3.34）[117]。

胆道并发症是由手术时吻合困难或局部缺血引起的（天然胆道树由胃十二指肠动脉作为旁支供血，这与移植后仅依赖于肝动脉的胆道系统不同）。在术后3个月内，5%~35%的肝移植患者发生胆道并发症[118–121]。胆道并发症的种类很多，包括阻塞、吻合口狭窄、胆道狭窄、结石、胆漏和胆管炎。吻合技术取决于移植的类型：OLT涉及基本的端到端的胆总管吻合术，而LDLT病例通常涉及肝空肠吻合术。采用端到端术式，术后在肝管内放置一根T管并保持6周。而T管胆道造影是评估活动性扩张胆管系统的最佳方法，以进行狭窄形态和功能的评估。

梗阻是移植后最常见的胆道并发症。与缺血相比，由纤维化导致的胆管腔闭塞更常见，梗阻也可能由胆总管结石引起。吻合口狭窄的病因是手术性或缺血性。非吻合口狭窄代表动脉供血不足，最严重的会影响肝门部胆管，然后向肝外周进展。常见的供体–受体非阻塞性口径大小差异伴受者胆管相对扩张，通常会与吻合过渡点的胆道扩张表现相似[122]。MRCP图像可补充重T2WI图像，可提供最佳的胆道系统全貌，辨别胆道狭窄。3D

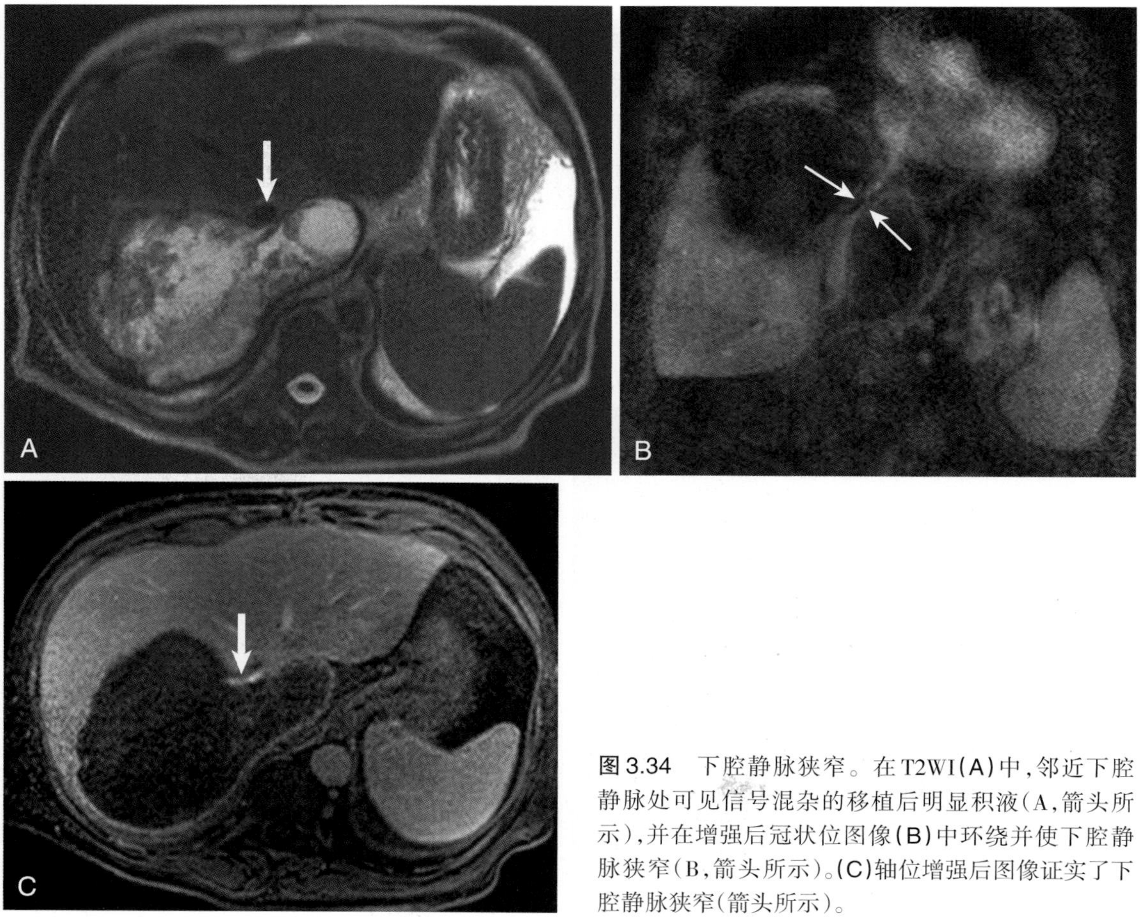

图3.34　下腔静脉狭窄。在T2WI（A）中，邻近下腔静脉处可见信号混杂的移植后明显积液（A，箭头所示），并在增强后冠状位图像（B）中环绕并使下腔静脉狭窄（B，箭头所示）。（C）轴位增强后图像证实了下腔静脉狭窄（箭头所示）。

钆对比剂增强后图像在评估胆道系统时补充了对液体敏感的序列，其具有高空间分辨率和阴性对比效果（与强化的肝实质对比，胆管呈相对低信号）的优势。联合GCA提供了另外一种评估胆管树的方法，尤其是怀疑有胆汁渗漏时（对比剂会从受损部位渗出）。

肝实质并发症包括坏死/梗死、胆汁瘤和脓肿。移植的肝脏更容易发生局部缺血，因为在切断供体胆管的过程中分离了胆管的侧支动脉供应。因此，术后胆管血供的唯一来源是肝动脉[123]。尽管偶尔有周围的地图样楔形梗死，与血管解剖结构相符（见图2.52），但肝梗死也可表现为边界不清和圆形外观（图3.35）[124]。肝梗死无强化，几乎类似于液体信号，这可与脓肿和胆汁瘤的表现相重叠，但肝结构的保留和门静脉可排除其他诊断。尽管胆汁瘤偶尔发生在实质内，但其通常发生于肝门或胆囊窝，表现为均匀T2WI高信号，并伴有多样但均匀的T1WI信号特征[125]。尽管胆管炎性反应在病理上表现为假囊，但在MRI上通常看不到环形的边缘。合并GCA积聚、有无与胆管相通可诊断为胆汁瘤[126]。

肝脓肿通常是由梗死或积液合并感染引起的，其表现为化脓性肝脓肿的影像学特征，这在第2章已有讨论。特征性的不规则增厚的壁、脓肿周围信号改变和强化改变是其主要的影像学鉴别特征。

虽然肝周积液通常需要进行处理。但移植后积液是无害且较为常见的。偶发积液包括右胸腔积液、肝周小血肿和积血。典型位置包括胆囊窝和肝肾间隙，大多数偶发肝周积液只有几厘米大小。这些积液通常仅表现为T2WI高信号的液体特征，T1WI高信号表明存在高铁血红蛋白，并取决于其时间进程。肝移植后有时会导致右肾上腺出血，这是由复杂的腔静脉切除或与肝病基础相关的凝血功能障碍导致的。

移植后恶性肿瘤包括复发性HCC、新发性HCC（患有慢性HBV和HCV感染的患者）和PTLD。复发性HCC发生于7%~40%的移植肝[127]，其与原发肝脏中观察到的肝癌具有相同的特征。除肝之外，肝移植后HCC复发的其他最常见部位是肺，以及局部和远处淋巴结[128]。

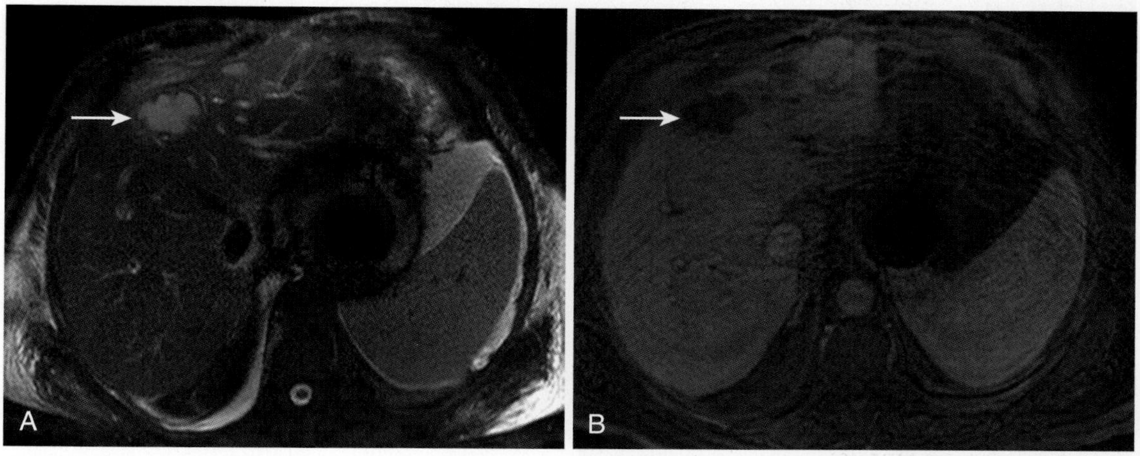

图3.35 肝梗死。T2WI脂肪饱和图像（A）显示圆形包膜下高信号（箭头所示），其在造影后的图像（B，箭头所示）中无增强，对应移植肝中的梗死。易感伪影为食管静脉曲张的栓塞线圈。

PTLD通常被认为是与EB病毒相关的机会性感染的并发症[129]。PTLD涵盖了从淋巴样增生到淋巴瘤类型的疾病过程（表3.6）[130]。这些患者通常在移植前期或移植过程中出现EB病毒感染，并常出现B细胞增殖。1%~5%的患者常在移植后4~12个月内患病[131-134]。淋巴结、胃肠道、中枢神经系统、双肺和移植肝均是靶器官。结外受累是PTLD的标志，肝脏是腹部最常受累的部位。肝内多灶性病变或门静脉周围浸润是肝脏PTLD的主要形式。PTLD是移植术后的一个临床问题，因为治疗涉及相互矛盾的措施，即要减少甚至停止因为同种异体移植排斥而采取的免疫抑制疗法。当患者对终止免疫抑制治疗反应不敏感时，可使用抗B细胞治疗方案[120]。

表3.6 PTLD的WHO分类（2008）

分类	克隆	EB病毒状态
早期病变（浆细胞增生、炎性单核细胞增多症）	单克隆	绝大多数阳性
多形态PTLD	多克隆	绝大多数阳性
单形态PTLD		
B细胞淋巴瘤	多克隆	常为阳性
T细胞淋巴瘤	多克隆	很少阳性
典型霍奇金瘤样PTLD	多克隆	常为阳性

PTLD，移植后淋巴细胞增生性疾病。

参考文献

1. Colagrande S, Centi N, Galdiero R, et al. Transient hepatic intensity differences: Part 1, Those associated with lesions. *AJR Am J Roentgenol.* 2007;188:154–159.
2. Colagrande S, Centi N, Galdiero R, et al. Transient hepatic intensity differences: Part 2, Those not associated with lesions. *AJR Am J Roentgenol.* 2007;188:160–166.
3. Giovagnoni A, Terilli F, Ercolani P, et al. MR imaging of hepatic masses: Diagnostic significance of wedge-shaped areas of increased signal intensity surrounding the lesion. *AJR.* 1994;163:1093–1097.
4. Lipson JA, Qayyam A, Avrin DE, et al. CT and MRI of hepatic contour abnormalities. *AJR Am J Roentgenol.* 2005;184:75–81.
5. Lupescu IG, Grasu M, Capşa R, et al. Hepatic perfusion disorders: Computer-tomographic and magnetic resonance imaging. *J Gastrointestin Liver Dis.* 2006;15(3):273–279.
6. Yang DM, Kim HS, Cho SW, et al. Pictorial review, various causes of hepatic capsular retraction: CT and MR findings. *Br J Radiol.* 2002;75:994–1002.
7. Lipson JA, Qayyum A, Arvin DE, et al. Pictorial Essay: CT and MRI of hepatic contour abnormalities. *AJR Am J Roentgenol.* 2005;184:75–81.
8. Gabata T, Matsui O, Kadoya M, et al. Segmental hyperintensity on T1-weighted MRI of the liver: Indication of segmental cholestasis. *J Magn Reson Imaging.* 2005;7:855–857.
9. Gabata T, Matsui O, Kadoya M, et al. Segmental hyperintensity on T1-weighted MRI of the liver: Indication of segmental cholestasis. *JMRI.* 1997;7:855–857.
10. Tam HH, Collins DJ, Wallace T, et al. Segmental liver hyperintensity in malignant biliary obstruction on diffusion weighted MRI: Associated MRI findings and relationship with serum alanine aminotransferase levels. *Br J Radiol.* 2012;85:22–28.
11. Rutherford AE. Acute viral hepatitis. Merck Manual, Consumer Version. Retrieved November 7, 2015, from: http://www.merckmanuals.com/home/liver-and-gallbladder-disorders/hepatitis/acute-viral-hepatitis.
12. Talwani R, Gilliam BL, Howell C. Infectious diseases and the liver. *Clin Liver Dis.* 2011;15(1):111–130.
13. Mortele KJ, Segatto E, Ros PR. The infected liver: Radiologic-pathologic correlation. *Radiographics.* 2004;24:937–955.
14. Matsui O, Kadoya M, Takashima T, et al. Intrahepatic periportal abnormal intensity on MR images: An indication of various hepatobiliary diseases. *Radiology.* 1989;171:335–338.
15. Martin DR, Seibert D, Yang M, et al. Reversible heterogeneous arterial phase liver perfusion associated with transient acute hepatitis: Findings on gadolinium-enhanced MRI. *J Magn Reson Imaging.* 2004;20:838–842.
16. Tchelepi H, Ralls PW, Radin R, et al. Sonography of diffuse liver disease. *J Ultrasound Med.*

2003;21(9):1023–1032.
17. Mortele KJ, Ros PR. MR imaging in chronic hepatitis and cirrhosis. *Semin Ultrasound CT MR*. 2002;23:79–100.
18. Mortele KJ, Segatto E, Ros PR. The infected liver: Radiologic-pathologic correlation. *Radiographics*. 2004;24(4):937–955.
19. Krawitt EL. Autoimmune hepatitis. *N Engl J Med*. 2006;354(1):54–66.
20. Alvarez F, Berg PA, Bianchi FB, et al. International Autoimmune Hepatitis Group Report: Review of criteria for diagnosis of autoimmune hepatitis. *J Hepatol*. 1999;31:928–938.
21. Lali CG, Aisen AM, Bansal N, et al. Nonalcoholic fatty liver disease. *AJR Am J Roentgenol*. 2008;190:993–1002.
22. Cowin GJ, Jonsson JR, Bauer JD, et al. Magnetic resonance imaging and spectroscopy for monitoring liver steatosis. *J Magn Reson Imaging*. 2008;28:937–945.
23. Idilman IS, Aniktar H, Idilman R, et al. Hepatic steatosis: Quantification by proton density fat fraction with MR imaging versus liver biopsy. *Radiology*. 2013;267(3):767–775.
24. Kühn JP, Evert M, Friedrich N, et al. Noninvasive quantification of hepatic fat content using three-echo Dixon magnetic resonance imaging correction for T2* relaxation effects. *Invest Radiol*. 2011;46(12):783–789.
25. Reeder SB, Pineda AR, Wen Z, et al. Iterative decomposition of water and fat with echo asymmetry and least-squares estimation (IDEAL): Application with fast spin-echo imaging. *Magnetic Resonance in Medicine*. 2005;54:636–644.
26. Reeder SB, McKenzie CA, Pineda AR, et al. Water-fat separation with IDEAL gradient-echo imaging. *Journal of Magnetic Resonance Imaging*. 2007;25:644–652.
27. Costa DN, Pedrosa I, McKenzie C, et al. Body MRI using IDEAL. *AJR*. 2008;190:1076–1084.
28. Siegelman ES, Mitchell DG, Rubin R, et al. Parenchymal versus reticuloendothelial iron overload in the liver: Distinction with MR imaging. *Radiology*. 1991;179:361–366.
29. Cazzola M, Della Porta MG, Malcovati L. Clinical relevance of anemia and transfusion iron overload in myelodysplastic syndromes. *ASH Education Book*. 2008;2008(1):166–175.
30. Villeneuve JP, Bilofdeau M, Lepage R, et al. Variability in hepatic iron concentration measurement from needle-biopsy specimens. *J Hepatol*. 1996;25:172–177.
31. Emond MJ, Bronner MP, Carlson TH, et al. Quantitative study of the variability of hepatic iron concentrations. *Clin Chem*. 1999;45:340–346.
32. Hernando D, Levin YS, Sirlin CB, et al. Quantification of liver iron with MRI: State of the art and remaining challenges. *J Magn Reson Imaging* 40(5):1003–1021, 1014.
33. St. Pierre TG, El-Beshlawy A, Elalfy M, et al. Multicenter validation of spin-density projection-assisted R2-MRI for the noninvasive measurement of liver iron concentration. *Magn Reson Med*. 2014;71(6):2215–2223.
34. Gandon Y, Olivie D, Guyader D, et al. Noninvasive assessment of hepatic iron stores by MRI. *Lancet*. 2004;363(9406):357–362.
35. Castiella A, Alústiza JM, Emparanza JI, et al. Liver iron concentration quantification by MRI. Are recommended protocols accurate enough for clinical practice? *Eur Radiol*. 2011;21:137–141.
36. Alústiza JM, Artetxe J, Castiella A, et al. MR quantification of hepatic iron concentration. *Radiology*. 2004;230:479–484.
37. Alústiza JM, Castiella A, Emparanza JI. Quantification of iron concentration in the liver by MRI. *Insights Imaging*. 2012;3(2):173–180.
38. Sirlin CB, Reeder SB. Magnetic resonance imaging quantification of liver iron. *Magn Reson Imaging Clin N Am*. 2010;18(3):359-ix.
39. Olthof AW, Sijens PE, Kreeftenberg HG, et al. Non-invasive liver iron concentration measurement by MRI: Comparison of two validated protocols. *European Journal of Radiology*. 2009;71(1):116–121.
40. Hernando D, Levin YS, Sirlin CB, et al. Quantification of liver iron with MRI: State of the art and remaining challenges. *Magn Reson Imaging*. 2014;40(5):1003–1021.
41. Ghugre NR, Wood JC. Relaxivity-iron calibration in hepatic iron overload: Probing underlying biophysical mechanisms using a Monte Carlo model. *Magn Reson Med*. 2011;56:837–847.
42. St. Pierre TG, Clark PR, Chua-Anusorn W. Single spin-echo proton transverse relaxometry of iron-loaded liver. *NMR Biomed*. 2004;17(7):446–458.
43. Wood JC, Ghugre N. Magnetic resonance imaging assessment of excess iron in thalassemia, sickle cell disease and other iron overload diseases. *Hemoglobin*. 2008;32(1-2):85–96.
44. Brewer CJ, Coates TD, Wood JC. Spleen R2 and R2* in iron-overloaded patients with sickle cell disease and thalassemia major. *J Magn Reson Imagin*. 2009;29(2):357–364.
45. Gossuin Y, Muller RN, Gillis P, et al. Relaxivities of human liver and spleen ferritin. *Magnetic Resonance Imaging*. 2005;23(10):1001–1004.
46. Beaumont M, Odame I, Babyn PS, et al. Accurate Liver T-2* Measurement of Iron Overload: A Simulations Investigation and In Vivo Study. *Journal of Magnetic Resonance Imaging*. 2009;30(2):13–320.
47. Anderson LJ, Holden S, Davis B, et al. Cardiovascular T2-star (T2*) magnetic resonance for the early diagnosis of myocardial iron overload. *European Heart Journal*. 2001;22:2171–2179.
48. St. Pierre TG, Clark PR, Chua-anusom W, et al. Noninvasive measurement and imaging of liver iron concentrations using proton magnetic resonance. *Blood*. 2005;105(2):855–861.
49. Ito K, Mitchell DG, Hann H-WL, et al. Viral-induced cirrhosis: Grading of severity using MR imaging. *AJR*. 1999;173:591–596.
50. Rosenthal SJ, Harrison LA, Baxter KG, et al. Doppler US of helical flow in the portal vein. *RadioGraphics*. 1995;15:1103–1111.
51. Ito K, Mitchell DG, Gabata T. Enlargement of the hilar periportal space: A sign of early cirrhosis at MR imaging. *J Magn Reson Imaging*. 2000;11:136–140.

52. Tan KC. Signs in imaging: Enlargement of the hilar periportal space. *Radiology*. 2008;248:699–700.
53. Ito K, Mitchell DG, Gabata T, et al. Expanded gallbladder fossa: Simple MR imaging sign of cirrhosis. *Radiology*. 1999;211:723–726.
54. Ito K, Mitchell DG. Right posterior hepatic notch sign: A simple diagnostic MR finding of cirrhosis. *J Magn Reson Imaging*. 2003;18:561–566.
55. Tan KC. Signs in imaging: The right posterior hepatic notch sign. *Radiology*. 2008;248:317–318.
56. Awaya H, Mitchell DG, Kamishima T, et al. Cirrhosis: Modified caudate–right lobe ratio. *Radiology*. 2002;224:769–774.
57. Bedossa P. Liver biopsy. *Gastroenterol Clin Biol*. 2008;32:4–7.
58. Taouli B, Tolia AJ, Losada M, et al. Diffusion-weighted MRI for quantification of liver fibrosis: Preliminary experience. *AJR Am J Roentgenol*. 2007;189:799–806.
59. Watanabe H, Kanematsu M, Goshima S, et al. Staging hepatic fibrosis: Comparison of gadoxetate disodium-enhanced and diffusion-weighted MR imaging—Preliminary observations. *Radiology*. 2011;259(1):142–150.
60. Sandrasegaran K, Akisik FM, Lin C, et al. Value of diffusion-weighted MRI for assessing liver fibrosis and cirrhosis. *AJR*. 2009;193:1556–1560.
61. Wang Q-B, Zhu H, Liu H-L, et al. Performance of magnetic resonance elastography and diffusion-weighted imaging for the staging of hepatic fibrosis: A meta-analysis. *Hepatology*. 2012;51(1):239–247.
62. Wang Y, Ganger DR, Levitsky J, et al. Assessment of hepatic fibrosis with magnetic resonance elastography. *Clin Gastroenterol Hepatol*. 2007;5:1207–1213.
63. Talwalkar JA, Yin M, Fidler JL, et al. Magnetic resonance imaging of hepatic fibrosis: Emerging clinical applications. *Hepatology*. 2008;47:332–342.
64. Bensamoun SF, Wang L, Robert L, et al. Measurement of liver stiffness with two imaging techniques: Magnetic resonance elastography and ultrasound elastometry. *J Magn Reson Imaging*. 2008;28:1287–1292.
65. Wang Y, Ganger DR, Levitsky J, et al. Assessment of chronic hepatitis and fibrosis: Comparison of MR elastography and diffusion-weighted imaging. *AJR*. 2011;196(3):553–561.
66. Venkatesh SK, Yin M, Ehman RL. Magnetic resonance elastography of the liver: Technique, analysis and clinical applications. *J Magn Reson Imaging*. 2013;37(3):544–555.
67. Brancatelli G, Federle MP, Pealer K, et al. Portal venous thrombosis or sclerosis in liver transplantation candidates: Preoperative CT findings and correlation with surgical procedure. *Radiology*. 2001;220:321–328.
68. Verma SK, Mitchell DG, Bergin D, et al. Dilated cisternae chyli: A sign of uncompensated cirrhosis at MR imaging. *Abdom Imaging*. 2009;34:211–216.
69. Okazaki H, Ito K, Fujita T, et al. Discrimination of alcoholic from virus-induced cirrhosis on MR imaging. *AJR*. 2000;175(6):1677–1681.
70. Ito K, Mitchell DG, Outwater EK, et al. Primary sclerosing cholangitis: MR imaging features. *AJR*. 1999;172:1527–1533.
71. Bader TR, Beavers KL, Semelka RC. MR imaging features of primary sclerosing cholangitis: Patterns of cirrhosis in relationship to clinical severity of disease. *Radiology*. 2003;226(3):675–685.
72. Dodd GD III, Baron RL, Oliver JH III, et al. Spectrum of imaging findings of the liver in end-stage cirrhosis: Part I, gross morphology and diffuse abnormalities. AJR 173:1031–1036.
73. Alvarez F, Berg PA, Bianchi FB, et al. International Autoimmune Hepatitis Group Report: Review of criteria for diagnosis of autoimmune hepatitis. *J Hepatol*. 1999;31:928–938.
74. Lindor KD, Gershwin ME, Poupon R, et al. AASLD practice guidelines: Primary biliary cirrhosis. *Hepatology*. 2009;50(1):291–308.
75. Migliaccio C, Nishio A, Van de Water J, et al. Monoclonal antibodies to mitochondrial E2 components define autoepitopes in primary biliary cirrhosis. *J Immunol*. 1998;161:5157–5163.
76. Odin JA, Huebert RC, Casciola-Rosen L, et al. Bcl-2-dependent oxidation of pyruvate dehydrogenase-E2, a primary biliary cirrhosis autoantigen, during apoptosis. *J Clin Invest*. 2001;108:223–232.
77. Blachar A, Federle MP, Brancatelli G. Primary biliary cirrhosis: Clinical, pathologic and helical CT findings in 53 patients. *Radiology*. 2001;220:329–336.
78. Wenzel JS, Donohoe A, Ford KL, et al. MR imaging findings and description of MR imaging periportal halo sign. *AJR Am J Roentgenol*. 2001;176:885–889.
79. Vitellas KM, Keogan KT, Freed KS, et al. Radiologic manifestations of sclerosing cholangitis with emphasis on MR cholangiopancreatography. *Radiographics*. 2000;20:959–975.
80. Loftus EV, Sandborn WJ, Lindor KD, et al. Interactions between chronic liver disease and inflammatory bowel disease. *Inflamm Bowel Dis*. 1997;3:288–302.
81. Menias CO, Surabhi VR, Prasad SR, et al. Mimics of cholangiocarcinoma: Spectrum of disease. *Radiographics*. 2008;28:1115–1129.
82. Vitellas KM, Keogan MT, Freed KS, et al. Radiologic manifestations of sclerosing cholangitis with emphasis on MR cholangiopancreatography. *RadioGraphics*. 2000;20:959–975.
83. Bader TR, Beavers KL, Semelka RC. MR imaging features of primary sclerosing cholangitis: Patterns of cirrhosis in relationship to clinical severity of disease. *Radiology*. 2003;226:675–685.
84. Campbell WL, Ferris JV, Holbert BL, et al. Biliary tract carcinoma complicating primary sclerosing cholangitis: evaluation with CT, cholangiography, US, and MR imaging. *Radiology*. 1998;207:41–50.
85. Campbell WL, Peterson MS, Federle MP, et al. Using CT and cholangiography to diagnose biliary tract carcinoma complicating primary sclerosing cholangitis. *AJR Am J Roentgenol*. 2001;177:1095–1100.
86. Bergquist A, Ekbom A, Olsson R, et al. Hepatic and extrahepatic malignancies in primary scle-

rosing cholangitis. *J Hepatol.* 2002;36:321–327.
87. Kyriakidis V, Vezyrgiannis I, Pyrgioti M. Budd-Chiari syndrome. *Annals of Gastroenterology.* 2008;21(4):223–228.
88. Menon KV, Shah V, Kamath PS. The Budd-Chiari syndrome. *N Engl J Med.* 2004;350:578–585.
89. Ahn SS, Yellin A, Sheng FC, et al. Selective surgical therapy of the Budd-Chiari syndrome provides superior survivor rates than conservative medical management. *J Vasc Surg.* 1987;5:28–37.
90. Zeitoun G, Escolano S, Hadengue A, et al. Outcome of Budd-Chiari Syndrome: A multivariate analysis of factors related to survival including surgical portosystemic shunting. *Hepatology.* 1999;30:84–89.
91. Mukund A, Gamangatti S. Imaging and interventions in Budd-Chiari syndrome. *World Journal of Radiology.* 2011;3(7):169–177.
92. Stark DD, Hahn PF, Trey C, et al. MRI of the Budd-Chiari syndrome. *AJR.* 1986;146(6):1141–1148.
93. Bargallo X, Gilabert R, Nicolau C, et al. Sonography of the caudate vein: Value in diagnosing Budd-Chiari syndrome. *AJR Am J Roentgenol.* 2003;181:1641–1645.
94. Vilgrain V, Lewin M, Vons C, et al. Hepatic nodules in Budd-Chiari syndrome: Imaging features. Radiology 210:443–450.
95. Soler R, Rodriguez E, Pombo F, et al. Benign regenerative nodules with copper accumulation in a case of chronic Budd-Chiari syndrome: CT and MRI findings. *Abdom Imaging.* 2000;25:486–489.
96. Kim T, Baron RL, Nalesnik MA. Infarcted regenerative nodules in cirrhosis: CT and MR imaging findings with pathologic correlation. *AJR Am J Roentgenol.* 2000;175:1121–1125.
97. Moucari R, Rautou P-E, Cazals-Hatem D, et al. Hepatocellular carcinoma in Budd-Chiari syndrome: Characteristics and risk factors. *Gut.* 2008;57:828–835.
98. Brancatelli G, Federle MP, Grazioli L, et al. Large regenerative nodules in Budd-Chiari syndrome and other vascular diseases of the liver: CT and MRI findings with clinicopathologic correlation. *AJR.* 2002;178:877–883.
99. Maetani Y, Itoh K, Egawa H, et al. Benign hepatic nodules in Budd-Chiari syndrome: radiologic-pathologic correlation with emphasis on the central scar. *AJR.* 2002;178:869–875.
100. Gore RM, Mathieu DG, Whie EM, et al. Passive hepatic congestion: Cross-sectional imaging features. *AJR Am J Roentgenol.* 1994;162:71–75.
101. Bruix J, Sherman M. Management of hepatocellular carcinoma: an update. *Hepatology.* 2011;42(5):1208–1236.
102. Mazzaferro V, Regalia E, Doci R, et al. Liver transplantation for the treatment of small hepatocellular carcinomas in patients with cirrhosis. *N Engl J Med.* 1996;334:693–699.
103. Ito K, Siegelman ES, Mitchell DG. MR imaging of complications after liver transplantation. *AJR Am J Roentgenol.* 2000;175:1145–1149.
104. Roberts JH, Mazzariol FS, Frank SJ, et al. Multimodality imaging of normal hepatic transplant vasculature and graft vascular complications. *J Clin Imaging Sci.* 2011;1:50.
105. Pandharipande PV, Lee VS, Morgan GR, et al. Vascular and extravascular complications of liver transplantation: Comprehensive evaluation with three-dimensional contrast-enhanced volumetric MR imaging and MR cholangiopancreatography. *AJR Am J Roentgenol.* 2001;177:1101–1107.
106. Singh AK, Nachiappan AC, Verma HA, et al. Post-operative imaging in liver transplantation: what radiologists should know. *Radiographics.* 2010;30:339–351.
107. Caiado AH, Blasbalg R, Marcelino AS, et al. Complications of liver transplantation: multimodality imaging approach. *Radiographics.* 2007;27:1401–1417.
108. Bismpa K, Zlika S, Fouzas I, et al. Imaging of complications of liver transplantation: multidetector computed tomography findings. *Transplant Proc.* 2012;44:2751–2753.
109. Silva MA, Jambulingam PS, Gunson BK, et al. Hepatic artery thrombosis following orthotopic liver transplantation: A 10-year experience from a single centre in the United Kingdom. *Liver Transpl.* 2006;12:146–151.
110. Bhargava P, Vaidya S, Dick AAS, et al. Imaging of orthotopic liver transplantation: a review. *Am J Roentgenol.* 2011;196(3):WS15–WS25.
111. Langnas AN, Marujo W, Stratta RJ, et al. Vascular complications after orthotopic liver transplantation. *Am J Surg.* 1991;161:76–83.
112. Lerut JP, Gordon RD, Iwatsuki S, et al. Human orthotopic liver transplantation: surgical aspects in 393 consecutive grafts. *Transplant Proc.* 1988;20:603–606.
113. Wozney P, Zajko AB, Bron KM, et al. Vascular complications after liver transplantation: a 5-year experience. *Am J Roentgenol.* 1986;147:657–663.
114. Tzakis A, Todo S, Starzl TE. Orthotopic liver transplantation with preservation of the inferior vena cava. *Ann Surg.* 1989;210(5):649–652.
115. Uzochukwu LN, Bluth EI, Smetherman DH, et al. Early postoperative hepatic sonography as a predictor of vascular and biliary complications in adult orthotopic liver transplant patients. *Am J Roentgenol.* 2005;185(6):1558–1570.
116. Crossin JD, Muradali D, Wilson SR. US of liver transplants: normal and abnormal. *Radiographics.* 2003;23:1093–1114.
117. Laghi A, Pavone P, Catalano C, et al. MR cholangiography of late biliary complications after liver transplantation. *AJR.* 1999;172:1541–1546.
118. Greif F, Bronsther O, Van Thiel D, et al. The incidence, timing, and management of biliary tract complications after orthotopic liver transplantation. *Ann Surg.* 1994;219:40–45.
119. Friedewald SM, Molmenti EP, DeJong MR, et al. Vascular and nonvascular complications of liver transplants: sonographic evaluation and correlation with other imaging modalities and findings at surgery and pathology. *Ultrasound Q.* 2003;19(2):71–85.
120. Singh AK, Nachiappan AC, Verma HA, et al. Postoperative imaging in liver transplantation: What radiologists should know. *Radiographics.*

2010;30(2):339–351.
121. Boraschi P, Braccini G, Gigoni R, et al. Detection of biliary complications after orthotopic liver transplantation with MR cholangiography. *Magnetic Resonance Imaging*. 2001;19: 1097–1105.
122. Low G, Crockett AM, Leung K, et al. Imaging of vascular complications and their consequences following transplantation in the abdomen. *RadioGraphics*. 2013;33(3):633–652.
123. Ito K, Siegelman ES, Stolpen AH, et al. MR imaging of complications after liver transplantation. *AJR*. 2000;175(4):1145–1149.
124. Shigemura T, Yamamoto F, Shilpakar SK, et al. MRI differential diagnosis of intrahepatic biloma from subacute hematoma. *Abdom Imaging*. 1995;20:211–213.
125. Salvolini L, Urbinati C, Valeri G, et al. Contrast-enhanced MR cholangiography (MRCP) with GD-EOB-DTPA in evaluating biliary complications after surgery. *Radiol Med*. 2012;117: 354–368.
126. Pandharipande PV, Lee VS, Morgan GR, et al. Vascular and extravascular complications of liver transplantation: Comprehensive evaluation with three-dimensional contrast-enhanced volumetric MR imaging and MR cholangiopancreatography. *AJR Am J Roentgenol*. 2001;177: 1101–1107.
127. Ferris JV, Baron RL, Marsh Jr JW, et al. Recurrent hepatocellular carcinoma after liver transplantation: Spectrum of CT findings and recurrence patterns. *Radiology*. 1996;198:233–238.
128. Hanto DW, Frizzera G, Purtilo DT. Clinical spectrum of lymphoproliferative disorders in renal transplant recipients and evidence for the role of Epstein-Barr virus. *Cancer Res*. 1981;41:4253.
129. Kamdar KY, Rooney CM, Heslop HE. Post-transplant lymphoproliferative disease following liver transplantation. *Curr Opin Organ Transplant*. 2011;16(3):274–280.
130. Dharnidharka VR, Tejani AH, Ho PL, et al. Post-transplant lymphoproliferative disorder in the United States: young Caucasian males are at highest risk. *American Journal of Transplantation*. 2002;2(10):993–998.
131. Jain A, Nalesnik M, Reyes J, et al. Posttransplant lymphoproliferative disorders in liver transplantation: A 20-year experience. *Ann Surg*. 2002;236(4):429–437.
132. Lucey MR, Terrault N, Ojo L, et al. Long-term management of the successful adult liver transplant: 2012 practice guideline by the American Association for the Study of Liver Diseases and the American Society of Transplantation. *Liver Transpl*. 2013;19:3–26.
133. Dhillon MS, Rai JK, Gunson BK, et al. Post-transplant lymphoproliferative disease in liver transplantation. *The British Journal of Radiology*. 2007;80(953):337–346.
134. Mumtaz K, Faisal N, Marquez M, et al. Post-transplant lymphoproliferative disorder in liver transplant patients: characteristics, management and outcome from a single-centre experience with >1000 transplantations. *Can J Gastroenterol Hepatol*. 2015;29(8):417–422.

第4章

胆囊和胆管系统MRI表现

胆囊

解剖

胆囊是一个卵圆形囊性器官，位于肝右叶和左叶之间的叶间裂肝脏腹面处。胆囊的大小和形状随着空腹状态而变化，其长约10cm，直径为3~5cm。胆囊的正常容量约为50mL。胆囊壁的厚度通常为2~3mm，由柱状上皮细胞组成。胆囊通过胆囊管与胆道树相连，胆囊管长度为2~4cm，直径为1~5mm，具有明显的向心性褶皱，被称为海斯特螺旋瓣。胆囊管通常在肝门和Vater壶腹之间的中部连接肝外胆管。约20%的人会发生解剖变异，如胆囊管与肝总管低位连接。

正常表现

胆囊的功能是储存和浓缩胆汁。因此，胆囊腔的T1WI信号随胆汁浓度的变化而变化。通常，禁食状态下，胆盐在T1WI上呈高信号。但胆盐和蛋白质的浓度会影响T1WI高信号的程度。由于胆汁中的液体含量稳定，胆囊内容物在T2WI上为高信号[1]。

成像技术

胆囊MRI的检查方法与其他腹部检查方法相似。只要有可能，患者应禁食至少4h，以保证胆囊得到充分扩张。此外，使用新型的增加肝胆排泄的对比剂可提供有关胆囊和胆管功能的特定信息。

先天性/发育性胆囊变异

附属胆囊、异位与发育不全

如果在胚胎发育过程中前肠出现异常分支，则可能会出现胆囊变异。通常，这些变异是内脏异位的一部分，而这些异位表现更为明显（如心脏和肺部）。尸检时经常可发现先天性和发育性胆囊变异，其临床意义在于有助于制订术前计划（图4.1）。

胆石症

胆石症（或胆囊结石）是最常见的胆囊疾病，发生于10%的人群。其危险因素包括肥胖、妊娠、快速减肥和雌激素，女性患病率是男性的两倍。尽管胆囊结石通常无临床症状，但偶尔会出现疼痛（或胆绞痛）。胆石症也往往是造成急性和慢性胆囊炎的原因。

胆结石表现为胆囊腔内的充盈缺损。胆结石的坚硬内部结构有利于氢质子弛豫复位，导致信号空缺，在T2WI中，高信号的液体背景使其显示最佳（图4.2）。两种常见胆结石类型的影像学表现略有不同。最常见的是胆固醇结石（80%），在所有MRI序列上呈低信号。在T2WI中，胆色素沉着的结石呈低信号，但根据水成分程度不同，在T1WI上的信号表现多样。无论其组成成分如何，MRI检出

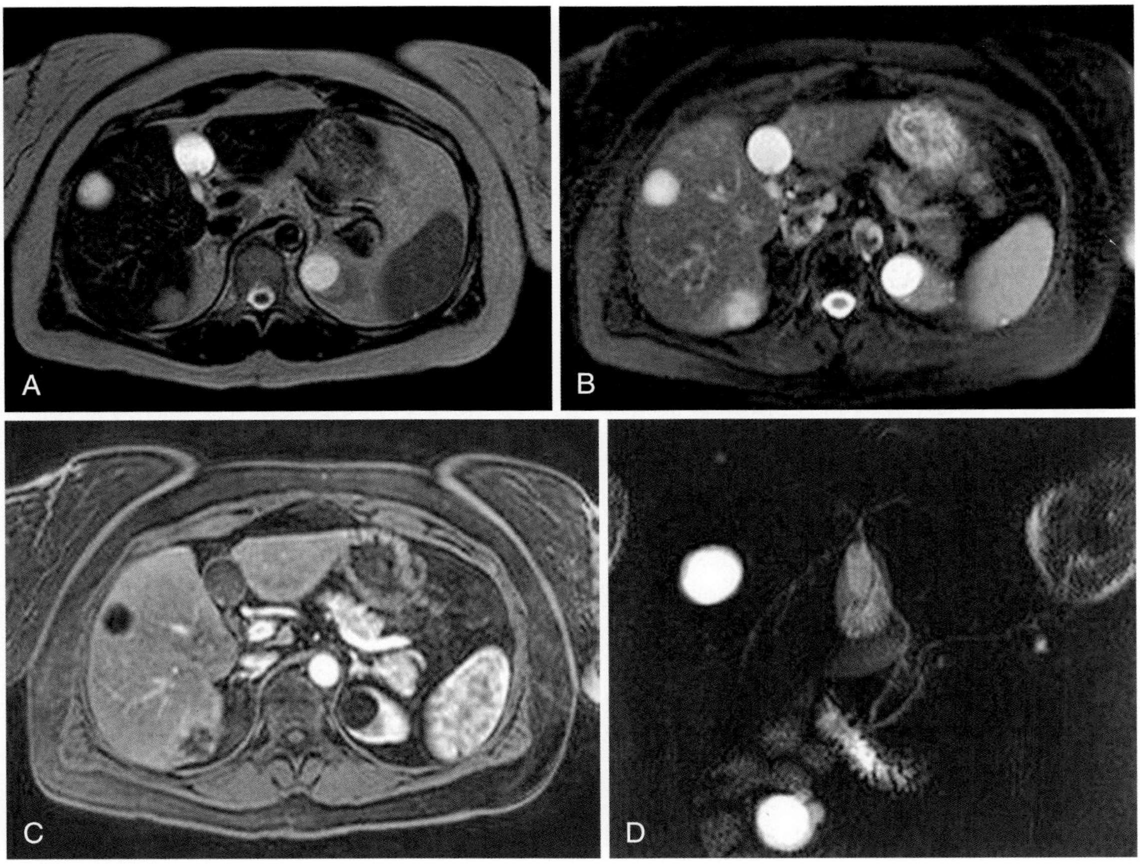

图4.1 异位胆囊。T2WI(A)、脂肪抑制T2WI(B)、增强后脂肪抑制T1WI梯度回波图像(C)和冠状位厚层最大信号强度投影(MIP)MRCP(D)图像显示胆囊异位于肝圆韧带裂。

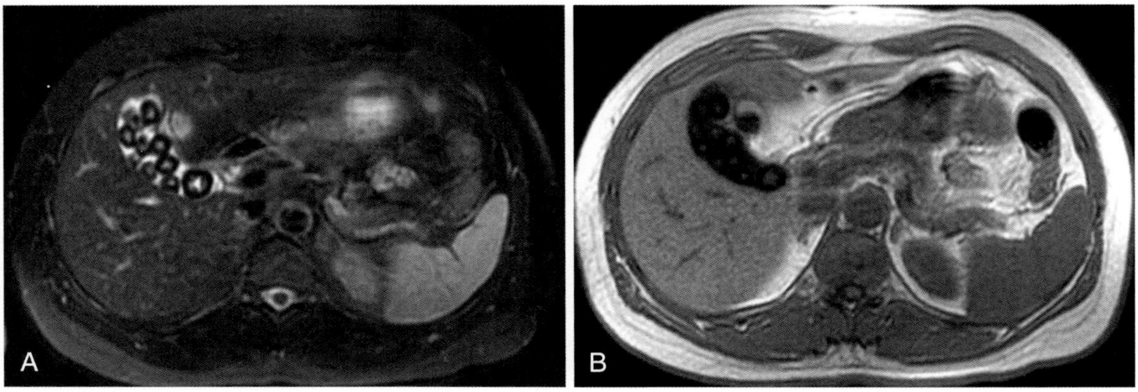

图4.2 胆石症。胆囊层面的轴位脂肪抑制T2WI(A)显示胆结腔内多个充盈缺损,提示为胆囊结石。在同相位图像(B)中,胆结石因呈高信号而显示清楚,这表明结石含有胆色素成分。

胆结石的敏感性均接近100%。

弥漫性胆囊病

胆囊炎

急性 大多数胆囊急性炎症是由胆囊管阻塞引起的。影像学表现上，胆囊和(或)胆囊管中的结石表现为信号缺失，在T2WI中显示最清楚。其他相关表现包括胆囊壁增厚(>3mm)、胆囊壁充血(如钆对比剂增强后可见明显强化)，以及有时可见相邻肝组织的一过性充血强化(图4.3)。T2WI和增强后图像可很好地显示胆囊周围的炎症和积液(图4.4)[1-4]。有时在胆囊壁内或胆囊外可见脓肿形成(图4.5)。急性非结石性胆囊炎占急性胆囊炎的余下部分，通常与胆囊动力降低、血流减少或细菌感染有关[1,2]。

慢性 在慢性胆囊炎中，胆囊壁轻微强化，这在延迟期图像中显示得更清楚，这与胆囊壁内的纤维化有关(图4.6)。另外，胆囊通常很小和(或)收缩，相邻肝组织无充血。胆囊壁可能会出现钙化，形成瓷胆囊[1,2]。

坏疽性 坏疽性或坏死性胆囊炎是急性胆囊炎的一种严重形式，其发病率和死亡率比其他胆囊炎高。有心血管疾病和糖尿病的老年男性患者罹患坏疽性胆囊炎的风险增加，因此，更加需要进行开腹胆囊切除术。在增强后图像中，局段性胆囊黏膜增强中断提示坏疽性胆囊炎[1,2,5]。

非特异性水肿

非特异性水肿表现为多种肝、胰和胆道疾病中任何一种所引起的胆囊壁弥漫性增厚。常见病因包括肝硬化(这是最常见的，图4.7)、低蛋白血症、门静脉高压(系统性和门静脉性)和肾衰竭。胆囊壁呈正常强化，相邻肝实质无充血[1,2]。

腺肌瘤病

胆囊腺肌瘤病是一种良性疾病，可分为局灶性(最常见于胆囊底)、弥漫性或节段性。上皮和肌肉成分增生导致黏膜外翻进入增厚的胆囊壁，形成壁内憩室(也称为Rokitansky-Aschoff窦)(图4.8)。尽管没有恶性潜能，但腺肌瘤病和胆囊癌的影像学表现相似(胆囊壁增厚、腔内肿块和胆结石)。因此，如果诊断不能确定，建议密切随访或进行胆囊切除术[6,7]。

胆囊局灶性病灶

息肉

胆囊息肉这一通用术语涵盖了一些在病因分类和恶性潜能方面截然不同的占位。在胆囊增生性疾病中形成连接于胆囊壁的息肉样病变(包含累及胆囊壁的增生和退行性的多个病变，包括胆固醇沉积病和腺肌瘤病)。这些病变被证明为胆固醇息肉和腺肌瘤，代表增生的上皮呈息肉状向腔内生长，无强化，且没有恶变潜能。就胆固醇息肉而言，反相位图像中的信号缺失反映了胞质内有脂质成分。直径<5mm的息肉样病变几乎都是胆固醇息肉。

腺肌瘤是另一种良性的，通常被偶然发现的息肉样病变。胆囊腺瘤在形态学上通常为带蒂息肉，其通常由腺体组织、上皮覆盖和纤维组织内核组成。大多数病变会强化，直径<2cm(图4.9)。由于不能将腺肌瘤与第三

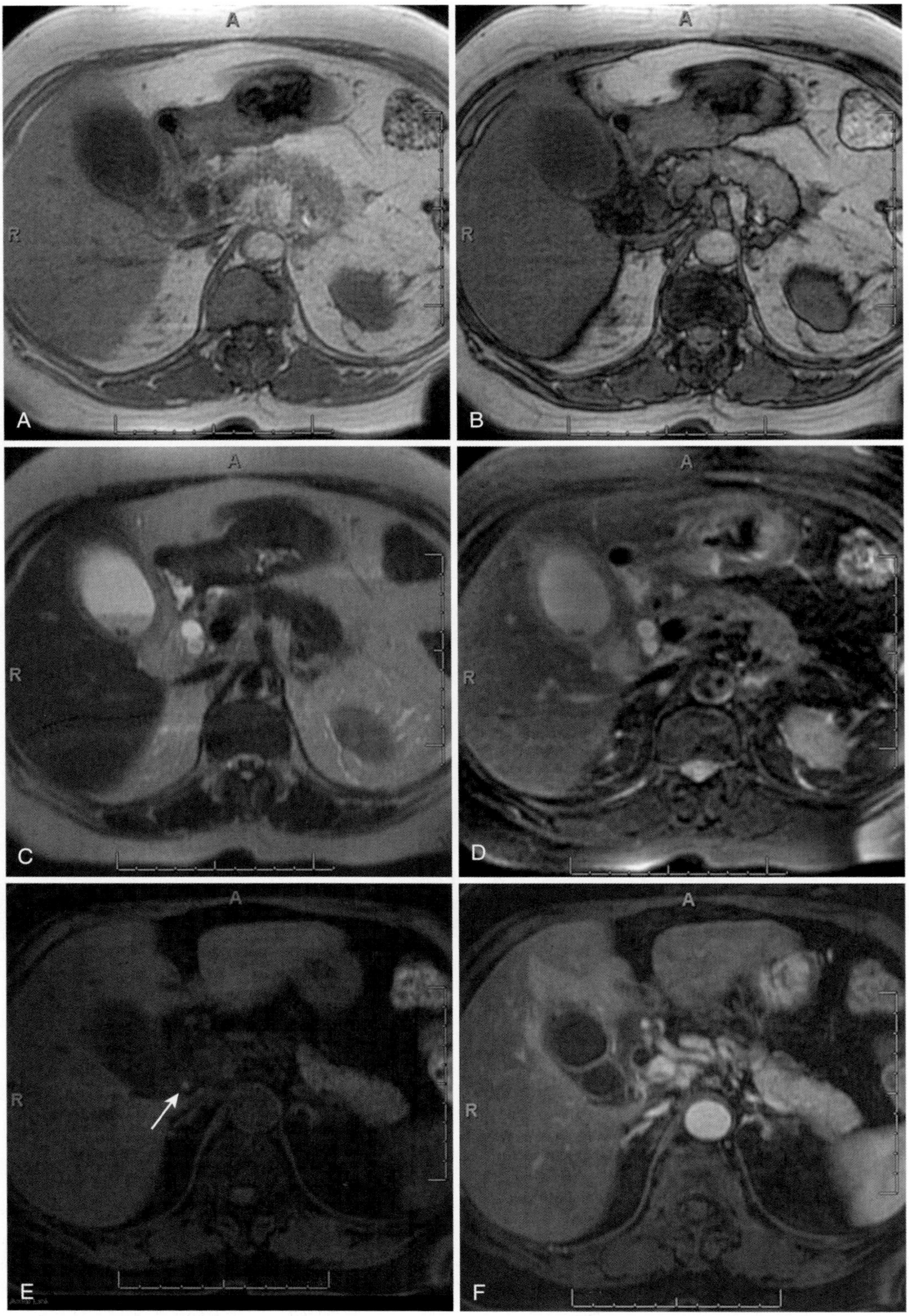

图4.3　急性胆囊炎。同相位(A)和反相位(B)T1WI、T2WI(C)、脂肪抑制T2WI(D)和脂肪抑制的增强前(E)和增强后(F)T1WI梯度回波图像显示胆囊管内T1WI高信号结石,其阻塞胆囊管引起急性胆囊炎、胆结石、胆囊壁增厚、充血和邻近的肝充血(E,箭头所示)。

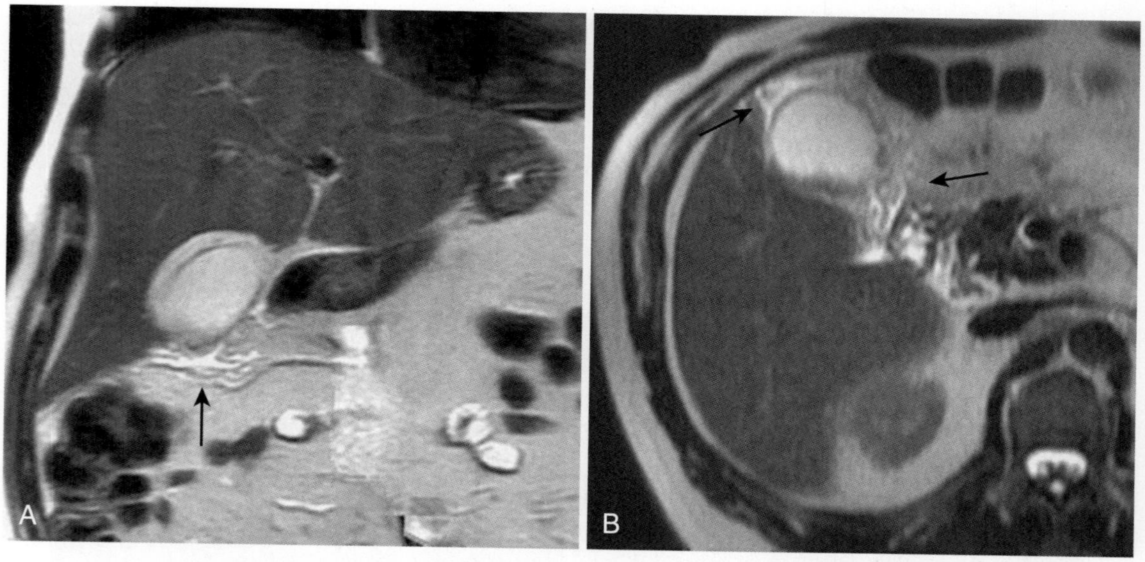

图4.4 急性胆囊炎伴胆囊周围炎性改变。冠状位(A)和轴位(B)T2WI显示急性胆囊炎患者的胆囊壁增厚、胆结石,以及胆囊周围炎症和积液(箭头所示)。

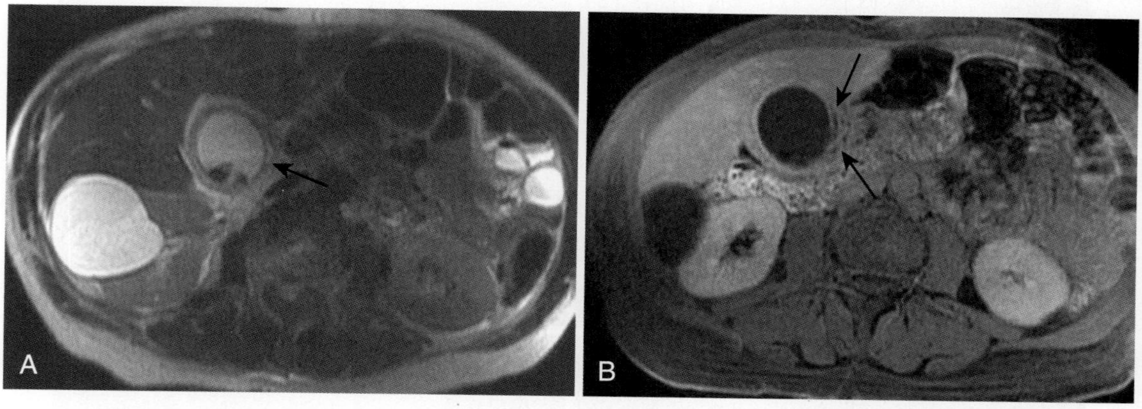

图4.5 急性胆囊炎伴胆囊壁内脓肿。轴位T2WI(A)和增强后(B)图像显示严重急性胆囊炎患者的胆结石、胆囊壁增厚和壁内脓肿(箭头所示)。

类息肉样病变(胆囊癌)准确鉴别,除非已出现明显的侵袭性影像学特征(如已有转移性侵袭或生长征象),否则,对于直径>5mm的病变应进行随访(超声检查)[8]。

胆囊癌

胆囊癌主要发生于60~70岁,更好发于女性(3:1)。胆囊癌早期无症状,通常在良性疾病手术中被偶然发现。进展期胆囊癌通常表现为厌食、体重减轻、腹痛和黄疸。提示胆囊癌的MRI表现包括肿块突出进入胆囊腔或完全占据胆囊腔、局灶性或弥漫性胆囊壁增厚(图4.10)和有软组织浸润局部器官(尤其是肝脏)(图4.11)[9]。胆囊癌的信号特征包括与肝实质对比呈T1WI低信号和T2WI高信号,不均匀强化,呈相对低信号[10]。

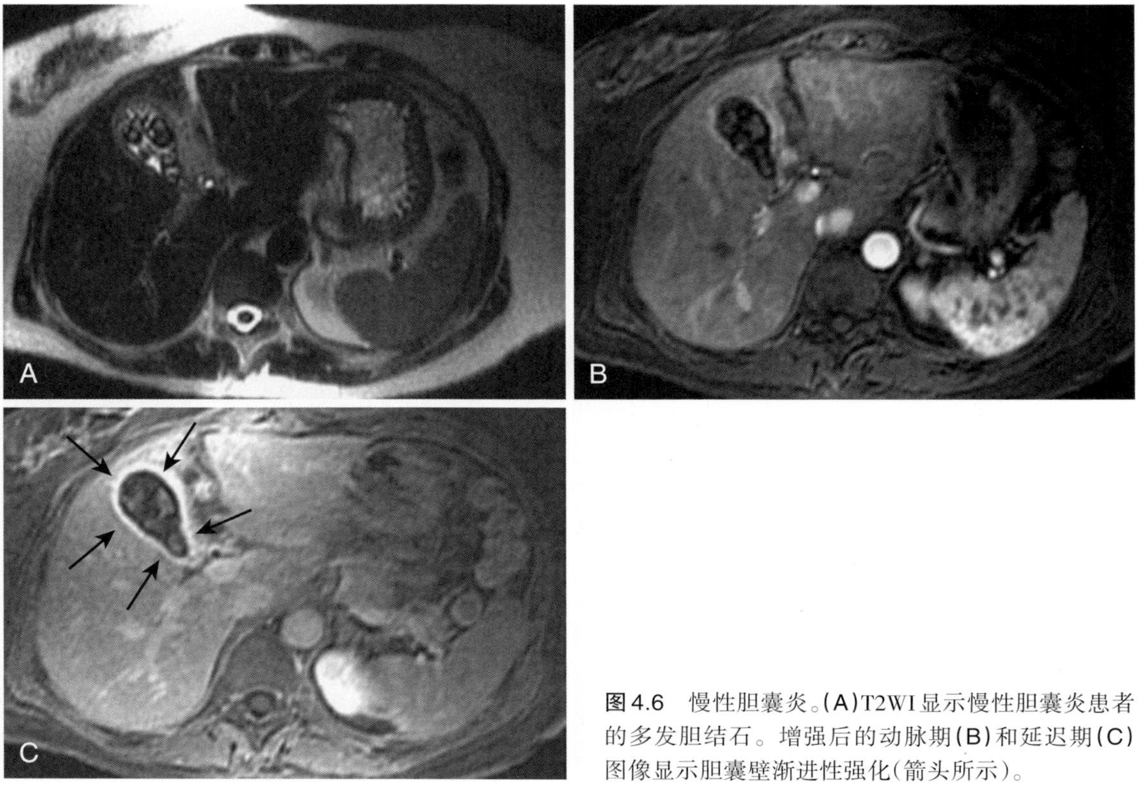

图4.6 慢性胆囊炎。(A)T2WI显示慢性胆囊炎患者的多发胆结石。增强后的动脉期(B)和延迟期(C)图像显示胆囊壁渐进性强化(箭头所示)。

转移

除原发性胆囊癌外,胆囊癌很少被恶性肿瘤累及。然而,在极少数情况下,黑色素瘤和乳腺癌会转移至胆囊(图4.12)[11]。

胆道树

解剖和正常表现

肝内胆管沿肝内解剖分段走行,但分支模式常存在一些变异。受患者因素的影响,肝外围分支的显示存在变化,只有当分支扩张时才可见。肝段胆管的直径通常为3~4mm。肝外胆管(肝胆总管和胆总管)直径最高达7mm(胆囊切除术后的患者可达10mm)[12,13]。

疼痛、阻塞和累及胆道树的炎症可能与胆道树的先天性变异有关,最常见的是胰胆管连接异常和先天性囊性胆管疾病[13]。

随着腹腔镜手术在肝胆疾病中的应用越来越多,评估胆道树变异越来越重要[13]。

成像技术

磁共振胰胆管造影(MRCP)是检查胆道树的一种无创性成像方法,可替代侵入性内镜逆行性胰胆管造影(ERCP),且可避免并发症。此外,在术后改变原有解剖结构的情况下,MRI几乎取代了ERCP,因为此时ERCP难以进行或无法进行[12]。

MRCP利用充满液体的胆道树结构和周围软组织之间的T2WI对比度差异。MRCP通常在轴位和冠状位进行,从而可以与邻近

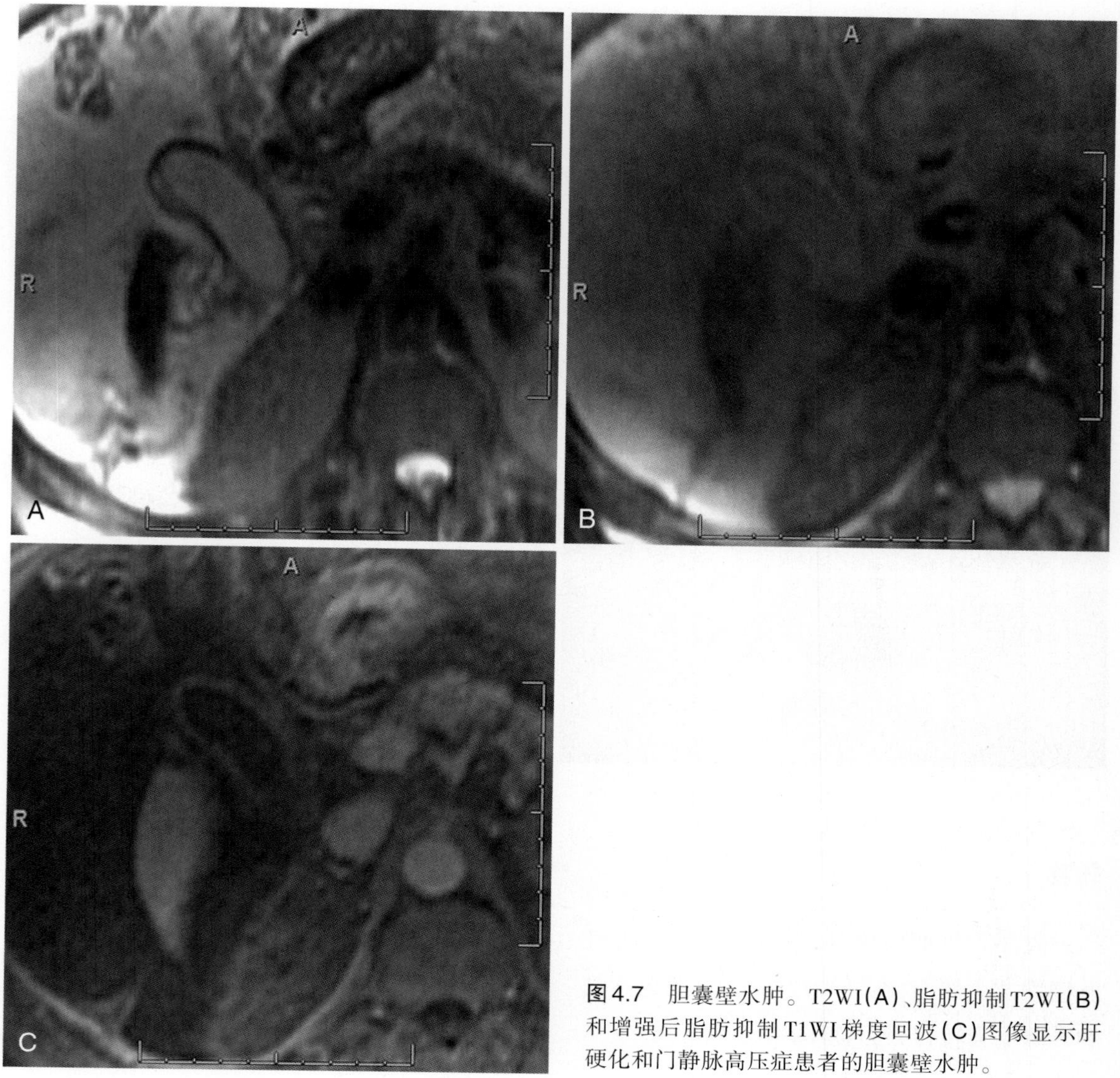

图4.7 胆囊壁水肿。T2WI(A)、脂肪抑制T2WI(B)和增强后脂肪抑制T1WI梯度回波(C)图像显示肝硬化和门静脉高压症患者的胆囊壁水肿。

的有液体的肠管分离。放射状斜冠状位重建图像可以为解剖变异评估提供额外信息。

亚秒级屏气技术对于采集图像、消除呼吸运动伪影和肠蠕动伪影至关重要。2D厚层采集可以提供整个胰管和胆道树的全貌。但这些图像还需要通过3D薄层采集来补充，这可能需要进一步后处理来反映细微的胆道病变和胆管内病变。

MRCP可在腹部MRI检查过程中的任何时候进行。但为了优化效率，通常在增强后动态增强成像与延迟期成像之间的等待期间进行。选择此成像窗口的另一个好处是排泄到肾脏集合系统中的钆螯合物的短T2效应将降低(如果不能消除)集合系统和肾盂肾盏中的液体信号。

随着肝胆对比剂在腹部MRI中的应用，延迟的肝胆期图像可能会提供有用的信息，这是因为钆螯合物的排泄不仅提供了肝细胞功能的评估，还提供了胆道树对比增强图像。肝细胞功能正常的患者在给药约5min以后，

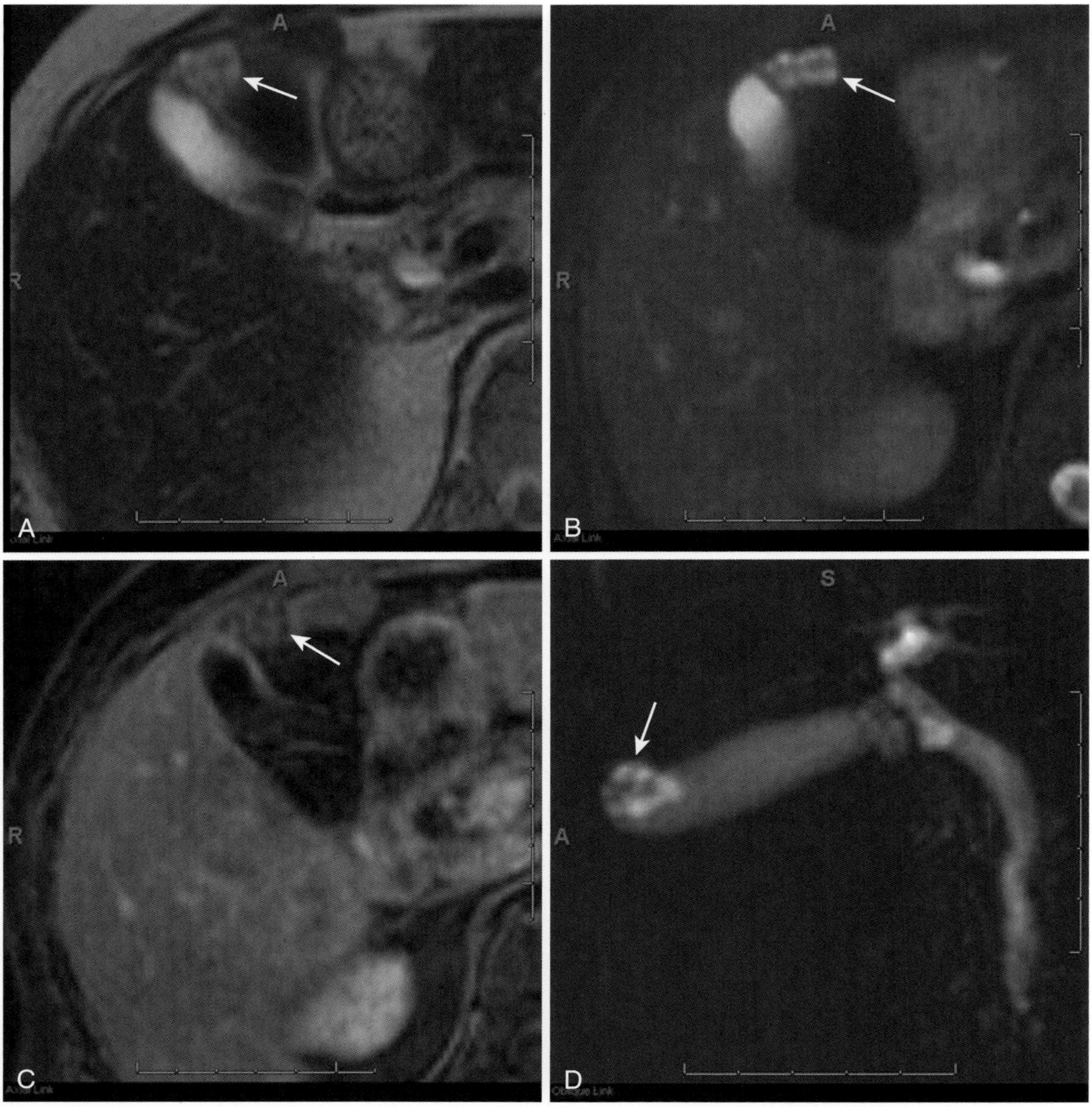

图4.8　腺肌瘤病。T2WI(A)、脂肪抑制T2WI(B)、增强后脂肪抑制T1WI梯度回波(C)和冠状位厚层MIP MRCP(D)图像显示胆囊底(箭头所示)成簇状囊性结构,与腺肌瘤病多发壁内憩室(Rokitansky-Aschoff窦)相符合。

对比剂开始排泄入胆道系统,10~20min后胆道树显示最佳。有时可能需要进一步延迟成像,以显示胆漏。为了突出增强后的肝胆期图像,无论是否进行脂肪抑制,都应采用翻转角为25°~30°的T1WI梯度回波成像序列。

为了全面评估胆管外病灶,增强前和增强后T1WI对于评估纤维化和浸润性肿块至关重要。

胆总管囊肿性病变

胆总管囊肿性病变包括一系列先天性胆管扩张模式,包括肝内和肝外导管。Todani

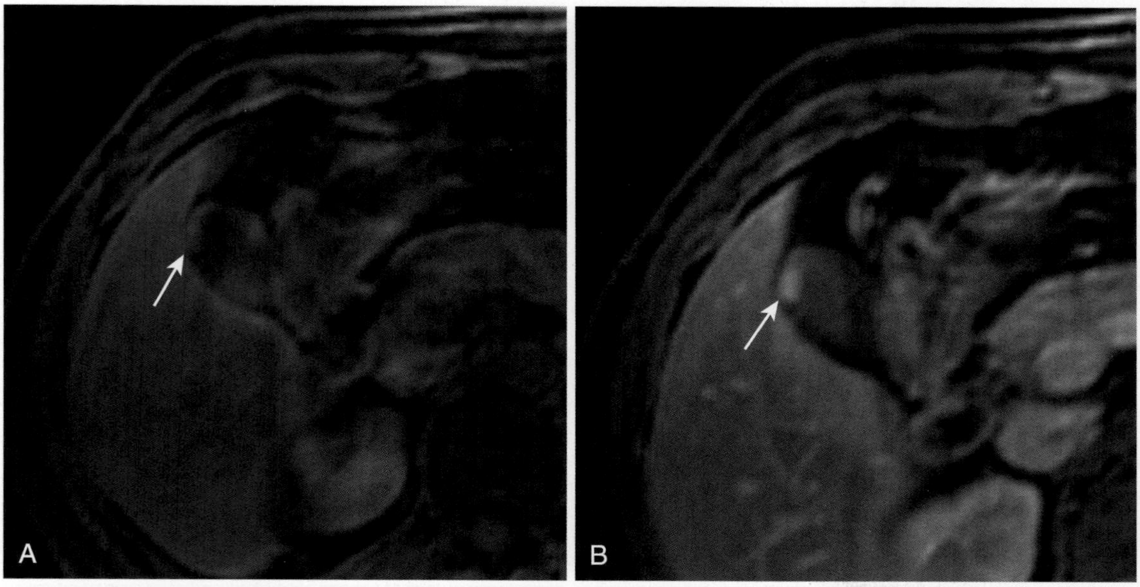

图4.9 胆囊腺瘤。将增强前图像(A)与增强后图像(B)相比,无蒂固定胆囊壁病变(箭头所示)显示出中等强化。

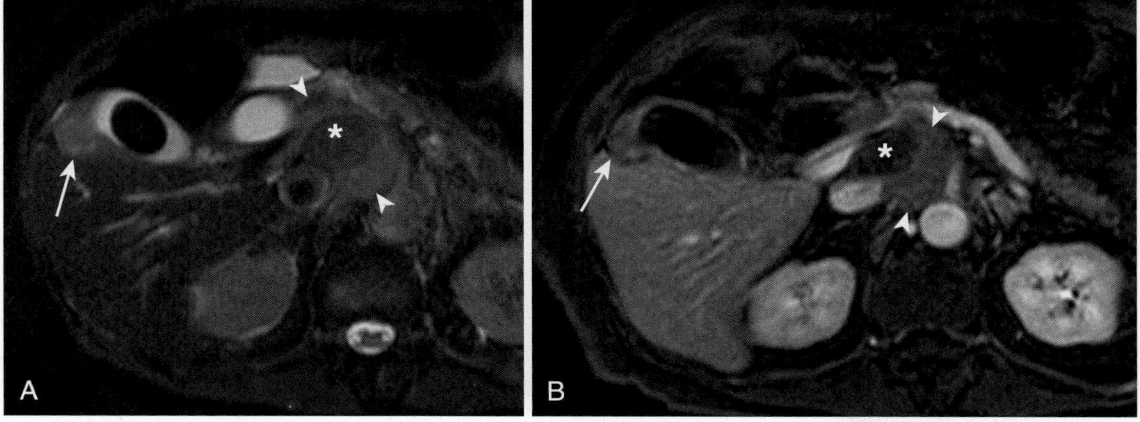

图4.10 胆囊癌。(A)在脂肪抑制T2WI中,胆囊底壁局灶性增厚,胆囊腔消失(箭头所示),这符合胆囊癌(和胆结石)合并转移性淋巴结(三角箭头所示)患者的原发肿瘤。(B)增强后图像显示原发肿瘤(箭头所示)和转移性淋巴结(三角箭头所示)的不均匀强化呈相对低信号。注意相关PVT(星号所示)。

分类系统根据累及的解剖学部位将胆总管囊肿性病变分为几类(图4.13),其中,Ⅰ型胆总管囊肿占所有胆总管囊性疾病的80%~90%。推测的病因包括胆总管和胰管之间的异常连接及胆管壁发育过程中的先天性缺陷。胰管近端排空进入胆总管,使胆总管暴露于胰酶的破坏作用。

大多数胆总管囊肿是在儿童时期被发现的。尽管目前尚不统一,但典型的临床三联征包括右上腹疼痛、黄疸和可触及的腹部肿块。胆道淤积易患胆结石、胆管炎和胰腺炎。需要担心的长期并发症是胆管癌。

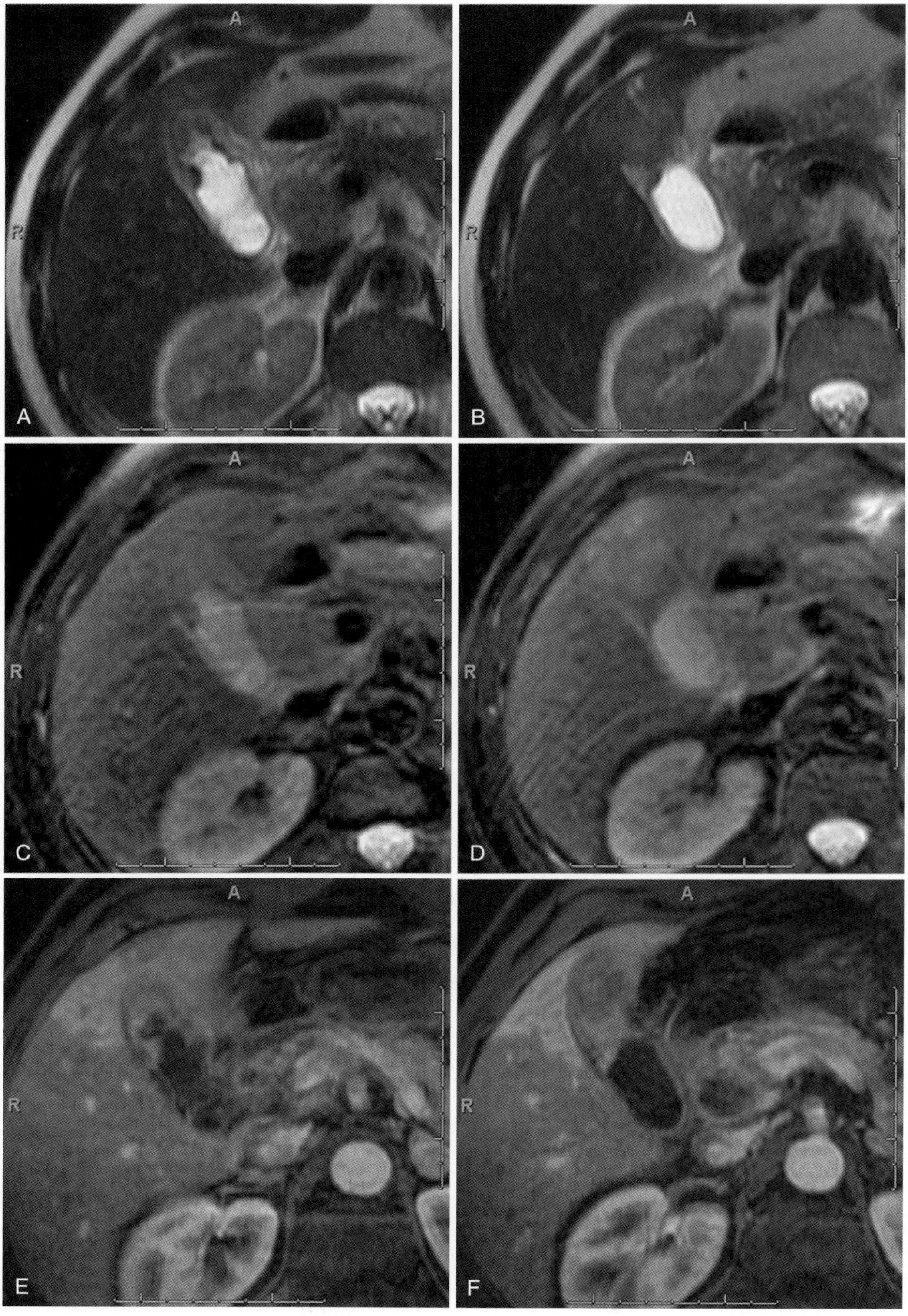

图4.11　胆囊癌伴局部浸润。肿瘤上部/下部层面的T2WI(A,B)、脂肪抑制T2WI(C,D)及增强后脂肪抑制T1WI梯度回波(E,F)图像显示胆囊底的强化软组织肿块,其直接侵犯邻近的肝实质,符合胆囊腺癌表现。

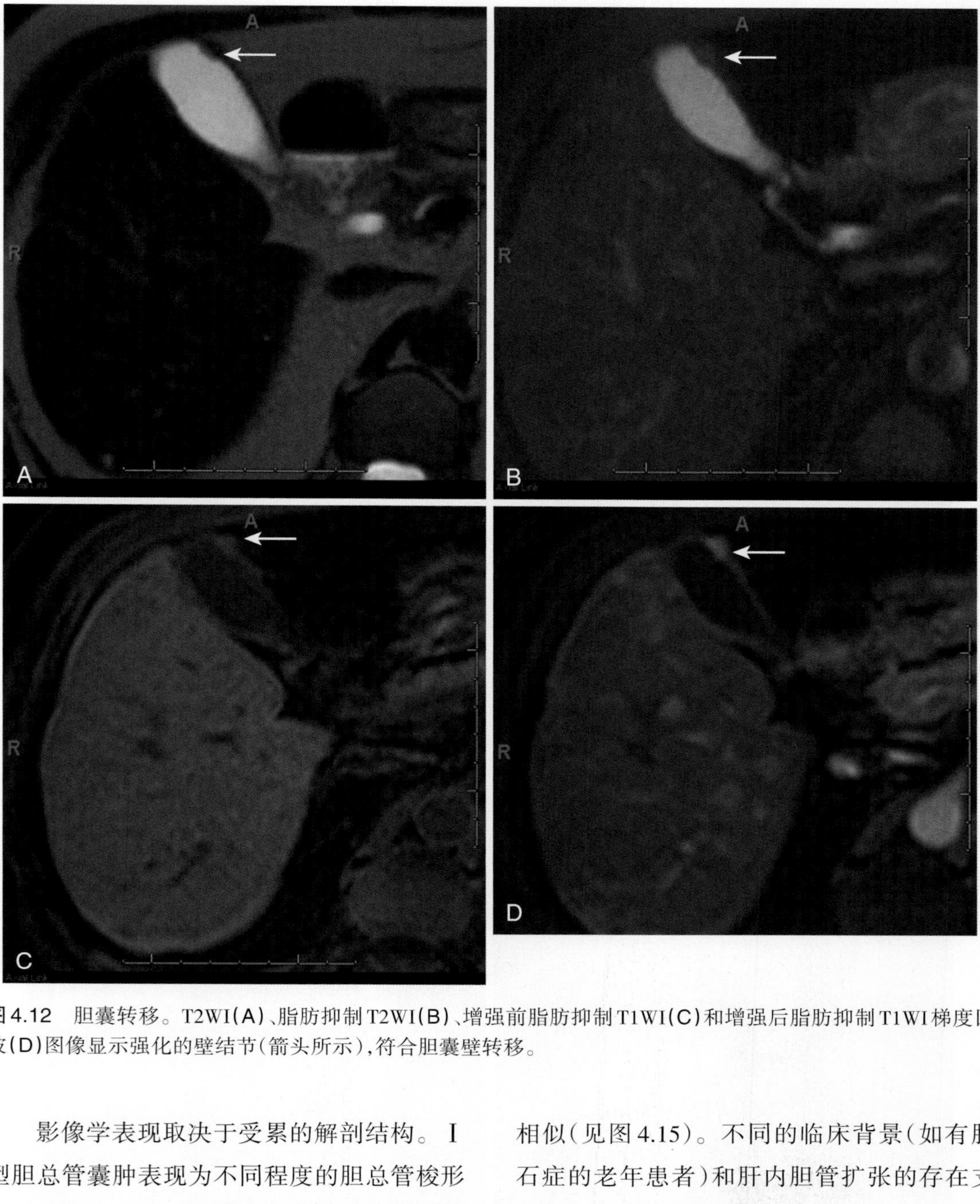

图4.12 胆囊转移。T2WI(A)、脂肪抑制T2WI(B)、增强前脂肪抑制T1WI(C)和增强后脂肪抑制T1WI梯度回波(D)图像显示强化的壁结节(箭头所示),符合胆囊壁转移。

影像学表现取决于受累的解剖结构。Ⅰ型胆总管囊肿表现为不同程度的胆总管梭形扩张,这与机械性胆管扩张的表现相似(如胰腺癌或胆结石)(图4.14)。胆总管囊肿的边缘平滑、远端逐渐变细与恶性梗阻引起的胆管不规则或息肉状边缘扩张不同,也与结石性阻塞性扩张胆管的黏膜状边缘不同(图4.15)。良性胆管狭窄与Ⅰ型胆总管囊肿的表现最为相似(见图4.15)。不同的临床背景(如有胆石症的老年患者)和肝内胆管扩张的存在支持胆道良性狭窄。

Ⅱ型胆总管囊肿的诊断存在不确定性,这是由于难以确定其是否起源于胆总管或其为罕见类型。一条狭窄的通道将Ⅱ型胆总管囊肿与胆总管相连(图4.16)。仔细寻找此影像学特征(通过使用高分辨率MRCP图像,包

类型	表现
Ⅰ	肝外胆管单纯性梭形囊肿
Ⅱ	肝外胆管憩室
Ⅲ	胆总管囊肿
Ⅳa	肝内外胆管梭形囊肿
Ⅳb	多发肝外胆管囊肿
Ⅴ	Caroli病（多发肝内胆管囊肿）

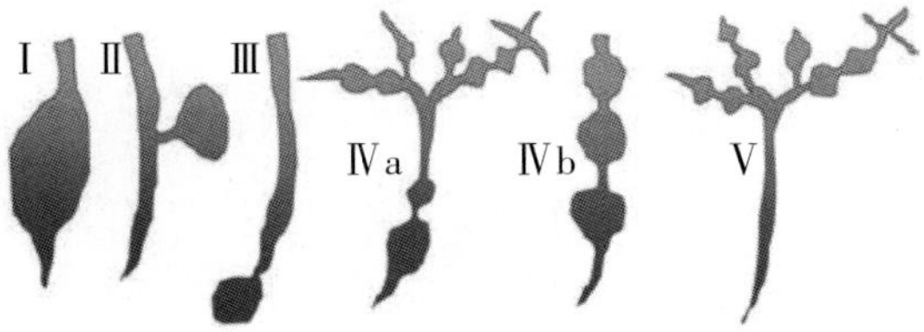

图4.13　胆总管囊性疾病的Todani分类。

括3D技术和采集注射肝细胞对比剂后的延迟期图像）有助于将Ⅱ型胆总管囊肿与十二指肠憩室或胰腺假性囊肿进行区分。

Ⅲ型胆总管囊肿是胆总管或十二指肠憩室的同义词。Ⅲ型胆总管囊肿起源于胆总管的十二指肠壁内段，并脱入十二指肠腔内（图4.17）。影像上在Vater壶腹水平见与胆总管相连续的十二指肠内囊性病变可以做出诊断。

Ⅳ（和Ⅴ）型属于多发性囊肿。Ⅳa型累及肝内和肝外胆道树，而Ⅳb型仅累及肝外胆道树。鉴别诊断主要要考虑包括机械性原因引起的胆道扩张和Caroli病（就Ⅳa型胆总管囊肿而言）。节段性胆道直径变化和无梗阻性病变可将Ⅳ型胆总管囊肿与机械性胆道梗阻和扩张进行鉴别（图4.18）。肝外受累和缺乏“中心点征”可除外Caroli病。

Caroli病（Ⅴ型）是一种先天性常染色体隐性遗传疾病，其特征是（先天性）肝内胆管海绵状扩张。

另外，上述这些类型的胆总管囊肿也可以根据胆总管和十二指肠壁外的胰管的汇合部分异常进行分类，十二指肠壁也靠近Oddi括约肌（Komi分类），但这超出了本书范围[14]。

胆总管结石症

胆总管结石症是胆道阻塞的最常见原因。接受腹腔镜胆囊切除术的胆石症患者罹患胆总管结石症的风险更高。因此，MRCP成为确定哪些患者需要行内镜下取石的最佳

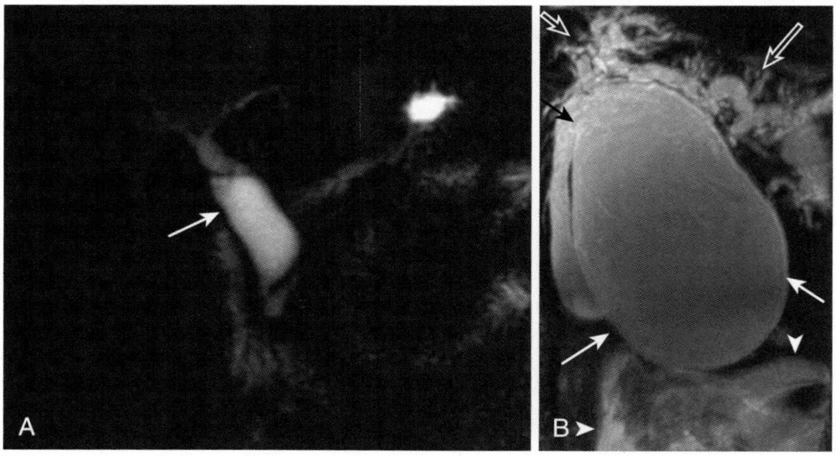

图4.14　Ⅰ型胆总管囊肿。MRCP图像（A）显示胆总管中等梭形扩张（箭头所示），而肝内胆管无扩张，向远端逐渐缩小而没有管腔内充盈缺损或远端肿块阻塞的证据。3D MRCP最大信号投影图像（B）显示另一Ⅰ型胆总管囊肿患者（箭头所示），胆管明显扩张，与妊娠子宫类似（三角箭头所示），还可见肝内胆管扩张（空心箭头所示）。

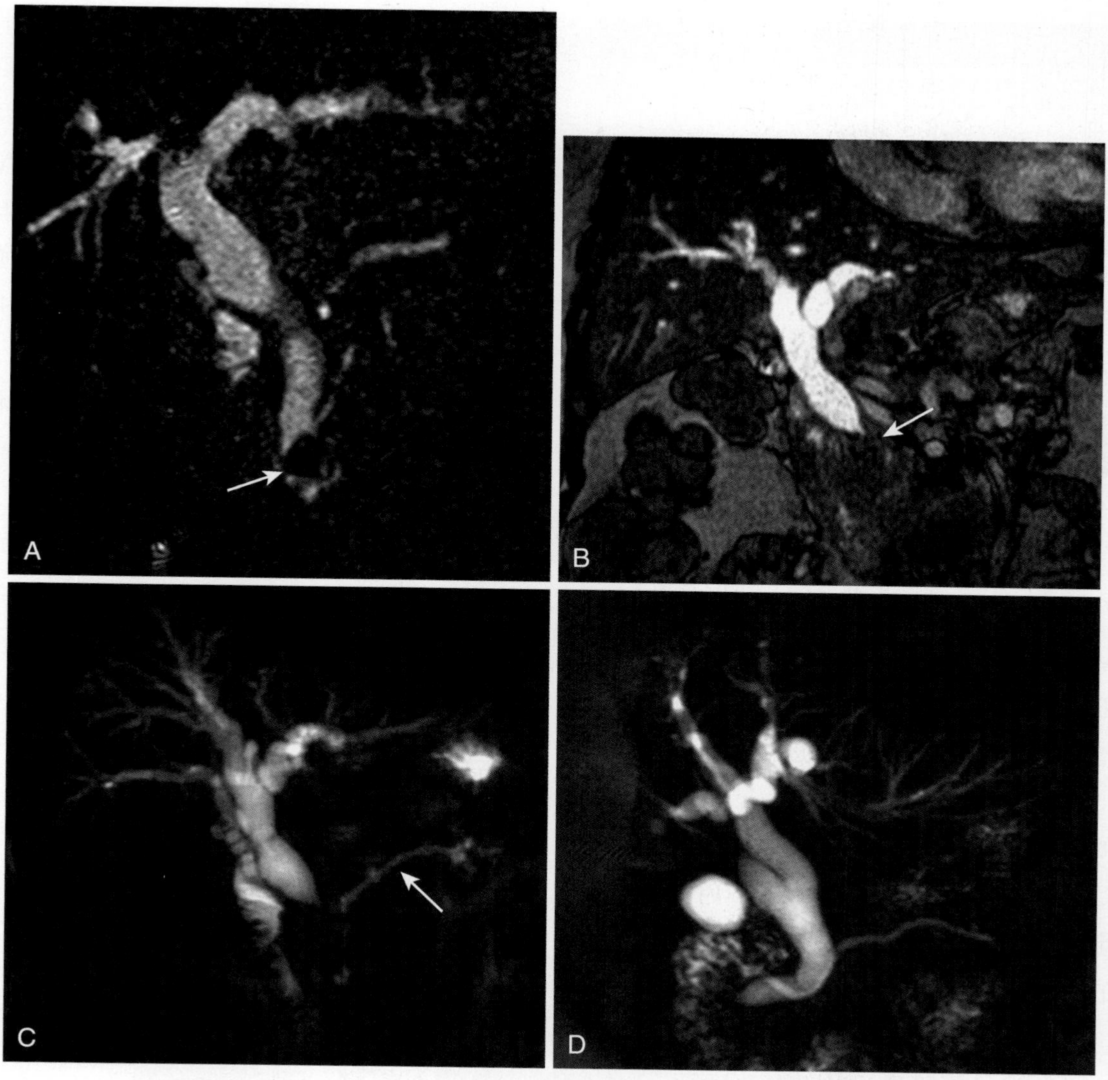

图4.15 Ⅰ型胆总管囊肿的鉴别诊断。3D MRCP图像(**A**)显示扩张的胆总管，其远端在阻塞性结石(箭头所示)附近可见新月形结构。另一患者的冠状位稳态(**B**)和MRCP(**C**)图像显示胆总管扩张，远端胰头水平的肿块水平胆管边缘不规则(B，箭头所示)，胰管轻度扩张(C，箭头所示)。良性胆管狭窄患者的MRCP图像(**D**)显示胆总管扩张，其远端逐渐变细。

无创性方法(图4.19)。

Mirizzi综合征

Mirizzi综合征是在胆总管汇合处附近，由胆囊管结石引起的继发性肝总管阻塞(图4.20)。影像学的作用是鉴别梗阻性黄疸的其他原因。MRCP可以无创性评估梗阻程度和伴发的胆囊炎性改变[15,16]。

胆道梗阻

胆道梗阻是一种由胆管腔口径减小而阻碍胆道流量的生理状态，会导致血液学指标异常。已有测量指南有助于区分胆道系统

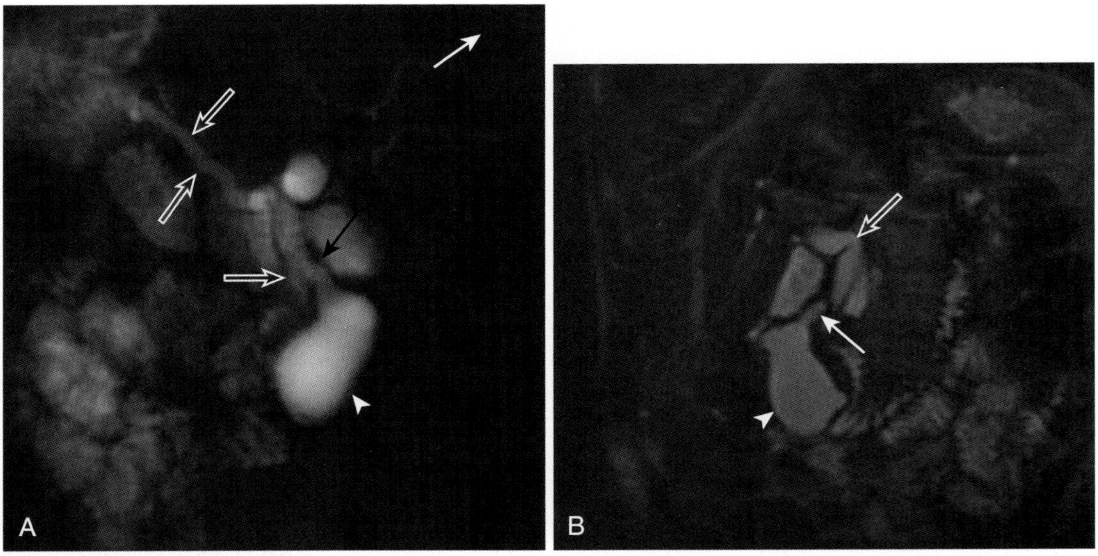

图4.16　Ⅱ型胆总管囊肿。厚层2D MRCP图像(A)很好地显示连接Ⅱ型胆总管囊肿(三角箭头所示)与胆总管(空心箭头所示)之间的狭窄通道(箭头所示),其较冠状位T2WI单次激发快速自旋回波检查(B)显示效果好,这是因为T2WI层厚相对较薄,并且没有沿连接通道的平面方向成像。

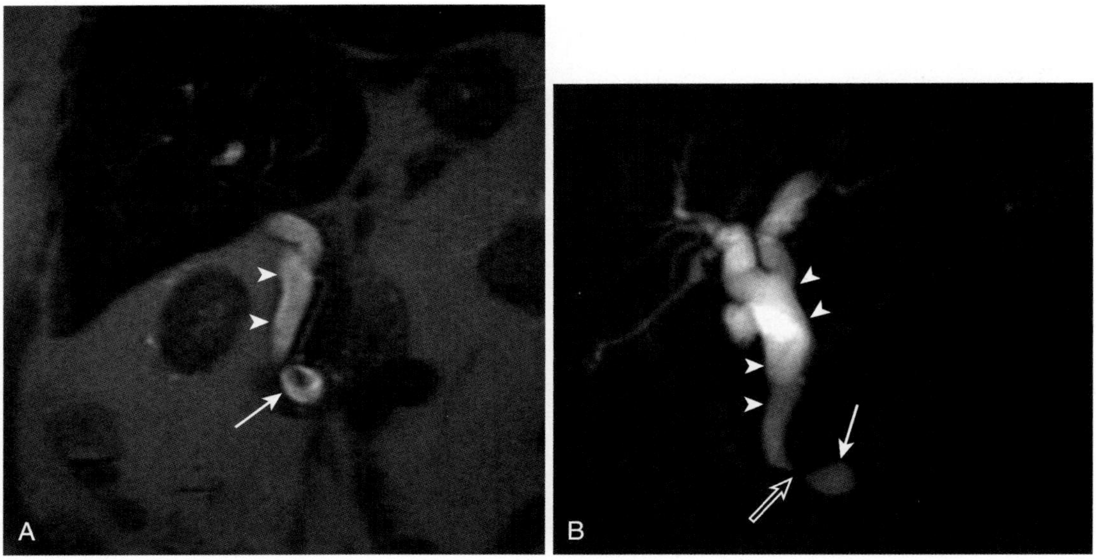

图4.17　Ⅲ型胆总管囊肿。在MRCP(A)和冠状位T2WI(B)中可见十二指肠壁内囊性病变(箭头所示),该囊肿与胆总管(三角箭头所示)相通,这与Ⅲ型胆总管胆囊表现相符。注意胆总管十二指肠水平壁内段狭窄(空心箭头所示)。

梗阻与否(肝内胆管<3mm、肝外胆管<7mm或胆囊切除术后<10mm)。良性和恶性病因包括结石病、医源性、感染性/炎症性和肿瘤性狭窄(胆管癌、胰腺癌和壶腹周围肿瘤)。影像学检查的目的是识别梗阻的病因和梗阻部位。

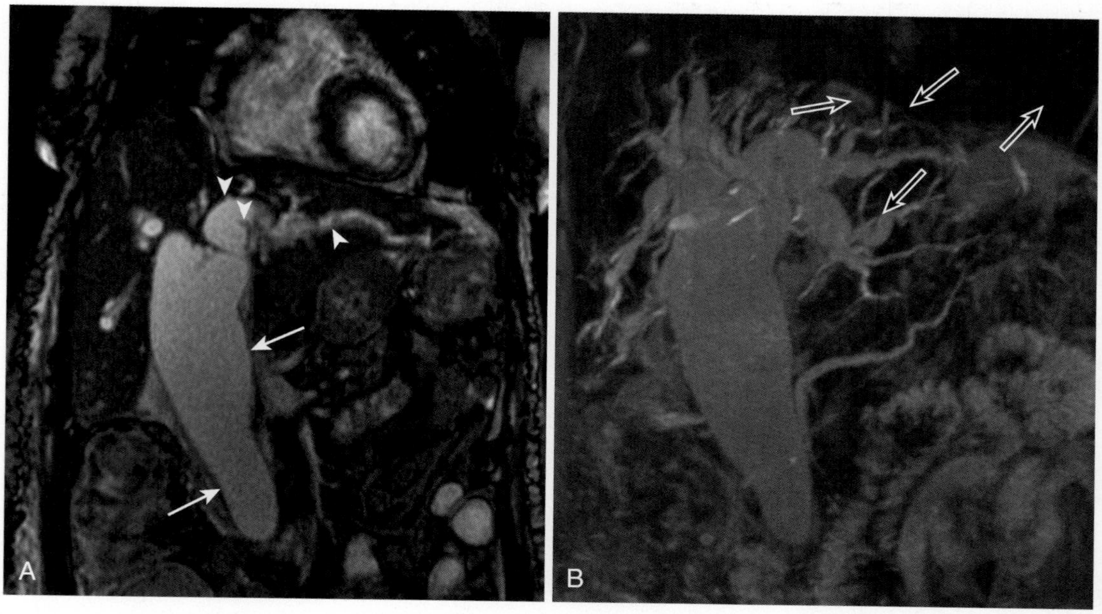

图4.18 Ⅳa型胆总管囊肿。冠状位稳态图像(A)显示胆总管的梭形扩张(箭头所示)和肝内导管异常扩张(三角箭头所示)。3D MRCP序列MIP图像(B)更好地显示多灶性肝内胆管囊性扩张的程度和范围。

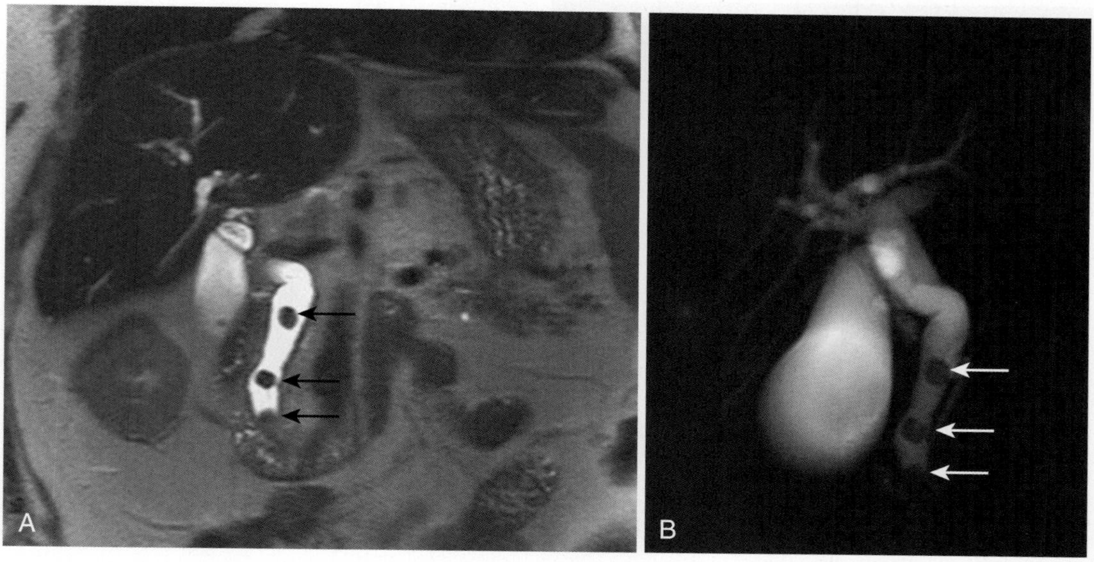

图4.19 胆总管结石症。(A)冠状位重T2WI显示扩张的胆总管内有3个充盈缺损(箭头所示)。(B)厚层MRCP图像对胆道树进行了更全面的评估,显示胆石症(箭头所示)及肝内外胆道扩张的全貌。

良性病因

胆道树狭窄可发生在肝内和肝外部位,最常与胆道结石相关的反复炎症变化有关。MRCP可用于评估狭窄部位和长度。良性狭窄的影像学表现通常在以下几个方面与恶性狭窄不同:①轻度,边缘光滑且均匀的胆管壁增厚,轻度强化;②受累段胆管长度相对较短

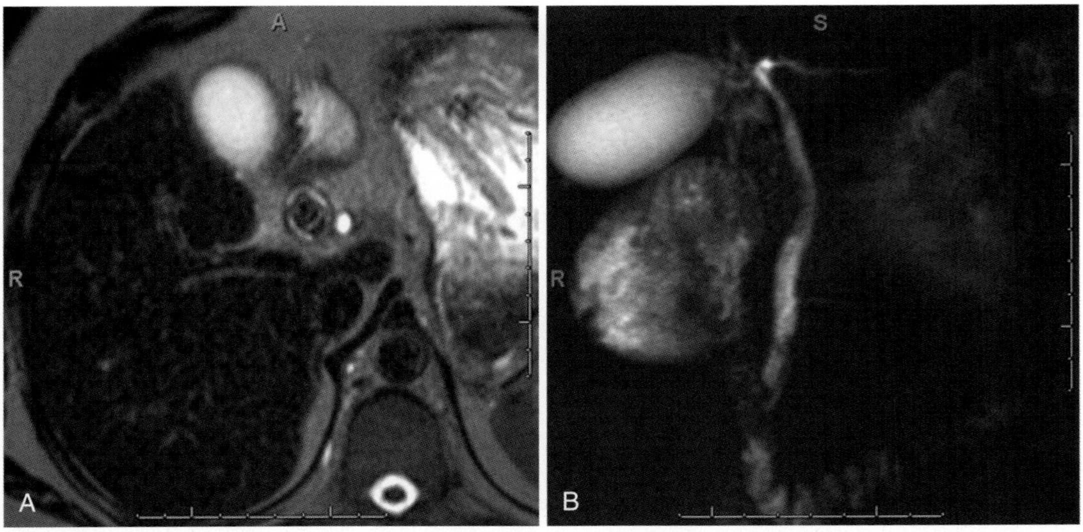

图4.20　Mirizzi综合征。在Mirizzi综合征患者中，T2WI（A）和冠状位厚层MIP MRCP（B）图像显示胆囊管内有多发结石，导致邻近的肝总管外在压迫。

（≤1cm）；③缺乏明显的实性或肿块状病变（图4.21）。此外，MRCP在对梗阻原因进行初步评估时，可以同时评估邻近的实质。

胆道术后狭窄

胆道术后并发症包括一系列并存且常涉及胆道扩张和（或）阻塞的临床问题。这些并发症包括结石残留、出血、胆道出血、胆漏、胆管结扎和狭窄。术后狭窄通常在术后数月至数年内发生，占良性胆道狭窄的大部分。腹腔镜胆囊切除术的广泛应用增加了胆管损伤和狭窄的发生率（约占腹腔镜胆囊切除术的1%）。无论其病程如何，影像学表现都是相同的，即短段、边缘平滑的狭窄，伴或不伴有轻微均匀的胆管壁增厚和强化。肝胆对比剂的影像还可提供胆道损伤部位的其他信息（图4.22至图4.24）。外科手术治疗方式取决于狭窄受累的长度和部位，且已经提出了多种分类系统，其中最著名的是Bismuth分类。

MRI/MRCP能够诊断不适合行ERCP的术后改变的解剖结构（如肝空肠吻合术）。MRI/MRCP还可为肝移植患者可能发生的许多潜在并发症提供大量信息，包括吻合口和非吻合口狭窄（见第3章）。

炎症病因

胆管炎

PSC

（另请参见第3章的内容。）

PSC是肝内和肝外胆管伴有进行性纤维化的慢性特发性疾病，最终可导致胆管闭塞和胆汁性肝硬化。PSC通常与炎性肠病相关（70%~80%），其导致胆管癌的风险增加。PSC更常见于男性，30~40岁发病率最高。

PSC的影像学表现会随着时间变化而变化。在疾病早期，影像学上常表现为肝内胆

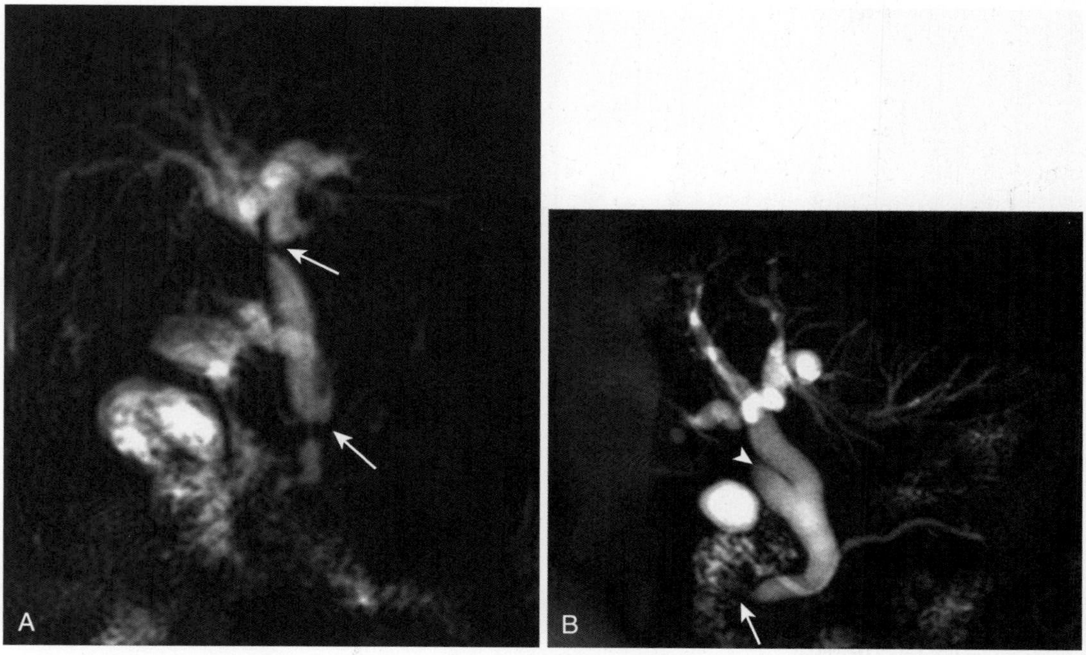

图4.21 良性狭窄。在患者的MRCP图像中,肝内和肝外胆管扩张、近端和远端CBD狭窄(A,箭头所示)。该患者显示出良性胆道狭窄所具有的典型平滑短段受累。另一有远端CBD狭窄的胆囊切除术患者(B,箭头所示)具有相同的影像学特征,包括胆囊管残端扩张(三角箭头所示)。

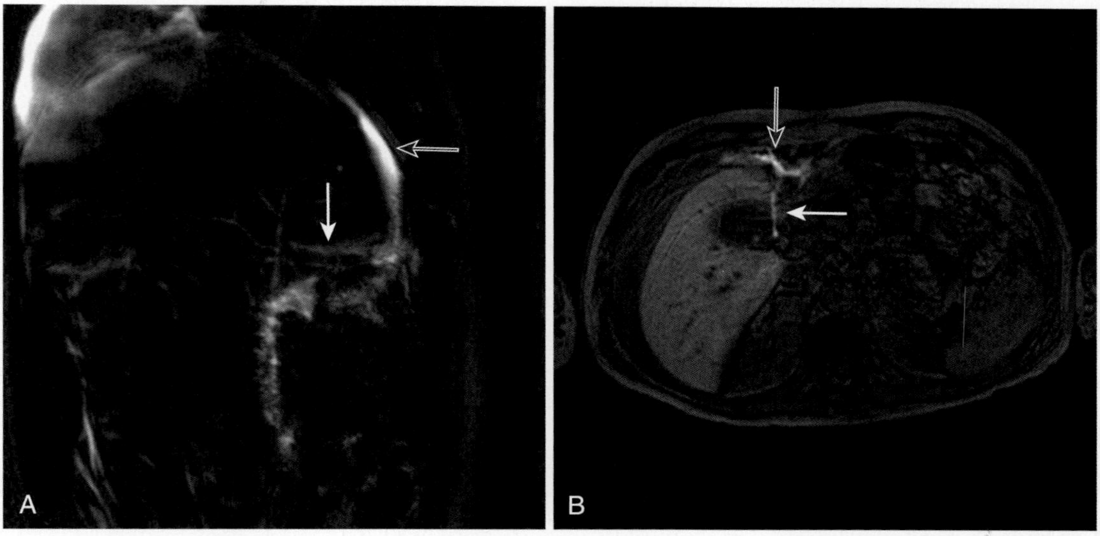

图4.22 腹腔镜胆囊切除术后胆漏。MRCP(A)和增强后肝胆期T1WI梯度回波(B)图像显示胆漏(实心箭头所示),胆汁自由溢出至肝脏前部(空心箭头所示)。

管随机分布的短的环形结构(1~2mm),与正常或轻度扩张胆管交替出现,形成典型的串珠状外观(图4.25)。随着疾病的继续发展,以及慢性炎症、破坏和纤维化等有关因素引起的肝外周胆管破坏,肝周围胆管将消失不可见,从而形成胆道树的修剪样征象。上游

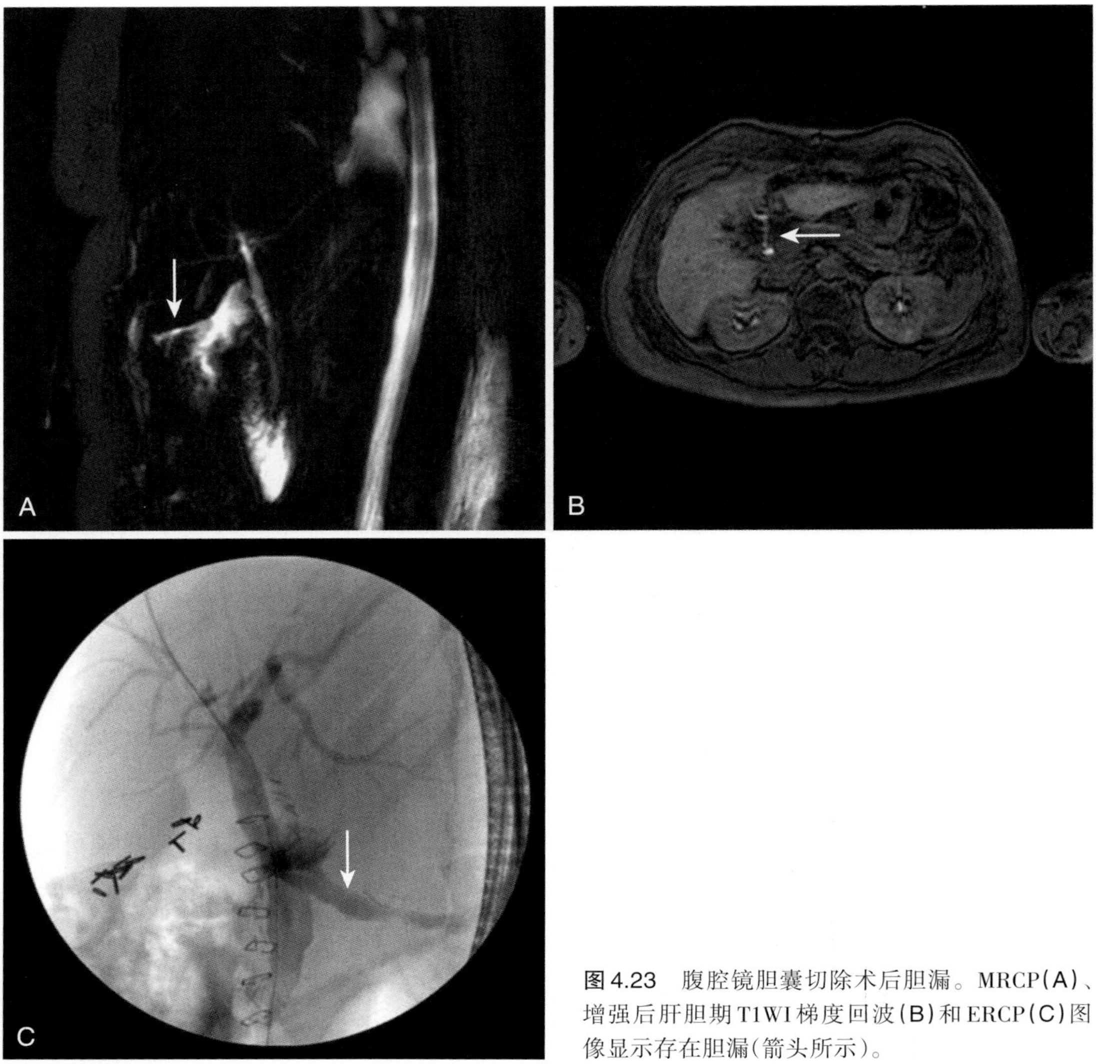

图4.23　腹腔镜胆囊切除术后胆漏。MRCP(A)、增强后肝胆期T1WI梯度回波(B)和ERCP(C)图像显示存在胆漏(箭头所示)。

胆道扩张的相对缺乏反映了炎性胆管壁的顺应性降低。随着疾病的进一步发展，胆管相交处的正常锐角逐渐变钝，接近直角形态。T1WI、T2WI和增强后图像可以补充MRCP图像，显示PSC患者的胆管/胆管壁增厚和强化、门静脉周围水肿和门静脉周围反应性淋巴结肿大[17,18]。一般在发病10年后会发生肝硬化，并且通常首先发生在肝外周。晚期PSC表现为特征性的外周萎缩-中央肥大模式(见图4.25)[19]。

胆道感染

胆道感染(也称为逆行性或细菌性胆管炎)是一种由胃肠道感染引起的胆道阻塞的临床综合征。中央性肝内胆管扩张是诊断线索，这与PSC相反。光滑环状的胆管壁增厚和强化反映了胆管炎症的存在。合并的肝实质性炎症改变包括节段性炎性组织的明显强化、地图样或楔形的T2WI高信号和潜在的肝脓肿(见第3章)[20]。

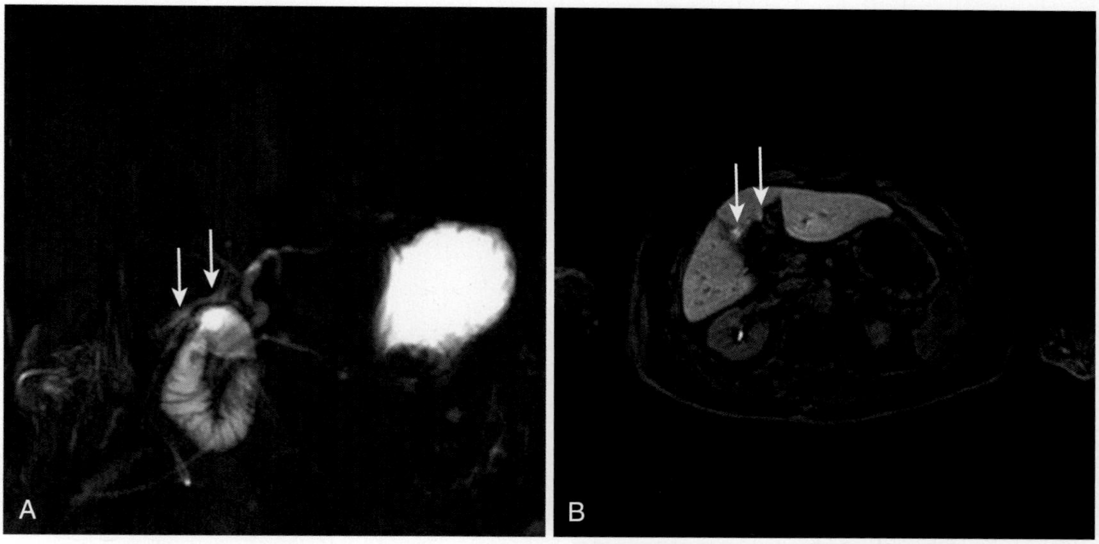

图4.24 腹腔镜胆囊切除术后胆漏。MRCP(A)和增强后肝胆期脂肪抑制T1WI梯度回波(B)图像显示肝脏和十二指肠之间肝门区的游离胆汁(箭头所示)。

恶性病因

胆管癌

胆管癌是一种起源于肝内或肝外胆管上皮的肿瘤(90%为腺癌,10%为鳞状细胞癌),男女发病率相当。PSC、RPC和先天性囊性胆管疾病患者患胆管癌的风险增加。

胆管癌根据解剖部位分为三型:①周围肿瘤(见第3章);②累及左和(或)右一级胆管和(或)其汇合部的肝门(Klatskin)肿瘤;③肝外肿瘤。尽管胆管癌通常表现为沿胆管壁浸润性生长,但在宏观/影像学上,可以归结为3种不同的生长方式:①肿瘤形成;②沿胆管周围浸润;③胆管内生长或息肉(图4.26)。

中央区/肝门胆管癌通常是胆管周围浸润的生长方式,常只有在观察到上游胆道扩张并追踪到胆道梗阻点后,才能察觉到细微的导管周围信号异常和强化(图4.27和图4.28)。

有时,肝外胆管癌会呈胆管内息肉样/肿块样生长方式,这在MRCP图像中与胆总管结石症的表现相似(图4.29)。与中央胆管阻塞或门静脉闭塞有关的同侧肝叶萎缩可能会引起肝内胆管积聚[21,22]。

壶腹癌

壶腹癌是起源于壶腹内的胆管上皮(如壶腹CBD、壶腹部胰管或总壶腹通道)或十二指肠乳头上皮的肿瘤。壶腹癌的预后较好,因其在早期即会引起胆道阻塞或胃肠道出血。

壶腹癌常见于男性,并已证明与家族性腺瘤性息肉病相关。大多数患者因胆道梗阻或胃肠道出血而被发现。

在影像学上,这些患者有胆管和胰管扩张(伴或不伴分支扩张),而壶腹肿瘤常不易见到。在这种情况下,很难鉴别壶腹癌和良性壶腹部狭窄。当壶腹肿瘤可见时,影像学征象包括结节状或浸润性肿块,T1WI和

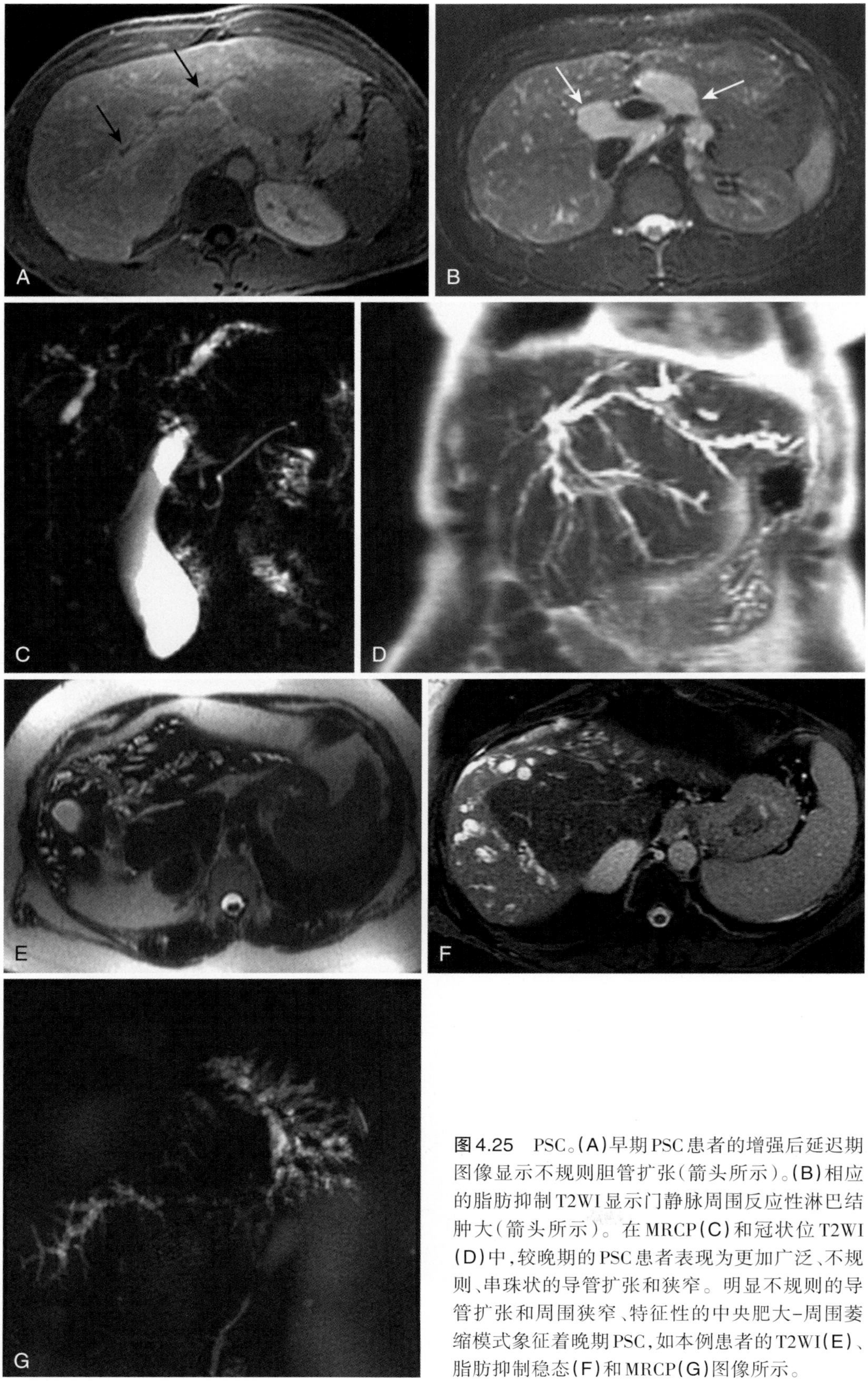

图4.25 PSC。(A)早期PSC患者的增强后延迟期图像显示不规则胆管扩张(箭头所示)。(B)相应的脂肪抑制T2WI显示门静脉周围反应性淋巴结肿大(箭头所示)。在MRCP(C)和冠状位T2WI(D)中,较晚期的PSC患者表现为更加广泛、不规则、串珠状的导管扩张和狭窄。明显不规则的导管扩张和周围狭窄、特征性的中央肥大-周围萎缩模式象征着晚期PSC,如本例患者的T2WI(E)、脂肪抑制稳态(F)和MRCP(G)图像所示。

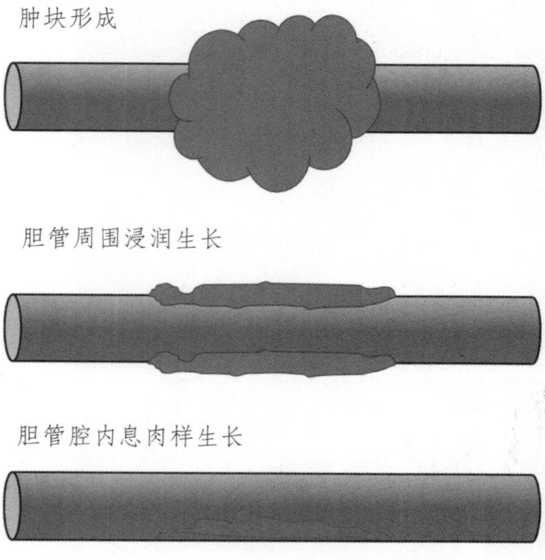

图4.26 胆管癌的生长模式图。

T2WI呈低信号，早期均匀性增强，延迟期十二指肠乳头隆起见环形强化边缘（图4.30和图4.31）。胰胆管的扩张方式取决于胰管和胆总管汇合点的解剖位置，这个汇合点是可变的，影像学表现为孤立性胆管扩张或胆管和胰管扩张（双导管征）[23,24]。由于起源于壶腹区域的肿物多样，并且其影像学表现存在重叠，因此，对疑似“壶腹周围肿瘤”做出特定的组织学诊断很困难（图4.32）。壶腹周围肿块表明需要进一步检查（ERCP），以保证不会有潜在组织类别误判的影像学诊断。

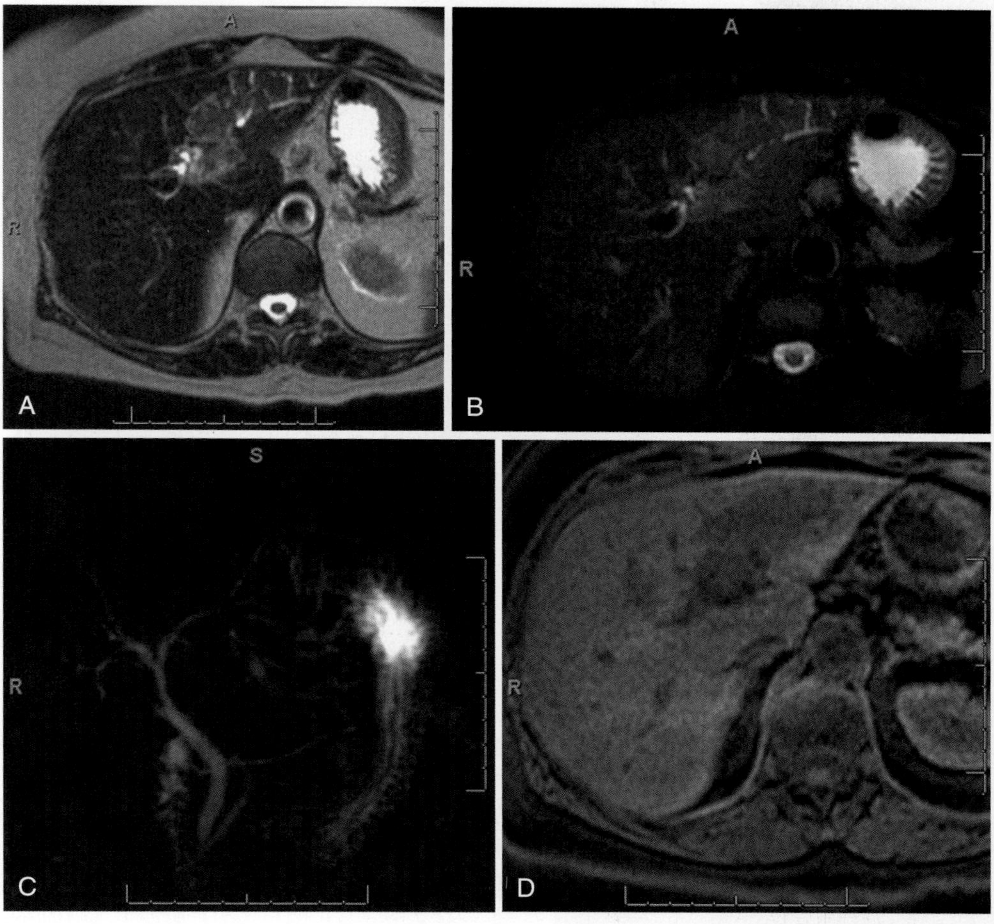

图4.27 肝门胆管癌。T2WI（A）、脂肪抑制T2WI（B）、冠状位厚层MIP MRCP（C）、增强前（D）、动脉早期（E）和延迟期（F）脂肪抑制T1WI梯度回波图像显示T2WI呈轻度高信号、渐进性强化、肝内浸润性肿块合并周围胆管放射性扩张。（待续）

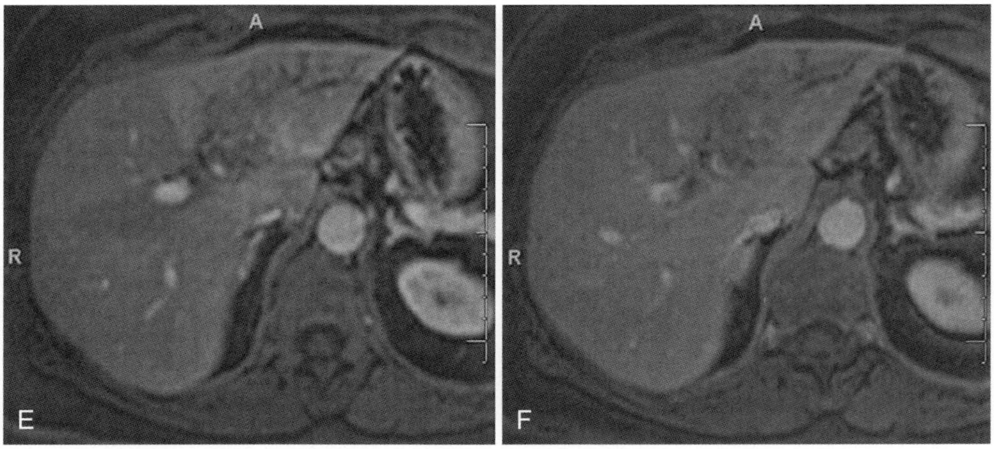

图4.27（续）

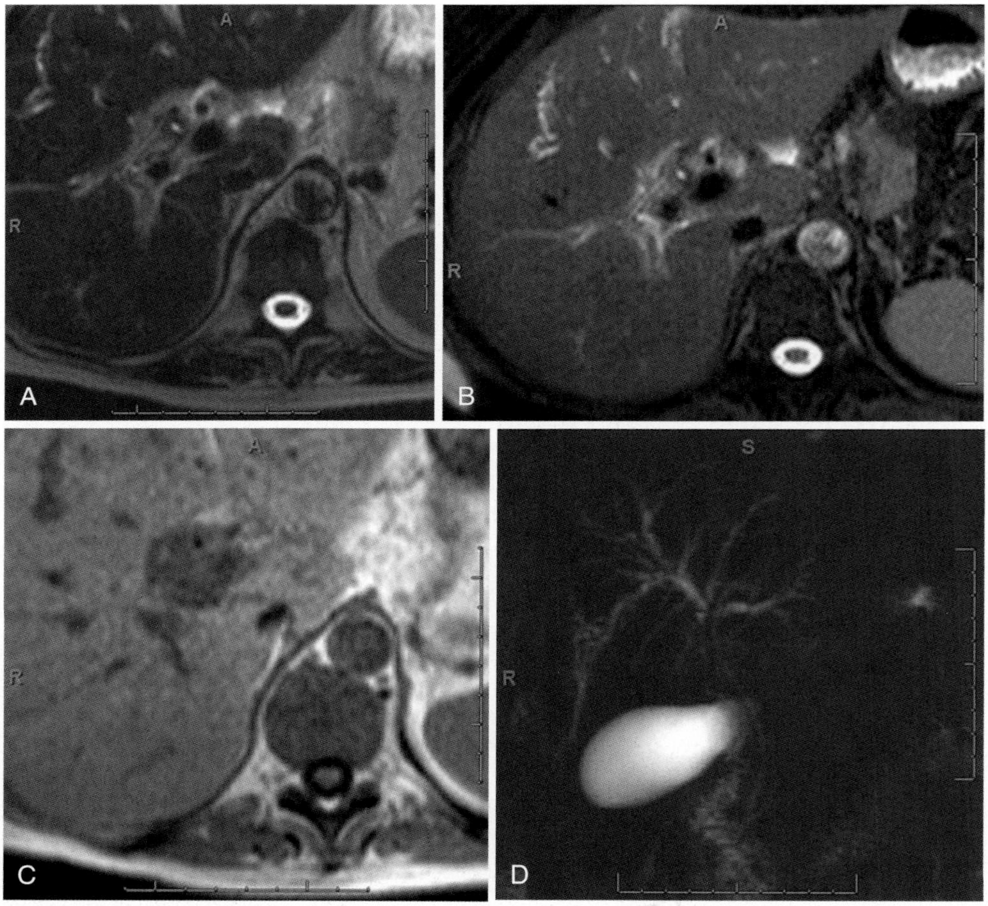

图4.28　胆管周围浸润型胆管癌。T2WI(A)、脂肪抑制T2WI(B)、T1WI同相位(C)、冠状位厚层MIP MRCP(D)、增强前(E)、动脉早期(F)及延迟期(G)脂肪抑制T1WI梯度回波图像显示肝外胆管周围渐进性强化的软组织合并肝内胆管扩张，符合胆管癌。（待续）

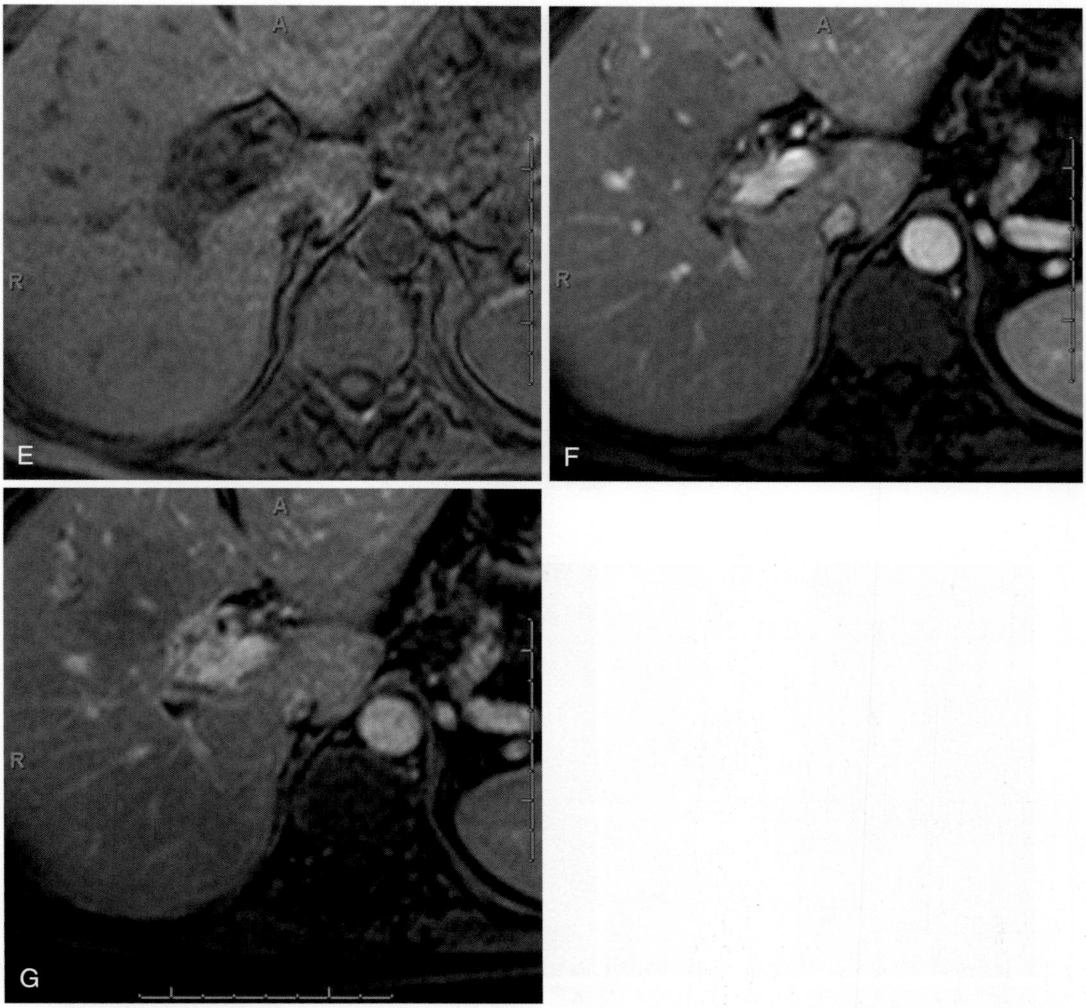

图4.28(续)

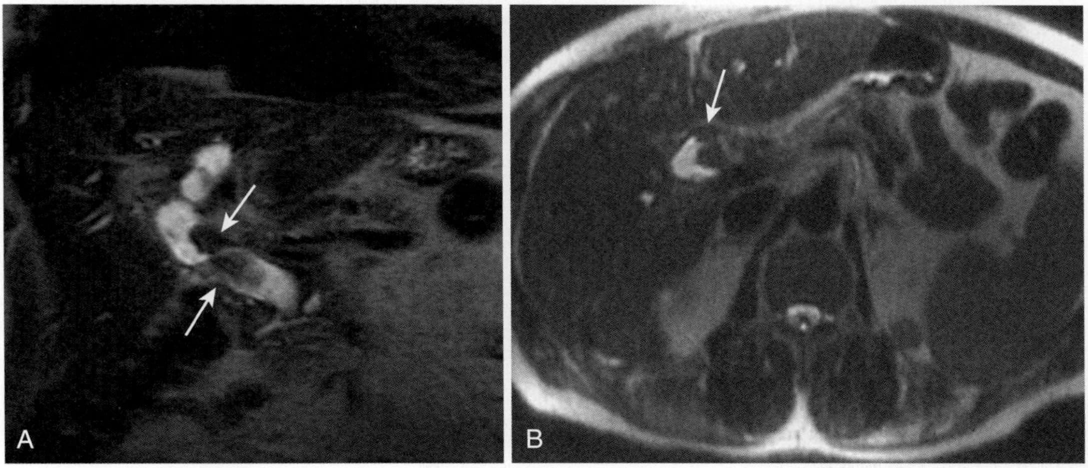

图4.29 胆管腔内生长的胆管癌。冠状位(A)和轴位(B)T2WI显示低位胆总管内不规则充盈缺损(箭头所示)。增强后图像(C)显示出强化现象,表明为罕见的肝外、胆管内、软组织肿块形成的胆管癌(箭头所示)。(D)MRCP显示胆总管狭窄并伴有上游胆道扩张(箭头所示)。(待续)

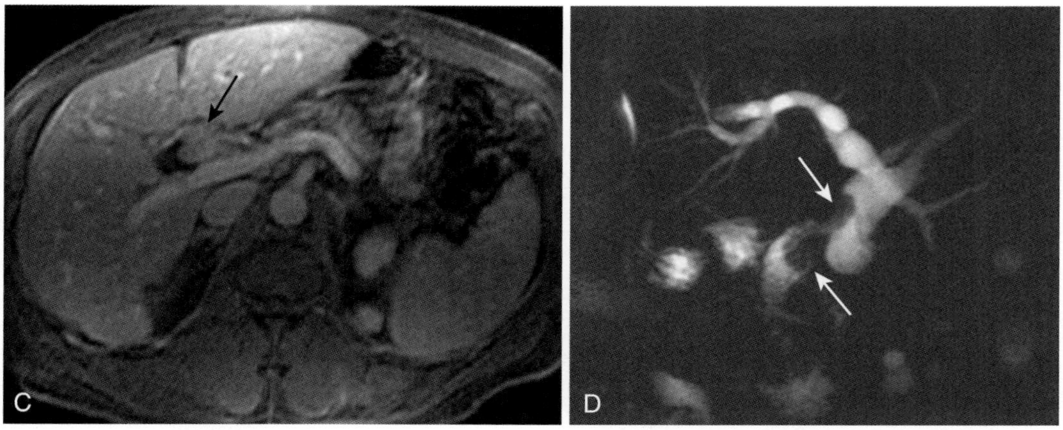

图4.29(续)

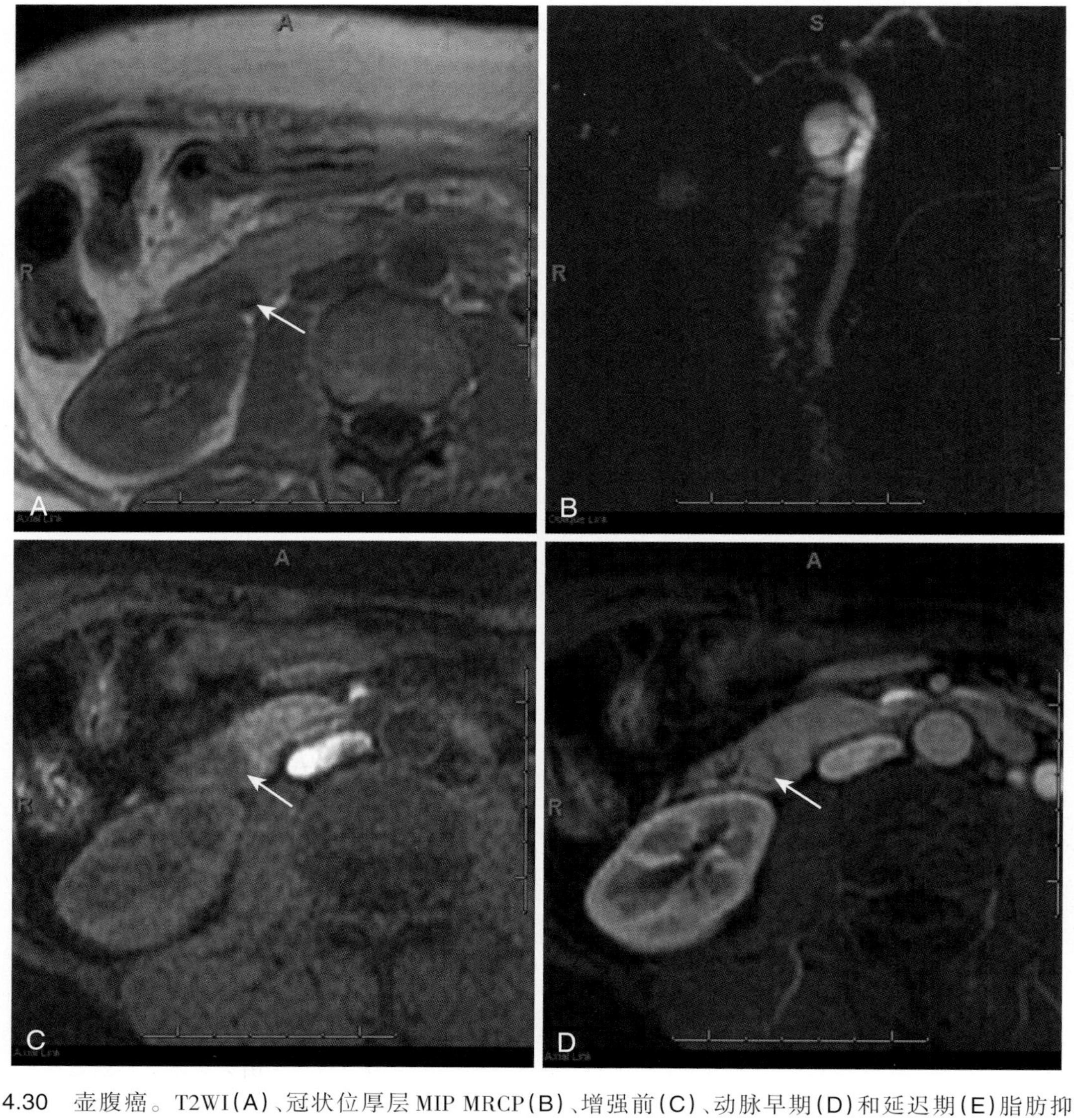

图4.30　壶腹癌。T2WI(A)、冠状位厚层MIP MRCP(B)、增强前(C)、动脉早期(D)和延迟期(E)脂肪抑制T1WI梯度回波图像显示壶腹区(箭头所示)一强化的T1WI低信号肿物并引起轻度胆管扩张。活检证实为浸润性壶腹腺癌。

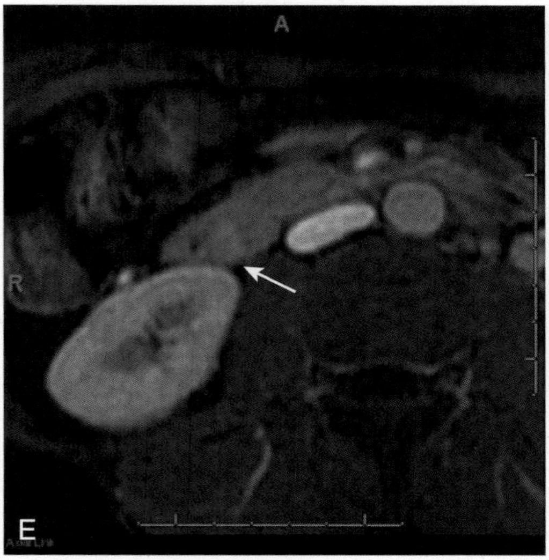

图4.30(续)

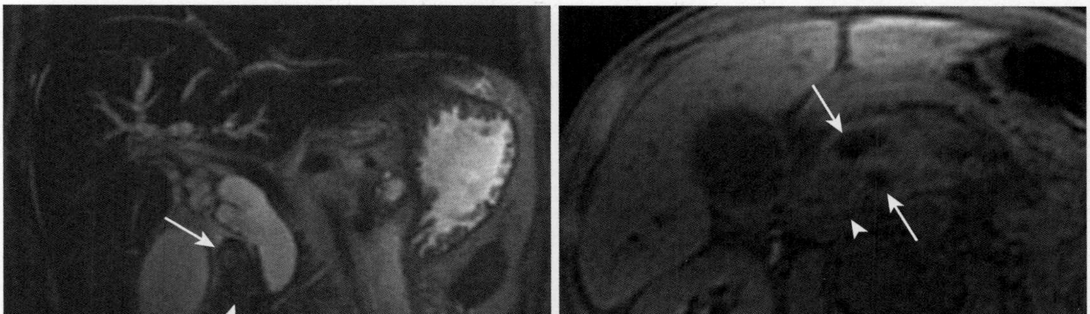

图4.31 壶腹癌。(A)胆总管远端内侧的息肉状低信号病变(箭头所示)引起胆管扩张。(B)脂肪抑制T1WI在胆总管远端和胰管汇合处附近(箭头所示)显示低信号病变(三角箭头所示),随后证实为壶腹癌。(C)MRCP图像上胆管和胰管的明显扩张。

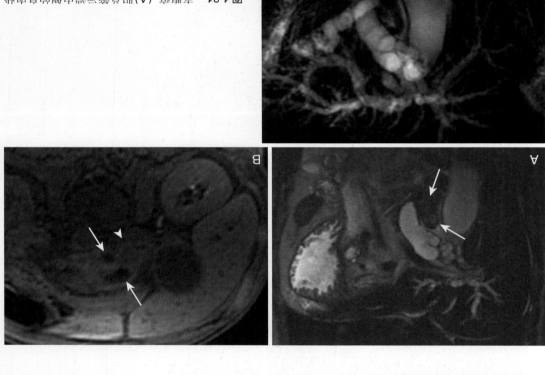

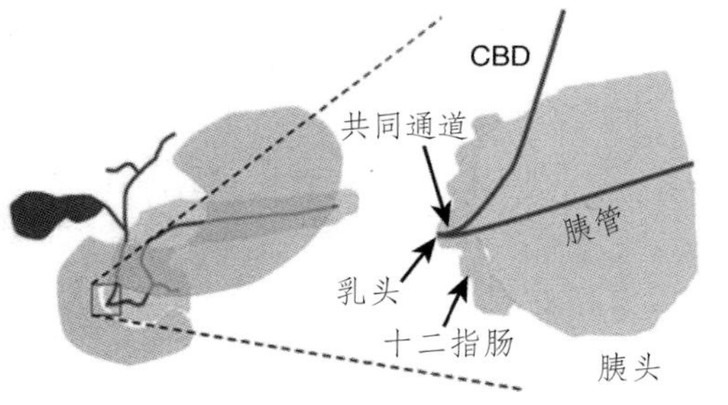

共同通道	十二指肠	胰头	胆总管
壶腹癌	十二指肠腺癌	胰腺癌	胆管癌

图4.32　壶腹周围区域解剖。

参考文献

1. Kelekis N, Semelka R. MR imaging of the gallbladder. *Top Magn Reson Imaging*. 1996;8:312–320.
2. Loud P, Semelka R, Kettritz U, et al. MRI of acute cholecystitis: Comparison with the normal gallbladder and other entities. *Magn Reson Imaging*. 1996;14:349–355.
3. Abou-Saif A, Al-Kawas F. Complications of gallstone disease: Mirizzi syndrome, cholecystocholedochal fistula, and gallstone ileus. *AJR Am J Roentgenol*. 2002;97:249–254.
4. Yamashita K, Jin M, Hirose Y, et al. CT finding of transient focal increased attenuation of the liver adjacent to the gallbladder in acute cholecystitis. *AJR Am J Roentgenol*. 1995;164:343–346.
5. Pedrosa I, Guarise A, Goldsmith J, et al. The interrupted rim sign in acute cholecystitis: A method to identify the gangrenous form with MRI. *J Magn Reson Imaging*. 2003;18:360–363.
6. Kim M, Oh Y, Park Y, et al. Gallbladder adenomyomatosis: findings on MRI. *Abdom Imaging*. 1999;24:410–413.
7. Haradome H, Ichikawa T, Sou H, et al. The pearl necklace sign: an imaging sign of adenomyomatosis of the gallbladder at MR cholangiopancreatography. *Radiology*. 2003;227:80–88.
8. Collett J, Allan R, Chisholm R, et al. Gallbladder polyps: prospective study. *J Ultrasound Med*. 1998;17:207–211.
9. Furlan A, Ferris JV, Hosseinzadeh K, et al. Gallbladder carcinoma update: Multimodality imaging evaluation staging, and treatment options. *AJR Am J Roentgenol*. 2008;191:1440–1447.
10. Schwartz L, Black J, Fong Y, et al. Gallbladder carcinoma: Findings at MR imaging with MR cholangiopancreatography. *J Comput Assist Tomogr*. 2002;26:405–410.
11. Holloway B, King D. Ultrasound diagnosis of metastatic melanoma of the gallbladder. *Br J Radiol*. 1997;70:1122–1125.
12. Kim M-J, Mitchell DG, Ito K, et al. Biliary dilatation: Differentiation of benign from malignant causes: Value of adding conventional MR imaging to MR cholangiopancreatography. *Radiology*. 2000;214:173–181.
13. Mortele K, Ros PR. Anatomic variants of the biliary tree: MR cholangiographic findings and clinical applications. *AJR Am J Roentgenol*. 2001;177:389–394.
14. Komi N, Takehara H, Kunitomo K, et al. Does the type of anomalous arrangement of pancreaticobiliary ducts influence the surgery and prognosis of choledochal cyst? *J Pediat Surg*. 1992;27:728–731.
15. Matthews BD, Sing RF, Heniford BT. Magnetic resonance cholangiopancreatographic diagnosis of Mirizzi's syndrome. *J Am Coll Surg*. 2000;190:630.
16. Kim PN, Outwater EK, Mitchell DG. Mirizzi syndrome: Evaluation by MR imaging. *Am J Gastroenterol*. 1999;94:2546–2550.
17 Ernst O, Asselah T, Sergent G, et al. MR cholangiography in primary sclerosing cholangitis. *AJR Am J Roentgenol*. 1998;171:1027–1030.
18 Ito K, Mitchell D, Outwater E, et al. Primary sclerosing cholangitis: MR imaging features. *AJR Am J Roentgenol*. 1999;172:1527–1533.
19. Bader TR, Beavers KL, Semelka RC. MR imaging features of primary sclerosing cholangitis: Patterns of cirrhosis in relationship to clinical severity of disease. *Radiology*. 2003;226:675–685.
20. Bader TR, Braga L, Beavers KL, et al. MR imaging findings of infectious cholangitis. *Magn Reson Imaging*. 2001;19:781–788.
21. Lee WF, Kim HK, Fang KM, et al. Radiologic spectrum of cholangiocarcinoma: Emphasis on unusual manifestations and differential diagnosis. *Radiographics*. 2001;21:S97–S116.
22. Worawattanakul S, Semelka RC, Noone TC, et al. Cholangiocarcinoma: Spectrum of appearances on MR images using current techniques. *Magn Reson Imaging*. 1998;16:993–1003.
23. Semelka RC, Kelekis NL, Gesine J, et al. Ampullary carcinoma: Demonstration by current MR techniques. *J Magn Reson Imaging*. 1997;7:153–156.
24. Kim JH, Kim MJ, Chung JJ, et al. Differential diagnosis of periampullary carcinomas at MR imaging. *Radiographics*. 2002;22:1335–1352.

第5章

胰腺和脾脏MRI表现

胰腺

解剖与功能

胰腺是无包膜的腹膜后消化器官，位于胃的后方及脊柱前方。胰腺宽约2英寸(1英寸≈2.54cm)，长6~8英寸。胰腺可分为头部、钩突、颈部、体部和尾部(图5.1)。胰腺头部和钩突由十二指肠所包绕，体部位于胃的后方，尾部紧邻脾门。

胰腺具有外分泌和内分泌功能。胰腺外分泌部(腺泡细胞)约占胰腺的95%，主要由腺泡细胞组成。腺泡细胞分泌的胰酶通过胰管，经Vater壶腹(主乳头处)排入十二指肠(在少数人中，通过靠近主乳头头侧的小乳头将胰液排入十二指肠)，有助于消化。其余5%的胰腺组织由被称为朗格汉胰岛的小簇细胞组成，其遍布整个胰腺，功能是生成激素并释放到血液中，负责腺体的内分泌功能。

正常表现

在梯度回波T1WI同相位序列上，正常胰腺信号强度在腹部器官中是最高的(肝脂肪变性除外)，这是由于胰腺外分泌细胞内腺体中的水蛋白、细胞内的顺磁性物质(如锰)和丰富的内质网(图5.2A)[1,2]。在脂肪抑制T1WI图像上，胰腺的相对信号强度随着动态范围的增加而增高(图5.2B)。在T2WI图像上，正常胰腺相对肌肉表现为稍高信号(图5.3A)。脂肪抑制后，正常胰腺实质与周围被抑制的脂肪之间的对比度极低(图5.3B)[1,2]。

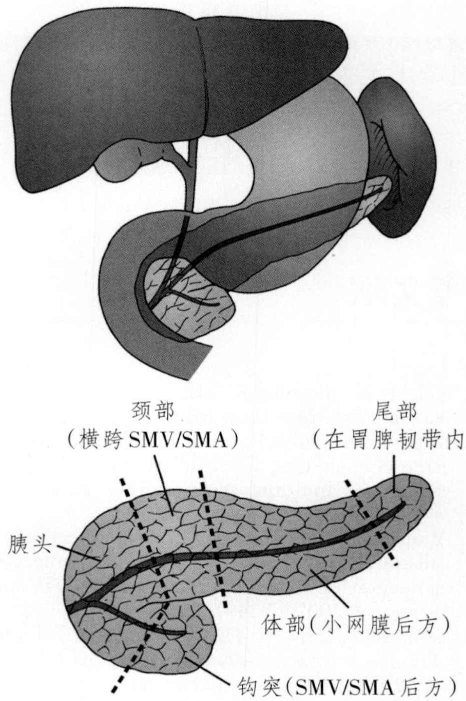

图5.1 胰腺的解剖。

由于胰腺血供丰富，正常胰腺实质在钆剂到达腹主动脉后不久就呈均匀强化。肝脏大部分血供来自门静脉系统，因此，胰腺在动脉期相对于肝脏和脂肪呈高信号(图5.4)[3,4]。

成像技术

获取胰腺的最理想图像需要高场强系统

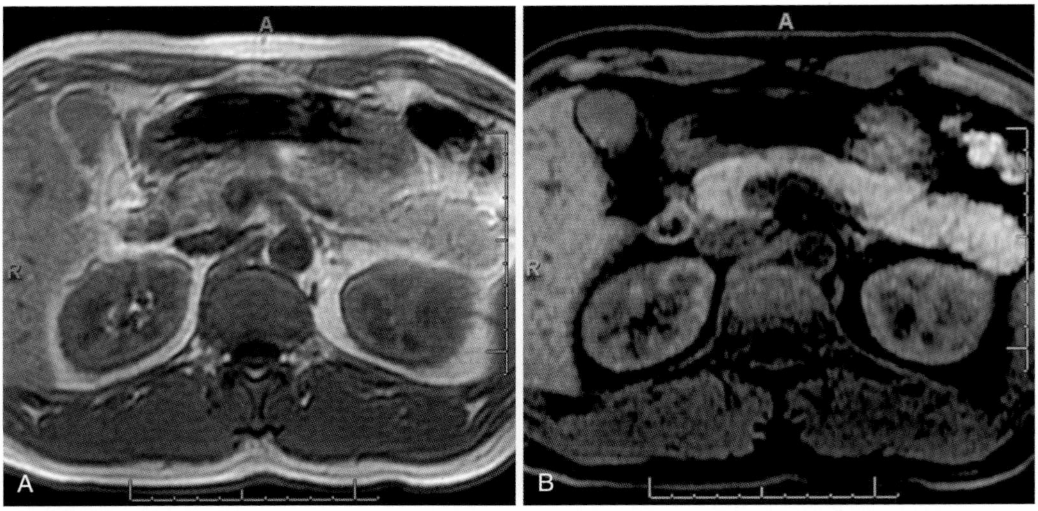

图5.2　胰腺T1WI的正常表现。(A)在T1WI同相位图像上，胰腺在所有腹部器官中的信号强度最高，这是由于其含有水蛋白、顺磁性物质和内质网。(B)脂肪抑制后，胰腺信号强度随着动态范围增加而相对增高。

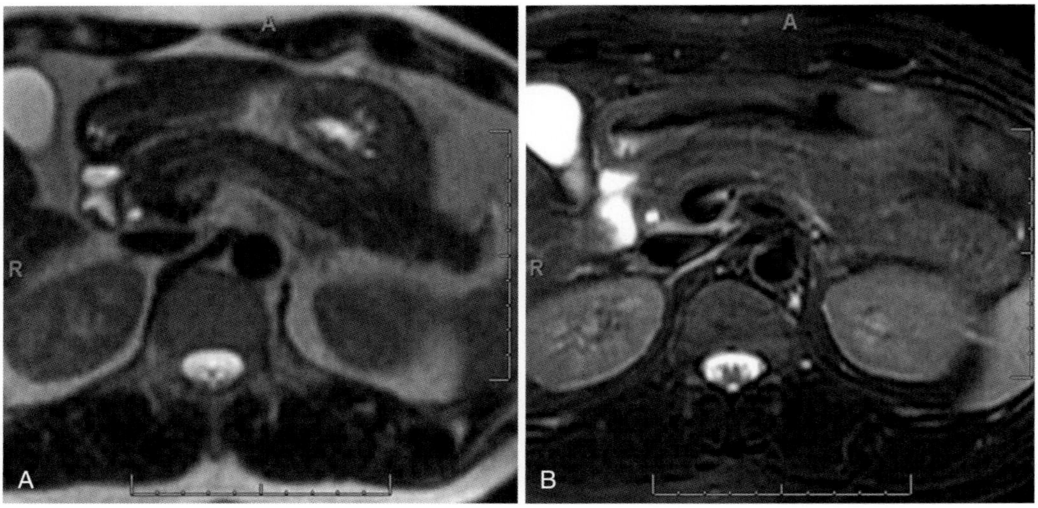

图5.3　胰腺T2WI的正常表现。在T2WI上，胰腺表现为相对于肌肉的稍高信号(A)，脂肪抑制后，在T2WI上呈稍高信号(B)。

与足够的水脂进动频率差异来实现化学选择性脂肪抑制(≥1T)和高性能梯度，以有助于快速序列成像[1]。扫描序列应包括压脂和非压脂轴位T1WI(呼吸屏息梯度回波或呼吸信号平均自旋回波序列)。脂肪抑制T1WI是判断胰腺炎症和肿瘤病变是否累及胰腺周围组织结构(如血管包膜)及程度的最佳序列[1,5]。如前所述，脂肪抑制增加了动态扫描的范围，提高了正常和异常胰腺组织之间信号差异，从而有利于胰腺小病变的检出。脂肪抑制T2WI序列有利于胰管、胰腺囊性病变、胰岛细胞肿瘤、胰周积液和肝转移等的显现[5]。

压脂T1WI 2D或3D动态增强回波序列有助于胰腺肿块、弥漫性胰腺炎进展和血管

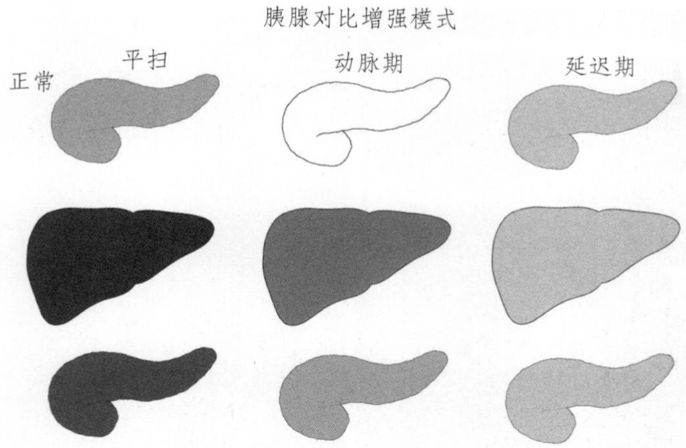

图5.4 胰腺增强模式。正常胰腺(第1行)在T1WI上为高信号(第2行),相对肝脏,动脉期强化更明显,第3行为胰腺炎(急性或慢性)胰腺的强化方式。

受累的评估。增强对比成像包括胰腺实质和胰腺周围血管相的成像,扫描时间一般在钆对比剂到达腹主动脉后15s和35~45s[6]。

先天性/发育性胰腺异常

在正常发育过程中,腹侧胰腺胚芽和背侧胰腺胚芽围绕十二指肠旋转并融合。腹侧胰腺胚芽形成位于后下方的胰头和钩突,胰腺背芽形成了前方的头部、体部和尾部。在腹侧和背侧胰腺胚芽旋转融合后,主胰管和副胰管融合(图5.5)。融合移动表现异常会导致各种先天性病变,表现为胰腺解剖结构的各种畸形。

环状胰腺

环状胰腺是一种罕见的先天性异常,其原因是腹胰芽发生异常移动和旋转,导致胰腺组织环绕十二指肠(图5.6)。大多数环状胰腺患者在婴儿期出现胃出口梗阻症状,这些患者常伴有相关的异常先天性障碍,如21-三体综合征、十二指肠闭锁和气管食管

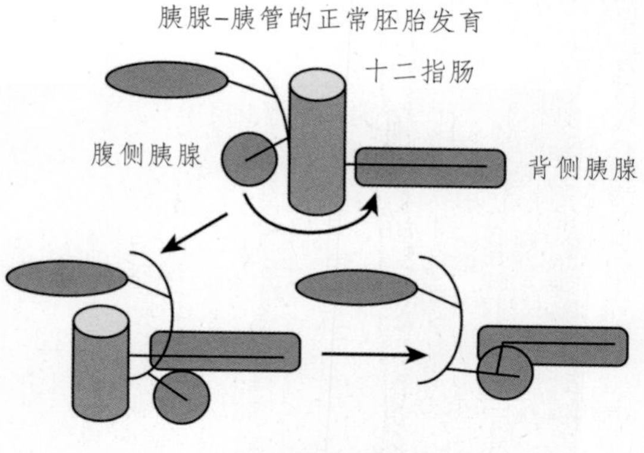

图5.5 胰管的正常胚胎发育。

瘘。成人环状胰腺可并发消化性溃疡病和胰腺炎。

环状胰腺在MRI上表现为十二指肠周围的正常胰腺实质环,以及异常的胰管环绕十二指肠并与主胰管相连,以MRCP显影最为明显[7]。

胰腺分裂

胰腺分裂是胰管最常见的先天性变异,表现为腹胰芽与背胰芽的胰管融合异常(图5.7)。这种先天性变异的临床意义是有争议的,因为大多数患者无症状。然而,在其

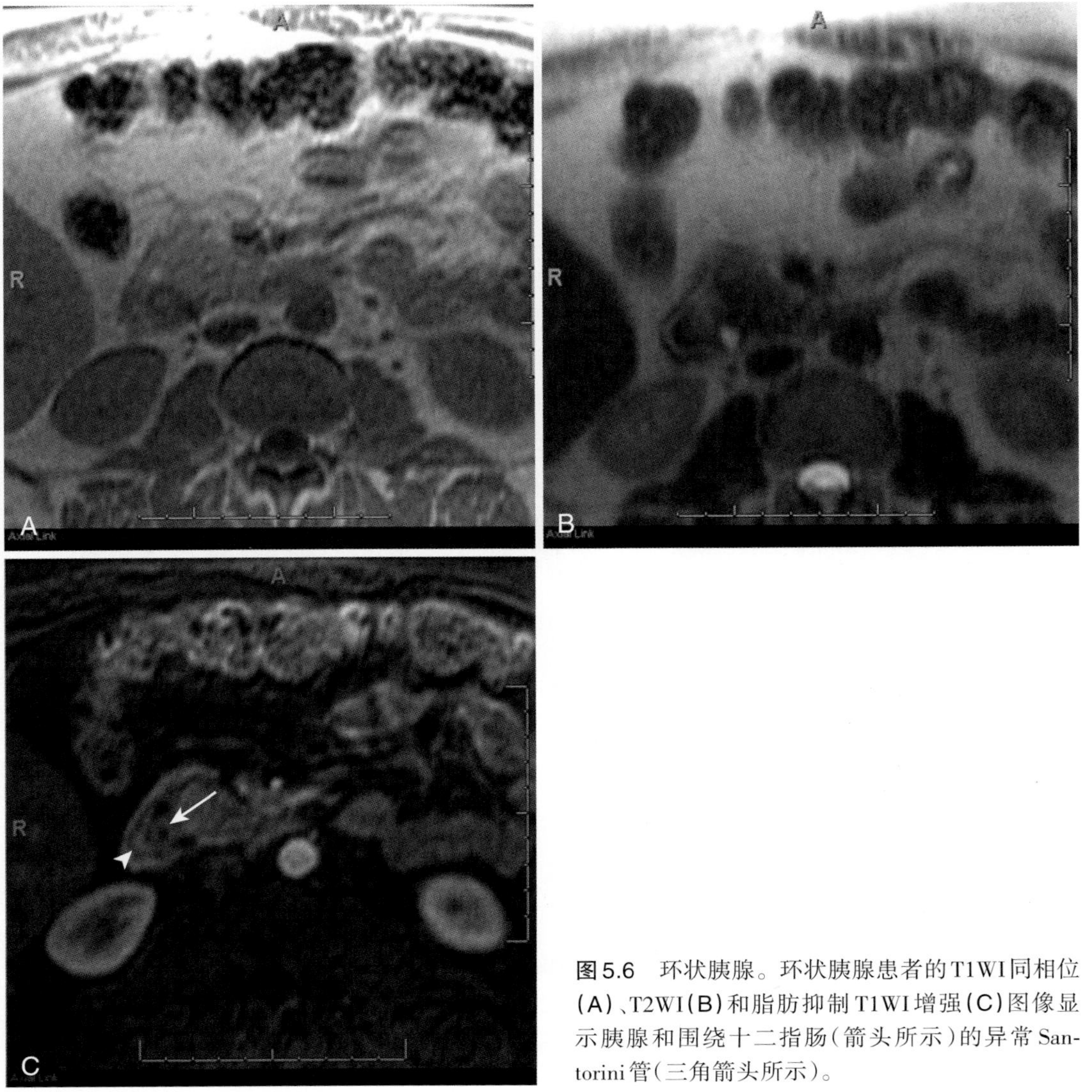

图5.6　环状胰腺。环状胰腺患者的T1WI同相位(A)、T2WI(B)和脂肪抑制T1WI增强(C)图像显示胰腺和围绕十二指肠(箭头所示)的异常Santorini管(三角箭头所示)。

中一个亚群中,患者表现为复发性胰腺炎或腹痛,其发病机制为由小乳头功能狭窄导致外分泌液阻塞、导管内压升高、导管扩张和复发性胰腺炎,这些患者常受益于小乳头内镜或手术引流[7]。

胰腺分裂可与胰腺导管解剖学变异的表现类似(图5.8)。胰管胚胎异常融合导致不同的胰管构型和背侧胰管(Santorini管)通过小乳头的潜在引流途径。

发育不全

胰腺完全不发育无法存活,非常罕见。胰腺部分(腹侧或背侧胰腺)发育不全较罕见,常合并其他畸形,如多脾和胸内发育异常。其中,背侧胰腺未发育或发育不全相对常见,但临床上也比较少见。背腹芽发育不全与胰岛素启动因子-1(IPF-1)基因突变有关。胰腺发育不全的患者一般胰腺开始发育正常,

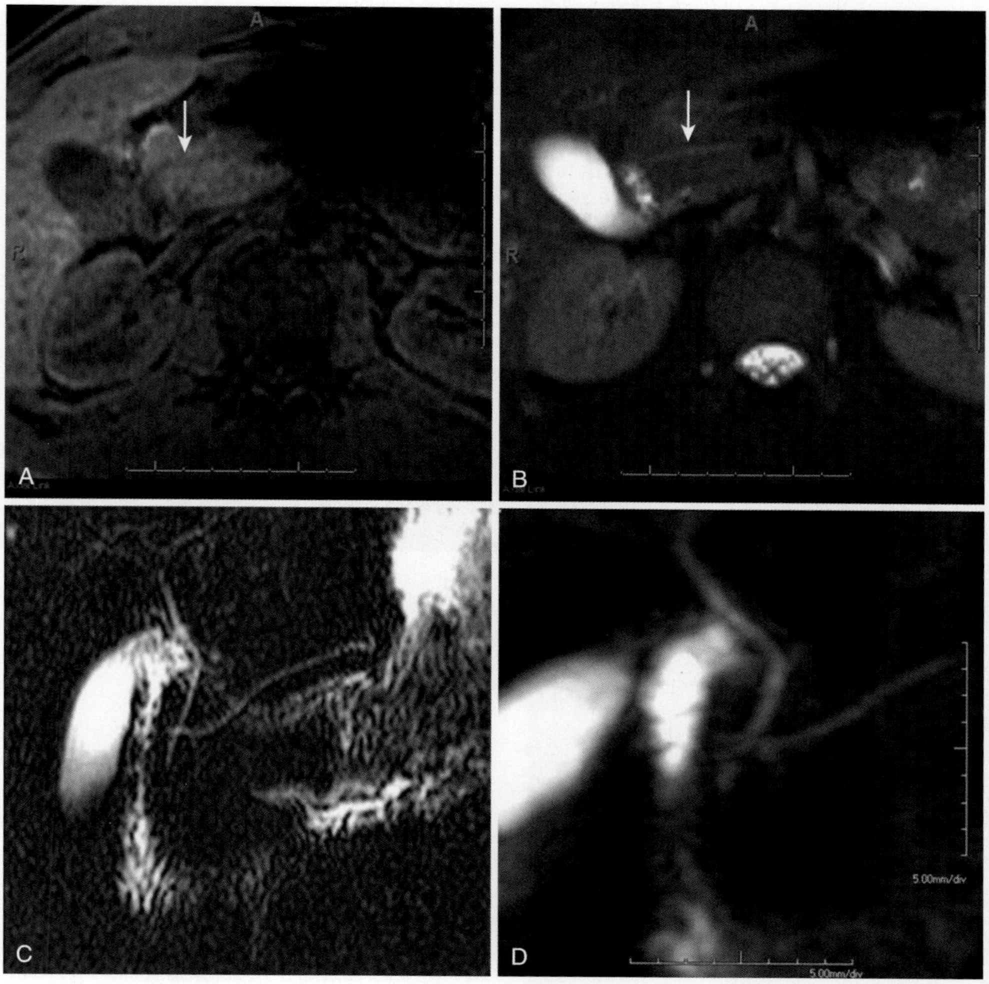

图5.7 胰腺分裂。脂肪抑制梯度回波T1WI(A)和T2WI(B)显示Santorini管引流至十二指肠第二段(箭头所示)。MRCP的厚层3D和圆锥俯视图(C,D)显示Santorini副胰管和CBD的典型交叉管形态。

但随后正常的腺体成分被脂肪组织替代,出现外分泌功能不全,但内分泌功能正常。

弥漫性胰腺疾病

脂肪增多症

重度肥胖、老年性萎缩或囊性纤维化的成年患者可出现严重的胰腺脂肪瘤样沉积。胰腺实质会出现一定程度的萎缩,但保留了胰腺边缘和正常的小叶结构。

胰腺炎

胰腺炎是胰腺最常见的良性疾病。大多数病例是由胆石症或酒精滥用引起的(80%),其他各种已明确的不常见病因如表5.1[8]。胰腺炎的诊断以临床为主,主要根据实验室异常和临床表现。MRI的作用是明确可能的病因(如胆总管结石)或并发症[坏死、胰周炎症和积液、假性囊肿、出血、脓肿、假性动脉瘤和

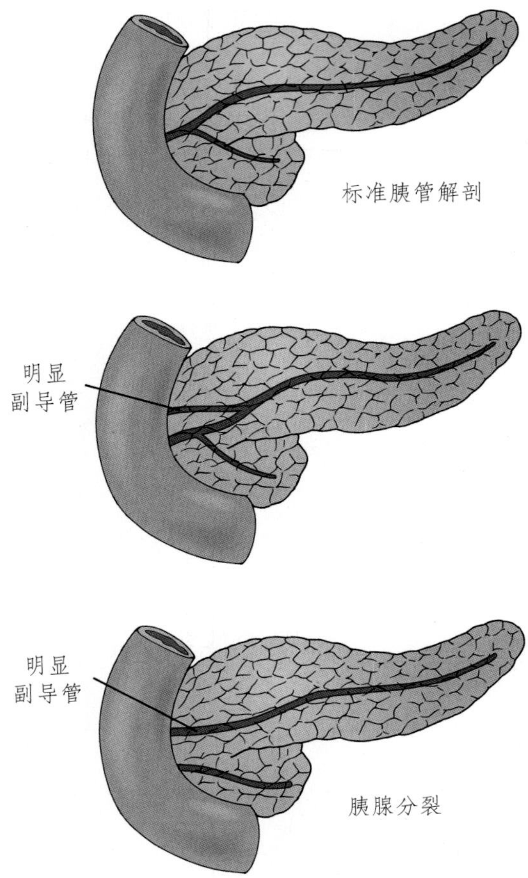

图5.8 胰管的解剖学变异。

(或)静脉血栓]。然而,当腹痛的病因尚不清楚时,影像学检查有助于确定胰腺炎的诊断。

急性胰腺炎

急性胰腺炎涉及范围广泛,从轻度胰腺炎到可能伴发包括出血、坏死和(或)重叠感染的重症胰腺炎(图5.9)。因此,影像学表现多样,从正常的均匀T1高信号到不均质T1低信号、腺体增大、不均质强化、正常胰腺轮廓消失及左侧前肾旁筋膜增厚等(图5.9)[9-11]。

患胰腺炎时,胰腺体积局部或弥漫性肿大。脂肪抑制T2WI序列在检测伴发的胰周积液时是所有序列中最敏感的,甚至可显示微量胰周积液,脂肪抑制T2WI表现为中至低信号的胰腺实质和低信号胰周脂肪出现T2WI高信号的胰周积液。随着胰腺炎严重程度的进展,T1WI信号强度降低,伴有增强早期不均匀强化(图5.10)[9-11]。

在大多数重症胰腺炎病例中,胰腺炎症反应导致胰腺实质、胰周组织、小网膜囊和结肠旁沟内积液。大部分液体在4~6周内被吸

表5.1 胰腺炎的病因

药物	传染性	遗传性	机械性	代谢性	毒物	其他
呋塞米	CMV	囊性纤维化	胆道结石	高甘油三酯血症	酒精	妊娠
ACE抑制剂	腮腺炎	常染色体显性PRSS1突变	ERCP	血钙过多症	甲醇	沟槽状胰腺炎
磺胺药	沙门菌		胰腺或壶腹癌			热带胰腺炎
硫唑嘌呤	柯萨奇病毒B组		胰腺分裂			肾移植后
喷他脒			Oddi括约肌狭窄			缺血(如低血压)
2-丙戊酸钠			胆总管囊肿			
天冬酰胺酶						

ACE,血管紧张素转换酶;CMV,巨细胞病毒;ERCP,内镜逆行胰胆管造影。

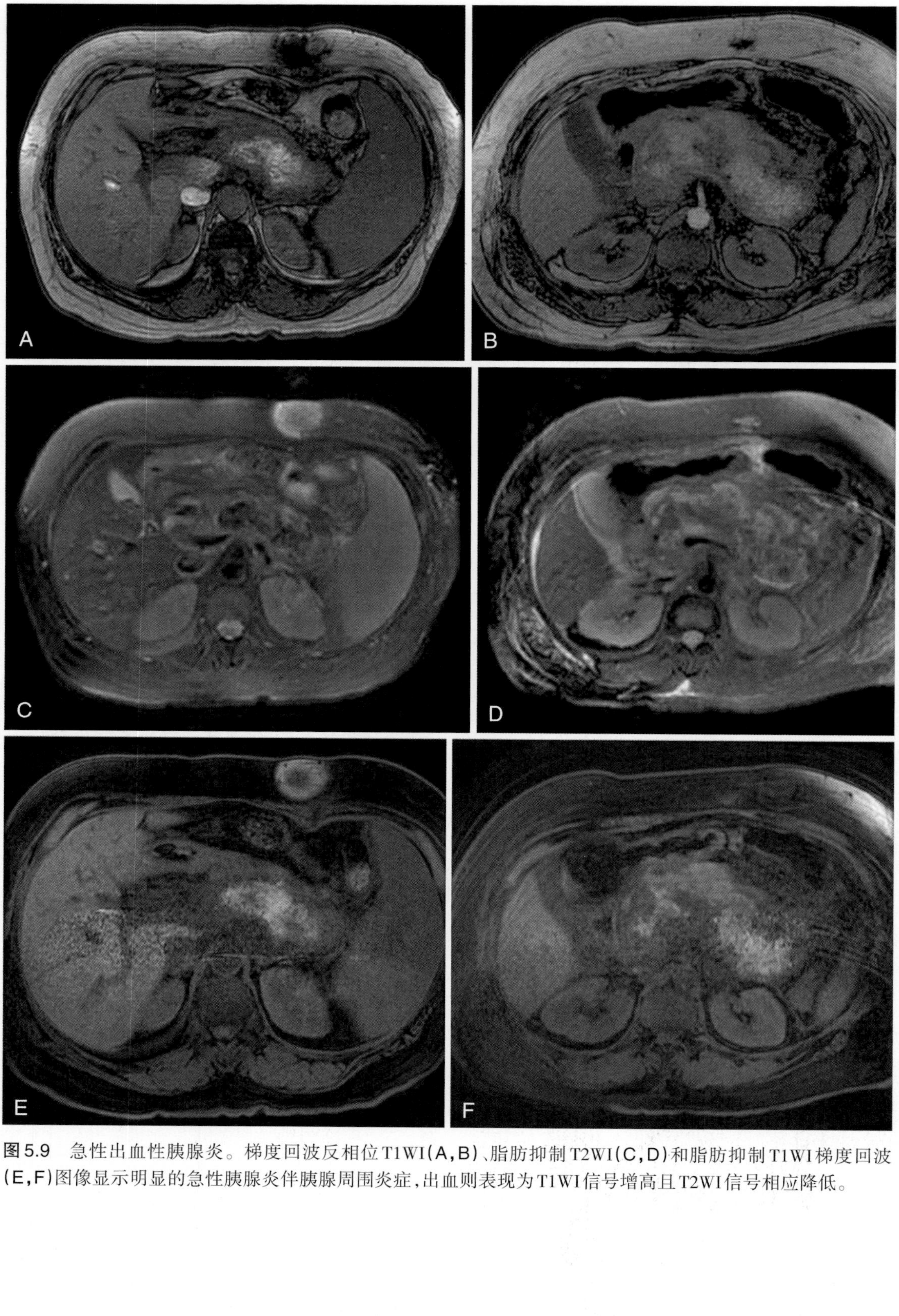

图5.9 急性出血性胰腺炎。梯度回波反相位T1WI(A,B)、脂肪抑制T2WI(C,D)和脂肪抑制T1WI梯度回波(E,F)图像显示明显的急性胰腺炎伴胰腺周围炎症，出血则表现为T1WI信号增高且T2WI信号相应降低。

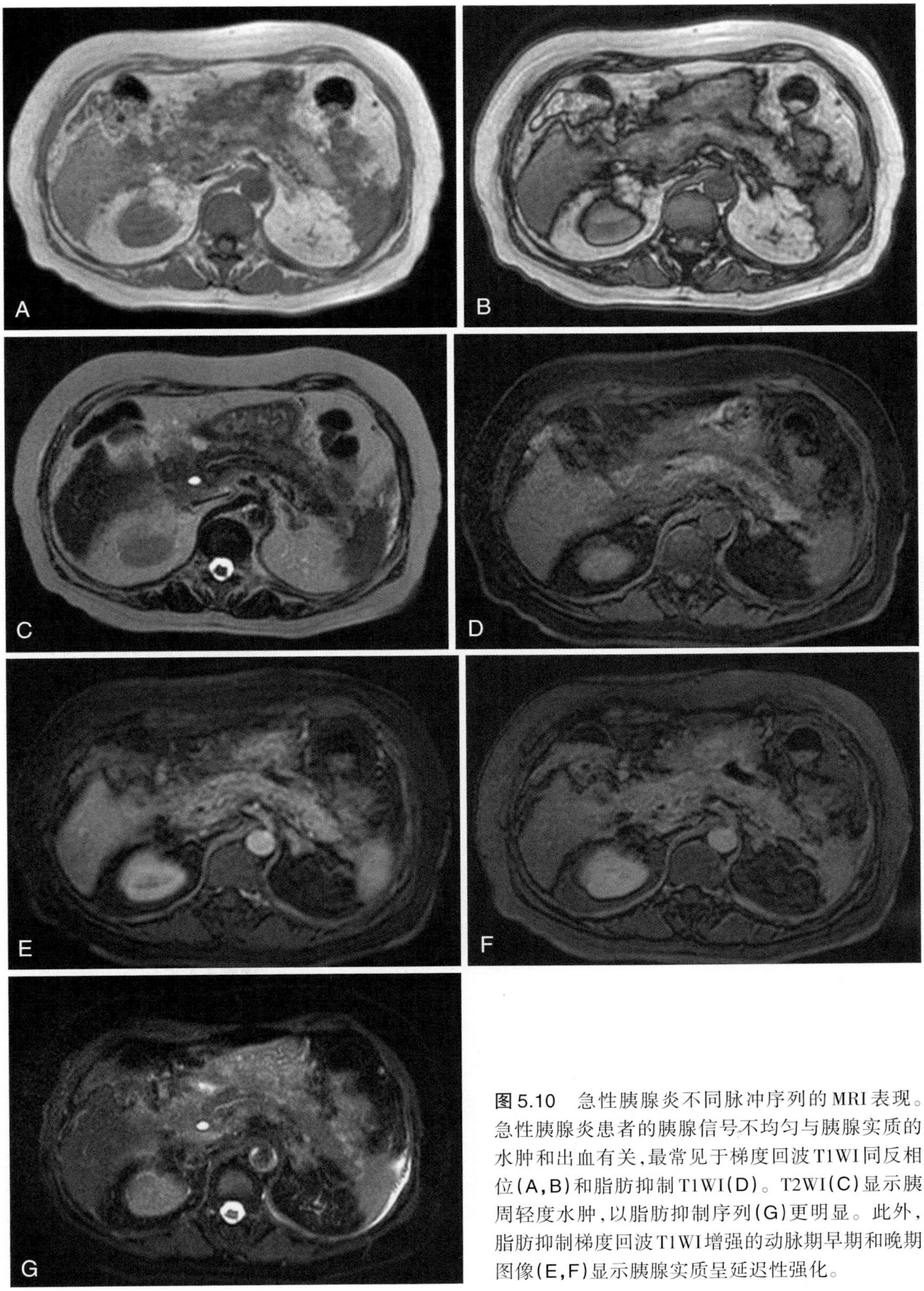

图5.10　急性胰腺炎不同脉冲序列的MRI表现。急性胰腺炎患者的胰腺信号不均匀与胰腺实质的水肿和出血有关，最常见于梯度回波T1WI同反相位（A，B）和脂肪抑制T1WI（D）。T2WI（C）显示胰周轻度水肿，以脂肪抑制序列（G）更明显。此外，脂肪抑制梯度回波T1WI增强的动脉期早期和晚期图像（E，F）显示胰腺实质呈延迟性强化。

收，然而，约有10%的积液出现包裹，最终形成假性囊肿（图5.11）[12]。

胰腺坏死是胰腺炎的严重并发症之一，为胰腺实质中有灶性或弥漫性的不能存活的区域（图5.12）。在急性胰腺炎征象基础上，如果出现增强后无强化区域，则提示坏死。胰腺坏死常发生于胰腺体部和尾部，而头部由于血供丰富不易受累[13]。脓肿存在进展的可能，通常需要经皮引流。而高发病率的胰腺坏死则需要手术清除，当胰腺坏死范围超过75%，或在一系列检查中提示胰腺坏死进展时，一般采用坏死切除术[13]。

从发炎的胰腺中泄漏的胰酶会导致动脉壁自动消化，从而形成假性动脉瘤（图5.13）。最常累及的动脉是脾动脉，其次是胰十二指肠动脉和胃十二指肠动脉[14]。

胰腺炎最常见的血管并发症是静脉血栓。最易累及的血管是脾静脉，因为紧贴胰腺体部和尾部使其最易发生血栓。但也可以累及肠系膜上静脉和门静脉汇合处[15]。

慢性胰腺炎

慢性胰腺炎是一种进行性胰腺炎症性疾病，其胰腺实质发生不可逆的形态学改变，最终导致腺体内分泌功能和外分泌功能的丧失[16]。

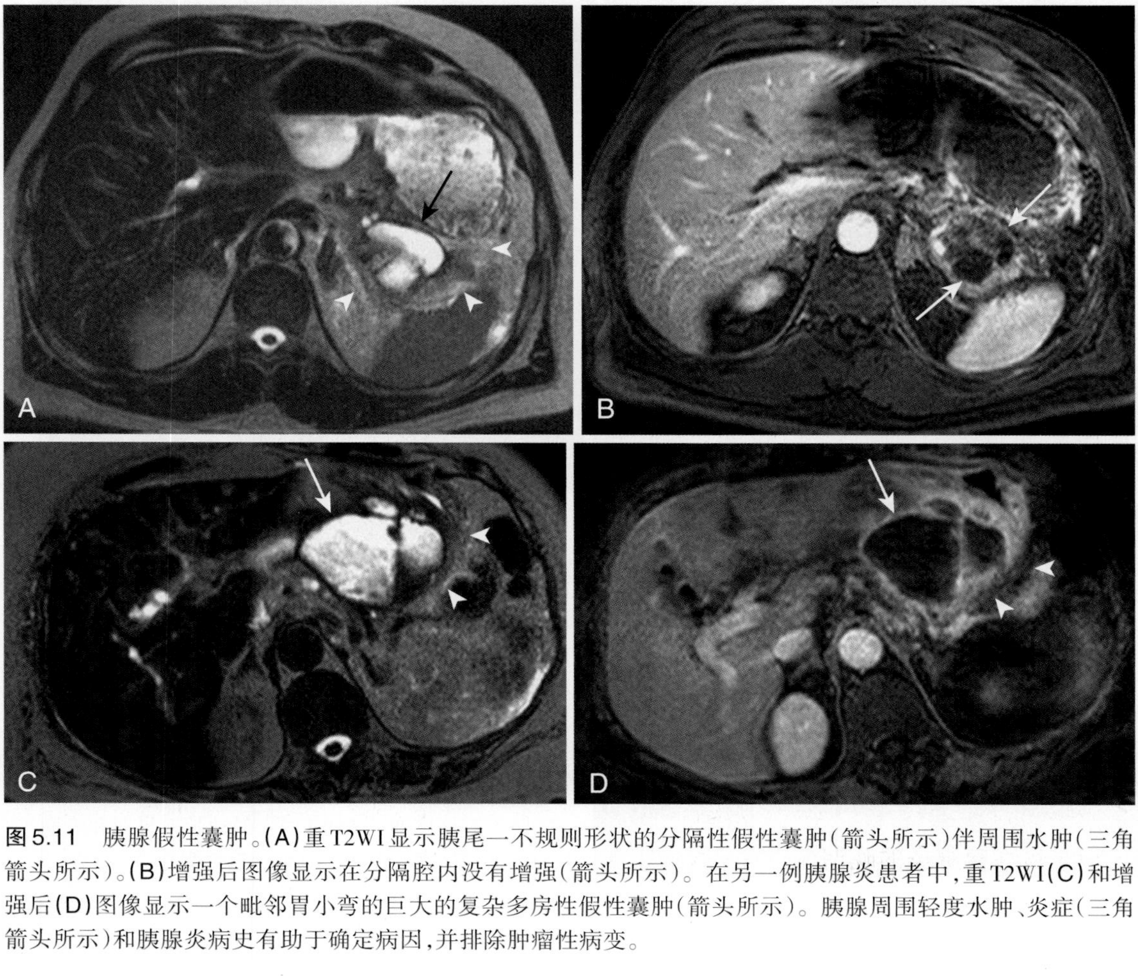

图5.11 胰腺假性囊肿。(A)重T2WI显示胰尾一不规则形状的分隔性假性囊肿（箭头所示）伴周围水肿（三角箭头所示）。(B)增强后图像显示在分隔腔内没有增强（箭头所示）。在另一例胰腺炎患者中，重T2WI(C)和增强后(D)图像显示一个毗邻胃小弯的巨大的复杂多房性假性囊肿（箭头所示）。胰腺周围轻度水肿、炎症（三角箭头所示）和胰腺炎病史有助于确定病因，并排除肿瘤性病变。

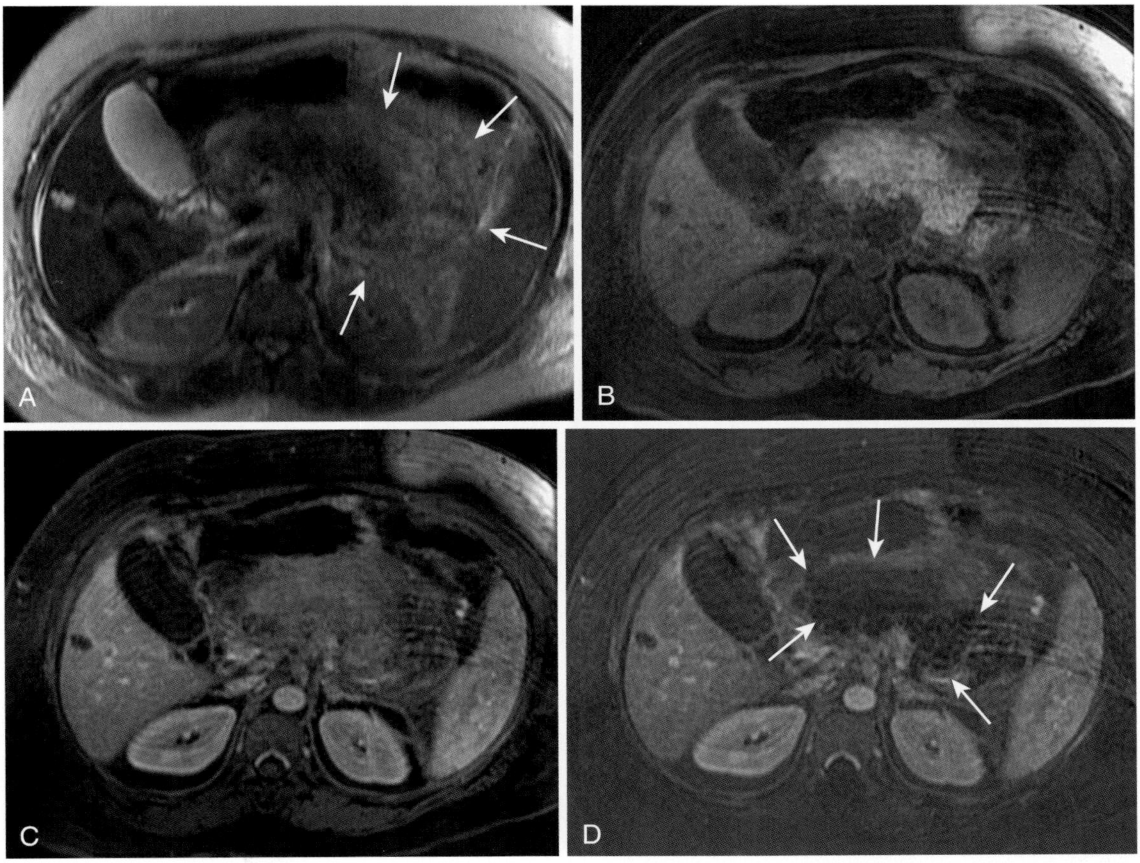

图5.12　胰腺坏死。(A)重T2WI显示位于胰腺体颈部的片状异常信号灶，境界欠清，在急性炎症的背景下显示相对低信号灶，被胰腺周围广泛的炎症(箭头所示)所包绕。(B)在脂肪抑制的T1WI中，胰腺实质出现明显高信号提示出血。在对比增强后图像(C)中，在周围结构相对强化的背景下，胰腺坏死表现为相对低信号，减影图像(D)胰腺的无信号区(箭头所示)可证实坏死。

慢性胰腺炎的影像学特征之一是胰腺的T1WI强度降低，这是由于胰腺萎缩和纤维化导致的蛋白含量降低，纤维化本身也导致T1WI信号降低。此外，实质的纤维化导致血供降低，表现为增强后胰腺实质强化降低[17]。胰管出现多种形态改变，包括扩张、狭窄、管内结石及偶尔侧支管扩张(“湖泊链”或“串珠状”)等(图5.14)[18]。慢性胰腺炎最典型的病理影像学特征是胰腺实质钙化。然而，钙化出现在慢性胰腺炎的晚期，在CT上显示最为明显(图5.15)。

自身免疫性胰腺炎

自身免疫性胰腺炎(AIP，又称淋巴浆细胞硬化性胰腺炎)是一种罕见的慢性胰腺炎，其病程特点是缺乏典型的急性胰腺炎发作，并好发于年龄较大的男性(50岁以上)。皮质激素治疗效果良好，因此，AIP的诊断必须有临床资料的支持。

AIP的影像学表现也不同于其他形式的胰腺炎。AIP常表现为局部肿块，伴有局灶性或弥漫性胰腺增大，胰周炎症轻微，无包绕血

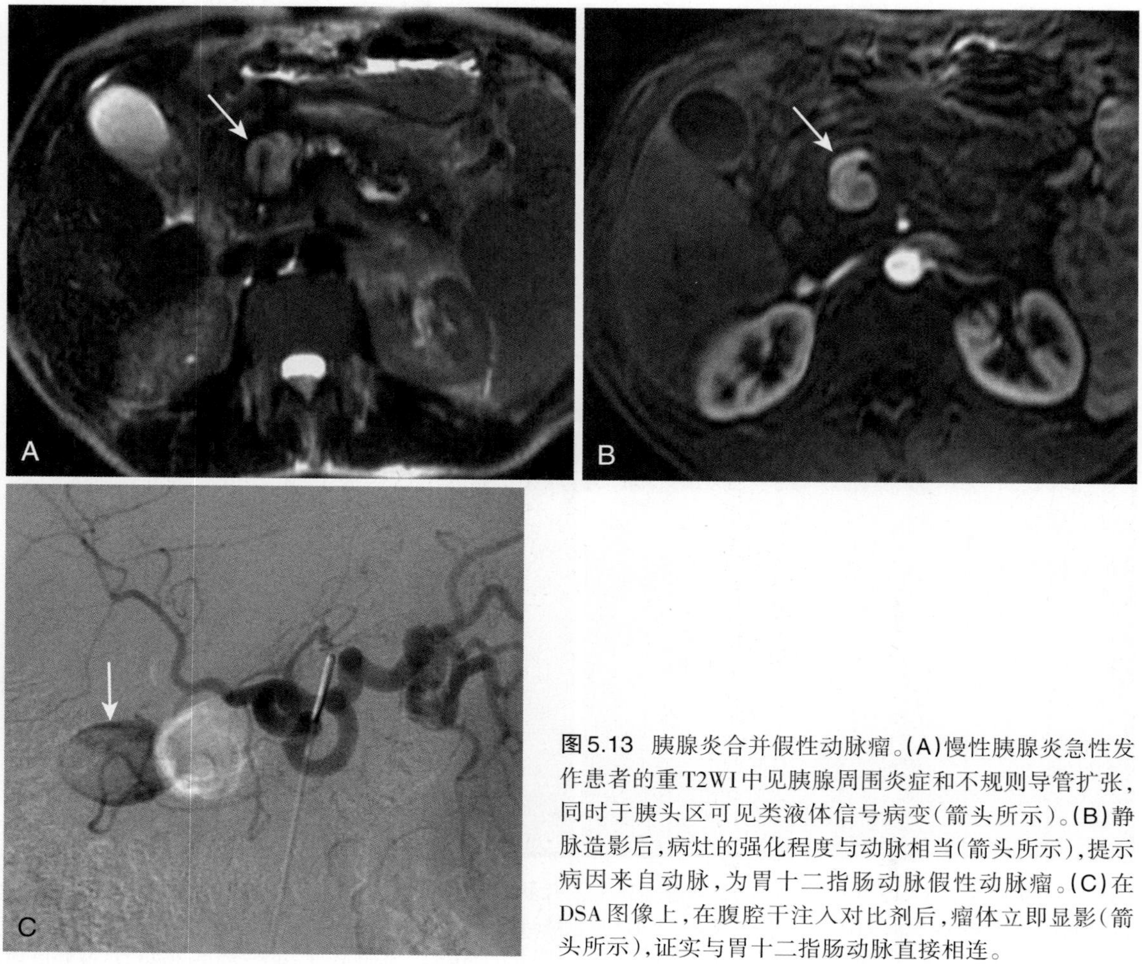

图5.13 胰腺炎合并假性动脉瘤。(A)慢性胰腺炎急性发作患者的重T2WI中见胰腺周围炎症和不规则导管扩张，同时于胰头区可见类液体信号病变(箭头所示)。(B)静脉造影后，病灶的强化程度与动脉相当(箭头所示)，提示病因来自动脉，为胃十二指肠动脉假性动脉瘤。(C)在DSA图像上，在腹腔干注入对比剂后，瘤体立即显影(箭头所示)，证实与胃十二指肠动脉直接相连。

管包膜或钙化。主胰管的弥漫性不规则狭窄和胰周低信号的低血供光圈环是其特征。这些影像学特征有时与胰腺癌表现类似(图5.16)[19,20]。胰管突然变窄伴上游扩张、胰腺萎缩、包绕血管有利于胰腺癌的诊断。IgG、自身抗体水平升高及临床上对皮质类激素治疗有效有利于AIP的诊断。

沟槽状胰腺炎

沟槽状胰腺炎是发生在胰头、胆总管和十二指肠之间的一种节段性胰腺炎。虽然通常发生于酗酒的年轻男性，但沟槽状胰腺炎的病因和发病机制仍不清楚。沟槽状胰腺炎的影像学表现与急性胰腺炎相似，然而，沟槽状胰腺炎的病灶为局灶性，与壶腹周围肿瘤难以鉴别(图5.17和图5.18)[21]。MRI的影像学特征包括第二段十二指肠和胰腺头之间的板状肿块、伴发叠加囊肿(经常在十二指肠壁)、十二指肠狭窄、胰胆管远端与十二指肠腔之间的间隙增宽(MRCP上明显)(图5.18)[21]。

遗传性胰腺炎

遗传性胰腺炎是一种罕见的以外分泌功

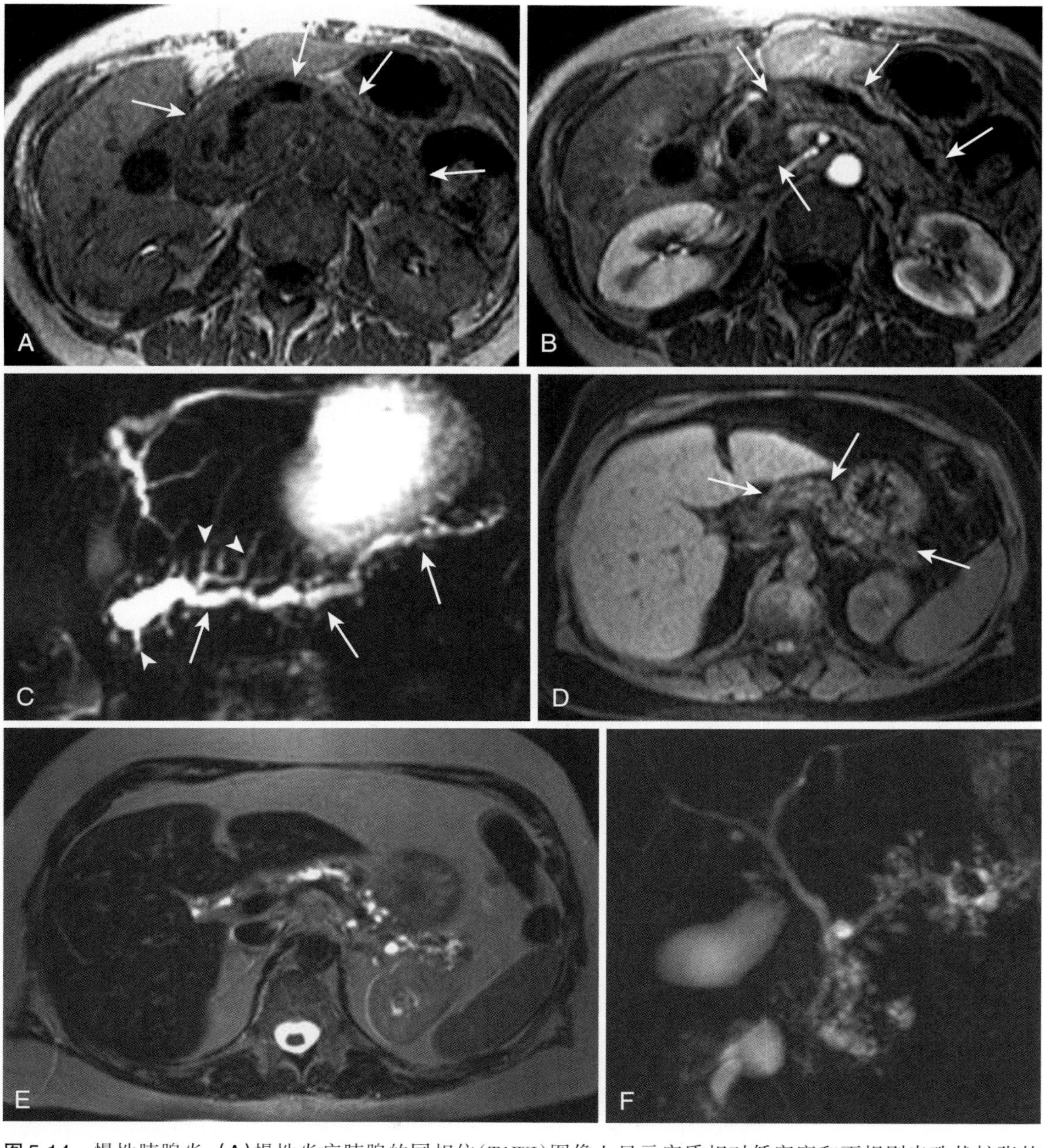

图5.14　慢性胰腺炎。(A)慢性炎症胰腺的同相位(T1WI)图像上显示实质相对低密度和不规则串珠状扩张的导管(箭头所示)。(B)对比增强早期图像显示胰腺内导管扩张(箭头所示)的程度和增强程度的均匀性降低。(C)MRCP图像将胰管(箭头所示)与胰腺实质和周围组织分离开,显示胰管和侧支的不规则扩张(三角箭头所示)。(D)另一例慢性胰腺炎患者T1WI脂肪抑制图像显示典型的胰腺实质信号强度不均匀降低(箭头所示)。重T2WI(E)和MRCP(F)图像显示对应的导管变化,呈典型的“湖泊链”或“串珠状”外观。

能障碍为特征的常染色体显性遗传病。这种疾病是由胰蛋白酶原基因突变引起的。其自然病史与慢性酒精性胰腺炎相似,但症状出现年龄较小,假性囊肿的发生率较高。吸烟可增加胰腺癌(50~60倍)和遗传性胰腺炎的发病风险并降低发病年龄。胰管的显著钙化

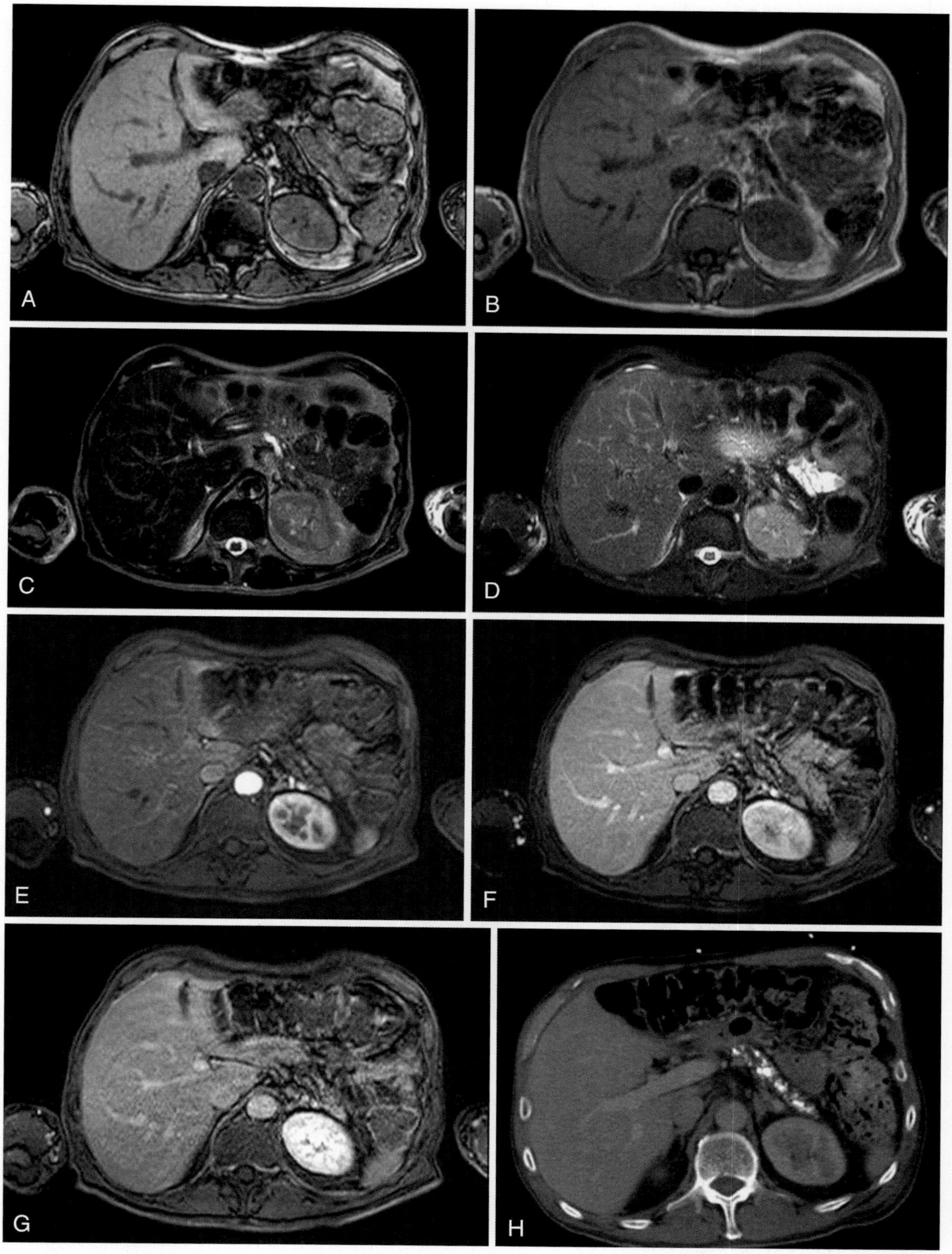

图5.15 慢性钙化性胰腺炎。梯度回波反相位(A)和同相位(B)T1WI显示胰腺实质萎缩,因胰腺多发钙化,在同相位图像(B)上模糊不清。胰腺的T2WI(C)和脂肪抑制T2WI(D)显示胰管多处狭窄和扩张。脂肪抑制的梯度回波T1WI平扫(E)、增强后动脉期(F)和延迟期(G)图像显示胰腺T1WI信号强度降低,增强早期呈斑点状强化,延迟期呈均匀强化。增强CT(H)能更好地显示胰腺实质的钙化程度。

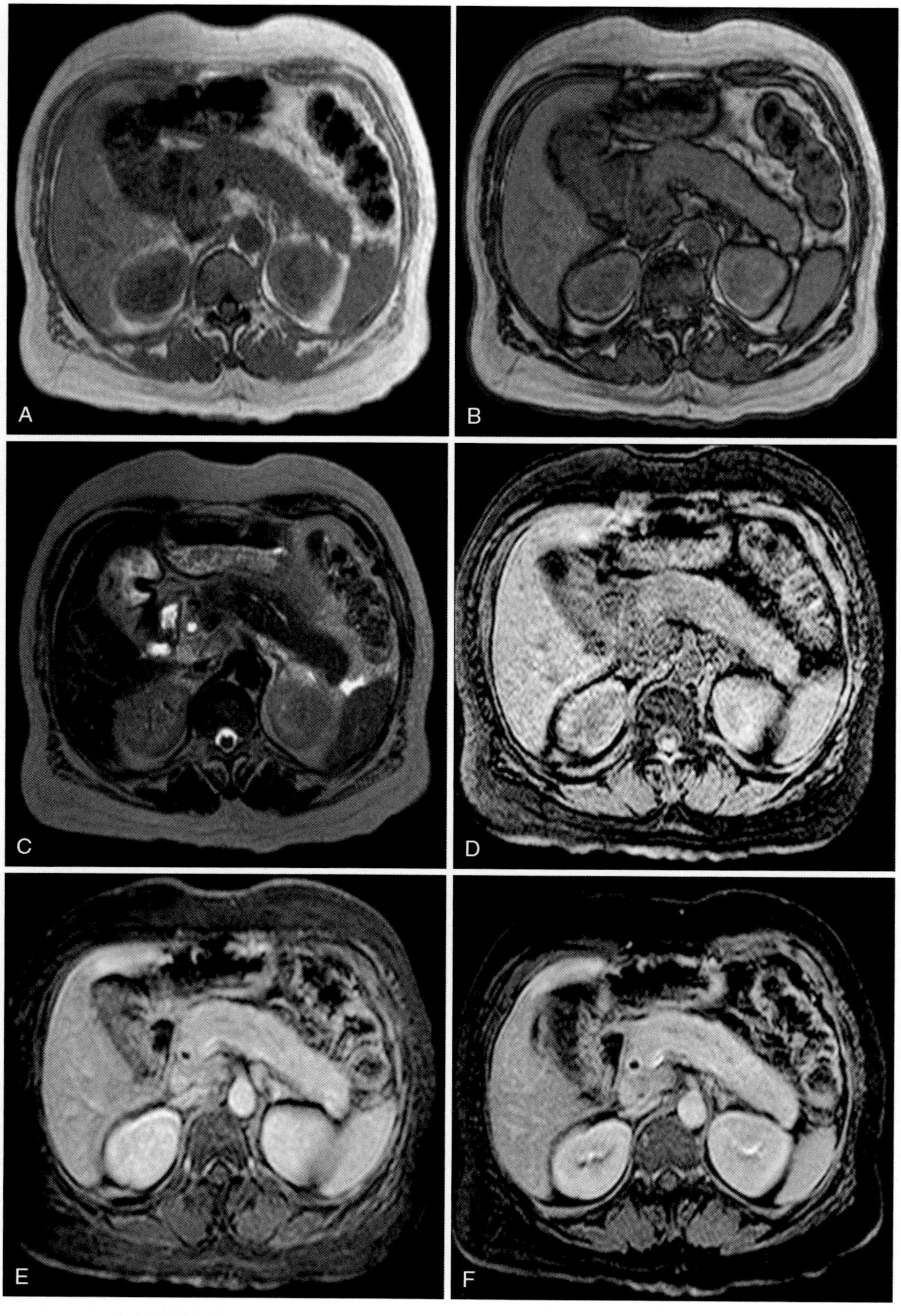

图5.16 AIP。胰腺的同相位(A)和反相位(B)T1WI和T2WI(C)图像显示AIP患者的胰腺轮廓光滑,T1WI信号强度降低,伴导管局部扩张。同一患者的脂肪抑制梯度回波的T1WI增强前(D)、动脉期(E)和延迟期(F)图像显示胰腺实质延迟强化。

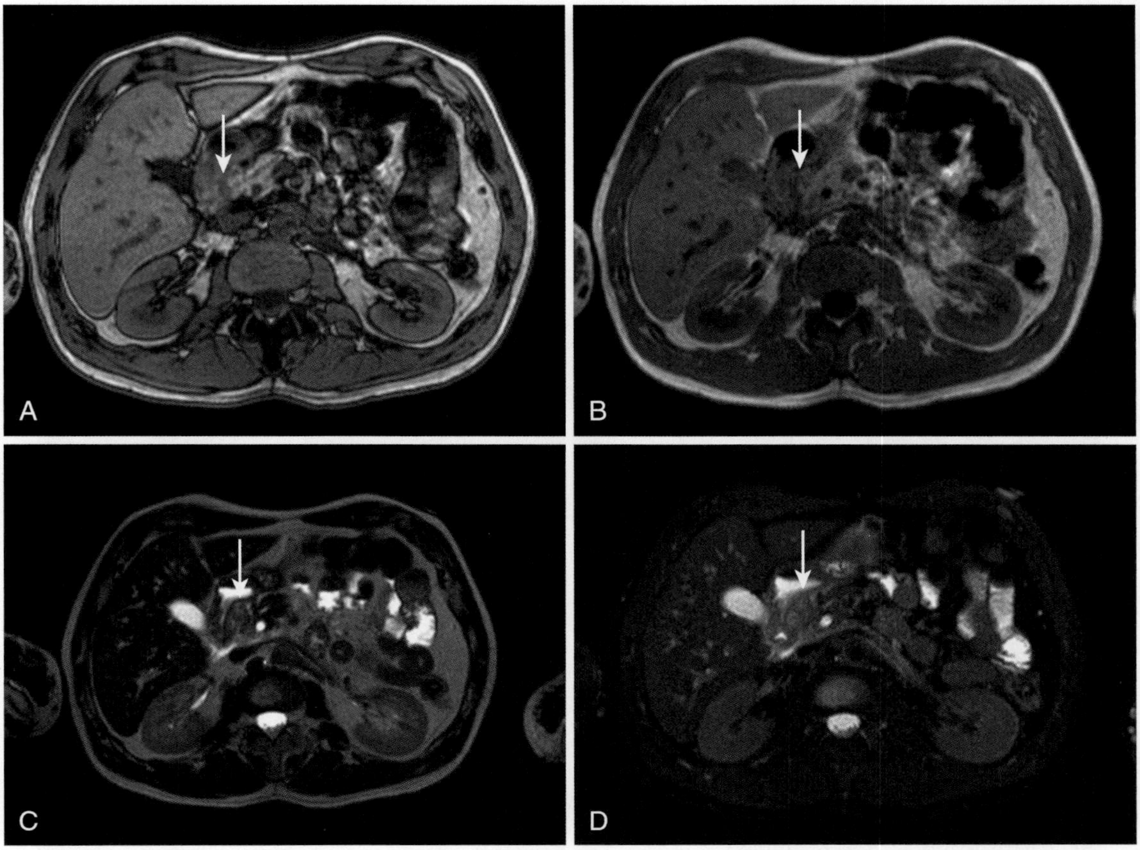

图5.17　沟槽状胰腺炎。沟槽状胰腺炎患者的梯度回波反相位(A)和同相位(B)T1WI显示胰十二指肠沟区呈T1WI信号降低,T2WI(C)和脂肪抑制T2WI(D)(箭头所示)显示相应的信号增高,同时伴腹膜后水肿。

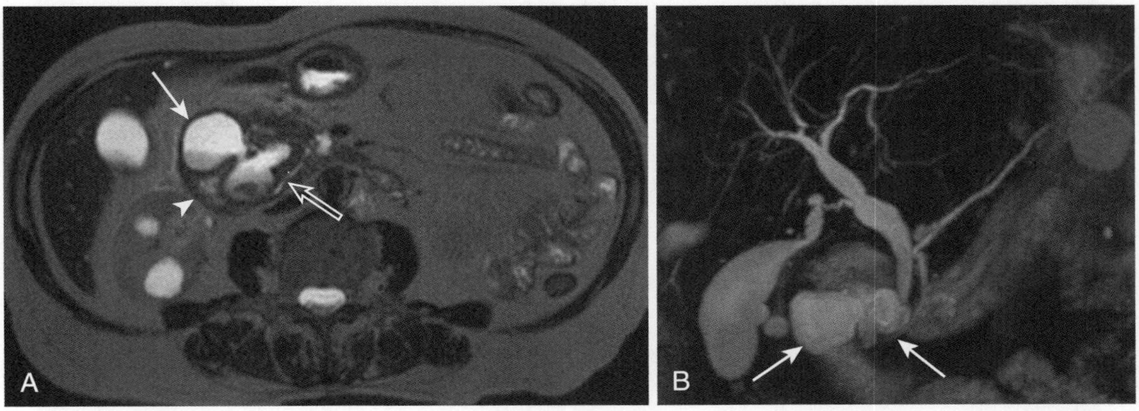

图5.18　囊性沟槽状胰腺炎。(A)重T2WI显示十二指肠(三角箭头所示)和胰头之间的胰十二指肠沟内可见一个巨大的复杂囊性病变(实心箭头所示)取代了主胰管(空心箭头所示)。(B)3D MRCP最大密度投影显示囊性病变(箭头所示)位于胆总管(CBD)远端与胰管和十二指肠之间。

是本病的一个特征，与慢性酒精性胰腺炎相似，但遗传性胰腺炎的发病年龄较低有助于鉴别（图5.19）[22]。

遗传疾病

囊性纤维化

囊性纤维化是一种以胰腺外分泌功能障碍为特征的常染色体隐性疾病。黏液纤毛运输功能损伤导致外分泌腺黏液堵塞。囊性纤维化的一系列MRI表现包括胰腺肿大伴完全脂肪化、伴或不伴正常分叶轮廓丢失、胰腺萎缩伴部分脂肪化，以及胰腺弥漫性萎缩伴或不伴脂肪化[23]。胰腺囊肿是囊性纤维化的另一征象，其继发于胰管阻塞[24]。

胰腺肿大伴完全脂肪化是最常见的影像学表现（图5.20）[23]。脂肪化与腹膜后脂肪的MRI表现类似（肉眼上），呈均匀的T1WI高信号，且在脂肪抑制序列图像中出现信号丢失。

原发性（特发性）血色素沉着病

原发性（特发性或遗传性）血色素沉着病是由基因突变引起的一种常染色体隐性疾病，病因为铁在胃肠道过度吸收，导致铁沉积在肝脏、心脏、垂体前叶、胰腺、关节和皮肤等处（见第3章）。心脏和胰腺的铁沉积随着时间的推移而进展。胰腺中铁沉积与肝硬化的不可逆改变有关。

MRI显示，由于铁的顺磁效应，胰腺实质T1WI和T2WI信号强度降低（低于骨骼肌）。在梯度回波序列图像上，这些顺磁效应随着回波次数的增加而被夸大。因此，与反相位相比，T1WI同相位图像上胰腺失去信号（图5.21）[25,26]。

Von Hippel-Lindau病

Von Hippel-Lindau病是一种常染色体显性遗传性疾病（见第6章），表现为血管网状细胞瘤累及小脑、脊髓、肾脏及视网膜，与肾脏血管瘤、肾细胞癌及嗜铬细胞瘤等若干病变相关。

胰腺病变包括单个或多个囊肿、胰腺完全囊变、微囊性腺瘤和胰岛细胞瘤。囊肿是该病在胰腺的最常见表现（图5.22）[27]。

Schwachman–Diamond综合征

Schwachman–Diamond综合征是一种罕见的胰腺功能不全和生长迟缓的先天性疾病。胰腺组织广泛脂肪化是该综合征的影像学特征。

Johanson–Blizzard综合征

Johanson–Blizzard综合征是一种外胚层发育不良的常染色体隐性遗传病，同时伴有内分泌和外分泌功能不全。主要缺陷是腺泡细胞随着时间的推移发生脂肪化。

Schwachman–Diamond和Johanson Blizzard综合征都保留了导管分泌液体和电解质的功能。

胰腺局灶性病变

胰腺局灶性病变分为两大类：囊性和实性（图5.23）。这一分类有助于通过排除诊断，缩小恶性肿瘤的诊断范围（实性通常意味着恶性，实性组织应警惕胰腺癌的可能）。囊性病变预后较好，但仍存在导管内乳头状

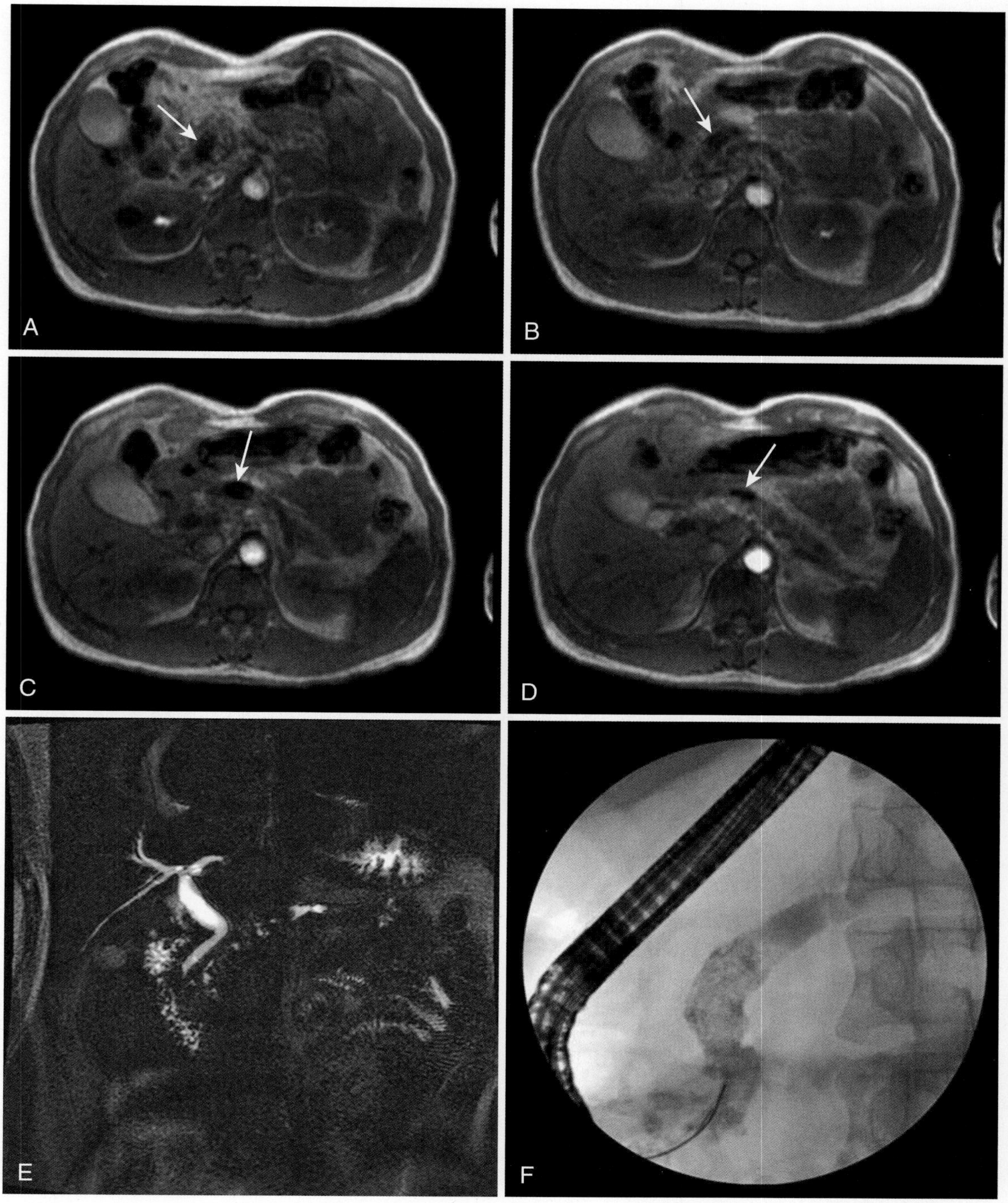

图5.19 遗传性胰腺炎。遗传性胰腺炎患者的梯度回波同相位T1WI四幅图像(A~D)和冠状位厚层最大密度投影MRCP(E)图像显示胰头和胰体近端萎缩且模糊不清,这与导管钙化(箭头所示)导致T1WI强度降低有关,在荧光X线片(F)上显示清楚。

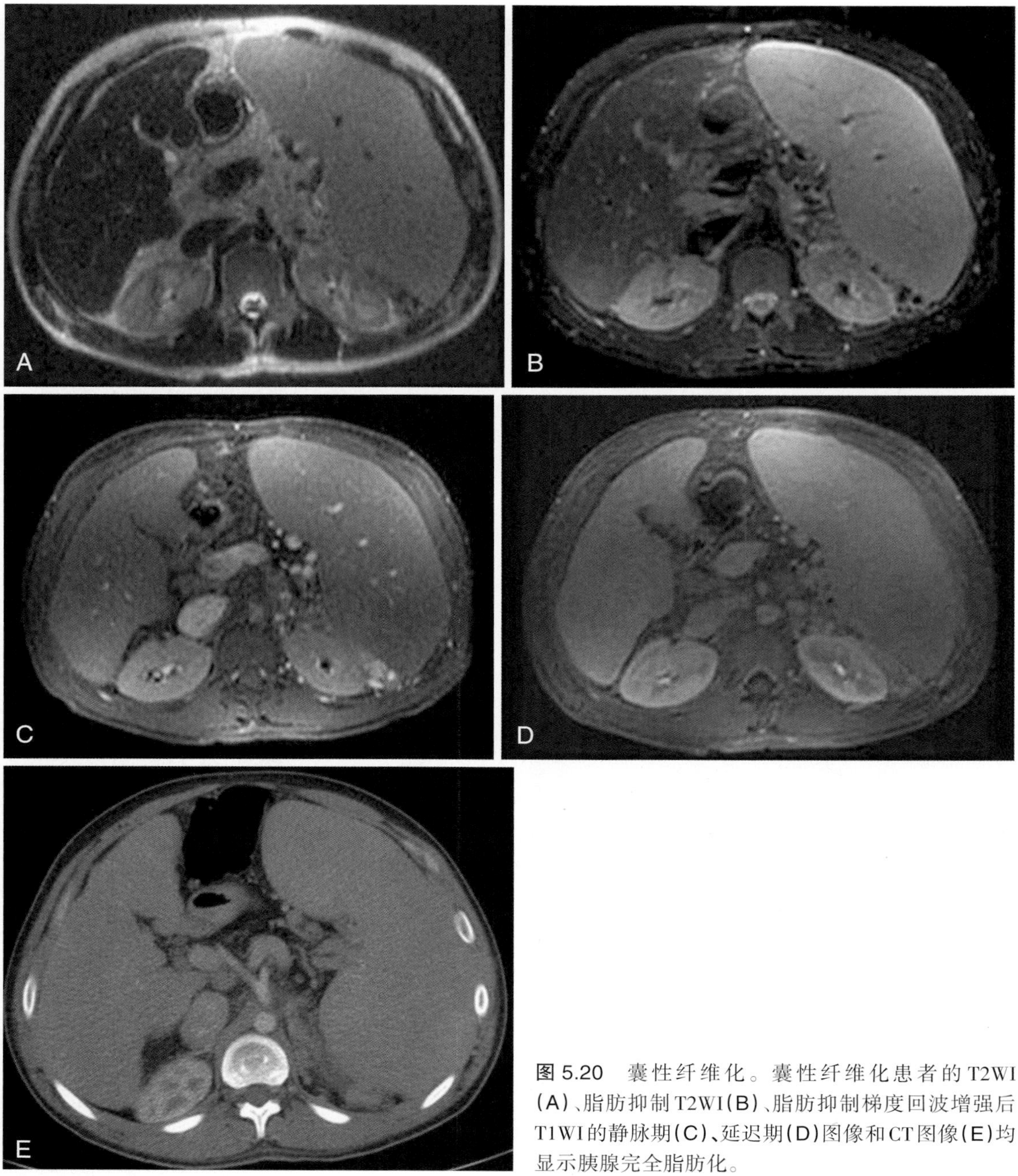

图 5.20 囊性纤维化。囊性纤维化患者的T2WI(A)、脂肪抑制T2WI(B)、脂肪抑制梯度回波增强后T1WI的静脉期(C)、延迟期(D)图像和CT图像(E)均显示胰腺完全脂肪化。

黏液性肿瘤(IPMN)和囊性转移等恶性肿瘤的可能。囊性和实性成分由T2加权序列和对比增强图像联合来确定，囊性病变在T2WI上为明显的高强度，提示含有游离水质子，是其特征。对比增强图像包含双重信息：增强=实性(有强化)与囊性(无强化)。囊性病变和实性病变的鉴别变得更加困难。每个类别的特定特征(在以下关于实体和囊性病变的小节中讨论)缩小了鉴别诊断的范围。

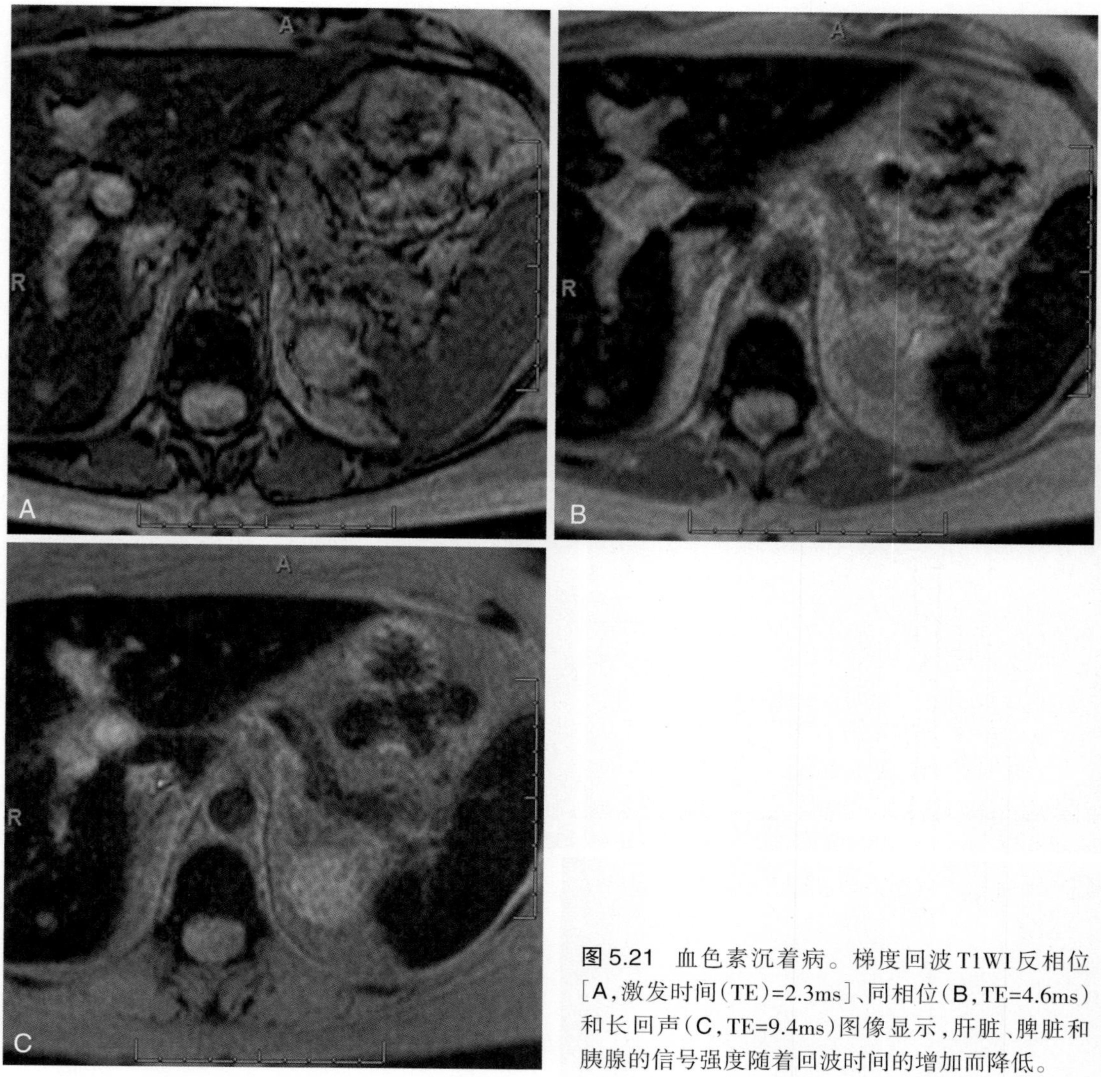

图 5.21 血色素沉着病。梯度回波 T1WI 反相位[A,激发时间(TE)=2.3ms]、同相位(B,TE=4.6ms)和长回声(C,TE=9.4ms)图像显示,肝脏、脾脏和胰腺的信号强度随着回波时间的增加而降低。

胰腺实性病变

最常见的两种胰腺实体肿瘤是胰腺癌和神经内分泌肿瘤。这两种病变的强化模式截然不同,与胰腺实质的背景比较,分别形成了乏血供和富血供的典型强化方式(图 5.24)。正常情况下,胰腺实质强化较明显,强化程度接近于富血供的胰岛细胞肿瘤,且明显高于乏血供的胰腺癌。但同时存在胰腺炎时,胰腺实质强化(及平扫的信号强度)下降,与胰腺癌的信号相似。因此,胰腺病变的评估取决于胰腺实质背景的状态。

胰腺癌

胰腺癌是最常见的胰腺恶性肿瘤,约占所有胰腺恶性肿瘤的95%。根据2010—2012年的发病率,目前新生儿中有1.5%被诊断为胰腺癌。胰腺癌是美国癌症死因的第三位,主要原因是生存率极低:在新诊断的患者中只有不到20%的患者生存期超过1年。胰腺

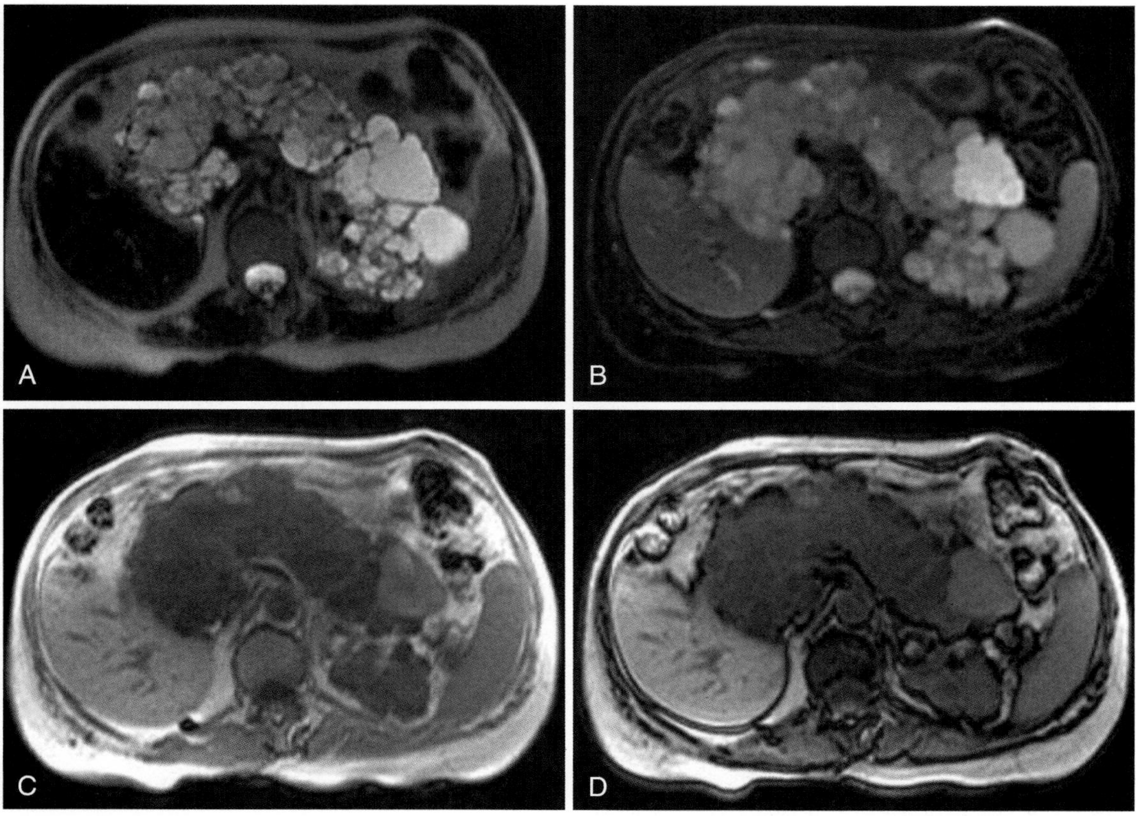

图5.22　Von Hippel-Lindau病。Von Hippel-Lindau病患者的MRI图像显示T2WI(A)、脂肪抑制T2WI(B)、T1WI同相位(C)和反相位(D)均为胰腺完全囊变。

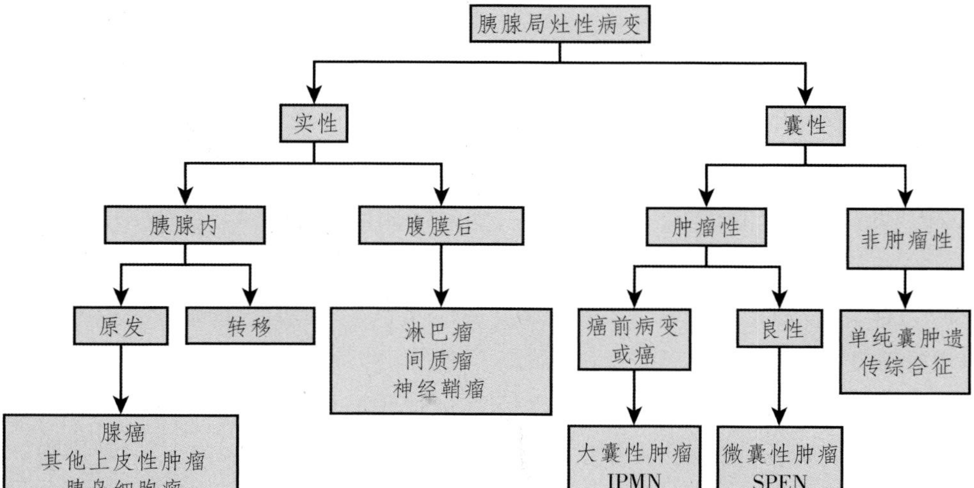

图5.23　胰腺局灶性病变。SPEN，实性囊性乳头状上皮肿瘤；IPMN，导管内乳头状黏液性肿瘤。

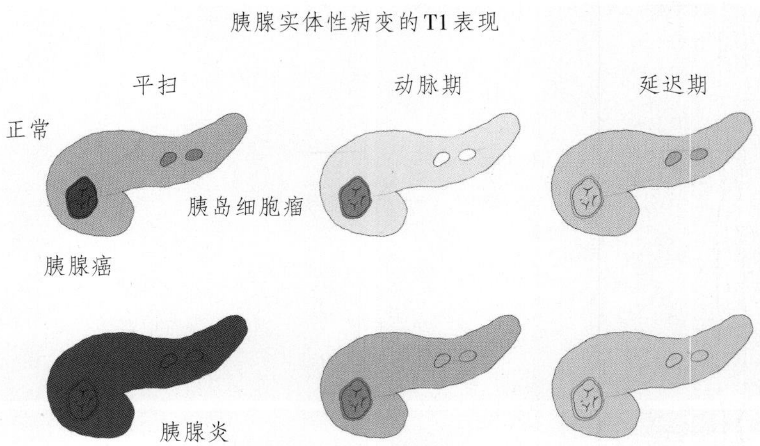

图5.24 胰腺病变强化模式。左列：在正常胰腺中，大多数实体性病变在T1WI上平扫表现为相对低信号。中间列：在正常的胰腺动脉期，除胰岛细胞瘤外，大多数实质性病变表现为相对低信号。右列：在胰腺炎相关的T1WI低信号背景下，病变常不明显。

癌总体预后不佳，5年生存率约为7.2%。局限性病灶患者比晚期患者的生存率有所提高（局限性病灶患者的5年生存率为27.1%，而远处转移患者的5年生存率为2.4%）。胰腺癌好发于老年人，88.3%的患者年龄>55岁（中位年龄为71岁）。胰腺癌大多发生于胰头，临床症状为黄疸、体重减轻、疼痛或恶心。糖类抗原19-9（CA 19-9）是一种对胰腺癌诊断具有重要价值的血清肿瘤标志物，具有良好的敏感性和特异性[28,29]。

在T1WI中，胰腺癌与正常胰腺实质相比呈现典型的低信号（图5.25；也可见图5.24）。脂肪抑制T1WI通过增加动态范围增加低信号的肿瘤和较高信号的正常软组织之间的信号差，以更好地显示肿瘤。在T2WI中，肿瘤的信号强度随肿瘤内出血、坏死和炎症的不同而变化较大。一般来说，由于肿块和正常胰腺之间的信号差异，T1WI相对于T2WI更有助于病灶的显示。胰腺癌增强通常在动脉期中相对于正常腺体组织表现为乏血供的低信号，随后在延迟期中信号逐渐增强，这与胰腺癌内纤维增生有关（见图5.24）。对于胰腺癌，尤其是小的或不改变正常胰腺轮廓的病灶，动态增强成像是最敏感的检查方法（图5.26）。主胰管梗阻是胰腺癌最常见的表现之一（图5.27）。由于存在胰头肿块，胰腺和胆总管的邻近梗阻形成所谓的“双管”征，其高度提示恶性肿瘤（图5.28）[30-32]，由于胰腺癌的进展往往直到出现再刺激症状时才被发现，所以，远端腺体萎缩常与上述导管扩张有关[33]。

在胰腺炎背景下，发现潜在的胰腺癌较困难，因为肿瘤和周围的胰腺在T1WI上都表现为相似的低信号。然而，动脉对比增强能更好地显示胰腺癌的大小和范围，其强化程度往往小于邻近的炎性胰腺组织（见图5.24）[33]。然而，局灶性胰腺炎可出现与胰腺癌类似的局灶性胰腺肿大、正常腺体轮廓扭曲、导管扩张和异常强化，因此，其诊断困难。急性胰腺炎好转后的短期影像学随访有利于鉴别诊断。

大多数胰腺癌的诊断并不困难，影像学的作用是确定可切除性（框5.1）[34]。在决定可

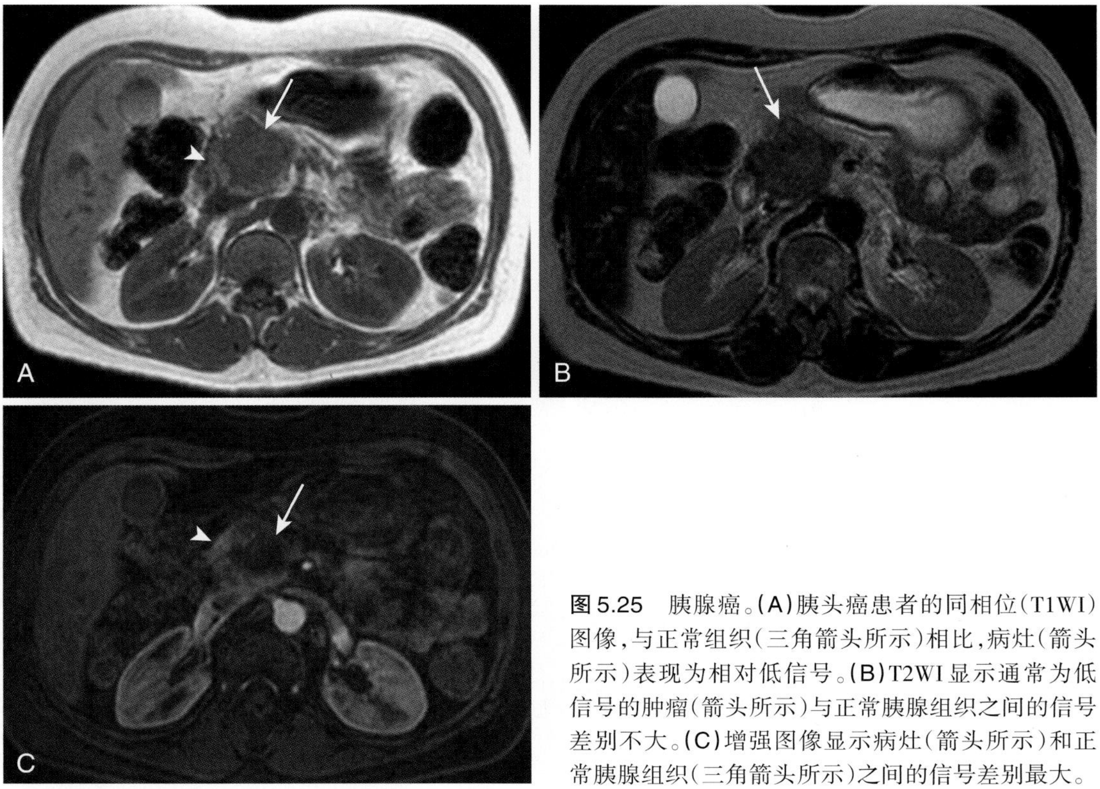

图5.25　胰腺癌。(A)胰头癌患者的同相位(T1WI)图像,与正常组织(三角箭头所示)相比,病灶(箭头所示)表现为相对低信号。(B)T2WI显示通常为低信号的肿瘤(箭头所示)与正常胰腺组织之间的信号差别不大。(C)增强图像显示病灶(箭头所示)和正常胰腺组织(三角箭头所示)之间的信号差别最大。

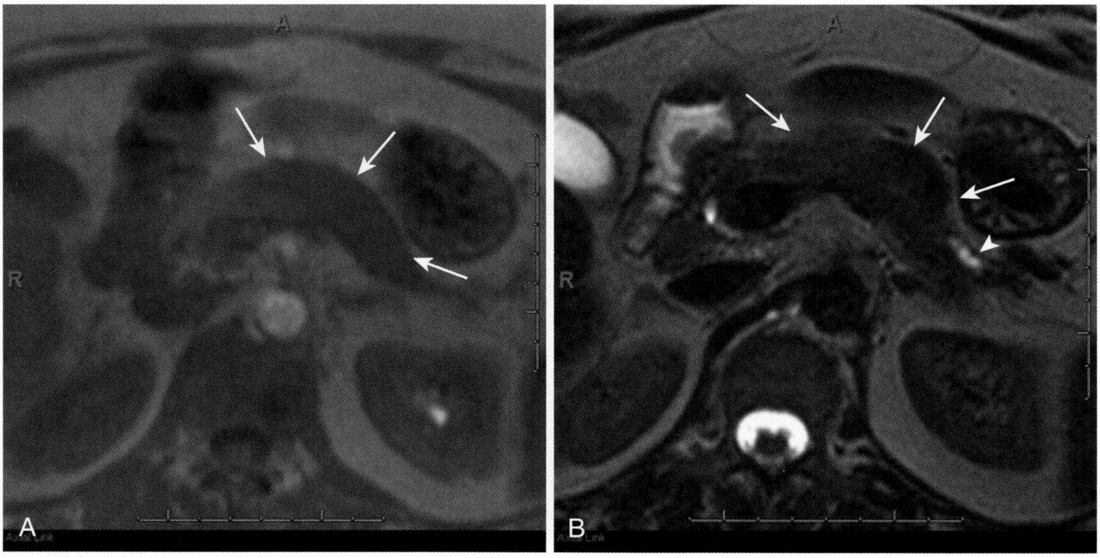

图5.26　胰腺癌(动脉期显影最佳)。浸润性肿块使胰体增大(箭头所示),在T1WI同相位(A)和脂肪抑制梯度回波T1WI平扫(D)图像可见病灶与胰头正常胰腺实质相比呈稍低信号。该肿块在T2WI(B)中信号稍增强,在脂肪抑制T2WI(C)上信号增强更明显。此外,在T2WI(B)和脂肪抑制T2WI(C)中可见远端腺体萎缩和导管扩张(三角箭头所示)。同时,该肿块与正常胰腺相比,增强后强化较低,以脂肪抑制梯度回波的T1WI动脉早期(E)图像最为明显,肿块在脂肪抑制梯度回波的T1WI延迟期图像上(F)呈渐进性强化,这与纤维增生有关。(待续)

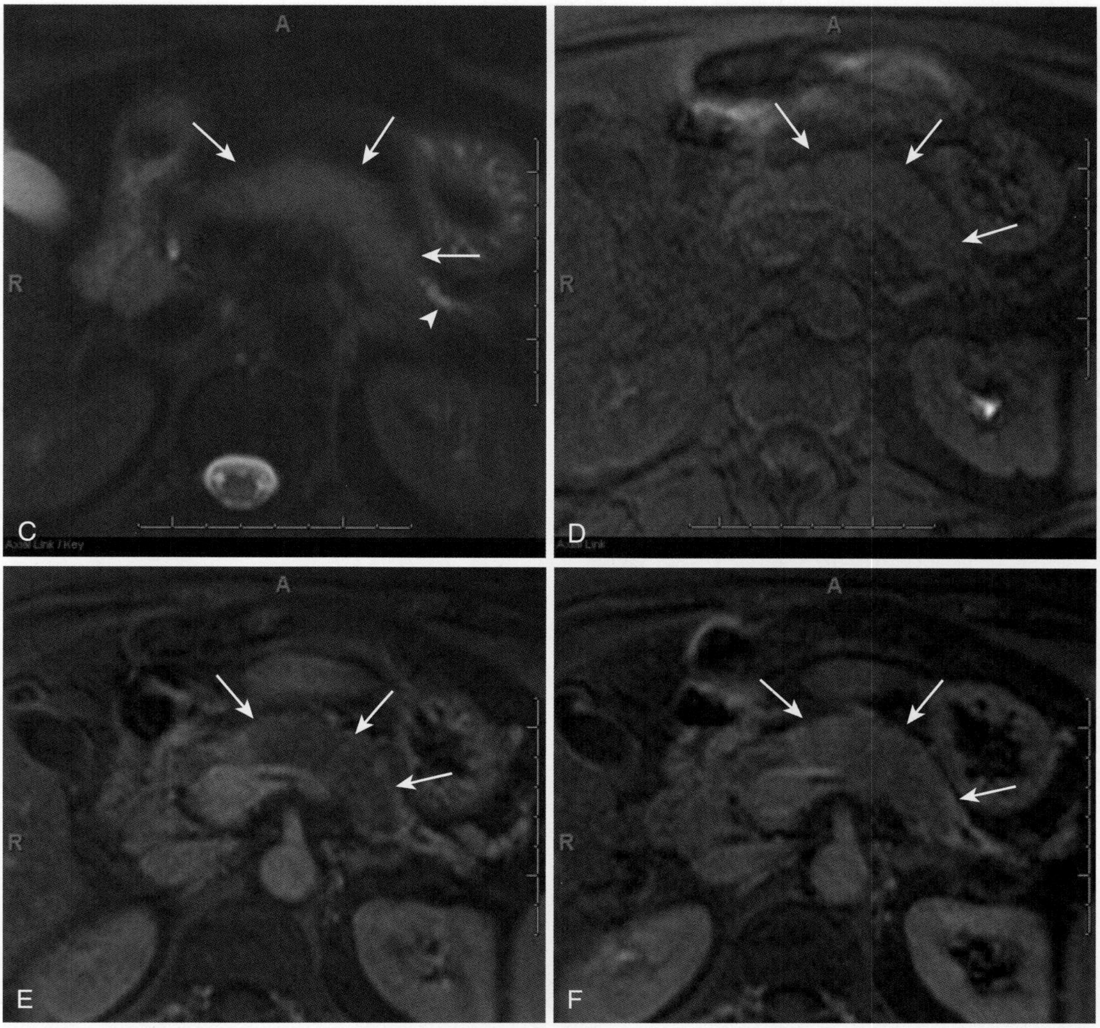

图5.26(续)

切除性和外科治疗的因素中,大部分病例是远处转移和局部扩散(各占40%)。由于胰腺无包膜阻止肿瘤的扩散,且大多数病变发生在胰头,被周围的结构紧密包绕,因此,肿瘤局部扩散较快(图5.29)。胰腺与肠系膜上血管毗邻,肿瘤易于累及这些血管形成血管包裹,从而排除了外科手术治疗的可能。血管包裹是指增强时血管受累超过180°(见图5.29)。转移性扩散包括局部淋巴结的肝脏转移,肺部转移罕见。肿瘤除了直接侵犯十二指肠和胃等邻近组织,也有可能扩散到腹膜表面,导致腹膜播散。

胰脏神经内分泌(胰岛细胞)肿瘤

神经内分泌(胰岛细胞)肿瘤是一种少见的生长缓慢的胰腺内或胰周肿块,可能导致症状性激素分泌过多(因此,称为功能性)或没有导致激素分泌的临床症状(因此,称为非功能性)。在一般人群中,胰腺神经内分泌肿瘤发病率为(1~1.5)/100 000。功能性神经内

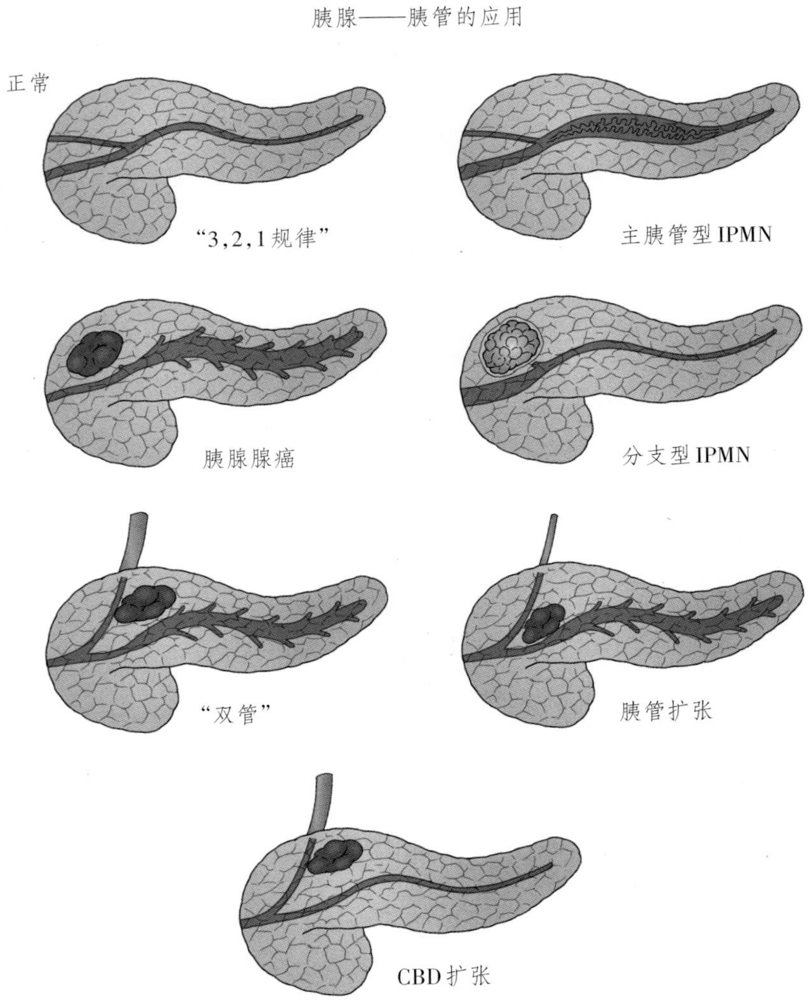

图5.27　胰管的鉴别。正常胰管直径在胰头为3mm，在胰体逐渐变细至2mm，而在正常附属管道（Santorini管）为1mm。胰腺癌时，病变上游胰管及潜在侧支出现扩张。IPMN分泌黏液，因此，出现下游导管扩张。主导管型IPMN具有更高的恶变风险。当病变出现乳头状突起、内部结构和（或）强化时，应警惕癌变可能。与IPMN不同的是，胰腺癌病变近端的胰管出现扩张。胰腺癌胰胆管的扩张模式取决于病变部位。3种基本模式包括：①双导管征，指胆总管和胰管同时扩张；②胰管扩张；③孤立胆总管扩张。

分泌肿瘤由于激素分泌过多会更早出现症状，并根据其分泌的激素命名（表5.2）。

MRI可以很好地显示神经内分泌肿瘤，这是因为T1WI上高信号的正常胰腺组织与低信号的肿瘤之间的高对比度，以及肿瘤的典型富血管强化[35]。在脂肪抑制T2WI上，肿瘤与邻近胰腺实质相比常呈高信号[36]，肿瘤也可呈低信号或等信号，但较少见，其与肿瘤内纤维组织含量增加有关（图5.30）[35]。

胰岛素瘤。胰岛素瘤是最常见的功能性神经内分泌肿瘤，常伴有继发于胰岛素分泌过多的症状性低血糖。这些肿瘤通常是良性的且为单发，直径<2cm，在胰腺的所有部位均可发生。

在影像学上，胰岛素瘤在T1WI上呈现低信号，在T2WI上呈现均匀高信号，动态增强

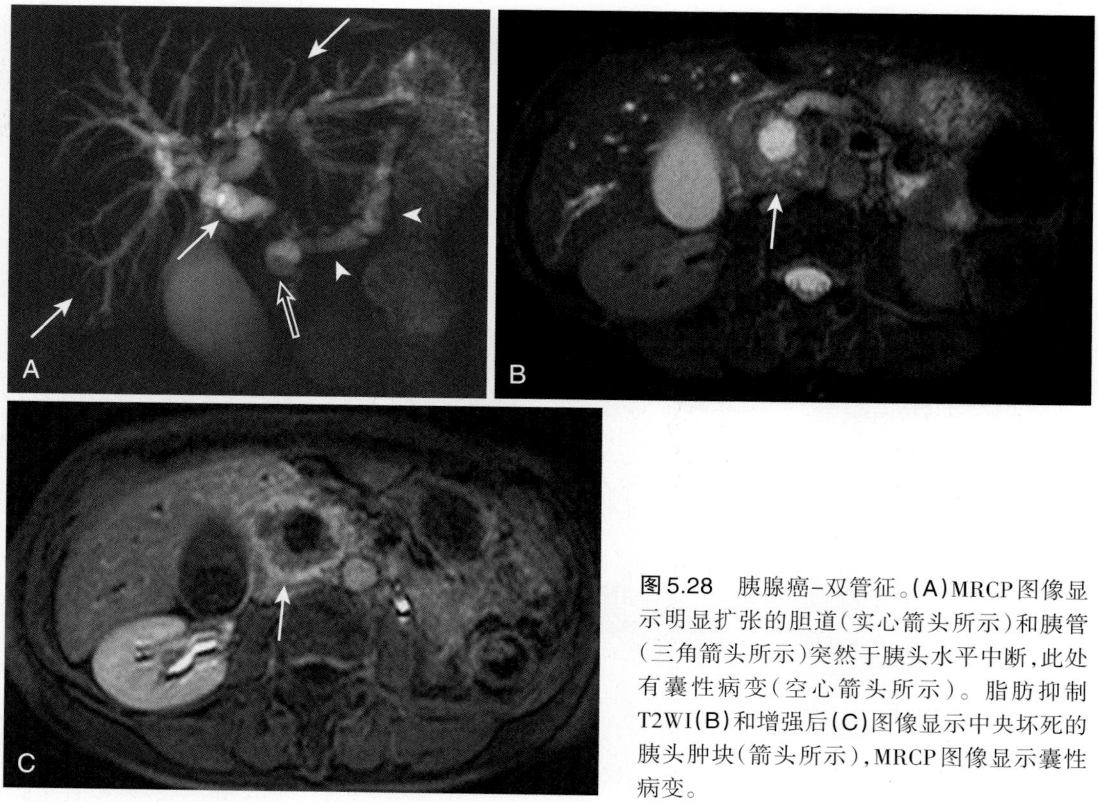

图5.28 胰腺癌-双管征。(A)MRCP图像显示明显扩张的胆道(实心箭头所示)和胰管(三角箭头所示)突然于胰头水平中断,此处有囊性病变(空心箭头所示)。脂肪抑制T2WI(B)和增强后(C)图像显示中央坏死的胰头肿块(箭头所示),MRCP图像显示囊性病变。

框5.1 导致胰腺癌不可切除的因素

- 肝转移瘤
- 血管包裹(180°)
- 腹膜种植
- 胰周扩散
- 大小>3cm
- 淋巴结转移
  - 腹膜后
- 肠系膜

呈明显强化(图5.31)[36]。

胃泌素瘤。胃泌素瘤是第二常见的功能性神经内分泌肿瘤。胃泌素分泌增加导致难治性消化性溃疡,称为Zollinger-Ellison综合征。胃泌素瘤约75%是散发的,剩下的25%属于多发性内分泌肿瘤(MEN)Ⅰ型综合征的一部分。肿瘤直径一般<4cm。大多数胃泌素瘤位于“胃泌素瘤三角”内,其边界为胆囊管、十二指肠第2、3部分及胰颈。60%~80%的胃泌素瘤是恶性的,但生长十分缓慢。

胃泌素瘤典型的影像学表现为T1WI上信号减低,T2WI上信号增高,增强后呈边缘光滑强化[36]。

胰高血糖素瘤、血管活性肠肽瘤和生长抑素瘤。胰高血糖素瘤、血管活性肠肽瘤和生长抑素瘤均属于功能性神经内分泌肿瘤。由于这些肿瘤与激素分泌过多有关的临床表现是非特异性的,因此,其在病程后期才被发现,在确诊时体积通常较大(3~5cm)。这些不太常见的功能性神经内分泌肿瘤大多为恶性。

影像学上,这三种较少见的功能性神经内分泌肿瘤均表现为T1WI信号降低、T2WI信号增高及增强后非均匀实性增强[36]。

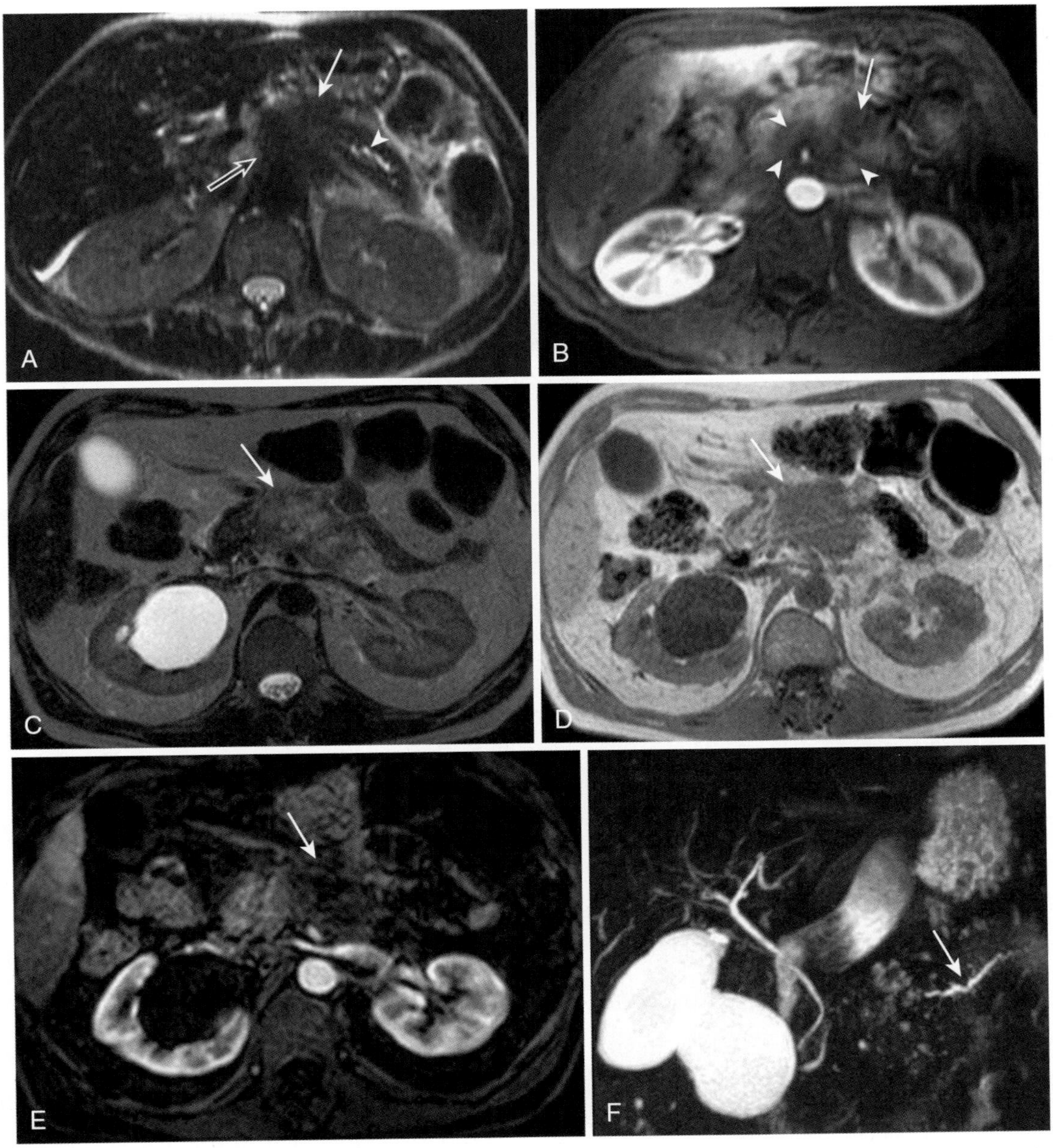

图5.29　胰腺癌的局部和转移性扩散。T2WI(A)显示不明确的低信号病变(实心箭头所示)伴上方胰管扩张(三角箭头所示),胰周组织融合提示局部扩散(空心箭头所示)。增强后早期图像(B)显示乏血供胰腺肿块(箭头所示)及肠系膜上动脉(三角箭头所示)包裹。T2WI(C)、T1WI同相位(D)和增强后动脉期(E)图像显示胰腺癌患者胰腺内轻度强化的大肿块(箭头所示),在3D MRCP的MIP图像(F)上可伴上游胰管扩张(箭头所示)。在T2WI(G)中可见多发高信号转移瘤,在增强后(H)图像上呈乏血供。(待续)

非功能性胰岛细胞瘤。非功能性胰岛细胞瘤可能被偶然发现,也可能由肿块占位效应或发生转移性疾病引起腹痛时发现(图5.32)。非功能性肿瘤通常较大,在T2WI上有囊变和坏死,伴增强后不均匀强化(见图5.32)[37]。超过50%的非功能性肿瘤为恶性,表现为局部浸润和远处转移,故与功能性肿瘤相比,非功能性肿瘤预后较差。

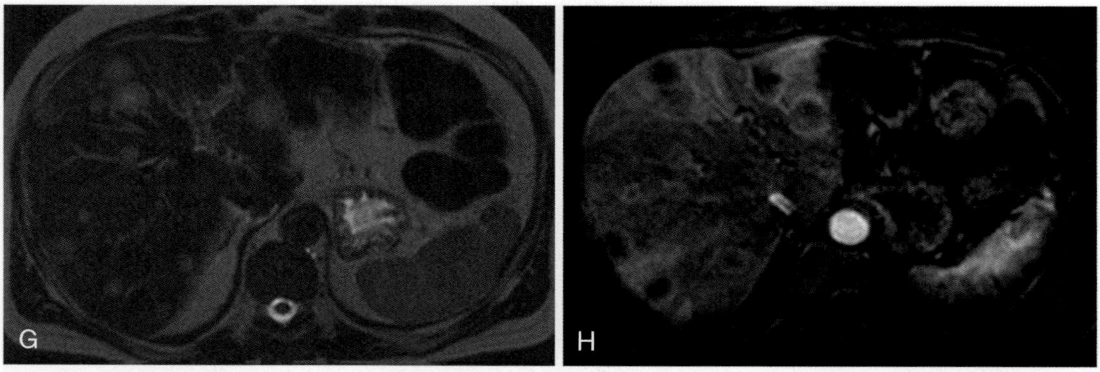

图5.29(续)

表5.2 胰岛细胞肿瘤类型

肿瘤	细胞	恶性率	临床表现	影像学
胰岛素瘤	β	10%	低血糖	小,单一
胃泌素瘤	α1	60%	Zollinger-Ellison综合征	小,可能多发,异位
胰高血糖素瘤	α2	80%	糖尿病	较大,通常位于胰体尾
血管活性肠肽瘤	δ1	50%	水样腹泻、低钾血症、胃酸缺乏(WDHA)综合征	大,通常位于胰体尾
生长抑素瘤	δ	67%	腹泻、体重减轻	大,通常位于胰头
非功能性		经常	腹痛、黄疸	巨大

胰腺转移瘤。转移到胰腺的肿瘤并不常见,其偶尔由肾细胞癌、肺癌、乳腺癌、结肠癌和黑色素瘤等血行播散性肿瘤引起。

胰腺癌和胰腺转移瘤的鉴别诊断意义重大,因为转移瘤预示着预后更好。相对于正常胰腺实质,转移瘤在T1WI上的信号通常较低。然而,与胰腺癌不同,转移瘤与胰腺癌的乏血供性相比,往往表现为均匀或不均匀增强[38]。此外,某些转移瘤可根据其与原发肿瘤相似的影像学特征进行诊断。例如,黑色素瘤转移可显示肿瘤内出血引起的T1WI信号升高或黑色素的顺磁性(图5.33)。透明细胞型肾细胞癌转移可能含有与原发灶相同的镜下脂质(图5.34)。

其他胰腺实性病变

腺泡细胞癌。尽管腺泡细胞约占胰腺实质的80%,但胰腺腺泡细胞癌是一种罕见的好发于男性的恶性肿瘤,约占胰腺外分泌肿瘤的1%。由于脂酶分泌过多,这种肿瘤偶尔会出现皮下、骨内脂肪坏死和多关节痛综合征。影像学表现多样且呈非特异性,既可表现为有包膜强化和坏死的大肿块,也可表现为类似于神经内分泌肿瘤的明显强化肿块等[38]。

淋巴瘤。原发性胰腺淋巴瘤罕见。然而,约30%的非霍奇金淋巴瘤病例累及胰周和主动脉旁淋巴结,胰腺继发受累。

影像学表现通常包括淋巴结病变伴胰

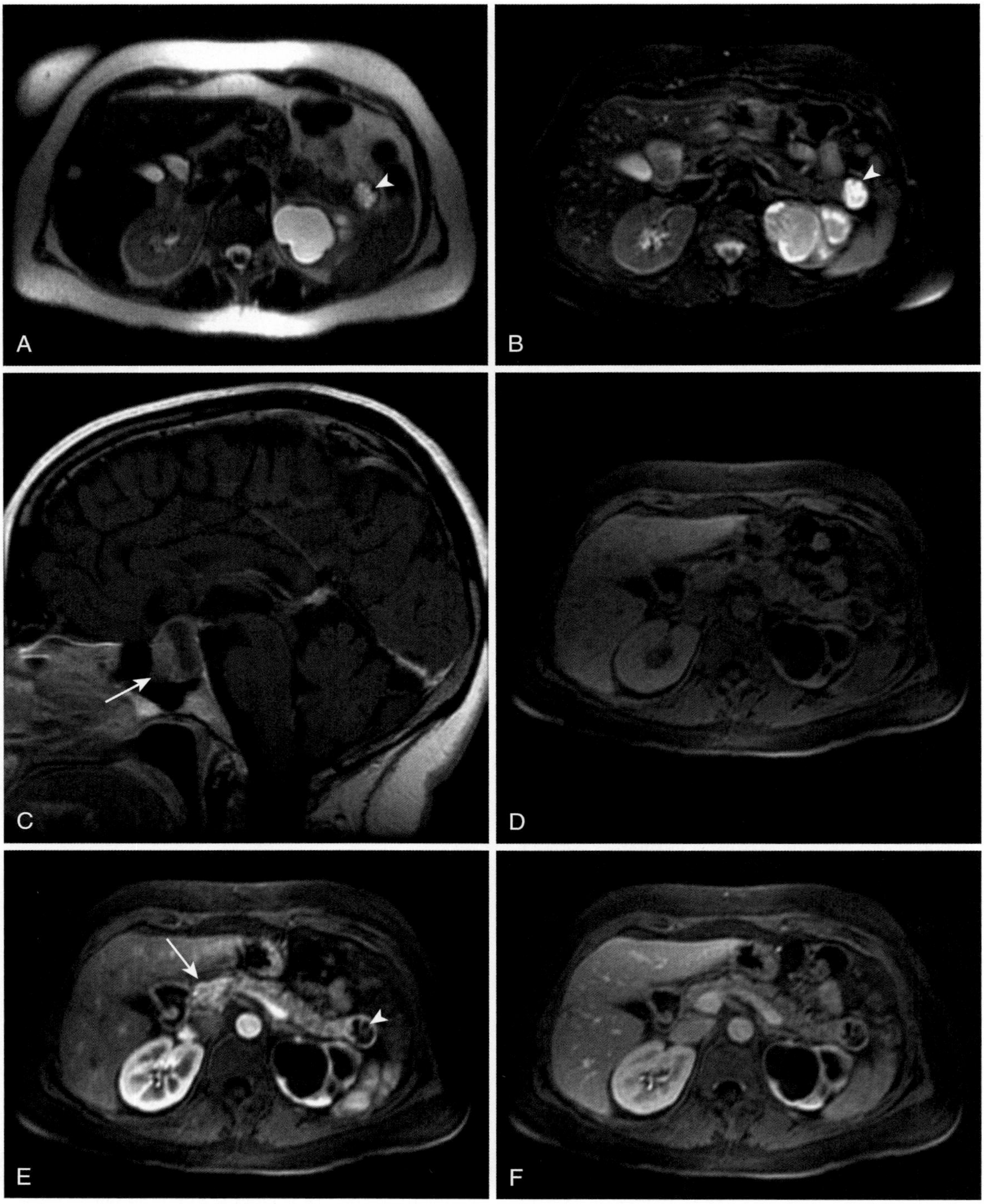

图5.30　胰岛细胞瘤。T2WI(A)、脂肪抑制T2WI(B)、3D脂肪抑制梯度回波T1WI动态增强前平扫(D)、动脉早期(E)和动脉晚期(F)图像显示胰腺有两处动脉增强病变。实性病变(箭头所示)在动脉早期图像(E)中最明显,囊性病变(三角箭头所示)在脂肪抑制T2WI(B)中最明显。这些病灶是实性和囊性病变胰岛细胞瘤,MEN-Ⅰ型或Wermer综合征患者可同时发生垂体腺瘤[颅脑矢状位T1WI,C,箭头所示]和已知的甲状旁腺腺瘤。

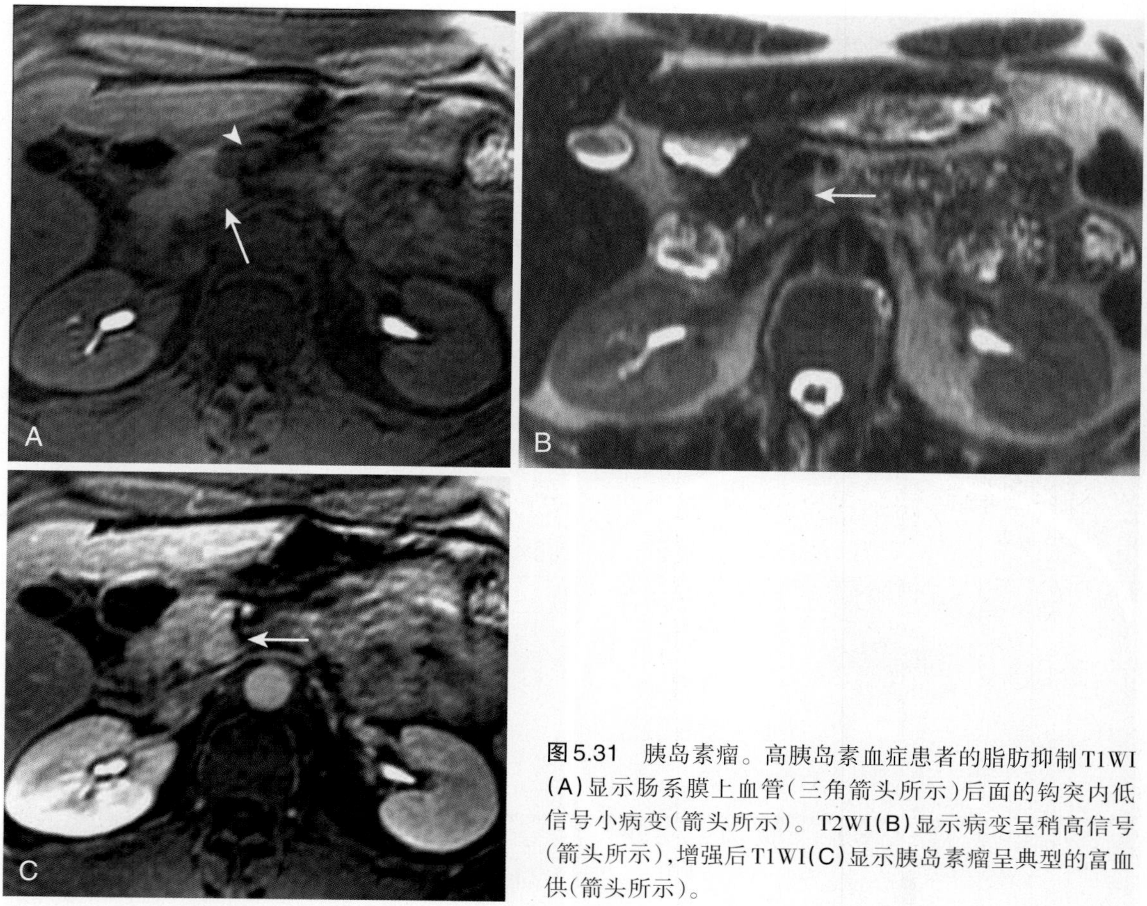

图5.31 胰岛素瘤。高胰岛素血症患者的脂肪抑制T1WI(A)显示肠系膜上血管(三角箭头所示)后面的钩突内低信号小病变(箭头所示)。T2WI(B)显示病变呈稍高信号(箭头所示),增强后T1WI(C)显示胰岛素瘤呈典型的富血供(箭头所示)。

腺直接侵犯和浸润。胰腺浸润的影像学表现与淋巴结相似,T1WI低信号,T2WI信号多样,强化较正常胰腺实质弱(图5.35)。尽管胰腺淋巴瘤可能导致导管扩张,但对于大小相似的胰腺肿块,导管扩张程度通常没有预期明显[39]。

胰腺囊性病变

胰腺囊性病变是一类广泛的疾病,其囊性成分的形态和与胰管的连接是缩小鉴别诊断的主要因素(图5.36)。T2WI的液体高信号和增强后未见强化(最好用减影证实)可鉴定是否为囊性病变。

囊肿

真性囊肿 胰腺真性囊肿非常罕见,被认为是先天性的。这些囊肿内衬上皮细胞,通常多发,见于成人多囊肾病、Von Hippel-Lindau病和囊性纤维化[40]。

假性囊肿 假性囊肿于急性胰腺炎发作后,在坏死或渗出区域内形成肉芽组织包裹的囊壁,无内衬上皮。假性囊肿的内容物包括胰腺碎片、胰腺排泄物或血液成分。因此,影像学表现变化很大(见图5.11)。病灶中心通常呈T1WI低信号和T2WI高信号。囊肿内沉淀物和出血成分导致T2WI信号强度降低[40-42]。

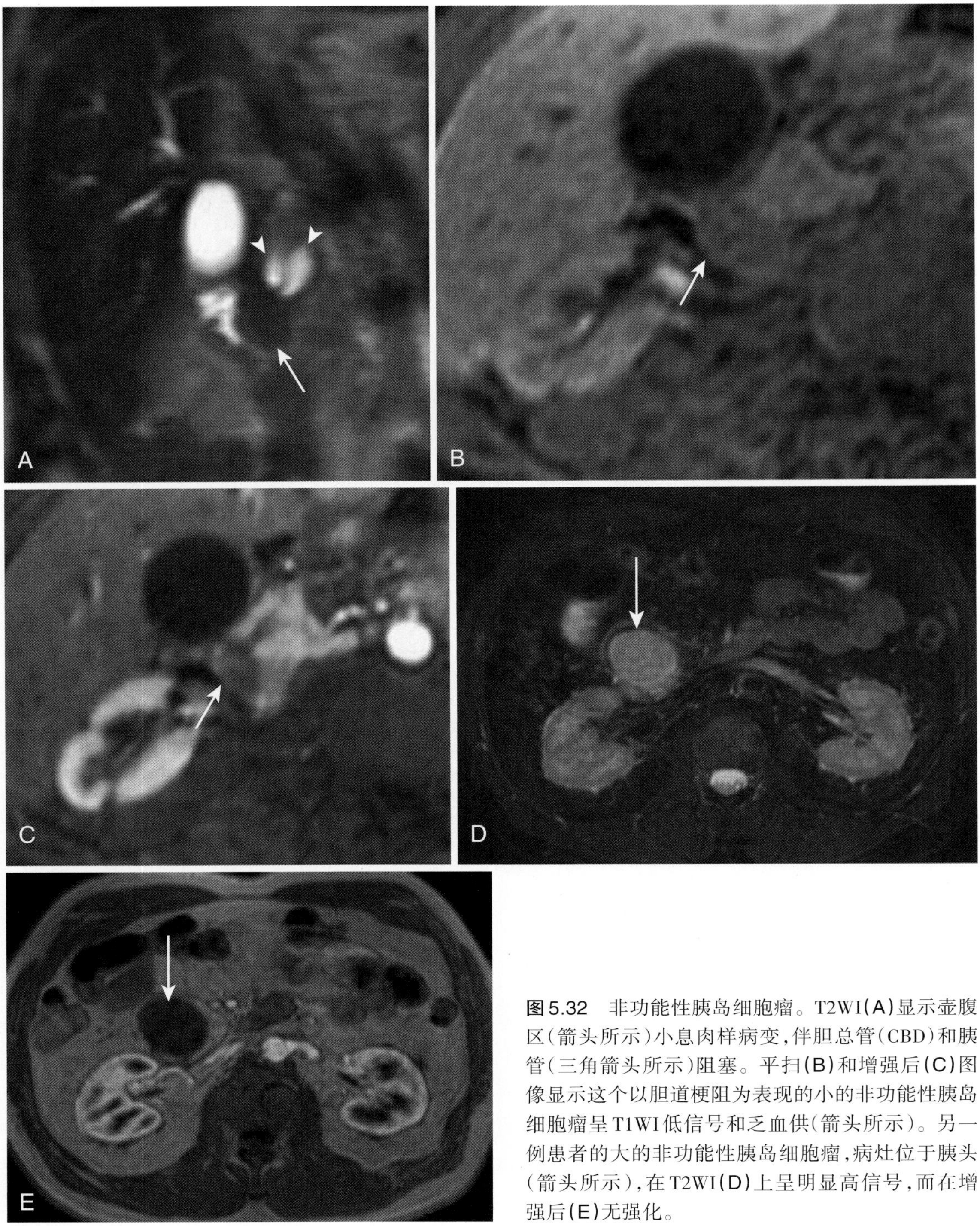

图5.32 非功能性胰岛细胞瘤。T2WI(A)显示壶腹区(箭头所示)小息肉样病变,伴胆总管(CBD)和胰管(三角箭头所示)阻塞。平扫(B)和增强后(C)图像显示这个以胆道梗阻为表现的小的非功能性胰岛细胞瘤呈T1WI低信号和乏血供(箭头所示)。另一例患者的大的非功能性胰岛细胞瘤,病灶位于胰头(箭头所示),在T2WI(D)上呈明显高信号,而在增强后(E)无强化。

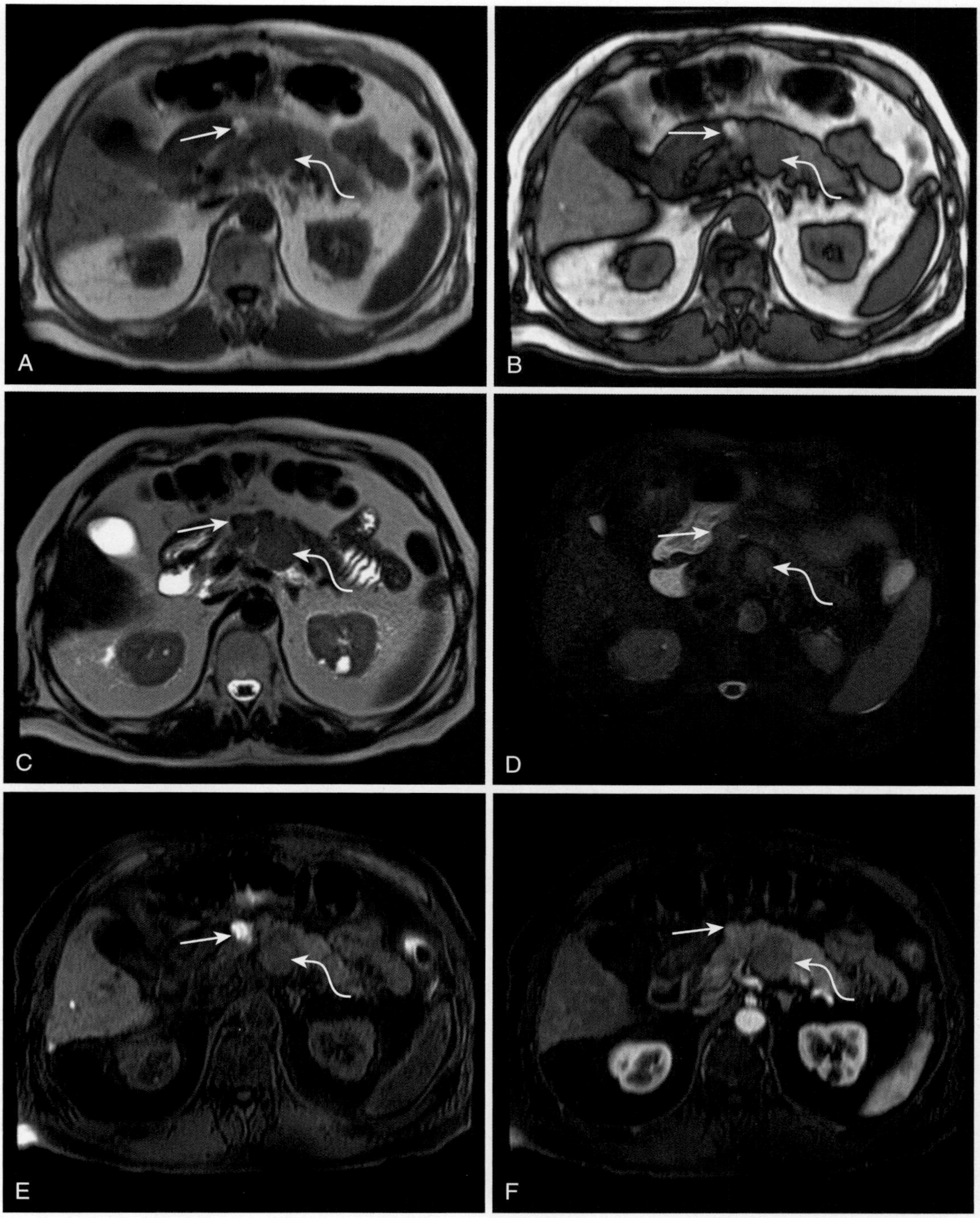

图5.33 黑色素瘤胰腺转移。同时存在两个黑色素瘤胰腺转移灶患者的磁共振图像，包括梯度回波T1WI同相位（A）、反相位（B）、T2WI（C）、脂肪抑制T2WI（D）、脂肪抑制梯度回波T1WI平扫（E）、动脉期（F）和延迟期（G）图像。其中，一个转移灶（直线箭头所示）与另一个转移灶（曲线箭头所示）相比，因含有较多黑色素在T1WI呈高信号。在T2WI中，两个转移灶相对胰腺呈稍高信号（由于动态范围增大，在脂肪抑制序列上显示更为明显）。在对比增强图像中，转移灶表现出不同程度的强化。（待续）

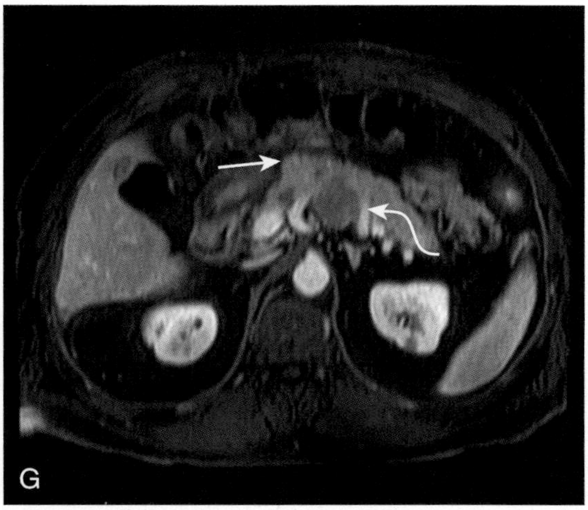

图5.33(续)

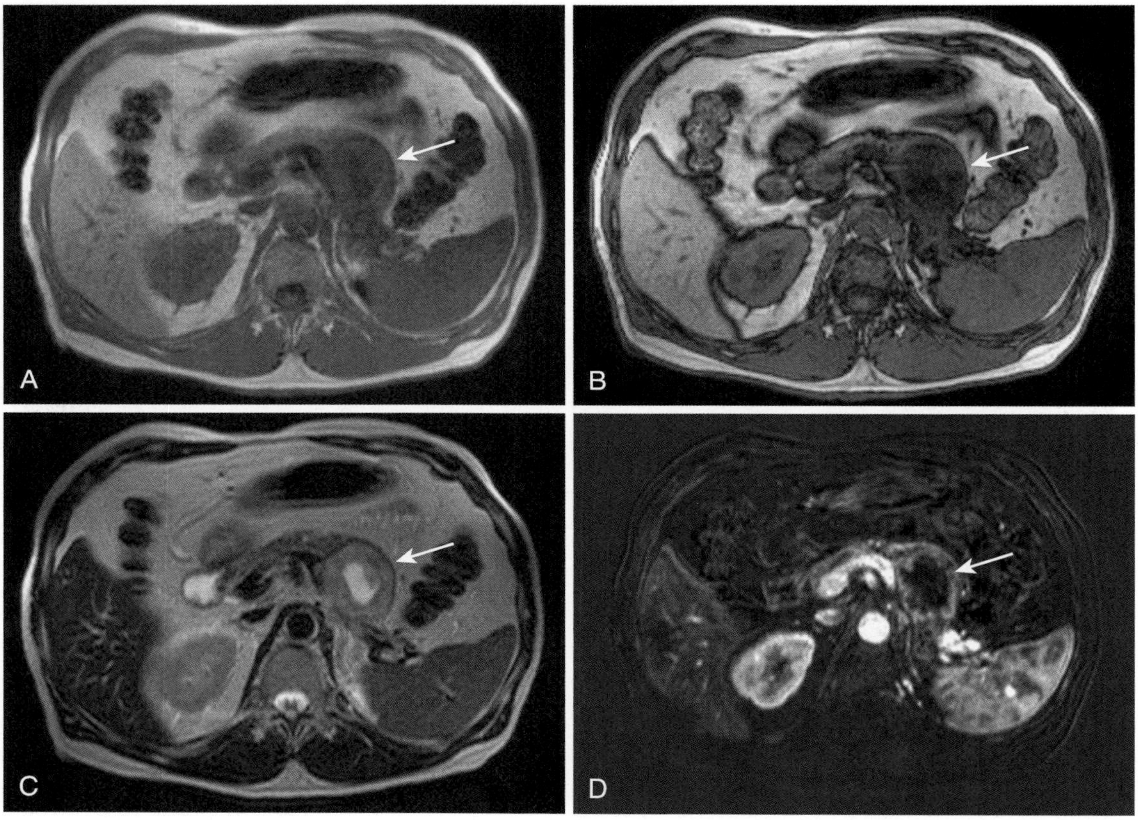

图5.34　肾细胞癌胰腺转移。转移性透明细胞肾细胞癌患者的同相位图像(A)显示在胰腺体可见一大病灶(箭头所示),病灶在反相位图像(B)中信号降低。T2WI(C)和动脉期减影(D)图像所见的中央囊性坏死和周围富血供也是该肿瘤的典型表现(箭头所示)。

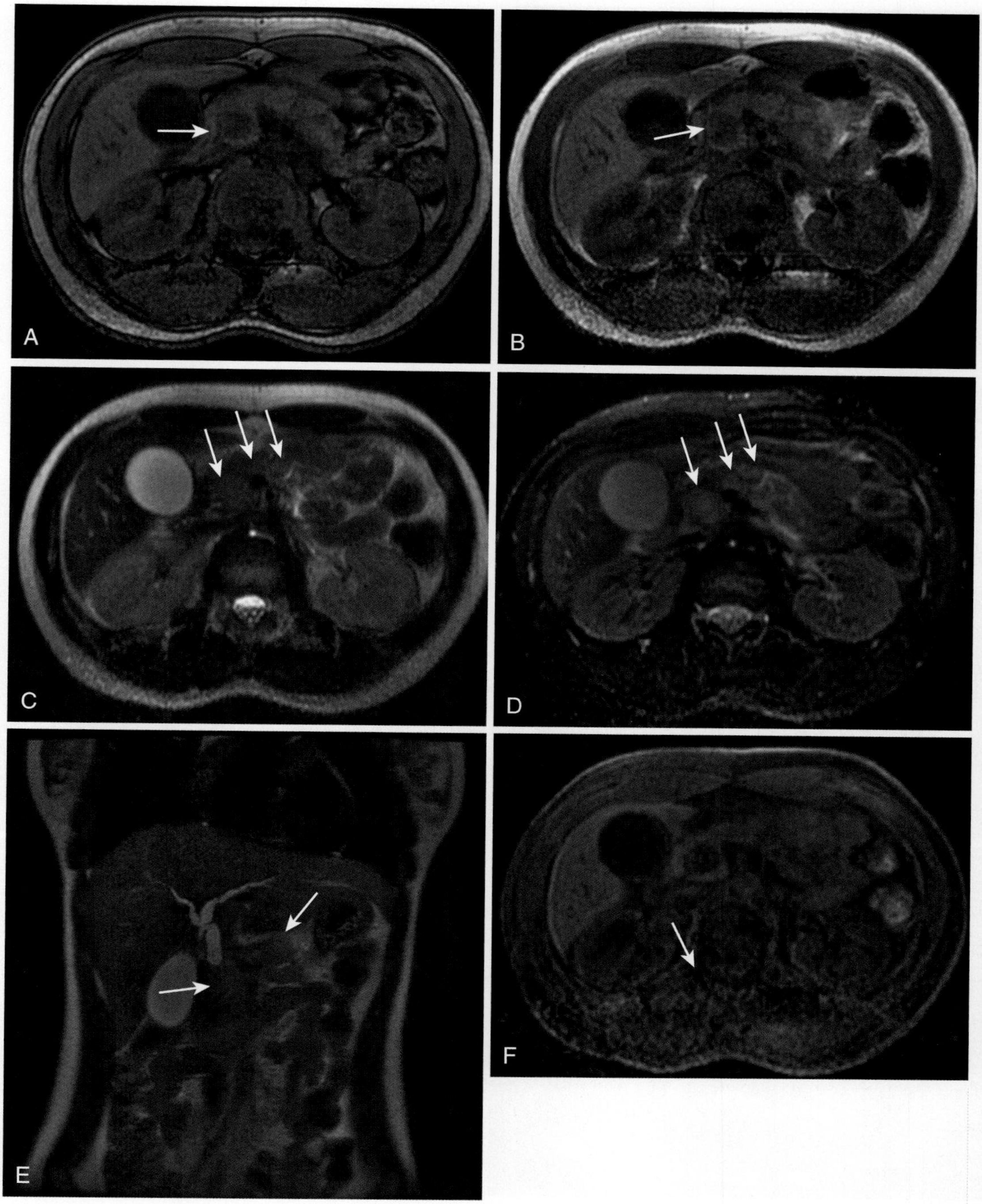

图5.35 胰腺淋巴瘤。19岁女性患者，病理诊断为原发性胰腺淋巴瘤，胰腺病灶（箭头所示）在T1WI［轴位同相位（A）、反相位（B）和平扫（F）］上呈低信号，T2WI［SSFSE（C）］、轴位脂肪抑制T2WI（D）和冠状位SSFSE（E）呈稍高信号，增强后早期（G）及晚期（H）呈轻度强化。（待续）

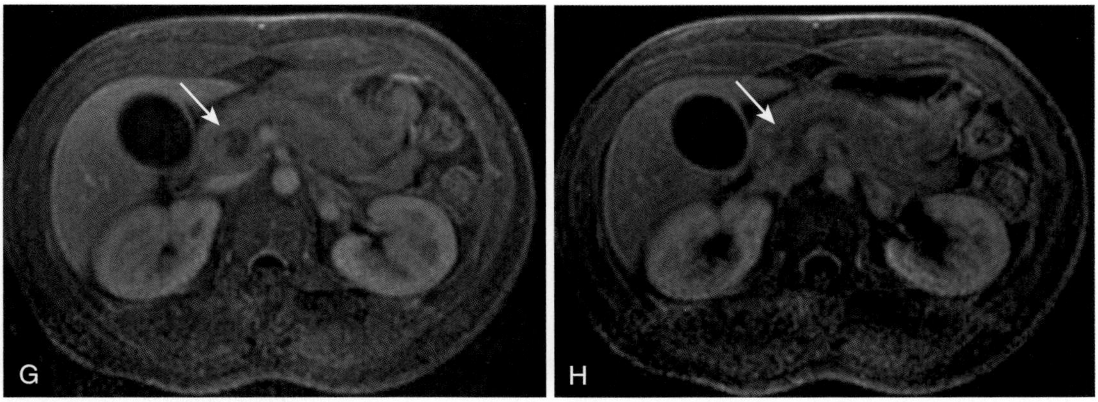

图5.35(续)

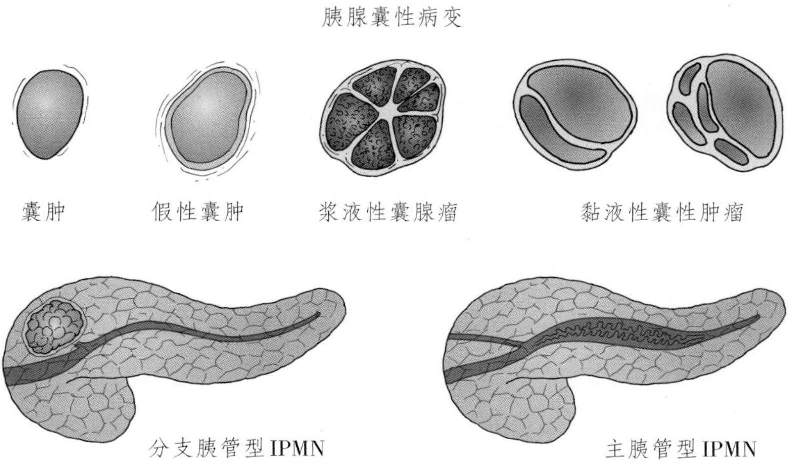

图5.36 胰腺囊性病变。IPMN,导管内乳头状黏液性肿瘤。

Von Hippel-Lindau病。如前所述,多发胰腺真性囊肿是Von Hippel-Lindau病的最常见表现(见图5.22)(见第6章)。

肿瘤

IPMN。IPMN是一种分布在主胰管或胰管分支内的由胰管上皮增生形成的肿瘤(见图5.27)。由于黏液的水合作用,充满黏液的扩张导管呈T2WI高信号,而T1WI信号可变(图5.37)。乳头状突起或壁结节表现为低信号的充盈缺损。增强后能更好地显示这些病变,因为乳头状突起或壁结节可见强化,而黏蛋白没有强化[43-45]。IPMN在男性中更常见,发病年龄为60~80岁。

主胰管型IPMN表现为主胰管弥漫性或节段性进行性扩张和胰腺实质萎缩,与慢性胰腺炎鉴别困难。30%~40%主胰管型IPMN患者在诊断时存在浸润性恶性肿瘤,其余患者存在细胞异型性、不典型增生或原位癌,因此,应对这些病变须手术切除[46]。提示恶性肿瘤的征象包括乳头状突出、壁结节、肿瘤直径>3cm、间隔生长及主胰管扩张>7mm

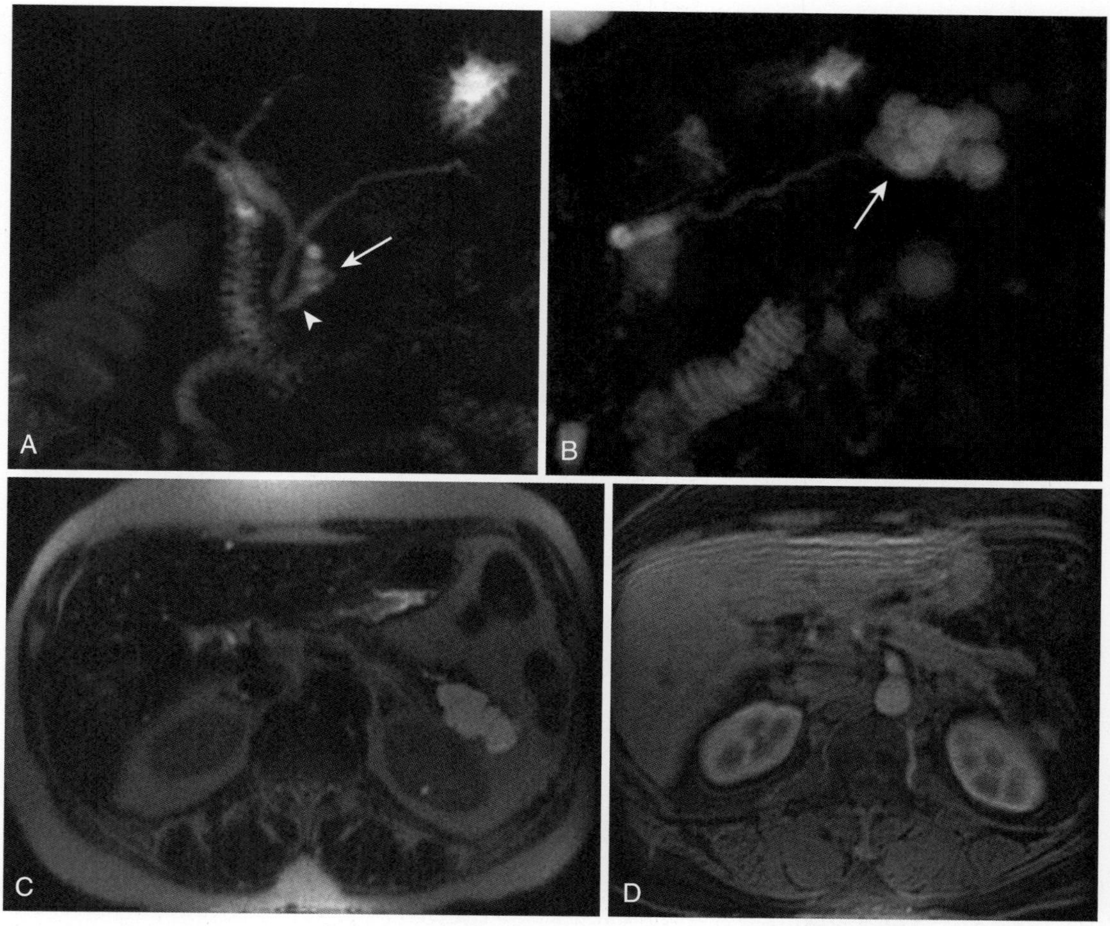

图5.37 主胰管型IPMN。MRCP图像(A)可见位于胰头/颈部的主胰管型IPMN(箭头所示),病灶较小,伴有下游胰管轻度扩张(三角箭头所示)。另一主胰管型IPMN患者的MRCP图像(B)可见病灶位于尾部(箭头所示),与相邻胰管相连,胰管未见扩张。T2WI(C)和增强后(D)图像未见恶性征象。

(图5.38)[47]。

分支胰管型IPMN在主胰管旁可见椭圆形囊性肿块。这些病变可呈葡萄丛样,其与主胰管相通,是与浆液性囊腺瘤的鉴别点[48]。分支胰管型IPMN最常见于钩突或胰头,也可累及胰尾(图5.39)。

浆液性囊腺瘤。浆液性囊腺瘤是一种好发于中老年女性的良性肿瘤,其特征是超过6个直径均<20mm的囊肿聚集。另外,浆液性囊腺瘤在Von Hippel-Lindau病患者中多发。浆液性囊腺瘤稍多见于胰头,肿瘤有分隔,囊肿壁增强后轻微强化(图5.40)。浆液性囊腺瘤内可有一个中央瘢痕,中央瘢痕呈T1WI低信号,增强后强化多变,中央瘢痕内偶见钙化(CT显示更佳)[40-42]。尽管浆液性囊腺瘤在外观上与分支胰管型IPMN相似,但可根据病灶未与主胰管相连接来排除浆液性囊腺瘤的诊断。

黏液性囊性肿瘤。其为一种少见的恶性肿瘤,需要手术切除,其特征是单房或多房囊肿,内部充满大量黏稠胶状黏液,并好发于胰腺尾部。单个囊肿直径一般>20mm,并可伴有乳头状突出物，囊肿与主胰管相连，边缘可能有钙化（图5.41）。黏液性囊性肿瘤好发于40~60岁女性（6∶1），70%~90%的病灶位于胰体远端或胰尾。黏蛋白可能在T1WI和T2WI呈高信号。当病变为多房时，常有较厚的分隔（图5.42）[49–51]。

囊性神经内分泌（胰岛细胞）瘤。随着神经内分泌肿瘤的生长，可出现继发变性和坏死的囊性表现（见图5.30和图5.32）。因此，在囊性病变鉴别中考虑胰岛细胞瘤很重要，其中央囊性成分典型表现为T1WI及T2WI均呈中等信号强度。T1WI信号增高并不是其特异性征象，也可见于假性囊肿、SPEN伴出血和黏液性肿瘤。囊性胰岛细胞瘤具有不规

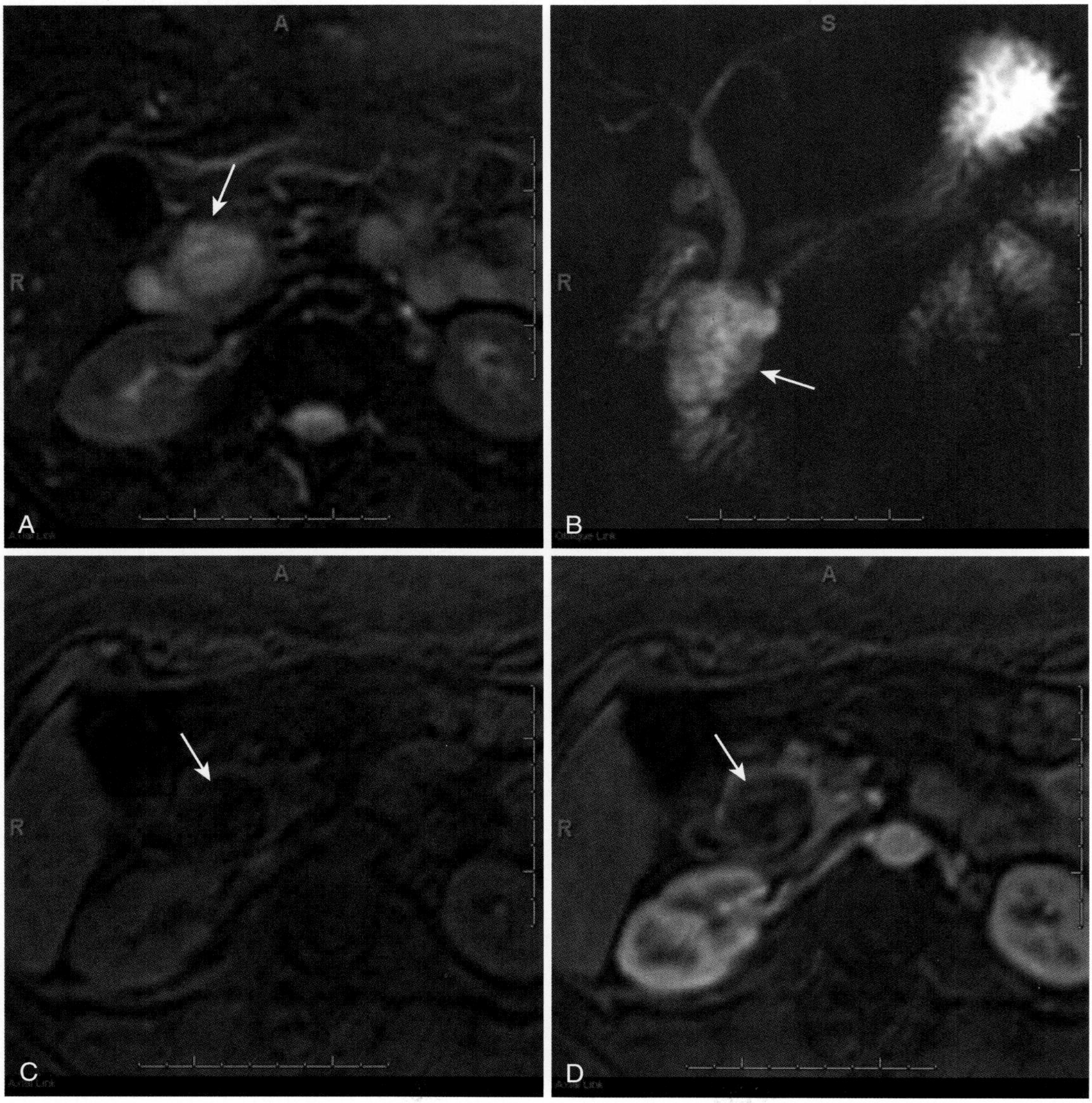

图5.38　具恶性特征的IPMN。脂肪抑制T2WI（A）和冠状位厚层MRCP（B）最大信号图像显示胰头巨大囊性病变（箭头所示）。脂肪抑制梯度回波T1WI平扫（C）、动脉早期（D）、动脉晚期（E）和延迟期（F）图像显示内部乳头状突起强化，病灶靠近主胰管，提示这一分支胰管型IPMN出现恶化。（待续）

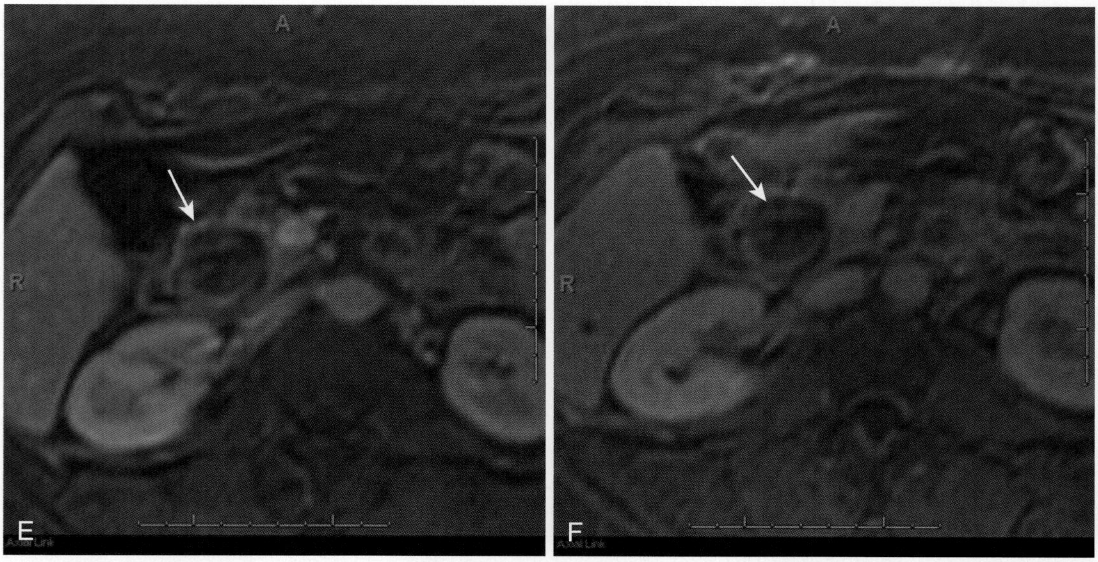

图5.38(续)

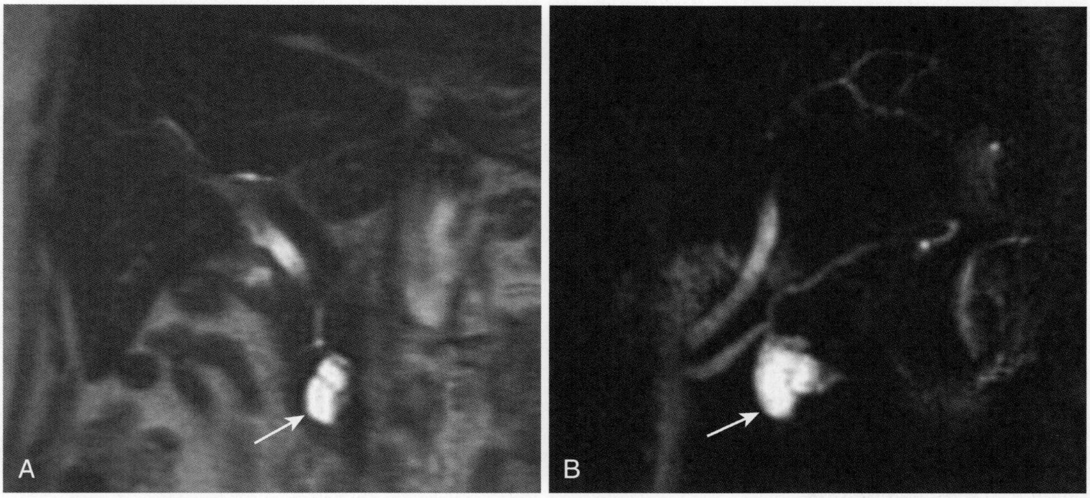

图5.39　分支胰管型IPMN。冠状位T2WI(A)显示胰头区一结构简单的囊性病变(箭头所示)。相应的MRCP图像(B)显示病灶与主胰管的连接及典型下游胰管扩张(箭头所示)。

则的厚壁,增强后囊壁明显强化,有助于与其他囊性病变相鉴别[42]。

SPEN　SPEN是低恶性潜能病变。SPEN好发于20~30岁女性,以非裔美国人或亚裔最为典型(图5.43)。影像学表现呈一个巨大的包膜完整的肿块,内部结构不一(从实性到囊实性,再到厚壁囊肿),伴局灶性信号丢失(由钙化所致)和出血性变性区域。尽管肿瘤可发生于胰腺的各个部位,但最常见部位是胰尾。肿瘤最常见的影像学表现是伴有出血性坏死的实囊性混合病变,出血部分可呈T1WI高信号且T2WI信号多变,伴或不伴液体碎片平面。纤维囊壁在T1WI及T2WI均呈低信号[52,53]。

脾脏

脾脏是一个重要但常被忽视的器官。原因之一是脾脏很少发生原发性恶性肿瘤。然而,不应低估脾脏的重要性,因为某些脾脏病理改变可引起严重的临床表现,如脾破裂甚至腹腔积血[54]。

解剖和功能

脾是一个位于胃底和膈之间的无淋巴窦的淋巴器官。脾有膈面和脏面:脏面又可分为胃(前)面和肾(后)面等部分。胃面与胃后壁和胰尾直接相邻。胃表面的内侧是血管和神经进出之处,称为脾门。肾面在解剖学上

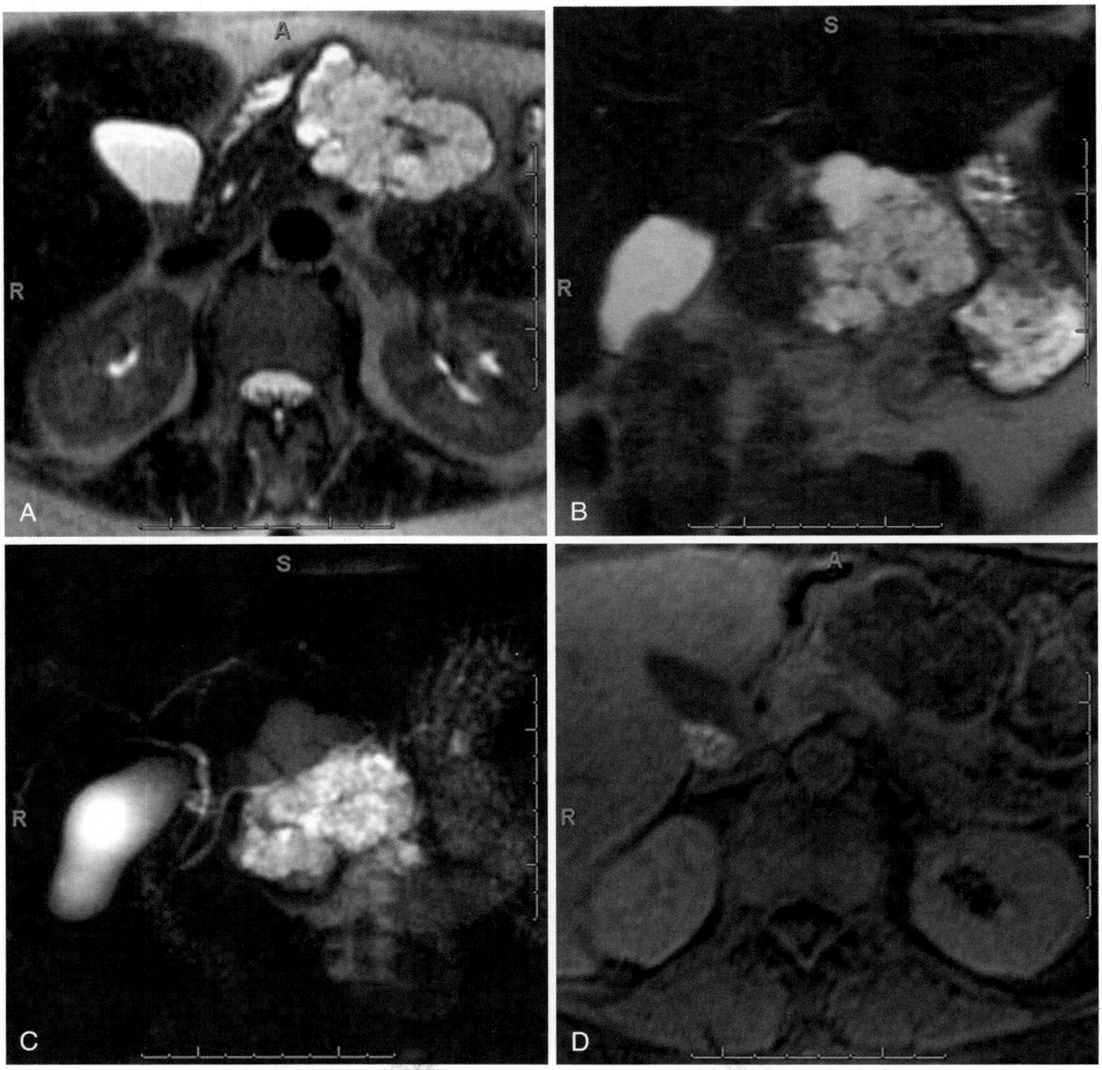

图5.40　胰腺浆液性囊腺瘤。轴位(A)和冠状位(B)T2WI、冠状厚层MRCP(C)和3D脂肪抑制梯度回波T1WI平扫(D)。(待续)

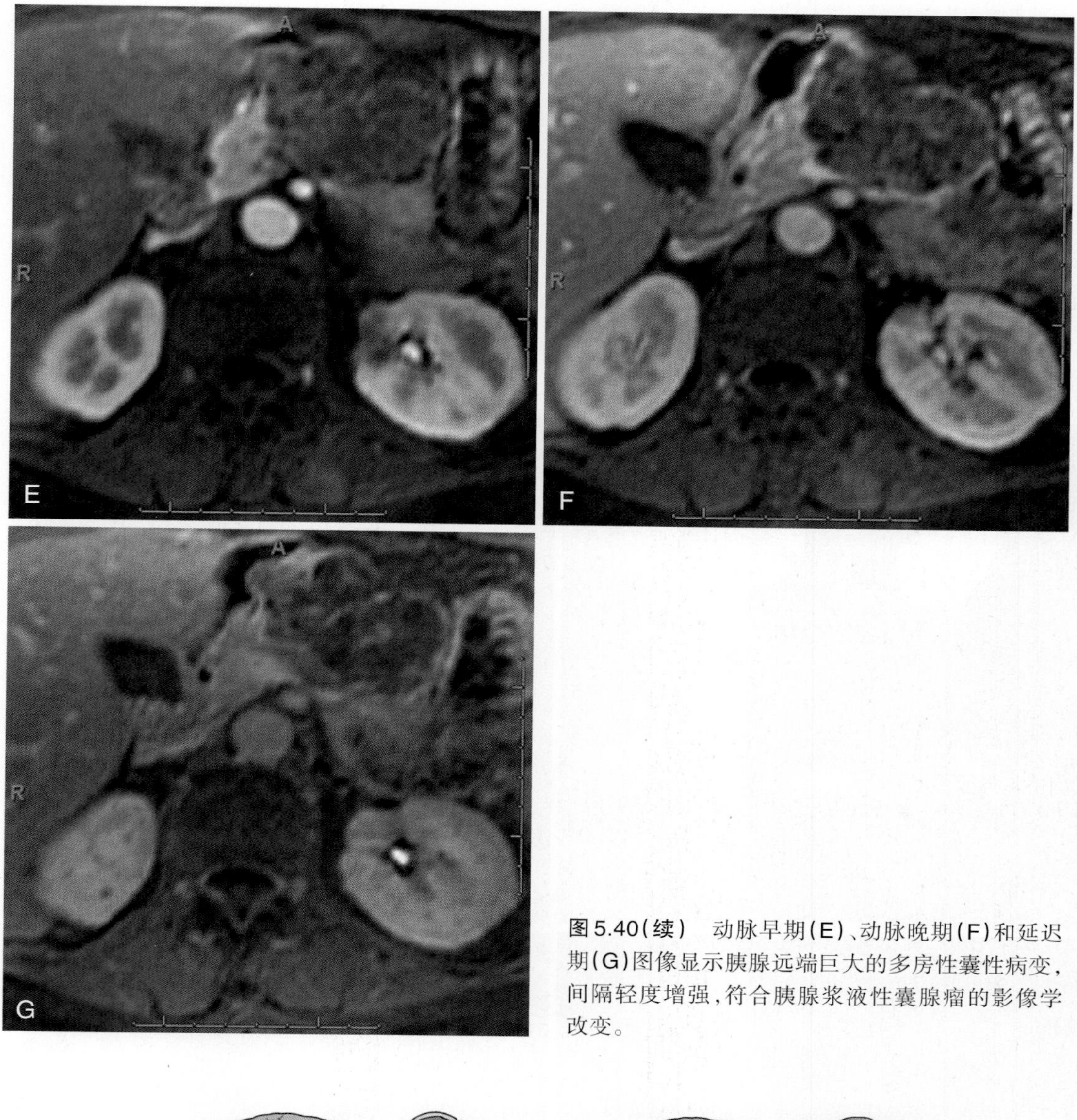

图5.40(续) 动脉早期(E)、动脉晚期(F)和延迟期(G)图像显示胰腺远端巨大的多房性囊性病变,间隔轻度增强,符合胰腺浆液性囊腺瘤的影像学改变。

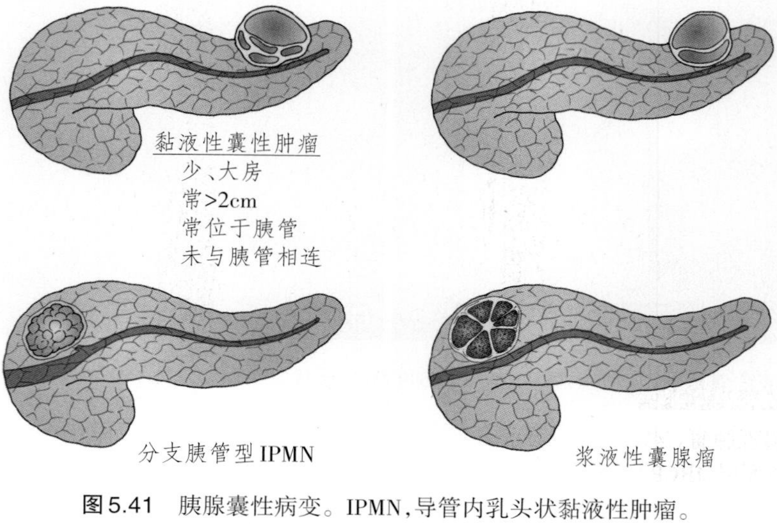

图5.41 胰腺囊性病变。IPMN,导管内乳头状黏液性肿瘤。

与左肾的上前表面相邻，有时也与左肾上腺相邻。结肠面与脾曲、膈结肠韧带相邻，也常与胰尾相邻[55]。

脾脏由脾肾韧带和胃脾韧带固定[55]。这些韧带来源于背系膜[56]。脾肾韧带起源于腹膜，在脾和左肾之间延伸，有脾血管走行其中。胃脾韧带位于脾胃之间，内含脾动脉分出的胃短动脉和胃网膜左动脉[55]。

脾脏是一个血液过滤器官，类似于淋巴系统中的淋巴结。脾脏负责免疫监测和红细胞的分解。

正常形态

在T1WI和T2WI中，正常脾脏的表现与肝脏近似。然而，由于血红素含量较高，相对肝脏，脾脏的T1WI呈稍低信号，T2WI呈稍高

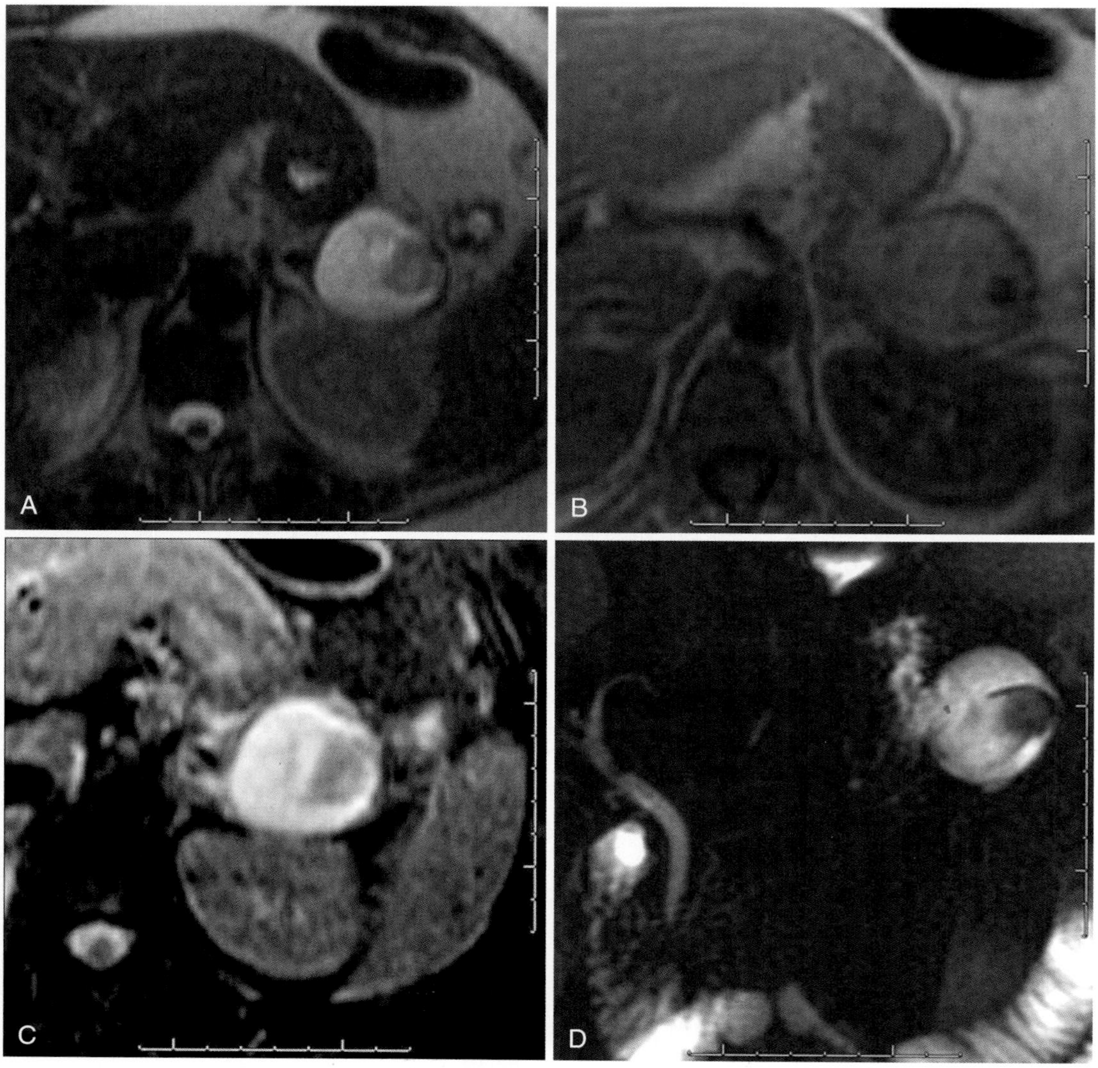

图5.42 黏液性囊性肿瘤。47岁女性患者，胰尾部黏液性囊性肿瘤。T2WI(A)、梯度回波T1WI(B)、脂肪抑制T2WI(C)和冠状位厚层MRCP MIP(D)图像。(待续)

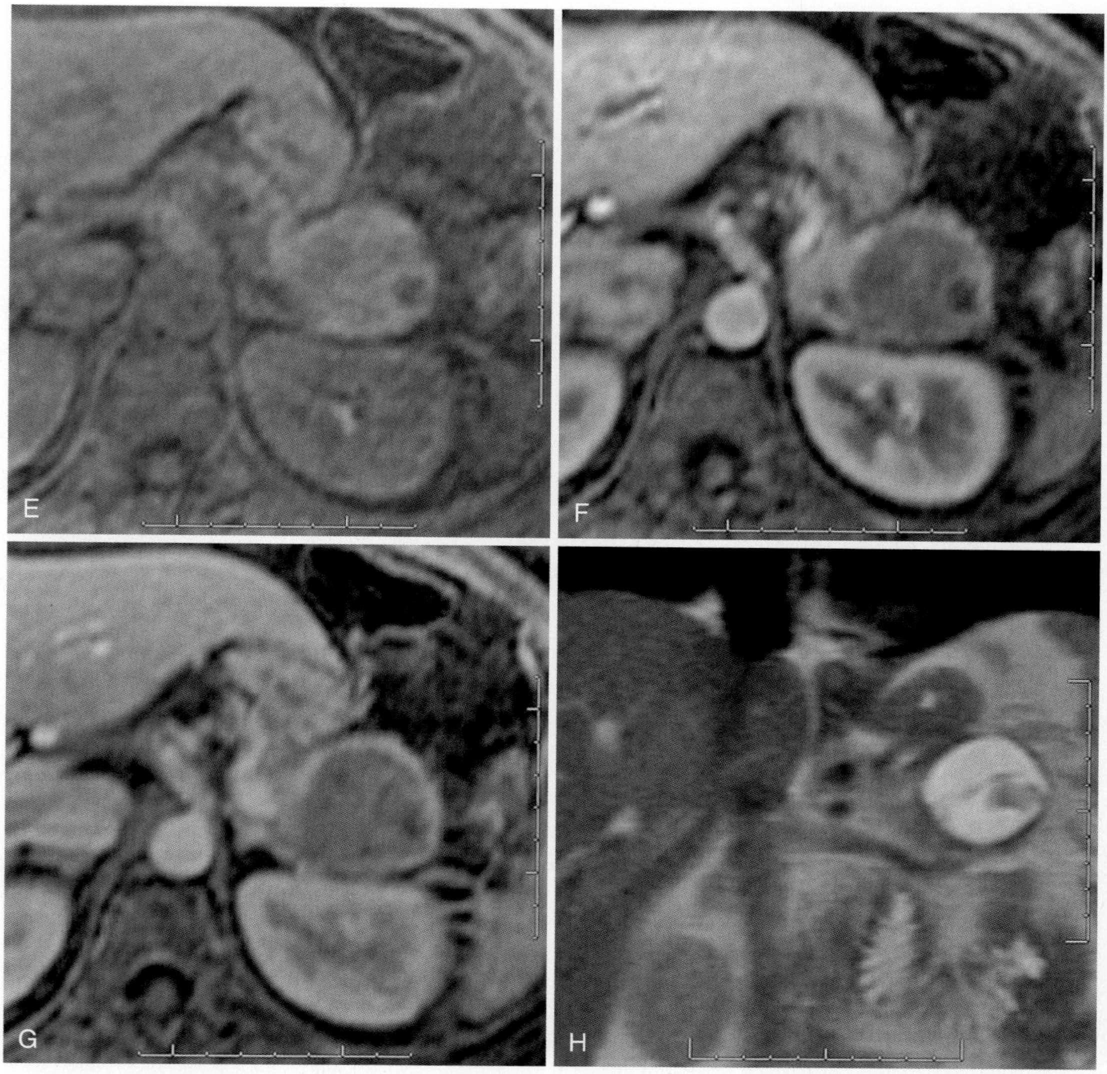

图5.42(续) 脂肪抑制3D梯度回波T1WI平扫(E)、动脉早期(F)、动脉晚期(G)及冠状位T2WI(H)显示胰腺尾部与巨大囊性肿块，病灶与主胰管不相通，T1WI信号增高(与黏液蛋白含量有关)，增强后内部轻微强化。

信号。静脉注射钆对比剂后，脾脏立即出现花斑状强化，在静脉注射对比剂60~90s后信号变得均匀(图5.44)。

成像技术

脾脏MRI扫描应采用与其他腹部成像类似的检查方案。扫描方案应包括梯度回波T1WI，这有助于铁沉积的检测(无论是局灶性Gamna-Gandy小体还是弥漫性血色素沉着病)。多数脾脏病变在T2WI上显示明显，然而，加入脂肪抑制可以扩大动态范围。

脾脏先天/发育异常

副脾

副脾病变的发病率约为10%，可能为单发

或多发，常见于脾门。诊断关键是副脾在所有脉冲序列上信号强度均和脾脏一致，如果副脾足够大，在动脉早期将表现出花斑状强化(图5.44)。

多脾综合征

多脾综合征是异位综合征的一部分，通常见于女性，伴有腹部内脏移位和心血管畸形。

脾性腺融合

脾性腺融合是一种罕见的脾与性腺、附睾或输精管的先天性异常融合，其可以是连续型，也可以是非连续型。连续型表现为从脾脏到睾丸有一条脾组织条索结构相连。睾丸常位于腹膜内。非连续型表现为少量组织

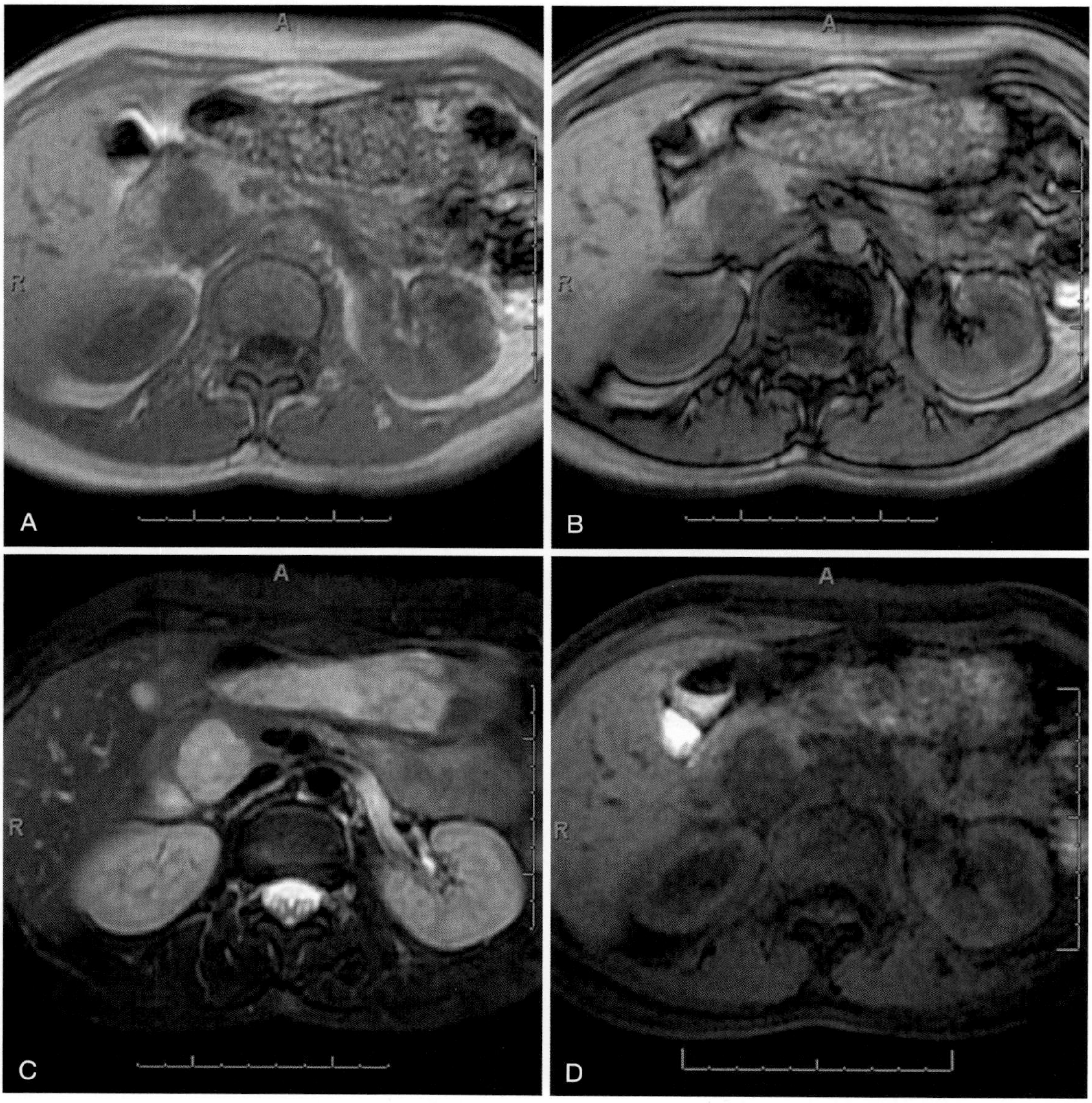

图5.43　SPEN。非裔美国年轻女性患者的梯度回波T1WI同相位(A)、反相位(B)、脂肪抑制T2WI(C)和脂肪抑制梯度回波T1WI(D)显示胰头区肿块，在T1WI上呈低信号，在T2WI上呈高信号，上游胰管未见扩张。(待续)

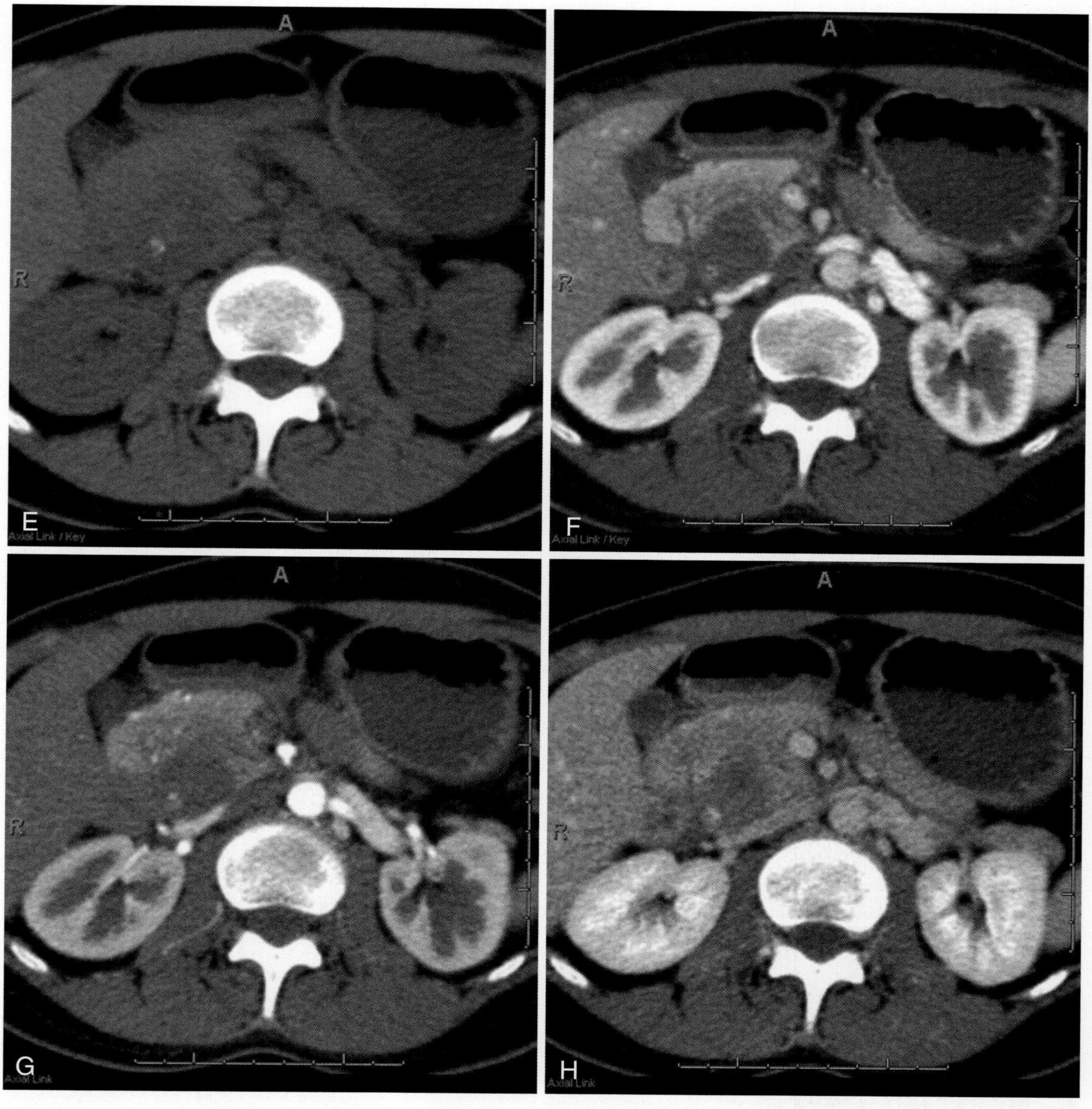

图5.43(续) 平扫CT(E)、动脉早期(F)、动脉晚期(G)和延迟期(H)图像显示同一肿块内钙化影和延迟期轻度强化。此胰腺SPEN经手术证实,以上这些影像学表现是其征象。

黏附在睾丸上[57,58]。

脾脏良性病变

Gamna-Gandy小体

Gamna-Gandy小体是由门静脉高压所致的脾内出血性病灶[59]。这些病灶是含铁血黄素和钙盐的纤维组织形成的。MRI图像中,病变在T2WI上通常呈低信号,在梯度回波T1WI同相位图像上模糊不清,增强后不强化(图5.45和图5.46)。在肝硬化背景下的这些表现,还需排除粟粒性结核、组织胞浆菌病和播散性卡氏疟原虫感染[59]。

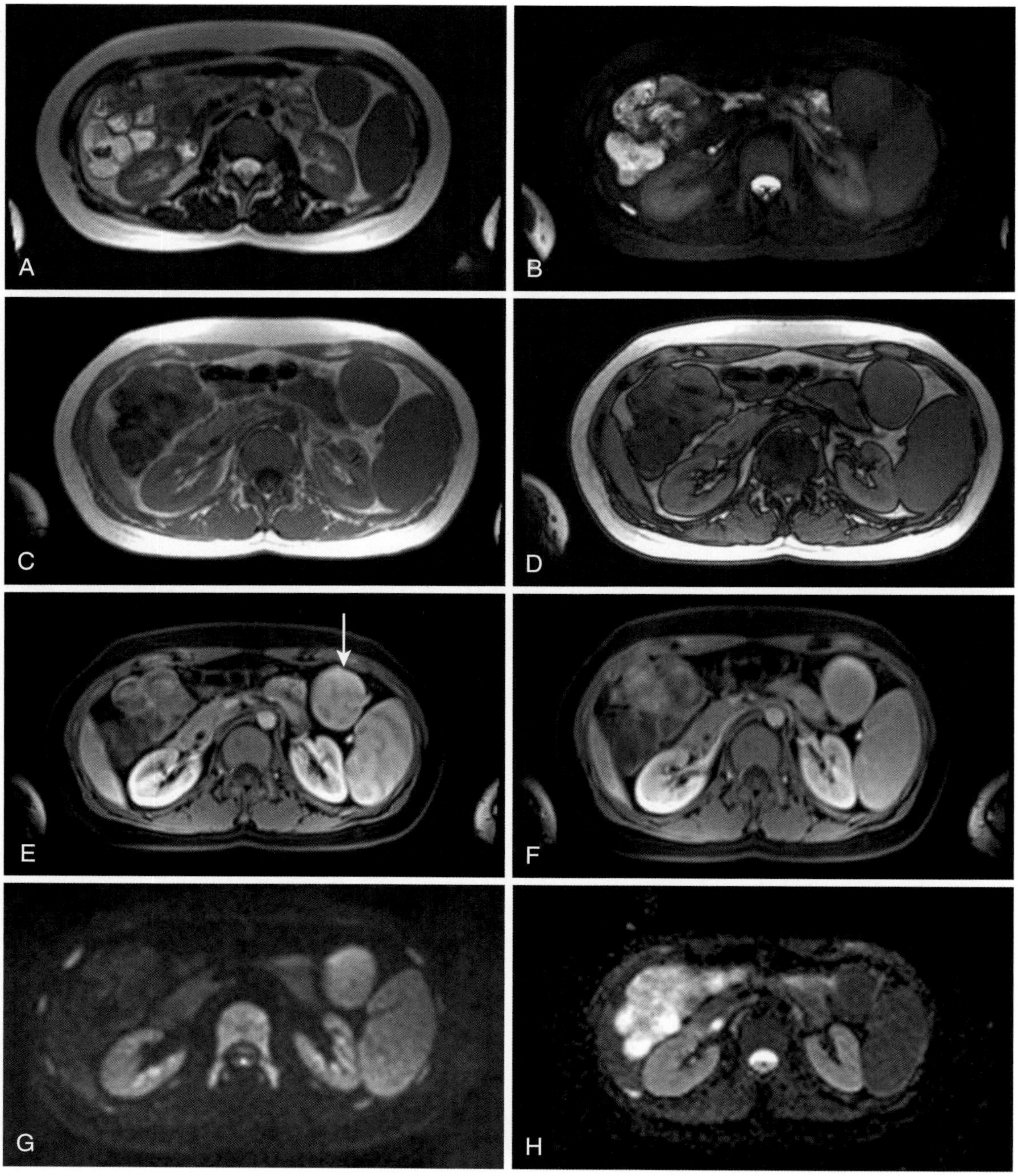

图5.44　正常脾脏。轴位T2WI(A)、脂肪抑制T2WI(B)、梯度回波T1WI同相位(C)和反相位(D)、脂肪抑制梯度回波T1WI动脉早期(E)和延迟期(F)后、扩散加权成像(G)和相应的表观扩散系数(H)图像上正常脾脏的信号强度。注意:正常位置脾脏内侧的副脾(箭头所示)在早期动脉期表现为花斑状强化,类似于原位脾脏组织。

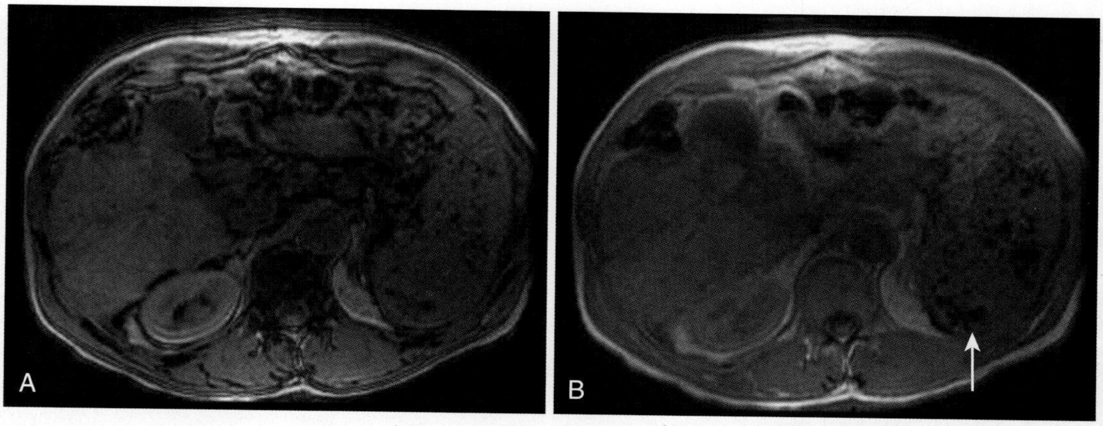

图5.45 Gamna-Gandy小体。轴位梯度回波T1WI反相位(A)和同相位(B)图像显示脾脏内的铁沉积(箭头所示),在同相位(B)图像中模糊不清。

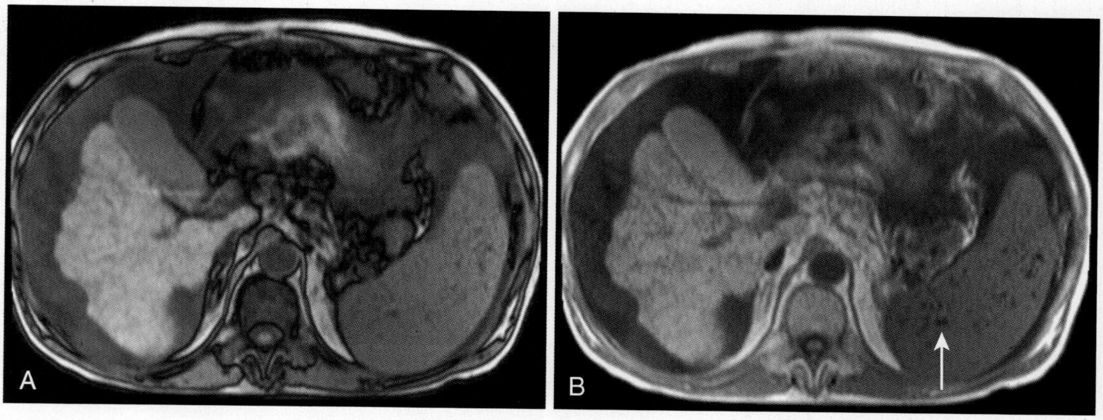

图5.46 Gamna-Gandy小体。轴位梯度回波T1WI反相位(A)和同相位(B)图像显示脾脏内的铁沉积(箭头所示),在同相位(B)图像中模糊不清。

脾囊肿和假性囊肿

脾脏囊肿可分为真性囊肿和假性囊肿。真性囊肿罕见,原发性囊肿仅占脾囊肿的20%[60,61]。先天性或上皮性脾囊肿约占脾真性囊肿的75%。先天性囊肿多无症状,但囊肿在有外伤时会增大并可能出血(图5.47)。其他可能的并发症包括感染和破裂,可能需要对这些并发症行脾脏部分或全脾切除术治疗[62]。

MRI上,囊肿在T2WI呈高信号,在T1WI信号强度多变,这取决于出血性产物和(或)是否存在沉淀物,囊壁薄且不强化。小的钙化灶往往由于缺乏信号而难以识别,但在梯度回波T1WI同相位图像中可以看到模糊不清的钙化[62]。

假性囊肿约占非寄生性脾囊肿的75%。继发性囊肿与原发性囊肿的主要区别在于囊肿壁由纤维组织组成(而不是上皮内衬)。影像学上,这些囊肿无法与原发性囊肿相区分。真性囊肿一般无须影像学随访,但对于外伤引起的假性囊肿,影像学随访可确定其稳定

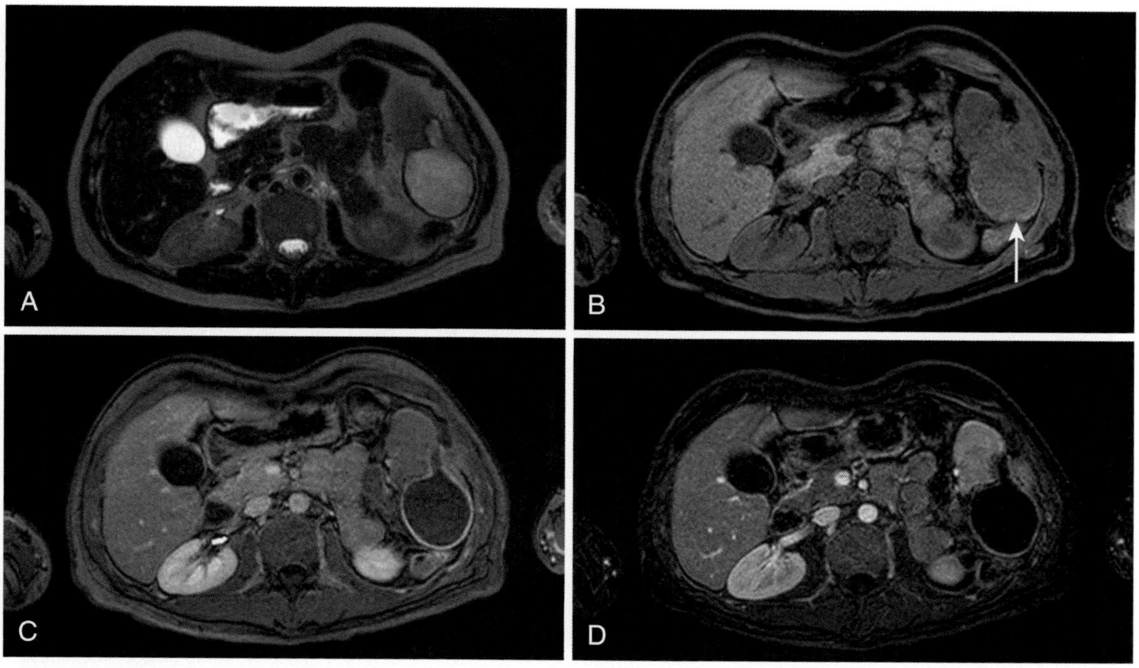

图5.47 脾假性囊肿内含血液产物。轴位T2WI(A)、脂肪抑制梯度回波T1WI平扫(B)及增强(C)各减影图像(D)显示脾脏囊状病变边缘可见血液产物(箭头所示),注射钆对比剂后未见强化。

性或是否萎缩[62]。

血管瘤

血管瘤是脾脏最常见的原发性良性肿瘤。偶发性血管瘤直径通常<2cm,发病年龄为30~50岁。血管瘤可与血管瘤病综合征相关,如Kasaback-Merritt综合征,该综合征伴发贫血、血小板减少和凝血障碍。破裂是一种可能发生的并发症,特别是大血管瘤。其他并发症包括脾功能亢进和恶化[54]。

在MRI上,相对于正常脾脏,脾脏血管瘤在T1WI上呈低至等信号,而在T2WI上表现为高信号[54]。值得注意的是,肝脏血管瘤由于T2的穿透效应,在DWI中可以显示T2高信号,但也有部分病例弥散受限,脾脏血管瘤也可能如此[63]。血管瘤有三种强化方式:①立即/持续均匀强化;②早期周边强化伴均匀延迟强化;③周边结节强化伴向中央充填(图5.48)[64]。如果大血管瘤出现并发症,如出血或血栓形成,则可能出现不同的MRI征象[54]。

除非患者有症状,血管瘤一般无须介入治疗或影像学检查随访。一旦血管瘤达到一定大小,患者往往会出现症状。如果患者有左上腹疼痛或怀疑血管瘤破裂,可考虑部分脾或全脾切除术治疗,如果担心术后并发症,可行影像学检查随访。

错构瘤

脾脏错构瘤是一种罕见的良性病变,可发生于任何年龄,男女均可发病。与血管瘤相似,错构瘤通常是偶然被发现的,但如果较大,表现为可触及的肿块、脾大或破裂,则可出现症状。错构瘤可以是多发性的,伴脾外错构瘤,见于某些综合征,如结节性硬化

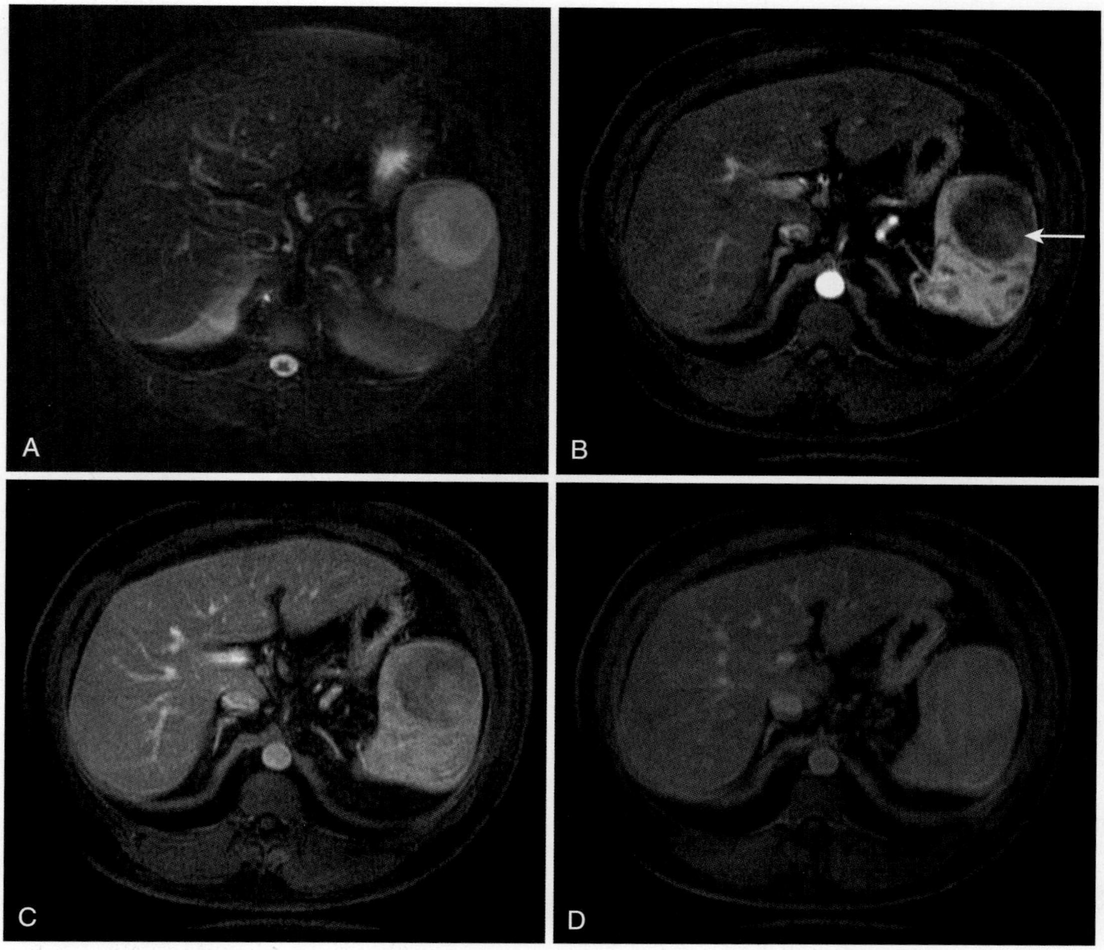

图5.48 脾血管瘤。轴位脂肪抑制T2WI(A)、脂肪抑制T1WI增强动脉早期(B)、动脉晚期(C)和延迟期(D)图像显示T2WI高信号的脾血管瘤,动脉期周围结节状强化(箭头所示),随时间推移强化向中央填充。

和Wiskott–Aldrich样综合征。与血管瘤相似,血小板减少和贫血也可能与脾错构瘤有关[54]。

错构瘤多为伴内含丰富血管成分的实性病变。尽管错构瘤与脾脏相比在T1WI呈等信号,但在T2WI和增强后图像中呈不均匀信号。在增强延迟期中,错构瘤表现为强化更均匀(图5.49)[54]。值得注意的是,错构瘤含有血管成分,影像学表现可类似如血管瘤等良性病变和转移性病变,因此,单凭影像学很难诊断。

淋巴管瘤

与脾脏的其他良性原发性病变类似,淋巴管瘤患者可以无症状,也可以表现为影像学上需要手术治疗的大的多中心肿块。错构瘤在儿童期长大后,发病时对周围器官有占位效应而出现症状。此外,如果病变较大,可引起出血、消耗性凝血障碍、脾功能亢进和门静脉高压。淋巴管瘤累及多个器官,称为淋巴管瘤病[54]。

MRI上,淋巴管瘤表现为T2WI高信号的

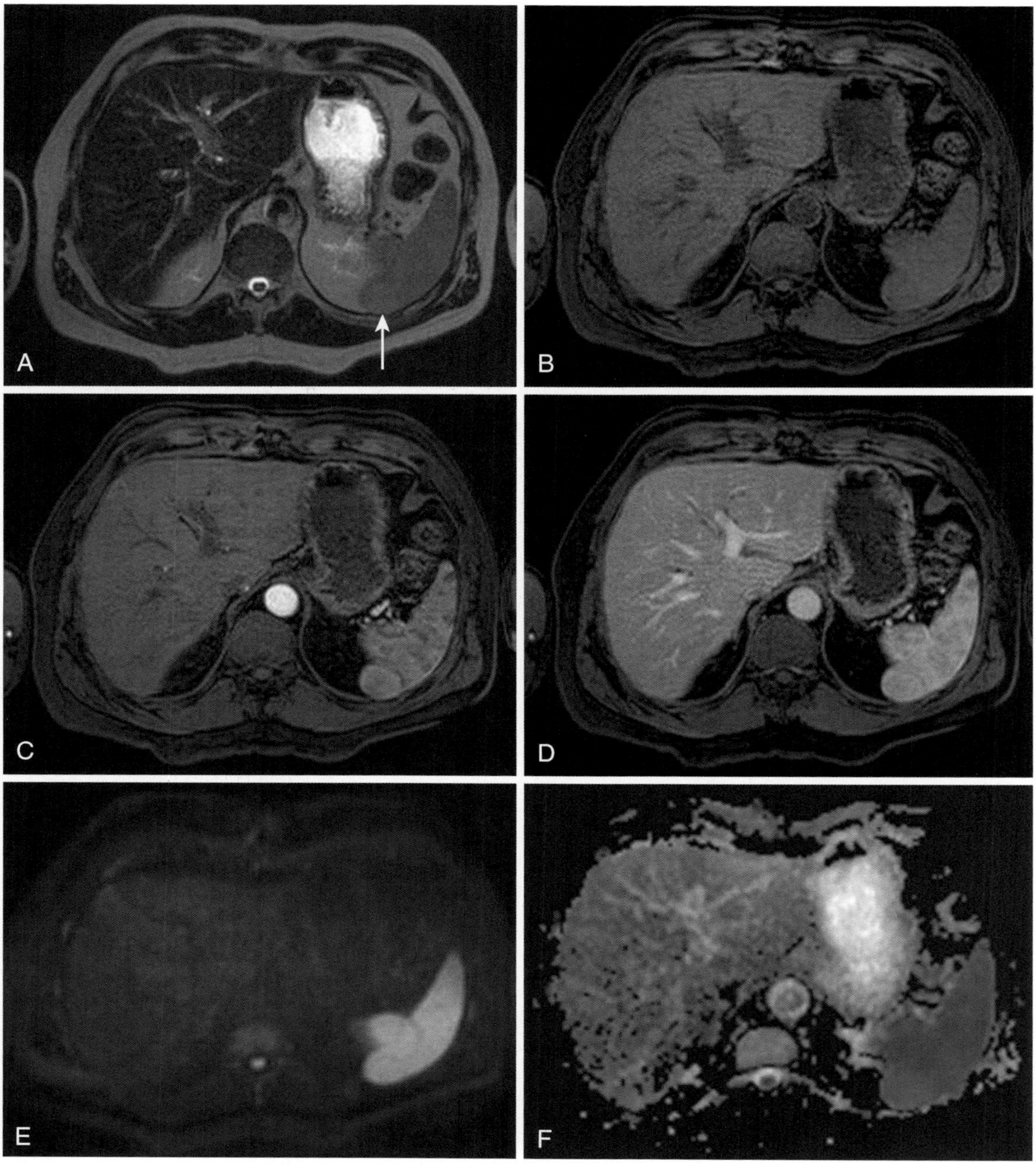

图5.49　脾错构瘤。轴位T2WI(A)、脂肪抑制梯度回波T1WI平扫(B)、动脉期(C)和延迟期(D)造影增强DWI(E)和ADC(F)图像显示T2WI稍高信号的脾脏病变(箭头所示),在动脉早期,强化程度比正常脾脏组织稍低,随着时间的推移与正常脾脏组织呈等信号,病灶在DWI中未见(与血管瘤形成对比)。

多囊淋巴液,中间有T2WI低信号的囊间隔。淋巴管瘤T1WI信号可根据其内有无出血物质和(或)其他碎片的变化而变化(图5.50)。肿瘤如果发生恶化,增强图像评估其中的软组织成分很有意义[54]。

大部分脾脏淋巴管瘤病灶较小,无须手

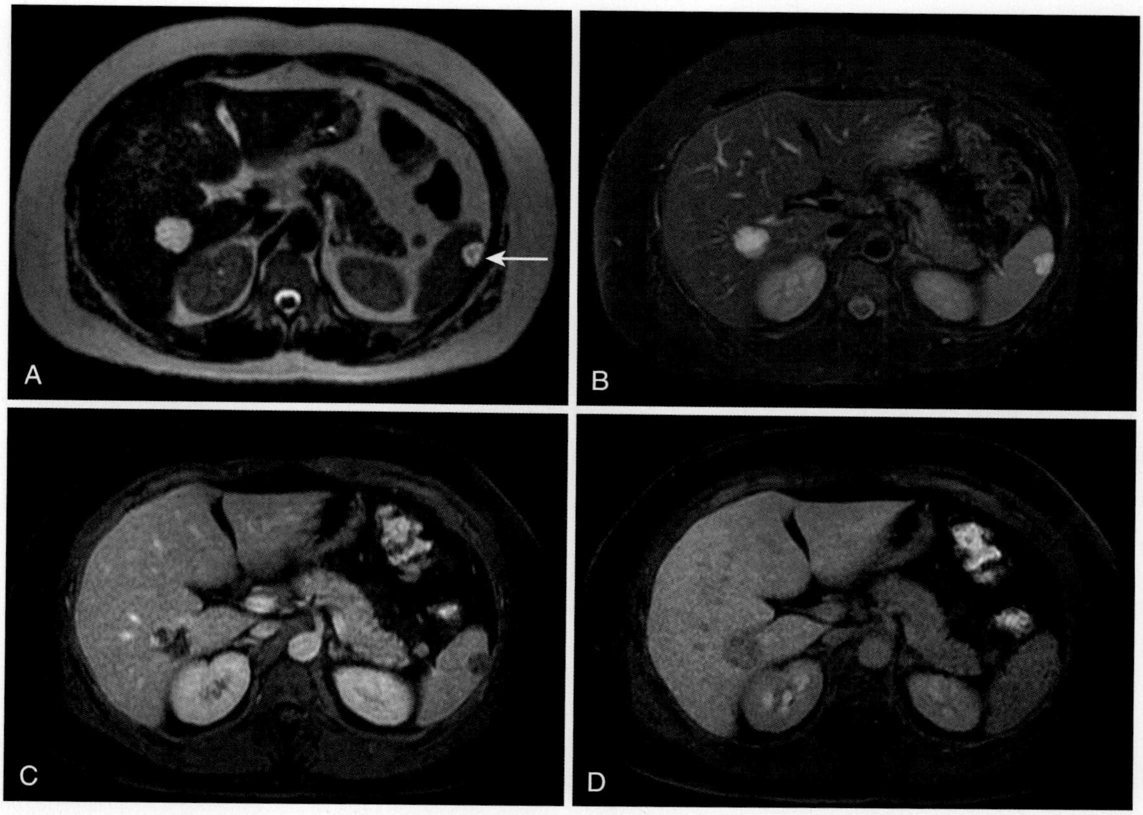

图5.50 脾淋巴管瘤。轴位T2WI(A)、脂肪抑制T2WI(B)、脂肪抑制梯度回波T1WI增强早期(C)和晚期(D)图像显示脾内有分隔的囊性病变,增强后分隔强化,与淋巴管瘤的影像学表现一致。

术治疗。然而,如果病灶较大,特别是出现症状时,可行部分脾脏或全脾切除术。如果担心术后并发症,可以考虑影像学随访。

脾紫癜

脾紫癜是一种脾脏内由充满血的囊腔构成的疾病。脾紫癜很少作为一个病变单独发生。该病的病因谱很广,最常见病因是使用合成代谢类固醇,还与间变性贫血、肺结核、艾滋病和癌症有关。脾紫癜和大多数其他良性脾病变通常是偶然被发现的,除非脾表面病变破裂导致腹腔出血[54]。

脾紫癜活检风险较高,因此,通常通过脾切除术来诊断[54]。

炎性假瘤

脾脏炎性假瘤是一种罕见的良性肿瘤,常被误诊为其他良性或恶性肿瘤,好发于中老年人,男女均可发病。虽然该病常是被偶然发现的孤立性病变,但患者有时可出现左侧腹疼痛、发热或脾大等。另一些患者可能也会出现贫血和白细胞增多。除炎性假瘤的临床表现外,其影像学表现也与其他病变相似。在MRI中,影像学特征与纤维化改变相对应。也就是说,脾脏炎性假瘤在T2WI中呈高信号(但在某些情况下,病灶在T2WI上呈低信号),在T1WI中呈低-等信号,在增强扫描延迟期图像上呈不均匀强化[65]。

鉴于这些特征，脾脏炎性假瘤在术前很难做出诊断。这一疾病的诊断无须进一步的影像学检查。

脂肪瘤

脂肪瘤是另一种非常罕见的脾脏非血管性良性肿瘤[62]。脂肪瘤是完全由脂肪组成的软组织肿块。MRI通常在T1WI和T2WI图像上呈高信号，在脂肪抑制序列上，信号强化受抑制，呈低信号。如果病变是单纯性脂肪瘤，增强后未见强化。通常情况下，这些肿块无须治疗，除非患者出现继发于病灶的占位效应症状，如疼痛。

脾脓肿

脾脓肿多见于免疫功能低下患者，可单发或多发。对于免疫功能低下的患者，感染源通常是真菌（如念珠菌病）。临床表现常伴有左上腹疼痛、白细胞增多和发热[66]。在MRI上，脓肿通常表现为T1WI低信号和T2WI高信号，脓肿壁周围轻度强化。

结节病

脾脏结节病本身通常没有临床表现。然而，这种疾病常出现发热、不适和体重减轻等全身症状。25%~60%的脾结节病患者在体格检查时可发现脾大，也常伴有腹部淋巴结肿大[67]。

脾脏结节病通常表现为脾内大量弥漫性分布的结节，结节大小为0.1~3.0cm。约16%的患者出现点状钙化。相比于正常脾脏，增强后，脾脏这些结节灶不强化或稍强化[68]。在MRI中，病灶在T1WI和T2WI中呈低信号和轻度强化（图5.51）。如果出现干酪样肉芽肿，病灶在T2WI上表现为高信号病灶并伴周

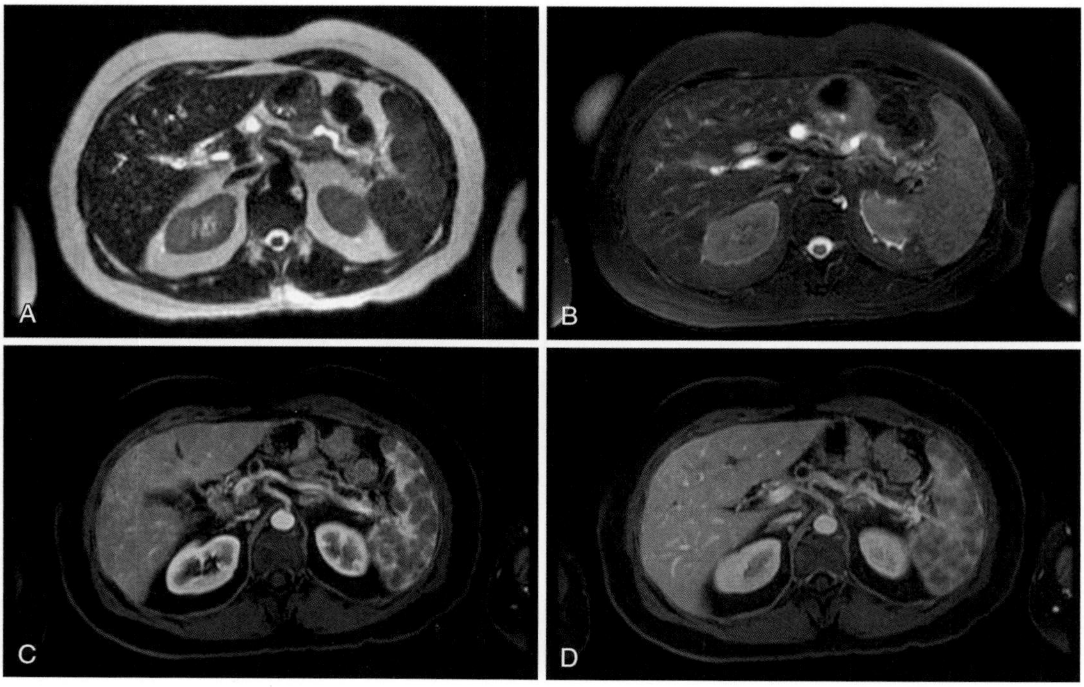

图5.51　脾脏结节病。轴位T2WI（A）、脂肪抑制T2WI（B）、脂肪抑制梯度回波T1WI增强早期（C）和晚期（D）图像显示脾脏遍布低信号低强化病变，在增强后延迟期图像（D）上，病灶变得不明显。

围低信号。在增强扫描延迟期图像中，病变变得不明显[67]。

中间性病变

窦岸细胞血管瘤

窦岸细胞血管瘤是一种罕见的脾脏血管病变，含有良性和(或)恶性成分。窦岸细胞血管瘤患者通常有贫血和(或)血小板减少等症状。患者也可能有疼痛和类似流感的症状。窦岸细胞血管瘤患者通常脾大，可伴发其他部位肿瘤，包括结直肠、肾、胰腺癌和脑膜瘤[54]。窦岸细胞血管瘤患者的症状为非特异性，需脾切除术来明确诊断和治疗。

窦岸细胞血管瘤通常为多发而不是单发病变。这种病变有多种不同的影像学表现。肿瘤细胞可吞噬红细胞且含铁血黄素沉着。MRI通常表现为T1WI和T2WI低信号(图5.52)。但一些病例研究表明，如果病灶铁血黄素含量较低，就可能有一些T2高信号灶[69,70]。

血管外皮细胞瘤

虽然血管外皮细胞瘤被认为是良性血管病变，但其具有很高的恶性潜力。只有25%的病变发生在腹部，偶尔发生在脾脏。然而，脾血管外皮细胞瘤通常无症状或伴有脾大[54]。

在MRI中，血管外皮细胞瘤表现为T2WI高信号和T1WI低信号，增强后表现为明显强化。虽然血管外皮细胞瘤通常通过手术切除，

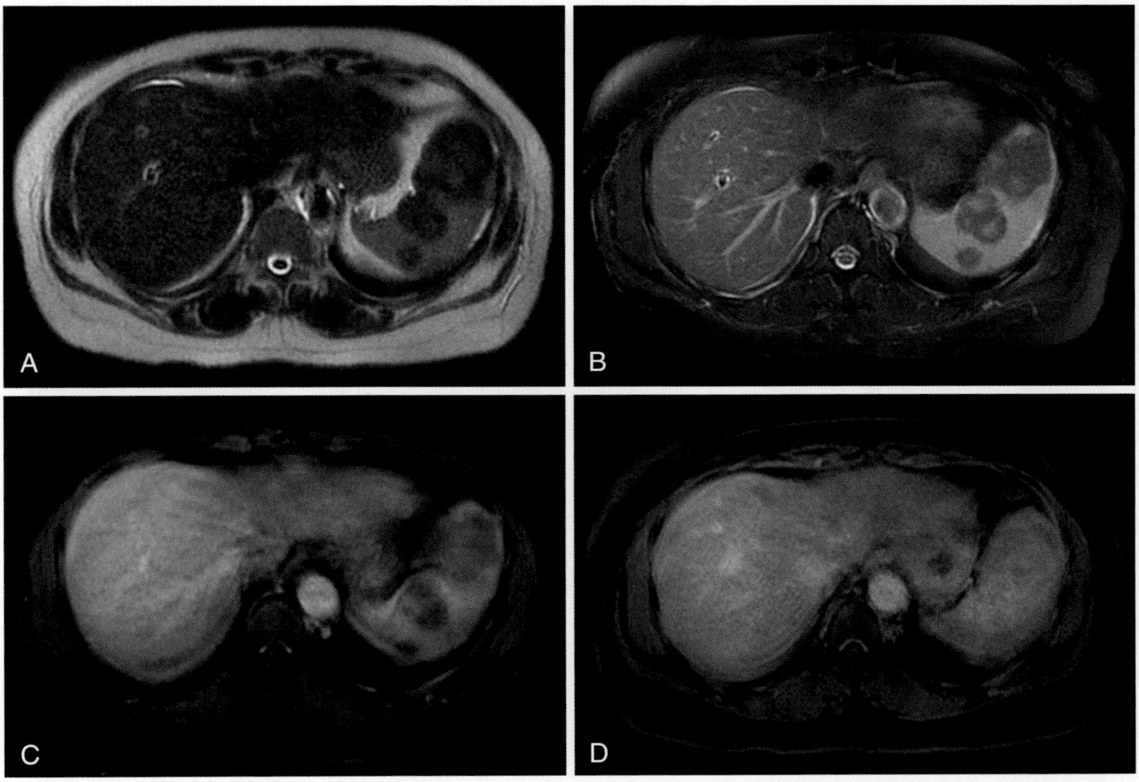

图5.52 窦岸细胞血管瘤。轴位T2WI(A)、脂肪抑制T2WI(B)、脂肪抑制梯度回波T1WI动脉早期(C)和动脉晚期(D)图像显示多发低信号可强化病灶。

但多达50%的患者会复发，且为恶性。由于首次手术治疗20年后仍有复发的报道，因此，密切长期随访很有必要[54]。

血管内皮瘤

脾血管内皮瘤患者通常表现为左上腹疼痛和可触及的病变。患者还表现为脾功能亢进、血液异常和转移。这种情况见于儿童和青年人[54]。

在MRI中，由于血管内皮瘤内有含铁血黄素，往往在T1WI和T2WI呈不均匀低信号[54]。与血管外皮细胞瘤类似，血管内皮瘤增强后也呈明显强化，然而，坏死区和出血区并不强化。肿瘤也呈浸润性生长。脾血管内皮瘤并不出现像肝血管内皮瘤那样的包膜下病灶有局部包膜回缩。

脾脏的恶性病变

血管肉瘤

血管肉瘤是脾脏最常见的非淋巴性恶性肿瘤，无性别差异，多见于老年人。一些脾血管肉瘤与淋巴瘤的化疗和乳腺癌的放疗有关。症状包括发热、乏力、体重减轻、腹痛、贫血、血小板减少和其他凝血障碍性疾病。腹痛可能与脾大和左上腹部肿块有关，后者可破裂并引起腹腔出血[54]。

在影像学上，血管肉瘤通常表现为不规则的侵袭性肿块伴转移。在MRI中，肿瘤可能由于存在坏死和（或）出血，T1WI和T2WI的信号都不均匀，也可能由于含铁血黄素结节而呈低信号。此外，肿瘤内出现坏死导致不均匀强化（图5.53）[54]。

脾脏血管肉瘤的首选治疗方法是脾切除术。然而，由于在诊断时往往已经出现转移，可对血管肉瘤行化疗和（或）放疗，有时联合手术治疗。鉴于肿瘤的侵袭性，一般建议在治疗期间每3个月进行一次随访。然而，大多数患者在确诊后1年内死亡[54]。

窦岸细胞血管肉瘤

这种罕见的恶性肿瘤具有窦岸细胞血管瘤的形态学特征，但有和血管肉瘤一样的浸润性或实体性生长模式，在影像学上与典型血管肉瘤难以鉴别。

多形性未分化肉瘤、纤维肉瘤和平滑肌肉瘤

多形性未分化肉瘤，以前被称为恶性纤维组织细胞瘤，是成人最常见的软组织恶性肿瘤，但在脾脏中少见[71]。截至2012年，英文医学文献中报道的此病例不到15例[72]。多形性未分化肉瘤是一种侵袭性很强的多形性肉瘤，可引起脾大[73]。遗憾的是，肿瘤在术前并没有确诊的影像学特征。手术切除是治疗多形性未分化肉瘤的首选方法，即使肿瘤复发[72]。

纤维肉瘤和平滑肌肉瘤是两种与多形性未分化肉瘤类似的脾原发性恶性肿瘤。这些原发性恶性肿瘤均可表现为囊性、实性或复杂肿块[74]。

卡波西肉瘤

卡波西肉瘤是一种梭形细胞肿瘤，与人类免疫缺陷病毒（HIV）感染和获得性免疫缺陷综合征（AIDS）有关[75]。与AIDS相关的卡波西肉瘤累及肝脏比脾脏相对多见。脾受累通常在临床上无法被发现[76]。

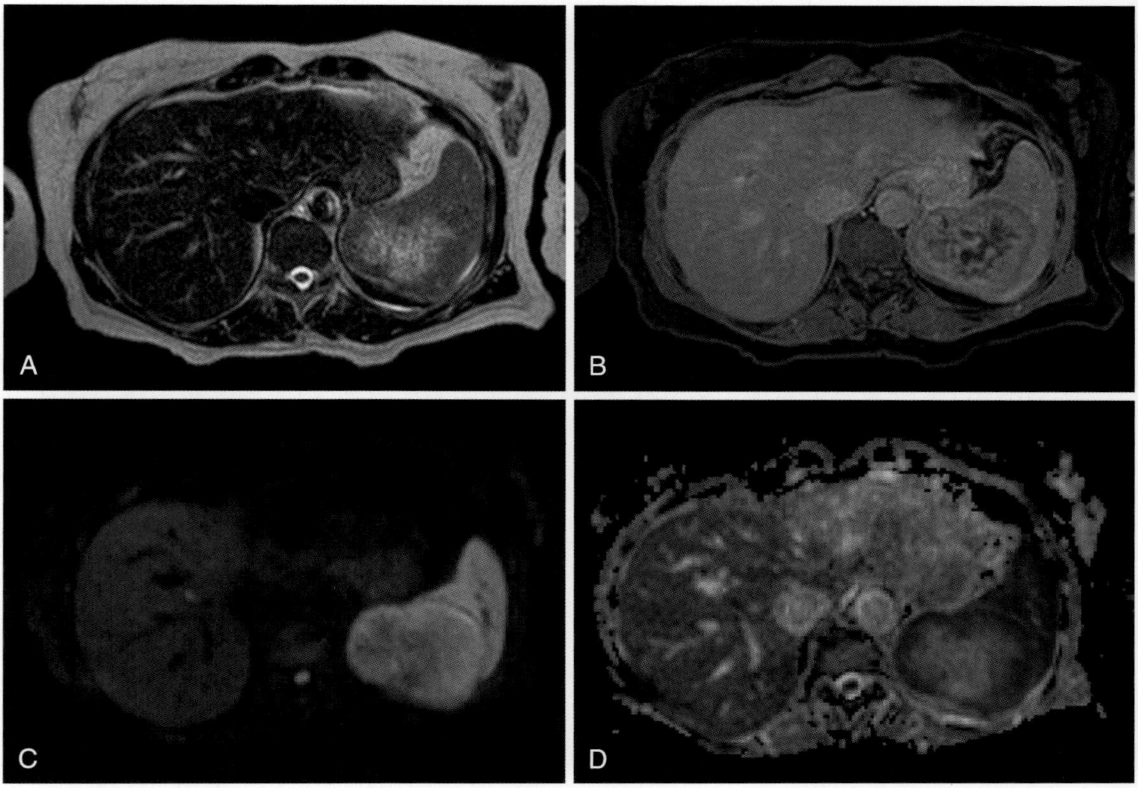

图5.53 血管肉瘤。轴位T2WI(A)、脂肪抑制梯度回波T1WI增强(B)、DWI(C)和ADC(D)图像显示伴中央坏死的脾脏肿块呈不均匀强化。

病灶在MRI上的表现并无特异性，与正常脾脏相比，T1WI呈低信号，T2WI呈高信号。卡波西肉瘤的强化可与血管瘤相似，其诊断通常基于临床表现。

淋巴瘤

淋巴瘤是脾脏最常见的恶性肿瘤，其可以是全身淋巴瘤脾脏受累，也可以是脾脏原发淋巴瘤，以前者较为多见。原发性脾脏淋巴瘤可伴有脾门淋巴结受累，在淋巴瘤中占比<1%[77,78]。

原发性脾淋巴瘤在非霍奇金淋巴瘤和AIDS相关淋巴瘤患者中更为普遍[74,78]。播散型淋巴瘤累及脾脏，在霍奇金淋巴瘤中多达1/3，发生率比非霍奇金淋巴瘤稍高[74]。脾脏受累最常见的症状是由包膜膨胀引起的左侧上腹疼痛，发热或体重减轻等全身症状也是其典型表现。

通常，脾脏淋巴瘤的形态取决于淋巴细胞的类型，可呈多种不同表现。原发性脾淋巴瘤常表现为巨大的肿块，可穿透脾包膜浸润至邻近组织[74,76]。全身淋巴瘤脾脏受累表现为脾均匀性肿大，伴局灶性肿块或多发性肿块，或粟粒性改变，或无任何明显病变[67,74,77]。受累的表现形式取决于细胞类型，大细胞淋巴瘤通常表现为孤立的大肿块，而其他非霍奇金淋巴瘤呈弥漫性多发性肿块或粟粒性结节[67]。

在MRI中，淋巴瘤在增强前通常很难被

发现。脾脏淋巴瘤的T1和T2弛豫时间和正常脾脏实质相似，因此，在平扫中，病灶往往表现为等信号或稍低信号[74,79]。增强后，MRI对局灶性淋巴瘤病灶的检出变得敏感，病灶呈相对于周围脾脏的明显低信号，边界清楚（图5.54）[66,74,77-79]。尽管淋巴瘤通常表现为均匀的低信号，但有时也会略不均匀，提示坏死、纤维化、水肿或出血[78]。

白血病

白血病累及脾脏通常在影像学上并无异常表现[80]。脾脏异常通常是由白血病脾浸润所致的均匀性脾大，特别是急性髓性白血病亚型[66,75,77,81]。严重脾大会导致脾破裂。最常与慢性淋巴细胞白血病相关的绿色瘤很少见。在MRI上，绿色瘤表现为多个境界不清的肿块影，在动态对比增强图像上无强化[82]。

白血病也可能损伤和破坏脾脏实质，因此，脾梗死是白血病累及脾脏另一种常见的影像学异常表现。脾实质被破坏造成脾脏更容易受到细菌感染，因此，在白血病患者中，脾脏脓肿也更常见[74]。

囊腺癌

脾囊腺癌是一种非常罕见的原发性脾恶性肿瘤，截至2010年，文献报道的病例数<10例。最常见主诉是上腹痛和可触及的左上腹肿块。癌胚抗原和CA199可能升高[83]。脾脏囊腺癌与胰腺囊腺癌一样，表现为含大囊肿的囊性病变，在轴位上，囊肿可以是单房，也可以是多房。手术切除病变或可选择的脾切除术可以根治并确诊。

转移

约7%的肿瘤患者可发生脾脏转移，血行播散以乳腺癌、肺癌、卵巢癌、胃癌、皮肤黑色

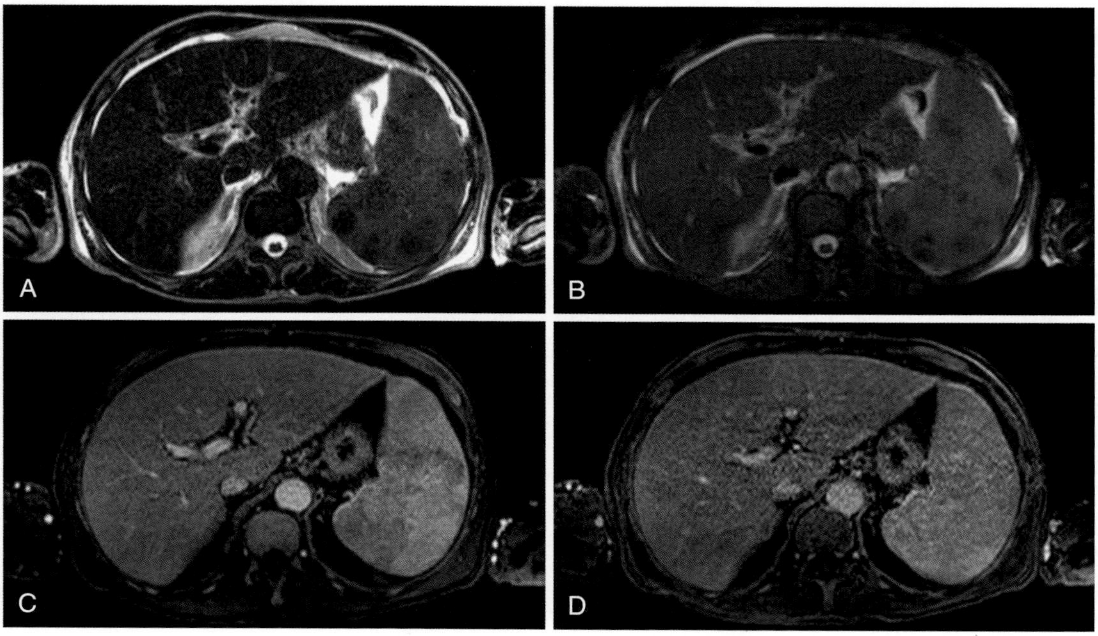

图5.54　脾淋巴瘤。轴位T2WI（A）、脂肪抑制T2WI（B）、脂肪抑制梯度回波T1WI增强早期（C）和晚期（D）图像显示脾内多发可强化的低信号病灶。

素瘤和前列腺癌最常见[74]。

脾脏转移灶表现为T2WI高信号和T1WI等低信号，其增强特征随转移灶类型的不同而不同（图5.55和图5.56）[66]。

卵巢癌、胃肠道腺癌和胰腺癌可发生腹膜癌，伴有脾脏表面囊性或实性植入，在轴位

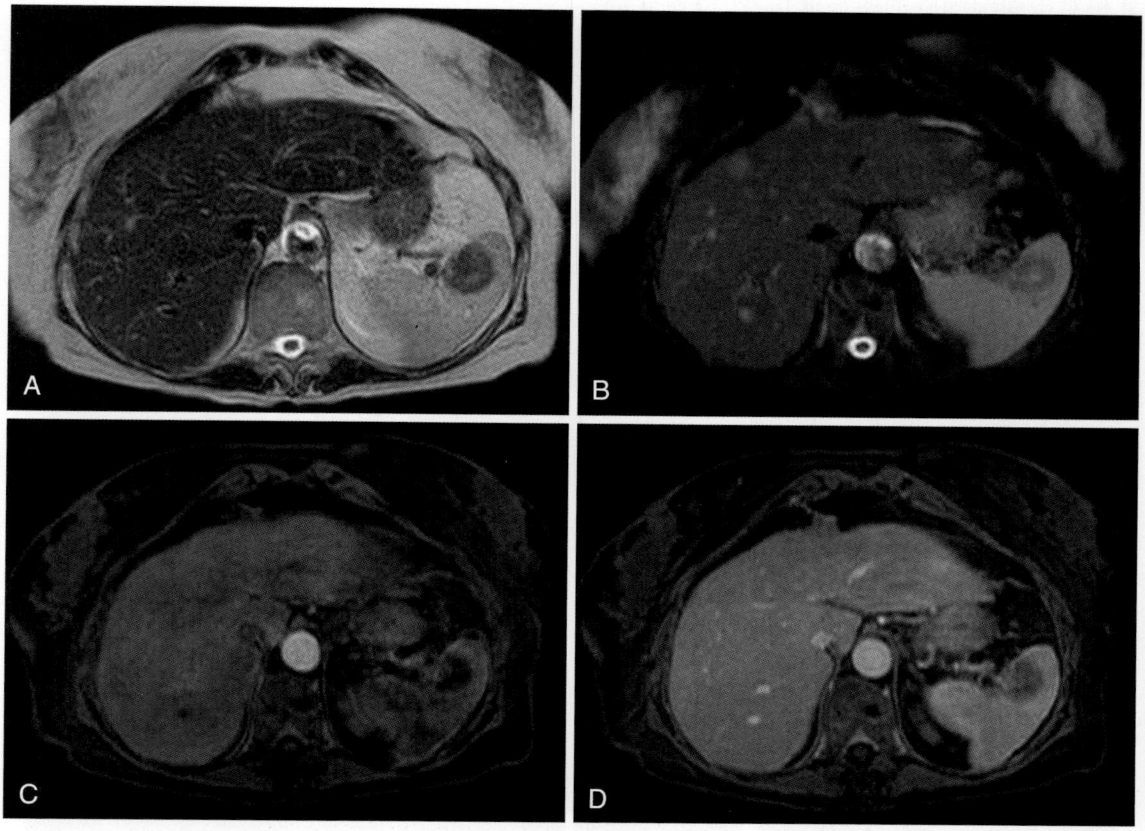

图5.55　结肠癌转移到脾脏。轴位T2WI（A）、脂肪抑制T2WI（B）、脂肪抑制梯度回波T1WI增强早期（C）和晚期（D）图像显示脾内多个轻度强化的低信号病灶。

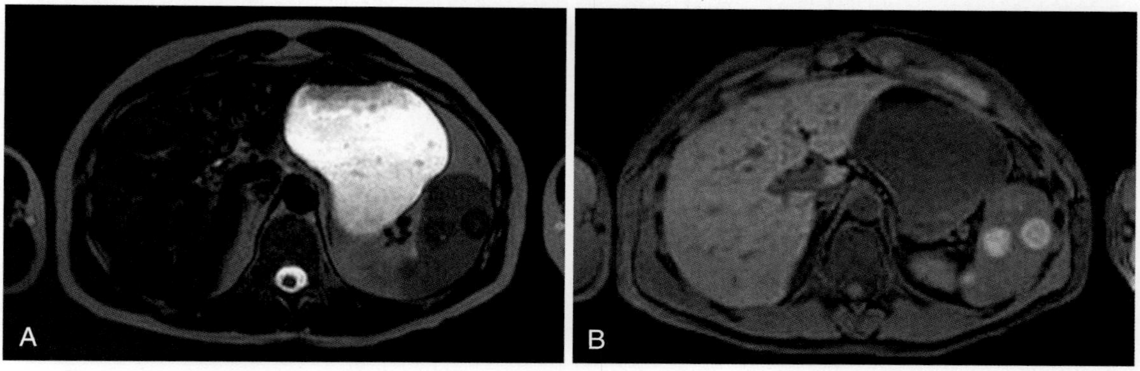

图5.56　皮肤黑色素瘤转移到脾脏。在轴位T2WI（A）和脂肪抑制梯度回波T1WI（B）中，可见脾脏多发病灶呈与黑色素相关的T2WI低信号和T1WI高信号。

图像上，脾脏表面可见扇贝样压迹。由于脾脏通常会被恶性肿瘤完全破坏，所以，原发恶性肿瘤或转移瘤直接侵犯脾脏很少见。可侵犯脾脏的原发性恶性肿瘤包括胃癌、结肠癌、胰腺、左肾癌、神经母细胞瘤及腹膜后肉瘤[74]。

参考文献

1. Semelka RC, Ascher SM. MR imaging of the pancreas. *Radiology*. 1993;188:593–602.
2. Winston CB, Mitchell DG, Outwater EK, et al. Pancreatic signal intensity on T1-weighted fat saturation MR images: Clinical correlation. *J Magn Reson Imaging*. 1995;5:267–271.
3. Hamed MM, Hamm B, Ibrahim ME, et al. Dynamic MR imaging of the abdomen with gadopentetate dimeglumine: Normal enhancement of the liver, spleen, stomach, and pancreas. *AJR Am J Roentgenol*. 1992;158:303–307.
4. Brailsford J, Ward J, Chalmers A, et al. Dynamic MRI of the pancreas-gadolinium enhancement in normal tissue. *Clin Radiol*. 1994;49:104–108.
5. Mitchell DG, Winston CB, Outwater EK, et al. Delineation of pancreas with MR imaging: Multiobserver comparison of five pulse sequences. *J Magn Reson Imaging*. 1995;5:193–199.
6. Kanematsu M, Shiratori Y, Hoshi H, et al. Pancreas and peripancreatic vessels: Effect of imaging delay on gadolinium enhancement at dynamic gradient-recalled echo MR imaging. *Radiology*. 2000;215:95–102.
7. Yu J, Turner MA, Fulcher AS, et al. Congenital anomalies and normal variants of the pancreaticobiliary tract and the pancreas in adults: Part 2: Pancreatic duct and pancreas. *AJR Am J Roentgenol*. 2006;187:1544–1553.
8. Wang G-J, Gao C-F, Wei D, et al. Acute pancreatitis: Etiology and common pathogenesis. *World J Gastroenterol*. 2009;15:1427–1430.
9. Piironen A. Severe acute pancreatitis: Contrast-enhanced CT and MRI features. *Abdom Imaging*. 2001;26:225–233.
10. Ward J, Chalmers A, Guthrie A, et al. T2-weighted and dynamic enhanced MRI in acute pancreatitis: Comparison with contrast enhanced CT. *Clin Radiol*. 1997;52:109–114.
11. Amano Y, Oishi T, Takahashi M, et al. Nonenhanced magnetic resonance imaging of mild acute pancreatitis. *Abdom Imaging*. 2001;26:59–63.
12. Pitchumoni C, Agarwal N. Pancreatic pseudocysts: When and how should drainage be performed? *Gastroenterol Clin North Am*. 1999;28:615–639.
13. Paulson EK, Vitellas KM, Keogan MT, et al. Acute pancreatitis complicated by gland necrosis: Spectrum of findings on contrast-enhanced CT. *AJR Am J Roentgenol*. 1999;172:609–613.
14. Stabile B, Wilson S, Debas HT. Reduced mortality from bleeding pseudocysts and pseudoaneurysms caused by pancreatitis. *Arch Surg*. 1983;118:45–51.
15. Crowe P, Sagar G. Reversible superior mesenteric vein thrombosis in acute pancreatitis: The CT appearance. *Clin Radiol*. 1995;50:628–633.
16. Etemad B, Whitcomb DC. Chronic pancreatitis: Diagnosis, classification, and new genetic developments. *Gastroenterology*. 2001;120:682–707.
17. Johnson PT, Outwater EK. Pancreatic carcinoma versus chronic pancreatitis: Dynamic MR imaging. *Radiology*. 1999;212:213–218.
18. Miller FH, Keppke AL, Wadhwa A, et al. MRI of pancreatitis and its complications: Part 2, Chronic pancreatitis. *AJR Am J Roentgenol*. 2004;183:1645–1652.
19. Sahani DV, Kalva SP, Farrell J, et al. Autoimmune pancreatitis: Imaging features. *Radiology*. 2004;233:345–352.
20. Kawamoto S, Siegelman SS, Hruban RH, et al. Lymphoplasmacytic sclerosing pancreatitis (autoimmune pancreatitis): Evaluation with multidetector CT. *Radiographics*. 2008;28:157–170.
21. Blasbalg R, Baroni RH, Costa DN, et al. MRI features of groove pancreatitis. *AJR Am J Roentgenol*. 2007;189:73–80.
22. Rothstein FC, Wyllie R, Gauderer MW. Hereditary pancreatitis and recurrent abdominal pain of childhood. *J Pediatr Surg*. 1985;20:535–537.
23. Ferrozzi F, Bova D, Campodonico F, et al. Cystic fibrosis: MR assessment of pancreatic damage. *Radiology*. 1996;198:875–879.
24. King U, Scurr ED, Murugan N, et al. Hepatobiliary and pancreatic manifestations of cystic fibrosis: MR imaging appearances. *Radiographics*. 2000;20:767–777.
25. Siegelman ES, Mitchell DG, Outwater E, et al. Idiopathic hemochromatosis: MR imaging findings in cirrhotic and precirrhotic patients. *Radiology*. 1993;188:637–641.
26. Siegelman ES, Mitchell DG, Semelka RC. Abdominal iron deposition: Metabolism, MR findings, and clinical importance. *Radiology*. 1996;199:13–22.
27. Hammel PR, Vilgrain V, Terris B, et al. Pancreatic involvement in von Hippel–Lindau disease. *Gastroenterology*. 2000;119:1087–1095.
28. Tamm E, Silverman P, Charnsangavej C, et al. Diagnosis, staging, and surveillance of pancreatic cancer. *AJR Am J Roentgenol*. 2003;180:1311–1323.
29. Howlader N, Noone AM, Krapcho M, et al. eds. *SEER Cancer Statistics Review, 1975-2012*. Bethesda, MD: National Cancer Institute; April 2015. http://seer.cancer.gov/csr/1975_2012/. based on November 2014 SEER data submission, posted to the SEER web site.
30. Soto JA, Alvarez O, Lopera JE, et al. Biliary obstruction: Findings at MR cholangiography and cross-sectional MR imaging. *Radiographics*. 2000;20:353–366.

31. Lopez HE, Amthauer H, Hosten N, et al. Prospective evaluation of pancreatic tumors: Accuracy of MR imaging with MR cholangiopancreatography and MR angiography. *Radiology*. 2002;224:34–41.
32. Ahualli J. The double duct sign. *Radiology*. 2007;244:314–315.
33. Martin DR, Semelka RC. MR imaging of pancreatic masses. *Magn Reson Imaging Clin North Am*. 2000;8:787–812.
34. Kozuch P, Petryk M, Evans A, et al. Treatment of metastatic pancreatic adenocarcinoma. *Surg Clin North Am*. 2001;81:683–690.
35. Owen N, Sahib S, Peppercorn P, et al. MRI of pancreatic neuroendocrine tumours. *Br J Radiol*. 2001;74:968–973.
36. Semelka RC, Custodio CM, Balci NC, Wooslev JT. Neuroendocrine tumors of the pancreas: Spectrum of appearances on MRI. *J Magn Reson Imaging*. 2000;11:141–148.
37. Lewis RB, Lattin GE, Paal E. Pancreatic endocrine tumors: Radiologic-clinicopathologic correlation. *Radiographics*. 2010;30:1445–1464.
38. Klein KA, Stephen DH, Welch TJ. CT characteristics of metastatic disease of the pancreas. *Radiographics*. 1998;18:369–378.
39. Merkle EM, Bender GN, Brambs HJ. Imaging findings in pancreatic lymphoma: Differential aspects. *AJR Am J Roentgenol*. 2000;174:671–675.
40. Ros PR, Hamrick-Turner JE, Chiechi MV, et al. Cystic masses of the pancreas. *Radiographics*. 1992;12:673–686.
41. Box JC, Douglass HO. Management of cystic neoplasms of the pancreas. *Am Surg*. 2000;66:435–501.
42. Demos TC, Posniak HV, Harmath C, et al. Cystic lesions of the pancreas. *AJR Am J Roentgenol*. 2002;179:1375–1388.
43. Taouli B, Vilgrain V, O'Toole D, et al. Intraductal papillary mucinous tumors of the pancreas: Features with multimodality imaging. *J Comput Assist Tomogr*. 2002;26:223–231.
44. Fukukura Y, Fujiyoshi F, Hamada H, et al. Intraductal papillary mucinous tumors of the pancreas: Comparison of helical CT and MR imaging. *Acta Radiol*. 2003;44:464–471.
45. Irie H, Yoshimitsi K, Aibe H, et al. Natural history of pancreatic intraductal papillary mucinous tumor of branch duct type. *J Comput Assist Tomogr*. 2004;28:117–122.
46. Sarr MG, Kendrick ML, Nagorney DM, et al. Cystic neoplasms of the pancreas: Benign to malignant epithelial neoplasms. *Surg Clin North Am*. 2001;81:497–509.
47. Sugiyama M, Izumisato Y, Abe N, et al. Predictive factor for malignancy in intraductal papillary-mucinous tumours of the pancreas. *Br J Surg*. 2003;90:1244–1249.
48. Sugiyama M, Atomi Y, Hachiya J. Intraductal papillary tumors of the pancreas: Evaluation with magnetic resonance cholangiopancreatography. *Am J Gastroenterol*. 1998;93:156–159.
49. Iselin C, Meyer P, Hauser H, et al. Computed tomography and fine needle aspiration cytology for preoperative evaluation of cystic tumours of the pancreas. *Br J Surg*. 1993;80:1166–1169.
50. Mergo PJ, Helmberger TK, Buetow PC, et al. Pancreatic neoplasms: MR imaging and pathologic correlation. *Radiographics*. 1997;17:281–301.
51. Buetow PC, Rao P, Thompson LD. Mucinous cystic neoplasms of the pancreas: Radiologic-pathologic correlation. *Radiographics*. 1998;18:433–449.
52. Buetow PC, Buck JL, Pantongrag-Brown L, et al. Solid and papillary epithelial neoplasm of the pancreas: Imaging-pathologic correlation in 56 cases. *Radiology*. 1996;199:707–711.
53. Coleman KM, Doherty MC, Bigler SA. Solid-pseudopapillary tumor of the pancreas. *Radiographics*. 2003;23:1644–1648.
54. Abbott RM, Levy AD, Aguilera NS, et al. Primary vascular neoplasms of the spleen: radiologic-pathologic correlation. *Radiographics*. 2004;24:1137–1163.
55. Gray H. The spleen. In: Lewis WH, ed. *Anatomy of the Human Body*. 20th ed. Philadelphia: Bartleby.com; 2000.
56. Tirkes T, Sandrasegaran K, Patel AA, et al. Peritoneal and retroperitoneal anatomy and its relevance for cross-sectional imaging. *Radiographics*. 2012;32:437–451.
57. Cassidy FH, Ishioka KM, McMahon CJ, et al. MR imaging of scrotal tumors and pseudotumors. *Radiographics*. 2010;30:665–683.
58. Akbar SA, Sayyed TA, Jafri SZ, et al. Multimodality imaging of paratesticular neoplasms and their rare mimics. *Radiographics*. 2003;23:1476–1471.
59. Sagoh T, Itoh K, Togashi K, et al. Gamna-Gandy bodies of the spleen: evaluation with MR imaging. *Radiology*. 1989;172:685–687.
60. Adas G, Karatepe O, Altiok M, et al. Diagnostic problems with parasitic and non-parasitic splenic cysts. *BMC Surg*. 2009;9:9.
61. Van Dyck P, Vanhoenacker F, Corthouts B, et al. Epidermoid cyst of the spleen. *JBR-BTR*. 2002;85:166–167.
62. Giovagnoni A, Giorgi C, Goteri G. Tumours of the spleen. *Cancer Imaging*. 2005;5:73–77.
63. Koh D, Collins DJ. Diffusion-weighted MRI in the body: applications and challenges in oncology. *AJR Am J Roentgenol*. 2007;188:1622–1635.
64. Gravin DF, King FM. Cysts and nonlymphomatous tumors of the spleen. *Pathol Annu*. 1981;16(pt 1):61–80.
65. Noguchi H, Kondo H, Kondo M, et al. Inflammatory pseudotumor of the spleen: a case report. *Jpn J Clin Oncol*. 2000;4:196–203.
66. Elsayes KM, Narra VR, Mukundan G, et al. MR imaging of the spleen: spectrum of abnormalities. *Radiographics*. 2005;25:967–982.
67. Warshauer DM, Lee JKT. Imaging manifestations of abdominal sarcoidosis. *AJR Am J Roentgenol*. 2004;182:15–28.
68. Sutherland T, Temple F, Galvin A, et al. Contrast-enhanced ultrasound of the spleen: an introduction and pictorial essay. *Insights Imaging*. 2011;2:515–524.
69. Schneider G, Uder M, Altmeyer K, et al. Littoral cell angioma of the spleen: CT and MR imaging appearance. *Eur Radiol*. 2000;10:1395–1400.
70. Tatli S, Cizginer S, Wieczorek TJ, et al. Solitary littoral cell angioma of the spleen: computed to-

mography and magnetic resonance imaging features. *J Comput Assist Tomogr*. 2008;32:772–775.
71. Amatya BM, Sawabe M, Arai T, et al. Splenic undifferentiated high grade pleomorphic sarcoma of a small size with fatal tumor rupture. *JPN*. 2011;1:151–153.
72. Dawson L, Gupta O, Garg K. Malignant fibrous histiocytoma of the spleen: An extremely rare entity. *J Cancer Res Ther*. 2012;8:117–119.
73. Fotiadis C, Georgopoulos I, Stoidis C, et al. Primary tumors of the spleen. *Int J Biomed Sci*. 2009;5:85–91.
74. Rabushka LS, Kawashima A, Fishman EK. Imaging of the spleen: CT with supplemental MR examination. *Radiographics*. 1994;14:307–332.
75. Restrepo CS, Martinez S, Lemos JA, et al. Imaging manifestations of Kaposi sarcoma. *Radiographics*. 2006;26:1169–1185.
76. Valls C, Canas C, Turell LG, et al. Hepatosplenic AIDS-related Kaposi's sarcoma. *Gastrointest Radiol*. 1991;16:342–344.
77. Kamaya A, Weinstein S, Desser T. Multiple lesions of the spleen: Differential diagnosis of cystic and solid lesions. *Semin Ultrasound CT MRI*. 2006;27:389–403.
78. Warshauer DM, Hall HL. Solitary splenic lesions. *Semin Ultrasound CT MRI*. 2006;27:370–388.
79. Ito K, Mitchell DG, Honjo K, et al. MR imaging of acquired abnormalities of the spleen. *AJR Am J Roentgenol*. 1997;168:697–702.
80. Leite NP, Kased N, Hanna RF, et al. Cross-sectional imaging of extranodal involvement in abdominopelvic lymphoproliferative malignancies. *Radiographics*. 2007;27:1613–1634.
81. Saboo SS, Krajewski KM, O'Regan KN. Spleen in haematological malignancies: Spectrum of imaging findings. *Br J Radiol*. 2012;85:81–92.
82. Luna A, Ribes R, Caro P, et al. MRI of focal splenic lesions without and with dynamic gadolinium enhancement. *AJR Am J Roentgenol*. 2006;186:1533–1547.
83. Ohe C, Sakaida N, Yanagimoto Y, et al. A case of splenic low-grade mucinous cystadenocarcinoma resulting in pseudomyxoma peritonei. *Med Mol Morphol*. 2010;43:235–240.

第6章

肾脏、输尿管及膀胱MRI表现

引言

MRI的软组织对比度和光谱特性使其可以很好地显示肾脏和尿路。在鉴别肾脏囊性、实性病变及显示实性肿瘤成分方面，与其他成像方式相比，MRI具有独特的优势。在显示集合系统、输尿管和膀胱方面，MRI具有软组织对比度高和尿路造影效果好的优势，这是因为：①T2WI中的液体高信号；②增强T1WI延迟期中排泄的钆对比剂的顺磁性。肾脏、集合系统、输尿管和膀胱的典型MRI指征包括发现病变、明确病变性质，适用于肾脏肿瘤的术后随访、不能耐受碘对比剂的血尿患者、因尿路上皮肿瘤行肾脏及输尿管联合切除者的术后监测、膀胱癌、儿童和妊娠[为了避免碘对比剂和(或)电离辐射]，以及与肾结石无关的尿路梗阻[1]。

成像技术

肾脏MRI与其他腹部成像指征(见第1章)基本类似，略有差别。减影图像(增强后-增强前)在鉴别肾良恶性病变中发挥着重要作用。某些常见特征，如增强前病灶T1呈高信号会干扰增强后的肉眼判断。减影消除了增强前病灶高信号的干扰，提高了动态增强的范围，便于检测到细微的强化。

冠状位成像可以更好地显示双侧肾脏的对称性，便于肾脏疾病的诊断。磁共振尿路造影(MRU)同样也采用冠状位成像，因其能纵向完整显示双侧集合系统-输尿管-膀胱(图6.1)。因此，MRU方案不同于标准的腹部造影方案(通常为非泌尿外科肾病指征)(表6.1)。MRU序列包括T1加权和T2加权。T1加权序列通常是由动态增强排泄期的冠状位图像重建后获得(图6.1A)。一般在对比剂给药前先进行2D和3D T2加权序列扫描，否则排泄到集合系统的钆对比剂会缩短尿液的T2弛豫时间，减弱甚至消除重T2WI中的信号。2D和3D MRU序列不同于MRCP序列，其不以胆总管为中心，而是指向肾脏集合系统和输尿管。静脉注射5~10mg呋塞米可扩张集合系统，便于显示[2]，但这在门诊部尤其困难。

靶向膀胱成像(通常用于膀胱肿瘤的评估和分期)需要以T2WI为主的靶向盆腔成像，并辅以动态增强脉冲序列。T2WI采用高分辨率成像技术，将矢状位、轴位和(或)冠状位各方位成像的TE范围设置为60~100ms。而膀胱癌动态增强成像的应用尚未完全确定[3-6]，但其提供了膀胱及其周围结构的其他相关信息。

注意事项

对于肾脏而言，首先要考虑的问题是病变是局灶性的还是弥漫性的。对于局灶性病

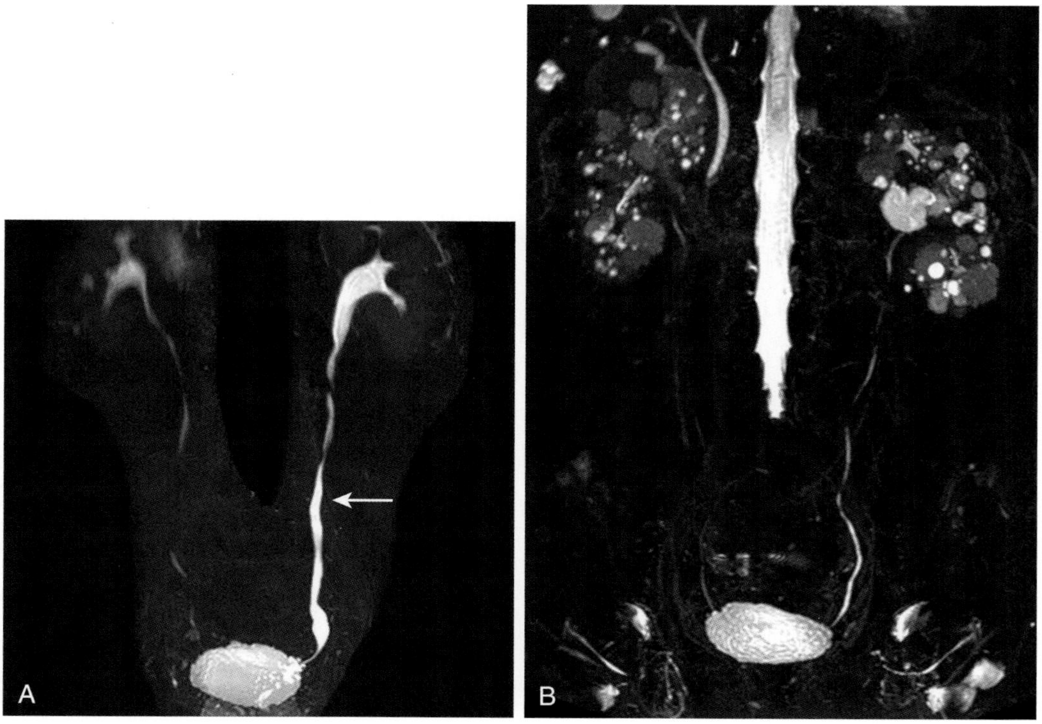

图6.1 冠状位MRU。(A)注射对比剂后延迟T1加权脂肪抑制MRU序列的最大密度投影图像，显示了排泄期尿液中浓缩的钆对比剂所达到的最大对比度。由于远端输尿管狭窄，导致上游左侧输尿管不对称扩张(箭头所示)。(B)相应的T2加权MRU序列通过利用自由水质子超长的T2弛豫时间来突显肾脏集合系统和输尿管，与周围组织相比，由于这些组织TE时间极高，基本上没有剩余的横向磁化可以产生信号。然而，双肾多发囊肿，以及脑脊液、胆道系统和肠道亦呈高信号。

表6.1 MRU协议

序列	平面	维度	详细信息
稳态	冠状位或3-平面	2D	T2/T1加权；对运动不敏感的所有平面中的平衡梯度
重T2加权	冠状位	2D	单次快速自旋回波技术
重T2加权	轴位	2D	单次快速自旋回波技术；覆盖整个线圈敏感性范围
同相/异相	轴位	2D	以Dixon序列获取
T2 MRU	辐射状	2D	位于每侧肾脏下方的中心；因屏气或呼吸触发，断层图像之间有延迟
T2 MRU	冠状位	3D	呼吸触发
T2 MRU	冠状位	2D	在断层图像之间进行8次(电影胶片样)
动态	轴位	3D	覆盖肾脏及以下
对比后	轴位	3D	覆盖骨盆
T1 MRU	冠状位	3D	覆盖肾脏、输尿管和膀胱；第一次采集翻转角为15°，再一次翻转角为40°
扩散	轴位	2D	通过盆腔覆盖肾脏

MRU，磁共振尿路造影。

变，主要考虑以下问题：①病变是实性还是囊性；②实性病变是肿瘤性还是非肿瘤性（如瘢痕、梗死或感染）；③实性病变是否含有脂肪成分；④含脂性病变脂质含量是多还是少；⑤出血是否意味着潜在病变。区分囊性和实性病变直接依赖于T2WI中液体极高信号和增强后病灶无强化。在T1上病变呈高信号（如出血性囊肿）的情况下很难评估增强。高信号病灶增强后信号的变化很难用肉眼观察。减影图像消除了增强前的高信号，只显示增强前后对比图像之间的信号强度变化，方法是从增强后对比图像中的每个像素逐个减去增强前图像中的每个像素的信号。最后得到一幅对比增强图像（假设没有患者的运动导致错误的定位）。如果减影不可获得，则将ROI与参考标准进行比较以明确有无强化。根据经验，正常的肌肉可以强化，可作为肾脏肿块强化的下限阈值。多数肾脏肿瘤强化明显，但乳头状肾癌倾向于相对少血供。比较增强前后肾脏病变和正常肌肉（如腰大肌、竖脊肌）的ROI信号强度值差异，如果增加的幅度大于或等于肌肉，表明病变有强化且存在实性成分（图6.2）。除增强外，DWI是另一种明确肿瘤实性成分的技术，与囊性病变相比，实性成分存在弥散受限，ADC值较低[7-10]。多发分隔、存在壁结节或囊壁及分隔较厚可能提示是一个囊性肿瘤性病变（相对罕见）。鉴别非肿瘤性病变实性成分，如瘢痕、梗死和肾盂肾炎则更为困难，通常需要根据影像学特征、临床参数和纵向数据（病变前后变化的速度）进行综合分析。

鉴别和表征肾脏实性病变中的脂肪成分通常可提供组织病理学诊断的确定性和预后信息。病灶内存在少量脂肪，反相位信号减弱，通常提示肾细胞癌（RCC）组织学亚型中的透明细胞型，极少数的乏脂肪血管平滑肌脂肪瘤（AML）有相同的影像学表现，需与之鉴别[11]。病灶内存在大量脂肪，表现为均匀高信号，并随着脂肪抑制而消失，表明肾脏病变是良性的AML。T1高信号出血偶尔可类似宏观脂肪，但不能被脂肪抑制序列抑制。肾细胞癌常伴有出血，如若肾脏或肾周出现无诱因（常见诱因为创伤、出血性动脉瘤、动静脉畸形等）的出血，提示可能存在肿瘤。

专用膀胱成像需要高空间分辨率和膀胱扩张，因为膀胱壁是检查的重点，扩张不足会导致膀胱壁增厚，与病理性增厚表现类似。膀胱影像学主要关注膀胱癌的特征和分期，因此，需要先了解肿瘤侵犯正常膀胱壁各层表现。

肾脏

正常表现

正常肾脏的长度为10~14cm[12]。根据肾门的位置，肾轴向前内侧旋转，肾上腺则向内侧倾斜，肾脏从T12–L1延伸至L3水平（图6.3）。肾脏被包裹在腹膜后脂肪囊中，外层连同肾上腺一同由肾筋膜覆盖。腹膜后脂肪囊周围可见一菲薄线状低信号环，为Gerota筋膜，此为肾癌分期的一个重要标志（框6.1）。

由于肾脏髓质中的液体含量相对皮质较高，因此，MRI可区分皮质和髓质（图6.4）[13]。动脉期肾皮质呈早期显著强化，而髓质相对强化弱，为我们再次区分了皮质和髓质，因此又被称为肾皮质期。在60~90s内对比剂由髓质灌注到肾实质，导致肾实质整体强化——

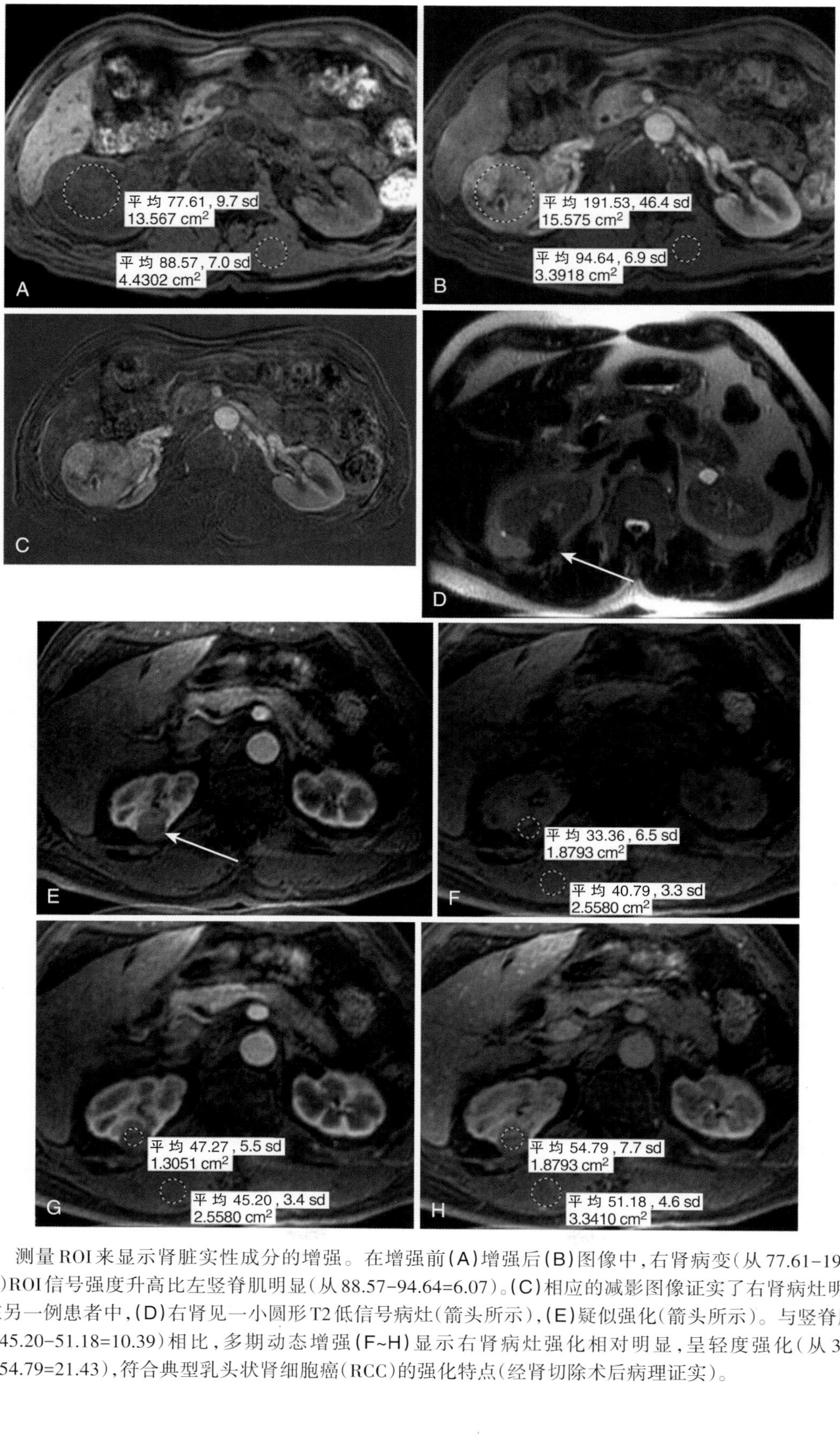

图6.2 测量ROI来显示肾脏实性成分的增强。在增强前(A)增强后(B)图像中,右肾病变(从77.61–191.53=113.92)ROI信号强度升高比左竖脊肌明显(从88.57–94.64=6.07)。(C)相应的减影图像证实了右肾病灶明显强化。在另一例患者中,(D)右肾见一小圆形T2低信号病灶(箭头所示),(E)疑似强化(箭头所示)。与竖脊肌(从40.79–45.20–51.18=10.39)相比,多期动态增强(F~H)显示右肾病灶强化相对明显,呈轻度强化(从33.36–47.27–54.79=21.43),符合典型乳头状肾细胞癌(RCC)的强化特点(经肾切除术后病理证实)。

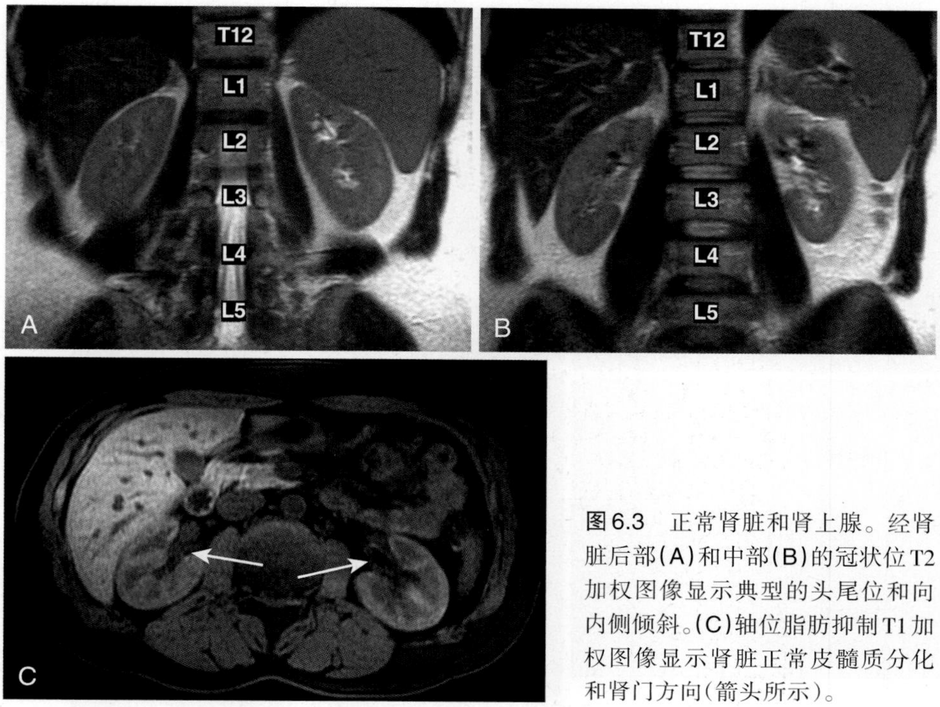

图6.3 正常肾脏和肾上腺。经肾脏后部(A)和中部(B)的冠状位T2加权图像显示典型的头尾位和向内侧倾斜。(C)轴位脂肪抑制T1加权图像显示肾脏正常皮髓质分化和肾门方向(箭头所示)。

框6.1 肾癌的分期

原发性肿瘤(T)

T0:缺乏原发肿瘤证据

T1:肿瘤局限于肾脏且最长直径≤7cm

T2:肿瘤局限于肾脏且最长直径>7cm

T3:肿瘤延伸到静脉主干或侵犯肾上腺或肾周脂肪但未超过Gerota筋膜

T3a:肿瘤侵犯肾上腺或肾周脂肪但未超过Gerota筋膜

T3b:肿瘤延伸到肾静脉或横膈以下的下腔静脉

T3c:肿瘤延伸到肾静脉或横膈以上的下腔静脉

T4:肿瘤侵犯超过Gerota筋膜

区域淋巴结(N)

N0:无区域淋巴结转移

N1:单个区域淋巴结转移

N2:多个区域淋巴结转移

远处转移(M)

M0:无远处转移

M1:有远处转移

Robson分期

Ⅰ期(T1/2,N0,M0):肿瘤局限于肾脏

Ⅱ期(T3a,N0,M0):肿瘤扩散到同侧肾上腺、肾周脂肪,但未超过Gerota筋膜

ⅢA期(T3b~3c,N0,M0):肿瘤累及肾静脉和(或)下腔静脉

ⅢB期(T1~T3a,N1~N3,M0):肿瘤累及区域淋巴结

ⅢC期(T3b~T3c,N1~N3,M0):肿瘤累及肾静脉及区域淋巴结

ⅣA期(T4,任何N,M0):肿瘤累及邻近器官(除外同侧肾上腺)

ⅣB期(任何T&N,M1):远处转移

美国癌症联合委员会

Ⅰ期:T1,N0,M0

Ⅱ期:T2,N0,M0

Ⅲ期:T1~T2,N1,M0或T3a~c,N0~N1,M0

Ⅳ期:T4或任何T,N2,M0或任何T,任何N,M1

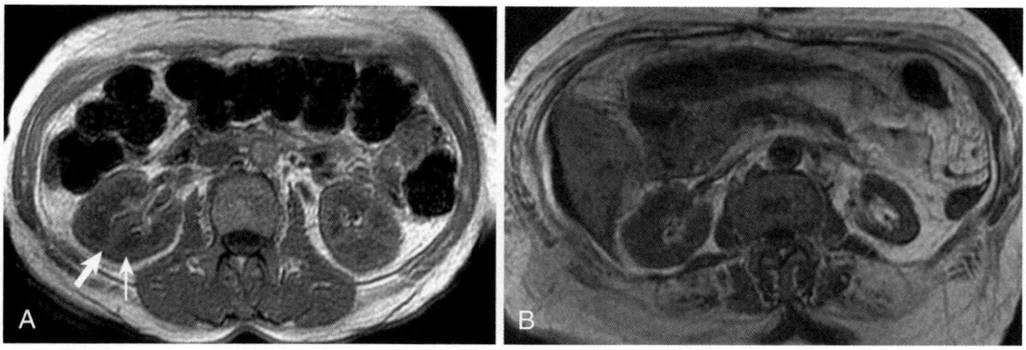

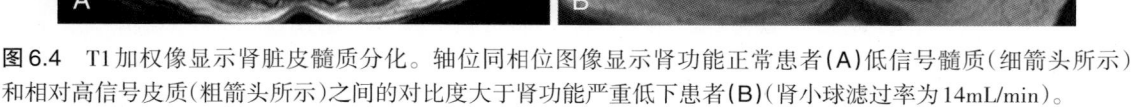

图6.4　T1加权像显示肾脏皮髓质分化。轴位同相位图像显示肾功能正常患者(A)低信号髓质(细箭头所示)和相对高信号皮质(粗箭头所示)之间的对比度大于肾功能严重低下患者(B)(肾小球滤过率为14mL/min)。

称为肾实质期。

肾集合系统一般呈两面凹或扁平状,其内排泄的尿液呈水样信号。T2加权像中偶尔出现的流空信号有时会被误诊为肾结石。集合系统内衬的尿路上皮呈菲薄线状低信号,增强后无明显强化。

发育异常和畸形

先天性肾脏和泌尿道异常的患病率为3‰~6‰[14,15],在讨论肾脏病理性病变之前,还有一些相对少见的发育异常和假性病变(框6.2)。肾脏和集合系统胚胎发育是一个复杂的过程,需经过一系列必需的步骤,才能完成后续的发育。输尿管芽(原始集合系统和输尿管)和后肾胚芽(原始肾实质)的不完全发育或缺失将导致肾发育不全和(或)其他一些潜在的实质性异常和输尿管/集合系统异常。

位置异常包括异位和旋转不良。胚胎发育导致在妊娠第4~8周肾脏相对上升,最终位于L1~L3。不完全上升比过度上升更为常见,从真骨盆到髂窝,下垂的肾脏可位于以L2为中心的预期位置以下的任意部位(图6.5)。而对侧肾脏亦可能存在异常,如肾发育不全

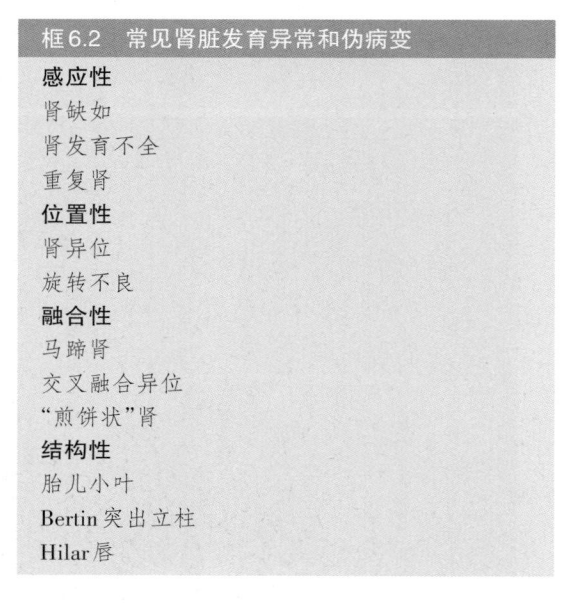

框6.2　常见肾脏发育异常和伪病变

感应性
肾缺如
肾发育不全
重复肾
位置性
肾异位
旋转不良
融合性
马蹄肾
交叉融合异位
"煎饼状"肾
结构性
胎儿小叶
Bertin突出立柱
Hilar唇

或下垂,经常两者并存。

在肾脏上升过程中,肾盂输尿管连接部(UPJ)随着肾脏沿纵轴向内侧旋转而向内侧移动。不旋转或不完全旋转使UPJ朝前,肾内侧段的肾盏位于肾盂内侧(图6.6)。过度旋转导致UPJ朝后。

肾脏融合异常常引起位置异常和旋转不良。内侧肾融合导致肾盂内出现一个孤立的盘状肾组织块,称为"盘状肾"。横行异位融合肾为胚胎性肾融合的后遗症,表现为一侧肾脏越过脊柱到达对侧,并与对侧位置相对

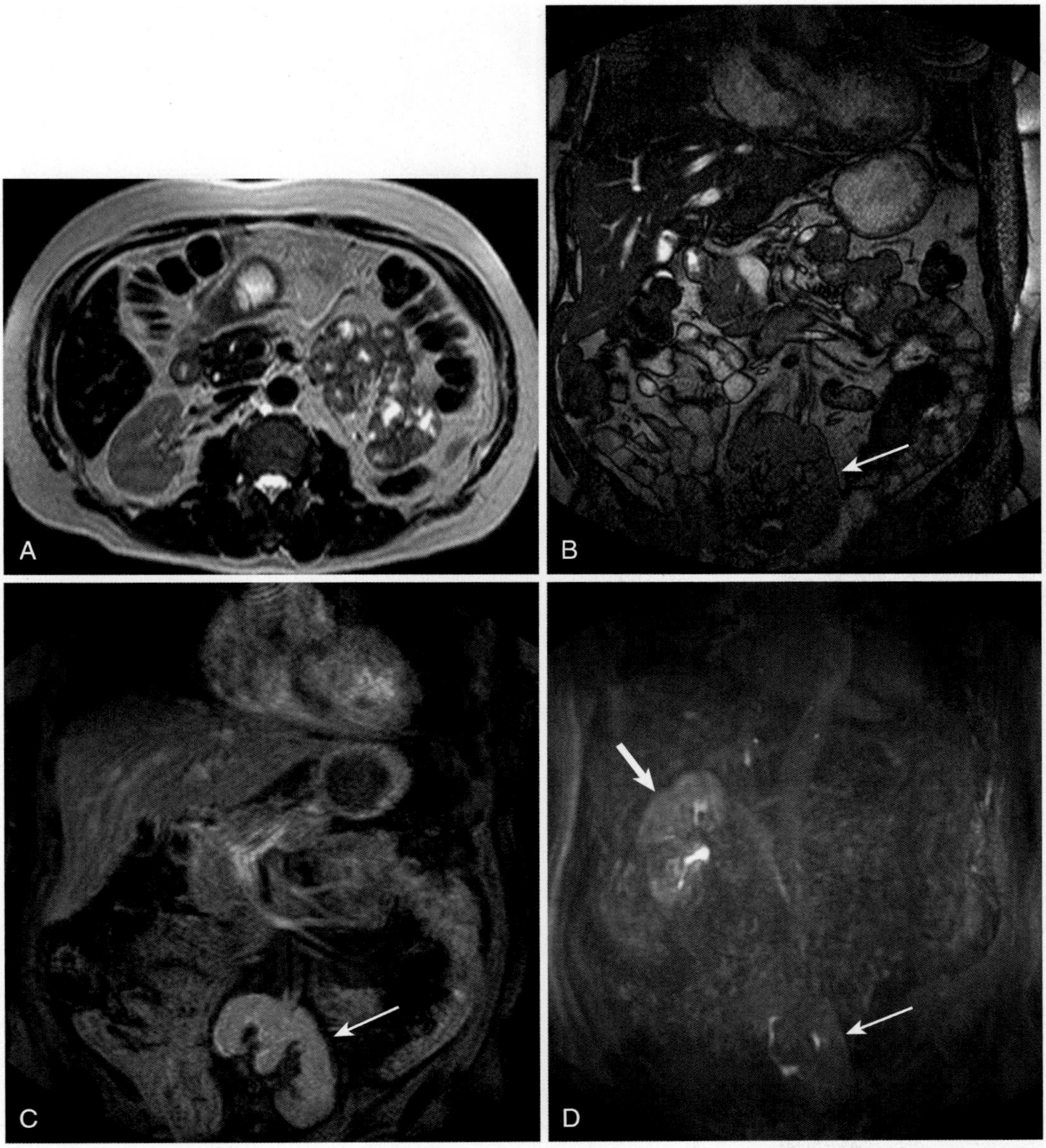

图6.5　肾下垂。(A)上腹部的轴位T2加权像显示右肾正常,左肾未见显示。(B)大视野冠状位稳态自由进动序列定位图像显示盆腔内见一肾形结构(箭头所示)。冠状位增强图像(C)证实了盆腔肾(箭头所示)的存在,冠状位最大密度投影图像(D)显示了左肾(细箭头所示)和右肾(粗箭头所示)的相对位置和方向。

正常的肾脏融合,形成一个S形肾组织块,但两部分相互独立,双侧输尿管膀胱开口位置均正常(图6.7)。马蹄肾是后肾胚芽在中线融合最常见的肾脏发育异常,其上升在肠系膜下动脉水平处停止(图6.8),常合并肾盂输尿管连接部梗阻和重复畸形等,与形态和旋转变形及尿潴留共同导致多种并发症的发生,包括结石形成和感染。

结构异常不会引起并发症,但仍需注意以防误诊。5%的成人存在胎儿分叶肾,肾轮廓呈平滑波浪状,与肾锥体的位置一致[16]。边缘光滑的凹痕与肾锥体的边缘一致,下极

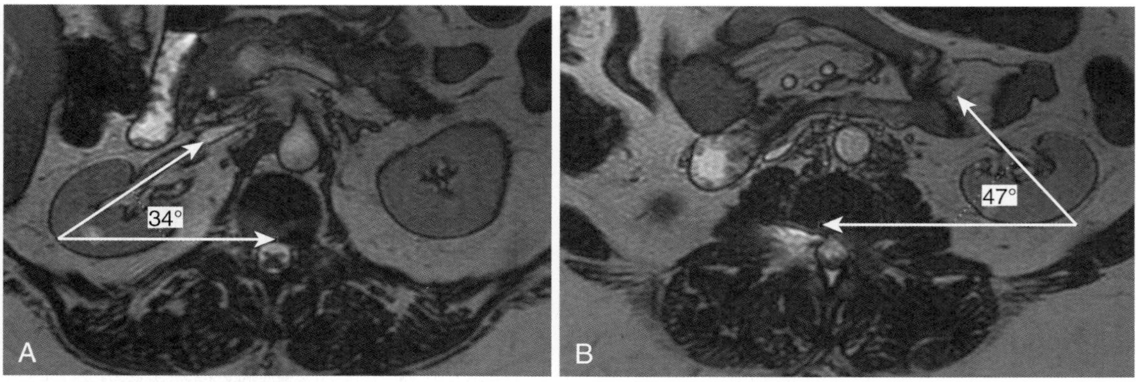

图6.6　肾旋转不良。通过比较稳态自由进动序列图像中左(B)右(A)肾门的方向，可以发现不完全内旋导致左肾旋转不良。正常的肾脏旋转角度约为30°。

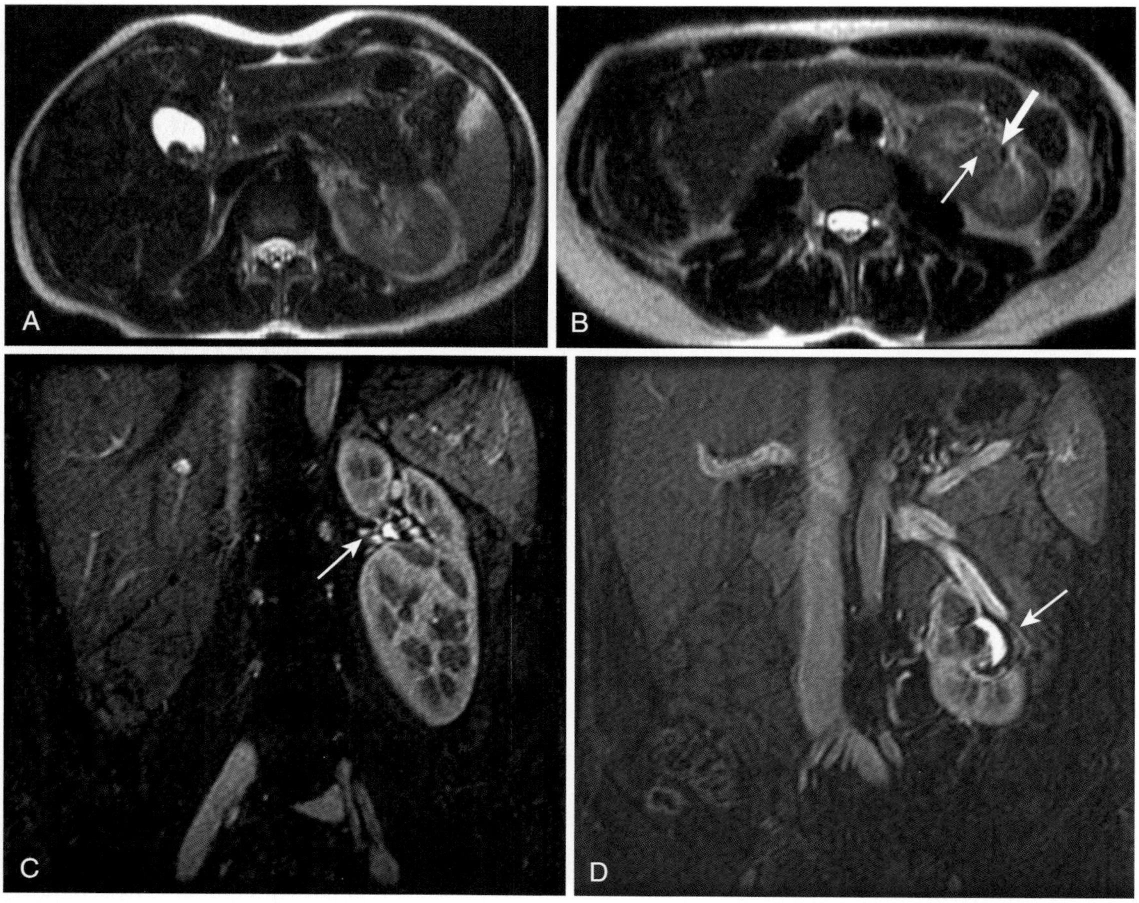

图6.7　横行异位融合肾。(A)上腹部轴位T2加权像显示右肾缺如。(B)靠下方的轴位T2加权像显示左肾下部肾门的方向(细箭头所示)随着右肾的预期旋转，从而朝向前外侧(粗箭头所示)。(C,D)冠状位增强图像显示融合的肾团块具有各自的肾门结构(箭头所示)和方向。

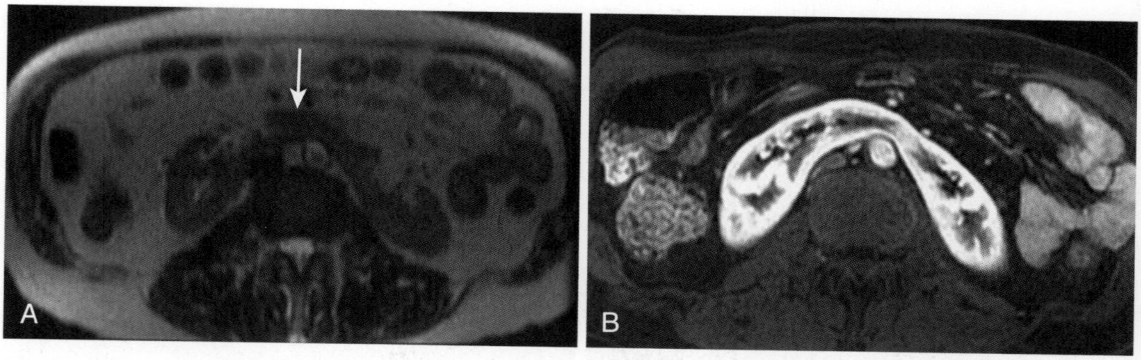

图6.8 马蹄肾。(A)轴位T2加权像显示两肾下极(箭头所示)在主动脉前方的中线处融合。(B)在使用相应的对比剂增强后,动脉期图像显示融合肾团块的皮髓质增强特征。

实质的外观和厚度正常(≥14mm)[17],由此可排除下极肿块或瘢痕。肾柱可被误诊为肾脏肿块,但其本质是正常肾皮质向肾窦内陷,通常发生在上极/上下极交界处,平均大小为3.5cm(图6.9)[18]。肾门上缘唇样突出,表现为肾叶内侧的融合,通常发生在上极,可向肾窦内突入致肾窦结构扭曲,其信号和强化特征与邻近肾实质类似,当发生在预期的位置时,证实肾发育异常时存在正常功能肾组织。

局灶性病变

一项横断面影像学研究发现肾局灶性病变在临床实践中经常遇到,其中多数是偶然发现的,其发生率在腹部影像学检查中为13%~27%,且很多具有不确定性[19]。虽然这些病变中有许多特征不完全,但多数是简单或复杂程度极低的囊肿,没有恶性潜能,所以无须进一步检查和(或)随访确定其病因[20]。实体成分的存在意味着是恶性肿瘤,通常要求手术切除(图6.10)。

多数肾囊肿外观简单,呈液体信号特征(T1低信号和T2高信号),无强化、无分隔、囊壁薄、无壁结节。然而,单纯性囊肿偶尔会出现出血、感染、破裂等并发症。因此,这些良性非肿瘤性囊肿被称为“复杂囊肿”,以区别于具有实体组织成分的复杂/肿瘤性囊肿。仅信号改变不构成恶性肿瘤的风险,相关解释也常被质疑。最常见的信号改变是出血,导致T1高信号和T2低信号。高蛋白质含量可能引起类似的影像学表现。

其他复杂囊肿的病变特征给诊断带来的困难较大。合并感染和创伤将导致反应性壁增厚,与囊性肿瘤(尤其是透明细胞型肾癌)的影像学表现出现重叠。这些肿瘤通常具有更复杂的特征,包括壁结节和实性成分。基于肾脏病变恶性可能性的大小,Bosniak[21,22]开发了一个预测性分类系统(基于CT)对其进行分类以指导临床治疗(表6.2)。这一方案并不特别适用于MRI,但其说明了肾脏病变复杂程度的范围,并提供了临床治疗指导意见[23]。尽管MRI对钙化不敏感,排除了将其纳入分类方案,但该方案通常适用于MRI检查结果,以信号变化代替密度变化[24]。

实性病变包括良恶性肿瘤。肉眼可见的脂肪是唯一提示良性病因AML的发现。除了AML、肾感染和梗死外,罕见的良性肿瘤(如嗜酸细胞腺瘤)实体组织增强可能类似恶性肿瘤。除非临床表现疑似炎症或血管性,

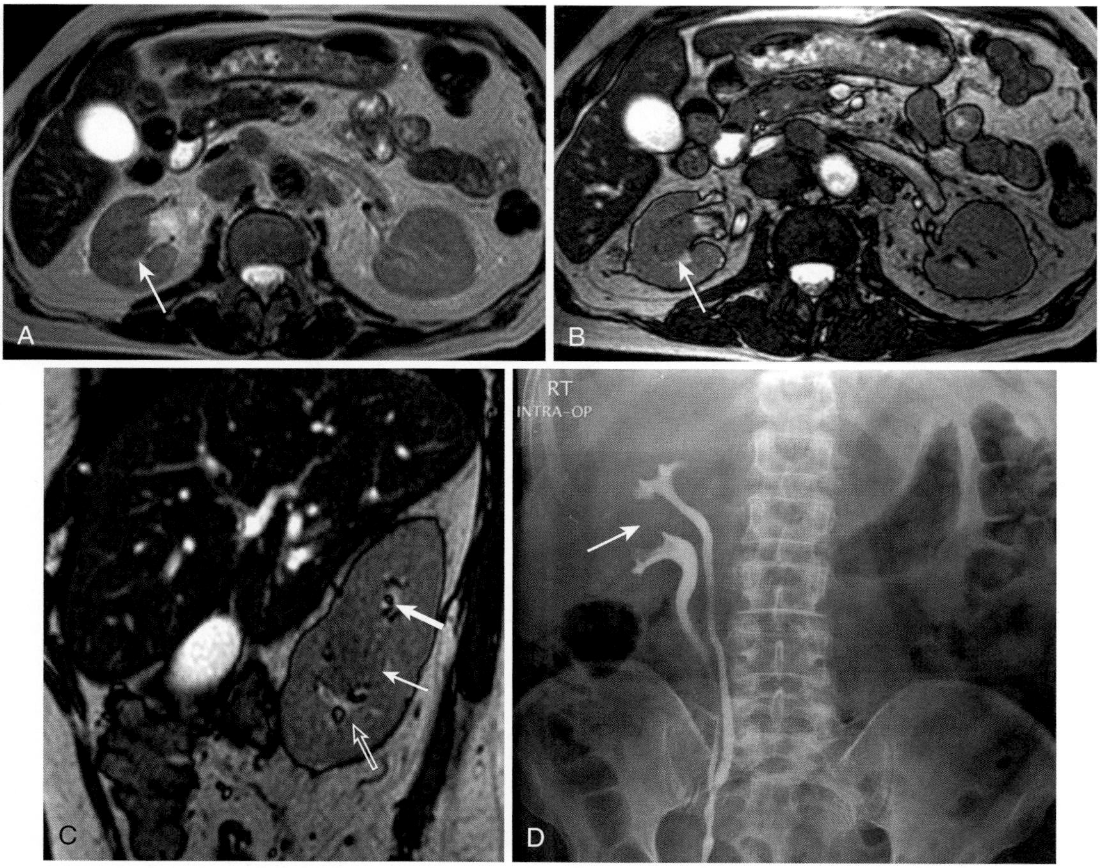

图6.9 肾柱肥大。(A)轴位T2加权像显示突出的实体组织与周围正常肾实质(箭头所示)呈等信号,并使肾盂受挤压而凹陷。(B)肾柱肥大在轴位稳态自由进动序列图像中表现更为突出(箭头所示)。(C)矢状位稳态自由进动序列图像显示肾中部一个等信号团块(细箭头所示)将肾上盏(粗箭头所示)与肾下盏(空心箭头所示)分隔开。(D)逆行肾盂造影图像显示重复的2套集合系统,被肥大的肾柱(箭头所示)分隔开。(From Edge S, Byrd D, Compton C, et al, eds: AJCC cancer staging manual, ed 7, New York, 2010, Springer)

否则推断为恶性肿瘤。通常,活检结果可能是混乱的,对肾脏实体病变的处理涉及经皮消融术或外科病理诊断和治疗[25,26]。非常小的病变(<1cm)挑战成像方法的分辨率,限制了诊断的可信度,坚持进行影像学随访监测,有助于预防潜在不必要的手术(表6.3)[27]。

囊性病变

重T2加权图像可以检测出病灶内液体高信号,结合增强后病灶无强化,从而证实囊性病因。T1加权序列显示出血性囊肿具有可变的高信号,增强无强化。90%的肾囊性病变是单纯囊肿(图6.11)。出血、破裂和感染使肾囊肿复杂化。如果囊性病灶数目越来越多,且伴有肾脏增大,则考虑可能为多囊肾。囊性病变在其他遗传性疾病中亦很常见,如希佩尔林道综合征(VHL)和结节性硬化(TS)(伴有各种实体病变,将在“球形实体病变”一节中讨论)。发育性病因包括多囊性肾发育不良和肾盏憩室。如接受透析和锂治疗的肾囊性疾病患者,可发生获得性肾囊性病变。肾细胞癌(透明细胞型)在囊性肿瘤中占主导地位;若病变ffi

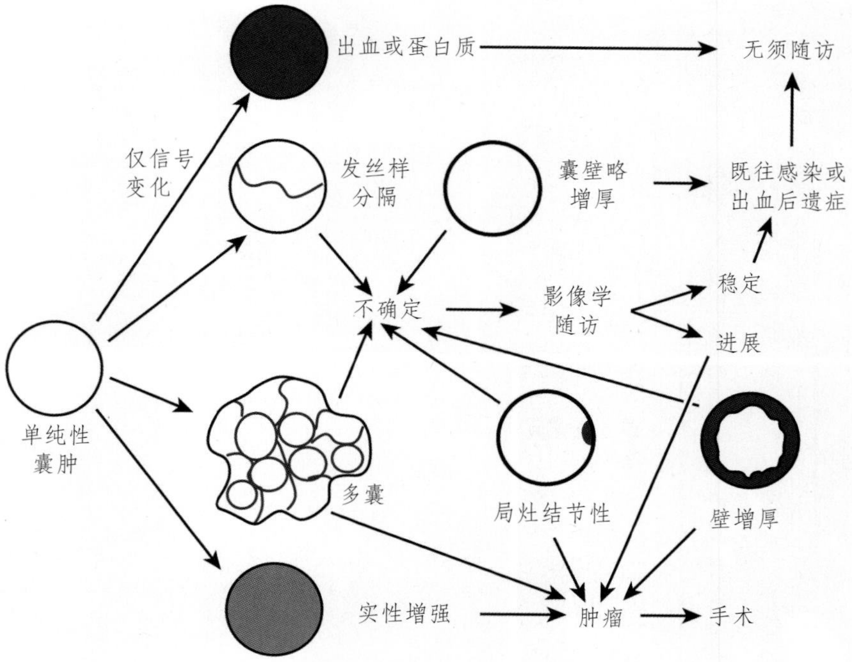

图6.10 局灶性肾脏病变示意图。

表6.2 肾脏囊性病变的Bosniak分级

Bosniak分类	影像学特征	处理
Ⅰ	壁薄；无分隔、钙化或者实性成分，水样密度；无强化	无须随访
Ⅱ	少数发丝样分隔，检测不到强化；细小钙化或局灶性略厚钙化；均匀高密度，边缘锐利(<3cm)，无强化	无须随访
ⅡF	较多发丝样分隔，检测不到强化；厚或结节状钙化；软组织成分无强化；高密度病灶(>3cm)无强化	需随访观察
Ⅲ	增厚的、不规则的或光滑的囊壁或分隔伴强化	建议手术
Ⅳ	具有与Ⅲ级相同增强特征的软组织成分	建议手术

表6.3 肾实性病变的治疗方案

直径	假定诊断	治疗
大(>3cm)	肾细胞癌	(部分)肾切除术*
小(1~3cm)	肾细胞癌	(部分)肾切除术*
非常小(<1cm)	肾细胞癌、嗜酸细胞腺瘤、血管平滑肌脂肪瘤	积极监测

*在合适的临床环境下，消融治疗是另一种选择。

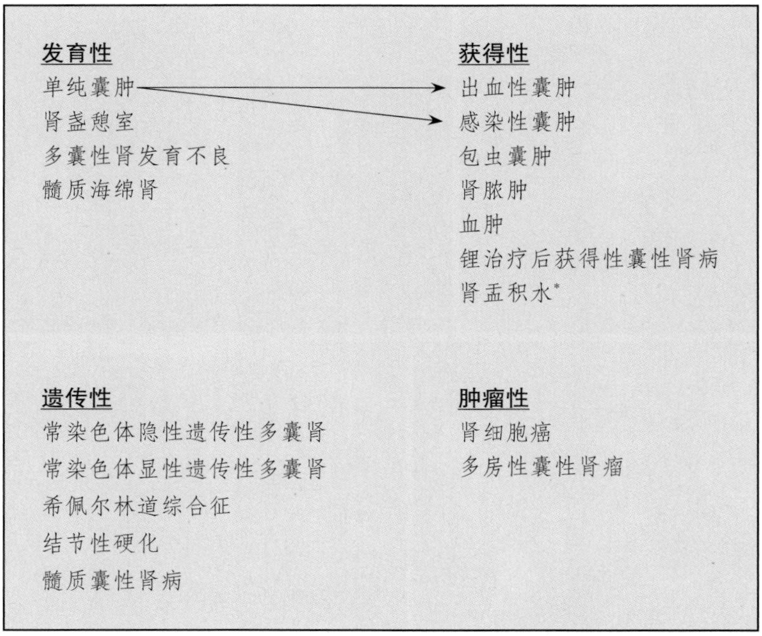

图6.11　肾囊性病变的鉴别诊断。

入肾盂内，且发生于年轻男性或中年女性，则考虑多房性囊性肾瘤（MLCN）。

单纯性肾囊肿

单纯性肾囊肿普遍存在，占总人口的2/3，并且随着年龄的增长越来越常见[28]。肾囊肿从母肾小管分离并自我闭合，持续的液体分泌使囊腔扩张，最终形成孤立的囊性结构。尽管缺乏肿瘤细胞或自主再生细胞，但持续的液体分泌导致单纯性肾囊肿持续生长（每年不超过5%）[29]。因此，在排除肿瘤时，仔细观察影像学特征至关重要。

单纯性肾囊肿内游离水质子的存在导致其T1呈低信号和T2呈高信号，增强后无强化。囊肿壁薄，均匀且光滑，增强后无法检测到强化（图6.12）。大小从数毫米到>10cm不等。囊肿根据其位置分为3种不同的类型：外生性、实质性和肾盂旁（图6.13和图6.14）。由于多数肾囊肿起源于皮质（小部分起源于髓质），因此，多数是外生性和（或）实质内的类型（见图6.12和图6.13）。

肾囊肿的复杂性有多种表现形式，主要分为形态学和信号相关两大类。形态异常包括不再是球形和（或）分隔；信号异常指偏离单纯液体信号特征，提示具有出血或破裂的迹象（图6.15）。偶然的液液平面显示分层的血细胞比容（图6.16）——出血性囊肿，一种相对少见的表现。出血引起的信号改变对病灶的解释带来了极大的挑战，增强前T1高信号限制了增强后信号增加程度的检测能力（见图6.15）。感染前囊肿的纤维分隔厚度通常<2mm，且没有其他复杂证据提示有肿瘤（图6.17）[30]。只要没有超过发丝样线状分隔或囊壁强化，就证实了单纯囊性的病因。

一定要仔细观察这些特征，因为少数透明细胞型肾癌（<10%）[31,32]是囊性为主型。

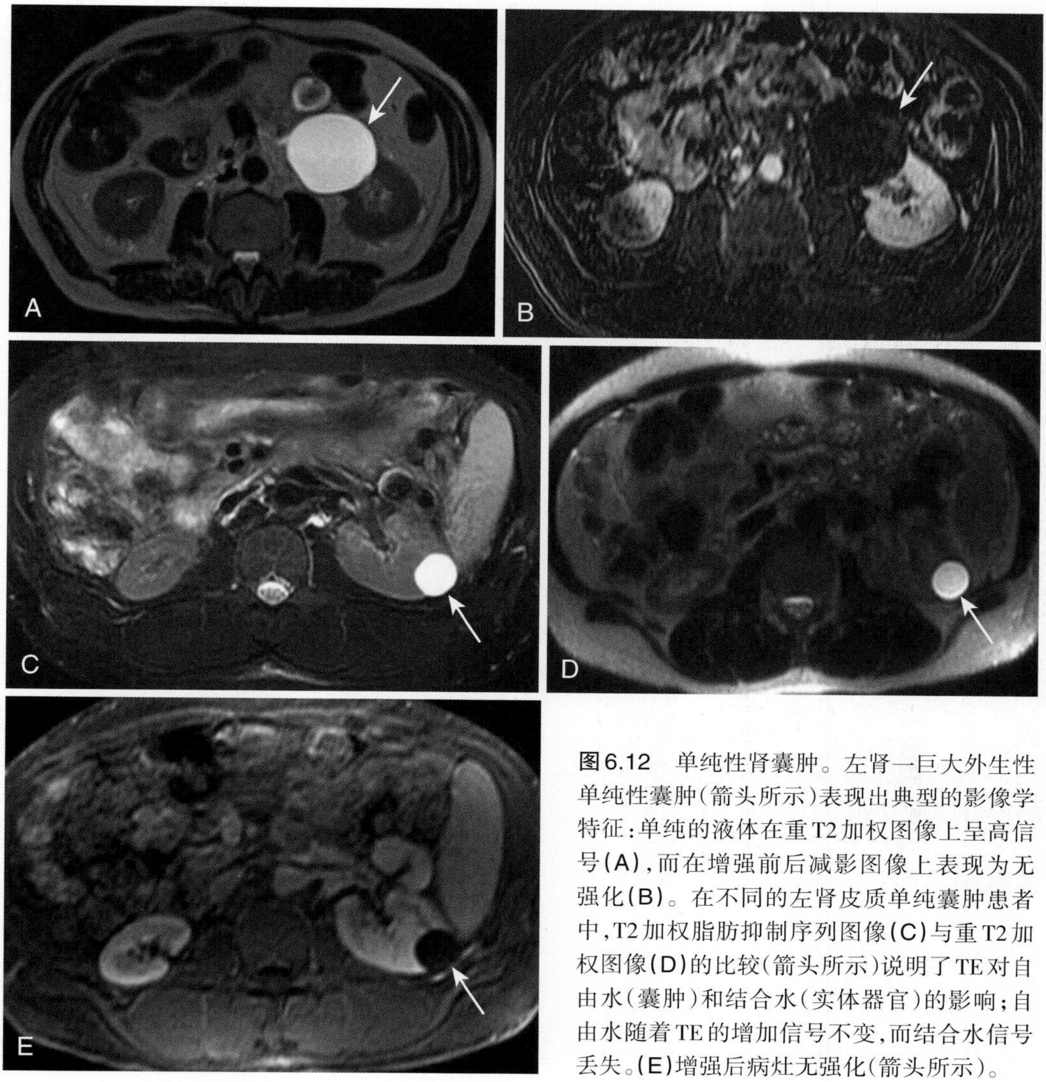

图6.12 单纯性肾囊肿。左肾一巨大外生性单纯性囊肿（箭头所示）表现出典型的影像学特征：单纯的液体在重T2加权图像上呈高信号（A），而在增强前后减影图像上表现为无强化（B）。在不同的左肾皮质单纯囊肿患者中，T2加权脂肪抑制序列图像（C）与重T2加权图像（D）的比较（箭头所示）说明了TE对自由水（囊肿）和结合水（实体器官）的影响；自由水随着TE的增加信号不变，而结合水信号丢失。（E）增强后病灶无强化（箭头所示）。

Bosniak认为，Ⅱ级、ⅡF级与被低估的Ⅲ级病变的区别值得密切关注。通常情况下，实体成分增强可将肾癌与非肿瘤性囊肿区分开来，尤其得益于减影技术。当减影不可获得且信号改变限制增强的评估时，此时需要将ROI测量值与参考标准进行比较（见图6.2和图6.15）。除特殊情况外，其他病因不符合实际情况。例如，多房性病变并疝入肾盂，且发生于年轻男性或中年女性，需考虑多房性囊性肾瘤（MLCN）。诊断感染性囊肿——肾脓

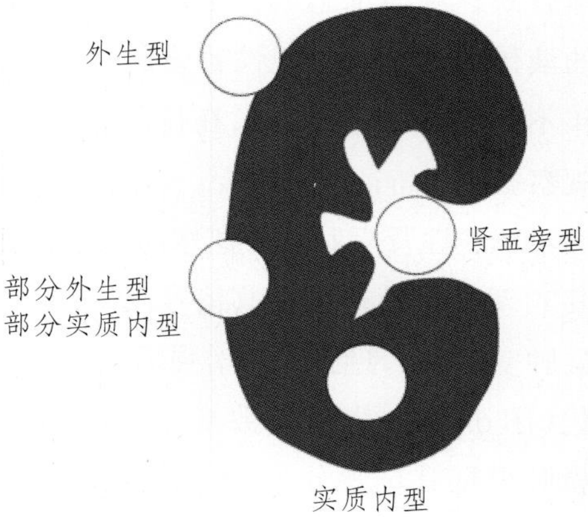

图6.13 按部位分类的肾囊肿。

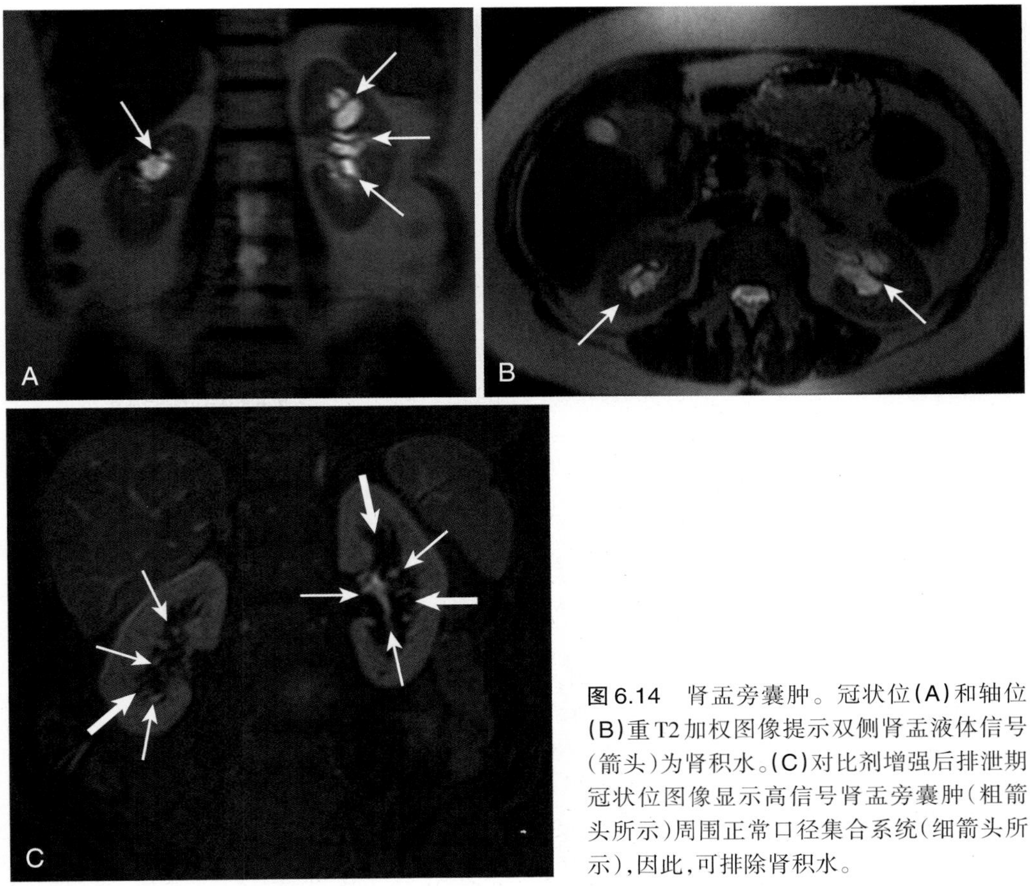

图 6.14 肾盂旁囊肿。冠状位(A)和轴位(B)重T2加权图像提示双侧肾盂液体信号(箭头)为肾积水。(C)对比剂增强后排泄期冠状位图像显示高信号肾盂旁囊肿(粗箭头所示)周围正常口径集合系统(细箭头所示),因此,可排除肾积水。

肿和包虫囊肿需要具有提示意义的病史。

多囊性肾病

多囊性肾病具有双侧性和多样性的特征(图6.18)[33]。多囊性肾病分为3种类型:遗传性、发育性和获得性。其中遗传性疾病包括常染色体隐性遗传性多囊肾(ARPKD)、常染色体显性遗传性多囊肾(ADPKD)、髓质囊性肾病(MCKD)、结节性硬化(TS)和希佩尔林道综合征(VHL)。ARPKD和ADPKD可导致肾衰竭,但无恶性肿瘤的风险(图6.19)。除肾囊肿外,实体成分的存在使TS和VHL复杂化。临床和人口学特征可将ARPKD与ADPKD两者区分开;ARPKD在儿童早期表现为肾和(或)肝衰竭。而ADPKD随着时间的推移逐渐发展,到中年时才出现终末期肾病。如果缺乏家族史,早期的ADPKD与偶然发现的获得性单纯性肾囊肿是无法区分的。由于肾囊肿是偶发的,因此,基于年龄的标准已经被用来鉴别ADPKD和偶发性散在囊肿(表6.4)[34]。在普通成人群体中(45~59岁年龄组),平均每人在MRI检查中有两个囊肿被发现(女性1.2个,男性2.9个)[35]。

斑痣性错构瘤病如TS和VHL是一种以胚胎外胚层(常伴中胚层和内胚层)器官发育不良和(或)肿瘤形成为特征的一类疾病。TS和VHL具有独特的肾外病变特征(图6.20和表6.5)。实性和(或)非囊性病变的存在排除

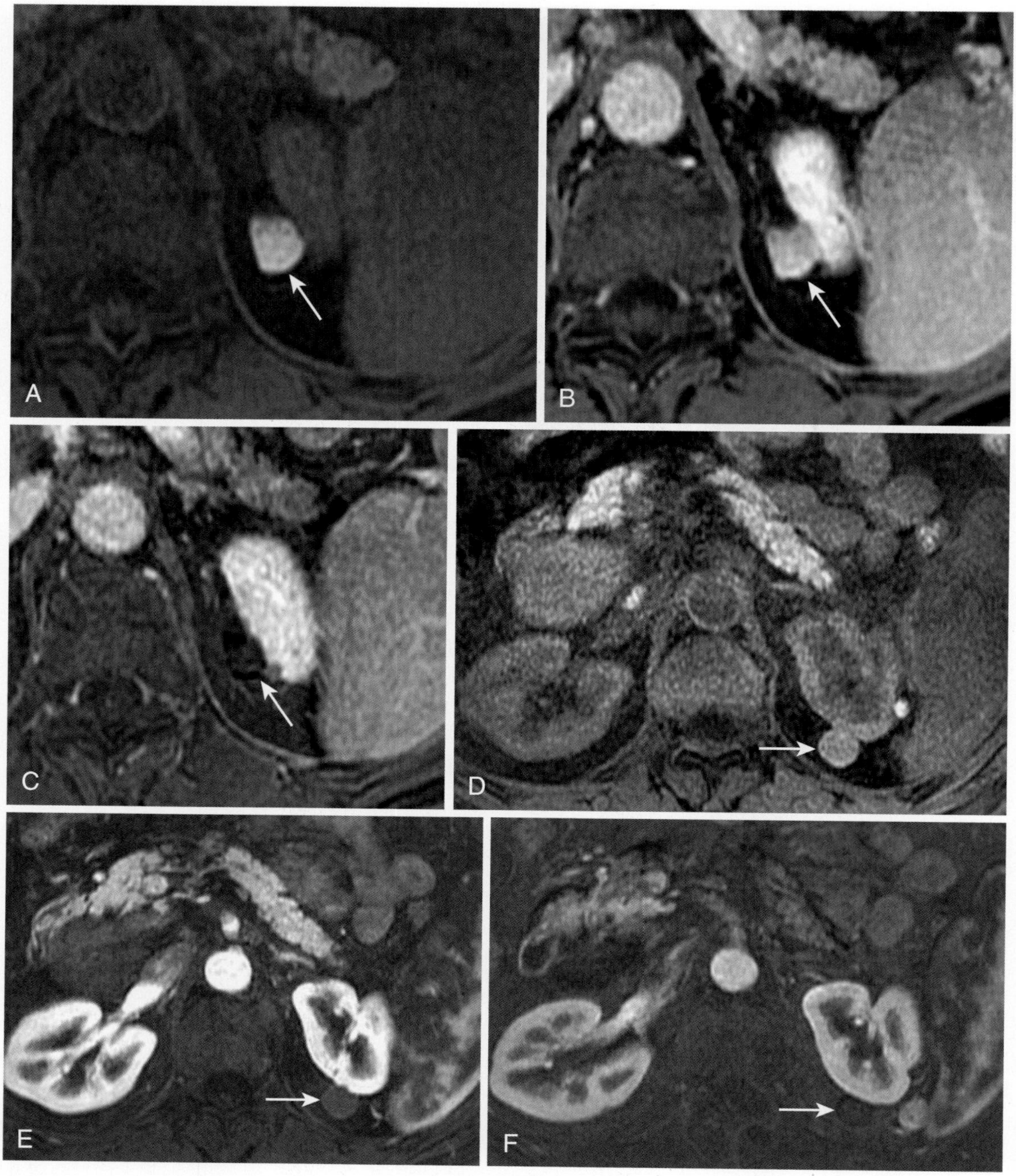

图6.15 出血性囊肿减影图像。平扫T1脂肪抑制图像(A)显示左肾上腺一外生性高信号灶(箭头所示)。静脉注射对比剂后病灶信号强度无明显变化(B,箭头所示),但细微强化似乎难以排除。增强后图像(B)减去增强前图像(A)可得到减影图像(C),它显示相应病变(箭头所示)的信号缺失,从而排除强化,并明确出血性囊肿的诊断。(D)同一患者的另一个病灶(箭头所示)表现出T1等信号,但尚不能确诊。增强后图像(E)表示病灶无强化(箭头所示),这在减影图像(F)中得到证实。

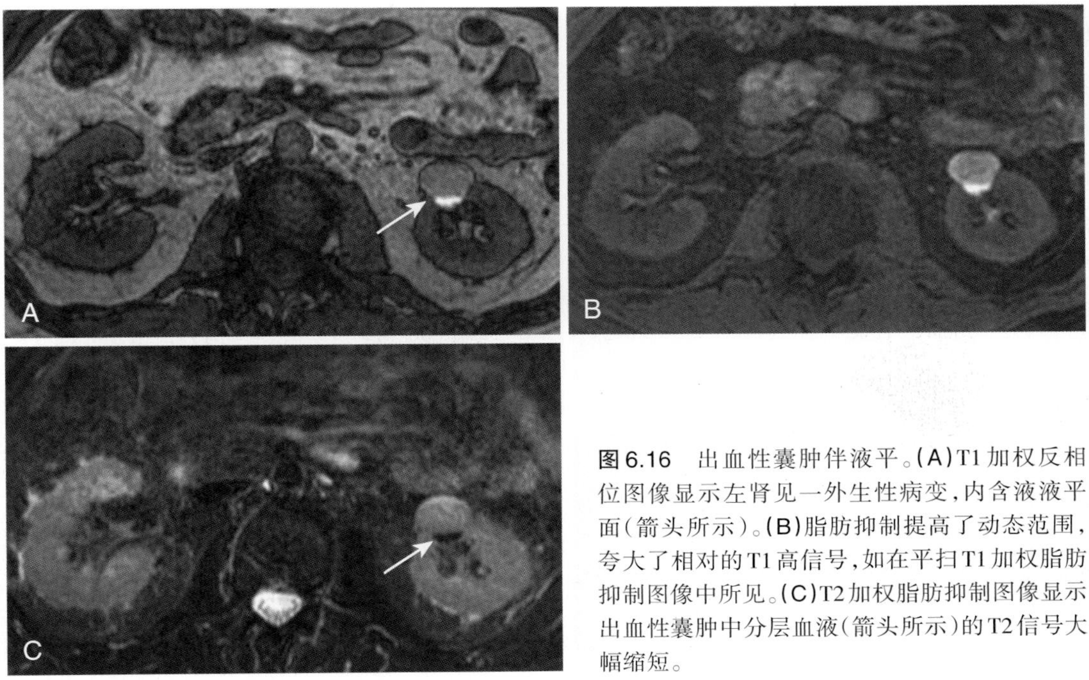

图6.16 出血性囊肿伴液平。(A)T1加权反相位图像显示左肾见一外生性病变,内含液液平面(箭头所示)。(B)脂肪抑制提高了动态范围,夸大了相对的T1高信号,如在平扫T1加权脂肪抑制图像中所见。(C)T2加权脂肪抑制图像显示出血性囊肿中分层血液(箭头所示)的T2信号大幅缩短。

了ADPKD的可能性。具有肉眼可见脂肪成分的AML可提示TS,而存在强化实性成分则更倾向VHL的诊断。MCKD是一种遗传性肾小管间质性肾病,以进行性肾衰竭和皮髓质交界处的小囊肿(通常<3cm)为特征,且肾脏的大小相对保持正常[36]。

虽然髓质海绵肾(MSK)被认为是一种发育不良性疾病,但其病因尚未完全清楚。大量的证据支持输尿管后肾胚芽交界面的破裂[37,38]。囊肿主要分布在髓质锥体中,大小通常<1cm。肾脏大小一般正常或轻度增大。然而,与肾小管扩张相关的MSK的MRI表现尚未得到大量CT和US的证实,两者仍是该病的主要诊断技术(包括增强CT的表现、锥体回声等)。

获得性肾囊性疾病包括慢性肾功能不全[或称为获得性肾囊肿(ACKD)]和锂导致的肾囊性疾病(见图6.18)。扩张的肾小管最终在衰竭的肾脏中形成囊肿,从而导致ACKD。出血使50%的ACKD患者的囊肿复杂化[39],导致单纯性囊肿和出血性囊肿并存(见图6.18)。这种表现可能与ADPKD和偶发性散发囊肿相似,但潜在肾衰竭和显著肾萎缩的病史通常可排除这些病因。ACKD患者每年发生肾癌的风险为0.2%,与普通人群0.005%的发生率相比,这是一种可怕的并发症[40]。与普通人群相比,乳头状肾细胞癌在ACKD中所占的比例更大(50%对比普通人群5%~7%)[41],具体在下一节“实性病变”中进一步讨论。

锂肾病根据起病时间分为3种类型:①急性肾病;②糖尿病继发肾性尿崩症;③慢性肾病。慢性锂肾病是一种囊性病变,其中点状囊肿(几毫米)位于皮质和髓质(见图6.18和

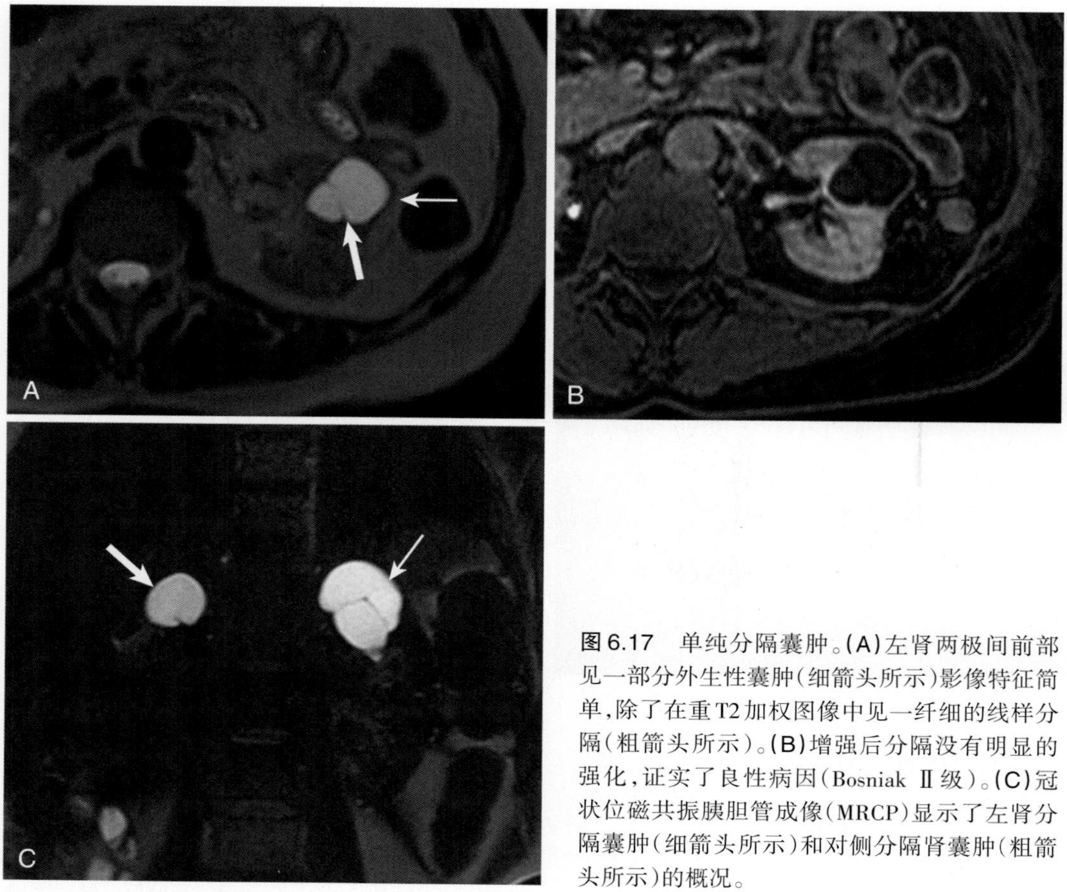

图6.17　单纯分隔囊肿。(A)左肾两极间前部见一部分外生性囊肿(细箭头所示)影像特征简单,除了在重T2加权图像中见一纤细的线样分隔(粗箭头所示)。(B)增强后分隔没有明显的强化,证实了良性病因(Bosniak Ⅱ级)。(C)冠状位磁共振胰胆管成像(MRCP)显示了左肾分隔囊肿(细箭头所示)和对侧分隔肾囊肿(粗箭头所示)的概况。

图6.21)。

其他肾囊性病变还包括罕见型、发育性、感染性和肿瘤性的病变;肾积水由于与肾盂旁囊肿影像学表现类似而被列入肾囊性病变的范畴。集合系统病变,如肾积水和肾盏憩室,通常更容易与肾盂旁囊肿区分,因为:①MRU能够选择性地使自由水(尿液)成像并显示其与集合系统相连;②增强后排泄的钆对比剂可进入病灶内,据此可鉴别两者。

肾积水

肾积水是指集合系统扩张,包括梗阻性(较常见)与非梗阻性(表6.6)。影像学检查分为2个步骤:首先检出肾积水,然后确定病因和梗阻点(如有)。重T2加权序列显示肾积水最为清楚,它可清楚地显示集合系统和输尿管的连续性(图6.22)。急性梗阻性尿路病患者肾脏及输尿管周围渗出在T2加权图像上呈高信号,有助于明确梗阻点[42,43]。增强后延迟期图像尿路内排泄的钆剂也描绘了集合系统和输尿管的解剖学和连续性。尽管与高度梗阻相关的压力增加使尿液排泄延迟,但是延迟不足先于增强,亦可证实梗阻的病因。集合系统延迟增强排除了唯一的鉴别诊断——肾盂旁囊肿(见图6.14)。

对肾积水梗阻性病变的全面讨论超出了本文的范围,其中,最常见的梗阻性病变“肾结石”值得关注。肾结石的MRI表现基本上

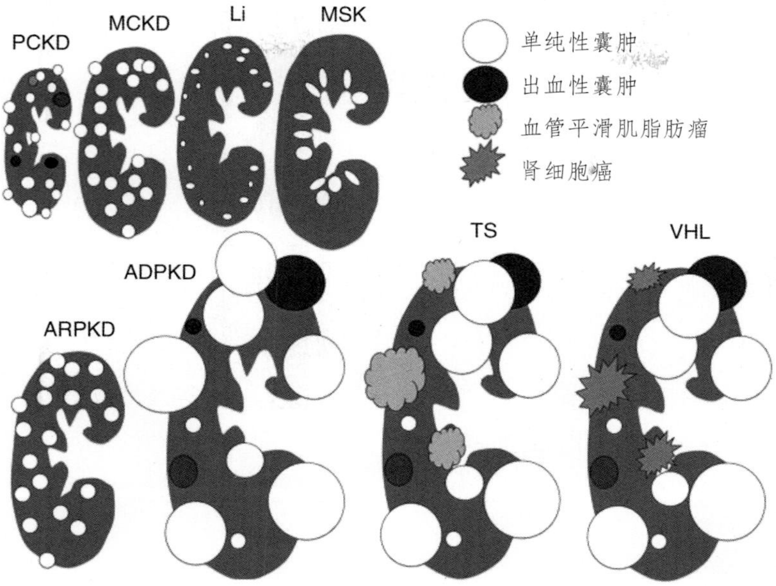

图6.18 肾多囊性疾病的示意图显示囊实性病变的分布和相对肾脏大小(Li和MCKD代表正常大小的肾脏)。ADPKD,常染色体显性遗传性多囊肾;ARPKD,常染色体隐性遗传性多囊肾;Li,锂;MCKD,髓质囊性肾病;MSK,髓质海绵肾;PCKD,多囊性肾病;TS,结节性硬化;VHL,希佩尔林道综合征。

在CT上是阴性的。在所有脉冲序列中,肾结石由于磁化率而导致信号缺失(图6.23)。在液体敏感序列中低信号肾结石在周围高强度尿液衬托下最易显示。尽管文献报道MRI对肾结石的敏感性高达97%,但也有文献报道,其敏感性要低得多[44,45]。然而,证据表明,MRI能更好地显示肾周和输尿管周围液体等次要征象。一项MRI和CT的比较研究发现,梗阻性肾结石患者的MRI和CT对于梗阻点的定位,两者敏感性分别为77%和45%[46]。

复杂囊性病变

在本章的讨论中,复杂囊性病变意味着囊壁增厚、分隔结节状增厚和(或)强化——在Bosniak分级中为ⅡF或更高级别。利用这些特征来识别不同于单纯囊性(和实性)病变的类别,从而进行鉴别诊断(图6.24)。复杂囊性病变包括感染性、创伤性和肿瘤性等多种病因。

肾脓肿

肾脓肿是主要的复杂囊性感染性病变,占所有肾脏肿块的少部分。肾脓肿一般出现在感染后1~2周,最常见的病因是逆行性尿路感染,少数是由血源性感染引起的。尽管临床特征使鉴别诊断倾向于炎症性病因,但由于其与囊性肿瘤具有共同的影像学特征,因此,应慎重诊断。

与无强化的单纯囊肿相比,其内容物相对呈轻度T1高信号和T2低信号(图6.25)[47]。病灶边缘强化伴周围水肿提示炎症性病因。邻近肾窦或肾周脂肪的消失、尿路上皮增厚伴强化、Gerota筋膜增厚和肾周间隔内桥隔增厚同样提示炎症性病因[48]。尽管肾细胞癌是主要的鉴别诊断,但炎症的临床和影像学征

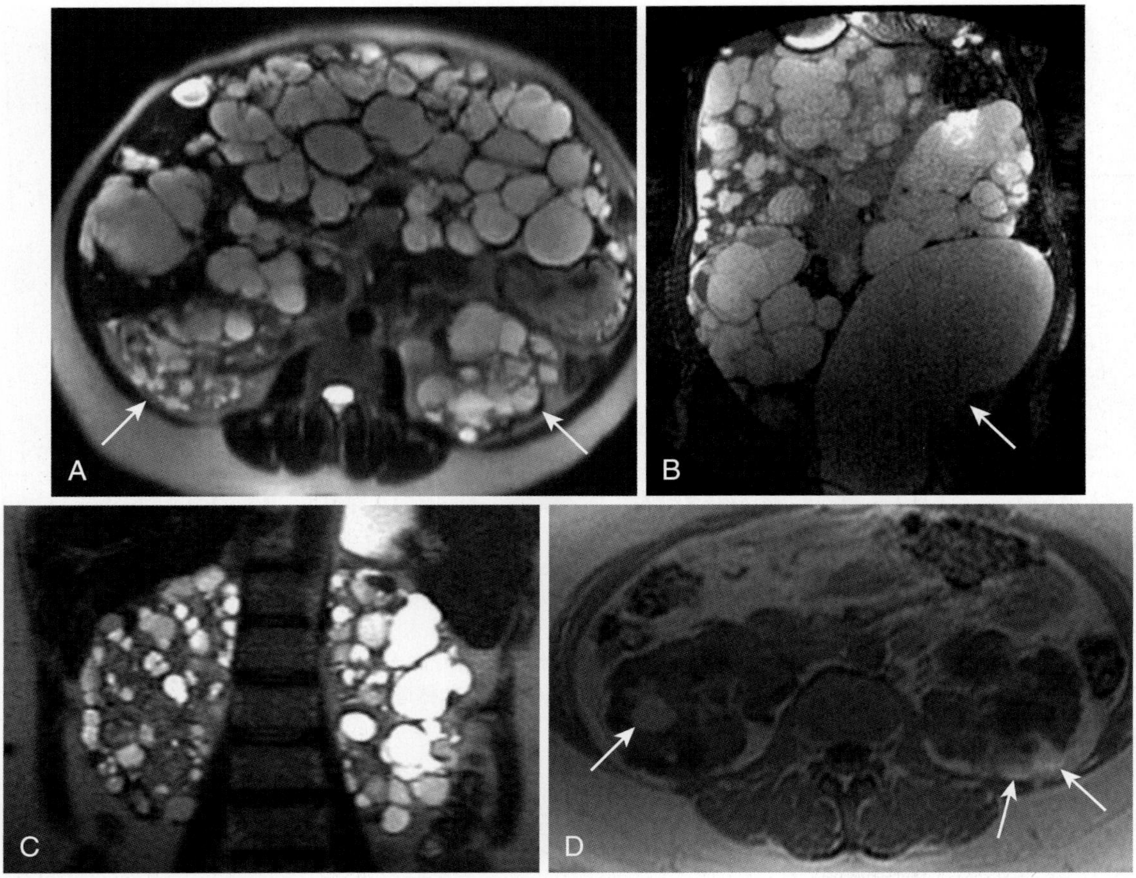

图6.19 常染色体显性遗传性多囊肾(ADPKD)。(A)轴位T2加权像显示ADPKD患者肝脏及双肾实质被大量且多为高信号的单纯肾囊肿(箭头所示)所取代。(B)冠状位稳态自由进动序列图像显示多囊肝和多囊肾,一盆腔巨大囊状淋巴管瘤推挤左肾致其上移(箭头所示),合并左髂窝肾移植。(C)不同患者的冠状位T2加权像显示双侧多发肾囊肿,无肝脏受累。(D)同相位图像中散在囊肿呈高信号(箭头所示)提示合并出血。

表6.4 常染色体显性遗传性多囊肾的诊断标准

年龄(岁)	标准
15~39	≥3个单侧或双侧囊肿
40~59	2个或每个肾脏均有囊肿
≥60	每个肾脏>4个囊肿或女性>6个囊肿/男性>9个囊肿

象以及相对缺乏强化实性组织更倾向于非肿瘤性病因。除了临床特征和周围的炎症改变外,脓肿壁常有强化[49],外观可能与囊性肿瘤存在重叠,但两者的主要鉴别特征是有无富血供实体成分的存在。肾脓肿内容物的显著扩散受限也表明诊断是正确的[50]。气体的存在亦高度提示肾脓肿的诊断,尽管仅存在于少数病例(图6.26)[51,52]。

区分肾脓肿和感染性肾囊肿似乎仅限于理论,两者的临床表现都是感染,但治疗方案不同。虽然两者都是用抗生素治疗,但肾脓肿治疗成功率较低提示应放宽经皮肾穿刺引流术的门槛[53]。影像学特征两者存在重叠,但炎症改变更明显,边界相对更模糊。粗糙不光整的内壁提示更倾向于脓肿的诊断。

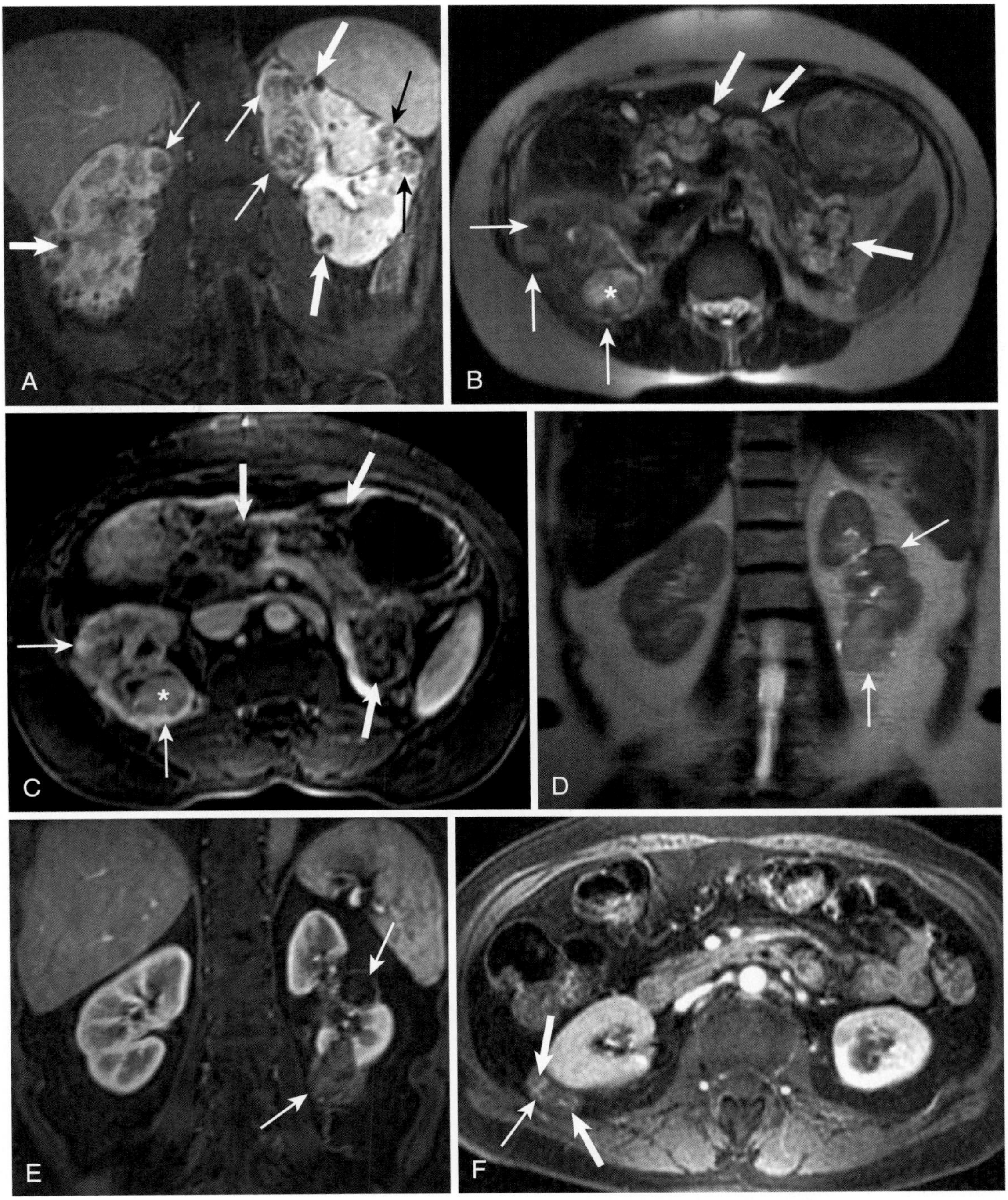

图6.20　希佩尔林道综合征(VHL)和结节性硬化症(TS)。(A)VHL患者的冠状位增强后对比图显示双侧多发强化(细箭头所示)和不强化的囊性病变(粗箭头所示)。不同VHL患者的轴位T2加权(B)和增强(C)图像显示右肾(左肾切除术后)存在复杂囊性病变(细箭头所示),包括囊性肾癌(RCC)(星号所示)和胰腺多发复杂囊性病变(粗箭头所示)。另一例TS患者的冠状位T2加权像(D)中,于左肾见两个不均质的非囊性病变(箭头所示),在脂肪抑制图像(E)中信号被抑制,相应的脂肪抑制轴位增强图像(F)显示右肾有类似的病变(E和F,箭头所示),且血管呈偏心性强化(F,粗箭头所示),两者均与血管平滑肌脂肪瘤(AML)表现一致。

表6.5　多囊性肾病

种类	疾病	肾病变	肾外病变
多囊性肾病	常染色体显性遗传性多囊肾	囊肿	肝、胰、脾、附睾、精囊、子宫、卵巢和甲状腺囊肿；Willis环动脉瘤；主动脉夹层；心脏瓣膜病
	常染色体隐性遗传性多囊肾	囊肿	门静脉高压型肝纤维化
遗传畸形综合征	结节性硬化症	囊肿、血管平滑肌脂肪瘤、肾癌(非常罕见)	室管膜下和皮质结节，巨细胞星形细胞瘤
	希佩尔林道综合征	囊肿、肾癌、腺瘤	小脑血管母细胞瘤；肺囊肿 心脏横纹肌瘤；胰腺神经内分泌肿瘤、囊肿、腺瘤、浆液性囊腺瘤 肝囊肿和腺瘤
获得性肾囊肿	透析	囊肿、肾癌	/
	未透析的慢性肾功能不全	无	/

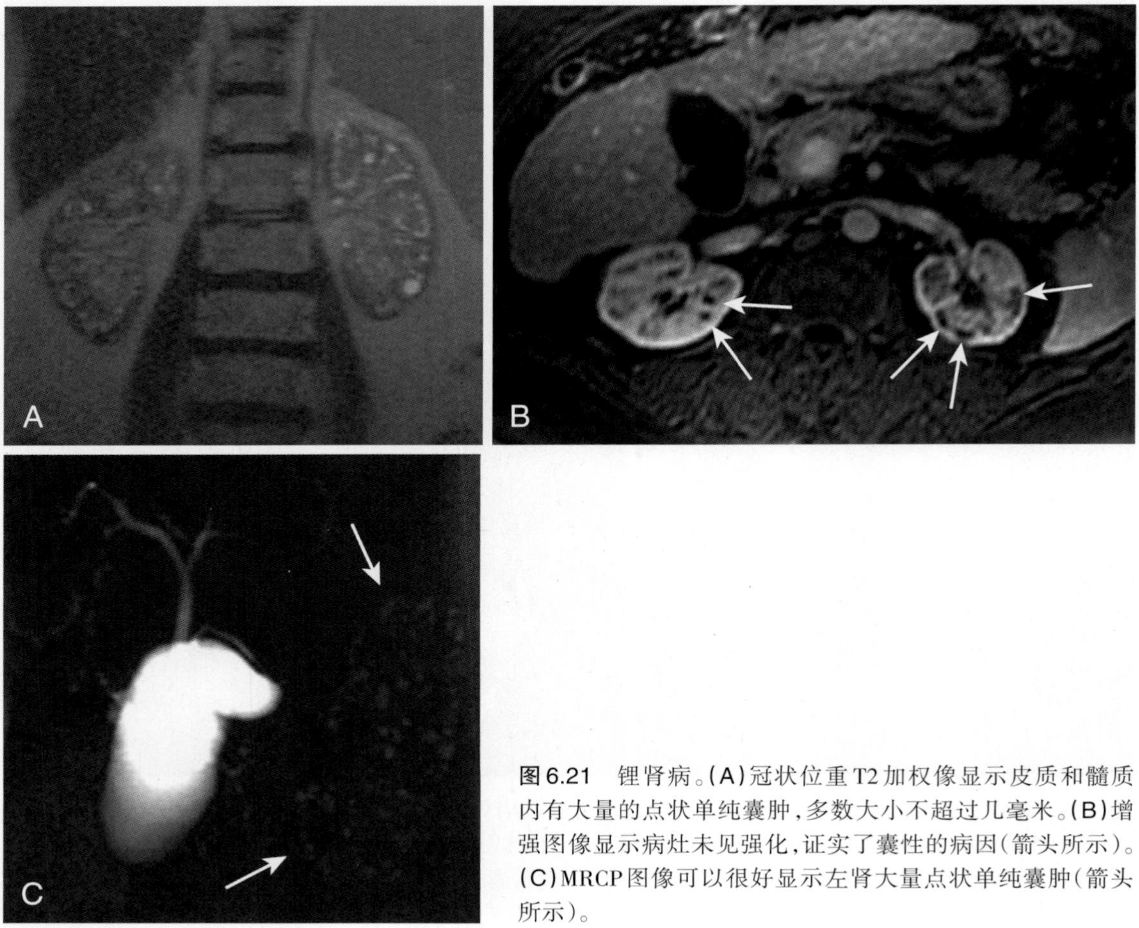

图6.21　锂肾病。(A)冠状位重T2加权像显示皮质和髓质内有大量的点状单纯囊肿，多数大小不超过几毫米。(B)增强图像显示病灶未见强化，证实了囊性的病因(箭头所示)。(C)MRCP图像可以很好显示左肾大量点状单纯囊肿(箭头所示)。

表6.6 肾积水的病因

输尿管			膀胱			尿道	
内在	外在	功能性	内在	外在	功能性	内在	外在
肾盂输尿管连接部狭窄	腹膜后肉瘤						
输尿管膀胱连接部梗阻	腹膜后淋巴瘤		膀胱癌			尿道狭窄	
肾乳头坏死	宫颈癌						
输尿管折叠	前列腺癌	革兰阴性菌感染			经源性膀胱		良性前列腺增生症
输尿管瓣膜症	腹膜后纤维化		膀胱结石			尿道瓣膜症	
输尿管狭窄	主动脉瘤						
凝血块	炎性肠病			盆腔脂肪增多症			
良性纤维上皮性息肉	腔静脉后输尿管		膀胱颈挛缩			尿道憩室	
输尿管肿瘤	子宫脱垂						
真菌球	妊娠						
输尿管结石	医源性输尿管结扎	神经源性膀胱	膀胱突出症		膀胱输尿管反流	尿道闭锁	前列腺癌
输尿管疝	憩室炎						
子宫内膜异位	输卵管卵巢脓肿		膀胱憩室			唇融合	
结核	腹膜后血肿						

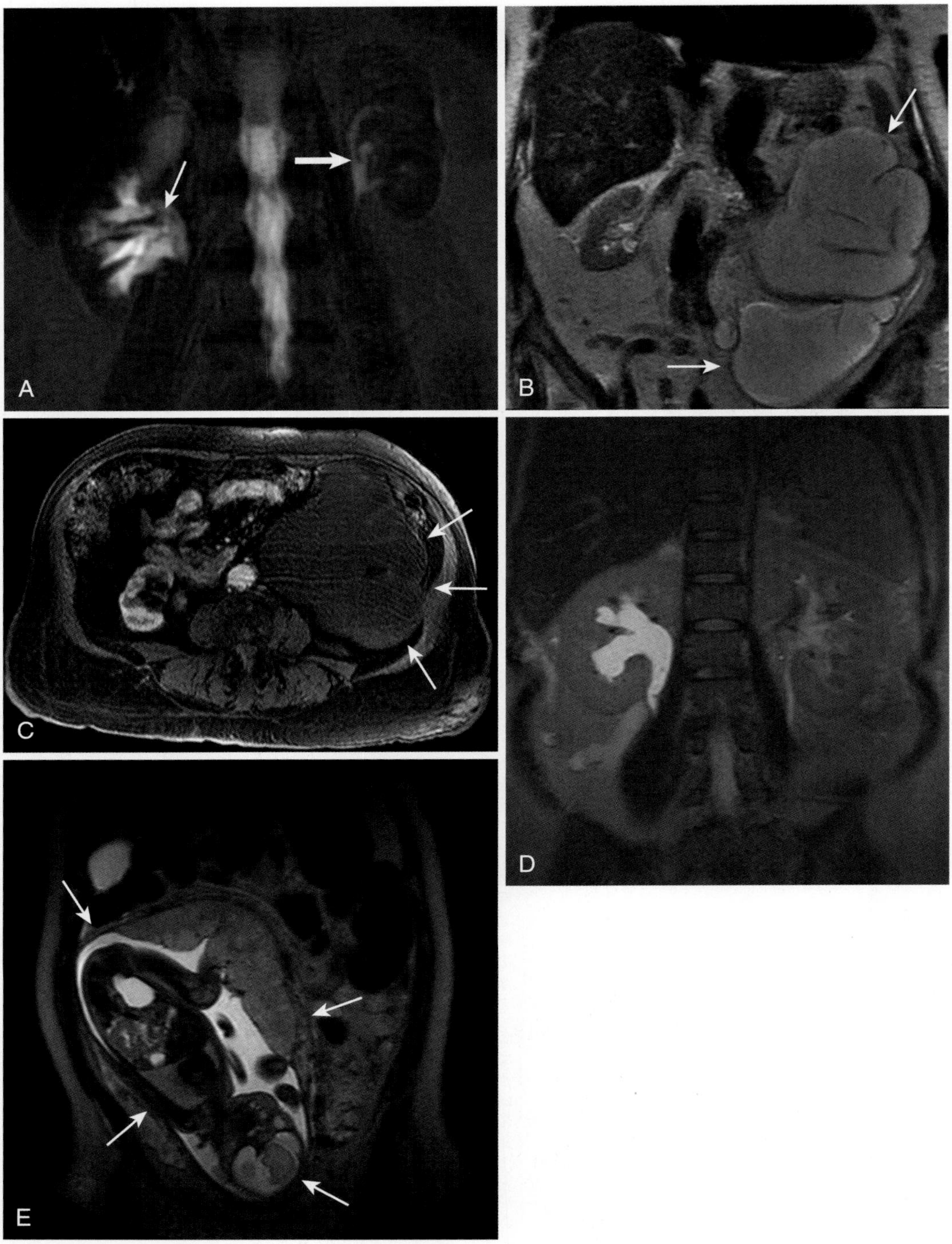

图6.22　肾积水。(A)重T2加权MRU显示轻度肾积水患者的右侧集合系统(细箭头所示)与正常的左侧集合系统(粗箭头所示)不对称。冠状位重T2加权单次激发快速自旋回波(SSFSE)图像(B)显示了病程较长的左肾重度积水(箭头所示),而轴位增强后对比图像(C)显示左肾无功能,其皮髓质明显变薄且增强后无强化(箭头所示)。由于妊娠子宫的占位效应(E,箭头所示),冠状位T2加权像(D)中显示另一患者右肾轻至中度积水。

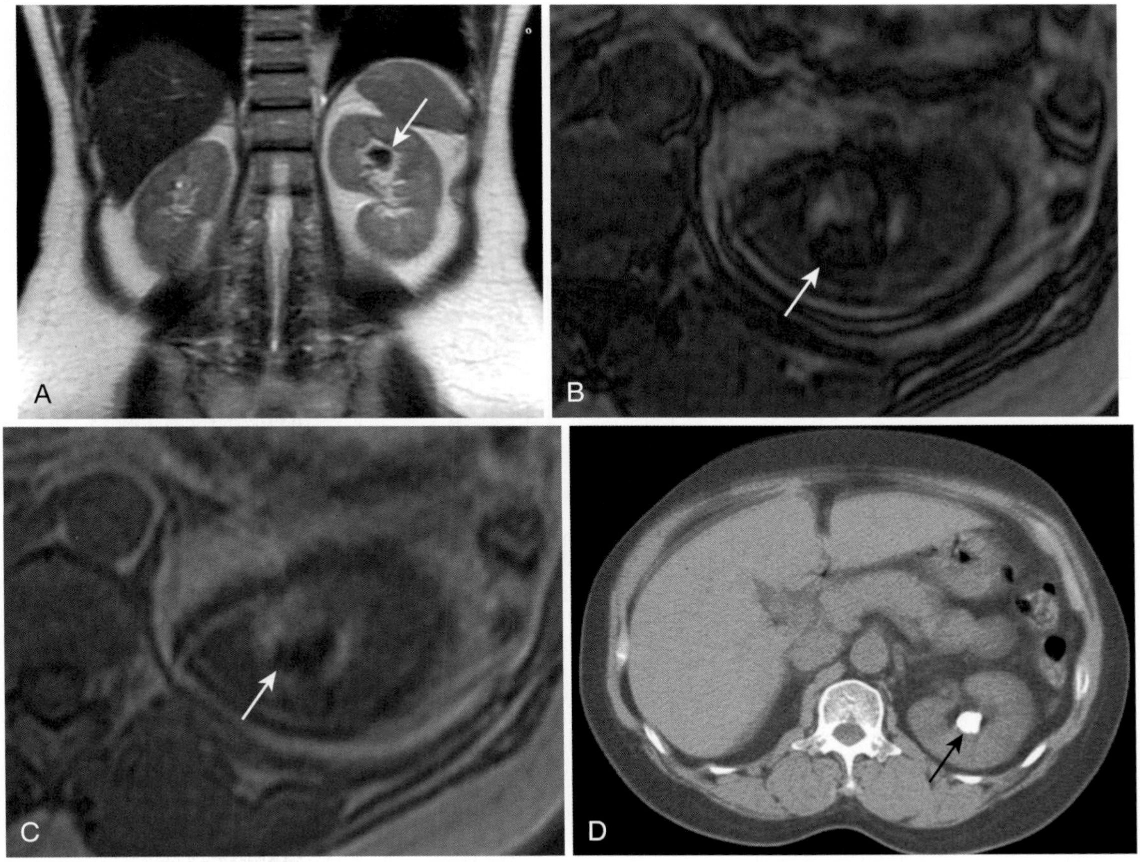

图6.23　肾结石。(A)冠状位重T2加权像显示左肾上腺集合系统存在信号缺失(箭头所示)。相应的反相位图像(B)上呈模糊低信号(箭头所示),由于运动而退化,同相位图像(C,箭头所示)中结石(D,箭头所示)周边信号增高是由于钙的存在导致磁化率伪影。

囊性肾癌

肾细胞癌占肾肿瘤的90%,根据不同亚型其临床和影像学表现多样(表6.7)[54,55]。透明细胞亚型占囊性肾癌的多数,10%~15%的透明细胞型肾癌为囊性。即使病灶以囊性为主,仔细检查通常会发现一些实性强化成分。相对肾实质而言,透明细胞型肾癌的实性成分通常在T2加权像中呈高信号,增强后明显强化,通常低于肾实质(图6.27)。运动伪影和缺乏减影图像会影响实性成分(始终存在)的检出。而大多数肾细胞癌以实性为主,不在本章讨论范围,在后文"实性病变"一节中有更全面的讲述。

多房囊性肾癌是唯一一个始终是囊性肾癌的亚型(表6.7)。其典型的影像学表现为多数病灶呈多房囊性,分隔薄伴强化,少部分分隔厚薄不均,与多房囊性肾瘤非常类似。但是多房囊性肾癌好发于男性,平均发病年龄为51岁,且低度恶性潜能的人口统计学特征与多房囊性肾瘤不同(详见下一节)[56]。

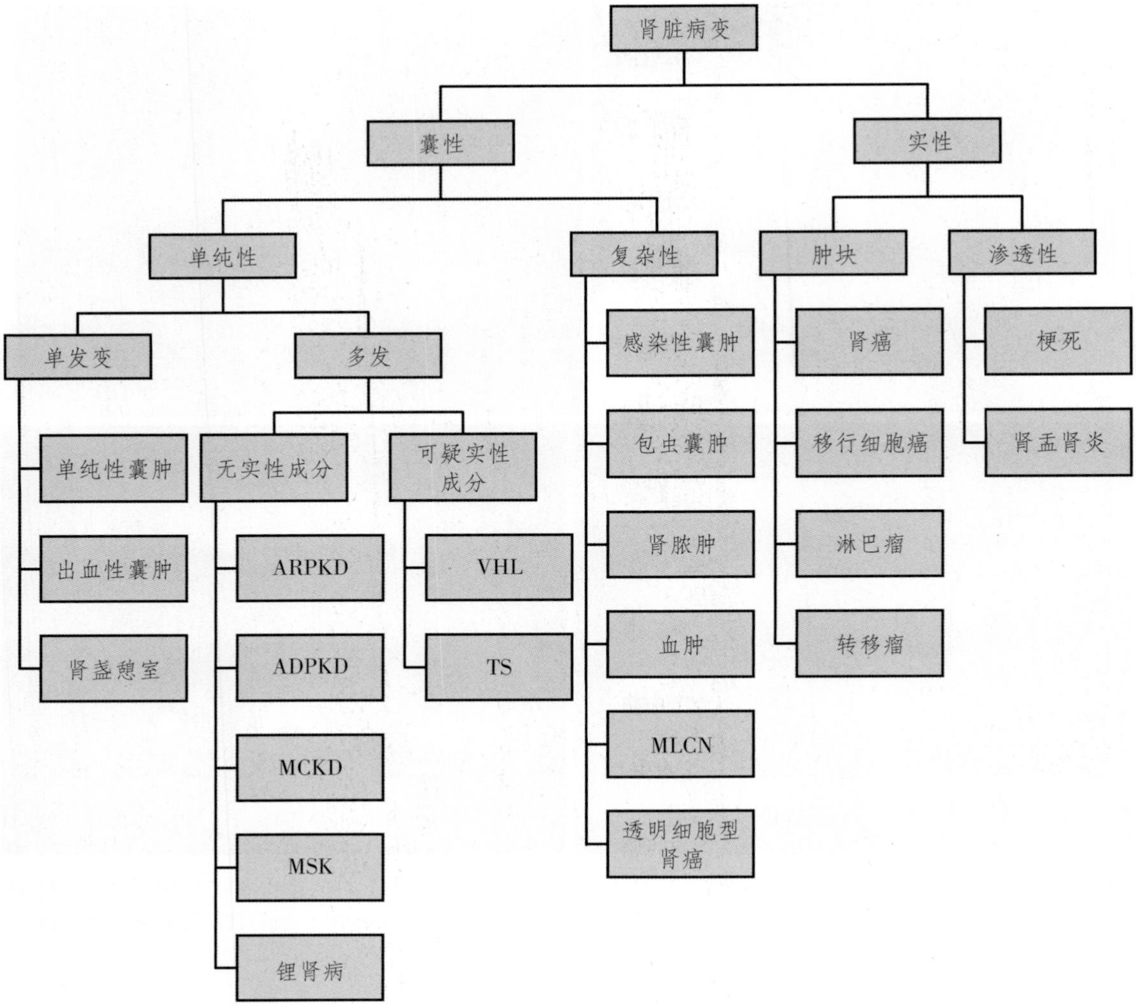

图6.24 肾脏病变诊断方案。ADPKD，常染色体显性遗传性多囊肾；ARPKD，常染色体隐性遗传性多囊肾；MCKD，髓质囊性肾病；MLCN，多房囊性肾瘤；MSK，髓质海绵肾；TS，结节性硬化；VHL，希佩尔林道综合征。

多房囊性肾瘤

在适当的人口统计学分类中，多房囊性肾瘤是囊性肾癌和其他囊性肾脏病变的一个潜在干扰因素。它是一种良性非遗传性肿瘤，起源于后肾芽基，有两个发病高峰，男性患儿（3个月至4岁）和老年女性（50~60岁）[57]。典型的多房囊性肾瘤是一种多房性囊性病变，分隔薄伴强化，缺乏实性成分，合并肾盂疝（可明确诊断）（图6.28）。因为大部分多房囊性肾瘤属于Bosniak Ⅲ级，所以建议手术切除。此外，影像学特征与多房囊性肾癌存在重叠，因此，需仔细鉴别并考虑手术切除。

肾血肿

血肿可能发生在肾实质内、包膜下和肾周。根据Zhang等人2002年发表的一篇Meta分析，除了创伤性、特发性或术后出血等病因，还需考虑自发性肾出血的病因，其中以肿瘤最常见——占比61.5%（其中31.5%为恶

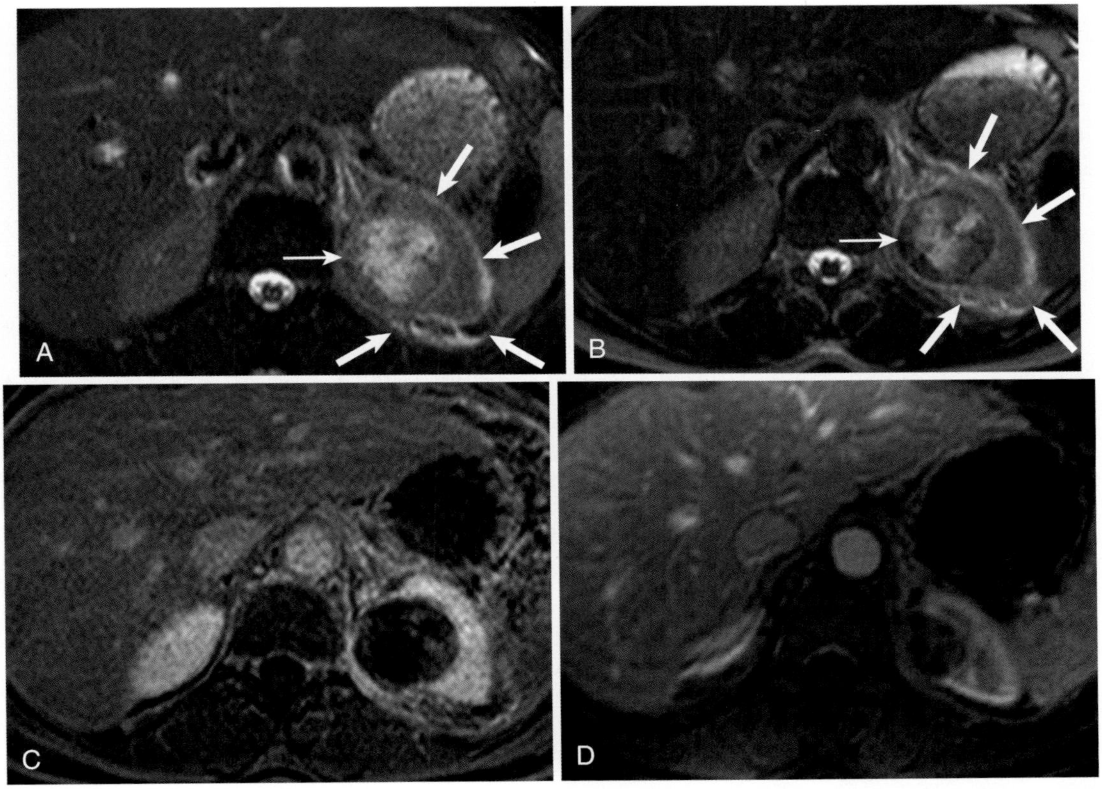

图6.25　肾脓肿。(A)轴位压脂T2加权图像显示左肾上腺(A和B,细箭头所示)见一不均质高信号病变,并伴有肾周水肿(A和B,粗箭头所示)。(B)相应的非压脂T2加权图像显示内部复杂的低信号区域扩大,而非典型的单纯性或出血性囊肿。(C)增强后对比图像显示了内部信号缺失[少部分高信号区域在相应的平扫图像中也呈高信号——代表坏死碎片(未显示)]。(D)经抗生素治疗1个月后复查轴位T2加权图像显示病灶缩小和改善,从而证实了感染性(或非肿瘤性)病因。

性,30%为良性),其次依次是血管性(17%),感染性(2.4%)和特发性(6.7%)[58]。出血来自潜在的肾脏肿块(通常是血管平滑肌脂肪瘤和肾细胞癌)是排除性诊断。虽然出血的特异表现为T1高信号(图6.29),但是必须考虑潜在的病因。如果没有明确的病因,排除肾癌必须通过定期影像学随访。

实性病变

在影像学检查中,发现肾脏实性病变基本上等同于恶性肿瘤。肾腺瘤和嗜酸细胞腺瘤例外,它们与恶性肾脏实性病变没有明确的区别,但较为罕见。假病灶(非肿瘤性病变类似肿瘤性病变)混淆了实性病变的评估。这些病变包括发育异常(胚胎期分叶肾、驼峰肾等)、肾梗死、肾盂肾炎、肾脓肿、肾血肿和瘢痕[59]。其中一些病变使肾脏轮廓变形,而另一些则改变了肾脏信号强度和增强模式。病变的形态和信号二分法可归纳总结为“球形”(形态保留,但信号改变)和“豆形”(轮廓变形)的肾脏病变诊断方案(图6.30)。

肿瘤性病变或多或少呈膨胀性生长,其形态大致呈球形。在这个过程中,肾的“豆”形轮廓发生改变。同时,其他病变,如肿瘤性

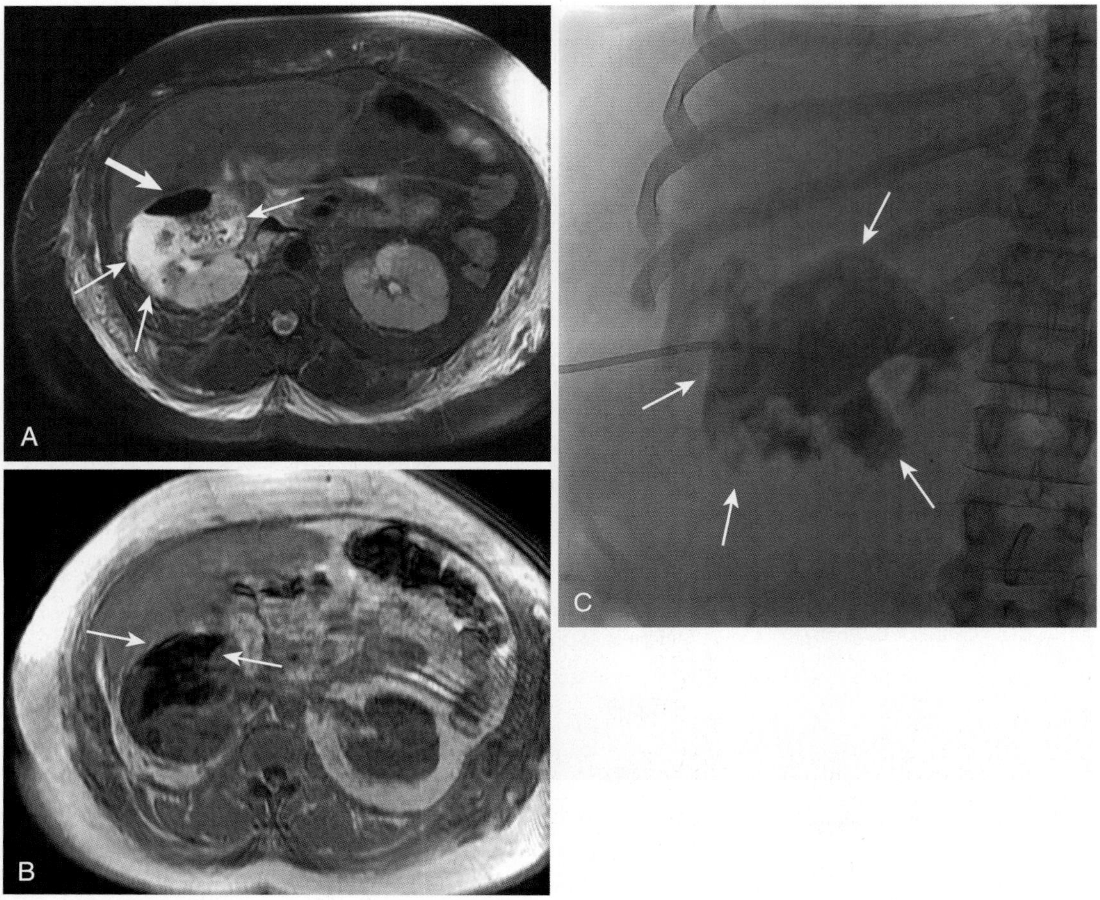

图6.26 肾脓肿伴积气。轴位压脂T2加权图像(A)显示右肾上腺内部及周边片状混杂高信号(箭头所示),当中见斑片状低信号(粗箭头所示)。轴位同相位图像(B)显示低信号病灶周边信号增高,提示非依赖性的磁化率伪影(箭头所示)。经皮穿刺引流前注射对比剂(C)勾勒出脓腔的轮廓(箭头所示)。

表6.7 肾细胞癌组织学亚型

组织学亚型	患病率	细胞起源	影像学特征	相关疾病和特征
透明细胞型肾癌	75%	近曲小管上皮	不均质;明显强化;偶有脂质	希佩尔林道综合征;结节性硬化
乳头状肾癌	10%	近曲小管上皮	少血供;T2低信号	遗传性乳头状肾细胞癌
嫌色细胞肾癌	5%	皮质集合管(闰细胞)	少血供	Birt-Hogg-Dubé综合征
多房囊性肾癌	1%~4%	?	以囊性为主	大部分为囊性
集合管癌	<1%	髓质集合管	少血供	男性略多于女性
肾髓质癌	<1%	髓质集合管	少血供	镰状细胞贫血症
黏液小管状和梭形细胞肾癌	<1%	亨利氏袢?	少血供	女性多见
未分类	4%~6%	/	多种多样	/

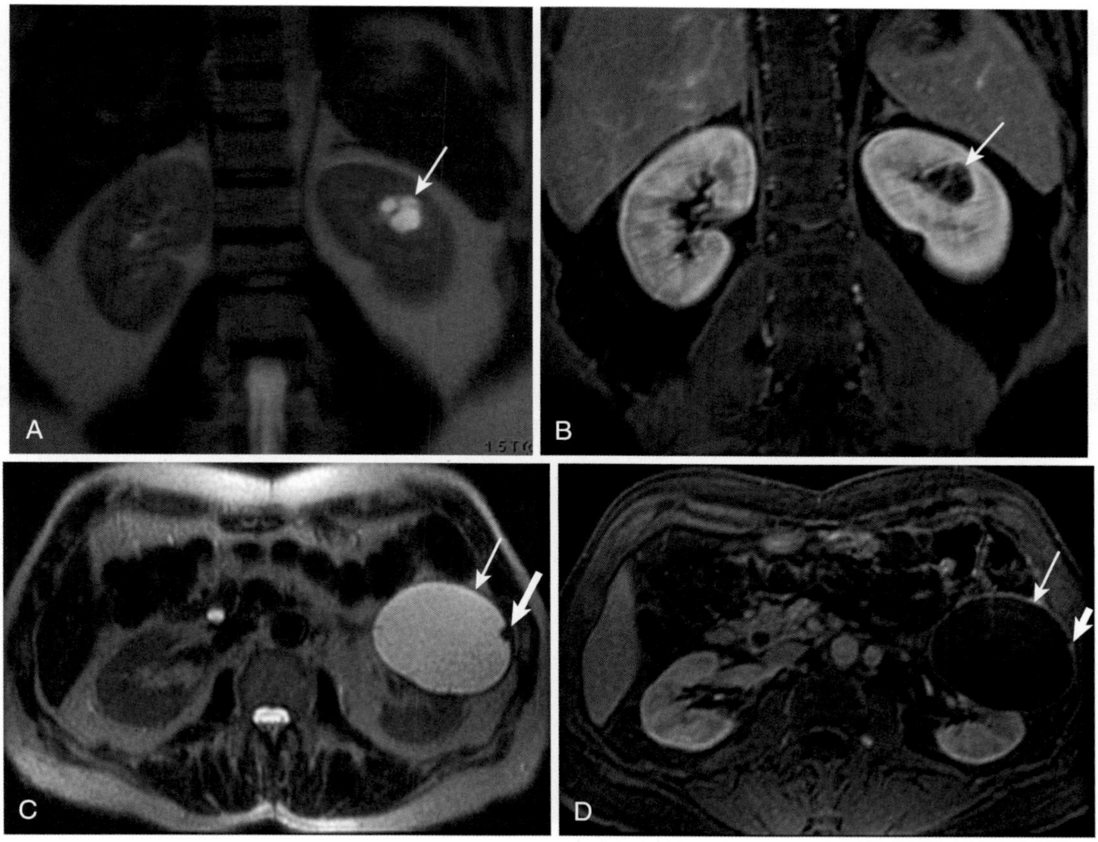

图6.27　囊性肾细胞癌(RCC)。冠状位T2加权(A)和增强(B)图像显示左肾囊性透明细胞型肾癌中见多发轻度增厚伴强化的分隔(箭头所示)。另一患者的轴位T2加权(C)和增强(D)图像显示左肾一透明细胞型肾癌(细箭头所示),其复杂程度较低,囊壁轻度增厚,伴局部小点状壁结节(粗箭头所示)。

病变浸润性生长和非肿瘤性病变(如感染、梗死)累及部分或整个肾脏时,仍保持肾豆形外观。这种诊断方案有助于鉴别诊断,而不是为了将良性和恶性区分开。

球形实性病变

肾细胞癌

典型的球形实性病变是肾癌。肾细胞癌占肾肿瘤的90%以上[60]。因此,肿块内存在实性成分通常等同于肾细胞癌(除非另有证据)。肾癌是一种起源于肾小管上皮细胞的恶性肿瘤,根据其组织学亚型的不同,其临床和影像学表现多样(见表6.7)。多数亚型起源于肾小管上皮细胞,且受细胞遗传学因素影响,细胞类型和肿瘤生长模式复杂多变,反映在MRI图像上肾细胞癌外观多种多样。肾癌细胞遗传学分析已经阐明了一些遗传性肾癌综合征(表6.8),该病占肾癌的4%[61]。组织学亚型的预判可提示肾癌的成像方法。最常见的亚型是透明细胞型和乳头状型——两者往往差异很大。在液体敏感序列中,透明细胞型肾癌表现为非均质富血供和高信号,而乳头状肿瘤则倾向于少血供和均匀低信号。DWI提供了鉴别组织学亚型的另一种方法。

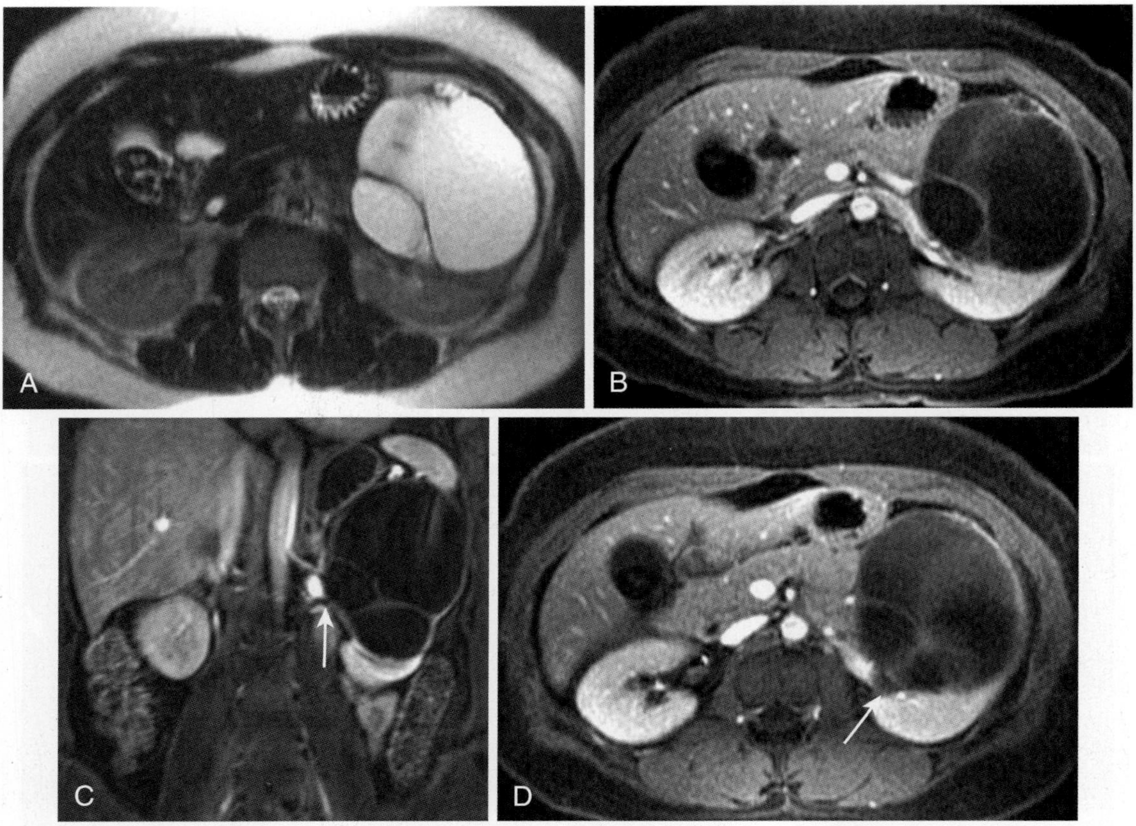

图6.28 多房囊性肾瘤。45岁女性患者，轴位重T2加权(A)和增强后对比(B)图像显示左肾一巨大多房囊性病变。(C,D)冠状位和轴位增强图像均显示病变的大小和细微的内侧突起(箭头所示)，在外科手术切除时，证实该病变为肾盂疝。

最新的研究根据ADC值的升高(扩散增加)程度将肾脏病变分为3类：非透明细胞型肾癌、透明细胞型肾癌和正常肾组织[62–66]。

透明细胞型肾癌与其他亚型一样，起源于肾皮质的肾小管上皮细胞。出血、坏死和囊变常伴随着肿瘤生长。清晰的细胞标志来自显微镜下胞质内糖原和脂质。透明细胞型肾癌血管丰富被认为与抑癌基因失活有关[67]，这与其他富血供肾肿瘤机制类似；实质的强化通常超过肿瘤的强化(图6.31)。胞质内脂质常导致反相位图像的信号丢失(图6.32)[68,69]。反相位图像中可检测的信号丢失在透明细胞型肾癌中高达60%[70,71]，但明显可检测的信号丢失不太常见。

在确定肿瘤病因后，肿瘤分期问题值得注意(见框6.1)。磁共振多平面成像使病灶大小的评估变得简单而准确。肾周间隙扩张的敏感度是有限的——60%~70%[72]。肾周间隙的线状影提示肾周侵犯(图6.33)。

推荐进行MRI检查对肾癌进行分期，因MRI对增强、静脉通畅性与闭塞性及癌栓的检测均具有较高敏感性[73]。常规增强图像通常足以检测静脉血栓，而磁共振静脉造影(MRV)图像敏感性更高，原因包括以下几点：静脉内钆对比剂含量高，翻转角大，层厚薄，以及视野(FOV)和冠状面方向发生改变(图

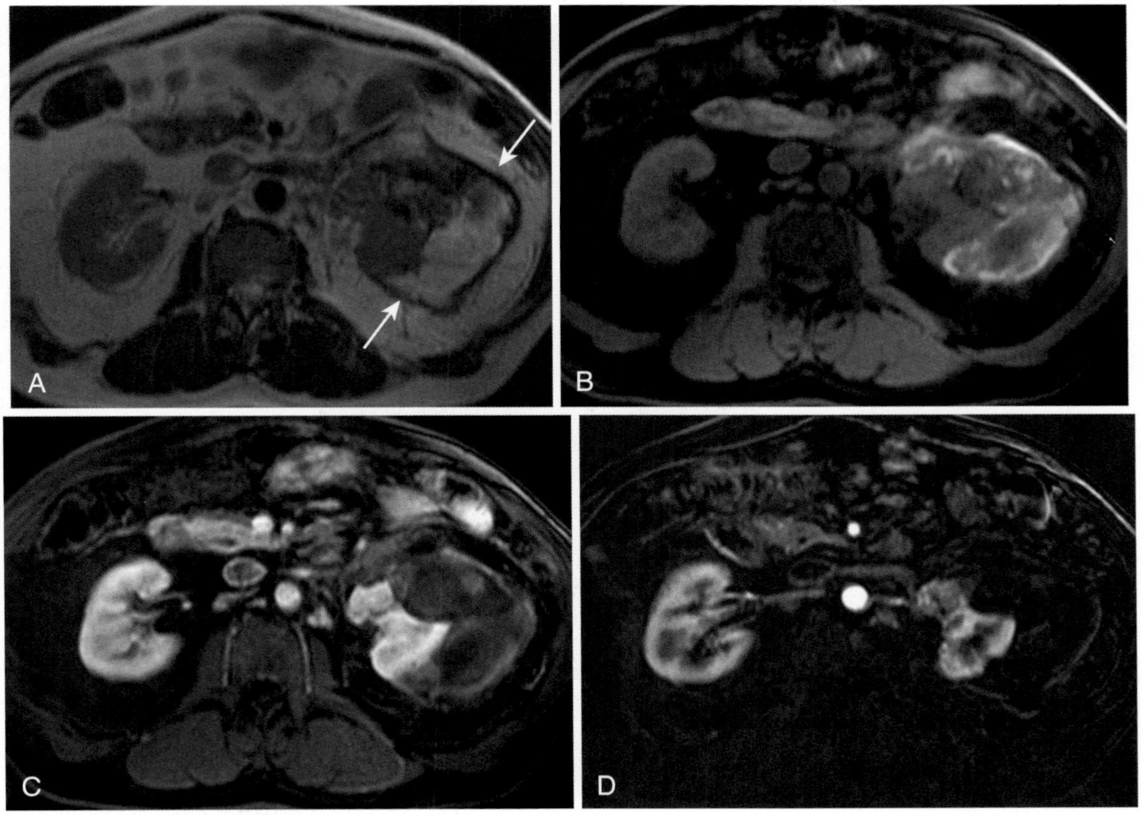

图6.29 肾血肿。左肾周见一巨大血肿(A,箭头所示),在脂肪抑制T1加权图像(B)和T2加权图像(A)中均呈不均质高信号。增强图像(C)显示病灶内呈轻度高信号,可疑强化,通过减影图像(D)证明相应区域信号缺失,即无强化。

6.34和图6.35)。平扫图像通过显示血管扩张和信号改变[包括正常信号的丢失(特别是在T2加权图像中)和稳态自由进动序列图像中的低信号充盈缺损],来补充增强图像的不足。鉴别癌栓和血栓的最佳检测方法是增强前后减影图像。

淋巴结评估比较直接,但相对来说不具特异性。虽然肾脏淋巴引流多变,但多数可检测到的淋巴转移为(同侧)主动脉旁淋巴结(见图6.35)。依据淋巴结大小标准进行判断会导致其特异性不高。通常认为正常腹膜后淋巴结短轴直径不超过1.0cm,但是反应性淋巴结常超过该阈值。肿瘤直接侵犯或远处转移至邻近的肌肉、肾上腺、肝脏、对侧肾脏、胰腺和骨骼,因此,必须进行全面评估、检测(图6.36)。

其他亚型遵循不同的临床和影像学模式。乳头状型占剩余肾癌的大部分(即第二常见肾癌亚型)(见表6.7)。其名字源于微小的乳头状生长模式,而不是宏观上可定义的影像学特征。其显著的影像学特征是相对乏血供,以及信号特征偶尔与良性囊性病变(出血性或富蛋白质性)类似。乳头状肾细胞癌增强后呈轻度强化,肿瘤与主动脉和(或)肾实质的增强幅值比>0.25几乎可排除该诊断[74]。如前所述,平扫T1高信号干扰了增强

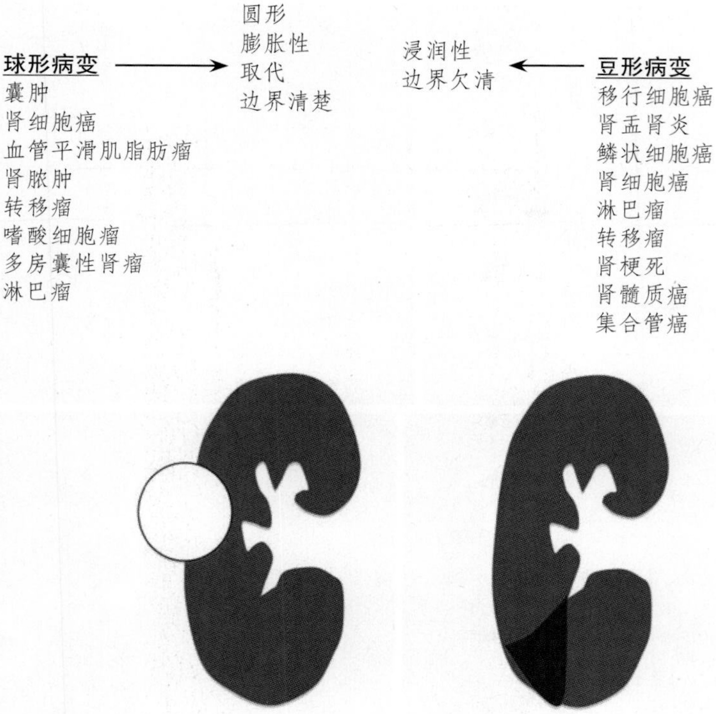

图6.30　"球形"和"豆形"诊断法。

表6.8　遗传性肾癌综合征

综合征	染色体异常	肾癌	其他肿瘤
希佩尔林道综合征	VHL基因(3p),常染色体显性	透明细胞型、双侧、多灶性	嗜铬细胞瘤、胰腺囊肿、胰岛细胞瘤、附睾囊腺瘤
家族性透明细胞肾癌伴胚系3号染色体易位	3号染色体	透明细胞型、单侧或双侧、单灶性或多灶性	甲状腺癌
家族性透明细胞肾癌	?(缺乏明确的遗传源),2个一级亲属患有肾癌	透明细胞型、单侧、单灶性	无
遗传性乳头状肾癌	7q,常染色体显性	乳头状、双侧、多灶性	乳腺、肺、胰腺、皮肤、胃
遗传性平滑肌瘤病与肾癌	1q,常染色体显性	乳头状、单侧、单灶性(早期侵袭转移)	子宫肌瘤、皮肤平滑肌瘤
BHD综合征	17p,常染色体显性	嗜酸细胞腺瘤、嗜酸细胞-嫌色细胞混合型、嫌色细胞肾癌、透明细胞型肾癌、乳头状肾癌	皮肤肿瘤、髓样甲状腺癌、肺囊肿(自发性气胸)
家族性肾嗜酸细胞腺瘤	?	嗜酸细胞腺瘤、双侧、多灶性	肾囊肿
结节性硬化	TSC1或2(9q),常染色体显性	透明细胞型、双侧、多灶性(罕见报道)	血管平滑肌脂肪瘤、皮脂腺腺瘤、外阴纤维瘤、心脏横纹肌瘤、视网膜错构瘤、肺淋巴管平滑肌瘤病、巨细胞星形细胞瘤

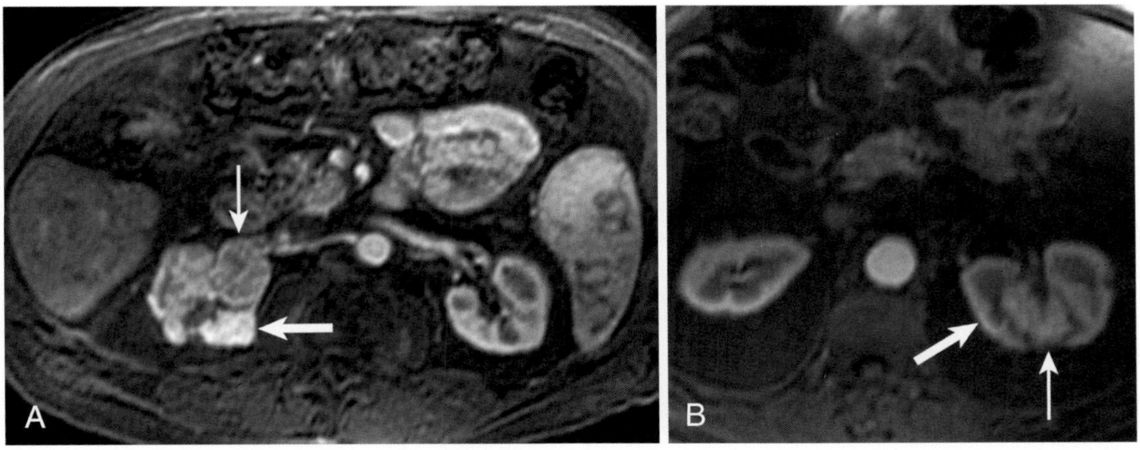

图6.31 透明细胞型肾癌增强：不同患者增强后，动脉期（或称皮髓质期）图像（A）显示右肾透明细胞癌（细箭头所示），其强化低于邻近的肾实质（粗箭头所示），以及（B）左肾透明细胞癌（细箭头所示），其强化与肾皮质接近（粗箭头所示）。

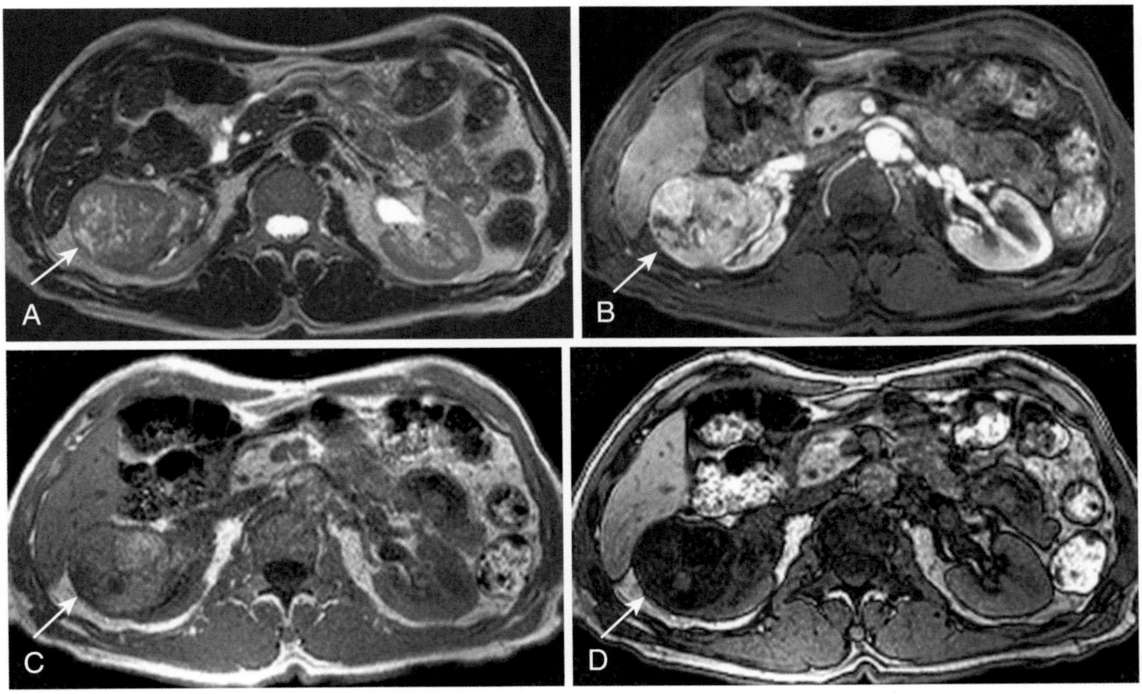

图6.32 透明细胞型肾癌伴胞质内脂质。右肾见一外生型肿物，T2呈高信号（A），增强呈不均匀强化（B），T1同相位（C）呈相对高信号，反相位（D）则信号减低，提示病灶内存在微观脂肪。

检测，这依赖于感知信号的增加。信号缺失中信号的增加更易于视觉感知，证明了减影图像的使用是合理的。相对的T2低信号可能反映了病灶内存在出血和（或）坏死（图6.37）。乳头状肾细胞癌通常是均质的，且缺乏脂肪成分。病灶通常为单发，但是当乳头状肾细

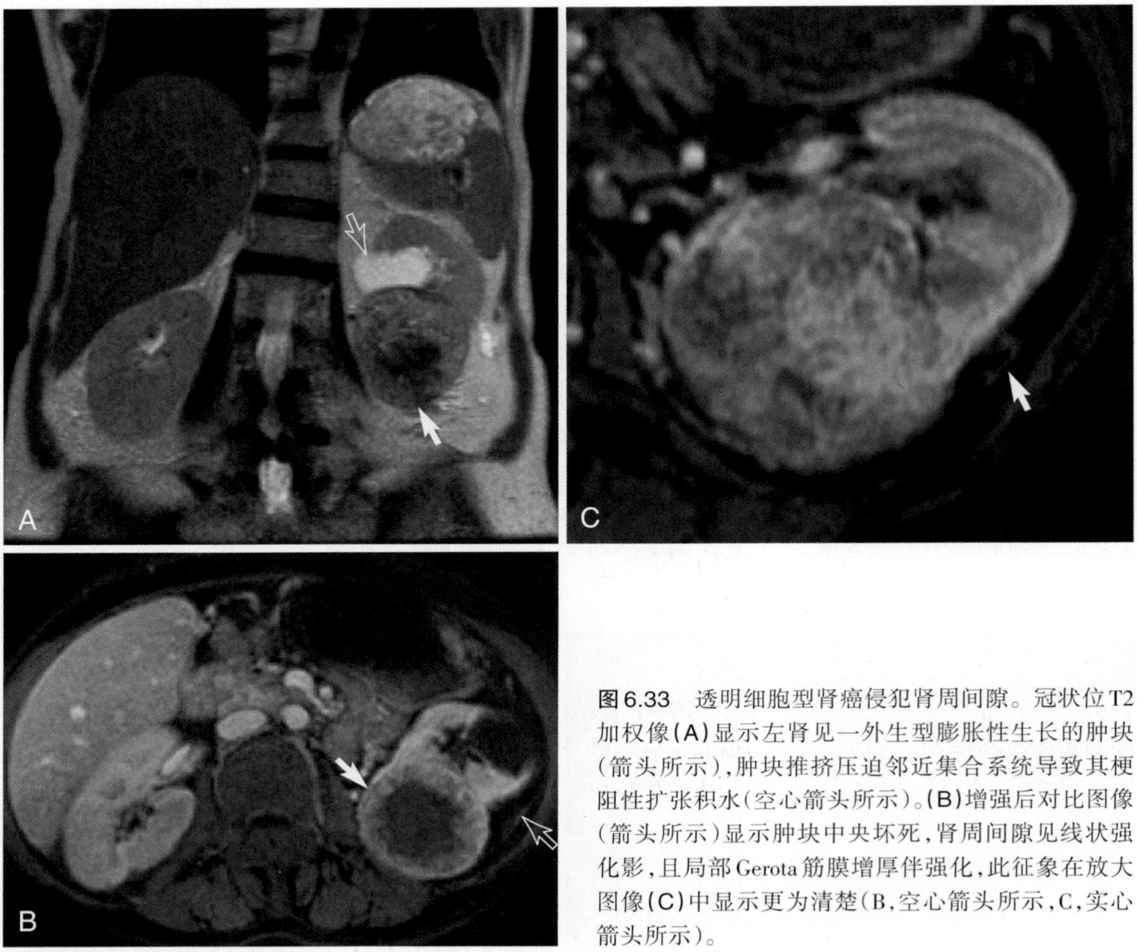

图6.33 透明细胞型肾癌侵犯肾周间隙。冠状位T2加权像(A)显示左肾见一外生型膨胀性生长的肿块(箭头所示),肿块推挤压迫邻近集合系统导致其梗阻性扩张积水(空心箭头所示)。(B)增强后对比图像(箭头所示)显示肿块中央坏死,肾周间隙见线状强化影,且局部Gerota筋膜增厚伴强化,此征象在放大图像(C)中显示更为清楚(B,空心箭头所示,C,实心箭头所示)。

胞癌为多灶性和双侧性,则提示潜在的遗传综合征(见表6.8),提示需进行染色体分析。其分期通常较低,且诊断病例中大约70%的病变位于肾内[75]。

嫌色细胞肾癌也表现出非侵袭性的生物学行为,大多数为1期或2期,死亡和复发少见[76~79]。其名字来源于细胞在组织学分析过程中未能染色。它和嗜酸细胞瘤都起源于集合管的闰细胞。两者的共同起源在一些影像学特征中有重点描述。嫌色细胞肾癌中偶尔会出现嗜酸细胞瘤典型的"轮辐状"强化模式。嫌色细胞肾癌也与乳头状肾细胞癌具有相同的影像学特征——相对乏血供和T2低信号(图6.38)[80,81]。

多房囊性肾癌仅因其与良性多房囊性肾瘤类似而被纳入复杂囊性病变范畴。两者的影像学表现通常难以区分,不同之处在于,多房囊性肾癌儿童罕见,两者手术切除预后良好。

肾细胞源性恶性肿瘤占肾实质性病变的多数,但也存在一些良性肾肿瘤,包括肾细胞源性病变(框6.3)[82]。良性肾细胞或上皮性肿瘤的数量远超过其他良性肾肿瘤。尽管肾乳头状腺瘤非常常见(根据系列尸检结果[83~85],其占70岁以上成人的40%),但在影像学研究中,通常不具特征性。根据WHO的分类系统,肾乳头状腺瘤的大小不超过5mm,这意味

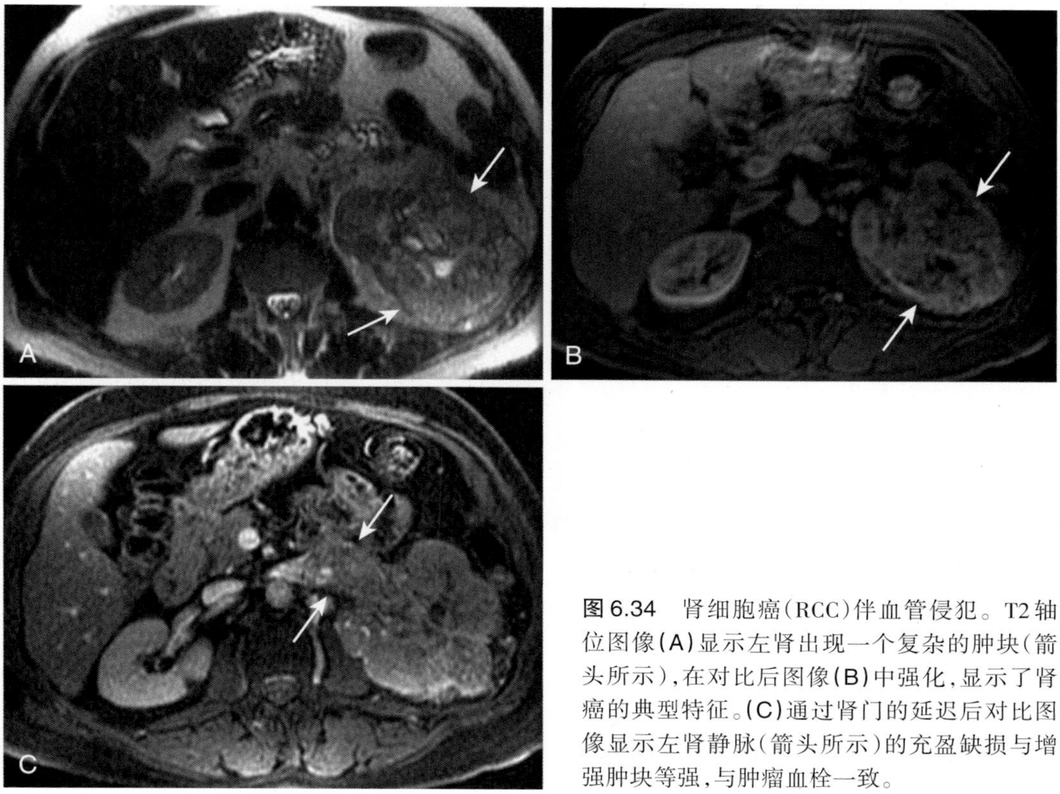

图 6.34 肾细胞癌(RCC)伴血管侵犯。T2轴位图像(A)显示左肾出现一个复杂的肿块(箭头所示),在对比后图像(B)中强化,显示了肾癌的典型特征。(C)通过肾门的延迟后对比图像显示左肾静脉(箭头所示)的充盈缺损与增强肿块等强,与肿瘤血栓一致。

着成像检测和定性基本上是不可能的[86]。有趣的是,恶性转化的发病机制的理论支持"乳头状腺瘤是肾癌的癌前病变"这一观点[87]。

嗜酸细胞瘤

嗜酸细胞瘤是另一种良性肾皮质腺瘤,占成人小实体瘤的3%~7%[88],在临床工作中较少遇到。嗜酸细胞瘤典型表现为均质的富血供肿块,并伴有延迟期减退[89,90]。独特的影像学特征偶尔可提示该诊断,并支持部分肾切除术而不是根治性肾切除术。中央星状瘢痕(1/3病例)[91]和"轮辐状"强化[92](图6.39)是其典型特征,但与肾癌,特别是嫌色细胞癌存在影像学重叠。但是"节段性增强反转"(SEI)模式已被证明能可靠地区分嗜酸细胞瘤和肾癌[93,94]。SEI模式是指皮质期肿瘤明显强化的部分在排泄期强化减弱,而皮质期强化不明显的部分则在排泄期强化增强(图6.40)。若没有以上这些特征,其影像学表现则为非特异性的,表现为一个相对均质强化、边界清楚的肾皮质实性肿块。

血管平滑肌脂肪瘤

血管平滑肌脂肪瘤是一种良性错构瘤性病变,因其组织学成分是血管、平滑肌和脂肪组织而命名。80%的血管平滑肌脂肪瘤是偶发的,并且通常是单发的;其余则是遗传综合征,如结节性硬化,并且通常是多发的(80%的结节性硬化患者伴有血管平滑肌脂肪瘤)。虽然在临床工作中血管平滑肌脂肪瘤被认为是良性的,但罕见的上皮样亚型具有潜在恶性可能[95]。

MRI表现取决于3种组织成分的比例。

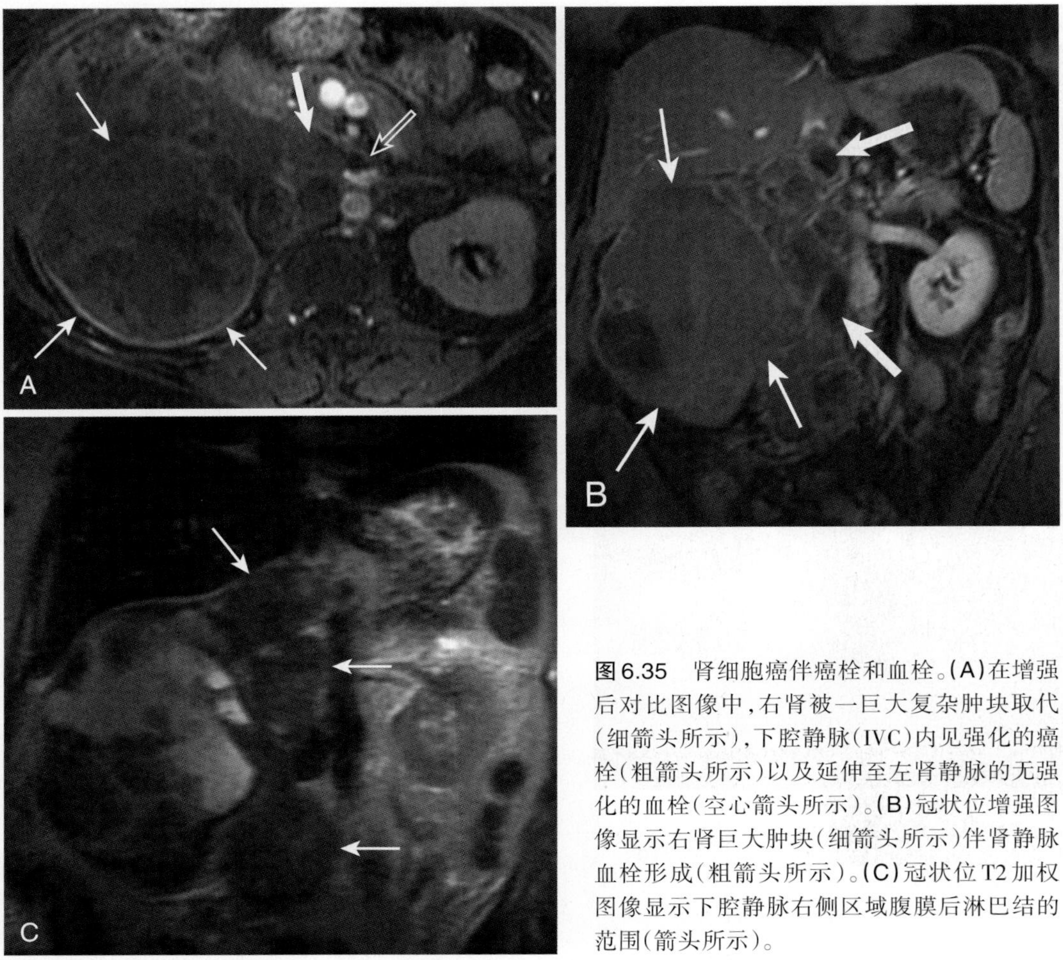

图6.35　肾细胞癌伴癌栓和血栓。(A)在增强后对比图像中，右肾被一巨大复杂肿块取代(细箭头所示)，下腔静脉(IVC)内见强化的癌栓(粗箭头所示)以及延伸至左肾静脉的无强化的血栓(空心箭头所示)。(B)冠状位增强图像显示右肾巨大肿块(细箭头所示)伴肾静脉血栓形成(粗箭头所示)。(C)冠状位T2加权图像显示下腔静脉右侧区域腹膜后淋巴结的范围(箭头所示)。

通过光谱选择性序列(脂肪抑制或短时间反转恢复序列)中信号的抑制证实宏观脂肪的存在，从而证实该诊断，且排除了进一步的检查(图6.41)。实性病变，通常呈均匀强化，平滑肌成分增加了诊断的不确定性，特别是当大量脂肪组织被平滑肌取代时。显著强化的畸形血管反映了第3种组织成分——血管。这些畸形的血管容易导致动脉瘤扩张和出血，直径>4cm的肿瘤和直径>5mm肿瘤内动脉瘤与出血呈正相关[96]。因此，对直径>4cm的AML主张行部分肾切除术[97]。若病变伴自发出血，则主张最初用栓塞治疗。

自发性出血又称为Wunderlich综合征(定义为肾周筋膜内包膜外的自发性出血)，诊断和治疗都比较困难[99]。治疗在一定程度上取决于潜在的病因，包括肿瘤(血管平滑肌脂肪瘤和肾癌)、血管性疾病(肾动脉瘤和血管炎)和血液病。尽管出血诊断比较容易(见图6.29)——依赖于T1高信号和增强无强化，但其存在掩盖了潜在的病因。出于血流动力学的考虑，治疗方案依据病情轻重，从保守到栓塞，再到紧急肾切除术。

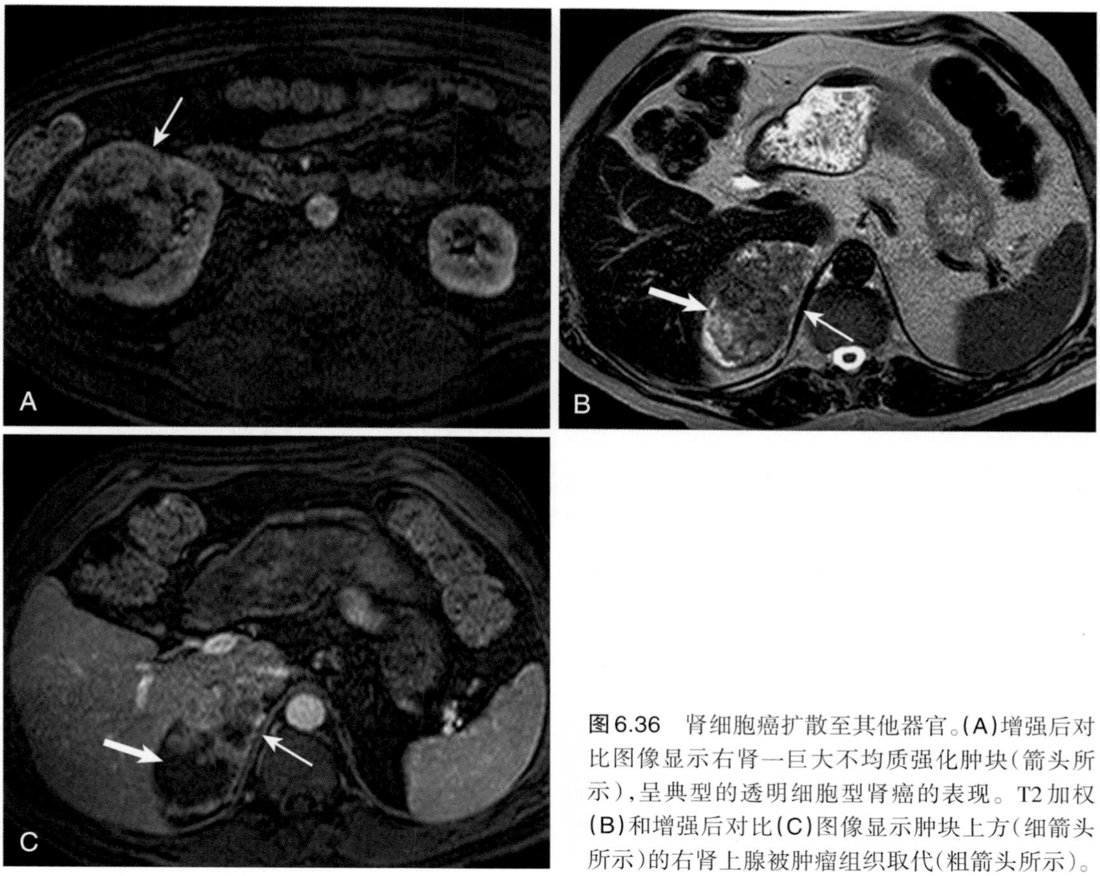

图6.36　肾细胞癌扩散至其他器官。(A)增强后对比图像显示右肾一巨大不均质强化肿块(箭头所示),呈典型的透明细胞型肾癌的表现。T2加权(B)和增强后对比(C)图像显示肿块上方(细箭头所示)的右肾上腺被肿瘤组织取代(粗箭头所示)。

豆形实性病变

剩余的局灶性实性肾病变包括一系列罕见的恶性病变——移行细胞癌(TCC)、鳞状细胞癌(SCC)、转移瘤和淋巴瘤。尽管缺乏特异的影像学特征,但在转移瘤和淋巴瘤的病例中临床病史这一独特的发现可指向该诊断。这些病变通常表现为“豆形”生长模式。尽管在集合系统内呈乳头状、膨胀性生长,但当累及肾实质时,移行细胞癌和SCC始终呈浸润性生长方式。淋巴瘤的表现复杂多样,总体包括3种实质形态:①双侧多发肾肿块;②弥漫浸润性生长;③孤立性肿块。易累及肾周和肾窦的原因是沿淋巴管扩散。转移到肾脏通常与转移到其他更常受累器官类似,表现为双侧多发随机分布的小病灶,但浸润性扩散是罕见的。

尿路上皮肿瘤

尿路上皮肿瘤——移行细胞癌和SCC等起源于从肾集合系统至膀胱的尿路上皮。移行细胞癌占绝大多数(90%)[100],其次是SCC。当发生于肾内集合系统时,25%的移行细胞癌和SCC会浸润肾实质[101]。当累及肾内集合系统和肾脏时,影像学表现可分为两大类:肿块相关的主要发现和集合系统的次要发现(框6.4)。集合系统原发肿块呈典型乳头状、膨胀性的生长方式,肾实质的侵犯则遵循浸

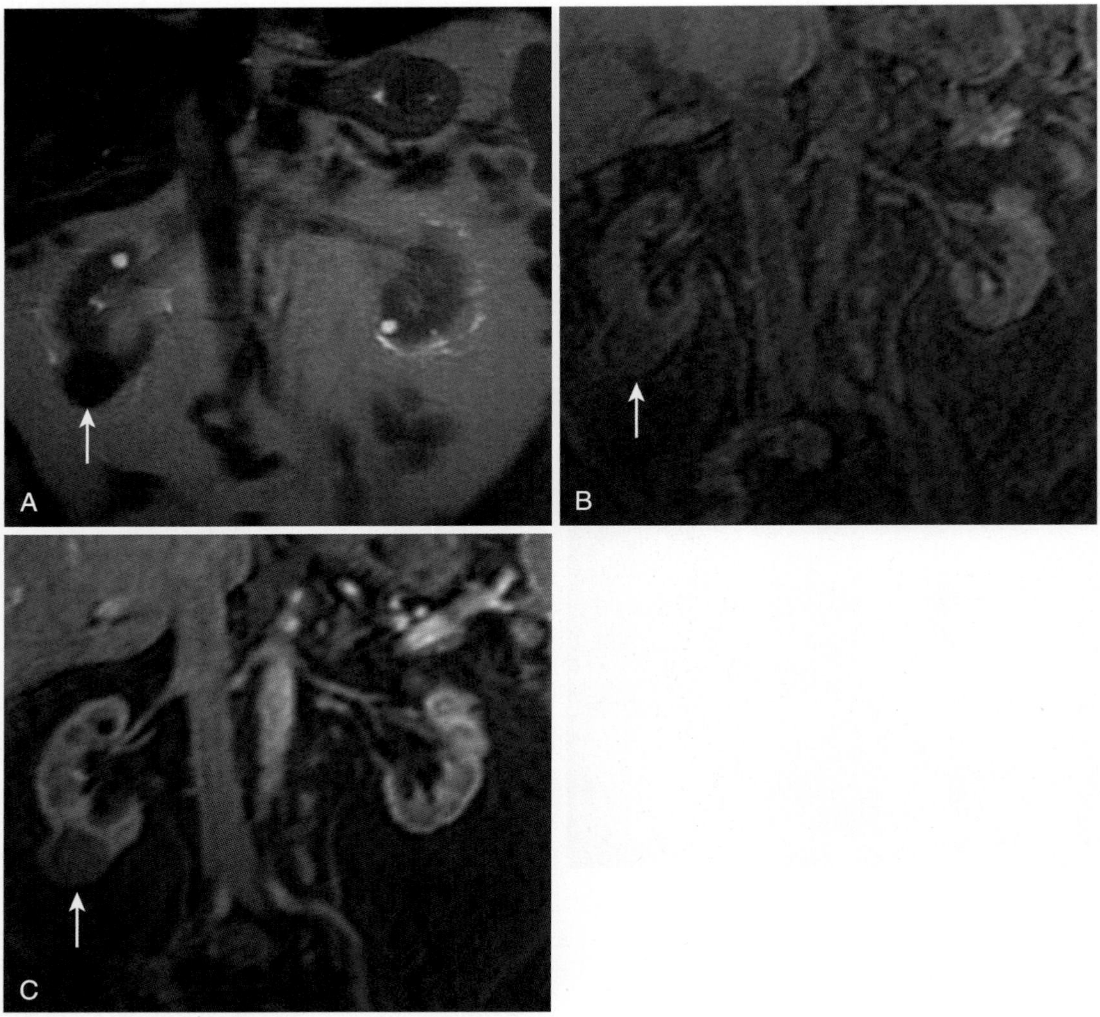

图6.37　乳头状肾细胞癌伴T2低信号。在冠状位T2加权像(A)中,右肾下极见一明显的低信号病变(箭头所示),注射钆对比剂后,对比平扫图像(B)病灶呈轻度强化(C),呈典型乳头状肾细胞癌的表现。

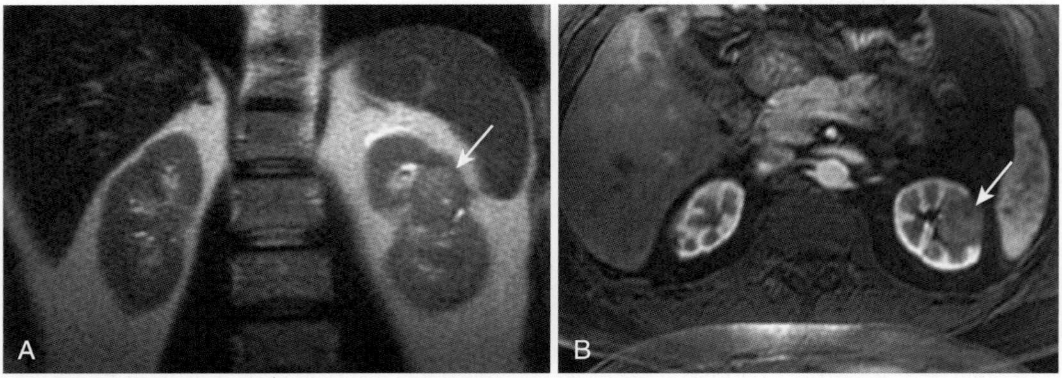

图6.38　嫌色细胞肾癌。在T2加权图像(A)中,左肾上腺见一等信号病变(箭头所示),增强后(B)呈轻度强化,与乳头状肾细胞癌类似。

框6.3 良性肾肿瘤

肾细胞源性肿瘤
嗜酸细胞瘤
乳头状腺瘤
后肾肿瘤
后肾腺瘤
后肾腺纤维瘤
后肾间质瘤
间叶肿瘤
血管平滑肌脂肪瘤
平滑肌瘤
血管瘤
淋巴管瘤
肾素瘤
纤维瘤
神经鞘瘤
混合型间叶上皮肿瘤
囊性肾瘤
混合型上皮和间质瘤

Based on Eble JN, Sauter G, Epstein JI, Sesterhenn IA, eds. Pathology and Genetics of Tumours of the Urinary and Genital Organs. World Health Organization Classification of Tumours. International Agency for Research on Cancer 12-43, 2004.

润生长方式(图6.42和图6.43)。重T2加权和MRU图像通过高信号集合系统内的充盈缺损和(或)相关表现,如沿着肿块边缘的线状液体高信号、肿瘤膨胀性生长致肾盏异常扩张、假性肾盏或孤立性肾盏(肿瘤侵犯所致从集合系统中被孤立出来的肾盏)和肾盏闭塞(见图6.43)来识别原发尿路上皮肿瘤。

增强图像可辅助T2加权像检测原发性肿瘤及肾实质侵犯。肿瘤呈T1等信号和T2轻度低信号,常使其在背景肾组织中显示不清,但相对T2低信号在扩张的集合系统中与高信号液体形成良好对比[102-104]。偏心性尿路上皮增厚和增强符合无蒂、息肉样或斑块样形态。肾窦脂肪和(或)肾实质等相关侵犯接踵而至。肾实质浸润保留了肾的“豆形”外观,并与周围肾实质巧妙融合。最终正常肾实质结构丧失,皮髓质模糊不清,被称为“无脸肾”[105]。移行细胞癌沿下腔静脉和(或)淋巴管(引起淋巴结肿大)缓慢扩散。由于肿瘤多灶性(30%~50%)和双侧性(15%~25%)的发生率高[106],因此,整个尿路上皮轴的成像(从集合系统到膀胱)是必要的。

尽管尿路上皮癌倾向于集合系统起源,以乳头状和浸润性生长方式与肾癌相鉴别,但由于肾癌的广泛存在,当遇到这些特征时,仍然是鉴别诊断的重要内容。然而,DWI提供了另一种区分两者的方法。扩散受限可将癌肿与正常肾组织区分开来,而尿路上皮肿瘤通常比肾癌扩散受限更明显[107,108]。

关于上尿路移行细胞癌(TCC)的MRI分期资料有限,提示至少取得中度成功(表6.9)[109]。分期缺陷取决于错过肾实质侵犯的可能性。手术治疗包括全肾输尿管切除术和膀胱袖状切除术。转移性疾病采用化疗和(或)放疗。

虽然移行细胞癌是典型的浸润性、“豆形”肿块性病变,但是其他不太常见的病变也可能产生类似的影像学特征。其他尿路上皮肿瘤,如鳞状细胞癌,与移行细胞癌影像学表现相似,通常难以区分(尽管移行细胞癌占尿路上皮肿瘤的90%)。肾细胞癌极少表现出浸润性生长模式。然而,罕见的亚型,如集合管和髓质来源的肾细胞癌则表现出浸润性生长模式。两者均起源于肾实质的中央,并向肾窦和集合系统浸润生长(与移行细胞癌的浸润相反)。这两者都遵循一个侵袭性的临床过程,肾髓质癌与集合管癌的区别在于肾髓质癌与镰状细胞特性有着独特的联系,且通常发生于<40岁的患者。

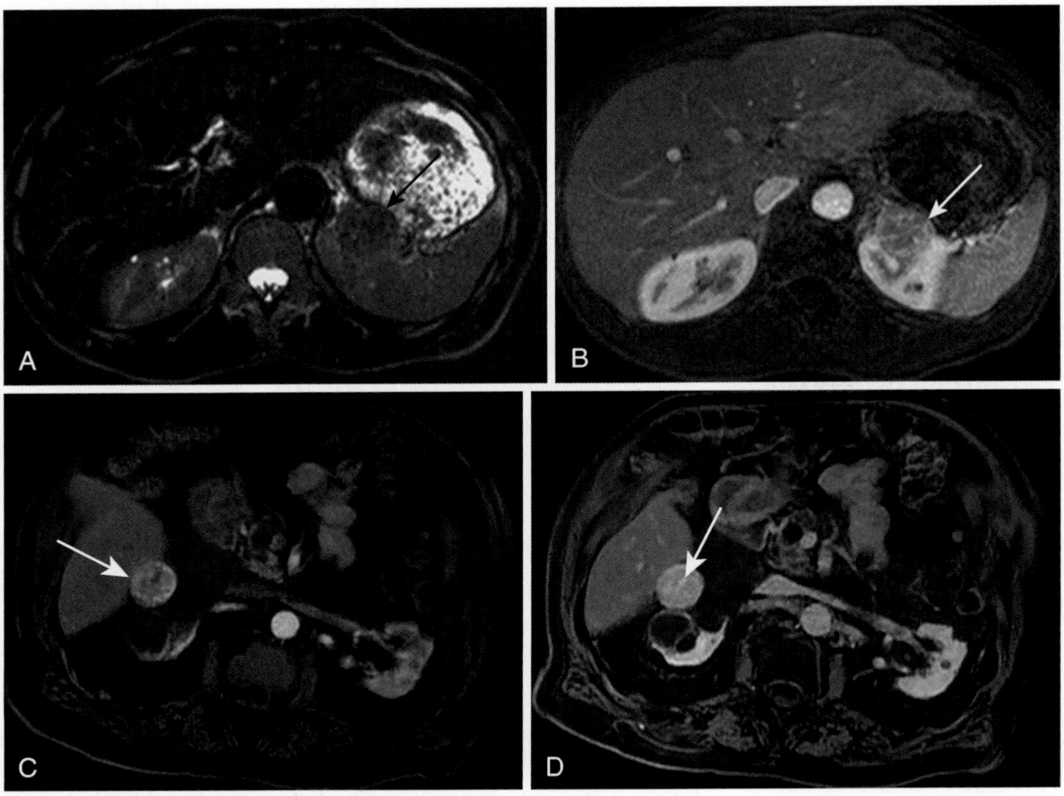

图6.39　嗜酸细胞瘤。(A)轴位图像显示左肾上极病变(箭头所示)与典型嗜酸细胞瘤T2表现相比呈低信号。(B)相应的动脉期图像显示辐射状增强模式(箭头所示),让人联想到经典的"轮辐状"模式。T1压脂动脉期图像(C)显示患者右肾一富血供肿块(箭头所示),病灶中央呈相对低强化,(D)延迟期对比剂进入(箭头所示)。

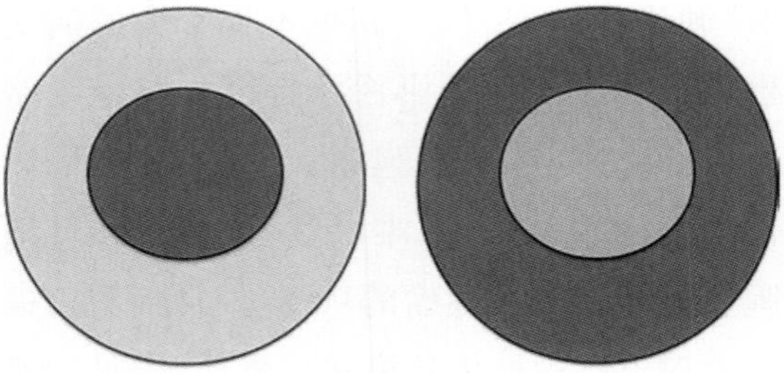

图6.40　嗜酸细胞瘤的节段性增强反转模式。在早期皮髓质期,外部区域表现为显著强化,而在早期排泄期,对比剂排出后,表现为低信号。内部区域则呈相反的增强模式。

继发性肿瘤也可能表现出移行细胞癌的浸润性特征,包括淋巴瘤和转移瘤。淋巴瘤表现为原发均质性肿块和不相称的淋巴结肿大。其他转移到肾脏的肿瘤包括肺、乳腺、胃肠道恶性肿瘤和黑色素瘤。病灶呈双侧多灶性,以及与原发性肿瘤相关通常可提示该诊断。肾盂肾炎、梗死、乳头状坏死等非肿瘤性病因的影像学表现也与移行细胞癌的浸润生长模式存在重叠。临床情况通常可指向非肿瘤性病变的诊断,因为这些病变在后续影像学随访中未见进展(详见"节段性/弥漫性病变"中的讨论)。

肾淋巴瘤

虽然肾淋巴瘤在死后尸检中很常见(约50%的患者),但在影像学研究中很少见到

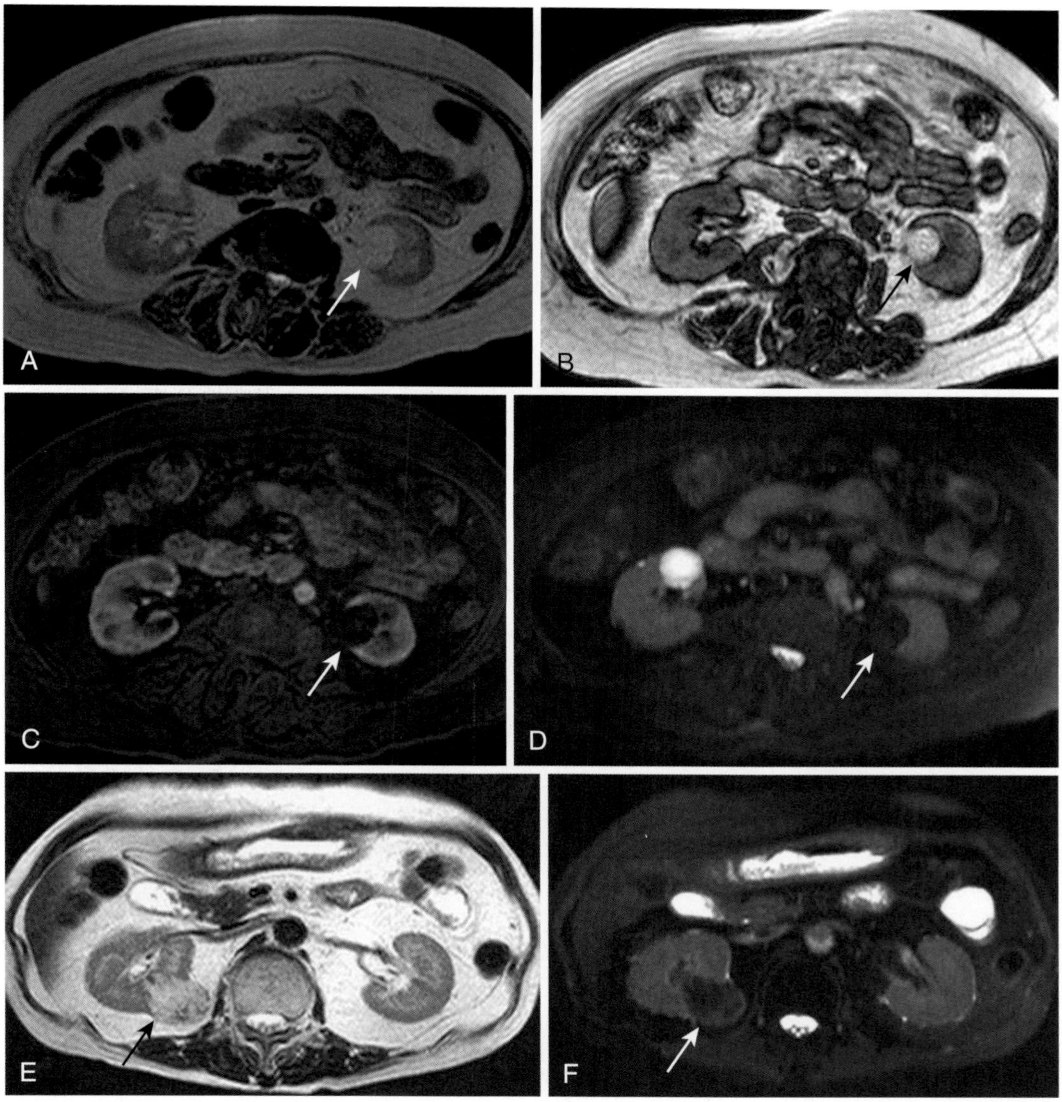

图6.41　血管平滑肌脂肪瘤的宏观脂肪。T2加权(A)和反相位图像(B)显示左肾下极一个部分外生性病变(A~D,箭头所示),其与腹膜后脂肪混合,分界不清。注意,与含水量丰富的肾脏交界面存在相位消除伪影。在T1压脂增强图像(C)和T2压脂图像(D)中信号完全丢失证实了病灶内存在宏观脂肪。(E)在另一患者右肾下极见一外生性病变(箭头所示),与腹膜后脂肪相比,呈近似等信号,在相应的T2压脂图像(F)中,其信号被抑制。

(<10%的患者)[110-112]。肾受累更多见于(B细胞)非霍奇金淋巴瘤,通常表明为广泛播散性疾病,且预后差。如前所述,肾实质淋巴瘤呈现3种生长模式:双侧多发肿块、弥漫浸润性生长和孤立性肿块(图6.44)。肾实质缺乏淋巴组织,因此,肾淋巴瘤的发病机制尚未阐明。双侧受累(50%)和多灶肾实质肿块见于血行播散。由于淋巴管位于肾窦和肾周间隙,故其常表现为肾窦和肾周间隙受累的倾向,而肾周受累也可能从腹膜后淋巴结直接蔓延,呈现另一种影像学表现[113,114]。

在T1和T2加权像中,淋巴瘤倾向于呈均

框6.4 尿路上皮肿瘤研究成果

主要发现

无蒂、扁平或息肉样肿块

少血供浸润性肿块

肾盂肿块

压迫或侵犯肾窦脂肪

次要发现

假性肾盏

被孤立的肾盏

无功能实质部分

集合系统位于肿瘤边缘

下腔静脉浸润

淋巴结肿大

肿瘤间隙内点状对比

质等信号，且增强后呈中度均质强化，即使在病灶较大的情况下，信号仍较均匀（肾细胞癌则相反，肾细胞癌通常会随着体积的增大而出现坏死）[115]。另一个特征是对邻近结构相对缺乏占位效应。与其他实体肿瘤一样，淋巴瘤扩散受限[116-118]——区别于其他肿瘤的、有用的检测序列。总之，淋巴瘤有许多区别于肾细胞癌和其他实体性病变的独特特征，如均质、缺乏坏死、缺乏占位效应、肾窦和（或）肾周受累、缺乏血管侵犯、大量淋巴结肿大和双侧/多灶性。

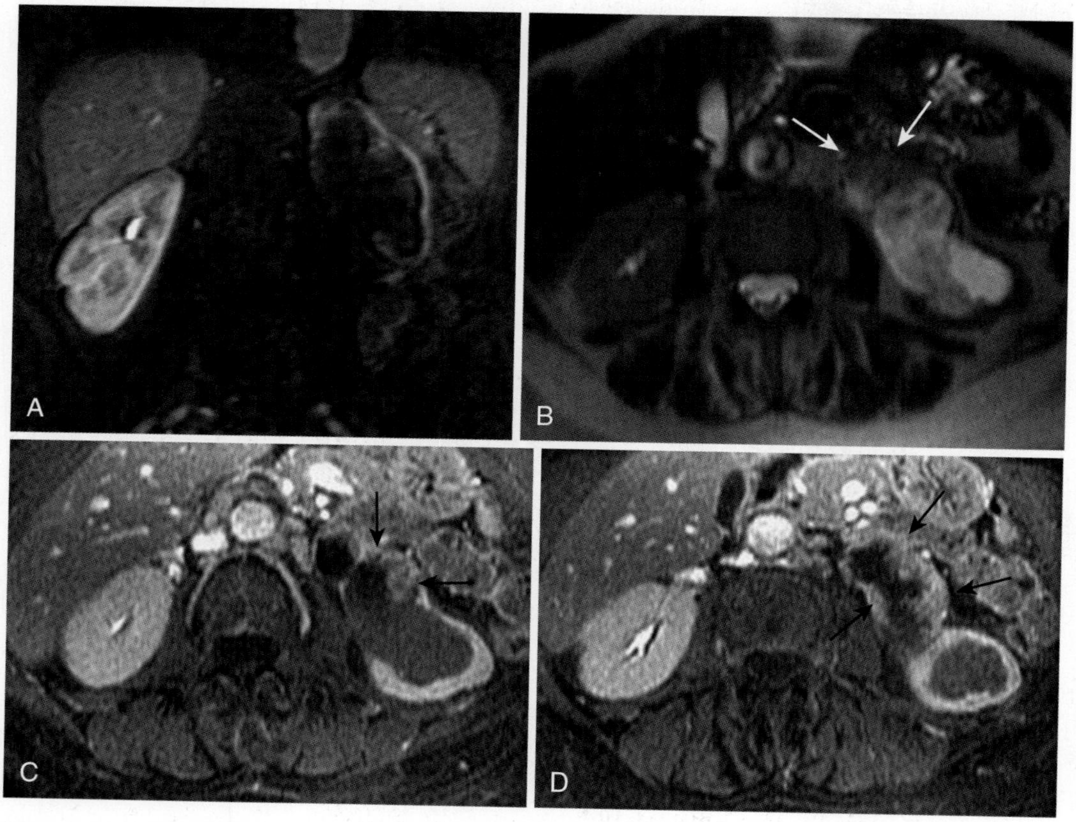

图6.42 移行细胞癌（TCC）。(A)增强后排泄期图像显示左肾重度积水，表现为集合系统扩张，其内未见高信号对比剂和肾实质变薄。(B)轴位T2加权像显示肾盂前部一无蒂稍高信号病灶（箭头所示），可能由尿液流动伪影所致。(C,D)相邻层面的轴位增强图像证实为累及肾盂乳头状肿块（箭头所示）。

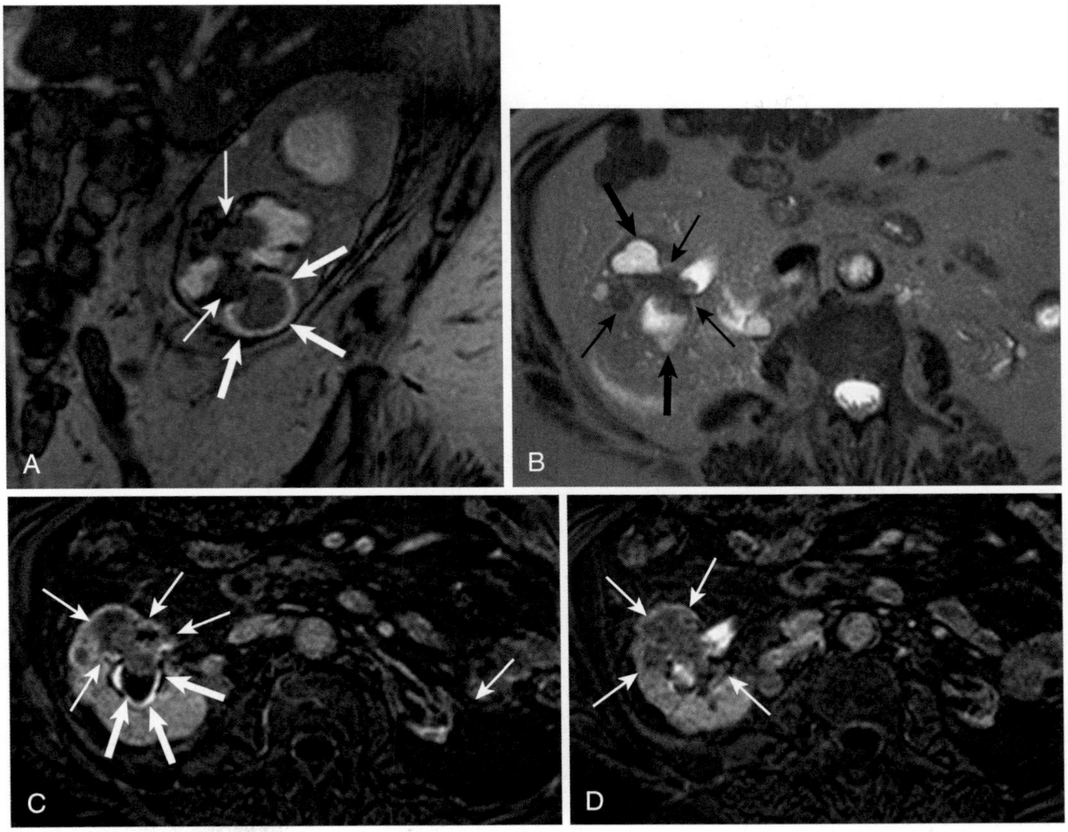

图6.43 移行细胞癌的肾盏表现。(A)矢状位稳态自由进动序列图像显示一个不明确的肿块(细箭头所示)被扩张的肾盏包绕,部分突入肾下盏的肿瘤周围被一圈薄的高信号液体(粗箭头所示)包绕。(B)轴位T2加权成像显示右肾内一浸润性肿块(细箭头所示),其导致肾盏扩张积水(粗箭头所示)。(C,D)增强后排泄期图像更好地描绘了少血供肿块的浸润特质(细箭头所示),在扩张的肾盏中其被一圈薄的高信号排泄对比剂(C,粗箭头所示)包绕,当中同时也包含了低信号碎片或出血。

TABLE 6.9 TCC Staging

Stage	Findings
Ⅰ	Limited to urothelial mucosa and lamina propria
Ⅱ	Invasion of pelvic or ureteral muscularis
Ⅲ	Invasion beyond muscularis into adventitial fat or renal parenchyma
Ⅳ	Distant metastasis

Based on Greene FL, Page DL, Fleming ID, eds. Renal pelvis and ureter. In: American Joint Committee on Cancer: AJCC Cancer Staging Manual, 6th ed. New York: Springer 329-334, 2002.

注:表6.9的版权涉及第三方。其中译文如下。

移行细胞癌分期表现:

Ⅰ期:局限于尿路上皮黏膜层和固有层。

Ⅱ期:侵犯肾盂和输尿管肌层。

Ⅲ期:越过肌层向外侵犯外膜脂肪或肾实质。

Ⅳ期:远处转移。

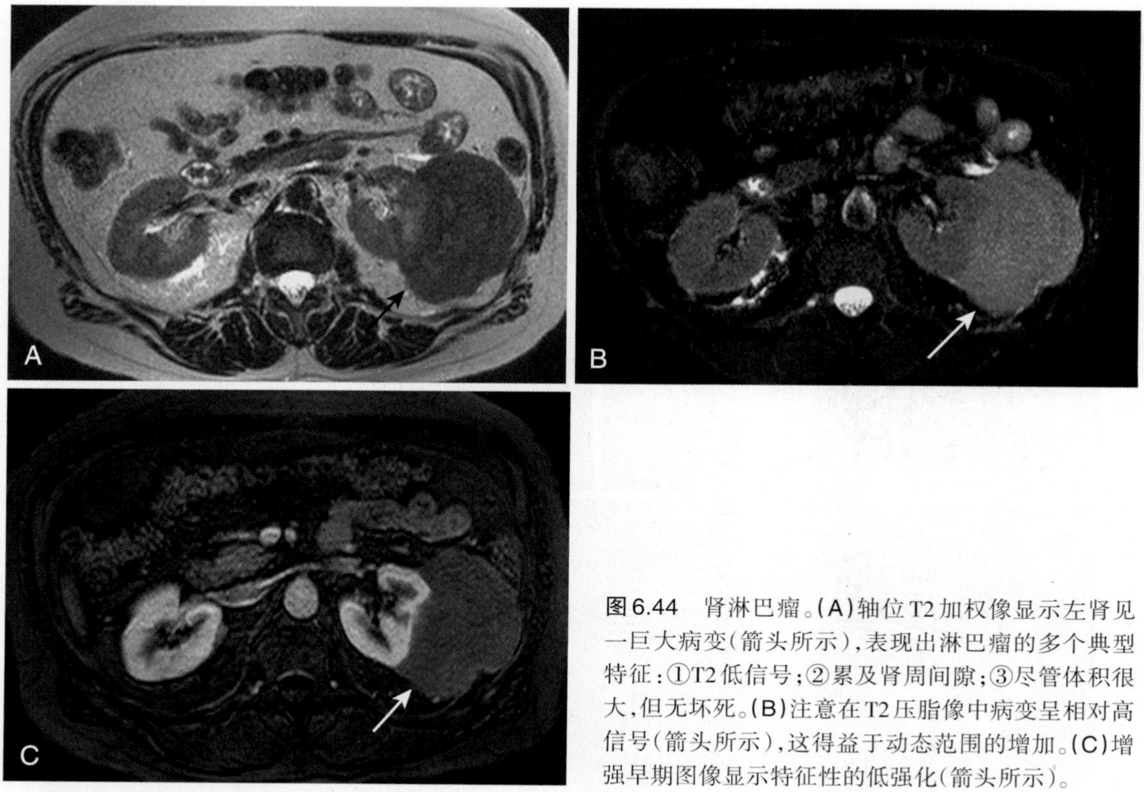

图6.44 肾淋巴瘤。(A)轴位T2加权像显示左肾见一巨大病变(箭头所示),表现出淋巴瘤的多个典型特征:①T2低信号;②累及肾周间隙;③尽管体积很大,但无坏死。(B)注意在T2压脂像中病变呈相对高信号(箭头所示),这得益于动态范围的增加。(C)增强早期图像显示特征性的低强化(箭头所示)。

肾转移瘤

肾转移瘤通常发生于广泛播散的终末期疾病,如原发性黑色素瘤、乳腺癌、肺癌或胃肠道恶性肿瘤[119]。与淋巴瘤相似的是,转移呈单侧或双侧性[120],与淋巴瘤不同的是,转移发生在肾实质内,极少引起肾轮廓异常,除非病灶很大。多数转移性病灶呈轻度强化,但富血供的黑色素瘤除外(图6.45)。

节段性/弥漫性病变

节段性和弥漫性病变主要包括非肿瘤性病因——一些是先前讨论过的跨越实体/局灶性和节段性/弥漫性之间界限的肿瘤性病变,如移行细胞癌和淋巴瘤(图6.46)。节段性和弥漫性病变通常遵循"豆形"模式,其改变肾脏信号强度和(或)增强模式,而不是肾脏形态。无论是节段性还是弥漫性病变,其检出依赖于与正常肾组织的比较。节段性病变信号和(或)增强偏离邻近肾实质;弥漫性病变(双侧病变除外)信号和(或)增强偏离对侧肾脏。肾脏受累的程度,从节段性到弥漫性,再到双侧性,可提示诊断。节段性病变主要包括肿瘤、梗死(即栓塞和血管炎病因)、肾盂肾炎和创伤。弥漫性病变包括血管性病变,如肾静脉血栓形成、肾动脉狭窄和黄色肉芽肿性肾盂肾炎。双侧性病变包括血管内溶血、艾滋病和肾病。

之前讨论过的肿瘤如移行细胞癌、鳞状细胞癌、肾髓质癌和淋巴瘤偶尔表现为节段性影像学特征:边界不清、一定程度的占位效应和(或)叠加其他离散肿块,根据这些特征

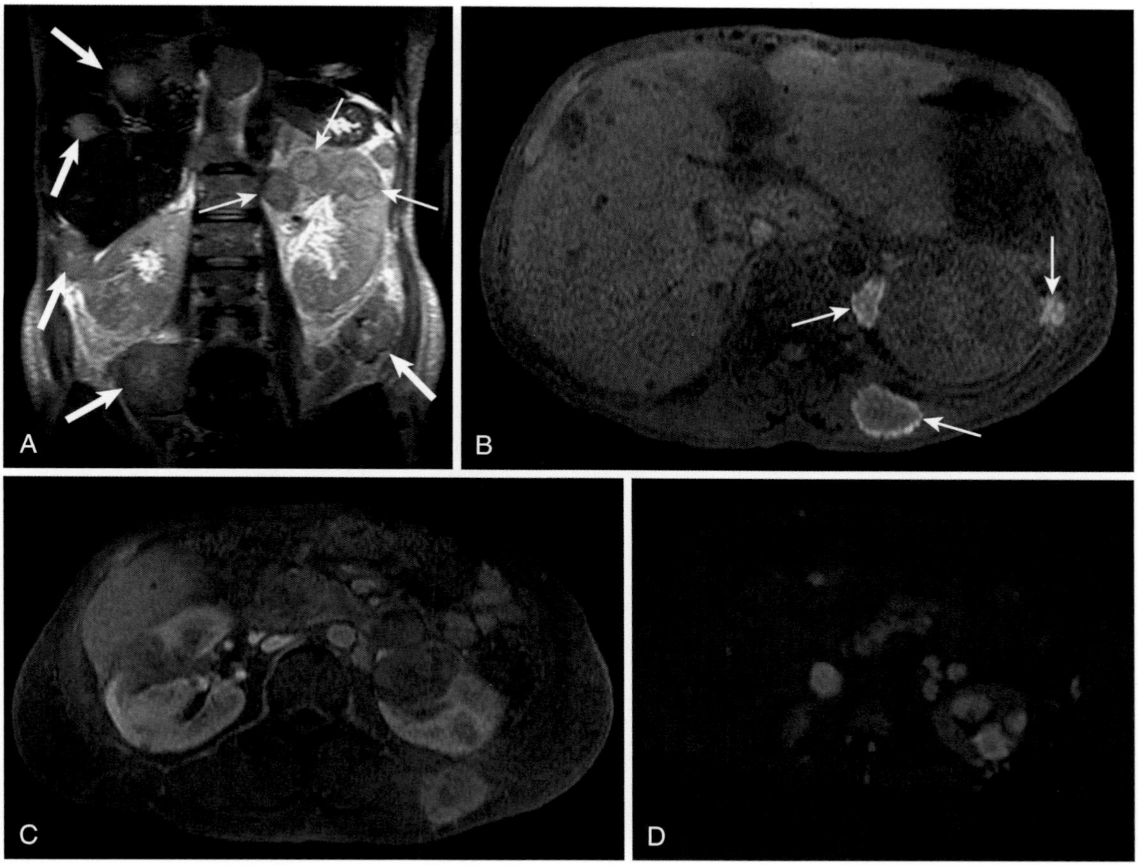

图6.45　眼部黑色素瘤转移。冠状位T2加权像(A)显示左肾上腺多发稍高信号病灶(箭头所示)，肝脏和腹膜后可见类似病变(粗箭头所示)。一些转移灶(箭头所示)在T1压脂序列(B)中呈高信号，反映了黑色素引起的顺磁性改变。在T1压脂增强图像(C)中病灶呈不均匀强化，可能反映存在坏死。弥散加权成像(D)显示肾、腹膜后、右肾上腺和肝转移灶呈高信号或弥散受限。

可将这些肿瘤性病变与非肿瘤性节段性病变区分开来。其他节段性病变——肾盂肾炎、肾梗死、肾脏创伤——通常包括指向肾门的、边缘锐利的三角形病变。相关的影像学和临床特征有助于诊断。

阶段性±弥漫性病变

肾盂肾炎

肾盂肾炎——由肾盂、肾小管和周围间质的上行感染引起，这里再重述下集合系统单元的锥体形态(图6.47)。事实上，尽管肾盂肾炎沿着集合系统呈节段性播散，但考虑到节段性特征，肾脏最终往往弥漫受累。典型急性肾盂肾炎有3种基本类型：①低灌注，节段性水肿；②弥漫性水肿，低灌注范围扩大；③条纹状肾图。在T2像上呈楔形高信号节段，在增强图像上表现为从乳头尖向周围皮质呈放射状分布的强化减低区，反映了功能低下，伴有间质水肿、血管痉挛和肾小管梗阻的肾组织(图6.48)[121]。肾实质内朝向肾门呈向心排列的、

感染性	血管性	肿瘤性
肾盂肾炎[1]	肾静脉血栓形成[2]	移行细胞癌[1]
黄色肉芽肿性肾盂肾炎[2]	肾动脉狭窄[2]	淋巴瘤[1]
艾滋病肾病[3]	肾梗死[1]	肾髓质癌[1]
	血管内溶血[3]	

1:通常为节段性。
2:通常为弥漫性(单侧性)。
3:通常为双侧性。

图6.46 节段性和弥漫性病变。

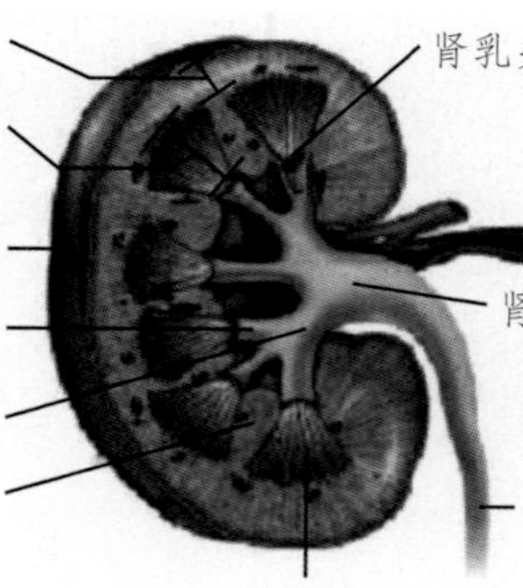

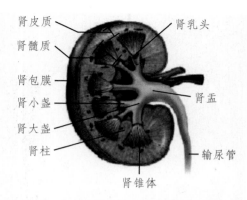

图6.47 肾集合系统解剖结构。

平行强化带和非强化带交替出现的条纹状肾图,分别代表正常肾小管和梗阻肾小管的混合。此外,在DWI图像中,肾炎区域表现为高信号,在ADC图中表现为低信号,其ADC值明显低于正常肾组织(图6.48)[122]。弥漫性受累导致肾脏体积增大、高信号和灌注减少。次要表现包括肾周脂肪浸润和肾周液体渗出,以及同侧集合系统管壁的增厚伴强化(图6.48)。

在肾脏感染的情况下,肾积脓是最可怕的并发症。持续液化而不进行充分治疗会导致肾积脓的发生,此时除了抗生素治疗外,可能还需要经皮穿刺引流。肾积脓是指集合系统受到阻塞和感染,它可能导致临床快速恶化、休克和不可逆肾损害,因此,必须立即进行干预。肾积脓由梗阻性肾积水引起的化脓性感染发展而来。除了肾盂肾炎的表现外,肾积脓的表现还包括梗阻、集合系统液体的复杂化(含碎片和液液平面),以及尿路上皮增厚伴强化。

肾梗死

肾梗死通常是栓塞性的,梗死节段形态严格遵循肾动脉解剖(图6.49)。增强减弱的楔形区域,代表闭塞肾动脉分支周围失去血流的肾组织,与肾盂肾炎低灌注节段类似,但具有较为锐利的线状边缘和严重的灌注减低(图6.50)。支持肾梗死而非感染的表现包括:①缺乏条纹状肾图;②次要表现(肾周脂肪浸润及液体渗出和尿路上皮增厚伴强化);③临床感染症状。"皮质边缘"征,即残存强化的包膜/包膜下结构覆盖在低灌注的实质上,证明由于梗死和其他病因导致的缺血(见图6.50)。皮质边缘征反映侧支循环开放,于发病后6~8小时出现[123]。与其他器官梗死一样,肾梗死表现为弥散受限,DWI呈高信号,ADC呈低信号[124,125]。

除了栓塞,缺血的病因还包括血管炎和肾脏创伤。双侧弥漫性受累和微动脉瘤形成是血管炎(即系统性红斑狼疮和结节性多动脉炎)的特征,可有效排除孤立的栓塞性梗死。钝性创伤通常不遵循解剖分界,导致不规则的线形或节段性肾组织失活(伴或不伴肾实质破裂),或包膜下/肾周血肿。

弥漫性病变

单侧弥漫性肾病可分为两大类:单侧小肾和单侧肿大肾(表6.10)。在常规临床实践中,慢性肾动脉狭窄占单侧小肾的多数。

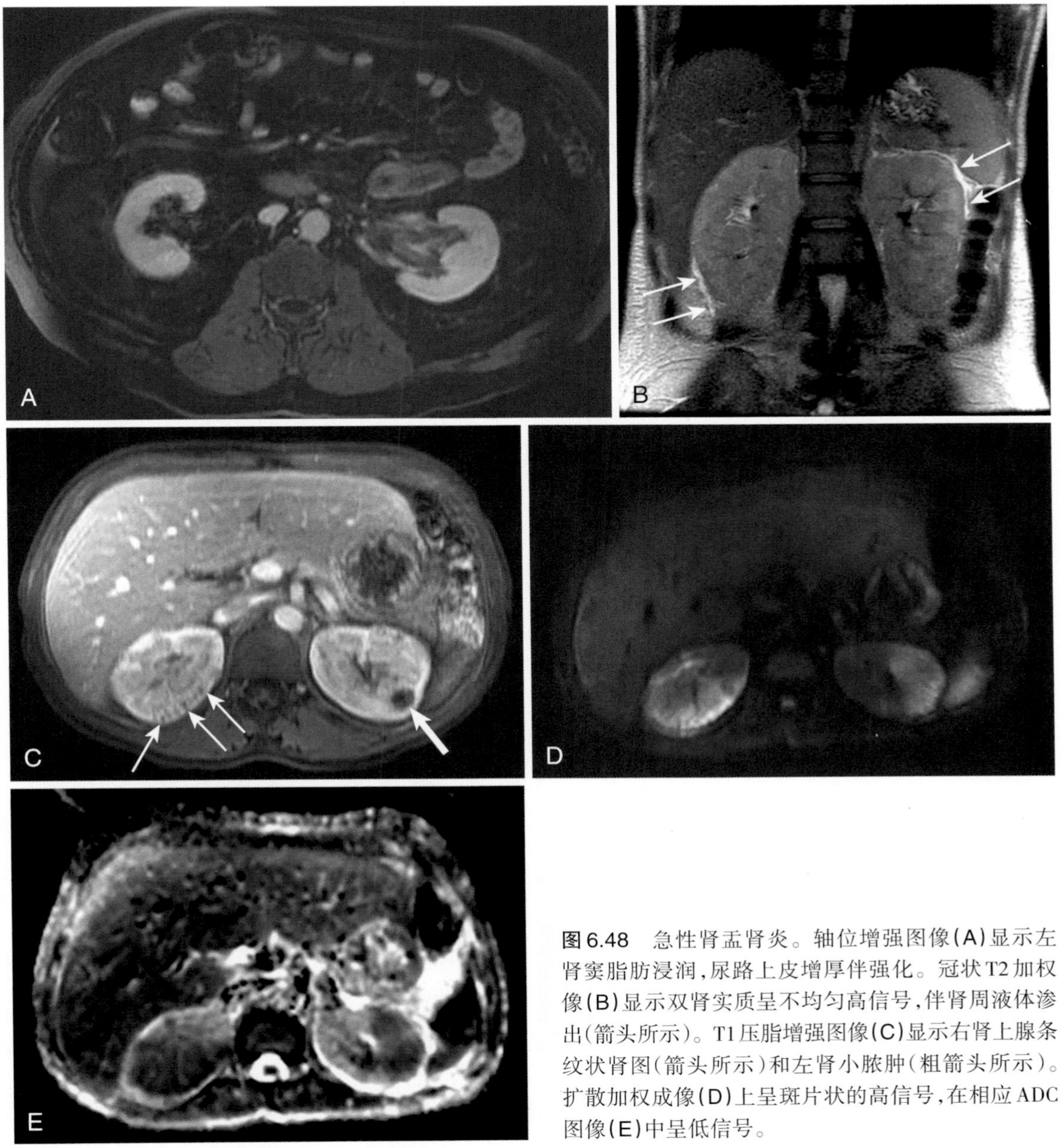

图6.48　急性肾盂肾炎。轴位增强图像(A)显示左肾窦脂肪浸润,尿路上皮增厚伴强化。冠状T2加权像(B)显示双肾实质呈不均匀高信号,伴肾周液体渗出(箭头所示)。T1压脂增强图像(C)显示右肾上腺条纹状肾图(箭头所示)和左肾小脓肿(粗箭头所示)。扩散加权成像(D)上呈斑片状的高信号,在相应ADC图像(E)中呈低信号。

慢性肾动脉狭窄

慢性肾动脉狭窄导致单侧肾萎缩(与先前讨论的导致局灶性萎缩的节段性肾梗死不同)。单侧小肾的其他原因包括慢性肾静脉血栓形成、肾发育不全、长期存在的包膜下血肿(Page肾病)和梗阻性尿路病。慢性肾动脉狭窄性肾和尿路造影延迟期不具特异性,在单侧小肾的其他病因中亦可见到,如梗阻性尿路病和慢性肾静脉血栓形成(图6.51),但肾发育不全除外。主要发现——肾动脉狭窄的诊断价值很低,因为在所有慢性肾萎缩中肾动脉通常都会萎缩。除肾静脉血栓形成外,其他病因通过一些容易识别的主要影像

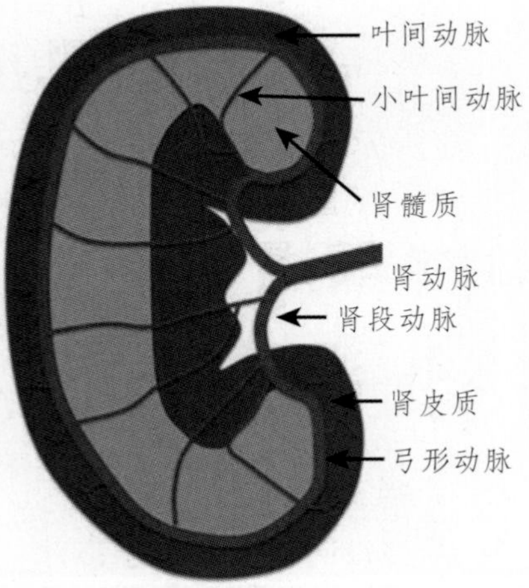

图6.49 肾动脉解剖结构。

学特征来进行区分，如：肾积水（梗阻后尿路病）、正常信号和增强特征（肾发育不全）和包膜下血肿（Page肾病）。除了可能的原发性血管性病变外，没有影像学特征能区分慢性肾静脉血栓形成和肾动脉狭窄。

肾静脉血栓形成

急性肾静脉血栓形成（更常见）和肾动脉闭塞都会使肾脏体积增大，这是弥漫性肾实质水肿的结果（其外观可能与弥漫性肾盂肾炎类似）。单侧肾增大的其他病因包括急性梗阻性尿路病和浸润性/渗出性病变，如肾盂肾炎、浸润性肿瘤和黄色肉芽肿性肾盂肾炎。肾静脉充盈缺损在稳态延迟期图像中显示最好（图6.52），通常伴有水肿所致的肾脏体积增大和其他非特异性表现，如延迟肾和肾盂显像。当被怀疑时，肾静脉血栓形成的检出受益于靶向MRV技术。MRV技术与MRA参数相似——大剂量的钆剂，较大的翻转角，较薄的层厚，以及肾静脉靶向的聚焦稳态图像。

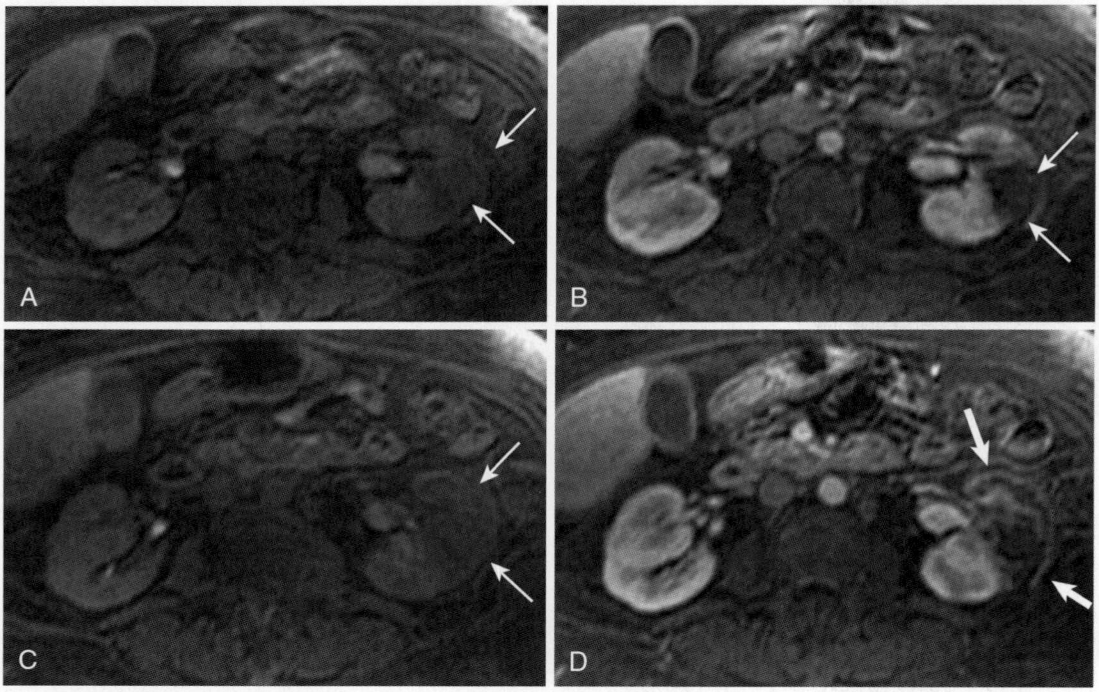

图6.50 肾梗死。T1加权图像（A）显示左肾上下两极间前部一个边界清楚的楔形病变（箭头所示），由于病变缺乏强化，因此，在增强图像中（B）邻近增强肾组织处清晰地描绘了该病变。在增强图像（D）中邻近肾节段（粗箭头所示）显示了与平扫（C）相似的皮质边缘征（细箭头所示）。

表6.10 单侧弥漫性肾病

单侧小肾	单侧肿大肾
慢性肾动脉狭窄	急性肾静脉血栓形成
慢性肾静脉血栓形成	急性肾动脉闭塞
肾发育不全	急性梗阻性尿路病
长期存在的包膜下血肿	急性肾盂肾炎
长期存在的梗阻性尿路病	浸润性肿瘤
	黄色肉芽肿性肾盂肾炎

其他单侧肾病

非血管性病因的单侧肾脏增大通过直接改变肾实质和(或)集合系统的外观来显示其异常。肾积水是梗阻性尿路疾病的表现,信号和增强异常是浸润性肿瘤和炎症性病因的表现,如肾盂肾炎和黄色肉芽肿性肾盂肾炎。黄色肉芽肿性肾盂肾炎代表慢性肾实质炎症,通常由肾结石患者中变形杆菌或大肠杆

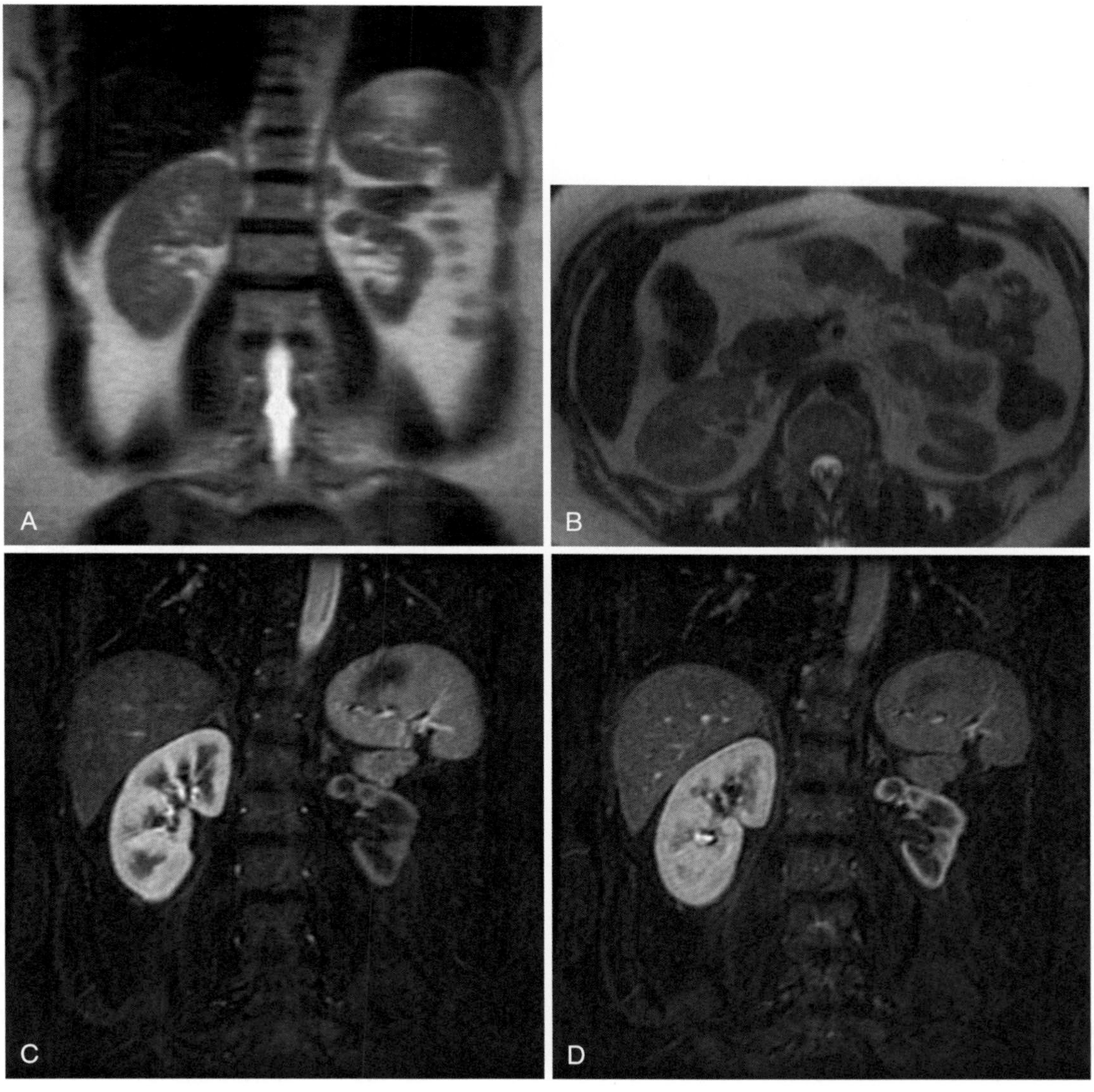

图6.51 肾动脉狭窄。冠状位(A)和轴位(B)T2加权像显示明显不对称的左肾萎缩,缺乏皮髓质分化。与正常右肾相比,冠状位增强早期(C)和延迟(D)期图像均显示相应的左肾延迟强化。

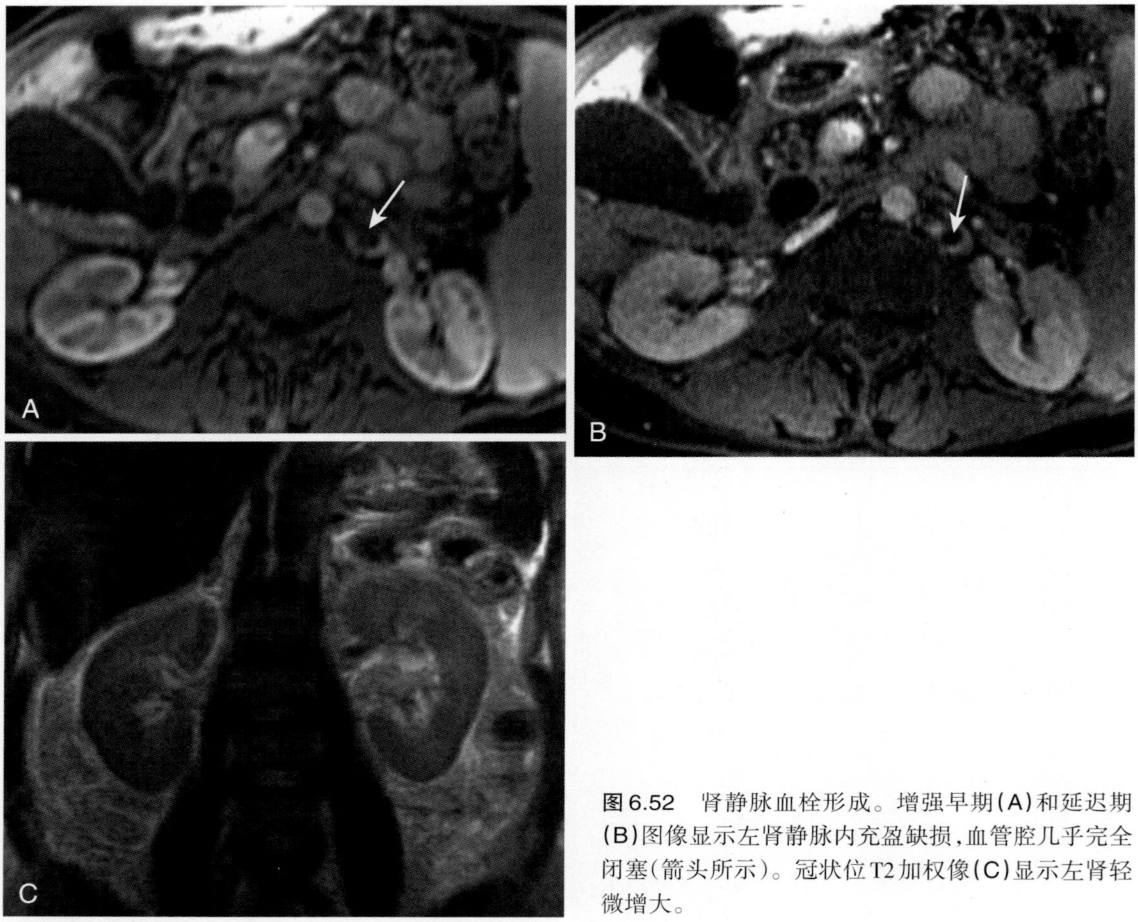

图6.52 肾静脉血栓形成。增强早期(A)和延迟期(B)图像显示左肾静脉内充盈缺损,血管腔几乎完全闭塞(箭头所示)。冠状位T2加权像(C)显示左肾轻微增大。

菌感染引起。富含脂质的巨噬细胞取代正常的肾实质,导致非功能性肾脏体积显著增大,轮廓不变[126]。典型的黄色肉芽肿性肾盂肾炎三联征包括肾结石、肾体积增大和肾功能减退或丧失。其他表现包括:肾积水,房水充盈、肾功能减退、肾周或腰大肌脓肿和肾周脂肪堆积。显著肾周脂肪堆积支持诊断的信心,但应注意其他病变如肾癌和血管平滑肌脂肪瘤也含有脂肪[127]。

弥漫双侧性肾病

弥漫双侧性肾病包括一系列MRI罕见的疾病(框6.5)。这些病变分为普通的"医学肾病"、弥漫浸润性肿瘤和基于信号的疾病。根据定义,医学肾病背景下的双侧性肾病与肾功能不全相关,肾脏大小各异。在常规的临床实践中,MRI很少能明确病因。因此常常不用来诊断。

弥漫双侧性病变信号异常具有独特的MRI表现。虽然这些疾病很少见,但值得讨论,因为它们能够得出特定的诊断。例如,最突出的例子是以T2低信号和磁敏感伪影为特征的一组疾病。T2低信号,在多数情况下是由出血性病因引起的[128]。溶血性病因——阵发性睡眠性血红蛋白尿(PNH)、机械性溶

框6.5 弥漫双侧性肾病

糖尿病肾病
急性肾小球肾炎
胶原血管病
艾滋病相关性肾病
淋巴瘤/白血病
急性间质性肾炎
血红蛋白病
肢端肥大症
急性尿酸盐肾病
淀粉样变性
Fabry 病
糖原沉积病
血管内溶血

血性贫血和镰状细胞性贫血(SCD)占主导地位。其他罕见病因包括流行性出血热肾病综合征(HFRS)和血管性病因(通常非双侧性),如急性肾皮质坏死、急性肾静脉血栓形成、肾动脉缺血和梗死。阵发性睡眠性血红蛋白尿是由于对补体的获得性敏感性,最终导致血管内溶血。以机械性溶血性贫血为例,人工心脏瓣膜功能不全可产生相同的影像学表现,即呈明显低信号,但仅限于肾皮质(图6.53和图6.54)。低信号在T2加权像和梯度回波序列中最为明显(见图6.53和图6.54),这是由磁敏感伪影的敏感性引起的。尽管肾血管内溶血的病因相同,但脾脏低信号提示镰状细胞性贫血。该病很少见,但如果有的话,它会类似这种现象。其他疾病,如急性创伤性出血、淀粉样变性或急性肾皮质坏死,可能与血管内溶血的MRI表现相似,但其受累模式和临床特征不同。

膀胱

膀胱是一个腹膜外的肌性贮尿器。膀胱壁由4层结构构成:①最内层黏膜层;②黏膜下层;③固有肌层;④最外层的浆膜层——仅在膀胱顶部浆膜层外可见腹膜覆盖(图6.55)。膀胱壁在T1和T2加权图像中通常都表现为低信号,反映了其主要成分为肌肉组织(图6.56)。因此,T2加权图像上与腔内高信号尿液形成组织对比,而T1加权图像上与膀胱囊外高信号脂肪形成组织对比。钆的T2缩短效应通常导致排泄尿液出现“假性分层”现象,顶层钆浓度呈无到少量,中层钆浓度呈中等量,底层钆浓度含量最高(图6.57)[129]。即使没有钆剂的给药和排泄,其他情况也可能出现T1缩短效应,如出血,尿液偶尔出现T1高信号(尿液分析结果未见异常)[130]。

各种炎症和实体肿瘤起源于膀胱壁的不同层次结构,但MRI主要用于膀胱癌的评估,由于膀胱恶性肿瘤多数是尿路上皮癌,因此,膀胱癌实际上等同于尿路上皮癌。尿路上皮癌起源于黏膜或尿路上皮层,占膀胱肿瘤的95%以上(表6.11)[131]。

膀胱肿瘤

尿路上皮癌

90%的膀胱肿瘤为尿路上皮癌[132]。尿路上皮暴露在尿液排出的致癌物中,尤其是香烟和化学致癌物,是其发病机制。MRI提供的关键分期可以明确是否存在肌层浸润。因此,虽然尿路上皮肿瘤起源于最内层尿路上皮(黏膜)层,但评估与肌层(逼尿肌)的关系是解释疾病进展过程的关键步骤。若肿瘤较浅表(T1或非肌层浸润,占60%~80%[133,134]),通常行经尿道切除术,一旦肿瘤侵犯肌层(T2或更高,占20%~40%),则需接受部分或

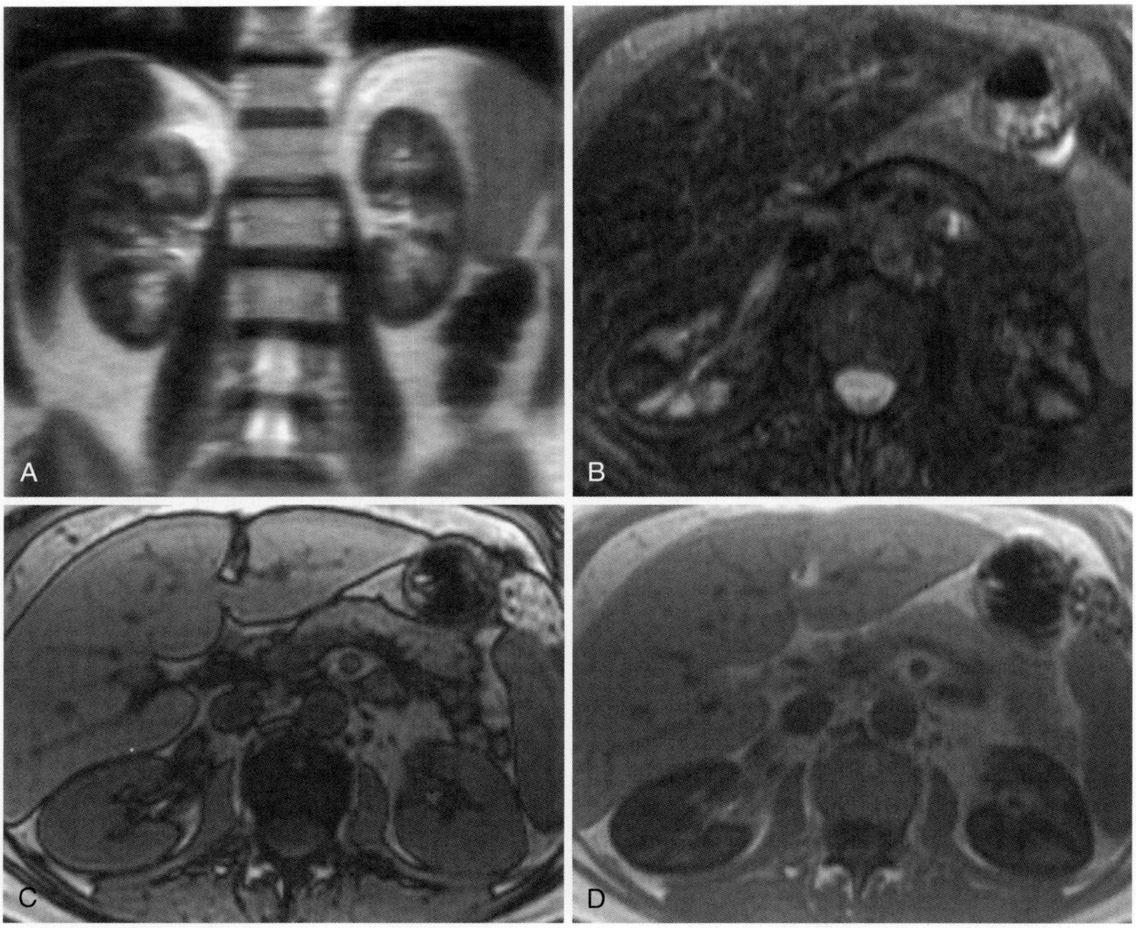

图6.53　机械性溶血性贫血。冠状位(A)和轴位(B)T2加权脂肪抑制图像显示肾皮质呈明显低信号，且仅局限于皮质，在反相位图像(C)中不明显。(D)同相位图像中皮质信号明显丢失提示由含铁血黄素沉积而产生的磁敏感伪影。

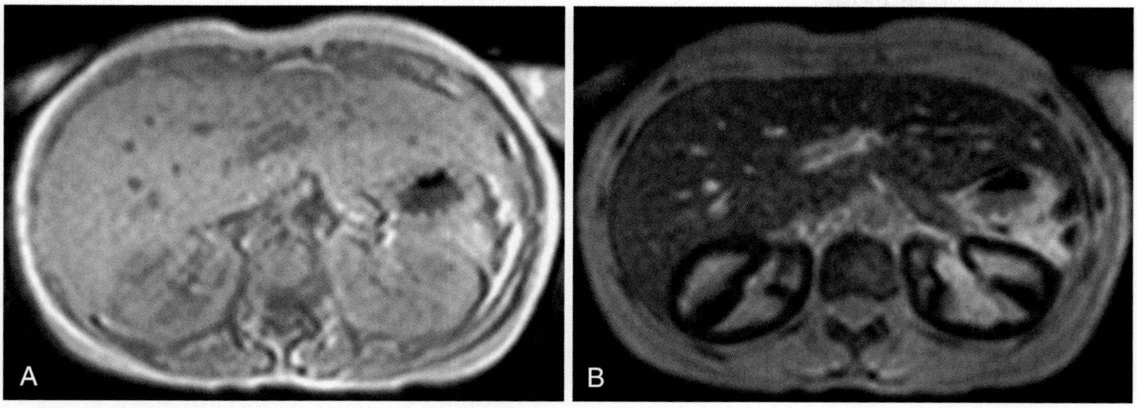

图6.54　镰状细胞性贫血的肾脏铁沉积。这两幅图像从一个多重梯度回波序列中获得，其TE时间分别为1ms(A)和10ms(B)，显示了反复发作性溶血导致铁沉积，从而引起肾皮质明显的磁敏感伪影。

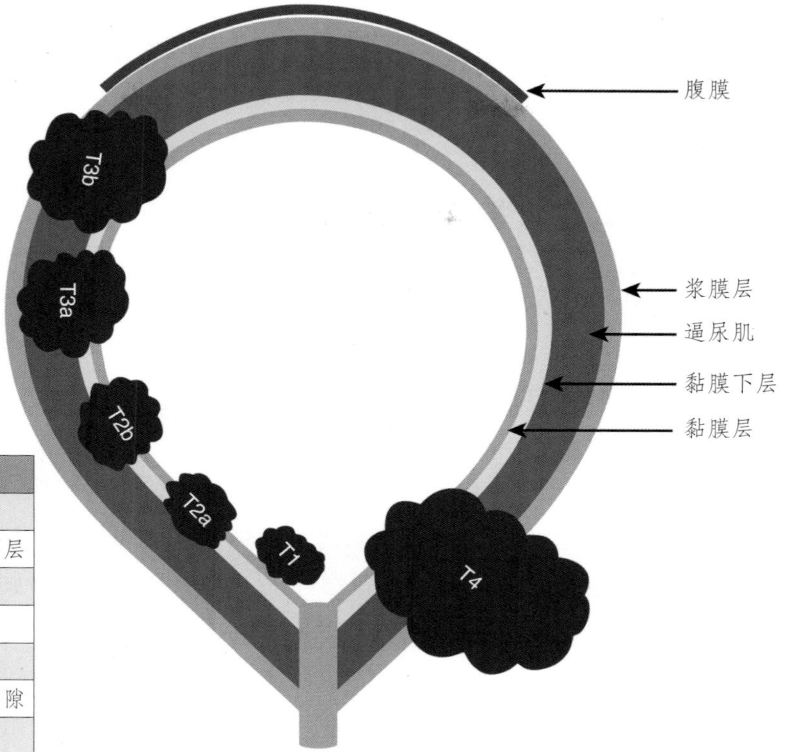

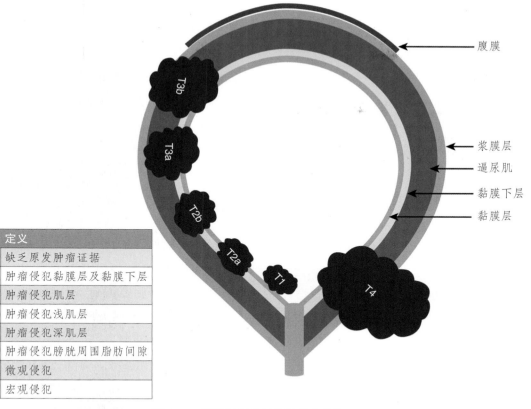

肿瘤	定义
T0	缺乏原发肿瘤证据
T1	肿瘤侵犯黏膜层及黏膜下层
T2	肿瘤侵犯肌层
T2a	肿瘤侵犯浅肌层
T2b	肿瘤侵犯深肌层
T3	肿瘤侵犯膀胱周围脂肪间隙
T3a	微观侵犯
T3b	宏观侵犯

图6.55　膀胱解剖学以及膀胱癌分期。

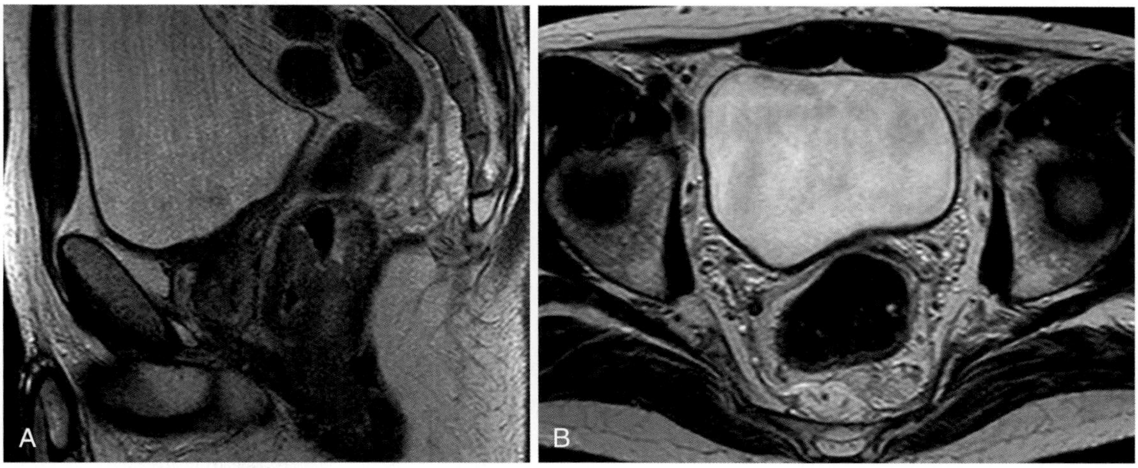

图6.56　膀胱的正常外观。矢状位(A)和轴位(B)T2加权像显示膀胱壁呈正常低信号。

完全膀胱切除术。

与尿液和逼尿肌相比，尿路上皮癌在T1加权像上表现为轻度高信号和相对等信号（图6.58）。高信号膀胱周围脂肪和肿瘤间极端软组织对比度差异凸显了T3b期病变[135]。T2加权图像提供了相对高信号肿瘤和低信号

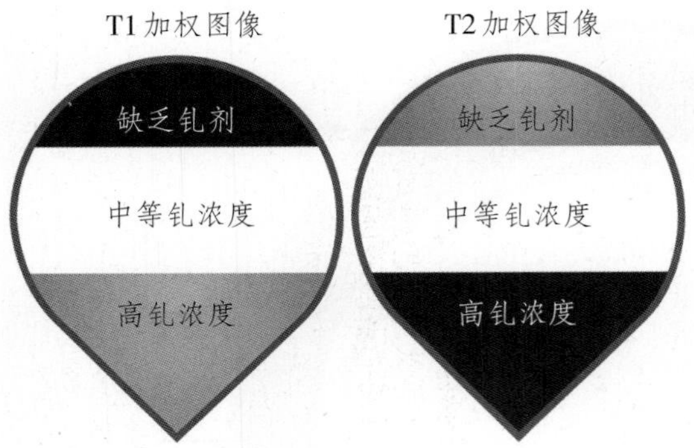

图6.57 钆剂在膀胱内的假性分层现象。

逼尿肌之间的对比度，用于评估肌层是否侵犯——当低信号肌层完整，肿瘤基底未达到肌层时，可排除肌层侵犯[136]。动态对比增强提高了诊断效率，与正常膀胱壁相比，肿瘤表现为早期显著强化（图6.58）[137]。DWI清楚地区分了肿瘤与正常膀胱壁以及周围组织的侵犯，额外提供了分期相关的信息（见图6.58）。肿块ADC值较低提示扩散受限明显，与较高级别的肿瘤相关[138,139]。输尿管扩张高度提示肌层侵犯和膀胱外受累（见图6.58）[140,141]。

由于尿液淤滞导致更多潜在致癌物暴露，膀胱憩室发生各种类型上皮癌的风险增加了2%~10%，而尿路上皮癌是最常见的亚型[142]。壁内肌层缺乏易使憩室内癌累及膀胱周围脂肪[143]。

多数发生于膀胱底部的尿路上皮癌被诊断时多<2.5cm，常呈乳头状、结节状或宽基底无蒂状。其他宽基底无蒂状病变包括反应性尿路上皮增生、不典型增生和原位癌。其他乳头状病变包括良性乳头状瘤和低度恶性潜能的乳头状肿瘤。

鳞状细胞癌

在美国，鳞状细胞癌（SCC）占膀胱肿瘤的<5%，而血吸虫病多为地方性疾病，血吸虫病相关的鳞状细胞癌占膀胱肿瘤的比例高达50%[144]。血吸虫病相关的鳞状细胞癌患者年龄较轻，男性相对好发。与尿路上皮癌不同，鳞状细胞癌呈宽基底无蒂状，而不是呈乳头状、息肉样生长模式。80%的病例存在肌层侵犯，且膀胱外的侵犯范围通常很广泛[145]。

腺癌

腺癌占膀胱肿瘤<2%，其中1/3源于脐尿管（少部分脐尿管肿瘤组织学表现为尿路上皮癌或鳞状细胞癌）。其他相关疾病包括：膀

表6.11 膀胱肿瘤

上皮来源肿瘤		非上皮来源肿瘤	
良性	恶性	良性	恶性
乳头状瘤	尿路上皮癌	平滑肌瘤	横纹肌肉瘤
	鳞状细胞癌	副神经节瘤	平滑肌肉瘤
	腺癌	纤维瘤	淋巴瘤
低度恶性潜能的乳头状尿路上皮肿瘤	转移瘤	浆细胞瘤	骨肉瘤
	小细胞癌	血管瘤	血管肉瘤
	类癌	孤立性纤维瘤	恶性纤维组织细胞瘤
	黑色素瘤	神经纤维瘤	
		脂肪瘤	

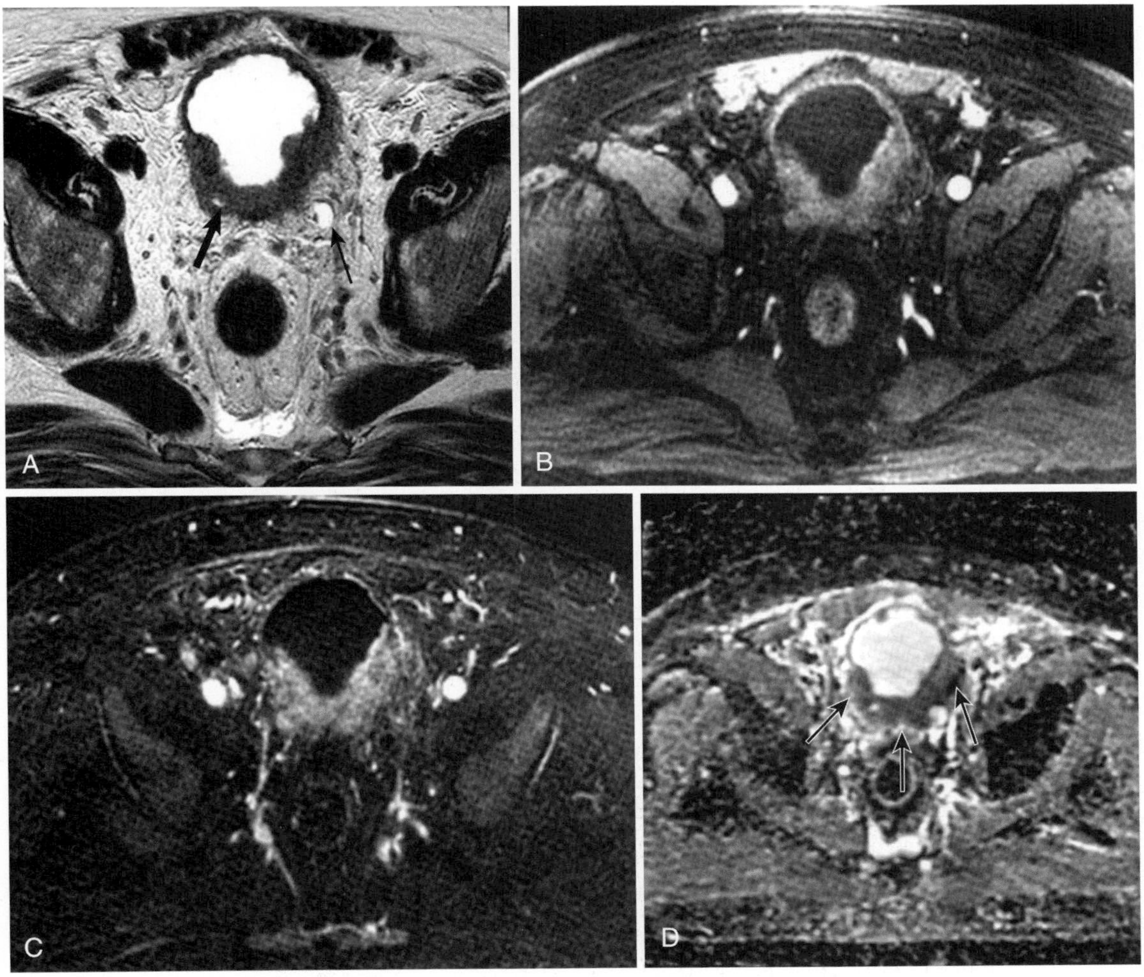

图6.58　尿路上皮癌。轴位T2加权像(A)显示膀胱后壁肿块样增厚，与正常膀胱前壁相比呈轻度高信号。左输尿管扩张(箭头所示)和右输尿管膀胱连接部包绕(箭头所示)提示肿瘤浸润。轴位T1压脂增强图像(B)显示肿瘤强化程度明显高于相邻正常膀胱壁，在相应的减影图像(C)中显示更具优势。轴位ADC图上(D)呈低信号提示扩散受限(箭头所示)。

胱外翻、尿流改道术和盆腔脂肪瘤病(因为与腺性膀胱炎相关)。脐尿管腺癌通常累及中线膀胱顶部，少数沿脐尿管延伸扩散。非脐尿管肿瘤较常发生于膀胱底部，通常表现为肌层受累，分期较晚，偶尔表现为小结节样病变。T2高信号病灶，伴脐尿管受累提示腺癌的诊断(图6.59)。脐尿管癌通常呈局部浸润和(或)区域淋巴结或远处转移等晚期表现(见图6.59)[146,147]。

其他膀胱肿瘤

其他膀胱肿瘤占膀胱肿瘤的一小部分。罕见的小细胞癌具有高度侵袭性，并且几乎总是在病变发现时即表现出侵袭性。小细胞癌起源于去分化的神经内分泌细胞，通常体积较大，常表现为坏死和(或)溃疡[148,149]。相反地，变异型神经内分泌肿瘤(又称为类癌)通常表现为腔内小肿块(直径<1cm [150])。

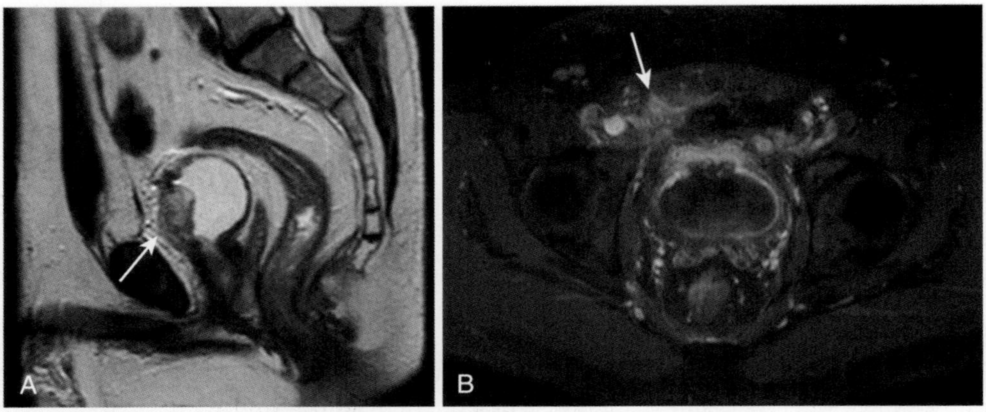

图6.59　膀胱腺癌。矢状位T2加权像(A)显示膀胱前壁肿块样增厚，与正常膀胱壁相比呈高信号(箭头所示)，T1压脂增强图像上病灶可见强化(B)。右侧股动脉内侧强化(箭头所示)提示脐尿管腺癌患者局部区域扩散(膀胱穹隆前部肿块经尿道切除后)。

良性平滑肌瘤是最常见的间叶肿瘤，但占比不到膀胱肿瘤的0.5%[151]。平滑肌瘤生长方式包括黏膜下、肌壁间或膀胱外。MRI表现与子宫平滑肌瘤类似，T2呈低信号，偶见囊变或坏死(图6.60)。当病灶体积较大(通常<7cm[152])和坏死更明显时(既往有放疗或化疗病史)，需要考虑可能是平滑肌肉瘤。虽然肉瘤通常难以区分，但横纹肌肉瘤好发于儿童(平均发病年龄为4岁)是其一个独有的特征。另一个显著特征是偶尔呈息肉样或为葡萄状生长方式，故又称为葡萄状肉瘤。

10%副神经节瘤发生在膀胱，虽然非常罕见，但由于其独特的临床症状而值得讨论。“排尿发作”是指排尿时儿茶酚胺的释放引起头痛、焦虑、发汗、晕厥和高血压等症状，其发生率高达50%。其影像学特点是病灶位于黏膜下，呈分叶状，边界清楚，T2呈明亮高信号和增强后显著强化(图6.61)[153,154]。病灶周边

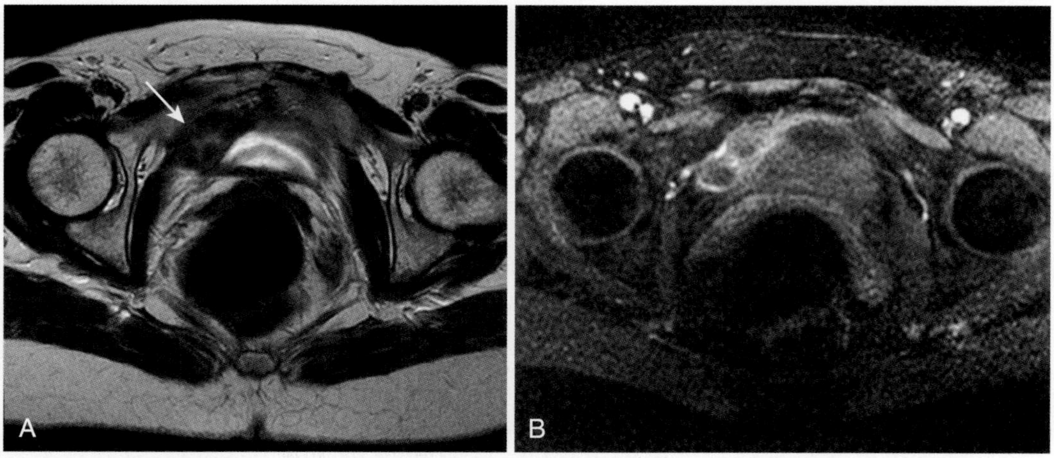

图6.60　膀胱平滑肌瘤。轴位T2加权像(A)显示一膀胱外生长低信号病灶(箭头所示)，中央高信号代表变性。T1压脂增强图像(B)显示病灶乏血供。

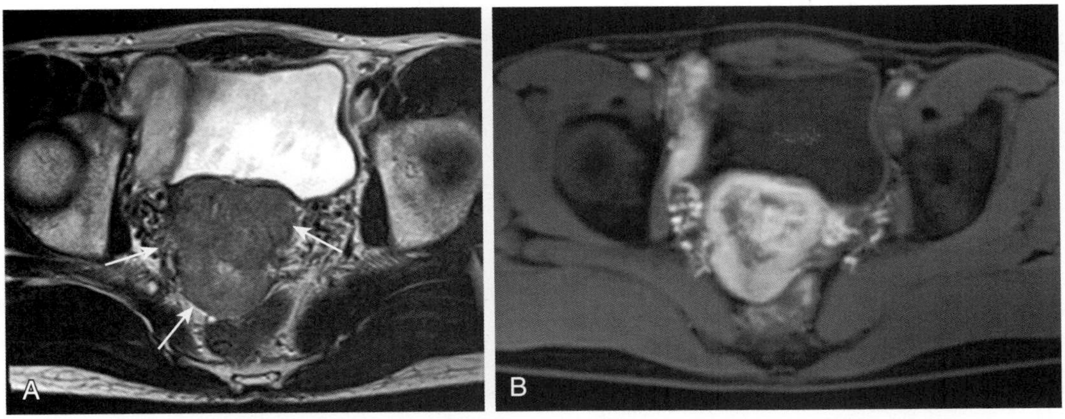

图6.61　膀胱嗜铬细胞瘤。轴位T2加权像(A)显示膀胱后壁见一巨大外生性生长的高信号肿块(箭头所示)。轴位T1压脂增强动脉期图像(B)显示嗜铬细胞瘤呈典型的显著强化。

钙化是其另一个独特的影像学特征[155]。

由于膀胱缺乏淋巴组织,因此,膀胱受累通常是继发性的,约8%的淋巴瘤患者尸检显示膀胱受累[156,157]。淋巴瘤膀胱受累类型包括单发或多发局灶性肿块和弥漫性浸润[158]。

膀胱非肿瘤性病变

一些非肿瘤性病变也可能累及膀胱,其中许多与肿瘤性病变的表现类似,呈局灶性或弥漫性膀胱壁增厚。例如,炎性假瘤的影像学表现为膀胱孤立的外生性或息肉样肿块,与肿瘤难以区分,一般需要组织活检以明确诊断。事实上,其另一个名称“假肉瘤样纤维黏液瘤”强调了这一事实,该名称描述的是组织学发现,而不是影像学发现。这些病变的大小通常为2~8cm,周围T2低信号伴强化代表梭形肌纤维母细胞,中央T2高信号无强化代表坏死[159,160]。治疗方案包括手术切除、放疗、高剂量类固醇或保守治疗[161]。

子宫内膜异位症是另一类具有类似肿瘤潜能的非肿瘤性病变,但往往需要结合临床和影像学特征进行区分。例如,膀胱后部受累,且与子宫前部粘连,加上出血的证据,以及结合特征性临床表现(周期性血尿疼痛、排尿困难和急迫),强烈提示该诊断[162]。植入膀胱壁的子宫内膜细胞刺激炎症反应,并发生纤维化[163],所有病例T1和T2加权像上表现为均匀低信号,可伴发高信号的出血灶(图6.62)[164]。

结肠憩室非常常见,70岁以上人群中占2/3,尽管只有一小部分发展为憩室炎[165]。乙状结肠是常见的受累部位和肠瘘源,多数为结肠膀胱瘘[166]。膀胱受累表现为膀胱炎——膀胱壁增厚、黏膜下水肿和黏膜充血,伴或不伴结肠-膀胱瘘——表现为膀胱内积气以及邻近结肠和结肠周围炎症(图6.63)。

克罗恩病是膀胱瘘的另一种来源,1.7%~7.7%的克罗恩病患者患有回肠膀胱瘘,2/3来自回肠,1/5来自结肠[167],其与膀胱炎具有类似的非特异性影像学征象——膀胱内积气,该征象和邻近发炎肠袢的栓系与克罗恩病的影像学表现有关(见第8章)。

其他一些炎性疾病也会累及膀胱,其中一些表现出独有的特征(表6.12)。如果偶然

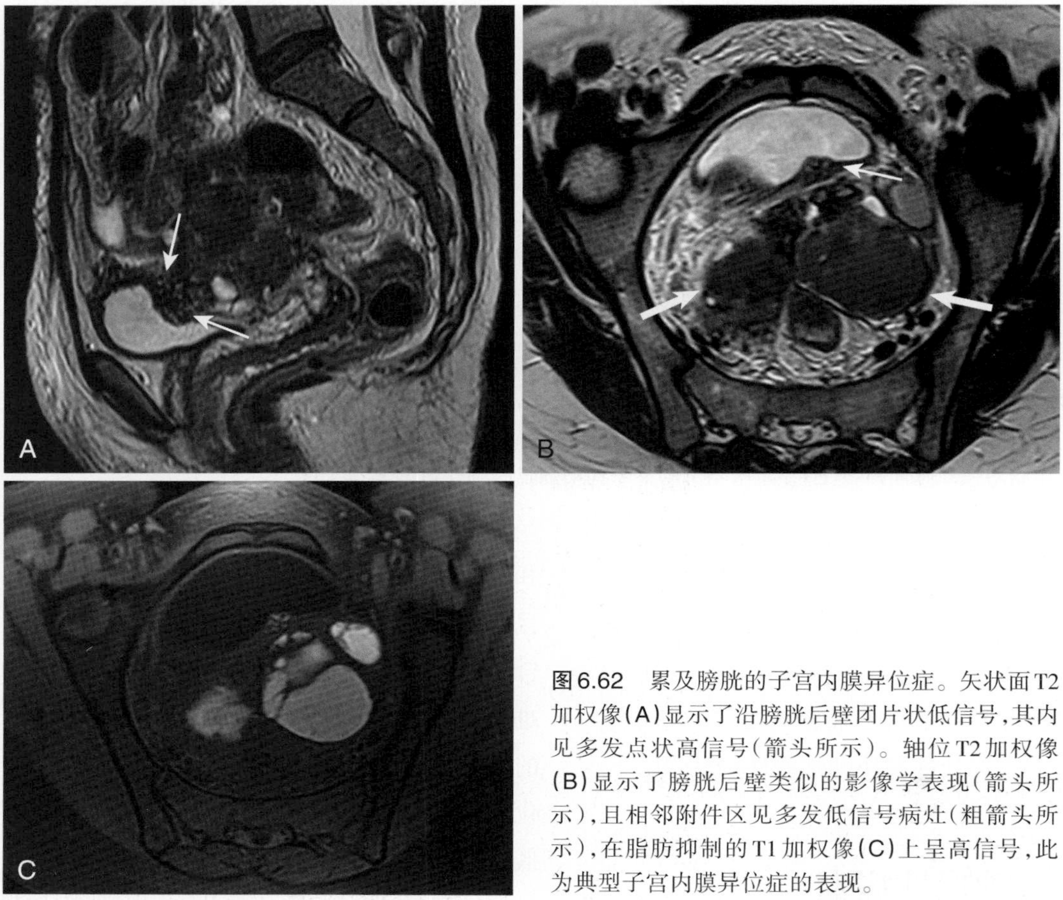

图6.62 累及膀胱的子宫内膜异位症。矢状面T2加权像(A)显示了沿膀胱后壁团片状低信号,其内见多发点状高信号(箭头所示)。轴位T2加权像(B)显示了膀胱后壁类似的影像学表现(箭头所示),且相邻附件区见多发低信号病灶(粗箭头所示),在脂肪抑制的T1加权像(C)上呈高信号,此为典型子宫内膜异位症的表现。

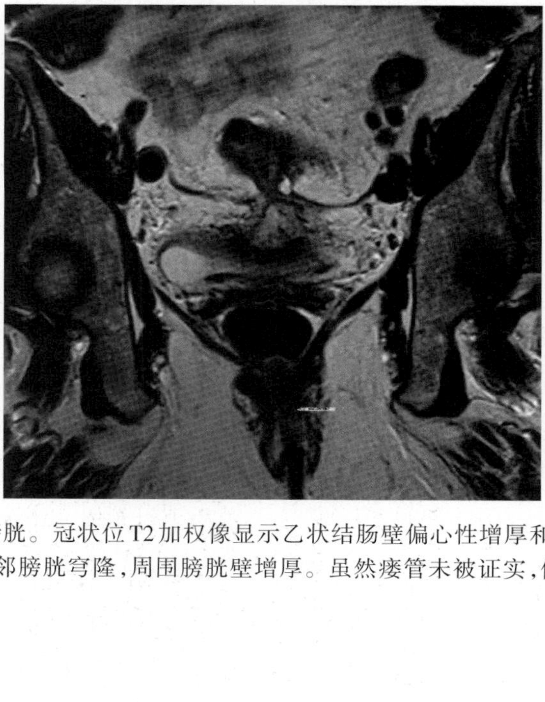

图6.63 结肠憩室炎累及膀胱。冠状位T2加权像显示乙状结肠壁偏心性增厚和炎症(箭头所示),病变下方脓肿形成(粗箭头所示),毗邻膀胱穹隆,周围膀胱壁增厚。虽然瘘管未被证实,但瘘管形成的发病机制较为清晰。

表6.12 累及膀胱的各种非肿瘤性疾病

疾病名称	影像学表现	其他特征
细菌性膀胱炎	膀胱壁可能正常或水肿性增厚	慢性膀胱壁增厚
囊性膀胱炎/腺性膀胱炎	富血供息肉样肿块	与盆腔脂肪瘤病(腺性膀胱炎)相关
嗜酸性粒细胞性膀胱炎	单发>多发宽基底无蒂状等信号膀胱肿块;膀胱壁增厚	纤维化期伴膀胱挛缩和肾积水
肺结核	膀胱壁弥漫水肿性增厚伴溃疡和小梁形成	输尿管狭窄、瘘管或窦道形成
血吸虫病	结节状膀胱壁增厚	纤维化期伴迂曲线状钙化
放疗/化疗膀胱炎	急性出血性膀胱炎	慢性闭塞性动脉炎
软斑症	多发息肉或膀胱壁弥漫性增厚	上尿路扩张,膀胱周围侵犯

发现这些病变,也需要仔细观察。在多数情况下,这些病变本身不是MRI检查的适应证。同样需要注意观察的疾病是腺性膀胱炎,其影像学表现与膀胱肿瘤类似,呈结节状充盈缺损[168]。虽然膀胱结石也表现为充盈缺损,但是许多特征可将其与膀胱肿块区分开来——在所有脉冲序列中膀胱腔内(相对于壁)结石均呈明显低信号,再结合其位置及相关表现即可指向正确的诊断(图6.64)。

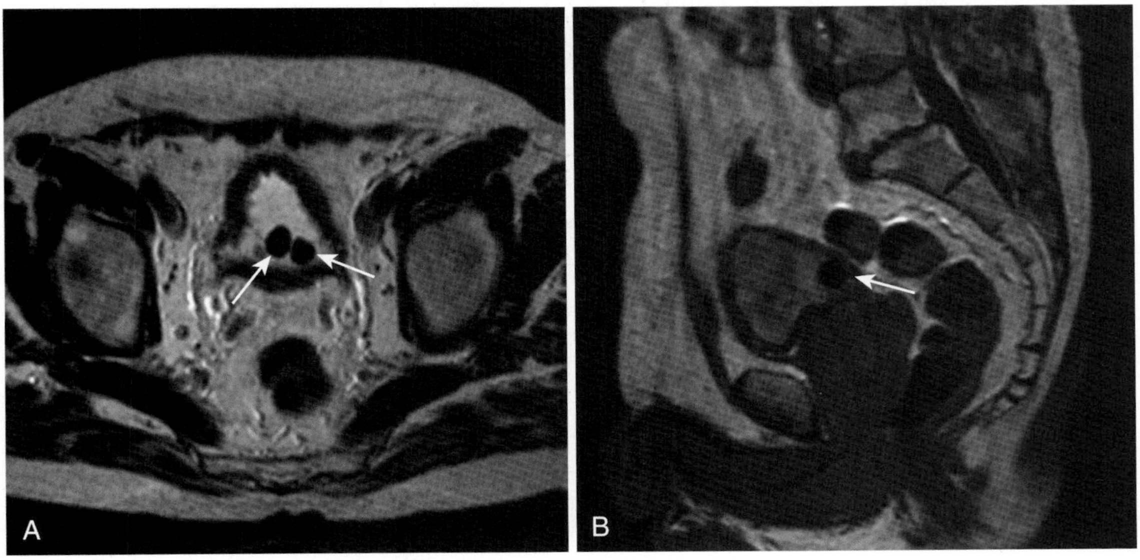

图6.64 膀胱结石。轴位T2加权像(A)显示膀胱腔内两个低信号充盈缺损(箭头所示)。虽然膀胱壁没有充分膨胀扩张,但是膀胱壁似乎显示增厚性毛糙、小梁化,这在矢状位T1加权像(B)中得到证实,前列腺增大伴膀胱腔内结石形成(箭头所示)。注意,尿液常呈轻度高信号,通常在正常的尿液分析中没有潜在的病理学改变。

参考文献

1. Leyendecker JR, Barnes CE, Zagoria RJ. MR urography: Techniques and clinical applications. *Radiographics*. 2008;28(1):23–48.
2. Nolte-Ernsting CC, Bücker A, Adam GB, et al. Gadolinium-Enhanced Excretory MR Urography After Low-Dose Diuretic Injection: Comparison with Conventional Excretory Urography. *Radiology*. 1998;209(1):147–157.
3. Rajesh A, Sokhi R, Fung R, et al. Bladder Cancer: Evaluation of Staging Accuracy Using Dynamic MRI. *Clin Radiol*. 2011;66(12):1140–1145.
4. Kim B, Semelka RC, Ascher SM, et al. Bladder Tumor Staging: Comparison of Contrast-Enhanced CT, T1- and T2-Weighted MR Imaging, Dynamic Gadolinium-Enhanced Imaging, and Late Gadolinium-Enhanced Imaging. *Radiology*. 1994;193(1):239–245.
5. Tekes A, Kamel I, Imam K, et al. Dynamic MRI of Bladder Cancer: Evaluation of Staging Accuracy. *AJR*. 2005;184(1):121–127.
6. Daneshmand S, Ahmadi H, Huynh LN, et al. Preoperative Staging of Invasive Bladder Cancer with Dynamic Gadolinium-Enhanced Magnetic Resonance Imaging: Results from a Prospective Study. *Urology*. 2012;80(6):1313–1318.
7. Zhang P, Cui Y, Li W, et al. Diagnostic Accuracy of Diffusion-Weighted Imaging with Conventional MR Imaging for Differentiating Complex Solid and Cystic Ovarian Tumors at 1.5T. *World J Surg Oncol*. 2012;10:237. http://doi.org/10.1186/1477-7819-10-237.
8. Inci E, Hocaoglu E, Avdin S, et al. Diffusion-Weighted Magnetic Resonance Imaging in Evaluation of Primary Solid and Cystic Renal Masses Using the Bosniak Classification. *Eur J Radiol*. 2012;81(5):815–820.
9. Zhang J, Tehrani YM, Wang L, et al. Renal Masses: Characterization with Diffusion-Weighted MR Imaging—Preliminary Experience. *Radiology*. 2008;247(2):458–464.
10. Sandrasegaran K, Sundaram CP, Ramaswamy R, et al. Usefulness of Diffusion-Weighted Imaging in the Evaluation of Renal Masses. *AJR 2010*. 2010;194(2):438–445.
11. Kim JK, Kim SH, Jang YJ, et al. Angiomyolipoma with Minimal Fat: Differentiation from Other Neoplasms at Double-Echo Chemical Shift FLASH MR Imaging. *Radiology*. 2006;239(1):174–180.
12. Cheong B, Muthupillai R, Rubin MF, et al. Normal values for renal length and volume as measured by magnetic resonance imaging. *Clin J Am Soc Nephrol*. 2007;2:38–45.
13. Lee VS, Kaur M, Bokacheva L, et al. What causes diminished corticomedullary differentiation in renal insufficiency? *J Magn Reson Imaging*. 2007;25:790–795.
14. Nakanishi K, Yoshikawa N. Genetic disorders of human congenital anomalies of the kidney and urinary tract (CAKUT). *Pediatrics International*. 2003;45(5):610–616.
15. Yosypiv IV. Congenital Anomalies of the Kidney and Urinary Tract: A Genetic Disorder? *International Journal of Nephrology*. 2012; http://doi.org/10.1155/2012/909083.
16. Quaia E. *Radiological Imaging of the Kidney*. 1st ed. Berlin: Springer-Verlag; 2011.
17. Kadioglu A. Renal measurements, including length, parenchymal thickness, and medullary pyramid thickness, in healthy children: What are the ultrasound values? *AJR*. 2010;194:509–515.
18. Dyer R. The kidney and retroperitoneum: anatomy and congenital abnormalities. In: *Genitourinary Radiology, The Requisites*. 3rd ed. Philadelphia: Mosby; 2016.
19. Gill IS, Aron M, Gervais DA, et al. Small renal mass. *N Engl J Med*. 2010;362:624–634.
20. Israel GM, Bosniak MA. How I do it: Evaluating renal masses. *Radiology*. 2005;236:441–450.
21. Bosniak MA. Difficulties in classifying cystic lesions of the kidney. *Urol Radiol*. 1991;13:91–93.
22. Bosniak MA. The current radiological approach to renal cysts. Radiology 1986;158:1–10.
23. Silverman SG, Israel GM, Herts BR, et al. Management of the incidental renal mass. *Radiology*. 2008;249:16–31. 1986.
24. Israel GM, Bosniak MA. MR imaging of cystic renal masses. *Magn Reson Imaging Clin*. 2004;12:403–441.
25. Allen BC, Remer EM. Percutaneous cryoablation of renal tumors: patient selection, technique, and postprocedural imaging. *RadioGraphics*. 2010; 30(4):887–902.
26. Escudier B, Eisen T, Porta C, et al. Renal cell carcinoma: ESMO clinical practice guidelines for diagnosis, treatment and followup. *Annals of Oncology*. 2012;23(suppl 7):vii65–vii71.
27. Silverman SG, Israel GM, Herts BR, et al. Management of the incidental renal mass. *Radiology*. 2008;249(1):16–31.
28. Carrim ZI, Murchison JT. The prevalence of simple renal and hepatic cysts detected by spiral computed tomography. *Clin Radiol*. 2003;58:626–629.
29. Marumo K, Horiguchi Y, Nakagawa K, et al. Incidence and growth pattern of simple cysts of the kidney in patients with asymptomatic microscopic hematuria. *Int J Urol*. 2003;10:63–67.
30. El-Merhi FM, Bae KT. Cystic renal disease. *Magn Reson Imaging Clin North Am*. 2004;12: 449–467.
31. Hartman DS, Davis CJ, Johns T, et al. Cystic renal cell carcinoma. *Urology*. 1986;28: 145–153.
32. Hartman DS, Choyke PL, Hartman MS. Practical approach to the cystic renal mass. *Radiographics*. 2004;24(suppl 1):S101–S115.
33. El-Merhi FM, Bae KT. Cystic renal disease. *Magn Reson Imaging Clin North Am*. 2004;12:449–467.
34. Pei Y, Obaji J, Dupuis A, et al. Unified criteria for ultrasonographic diagnosis of ADPKD. *J Am Soc Nephrol*. 2008;20:1–8.
35. Nascimento AB, Mitchell DG, Zhang X, et al.

Rapid MR imaging detection of renal cysts: Age-based standards. *Radiology*. 2001;221:628–632.
36. Meier P, Farres MT, Mougenot B, et al. Imaging medullary cystic kidney disease with magnetic resonance. *Am J Kidney Dis*. 2003;42:E5–E10.
37. Fabris A, Anglani F, Lupo A, et al. Medullary sponge kidney: state of the art. *Nephrol Dial Transplant*. 2012;1–8. http://dx.doi.org/10.1093/ndt/gfs505.
38. Gambaro G, Feltrin GP, Lupo A, et al. Medullary sponge kidney (Lenarduzzi-Cacchi-Ricci disease): A Padua Medical School discovery in the 1930s. *Kidney International*. 2006;69:663–670.
39. Choyke PL. Acquired cystic kidney disease. *Eur Radiol*. 2000;10:1716–1721.
40. Kuroda N, Ohe C, Mikami S, et al. Review of acquired cystic disease-associated renal cell carcinoma with focus on pathobiological aspects. *Histol Histopathol*. 2011;26(9):1215–1218.
41. Ishikawa I, Kovacs G. High incidence of papillary renal cell tumours in patients on chronic haemodialysis. *Histopathology*. 1993;22(2):135–140.
42. Regan F, Petronis J, Bohlman M, et al. Perirenal MR high signal—A new and sensitive indicator of acute ureteric obstruction. *Clin Radiol*. 1997;52:445–450.
43. Sudah M, Vanninen R, Partanen K, et al. MR urography in evaluation of acute flank pain. *AJR Am J Roentgenol*. 2001;176:105–112.
44. Sudah M, Vanninen R, Partanen K, et al. MR urography in evaluation of acute flank pain: T2-weighted sequences and gadolinium-enhanced three-dimensional FLASH compared with urography. *AJR*. 2001;176(1):105–112.
45. Lipkin ME, Preminger GM. Imaging techniques for stone disease and methods for reducing radiation exposure. *Urol Clin North Am*. 2013;40(1):47–57.
46. Regan F, Kuszyk B, Bohlman ME, et al. Acute ureteric calculus obstruction: Unenhanced spiral CT versus HASTE MR urography and abdominal radiograph. *Br J Radiol*. 2005;78:506–511.
47. Cyran KM, Kenney PJ. Asymptomatic renal abscess: Evaluation with gadolinium DTPA-enhanced MRI. *Abdom Imaging*. 1994;19:267–269.
48. Brown ED, Brown JJ, Kettritz U, et al. Renal abscesses: Appearance on gadolinium-enhanced magnetic resonance images. *Abdom Imaging*. 1996;21:172–176.
49. Pallwein-Prettner L, Flöry D, Rotter CR, et al. Assessment and characterisation of common renal masses with CT and MRI. *Insights Imaging*. 2011;2(5):543–556.
50. Verswijvel G, Vandecaveye V, Gelin G, et al. Diffusion-weighted MR imaging in the evaluation of renal infection: Preliminary results. *JBR-BTR*. 2002;85:100–103.
51. Joseph RC, Amendola MA, Artze ME, et al. Genitourinary tract gas: Imaging evaluation. *RadioGraphics*. 1996;16:295–308.
52. Kawashima A, Sandler CM, Goldman SM, et al. CT of renal inflammatory disease. *RadioGraphics*. 1997;17:851–866.
53. Dembry L-M, Andriole VT. Renal and perirenal abscesses. *Infect Dis Clin North Am*. 1997;11:663–680.
54. Sun MRM, Ngo L, Genega EM, et al. Renal cell carcinoma: Dynamic contrast-enhanced MR imaging for differentiation of tumor subtypes—Correlation with pathologic findings. *Radiology*. 2009;253:793–802.
55. Prasad SR, Humphrey PA, Catena JR, et al. Common and uncommon histologic subtypes of renal cell carcinoma: Imaging spectrum with pathologic correlation. *Radiographics*. 2006;26:1795–1806.
56. Chowdhury AR, Chakraborty D, Bhattacharya P, et al. Multilocular cystic renal cell carcinoma: A diagnostic dilemma: Case report in a 30-year-old woman. *Urol Ann*. 2013;5(2):119–121.
57. Freire M, Remer EM. Clinical radiology features of cystic renal masses. *AJR*. 2009;192(5):1367–1372.
58. Zhang JQ, Fielding JR, Zou KH. Etiology of spontaneous perirenal hemorrhage: A meta-analysis. *J Urol*. 2002;167:1593–1596.
59. Bhatt S, MacLennan G, Dogra V. Renal pseudotumors. *AJR*. 2007;188(5):1380–1387.
60. Ljungberg B, Campbell SC, Cho HY, et al. The epidemiology of renal cell carcinoma. *Eur Urol*. 2011;60(4):615–621.
61. Cohen D, Zhou M. Molecular genetics of familial renal cell carcinoma syndromes. *Clin Lab Med*. 2005;25:259–277.
62. Paudyal B, Paudyal P, Tsushima Y, et al. The role of the ADC value in the characterisation of renal carcinoma by diffusion-weighted MRI. *Br J Radiol*. 2010;83:336–343.
63. Lei Y, Wang H, Li H-F, et al. Diagnostic significance of diffusion-weighted MRI in renal cancer. *BioMedResearchInternational*.2015;http://doi.org/10.1155/2015/172165.
64. Choi YA, Kim CK, Park SY, et al. Subtype differentiation of renal cell carcinoma using diffusion-weighted and blood oxygenation level-dependent MRI. *AJR*. 2014;203(1):W78–W84.
65. Sandrasegaran K, Sundaram CP, Ramaswamy R, et al. Usefulness of diffusion-weighted imaging in the evaluation of renal masses. *AJR*. 2010;194(2):438–445.
66. Wang H, Cheng L, Zhang X, et al. Renal cell carcinoma: Diffusion-weighted MR imaging for subtype differentiation at 3.0T. *Radiology*. 2010;257(1):135–143.
67. Cohen HT, McGovern FJ. Renal-cell carcinoma. *N Engl J Med*. 2005;353:2477–2490.
68. Outwater EK, Bhatia M, Siegelman ES, et al. Lipid in renal clear cell carcinoma: Detection on opposed-phase gradient-echo MR images. *Radiology*. 1997;205:103–107.
69. Pedrosa I, Sun MR, Spencer M, et al. MR imaging of renal masses: Correlation with findings at surgery and pathologic analysis. *Radiographics*. 2008;28:985–1003.
70. Prando A. Intratumotal fat in a renal cell carcinoma. *AJR Am J Roentgenol*. 1991;156:871.
71. Muglia VF, Prando A. Renal cell carcinoma: His-

tological classification and correlation with imaging findings. *Radiol Bras*. 2015;48(3):166–174.
72. Reznek RH. CT/MRI in staging renal cell carcinoma. *Cancer Imaging*. 2004;4(Spec No A): S25–S32.
73. Laissy JP, Menegazzo D, Debray M-P, et al. Renal carcinoma: Diagnosis of venous invasion with Gd-enhanced MR venography. *Eur Radiol*. 2000;10:1138–1143.
74. Herts BR, Coll DM, Novick AC, et al. Enhancement characteristics of papillary renal neoplasms revealed on triphasic helical CT of the kidneys. *AJR Am J Roentgenol*. 2002;178:367–372.
75. Gürel S, Narra V, Elsayes KM, et al. Subtypes of renal cell carcinoma: MRI and pathological features. *Diagn Interv Radiol*. 2013;19:304–311.
76. Przybycin CG, Cronin AM, Darvishian F, et al. Chromophobe renal cell carcinoma: A clinicopathologic study of 203 tumors in 200 patients with primary resection at a single institution. *Am J Surg Pathol*. 2011;35:962–970.
77. Cheville JC, Lohse CM, Zincke H, et al. Comparisons of outcome and prognostic features among histologic subtypes of renal cell carcinoma. *Am J Surg Pathol*. 2003;27(5):612–624.
78. Teloken PE, Thompson RH, Tickoo SK, et al. Prognostic impact of histological subtype on surgically treated localized renal cell carcinoma. *J Urol*. 2009;182(5):2132–2136.
79. Amin MB, Amin MB, Tamboli P, et al. Prognostic impact of histologic subtyping of adult renal epithelial neoplasms: An experience of 405 cases. *Am J Surg Pathol*. 2002;26(3):281–291.
80. Sun MR, Ngo L, Genega EM, et al. Renal cell-carcinoma: Dynamic contrast-enhanced MR imaging for differentiation of tumor subtypes—correlation with pathologic findings. *Radiology*. 2009;250:793–802.
81. Vargas HA, Chaim J, Lefkowitz RA, et al. Renal cortical tumors: Use of multiphasic contrast-enhanced MR imaging to differentiate benign and malignant subtypes. *Radiology*. 2012;264:779–788.
82. Prasad SR, Surabhi VR, Menias CO, et al. Benign renal neoplasms in adults: Cross-sectional imaging findings. *AJR Am J Roentgenol*. 2008;190:158–164.
83. Xipell JM. The incidence of benign renal nodules. A clinico-pathologic study. *J Urol*. 1971; 106:503.
84. Denton MD, Magee CC, Ovuworie C, et al. Prevalence of renal cell carcinoma in patients with ESRD pre-transplantation: A clinicopathologic analysis. *Kidney Int*. 2002;61(6):2201–2209.
85. Snyder ME, Bach A, Kattan MW, et al. Incidence of benign lesions for clinically localized renal masses smaller than 7 cm in radiological diameter: Influence of sex. *J Urol*. 2006;176:2395–2396.
86. Eble JN, Moch H. Papillary adenoma of the kidney. In: Eble JN, Sauter G, Epstein JI, et al, eds. *World Health Organization Classification of Tumours: Pathology and Genetics of Tumours of the Urinary System and Male Genital Organs*. Lyon, France: IARC Press; 2004:41.
87. Kovacs G, Fuzesi L, Emanuel A, Kung H. Cytogenetics of papillary renal cell tumors. Genes. *Chromosomes & Cancer*. 1991;3:249–255.
88. Perez-Ordonez B, Hamed G, Campbell S, et al. Renal oncocytoma: A clinicopathologic study of 70 cases. *Am J Surg Pathol*. 1997;21(8):871–883.
89. Gakis G, Kramer U, Schilling D, et al. Small renal oncocytomas: Differentiation with multiphase CT. *Eur J Radiol*. 2011;80(2):274–278.
90. Cornelis F, Lasserre AS, Tourdias T, et al. Combined late gadolinium-enhanced and double-echo chemical-shift MRI help to differentiate renal oncocytomas with high central T2 signal intensity from renal cell carcinomas. *AJR Am J Roentgenol*. 2013;200(4):830–838.
91. Rosenkrantz AB, Hindman N, Fitzgerald EF, et al. MRI features of renal oncocytoma and chromophobe renal cell carcinoma. *AJR*. 2010;195:W421–W427.
92. Davarpanah AH, Israel GM. MR imaging of the Kidneys and Adrenal Glands. *Radiol Clin N Am*. 2014;52:779–798.
93. Kim JI, Cho JY, Moon KC, et al. Segmental enhancement inversion at biphasic multidetector CT: Characteristic finding of small renal oncocytoma. *Radiology*. 2009;252(2):441–448.
94. Ishigami K, Jones AR, Dahmoush L, et al. Imaging spectrum of renal oncocytomas: A pictorial review with pathologic correlation. *Insights Imaging*. 2015;6(1):53–64.
95. He W, Cheville JC, Sadow PM, et al. Epithelioid angiomyolipoma of the kidney: Pathological features and clinical outcome in a series of consecutively resected tumors. *Modern Pathology*. 2013;26:1355–1364.
96. Yamakado K, Tanaka N, Nakagawa T, et al. Renal angiomyolipoma: Relationships between tumor size, aneurysm formation and rupture. *Radiology*. 2002;225:78–82.
97. Koo KC, Kim WT, Ham WS, et al. Trends of presentation and clinical outcome of treated renal angiomyolipoma. *Yonsei Med J*. 2010; 51(5):728–734.
98. Faddegon S, So A. Treatment of angiomyolipoma at a tertiary care centre: The decision between surgery and angioembolization. *Can Urol Assoc J*. 2011;5(6):E138–E141.
99. Casey RG, Murphy CG, Hickey DP, et al. Wunderlich's syndrome, an unusual cause of the acute abdomen. *Eur J Radiol Extra*. 2006;57:91–93.
100. Leder RA, Dunnick NR. Transitional cell carcinoma of the pelvicalices and ureter. *AJR*. 1990; 155:713–722.
101. Zagoria RJ. *Renal Masses, in Genitourinary Imaging, The Requisites*. 3rd edition. Philadelphia: Mosby; 2016.
102. Wong-You-Cheong JJ, Wagner BJ, et al. Transitional cell carcinoma of the urinary tract: Radiologic-pathologic correlation. *RadioGraphics*. 1998;18:123–142.
103. Walter C, Kruessell M, Gindele A, et al. Imaging of renal lesions: Evaluation of fast MRI and helical CT. *Br J Radiol*. 2003;76:696–703.
104. Browne RFJ, Meehan CP, Colville J, et al. Transitional cell carcinoma of the upper urinary tract: Spectrum of imaging findings. *RadioGraphics*. 2005;25(6):1609–1627.
105. Dyer RB, Chen MY, Zagoria R. Classic signs in uroradiology. *Radiographics*. 2004;24(suppl

1):S247–S280.
106. Yousem DM, Gatewood OMB, Goldman SM, et al. Synchronous and metachronous transitional cell carcinoma of the urinary tract: Prevalence, incidence, and radiographic detection. *Radiology*. 1988;167:613–618.
107. Wehrli NE, Kim MJ, Matza BW, et al. Utility of MRI features in differentiation of central renal cell carcinoma and renal pelvic urothelial carcinoma. *AJR*. 2013;201(6):1260–1267.
108. Yoshida S, Masuda H, Ishii C, et al. Usefulness of diffusion-weighted MRI in diagnosis of upper urinary tract cancer. *AJR*. 2011;196(1):110–116.
109. Weeks SM, Brown ED, Adamis MK, et al. Transitional cell carcinoma of the upper urinary tract: Staging by MRI. *Abdom Imaging*. 1995;20:365–367.
110. Cohan RH, Dunnick NR, Leder RA, et al. Computed tomography of renal lymphoma. *J Comput Assist Tomogr*. 1990;14(6):933–938.
111. Reznek RH, Mootoosamy I, Webb JA, et al. CT in renal and perirenal lymphoma: A further look. *Clin Radiol*. 1990;42(4):233–238.
112. Chepuri NB, Strouse PJ, Yanik GA. CT of renal lymphoma in children. *AJR Am J Roentgenol*. 2003;180(2):429–431.
113. Urban BA, Fishman EK. Renal lymphoma: CT patterns with emphasis on helical CT. *RadioGraphics*. 2000;20(1):197–212.
114. Sheth S, Ali S, Fishman E. Renal lymphoma: Patterns of disease with pathologic correlation. *RadioGraphics*. 2006;26(4):1151–1168.
115. Ganeshan D, Iyer R, Devine C, et al. Imaging of primary and secondary renal lymphoma. *AJR*. 2013;201(5):W712–W719.
116. Nguyen DD, Rakita D. Renal lymphoma: MR appearance with diffusion-weighted imaging. *J Comput Assist Tomogr*. 2013;37(5):840–842.
117. Low RN, Gurney J. Diffusion-weighted MRI (DWI) in the oncology patient: Value of breathhold DWI compared to unenhanced and gadolinium-enhanced MRI. *J Magn Reson Imaging*. 2007;25:848–858.
118. Gu J, Chan T, Zhang J, et al. Whole-body diffusion-weighted imaging: The added value to whole-body MRI at initial diagnosis of lymphoma. *AJR Am J Roentgenol*. 2011;197:384–391.
119. Wu AJ, Mehra R, Khaled H, et al. *Histopathology*. 2015;66:587–597.
120. Choyke PL, White EM, Zeman RK, et al. Renal metastases: Clinicopathologic and radiologic correlation. *Radiology*. 1987;162:359–362.
121. Stunell H, Buckley O, Feeney J, et al. Imaging of acute pyelonephritis in the adult. *Eur Radiol*. 2007;17:1820–1828.
122. Rathod SB, Kumbhar SS, Nanivadekar A, et al. Diffusion-weighted MRI in acute pyelonephritis: A prospective study. *Acta Radiologica*. 2015; 56(2):244–249.
123. Kamel IR, Berkowitz JF. Assessment of the cortical rim sign in posttraumatic renal infarction. *J Comput Assist Tomogr*. 1996;20(5):803–806.
124. Namimoto T, Yamashita Y, Mitsuzaki K, et al. Measurement of the apparent diffusion coefficient in diffuse renal disease by diffusion-weighted echo-planar MR imaging. *J Magn Reson Imaging*. 1999;9(6):832–837.
125. Saremi F, Knoll AN, Bendavid OJ, et al. Characterization of genitourinary lesions with diffusion-weighted imaging. *RadioGraphics*. 2009;29:1295–1317.
126. Verswijvel G, Oyen R, Van Poppel H, et al. Xanthogranulomatous pyelonephritis: MRI findings in the diffuse and the focal type. *Eur Radiol*. 2000;10:586–598.
127. Loffroy R, Guiu B, Watfa J, et al. Xanthogranulomatous pyelonephritis in adults: Clinical and radiological findings in diffuse and focal forms. *Clin Radiol*. 2007;62:884–890.
128. Jeong JY, Kim SH, Lee HJ, et al. Atypical low-signal-intensity renal parenchyma: Causes and patterns. *Radiographics*. 2002;22:833–846.
129. Elster AD, Sobol WT, Hinson WH. Pseudolayering of Gd-DTPA in the urinary bladder. *Radiology*. 1990;174:379–381.
130. Rosenkrantz AB, Niver BE, Kopec M, et al. T1 hyperintensity of bladder urine at prostate MRI: Frequency and comparison with urinalysis findings. *Clinical Imaging*. 2011;35:203–207.
131. Murphy WM, Grignon DJ, Perlman EJ. Tumors of the kidney, bladder, and related urinary structures. 394. Washington, DC: American Registry of Pathology; 2004.
132. Verma S, Rajesh A, Prasad SR, et al. Urinary Bladder Cancer: Role of MR Imaging. *Radiographics*. 2012;32(2):371–387.
133. Kiemeney LA, Witjes JA, Verbeek AL, et al. Dutch South-East Cooperative Urological Group. *Br J Cancer*. 1993;67:806–812.
134. Barentsz JO. Bladder cancer. In: Pollack HM, McClennan BL, eds. *Clinical Urology*. 2nd ed. Philadelphia: WB Saunders; 2000:1642–1668.
135. Kundra V, Silverman PM. Imaging in the diagnosis, staging and follow-up of cancer of the urinary bladder. *AJR*. 2003;180:1045–1054.
136. Tekes A, Kamel IR, Imam K, et al. MR imaging features of transitional cell carcinoma of the urinary bladder. *AJR*. 2003;180:771–777.
137. Barentsz JO, Engelbrecht M, Jager GJ, et al. Fast dynamic gadolinium-enhanced MR imaging of urinary bladder and prostate cancer. *J Magn Reson Imaging*. 1999;10:295–304.
138. Rosenkrantz AB, Haghighi M, Horn J, et al. Utility of Quantitative MRI Metrics for Assessment of Stage and Grade of Urothelial Carcinoma of the Bladder: Preliminary Results. *American Journal of Roentgenology*. 2013;201(6):1254–1259.
139. Watanabe H, Kanematsu M, Kondo H, et al. Preoperative T Staging of Urinary Bladder Cancer: Does Diffusion-Weighted MRI Have Supplementary Value? *American Journal of Roentgenology*. 2009;192(5):1361–1366.
140. Haleblian GE, Skinner EC, Dickinson MG, et al. Hydronephrosis as a prognostic indicator in bladder cancer patients. *J Urol*. 1998;160(6):2011–2014.

141. Leibovitch I, Ben-Chaim J, Ramon J, et al. The significance of ureteral obstruction in invasive transitional cell carcinoma of the urinary bladder. *J Surg Oncol*. 1993;52(1):31–35.
142. Murphy WM, Grignon DJ, Perlman EJ. Tumors of the kidney, bladder, and related urinary structures. 394. Washington, DC: American Registry of Pathology; 2004.
143. Wong-You-Cheong JJ, Woodward PJ, Manning MA, et al. Neoplasms of the urinary bladder: radiologic-pathologic correlation. *Radiographics*. 2006;26(2):553–580.
144. Shokeir AA. Squamous cell carcinoma of the bladder: Pathology, diagnosis and treatment. *BJU Int*. 2004;93:216–220.
145. Wong JT, Wasserman NF, Padurean AM. Bladder squamous cell carcinoma. *Radiographics*. 2004;24:855–860.
146. Sheldon CA, Clayman RV, Gonzalez R, et al. Malignant urachal lesions. *J Urol*. 1984;131(1):1–8.
147. Koster IM, Cleyndert P, Giard RWM. Urachal carcinoma. *Radiographics*. 2009;29(3):939–942.
148. Cheng L, Pan CX, Yang XJ, et al. Small cell carcinoma of the urinary bladder: A clinicopathologic analysis of 64 patients. *Cancer*. 2004;101:957–962.
149. Sved P, Gomez P, Manoharan M, Civantos F, et al. Small cell carcinoma of the bladder. *BJU Int*. 2004;94:12–17.
150. Martignoni G, Eble JN. Carcinoid tumors of the urinary bladder: Immunohistochemical study of 2 cases and review of the literature. *Arch Pathol Lab Med*. 2003;127:e22–e24.
151. Binsaleh S, Corcos J, Elhilali MM, et al. Bladder leiomyoma: Report of two cases and literature review. *Can J Urol*. 2004;11:2411–2413.
152. Martin SA, Sears DL, Sebo TJ, et al. Smooth muscle neoplasms of the urinary bladder: A clinicopathologic comparison of leiomyoma and leiomyosarcoma. *Am J Surg Pathol*. 2002;26:292–300.
153. Crecelius SA, Bellah R. Pheochromocytoma of the bladder in an adolescent: Sonographic and MR imaging findings. *AJR Am J Roentgenol*. 1995;165:101–103.
154. Chen M, Lipson SA, Hricak H. MR imaging evaluation of benign mesenchymal tumors of the urinary bladder. *AJR Am J Roentgenol*. 1997;168:399–403.
155. Asbury Jr WL, Hatcher PA, Gould HR, et al. Bladder pheochromocytoma with ring calcification. *Abdom Imaging*. 1996;21:275–277.
156. Sheth S, Ali S, Fishman E. Imaging of renal lymphoma: Patterns of disease with pathologic correlation. *Radiographics*. 2006;26:1151–1168.
157. Bates AW, Norton AJ, Baithun SI. Malignant lymphoma of the urinary bladder: A clinicopathological study of 11 cases. *J Clin Pathol*. 2000;53:458–461.
158. Lee W-K, Lau EWF, Duddalwar VA, et al. Abdominal Manifestations of Extranodal Lymphoma: Spectrum of Imaging Findings. *AJR Am J Roentgenol*. 2008;191(1):198–206.
159. Heney NM, Young RH. A 33-year-old woman with gross hematuria, case 39–2003. *N Engl J Med*. 2003;349:2442–2447.
160. Sugita R, Saito M, Miura M, Yuda F. Inflammatory pseudotumour of the bladder: CT and MRI findings. *Br J Radiol*. 1999;72: 809–811.
161. Wong-You-Cheong JJ, Woodward PJ, Manning MA, et al. Inflammatory and nonneoplastic bladder masses: Radiologic-pathologic correlation. *Radiographics*. 2006;26(6):1847–1868.
162. Batler RA, Kim SC, Nadler RB. Bladder endometriosis: Pertinent clinical images. *Urology*. 2001; 57:798–799.
163. Vercellini P, Frontino G, Pisacreta A, et al. The pathogenesis of bladder detrusor endometriosis. *Am J Obstet Gynecol*. 2002;187:538–542.
164. Bazot M, Darai E, Hourani R, et al. Deep pelvic endometriosis: MR imaging for diagnosis and prediction of extension of disease. *Radiology*. 2004;232:379–389.
165. Snyder MJ. Imaging of colonic diverticular disease. *Clin Colon Rectal Surg*. 2009;17(3):155–162.
166. Woods RJ, Lavery IC, Fazio VW, et al. Internal fistulas in diverticular disease. *Dis Colon Rectum*. 1988;31(8):591.
167. Solem CA, Loftus Jr EV, Tremaine WJ, et al. Fistulas to the urinary system in Crohn's disease: Clinical features and outcomes. *Am J Gastroenterol*. 2002;97:2300–2305.
168. Song SY, Jang K-S, Jang S-H, et al. The intestinal type of florid cystitis glandularis mimics bladder tumor. *Korean Journal of Pathology*. 2007;41:116–118.

第7章

肾上腺和腹膜后间隙MRI表现

引言

MRI对胆固醇、胆固醇/脂类衍生物和肾上腺腺瘤的显微脂质极度敏感，并且能检测如出血等其他物质，所以MRI在肾上腺成像中有很重要的作用。肾上腺正常的Y形形态变化或显微脂质含量偏离正常值通常意味着病理改变。肾和肾上腺MRI扫描的典型适应证包括对不确定的肾上腺病变评估、肾上腺腺瘤或嗜铬细胞瘤的内分泌科检查，以及对不确定的肾上腺病变进行描述。

腹膜后病变是MRI少见的独立适应证，但偶尔也会出现不确定的腹膜后肿块，特别是当组织有特征性MRI表现，如腹膜后纤维化、淀粉样变和肉瘤（如含脂肪的脂肪肉瘤）。

技术

肾上腺和腹膜后MRI的技术性考虑基本上与腹部其他适应证相同（见第1章），但在肾上腺检查时偶尔有一些调整。

标准的腹部扫描方案足以满足多数肾上腺适应证，但考虑到一些因素，还是建议调整方案。在肾上腺成像中，通过正反相位检查和定量显微脂肪是必不可少的。肾上腺腺瘤与其他病变（如肾上腺转移）的区别在于局部显微脂肪的存在。在肾上腺成像中，用薄层（尽可能小的FOV和体素大小）补充3D正反相位序列能更好地评估小的肾上腺病变——用标准的2D序列常常不能充分评估。

与肝脏和胰腺成像相比，严格的动态对比增强成像在肾上腺和腹膜后成像中不那么重要，因为“增强”一般只简单描述是否增强，病灶强化随时间的变化情况不是很重要。但是，动态对比增强成像收集到的信息，如实体病灶强化特征，可以用于鉴别肾上腺腺瘤和其他病变。

判读

虽然肾上腺是小器官，但因为被腹膜后脂肪围绕，肾上腺往往很明显（图7.1）。无脂肪抑制的脉冲序列提供高信号的腹膜后脂肪作为背景，可清楚地看到T1及T2呈低信号的肾上腺。T1加权成像对蛋白质和出血非常敏感，在图像上呈高信号。当然，肉眼可见的脂肪在正反相位图像上也呈高信号，而微小的脂质[偶见于肾透明细胞癌（RCC）]在反相位图像上相对于同相位图像较暗。肉眼可见的脂肪（见于肾上腺髓样脂肪瘤）在正反相位上呈高信号，而在T1WI脂肪抑制序列上呈低信号——顺磁序列（动态序列增强前）。

除了通过抑制脂肪信号来确定宏观脂肪的存在，增强序列（增强前的T1压脂）还能显示出血和其他顺磁性物质，如蛋白质等分子。该序列能充分接收乏脂成分的短T1信号，常

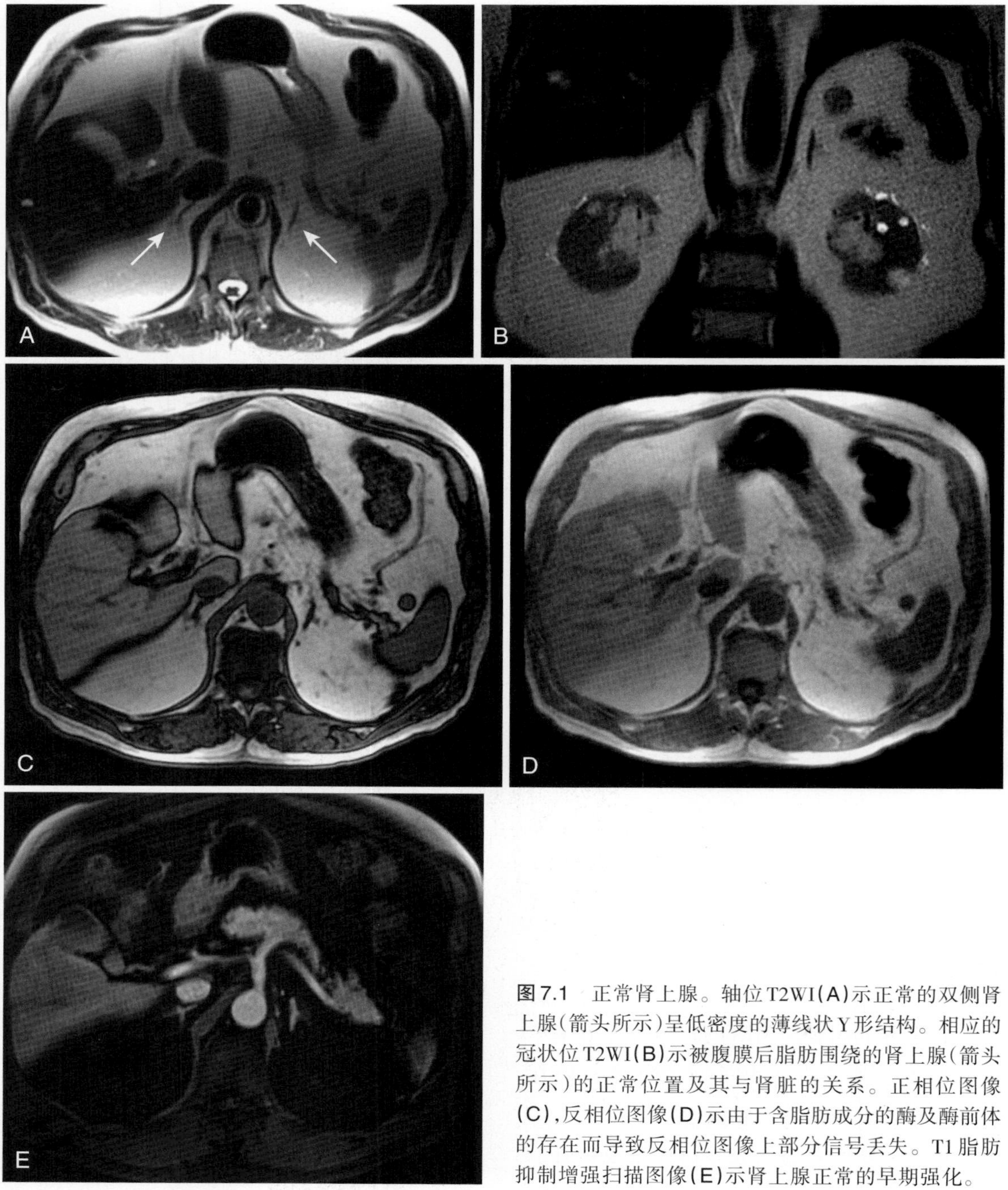

图7.1　正常肾上腺。轴位T2WI(A)示正常的双侧肾上腺(箭头所示)呈低密度的薄线状Y形结构。相应的冠状位T2WI(B)示被腹膜后脂肪围绕的肾上腺(箭头所示)的正常位置及其与肾脏的关系。正相位图像(C),反相位图像(D)示由于含脂肪成分的酶及酶前体的存在而导致反相位图像上部分信号丢失。T1脂肪抑制增强扫描图像(E)示肾上腺正常的早期强化。

见情况为肾上腺及腹膜后出血。

必要时或其他影像学检查尚不能明确病变性质时,增强检查可以补充提供诊断信息,有助于鉴别肾上腺及腹膜后的囊性病灶和实性病灶。

动态增强可以提供一些额外的信息,如炎症背景下的充血,常见的嗜铬细胞瘤的明显强化[1,2,3],对缺乏特异性征象的近腹膜后肿块也可能提供额外信息。

肾上腺

正常表现

肾上腺呈Y型结构，位于腹膜后上部。肾上腺体的长度为10~12mm，内、外侧肢的长度为5~6mm [4,5]。一般来说，肾上腺侧肢的厚度一般≤5mm [6]。右侧肾上腺位于右肾上腺上方1~2cm处，左侧肾上腺位于左肾上腺的腹侧（见图7.1）。肾上腺大小各异，没有特定的大小标准。串联平行肾上腺胚胎学解释了肾上腺的显微解剖学和生理学、影像学表现以及肾上腺疾病谱。外侧皮质由体腔中胚层发育而来，占肾上腺组织的大部分，负责合成胆固醇衍生的糖皮质激素和盐皮质激素。胆固醇是肾上腺激素的主要合成原料，解释了反相位信号丢失的原因。内部的肾上腺髓质源于神经嵴细胞，产生儿茶酚胺——主要是肾上腺素。

囊性（或非实性，包括出血）和实性组织成分所占的比例（图7.2），决定了如何对肾上腺病变进行鉴别。根据有无强化可将肾上腺病变分为不同的类型。除出血外，非实性病变表现为非特异性的游离水的影像学特点。实性病变的组织结构则通常表现出特定的影像学特点，提示可能的诊断。显微脂质提示腺瘤，肉眼可见的脂肪则提示髓样脂肪瘤。高液体含量和高血管密度分别解释了嗜铬细胞瘤在T2呈高信号和明显强化。其他的实性病变，如乏脂性的腺瘤、转移瘤和肾上腺皮质癌则缺乏特定的影像学表现。

囊肿	实体瘤
内皮性囊肿	腺瘤
上皮性囊肿	髓样脂肪瘤
假性囊肿	嗜铬细胞瘤
寄生虫性囊肿	转移瘤
出血	肾上腺皮质癌
囊性肿瘤	肾上腺增生

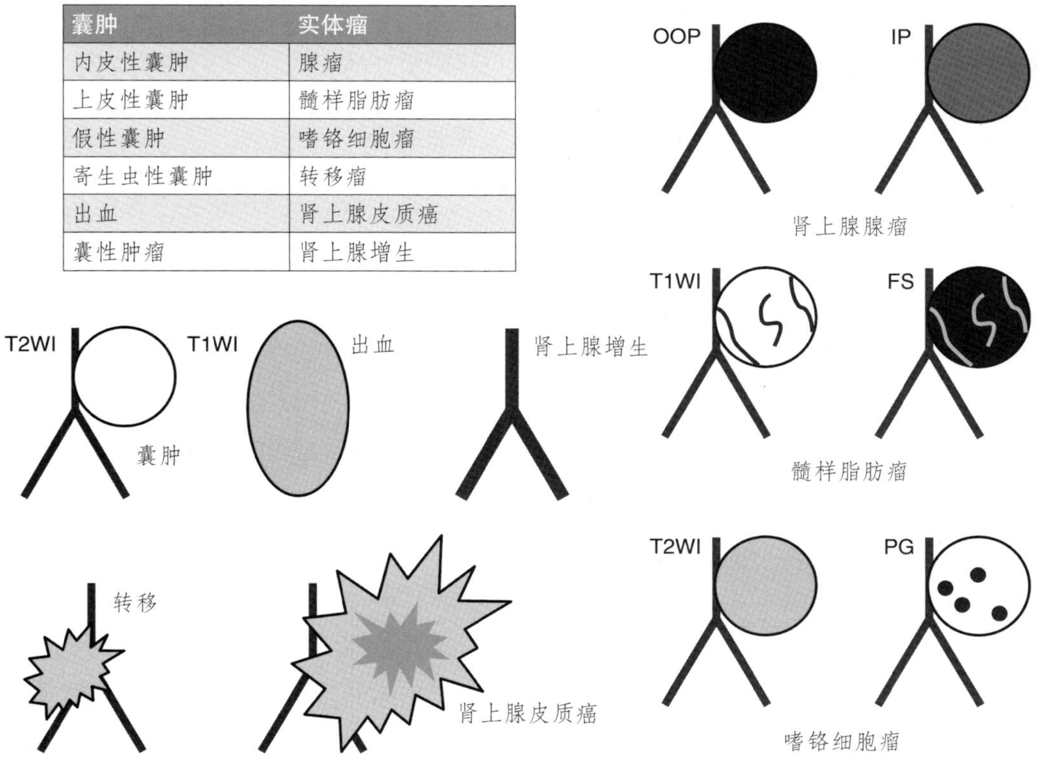

图7.2　肾上腺鉴别诊断。FS，快速回波；IP，同相位；OOP，反相位；PG，注射钆剂后。

囊性(非实性)病变

肾上腺囊性病变很罕见,发病率<1%[7,8]。肾上腺囊性病变分为两大类:①内皮性(淋巴管-淋巴管瘤和血管-血管瘤)和上皮性囊肿(40%~45%);②假性囊肿(40%)——通常为既往出血的后遗症,但也包括感染性(寄生虫性)囊肿以及其他罕见的囊性病变[9]。出血构成了第3类非实性病变(虽然肾上腺出血的鉴别诊断包括转移瘤,但严格意义上后者不属于非实性病变)(表7.1)。

肾上腺囊肿 肾上腺囊性病变通常无症状,常在影像学检查中偶然发现。只有在体积较大时表现为对邻近器官的占位效应。因缺乏特异性的影像学表现,故无法鉴别不同的囊性类型[43]。多数病灶具有囊肿的典型特征:内部为游离水信号,中央无强化,壁薄或不可见,而出血后形成的假性囊肿内容物混杂不均(图7.3)。

非偶发的肾上腺囊肿和假性囊肿包括寄生性(棘球蚴)囊肿、嗜铬细胞瘤和囊性肿瘤。肾上腺棘球蚴囊肿与感染身体其他部位(如肝脏)的棘球蚴囊肿具有相同的影像学特征(见第2章)[10]。在病变的早期阶段,棘球蚴囊肿与假性囊肿及真性囊肿类似。随着疾病进展,特征性表现可证实诊断(如子囊、漂浮的膜)。嗜铬细胞瘤在T2WI上呈高信号,提示囊性病变,但增强扫描呈明显强化证明其为实性组织,可排除囊性病变。伴有囊变和坏死的实性肿瘤(如转移瘤和肾上腺皮质癌)可偶有细微的实性成分。减影法可以更好地体现实体组织。

表7.1 肾上腺出血的鉴别诊断

单侧	双侧
钝挫伤	应激
肝脏移植(右侧)	出血倾向
原发或继发肿瘤	血栓栓塞性疾病
无妊娠并发症	有妊娠并发症
自发/特发性	脑膜炎球菌性败血症

肾上腺出血 肾上腺出血虽然不是囊性病变,但除非是由肾上腺转移瘤诱发的,否则仍属于非实性病变。在融合了强化前出血的T1高信号的减影图像上,没有强化能帮助确定病灶缺乏实性成分。肾上腺有丰富的动脉血供,在一些情况下受激素影响血流量增加,而血液仅通过单一的肾上腺静脉回流,且易因儿茶酚胺而导致痉挛,所以容易发生出血。

肾上腺出血的程度决定了其形态改变的大小。高铁血红蛋白在T1呈高信号,提示急性或亚急性出血(图7.4)。定期复查影像发现病灶吸收可证实诊断,同时也可能发现或排除潜在病变。

实性病变

肾上腺的实性病变较囊性病变更为常见。实际上,肾上腺意外瘤定性是MRI最常见的适应证。肾上腺意外瘤常于检查其他器官时偶然发现[11,12]。肾上腺意外瘤的患病率约为5%,其中无功能性肾上腺皮质腺瘤占肾上腺意外瘤的多数,约占70%[15,16]。针对肾上腺意外瘤的检查目的是排除非腺瘤性病变,尤其是转移瘤。肾上腺意外瘤可有以下两个重要的临床特征之一:①激素亢进(见于功能性腺瘤);②恶性表现(常见于肾上腺以外原发肿瘤的转移瘤)。幸运的是,70%的肾上腺腺瘤是富脂性的[17],可通过反相位图像中信号丢失进行诊断(如果不依靠CT诊断)。具

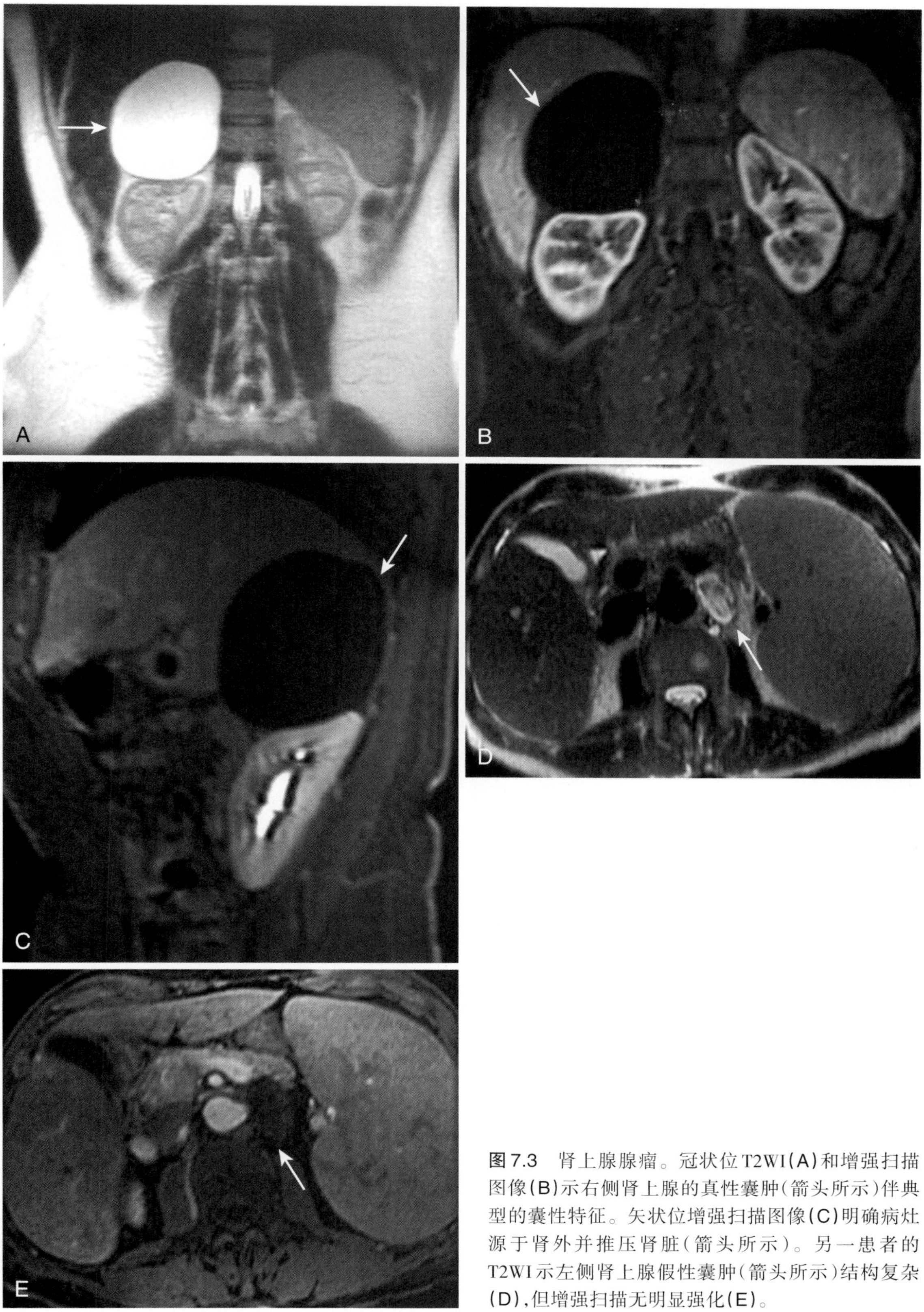

图7.3 肾上腺腺瘤。冠状位T2WI(A)和增强扫描图像(B)示右侧肾上腺的真性囊肿(箭头所示)伴典型的囊性特征。矢状位增强扫描图像(C)明确病灶源于肾外并推压肾脏(箭头所示)。另一患者的T2WI示左侧肾上腺假性囊肿(箭头所示)结构复杂(D),但增强扫描无明显强化(E)。

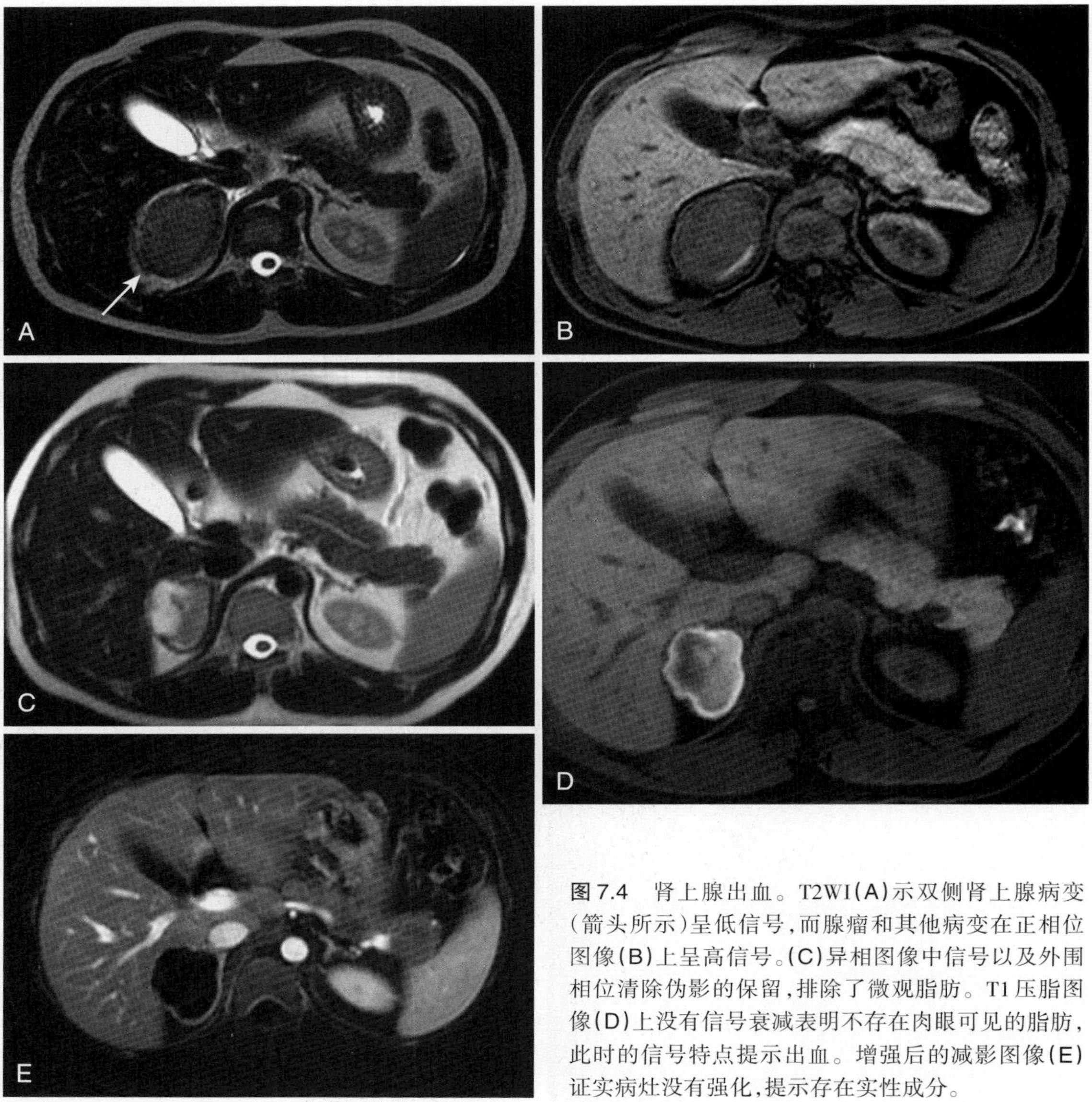

图7.4　肾上腺出血。T2WI(A)示双侧肾上腺病变(箭头所示)呈低信号,而腺瘤和其他病变在正相位图像(B)上呈高信号。(C)异相图像中信号以及外围相位清除伪影的保留,排除了微观脂肪。T1压脂图像(D)上没有信号衰减表明不存在肉眼可见的脂肪,此时的信号特点提示出血。增强后的减影图像(E)证实病灶没有强化,提示存在实性成分。

有内分泌功能的病变可能表现出典型的临床特征,如柯恩综合征、库欣综合征。在其他类型的病变,如乏脂性腺瘤、髓样脂肪瘤、嗜铬细胞瘤、转移瘤和肾上腺皮质癌,其特征性影像征象有助于明确诊断(图7.5)。肾上腺意外瘤的大小能帮助鉴别良恶性。截断值取3cm或4cm时,良恶性比例分别为5:1和3:1[18-20]。

肾上腺腺瘤　肾上腺腺瘤是肾上腺皮质的良性肿瘤,没有恶性倾向。其中多数(85%)是无功能的[21];少部分可因皮质醇、醛固酮和雄激素合成分泌出现库欣综合征、原发性醛固酮增多症和性变态综合征。肾上腺腺瘤直径通常<3cm[22],直径>3cm时功能性腺瘤的可能性增大[23]。但尚未发现能有效区分两者的征象。绝大多数腺瘤细胞含有较多的脂质,所以在反相位图像上出现信号丢失(图7.6)。

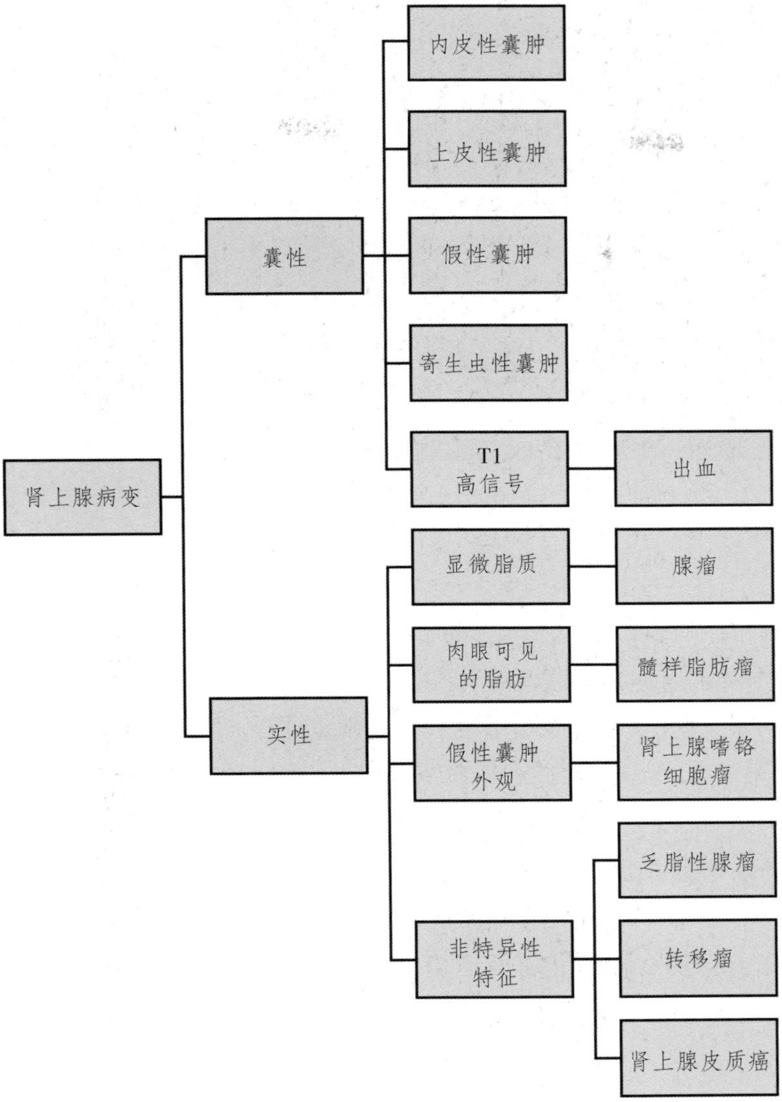

图7.5　肾上腺病变诊断分案。

在小病灶的扫描中，除了常规2D正反向序列，还可以补充无脂肪抑制的3D序列以检测细胞内脂质。薄层和较大的成像矩阵能提高对小病灶内显微脂质的敏感性。

显微脂质是腺瘤的特征性表现，可以用于排除其他所有的危险病变，尤其是转移瘤，所以对显微脂质的检测尤为重要。通常主观上发现反相位图像上信号丢失就能确定显微脂质的存在。对可疑病例则需要测量客观数值，并以脾脏为标准进行比较[24]。将反相位图像上病灶信号减低的程度与脾脏进行比较，并通过以下公式进行计算：

$$\frac{\text{肾上腺病变IP}}{\text{脾脏IP}} \div \frac{\text{肾上腺病变OOP}}{\text{脾脏OOP}}$$

其中，IP为同相位，OOP为反相位。如比例<0.7，则可以确定存在显微脂质。

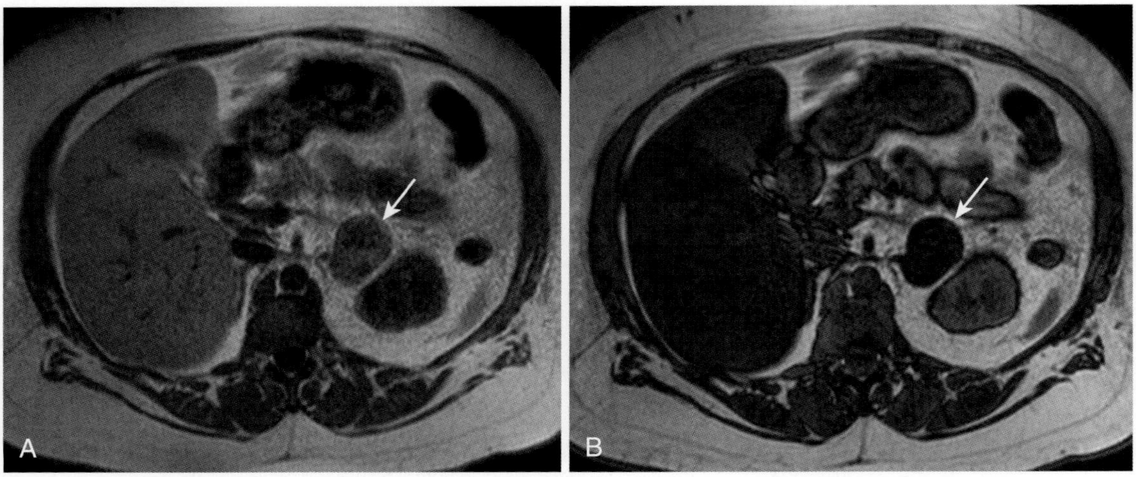

图7.6 肾上腺腺瘤。病灶(箭头所示)在同相位图像(A)上呈稍高信号,反相位图像(B)上信号减低,表明存在显微脂质,提示腺瘤。注意,肝脏由于脂肪变性而同时出现信号减低。

当有铁元素沉积时(同相位信号丢失),可以选择肾皮质或肌肉作为参考标准。信号均匀和均匀强化提示腺瘤。腺瘤通常在T2WI上呈等信号至低信号,但与20%~30%的转移瘤信号类似,所以不能作为特异性的诊断标准[27]。多项研究发现腺瘤在增强CT上呈一过性强化。腺瘤的CT强化特点为15分钟内强化下降40%到10分钟内强化下降50%。MRI强化模式与CT强化模式相对应,并且有早期的强化峰值,一般在52秒内。有学者提出,这可以作为腺瘤和恶性病变的鉴别依据[28]。

T2呈均匀的等信号或低信号和均匀强化提示乏脂性腺瘤,而非转移瘤等其他病变(图7.7)。但仍需随诊确定病灶没有增大以排除转移瘤(也可以选择进行PET等其他相关检查)。对于直径>4cm的病灶,美国放射学会(ACR)偶发病变委员会建议:①对于没

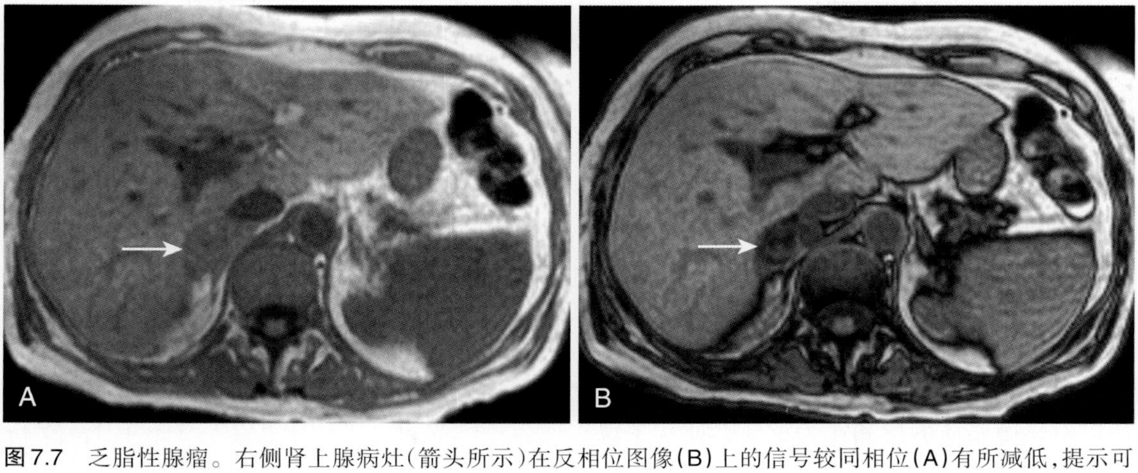

图7.7 乏脂性腺瘤。右侧肾上腺病灶(箭头所示)在反相位图像(B)上的信号较同相位(A)有所减低,提示可能为乏脂性腺瘤。

有恶性肿瘤病史的患者可考虑手术切除；②对于有恶性肿瘤病史的患者考虑PET/CT或活检以排除转移。囊变、出血和(或)血供变化导致腺瘤病灶信号变化的情况较为罕见(图7.8)。

肾上腺增生 肾上腺增生的信号特点和正常肾上腺相似，少数情况下反相位图像可能出现信号丢失。可表现为肾上腺形态弥漫性或不对称性增大。通常来说，肾上腺侧支尺寸>5mm可区分肾上腺增生和正常肾上腺[29]。通过肾上腺的形态和信号特点，通常可以排除其他双侧分布的病变，如转移瘤、淋巴瘤和出血。髓样脂肪瘤。髓样脂肪瘤和腺瘤有共同的特征，两者都含有脂质。不同于肾上腺腺瘤的细胞内脂质，髓样脂肪瘤含有的是肉眼可见的脂肪。髓样脂肪瘤是一种迷离瘤，这意味着它由大量的异位正常组织构成，在该病中，骨髓组织的异位生长病灶内的脂肪与正常脂肪信号相似，在脂肪抑制和STIR序列上有信号丢失。造血成分的特征为在T2上呈高信号，并可有强化。特异性的典型表现为边界清楚的肾上腺病变，病灶内脂肪占比高，伴混杂的束状和(或)旋涡状造血组织(图7.9)。在脂肪抑制序列中，因病灶以造血组织为主且脂肪组织缺乏而不出现信号丢失的情况较为罕见。在反相位图像中，病灶可能出现信号丢失，这可以反映病灶的脂质含量。

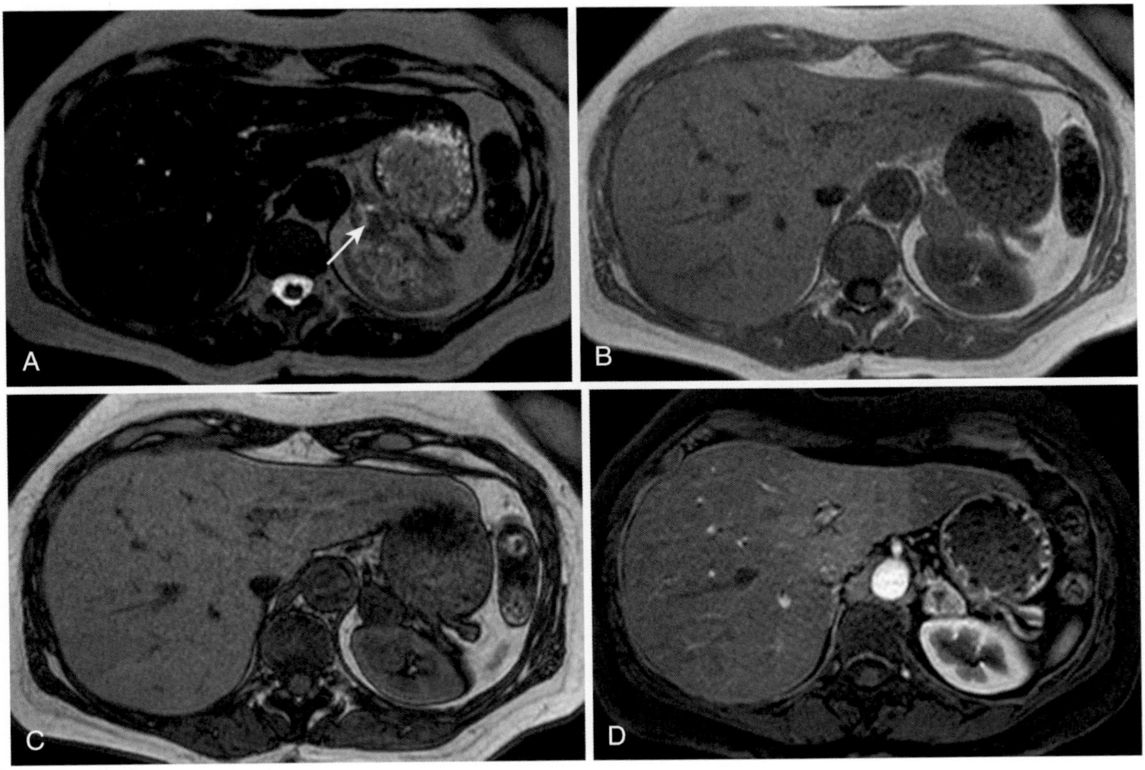

图7.8 轴位T2WI(A)示左侧肾上腺病灶呈低信号，局部囊变呈高信号(箭头所示)。与同相位图像(B)相比，病灶在反相位图像(C)上信号较低，表明存在显微脂质，提示肾上腺皮质腺瘤。T1压脂增强扫描图像示囊性成分没有明显强化(D)。

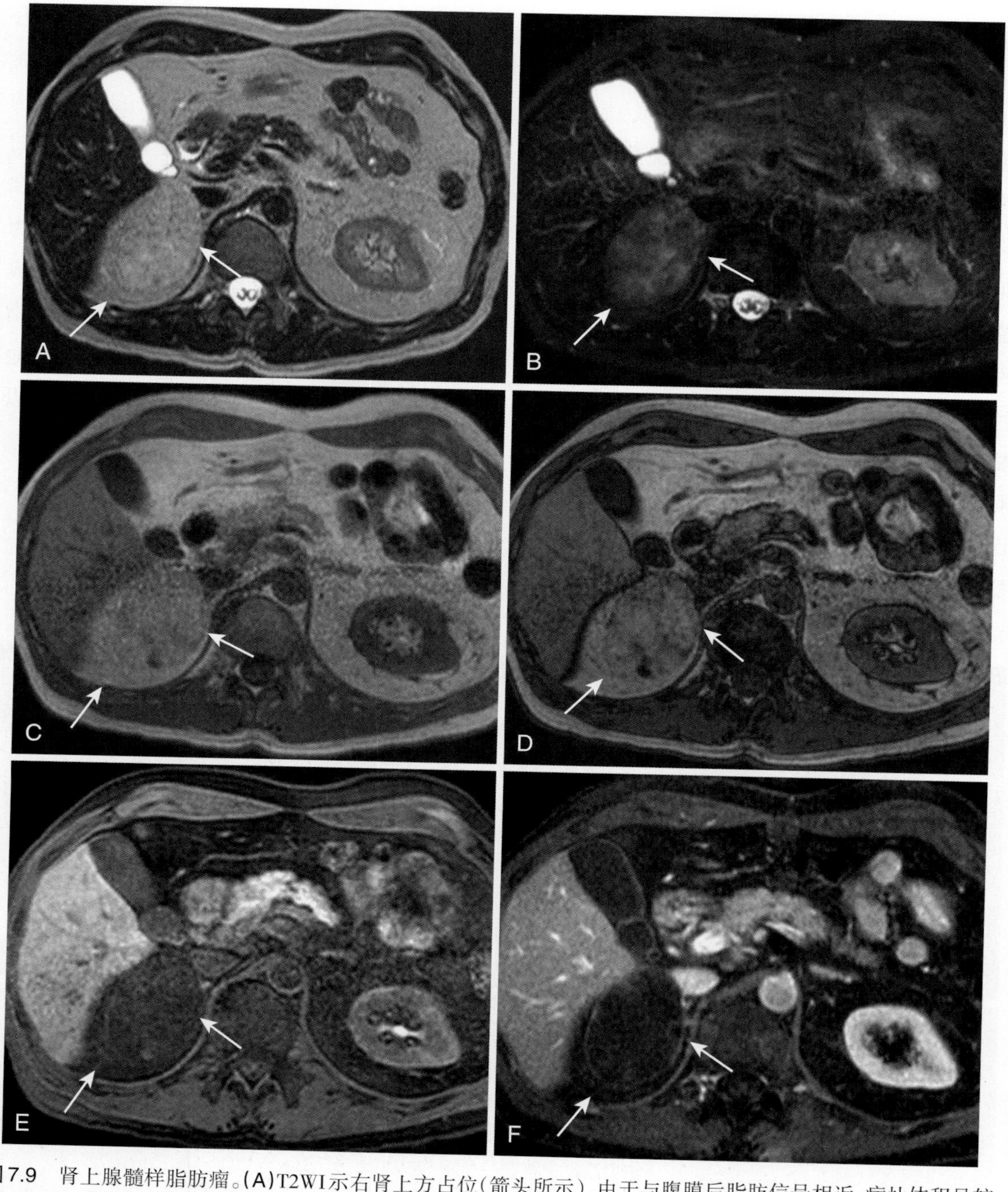

图7.9 肾上腺髓样脂肪瘤。(A)T2WI示右肾上方占位(箭头所示),由于与腹膜后脂肪信号相近,病灶体积虽较大但仍显示不清。T2压脂图像(B)上出现信号丢失而在正(C)反相位图像(D)上呈高信号,说明存在肉眼可见的脂肪(箭头所示)。在以脂肪为主的髓样脂肪瘤中(箭头所示),可以观察到T1压脂图像(E)中出现信号丢失,而在增强扫描图像中(F)无明显强化。

嗜铬细胞瘤 嗜铬细胞瘤是一种起源于肾上腺髓质的神经节细胞瘤,由嗜铬细胞构成,能够合成、储存和释放儿茶酚胺。此外,嗜铬细胞瘤遵循"10"规则:10%发生于双侧肾上腺,10%为恶性,10%发生于肾上腺外且多为散发型[30,31],但5%为遗传病,表现为多发性内分泌肿瘤，分为Ⅱa型、Ⅱb型、VHL综合征和神经纤维瘤病1型。

虽然仅有<50%的患者在T2WI上表现为经典的“灯泡”征[32,33]，但其T2信号强度通常高于腺瘤（图7.10）。“胡椒盐”征即高信号的局部出血和流空的血管影形成的征象，在T1WI上易于辨认[34,35]。增强扫描呈快速或渐进性的明显强化，常伴有散在无强化的局部囊变。嗜铬细胞瘤廓清情况各异，与腺瘤及转移瘤相互重叠，缺乏诊断价值[36-38]。由于病灶缺乏脂质成分，嗜铬细胞瘤在反相位及脂肪抑制图像上没有信号丢失，避免了与腺瘤及髓样脂肪瘤相混淆，但仍有少数伴脂肪变[39,40]。可能的鉴别诊断包括囊性病变和囊性肿瘤。增强扫描强化能确定实性病变的存在，排除囊性病变，临床表现（阵发性高血压、头痛、震颤）有助于明确诊断。再来关注转移瘤。肾上腺转移瘤是肾上腺恶性程度最高的病变。常见的转移部位（仅次于肺、肝和骨）[41]。通常引起肾上腺转移的恶性肿瘤包括肺癌、乳腺癌、皮肤癌（黑色素瘤）、肾癌、甲状腺癌和结肠癌[42,43]。在确诊恶性肿瘤的情况下，肾上腺意外瘤为转移瘤的风险高达75%[44-46]。

由于其高患病率，首要的是与乏脂性的肾上腺腺瘤相鉴别；在缺乏显微脂质的情况下，两者易相混淆。极少数情况下，肾癌和肝细胞癌的转移瘤含有细胞内脂质，与腺瘤相似（还可表现出富血供的特点，并可见廓清）[47,48]。遗憾的是，DWI不能区分腺瘤与转移[49-51]。多次随诊发现病灶增大可排除良性病变。T2信号较腺瘤更高、边缘不规则、信号不均以及存在广泛多发（转移）病灶等影像学特点倾向于转移瘤（图7.11）。

其他肾上腺恶性肿瘤　其他的肾上腺恶性肿瘤极其罕见，如肾上腺淋巴结和肾上腺皮质癌。肾上腺淋巴瘤通常为同侧肾脏或腹膜后的淋巴瘤侵犯，通常为非霍奇金淋巴瘤。肾上腺淋巴瘤表现为肾上腺弥漫性增大或多发的肿块，常为双侧（50%）。肾上腺皮质癌较为少见（<2/10 000 000[52-57]），病灶的不均匀性和较大的尺寸提示更大的恶性倾向（即使少数病灶内含脂质）（图7.12）。这类病灶直径通常>5cm。囊变和坏死为其突出的影像学表现。

腹膜后间隙

第6章和第7章已分别详细阐述了肾脏与肾上腺的内容，所以本文重点讲述腹膜后实质外的病变。根据定义，腹膜后间隙内包含多种器官[58]，所以，原发腹膜后肿瘤十分少见。（表7.2）。筋膜将腹膜后间隙分为三个间隙：肾旁前间隙、肾周间隙，以及肾旁后间隙（图7.13）。三个间隙都可能发生病变，但这里我们重点关注各间隙中大血管周围的部分（与胰腺相关的肾旁前间隙病变见第5章）。

下腔静脉畸形

下腔静脉畸形即下腔静脉的先天性发育异常，不会直接导致其他的并发症（框7.1）。针对该病，尤其是避免因未能认识到该类异常而导致的手术并发症，例如，在下腔静脉重复畸形病例中，仅在右侧的下腔静脉放置滤器而未对左侧的下腔静脉进行处理（图7.14）。术前明确该诊断有助于制订如肝肾移植等腹腔手术及介入手术的手术方案。

腹膜后纤维化

腹膜后炎性病变[腹膜后纤维化和炎性腹主动脉瘤(IAAA)]具有一定相同的影像学特征。实际上，两者在病因和组织学特征上也有所重叠。该病机制尚不明确，两者均与自身免疫介导的纤维化有关。但是两者的影像学特征仍有显著差异。

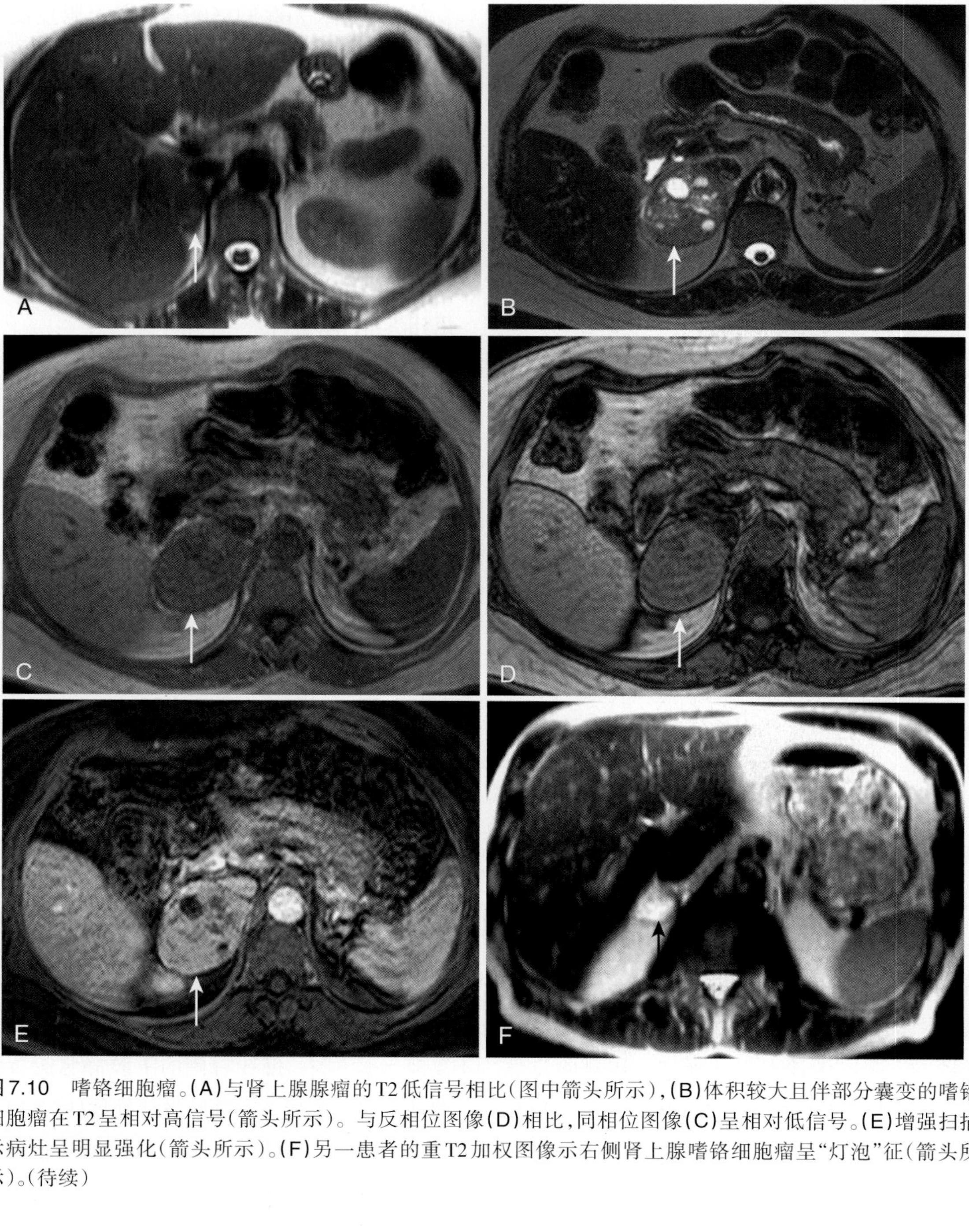

图7.10 嗜铬细胞瘤。(A)与肾上腺腺瘤的T2低信号相比(图中箭头所示)，(B)体积较大且伴部分囊变的嗜铬细胞瘤在T2呈相对高信号(箭头所示)。与反相位图像(D)相比，同相位图像(C)呈相对低信号。(E)增强扫描示病灶呈明显强化(箭头所示)。(F)另一患者的重T2加权图像示右侧肾上腺嗜铬细胞瘤呈“灯泡”征(箭头所示)。(待续)

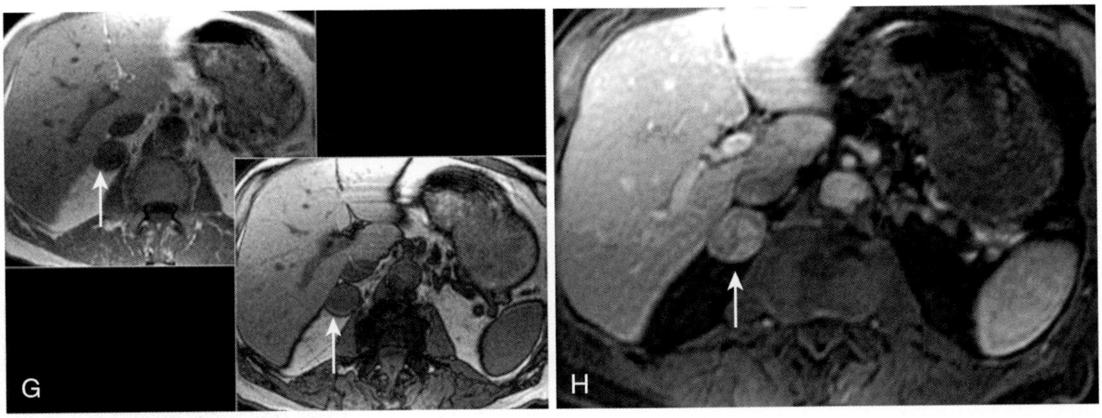

图7.10(续)　(G)由于缺乏显微脂质,病灶在正(G左)反(G右)相位图像上没有明显的信号变化,病灶的实性成分(箭头所示)在增强扫描图像(H)中呈明显强化。

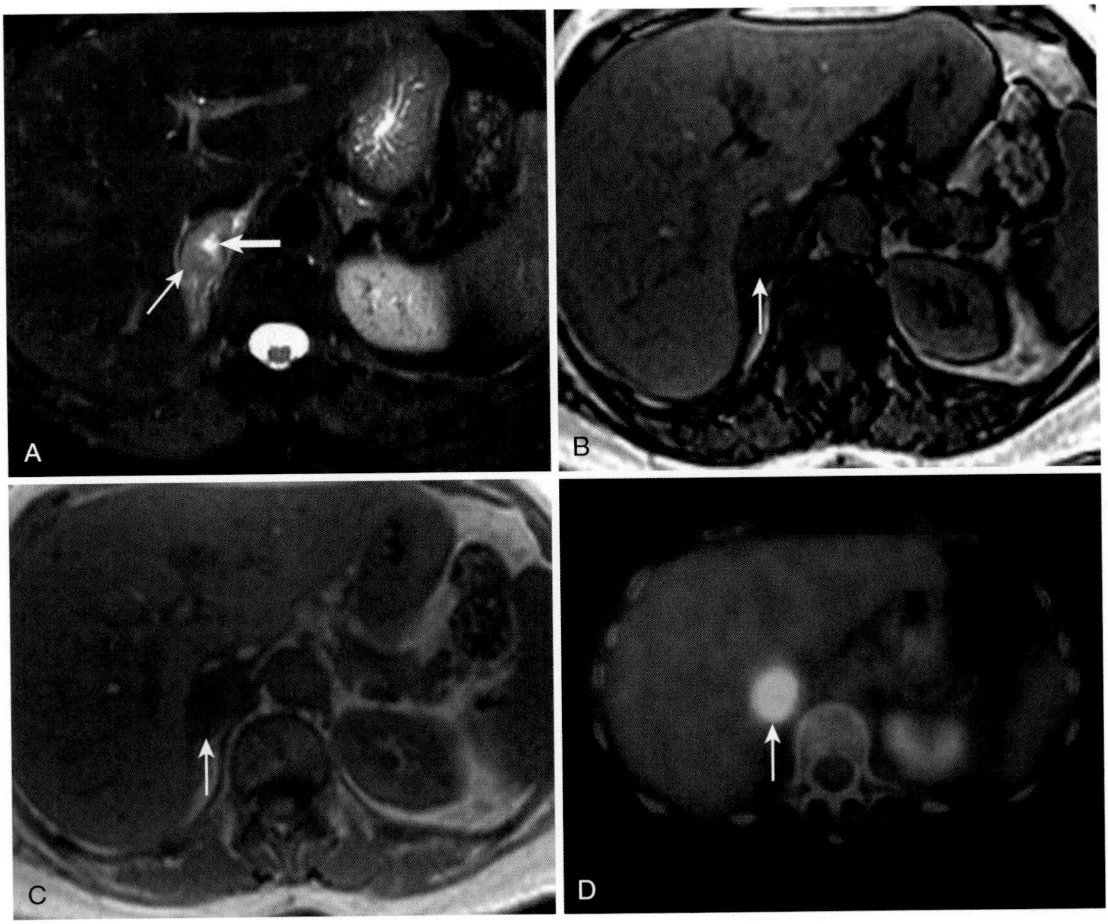

图7.11　肾上腺转移瘤。(A)肺癌转移患者,T2压脂图像示右侧肾上腺病灶(细箭头所示)呈高信号,伴中央坏死囊变(粗箭头所示)。正(C)反(B)相位图像上没有明显的信号变化(箭头所示)表明病灶缺乏显微脂。相应的PET-CT图像(D)显示转移瘤(箭头所示)呈典型的高代谢。(待续)

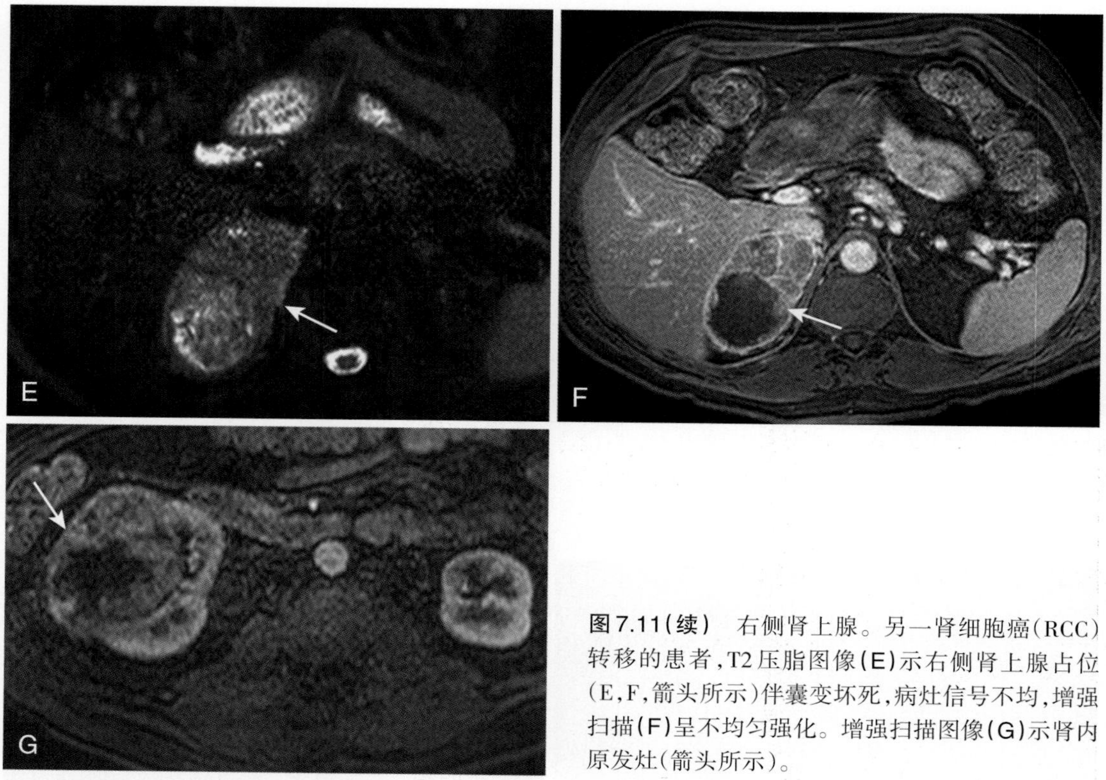

图7.11(续) 右侧肾上腺。另一肾细胞癌(RCC)转移的患者，T2压脂图像(E)示右侧肾上腺占位(E，F，箭头所示)伴囊变坏死，病灶信号不均，增强扫描(F)呈不均匀强化。增强扫描图像(G)示肾内原发灶(箭头所示)。

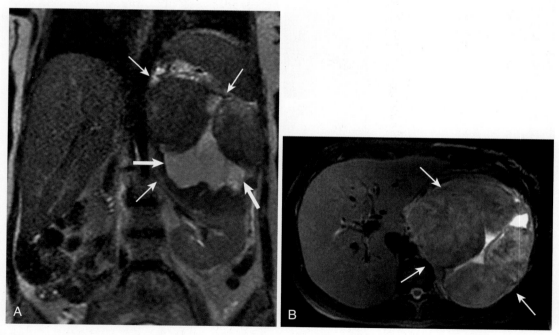

图7.12 肾上腺皮质癌。冠状位T2WI(A)示一巨大混杂占位(细箭头所示)，内部可见坏死(粗箭头所示)，右肾上腺受挤压，变得较扁平。相应的横轴位T2压脂图像(B)示病灶体积巨大(箭头所示)。(待续)

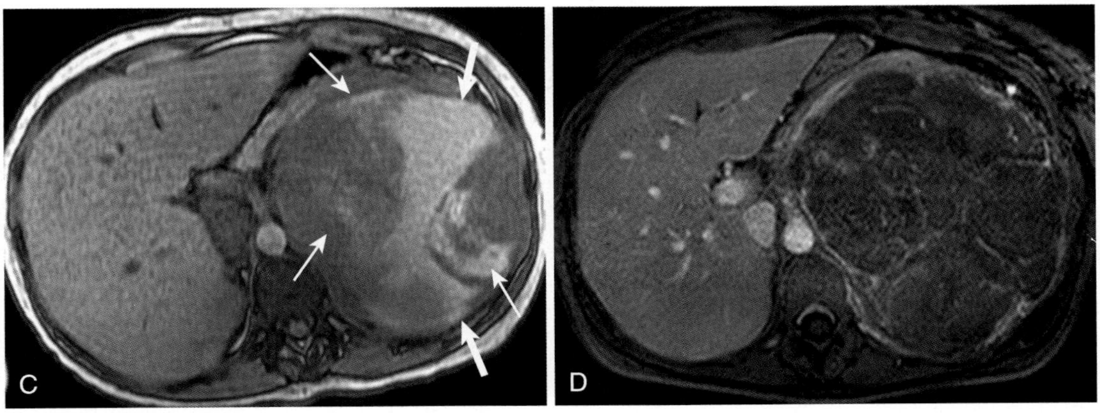

图7.12(续) 反相位图像(C)无信号丢失表明病灶缺乏显微脂质,高信号提示出血(细箭头所示)和出血性坏死(粗箭头所示)。增强扫描(D)示病灶为乏血供肿块,伴坏死。

表7.2 腹膜后病变

正常变异	炎性病变	创伤	肿瘤
下腔静脉畸形	腹膜后纤维化	腹膜后出血	淋巴瘤
	炎性腹主动脉瘤		转移瘤
			肉瘤

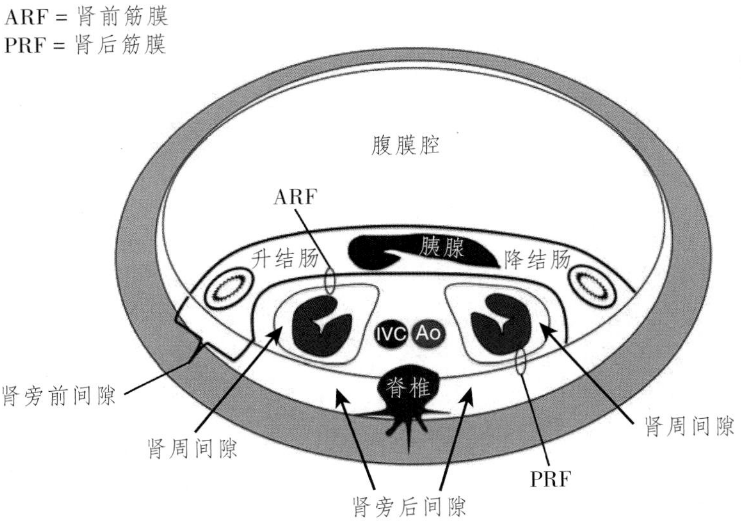

图7.13 腹膜后解剖学。Ao,主动脉;IVC,下腔静脉。

框7.1 下腔静脉畸形

下腔静脉畸形

- 下腔静脉重复畸形
- 左位下腔静脉
- 奇静脉持续走行
- 下腔静脉缺失(肾下)
- 下腔静脉后

腹膜后纤维化是指由一系列病因所引起的炎症过程，如药物[马来酸二甲基麦角新碱、β-受体阻滞剂、肼屈嗪、麦角胺、麦角酸二乙基酰胺(LSD)]、辐射、自身免疫性疾病、腹膜后出血和恶性肿瘤(胃肠道、乳腺、前列腺、肺、宫颈及肾脏恶性肿瘤)。然而，2/3的病例为特发性，称为奥蒙德病[59]。病变表现为软组织包绕腹主动脉、下降静脉和输尿管(图7.15)，无腹主动脉前移和主动脉漂浮征[60]等腹膜后淋巴瘤及其他肿块的常见表现。其MRI表现随时间发生变化，在液体敏感序列上，最初表现为边界不清的、有明显强化的高信号病灶。随着时间的推移，T2信号衰减，强化降低，并出现边缘锐化(见图7.15)[61~63]。病变常包裹输尿管，导致蠕动功能障碍。典型的病变位于腹膜后间隙的中心(L3~L5)，可向下延伸至盆腔或向上延伸至纵隔。明确诊断非常重要，有利于开展后续治疗，如去除应激原，应用糖皮质激素和缓解尿路梗阻。

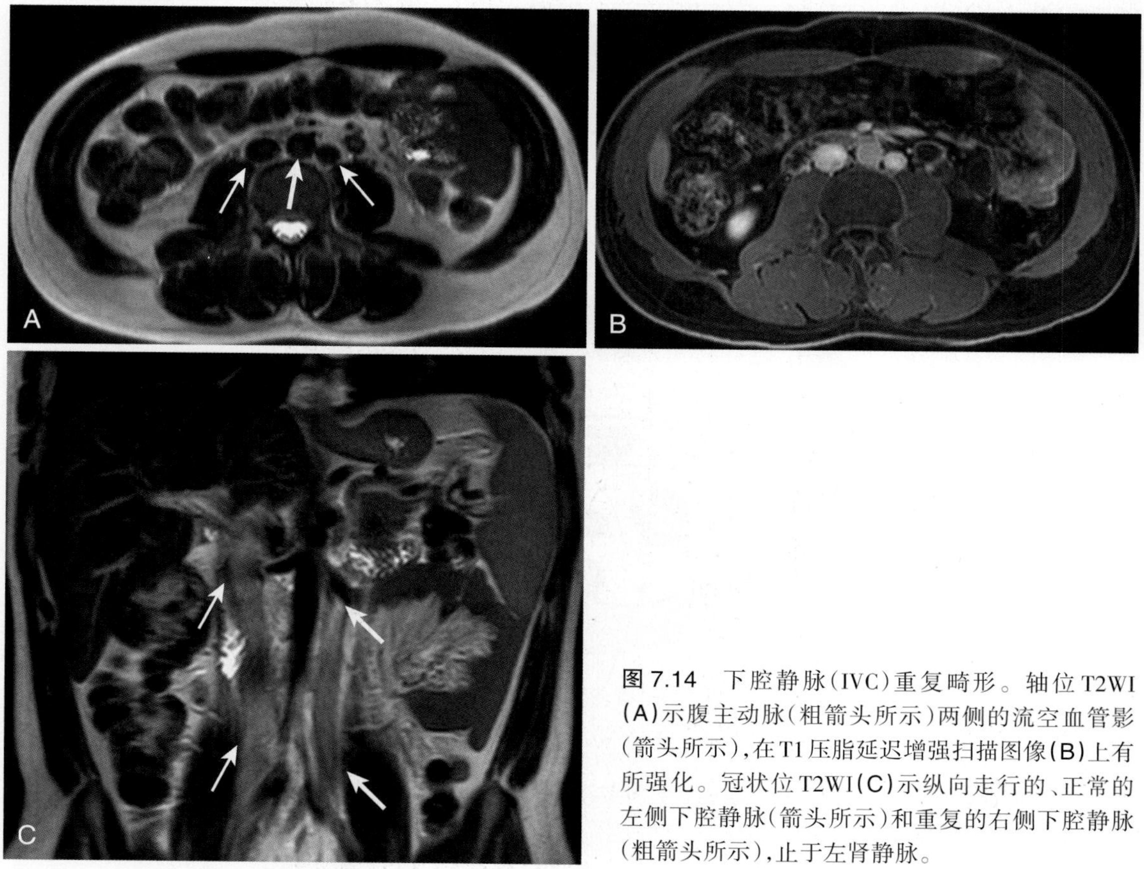

图7.14 下腔静脉(IVC)重复畸形。轴位T2WI(A)示腹主动脉(粗箭头所示)两侧的流空血管影(箭头所示)，在T1压脂延迟增强扫描图像(B)上有所强化。冠状位T2WI(C)示纵向走行的、正常的左侧下腔静脉(箭头所示)和重复的右侧下腔静脉(粗箭头所示)，止于左肾静脉。

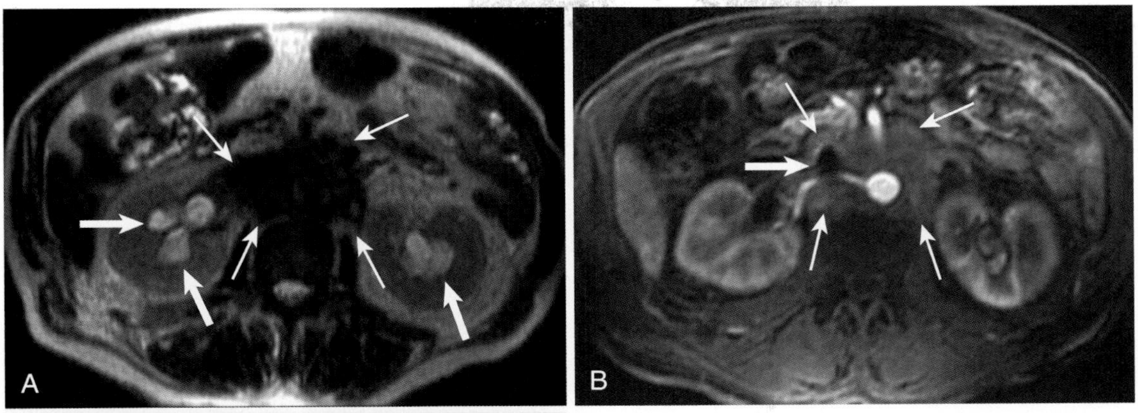

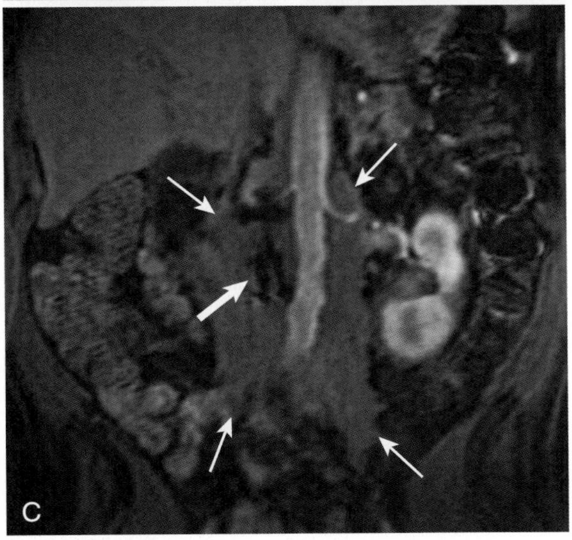

图7.15　腹膜后纤维化。T2WI(A)示显著低信号的互相融合的外周组织(细箭头所示)包绕腹主动脉和下腔静脉,主动脉无明显的向前移位(与淋巴瘤不同),病灶累及输尿管,出血尿路梗阻并导致肾盂积水(粗箭头所示)。轴位增强扫描图像(B)示病灶呈中度强化(细箭头所示),以及疑似IVC过滤器产生的伪影。冠状位延迟增强扫描图像(C)能更好地显示病灶累及的长度(细箭头所示)和IVC过滤器(粗箭头所示)。

腹膜后纤维化可能的鉴别诊断包括腹膜后淋巴瘤、炎性腹主动脉瘤和腹膜后出血。如前所述,腹膜后淋巴瘤常沿腹主动脉后缘生长,将腹主动脉向前推移,而腹膜后纤维化较少累及腹主动脉后方。淋巴瘤是一种相对柔软、柔韧的肿瘤,很少阻塞输尿管,通常伴散在可见的淋巴结。炎性腹主动脉瘤本质上为与RF相同的炎性病变,通常认为与存在于动脉粥样硬化斑块中的刺激性抗原有关[64]。

累及范围通常只限于主动脉瘤。而腹膜后出血则没有强化,且表现出出血而非纤维化的信号特征。

炎性腹主动脉瘤

在IAAA中,炎症细胞浸润的致密结缔组织超过动脉瘤性主动脉外膜的正常范围,导致主动脉周围组织增厚(图7.16)。该病与腹膜后的其他疾病易混淆,且手术修复的死亡率非常高,历史上曾高达23%,现在也高达12.5%[65-68]。

主动脉周围组织厚度可达2cm,且它与高度的强化相比,缺乏特异性的信号特征[69]。及时确诊无并发症的腹主动脉瘤能确保患者得到适当的治疗。因为动脉瘤周围存在炎症,所以有学者认为术前可应用激素治疗以减轻炎症，并调整手术方案以最小化对十二指肠及输尿管的损害，从而改善手术预后。

淋巴结的短径常>1.5cm[71,72]，并累及双侧。通常，融合成团的淋巴结包绕腹主动脉和下腔静脉，并将腹主动脉向前推移，呈"主动脉漂浮"征（图7.17）。典型的淋巴瘤表现

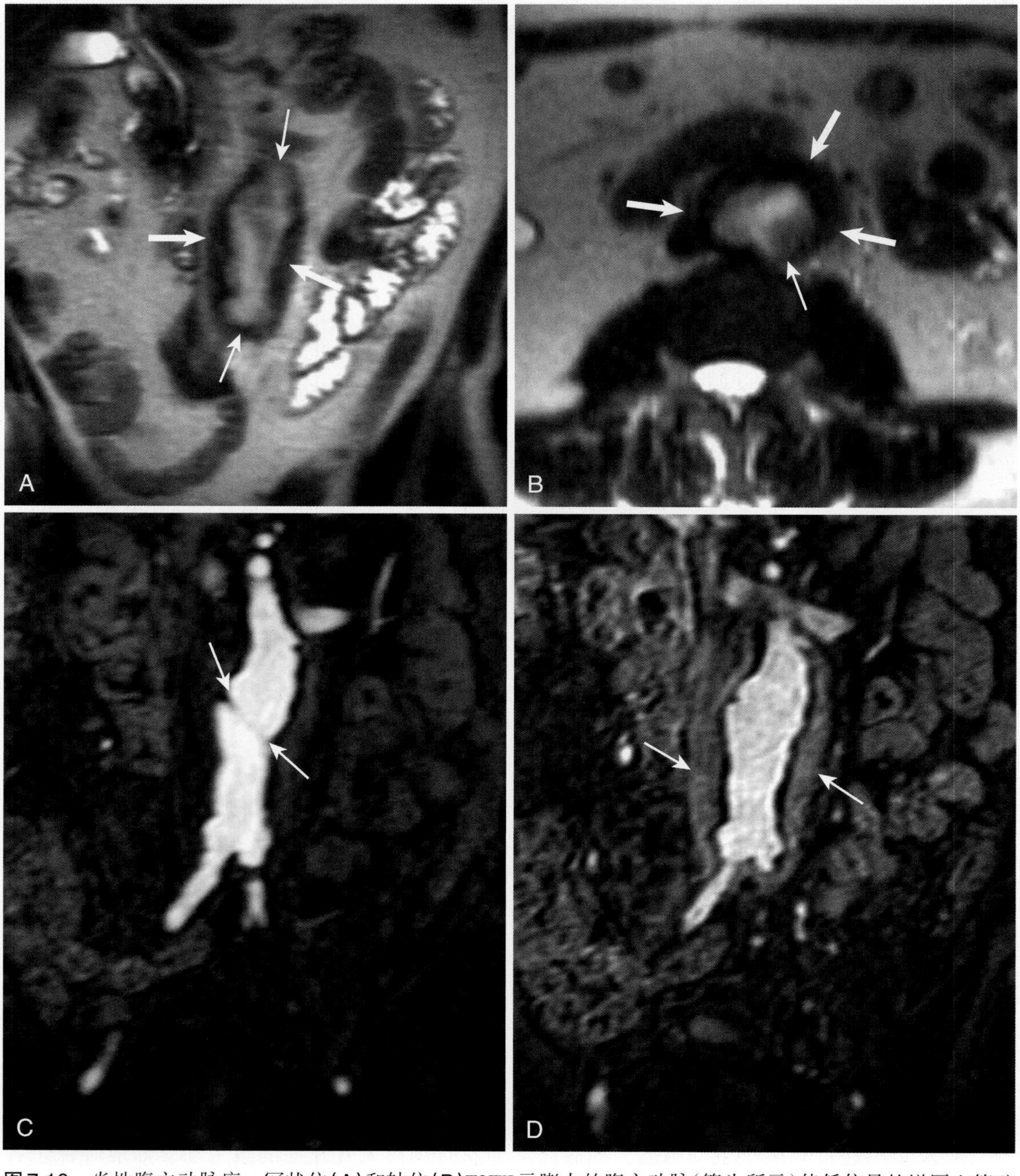

图7.16 炎性腹主动脉瘤。冠状位（A）和轴位（B）T2WI示膨大的腹主动脉（箭头所示）伴低信号的增厚血管壁（粗箭头所示）。增强的磁共振血管成像序列（C）示管腔不规则（箭头所示），提示附壁血栓形成，腹主动脉周围的组织无明显强化。冠状位（D）和轴位（E）延迟增强扫描图像示腹主动脉周围组织明显强化（箭头所示）。（待续）

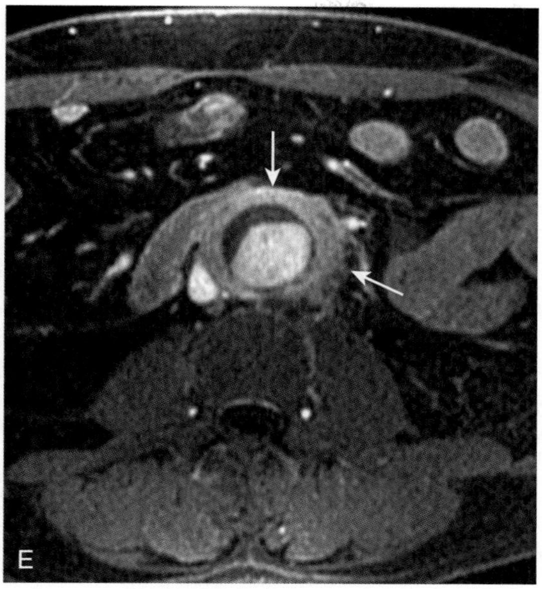

图7.16(续)

为广泛的腹膜后受累,增强扫描呈均匀的轻度强化,即使较大的病灶也没有明显的占位效应[73]。

腹膜后淋巴瘤

腹膜后肿瘤包含广泛的病变(包括多种肉瘤),其中许多超出了本文的范围。腹膜后淋巴瘤是最常见的腹膜后恶性肿瘤[70],包括霍奇金淋巴瘤或非霍奇金淋巴瘤,常可侵犯腹膜后淋巴结。霍奇金淋巴瘤常累及脾脏和腹膜后,呈周围侵犯的传播模式。非霍奇金淋巴瘤则更常累及多种淋巴结群,易发生肠系膜淋巴结和淋巴结外转移。总体而言,腹膜后淋巴瘤大多常侵犯腹主动脉旁、主动脉腔静脉、下腔静脉后的淋巴结群。

本病主要与腹膜后纤维化及其他原发恶性肿瘤(如睾丸癌和前列腺癌)的腹膜后转移相鉴别。与淋巴瘤的表现不同,腹膜后纤维化和转移瘤无明显的腹主动脉前移,且腹膜后纤维化常导致尿路梗阻。沿盆腔来源的淋巴道引流途径蔓延提示泌尿生殖系统来源的肿瘤转移,如睾丸癌和前列腺癌。

腹膜后转移瘤

腹膜后转移瘤由血道转移、淋巴道转移或直接蔓延而来(框7.2)。当出现以下表现之一时,应当考虑为转移瘤或转移性淋巴结:①肿块在脂肪抑制增强序列上呈高信号或在T2加权序列上与受抑制的腹膜后脂肪形成对比;②在无脂肪饱和的T1加权序列上肿块信号高于高信号的腹膜后脂肪(图7.18)。淋巴结在T2加权序列中呈较高信号,在T1加权序列中呈低信号,通常与肿瘤原发灶的强化相近。一般来说,腹膜后淋巴结肿大是非特异性的,其诊断需要结合原发恶性肿瘤病史。淋巴瘤以外的转移瘤没有特定的影像学特征,一般与原发肿瘤具有相同的表现(见图7.18)。鉴别诊断包括腹膜后淋巴瘤、腹膜后纤维化和腹膜后肉瘤,但转移病灶的多样性通常至少能排除后两者。

腹膜后肉瘤

腹膜后肉瘤占全身恶性肿瘤的0.1%~2.0%,占肉瘤的10%~20%[74,75]。绝大多数腹膜后肉瘤起源自中胚层组织(如神经源性肿瘤,恶性神经鞘瘤)。该病包括许多组织学亚型,最常见的依次为:①脂肪肉瘤(33%);②平滑肌肉瘤(28%);③恶性纤维组织细胞瘤(19%);④较少见的肉瘤,包括横纹肌肉瘤(好发于儿童)、血管肉瘤和其他肉瘤。除了能通过脂肪成分诊断脂肪肉瘤(图7.19)及通过腔静脉内受累识别少数累及血管内的平滑肌肉瘤(图7.20),影像学无法有效地确定

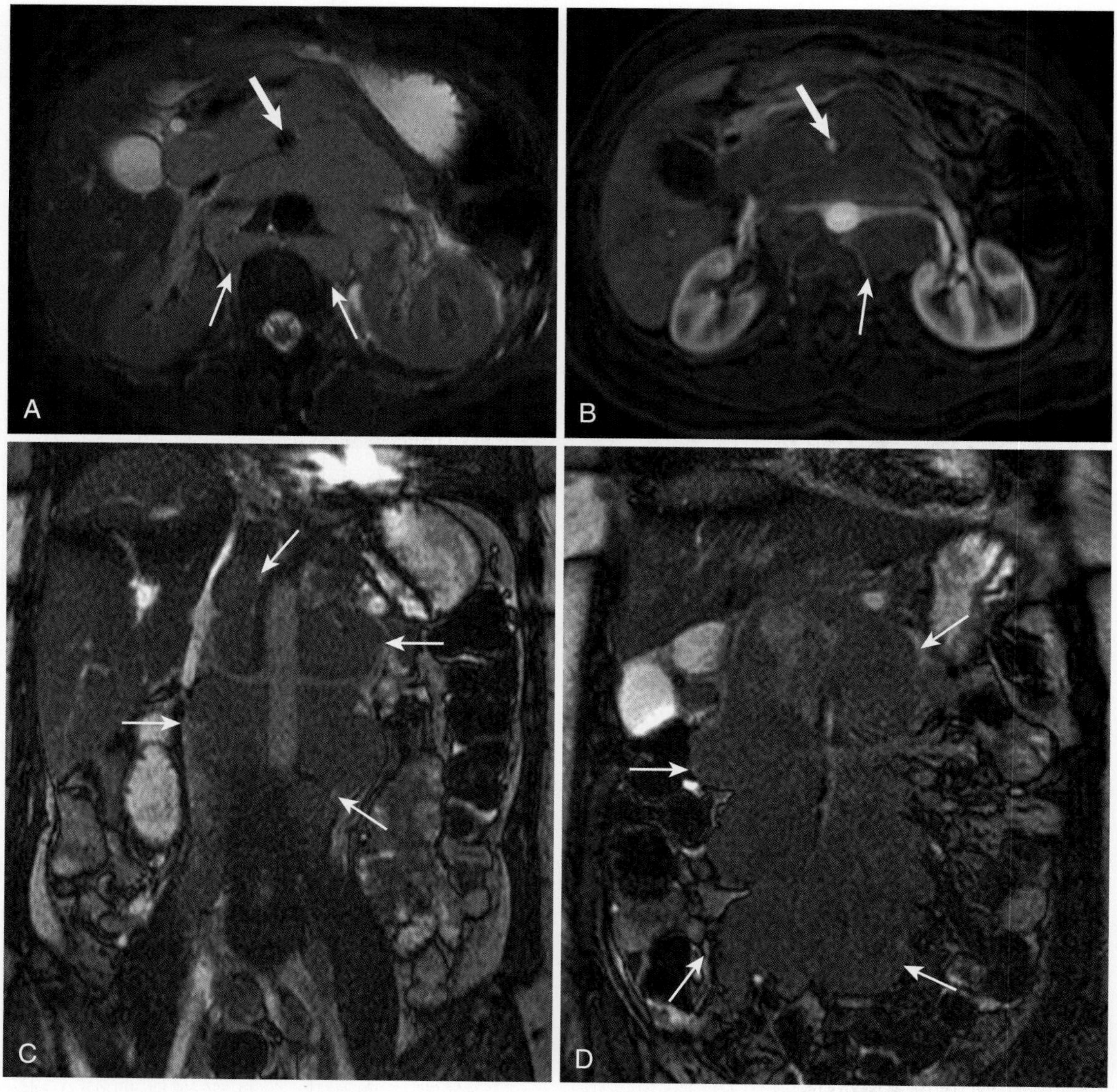

图7.17 腹膜后淋巴瘤。T2脂肪抑制图像(A)和增强扫描图像(B)示腹膜后淋巴结弥漫性肿大,部分融合成团,并延伸至腹主动脉后方(细箭头所示),呈均匀的T2高信号,增强扫描呈均匀的轻度强化。病变包绕肠系膜上动脉(SMA)表明肠系膜(粗箭头所示)受累。(C,D)冠状位图像可显示纵向累及的范围(箭头所示)。

框7.2 腹膜后转移瘤的原发肿瘤

淋巴道转移	血行转移
睾丸癌	肺癌
前列腺癌	乳腺癌
膀胱癌	黑色素瘤
卵巢癌	**直接侵犯**
子宫内膜癌	胰腺癌
结肠癌	胃肠道肿瘤

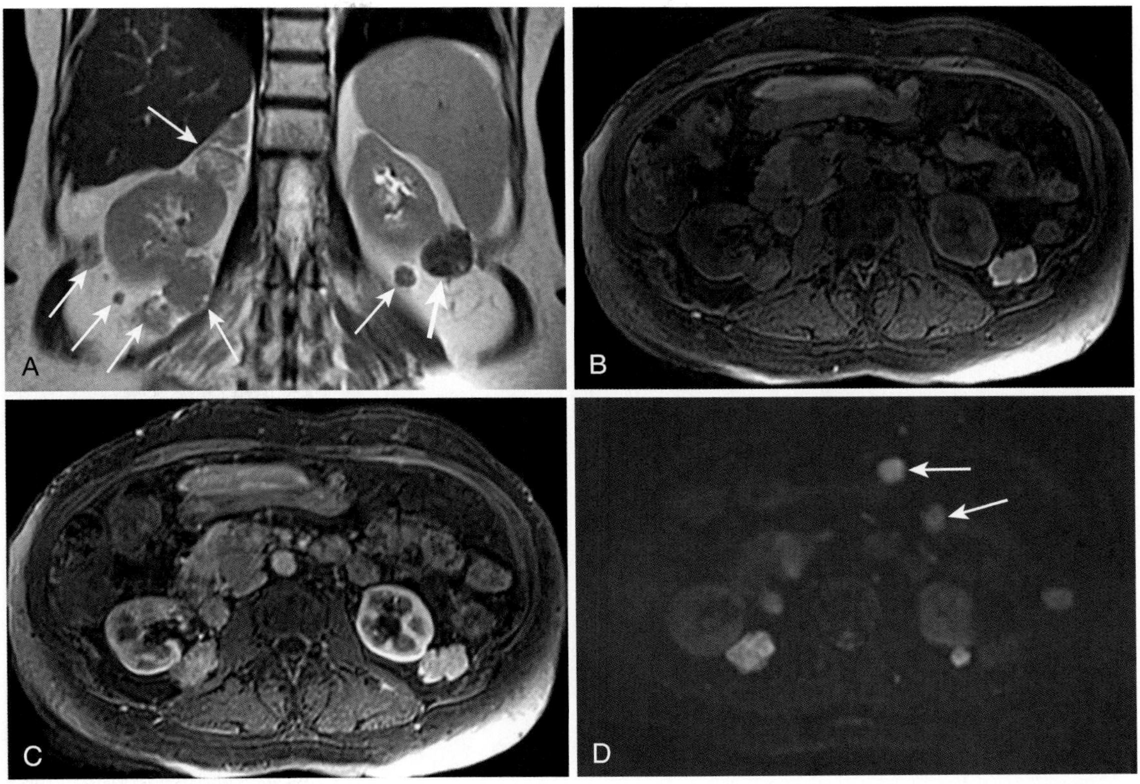

图7.18　腹膜后转移瘤。眼黑色素转移的病例，冠状位T2WI(A)示腹膜后间隙肾周多发占位(箭头所示)，其一为低信号(粗箭头所示)，在轴位T1脂肪抑制图像(B)上呈高信号，反映其内部含有黑色素。病灶在T1压脂增强扫描图像(C)上呈富血供的强化特点，在DWI图像(D)上弥散受限。注意腹膜的转移瘤(箭头所示)。

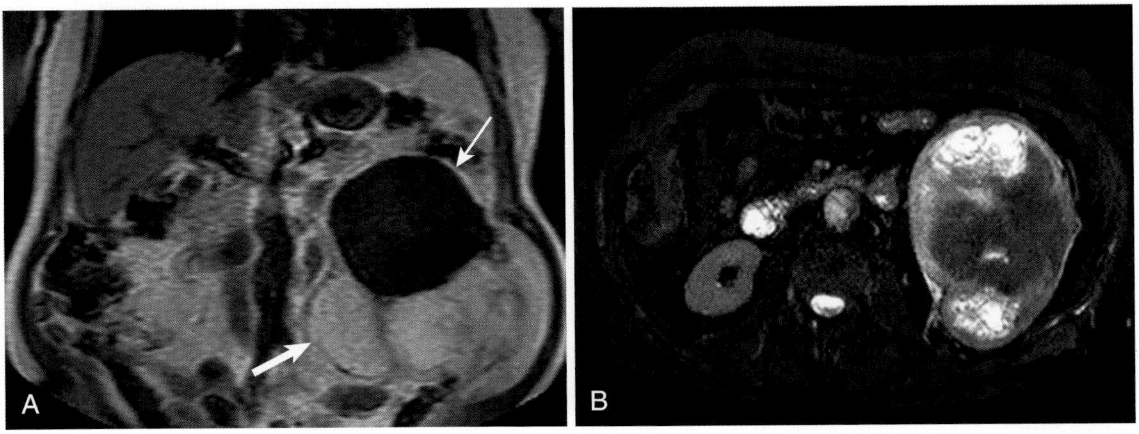

图7.19　腹膜后肉瘤。冠状位T1WI定位像(A)示左侧腹膜后一巨大肿块，上半部分呈低信号(箭头所示)，下半部分呈高信号(粗箭头所示)。轴位T2压脂图像(B)示肿块的上半部分呈不均匀的显著高信号，而轴位T2WI(C)示下半部分信号与周围腹膜后脂肪相近，并可见少许细线状低信号成分。冠状位T1压脂增强扫描图像(D)示上半部分(箭头所示)可见广泛的强化，而下半部分(粗箭头所示)只有小部分强化。(待续)

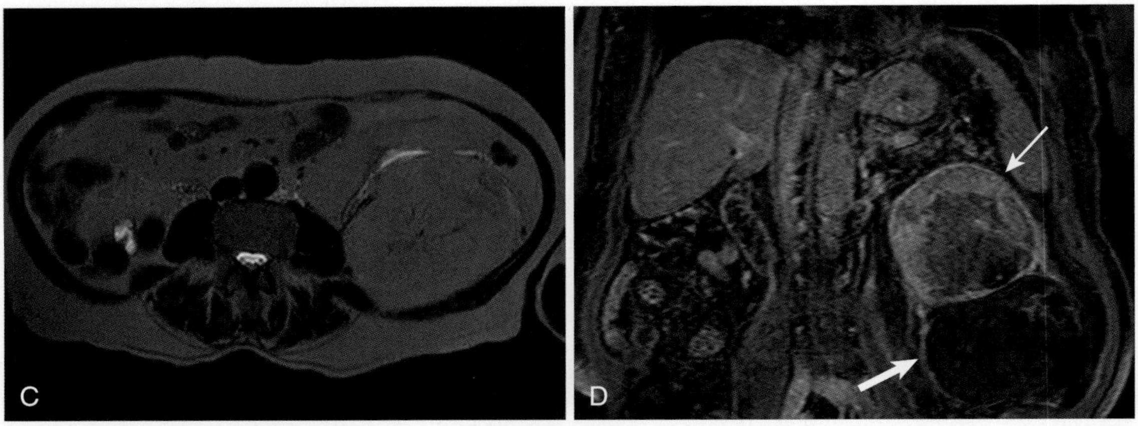

图7.19 （续）。

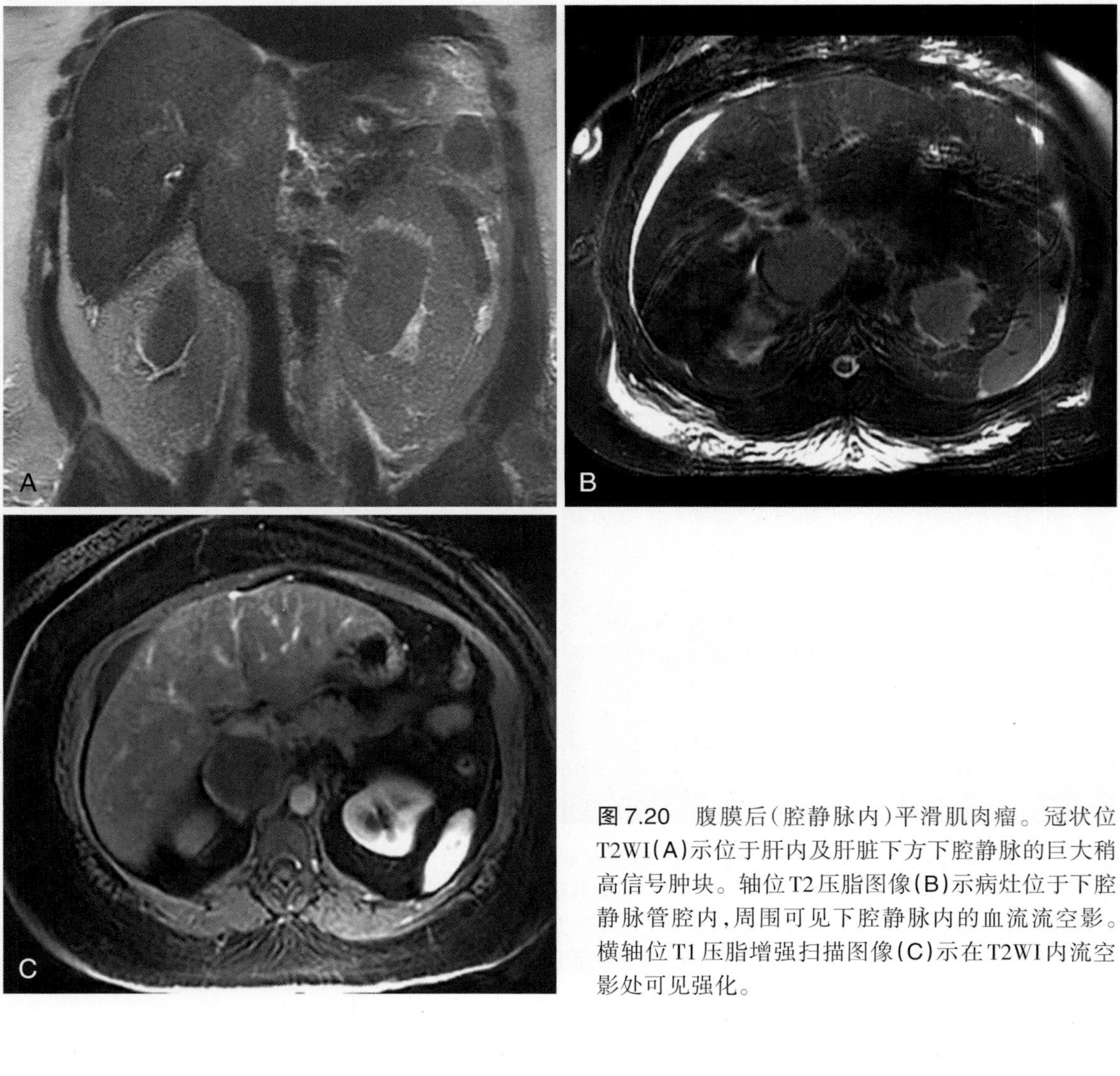

图7.20 腹膜后（腔静脉内）平滑肌肉瘤。冠状位T2WI(A)示位于肝内及肝脏下方下腔静脉的巨大稍高信号肿块。轴位T2压脂图像(B)示病灶位于下腔静脉管腔内，周围可见下腔静脉内的血流流空影。横轴位T1压脂增强扫描图像(C)示在T2WI内流空影处可见强化。

肉瘤亚型[76-78]。当无以上影像学特征时，腹膜后肉瘤通常表现为巨大的混杂肿块，疏松的腹膜后结缔组织不会马上表现出占位效应，这解释了其尺寸巨大的原因。虽然MRI通常不能得出精确的组织学诊断，但通过观察到巨大的尺寸、病灶的不均匀性和缺少良性肿块的特征，仍能评估其恶性程度（除了有可能出现类似脂肪肉瘤的肾性急性髓性白血病）。

不过，组织学类型一般并不影响治疗和预后（主要的影响因素是肿瘤分级和能否进行手术切除）[79,80]。

参考文献

1. Leung K, Stamm M, Raja A, Low G, et al. Pheochromocytoma: The range of appearances on ultrasound, CT, MRI, and functional imaging. *AJR*. 2013;200:370–378.
2. Jacques AET, Sahdev A, Sandrasagara M, et al. Adrenal phaeochromocytoma: Correlation of MRI appearances with histology and function. *Eur Radiol*. 2008;18:2885–2892.
3. Baez JC, Jagannathan JP, Krajewski K, et al. Pheochromocytoma and paraganglioma: Imaging characteristics. *Cancer Imaging*. 2012;12(1): 153–162.
4. Vincent JM, Morrison ID, Armstrong P, et al. Computed tomography of diffuse, non-metastatic enlargement of the adrenal glands in patients with malignant disease. *Clin Radiol*. 1994;49:456–460.
5. Lockhart ME, Smith JK, Kenney PJ. Imaging of adrenal masses. *Eur J Radiol*. 2002;41:95–112.
6. Peppercorn PD, Reznek RH. State-of-the-art CT and MRI of the adrenal gland. *Eur Radiol*. 1997;7:822–836.
7. Rozenblit A, Morehouse HT, Amis ES Jr. Cystic adrenal lesions: CT features. *Radiology*. 1996;201:541–548.
8. Tagge DU, Baron PL. Giant adrenal cyst: Management and review of the literature. *Am Surg*. 1997;63:744–746.
9. Elsayes KM, Mukundan G, Narra VR, et al. Adrenal masses: MRI imaging features with pathology correlation. *Radiographics*. 2004;24(suppl 1):S73–S86.
10. Otal P, Escourrou G, Mazerolles C, et al. Imaging features of uncommon adrenal masses with histopathologic correlation. *Radiographics*. 1999;19:569–581.
11. Dunnick NR, Korobkin M. Imaging of adrenal incidentalomas: Current status. *AJR Am J Roentgenol*. 2002;179:559–568.
12. Berland LL, Silverman SG, Gore RM, et al. Managing incidental findings on abdominal CT: White paper of the ACR incidental findings committee. *J Am Coll Radiol*. 2010;7:754–773.
13. Mansmann G, Lau J, Balk E, et al. The clinically inapparent adrenal mass: Update in diagnosis and management. *Endocr Rev*. 2004;25:309–340.
14. Kloos RT, Gross MD, Francis IR, et al. Incidentally discovered adrenal masses. *Endocr Rev*. 1995;16:460–484.
15. Anagnostis P, Karagiannis A, Tziomalos K, et al. Adrenal incidentaloma: A diagnostic challenge. *Hormones*. 2009;8(3):163–184.
16. Mendonca BB, Lucon AM, Menezes CA, et al. Clinical, hormonal and pathological findings in a comparative study of adrenocortical neoplasms in childhood and adulthood. *J Urol*. 1995;154: 2004–2009.
17. Blake MA, Cronin CG, Boland GW. Adrenal imaging. *AJR Am J Roentgenol*. 2010;194(6):1450–1460.
18. Barzon L, Sonino N, Fallo F, et al. Prevalence and natural history of adrenal incidentalomas. *Eur J Endocrinol*. 2003;149:273–285.
19. Mantero F, Terzolo M, Arnaldi G, et al. A survey on adrenal incidentaloma in Italy. Study Group on Adrenal Tumors of the Italian Society of Endocrinology. *J Clin Endocrinol Metab*. 2000;85:637–644.
20. Belldegrun A, Hussain S, Seltzer SE, et al. Incidentally discovered mass of the adrenal gland. *Surg Gynecol Obstet*. 1986;163:203–208.
21. Mantero F, Terzolo M, Arnaldi G, et al. A survey on adrenal incidentaloma in Italy. Study Group on Adrenal Tumors of the Italian Society of Endocrinology. *J Clin Endocrinol Metab*. 2000;85:637–644.
22. Taffel M, Haji-Momenian S, Nikolaidis P, et al. Adrenal imaging: A comprehensive review. *Radiol Clin North Am*. 2012;50(2):219–243.
23. Barzon L, Sonino N, Fallo F, et al. Prevalence and natural history of adrenal incidentalomas. *Journal of Endocrinology*. 2003;149:273–285.
24. Bilbey JH, McLoughlin RE, Kurkjian PS, et al. MR imaging of adrenal masses: Value of chemical-shift imaging for distinguishing adenomas from other tumors. *AJR Am J Roentgenol*. 1995;164:637–642.
25. Outwater EK, Siegelman ES, Huang AB, et al. Adrenal masses: Correlation between CT attenuation value and chemical shift ratio at MR imaging with in-phase and opposed-phase sequence. *Radiology*. 1996;200:749–752.
26. Israel GM, Korobkin M, Wang C, et al. Comparison of unenhanced CT and chemical shift MRI in evaluation of lipid-rich adrenal adenomas. *AJR Am J Roentgenol*. 2004;183:215–219.
27. Dunnick NR, Korobkin M. Adrenal incidentalomas: Current status. *AJR*. 2002;179:559–568.
28. Inan N, Arslan A, Akansel G, et al. Dynamic contrast enhanced MRI in the differential diagnosis of adrenal adenomas and malignant adrenal mass-

es. *Eur J Radiol.* 2008;65:154–162.
29. Lingam RK, Sohaib SA, Vlahos I, et al. *AJR.* 2004;181:843–849.
30. Tischler AS. Pheochromocytoma and extra-adrenal paraganglioma: Updates. *Arch Pathol Lab Med.* 2008;132:1272–1284.
31. Goldifien A. Adrenal medulla. In: Greenspan FS, Baxter TD, eds. *Basic endocrinology*. 4th ed. Norwalk: Conn: Appleton & Lange; 1994:370.
32. Krebs TL, Wagner BJ. MR imaging of the adrenal gland: Radiologic-pathologic correlation. *Radiographics*. 1998;18:1425–1440.
33. Varghese JC, Hahn PF, Papanicolau N, et al. MR differentiation of pheochromocytoma from other adrenal lesions based on qualitative analysis of T2 relaxation times. *Clin Radiol.* 1997;52: 603–606.
34. Blake MA, Kalra MK, Maher MM, et al. Pheochromocytoma: An imaging chameleon. *Radiographics*. 2004;24(suppl 1):S87–S99.
35. Shankar P, Heller MT. Multi-modality imaging of pheochromocytoma. *Radiology Case Reports*. 2012;7(4):1–5.
36. Blake MA, Krisnamoorthy SK, Boland GW, et al. Low density pheochromocytoma on CT: A mimicker of adrenal adenoma. *AJR Am J Roentgenol.* 2003;181:1663–1668.
37. Caoili EM, Korobkin M, Francis IR, et al. Adrenal masses: Characterization with combined unenhanced and delayed enhanced CT. *Radiology*. 2002;222:629–633.
38. Szolar DH, Kammerhuber FH. Adrenal adenomas and nonadenomas: Assessment of washout at delayed contrast-enhanced CT. *Radiology*. 1998;207:369–375.
39. Korobkin M, Giordano TJ, Brodeur FJ, et al. Adrenal adenomas: Relationship between histologic lipid and CT and MR findings. *Radiology*. 1996;200:743–747.
40. McNichol AM. Differential diagnosis of pheochromocytomas and paragangliomas. *Endocr Pathol.* 2001;12:407–415.
41. Taffel M, Haji-Momenian S, Nikolaidis P, et al. Adrenal imaging: A comprehensive review. *Radiol Clin North Am.* 2012;50(2):219–243.
42. Johnson PT, Horton KM, Fishman EK. Adrenal mass imaging with multidetector CT: Pathologic conditions, pearls and pitfalls. *Radiographics*. 2009;29(5):1333–1351.
43. Lam KY, Lo CY. Metastatic tumours of the adrenal glands: A 30-year experience in a teaching hospital. *Clin Endocrinol (Oxf)*. 2002;56(1): 95–101.
44. Belldegrun A, Hussain S, Seltzer SE, et al. Incidentally discovered mass of the adrenal gland. *Surg Gynecol Obstet.* 1986;163:203–208.
45. Gillams A, Roberts CM, Shaw P, et al. The value of CT scanning and percutaneous fine needle aspiration of adrenal masses in biopsy-proven lung cancer. *Clin Radiol.* 1992;46:18–22.
46. Lenert JT, Barnett CC Jr, Kudelka AP, et al. Evaluation and surgical resection of adrenal masses in patients with a history of extra-adrenal malignancy. *Surgery*. 2001;130:1060–1067.
47. Choi YA, Kim CK, Park BK, et al. Evaluation of adrenal metastases from renal cell carcinoma and hepatocellular carcinoma: Use of delayed contrast-enhanced CT. *Radiology*. 2013;266(2): 514–520.
48. Dhamija E, Panda A, Das CJ, et al. Adrenal imaging (part 2): Medullary and secondary adrenal lesions. *Indian J Endocrinol Metab.* 2015;19(1):16–24.
49. Tsushima Y, Takahashi-Taketomi A, Endo K. Diagnostic utility of diffusion-weighted MR imaging and apparent diffusion coefficient value for the diagnosis of adrenal tumors. *J Magn Reson Imaging*. 2009;29(1):112–117.
50. Sandrasegaran K, Patel AA, Ramaswamy R, et al. Characterization of adrenal masses with diffusion-weighted imaging. *AJR Am J Roentgenol.* 2011;197(1):132–138.
51. Bozgeyik Z, Onur MR, Poyraz AK. The role of diffusion weighted magnetic resonance imaging in oncologic settings. *Quant Imaging Med Surg.* 2013;3(5):269–278.
52. Hedican SP, Marshall FF. Adrenocortical carcinoma with intracaval extension. *J Urol.* 1997;158:2056–2061.
53. Stratakis CA, Chrousos GP. Adrenal cancer. *Endocrinol Metab Clin North Am.* 2000;29:15–25.
54. Latronico AC, Chrousos GP. Extensive personal experience: Adrenocortical tumors. *J Clin Endocrinol Metab.* 1997;82:1317–1324.
55. Hutter AM Jr, Kayhoe DE. Adrenal cortical carcinoma. Clinical features of 138 patients. *Am J Med.* 1966;41:572–580.
56. Soreide JA, Brabrand K, Thoresen SO. Adrenal cortical carcinoma in Norway, 1970–1984. *World J Surg.* 1992;16:663–667.
57. Ng L, Libertino JM. Adrenocortical carcinoma: Diagnosis, evaluation and treatment. *J Urol.* 2003;169:5–11.
58. Lim JH, Kim B, Auh YH. Anatomical communications of the perirenal space. *Br J Radiol.* 1998;71:450–456.
59. Caiafa RO, Vinuesa AS, Izquierdo RS, et al. Retroperitoneal fibrosis: Role of imaging in diagnosis and follow-up. *Radiographics*. 2013;33(2):535–552.
60. Al-okaili RN, Schable SI, Marlow TJ. Displaced plaque in retroperitoneal adenopathy. *South Med J.* 2002;95(8):857–859.
61. Kottra JJ, Dunnick NR. Retroperitoneal fibrosis. *Radiol Clin North Am.* 1996;34(6):1259–1275.
62. Vivas I, Nicolás AI, Velázquez P, et al. Retroperitoneal fibrosis: Typical and atypical manifestations. *Br J Radiol.* 2000;73(866):214–222.
63. Cronin CG, Lohan DG, Blake MA, et al. Retroperitoneal fibrosis: A review of clinical features and imaging findings. *AJR Am J Roentgenol.* 2008; 191(2):423–431.
64. Tang T, Boyle JR, Dixon AK, et al. Inflammatory abdominal aortic aneurysms. *Eur J Vasc Endovasc Surg.* 2005;29(4):353–362.
65. Pennell RC, Hollier LH, Lie JT, et al. Inflammatory abdominal aortic aneurysms: A thirty-year review. *J Vasc Surg.* 1985;2(6):859–869.
66. von Fritschen U, Malzfeld E, Clasen A, et al. Inflammatory abdominal aortic aneurysm: A postoperative course of retroperitoneal fibrosis. *J Vasc*

Surg. 1999;30(6):1090–1098.
67. Sultan S, Duffy S, Madhavan P, et al. Fifteen-year experience of transperitoneal management of inflammatory abdominal aortic aneurysms. *Eur J Vasc Endovasc Surg*. 1999;18(6):510–514.
68. Restrepo CS, Ocazionez D, Suri R, et al. Aortitis: Spectrum of the infectious and inflammatory conditions of the aorta. *RadioGraphics*. 2011;31(2):435–451.
69. Wallis F, Roditi GH, Redpath TW, et al. Inflammatory abdominal aortic aneurysms: Diagnosis with gadolinium enhanced T1-weighted imaging. *Clin Radiol*. 2000;55:136–139.
70. Neville A, Herts BR. CT characteristics of primary retroperitoneal neoplasms. *Crit Rev Comput Tomogr*. 2004;45(4):247–270.
71. Dupas B, Augeul-Meunier K, Frampas E, et al. Staging and monitoring in the treatment of lymphomas. *Diagnostic and Interventional Imaging*. 2013;94(2):145–157.
72. Johnson SA, Kumar A, Matasar MJ, et al. Imaging for staging and response assessment in lymphoma. *Radiology*. 2015;276(2):323–338.
73. Rajiah P, Sinha R, Cuevas C, et al. Imaging of uncommon retroperitoneal masses. *Radiographics*. 2011;31(4):949–976.
74. Mettlin C, Priore R, Rao U, et al. Results of the national soft-tissue sarcoma registry. *J Surg Oncol*. 1982;19(4):224–227.
75. Neville A, Herts BR. CT characteristics of primary retroperitoneal neoplasms. *Crit Rev Comput Tomogr*. 2004;45(4):247–270.
76. Francis IR, Cohan RH, Varma DGK, et al. Retroperitoneal sarcomas. *Cancer Imaging*. 2005;5(1):89–94.
77. Blum U, Wildanger G, Windfuhr M, et al. Preoperative CT and MR imaging of inferior vena cava leiomyosarcoma. *Eur J Radiol*. 1995;20(1):23–27.
78. Hemant D, Krantikumar R, Amita J, et al. Primary leiomyosarcoma of inferior vena cava, a rare entity: Imaging features. *Australas Radiol*. 2001;45(4):448–451.
79. Storm FK, Mahvi DM. Diagnosis and management of retroperitoneal soft-tissue sarcoma. *Ann Surg*. 1991;214(1):2–10.
80. Heslin MJ, Lewis JJ, Nadler E, et al. Prognostic factors associated with long-term survival for retroperitoneal sarcoma: Implications for management. *J Clin Oncol*. 1997;15(8):2832–2839.

第8章

胃肠系统MRI表现

引言

虽然CT一直是胃肠道主要的成像方式，近年来，小肠及结直肠的MRI应用已经开发并得到了越来越多的应用。MRI小肠造影可评估小肠的炎性病变，如克罗恩病、肿瘤以及阻塞和出血的病因。在结直肠方面的应用包括直肠癌分期、肛瘘评估和阑尾炎（通常用于妊娠女性或小儿群体）。

小肠

CT和MRI在小肠的影像学诊断中相互补充。CT具有成本较低、方便和可用性强的特点，而MRI可避免辐射，同时使用碘对比剂，可提供良好的组织对比和多参数评估（信号特征、增强、弥散限制和蠕动）。MRI的主要优势是：对于婴幼儿及需要重复检查的病变（例如，克罗恩病和息肉病综合征），可避免或尽量减少电离辐射[1,2]。MRI的具体适应证包括：炎症病变、小肠肿块、相对的CT禁忌证（如妊娠），以及不完全的胶囊内镜检查后确定小肠梗阻和胃肠道出血的病因（框8.1）[3]。

技术层面

最佳成像需要小肠扩张、对比剂增强、快速成像和俯卧位，以防止来自体块运动、蠕动运动和易感性的伪影。尽管MRI肠灌洗在扩大小肠和显示管腔异常方面优于MRI肠造影[4]，但在技术层面和患者舒适度方面，MRI肠造影通常更好。在MRI肠造影中，充分的肠扩张是通过大量口服对比剂实现的。口服对比剂根据其影像学表现可分为3大类：①阴性

框8.1　MRI适应证

炎症病因
克罗恩病
腹腔疾病
肠道缺血和血管炎
放疗和化疗引起的肠炎
小肠肿瘤
小肠肿瘤的诊断和随访
转移性疾病的腹膜内生长
息肉病综合征
Peutz-Jeghers综合征
青少年息肉病
Cowden综合征
加德纳综合征
CT小肠造影禁忌证
妊娠
碘对比剂过敏
无法耐受口腔对比剂
辐射剂量考虑
其他原因
小肠梗阻
胶囊内镜检查后胃肠道出血

对比剂(T1和T2低信号);②阳性对比剂(T1和T2高信号);③双性对比剂(T1低信号和T2高信号)(图8.1)。双性对比剂是最好的组织对比剂,T1低信号、高增强和T2相对于低信号肠壁为高信号。医生开出各种剂量的处方,通常包括在增强扫描检查时给予高达2L的对比剂。作者所在科室要求每20分钟注射一瓶硫酸钡,共3瓶,即1350mL硫酸钡。

除了禁食(建议至少禁食2小时),抗蠕动药物还可以减少由于肠道蠕动活动而导致的图像衰减。在美国,抗蠕动药物包括胰高血糖素和天胱胺(左旋)(丁莨菪碱未获FDA批准)[5]。肌内注射和静脉注射胰高血糖素,舌下注射和静脉注射莨菪碱配方提供了许多选择,但都有复杂的工作流程。虽然不使用抗蠕动药物时图像有较多的运动伪影,但其优点可以证明放弃使用的合理性。小剂量的天胱胺效应、突出炎症肠段("冰冻肠"征)的潜在益处、药物副作用的优先处理、降低成本和简化工作流程,所有这些都建议至少考虑放弃抗蠕动治疗[6,7]。然而,在肿瘤识别和(或)评估与"冰冻肠"征象无关的情况下,减少蠕动及其伴随的伪影、图像衰退具有更多的相对益处。

与躯体其他部位MRI应用一样,MRI肠镜检查需要使用专用的躯干线圈。如果可能的话,俯卧位比仰卧位有很多优势:①由于压迫作用,冠状面成像更快;②肠道扩张更好[8,9];③消除腹壁运动障碍。静脉造影增强对于评估炎症及其并发症的急性/慢性程度、识别和确定肿块的特征、突出相关的表现(如血管充盈、周围炎症和肿瘤扩散)是至关重要的。钆贝酸(钆贝葡胺)的高相关性促进了其在MRI肠镜造影中的应用,但有报道称,钆会在大脑中积累(与肾功能无关),这限制了其应用[10,11]。通过大环剂增强对比度可以避免这一潜在问题。与所有其他躯体MRI应用一样,推荐将动态对比成像(如第1章所述)作为区分急性和慢性炎症,以及分辨肿瘤特征的一种手段。

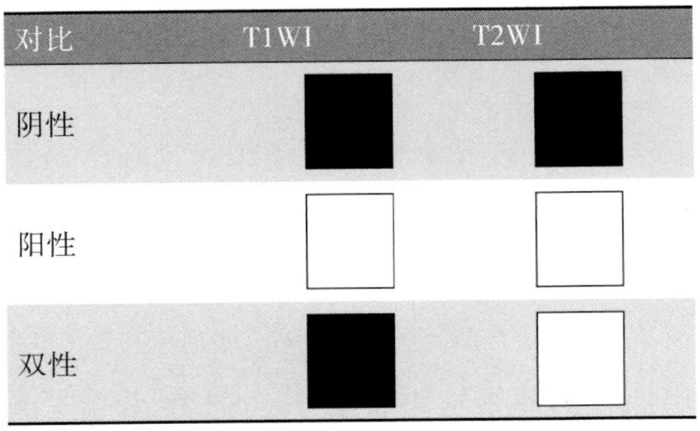

图8.1　MRI小肠造影口服对比剂。

脉冲序列参数在许多方面与其他应用不同(表8.1)。小肠环的分布有利于冠状位观察,特别是对时间敏感的脉冲序列(如动态序列)更是如此,并且可以获取轴向序列和冠状序列的组合。MRI胃肠道脉冲序列符合第1章介绍的协议方案,并以T1和T2加权框架为中心。稳态图像提供了很好的"T2加权"(真实T2/T1加权)概览,这得益于快速成像,对运动伪影不敏感以及对流体敏感。受到与内部运动伪影有关的运动伪影的影响,单次重T2加权图像具有相似的属性(图8.2)[12]。脂肪抑制改善了组织对比度和动态范围,而在每个信噪比较差的单次图像中,需要依靠每幅图像的单个激发脉冲来降低信噪比(由于获取时间较长,用于腹部内脏成像的FSE图像极易受到蠕动运动伪影的影响)。除了固有的T2对比外,DWI有助于显示孤立炎症和赘生性细胞过多(图8.2)。最后,通过快速T2加权(通常为稳态)脉冲序列(每幅断层图像具有多帧)的运动性成像可以证明蠕动运动(并且在炎症情况下不存在蠕动)。

表8.1 样品MRI小肠造影方案

脉冲序列	相关参数	功能	局限性
冠状位(或三平面)稳态	层厚6×0mm	液-固组织对比;动态不敏感	易产生磁化伪影和带状伪影
冠状位SSFSE	TE≈200ms	液体敏感性;运动和磁化率伪影不敏感	低信噪比进一步受脂肪抑制的影响;管腔内液体运动伪影
轴位SSFSE	TE≈200ms	同上	同上
冠状位同相和异相	从Dixon动态序列导出	肠系膜改变;偶然发现(如肝脂肪变性、肾上腺腺瘤)	最小肠道组织对比
动态	通过团注时间抑制3D脂肪	检测和表征炎症和肿瘤	肠壁模糊
轴位脂肪抑制FSE	TE≈80ms	束缚水/肠壁组织对比	运动伪影
冠状位延迟FSE	TE≈80ms	同上	同上
冠状位延迟期	与动态相同	增加对比动力学信息(强化细胞外组织,如炎症)	与动态相同
轴位延迟期	3D脂肪抑制	同上	同上
DWI	b=800s/mm^2	极端组织对比度及对炎症和肿瘤的敏感性	容易产生伪影
冠状位稳态电影成像	约10个断层位置,每层大约25个相位	以蠕动为特征	呼吸运动伪影

T1加权图像的主要用途是说明对比度增强。如前所述,在冠状位采集动态脂肪抑制T1加权3D图像以满足时间限制,而延迟脂肪抑制T1加权3D图像是在轴位和(或)冠状位采集的(图8.3)。尽管3D图像受肠蠕动影响会出现模糊,但较高的断层图像分辨率、没有呼吸失准和时间飞跃伪增强(来自运动)比2D采集更有利。添加同反相位图像(和脂肪图像,当使用第1章中讨论的Dixon技术执行动态序列时)可提供解剖学概况和另一种检测肠系膜炎症和肿瘤扩散的方法。

正常外观

正常的小肠直径<3cm,在MRI小肠造影中会有所不同,具体取决于口服对比剂的扩张程度。肠壁的厚度也与口服对比剂的扩张程度成正比,通常<3mm。肠壁和褶皱信号强度为均匀性低信号,增强最小。扩张不足类似病理改变,其壁和褶皱相对增厚,并且增强后的感觉增强与组织密度的增加相对应(见图8.3)。肠系膜在正常情况下表现出与成熟脂肪等强度的信号特性,而没有增强或液体。电影运动图像描绘了在给定时间内有速度变化的蠕动,但保持整体均匀性。

发炎的病因

MRI小肠造影的细腻组织对比和多参数性质使其对小肠炎症变化敏感。但是,在这种情况下,出于可用性和便利性考虑,通常建议患者接受CT检查。炎性肠病(IBD)或克罗恩病在炎症类别中占主导地位,因为需要重复监测影像学和相对年轻的患者队列。

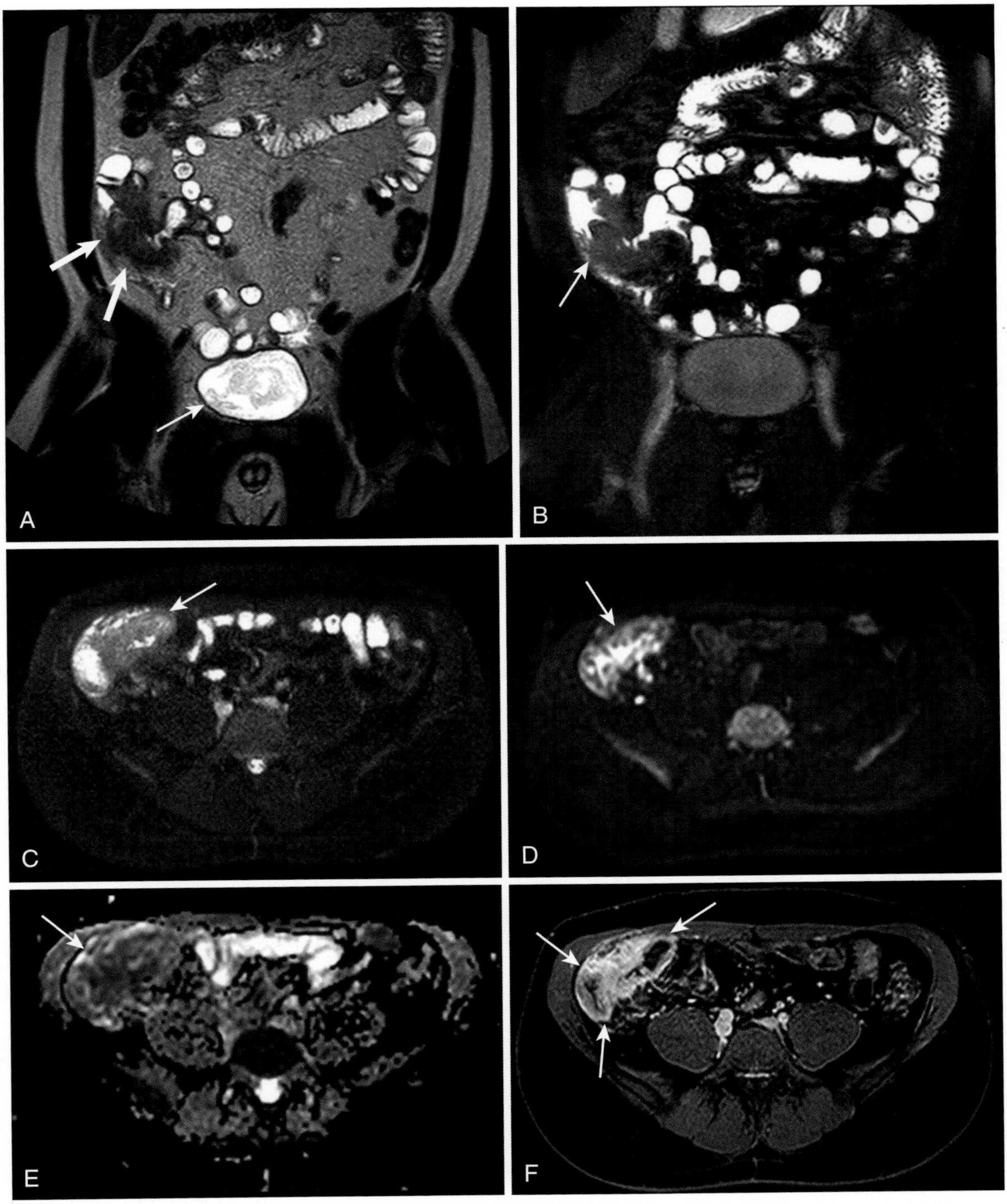

图8.2 T2加权MRI小肠造影图像的示例。冠状位T2加权图像(A)显示出明显的液体和口服对比剂、膀胱内腔内液体运动伪影(箭头所示)以及末端回肠和盲肠异常增厚(粗箭头所示)。冠状位和轴位的中等T2加权和脂肪抑制图像(分别为B和C)显示了急性水肿变化(箭头所示),具有较好的优势。重扩散加权图像(D)显示了急性发炎的回肠和盲肠(箭头所示)的明显高信号,并在相应的表观弥散系数(ADC)图(E)中出现了低信号和弥散限制(箭头所示)。轴位、延迟、脂肪抑制的T1加权图像(F)显示了炎症肠管的显著增强(箭头所示)。

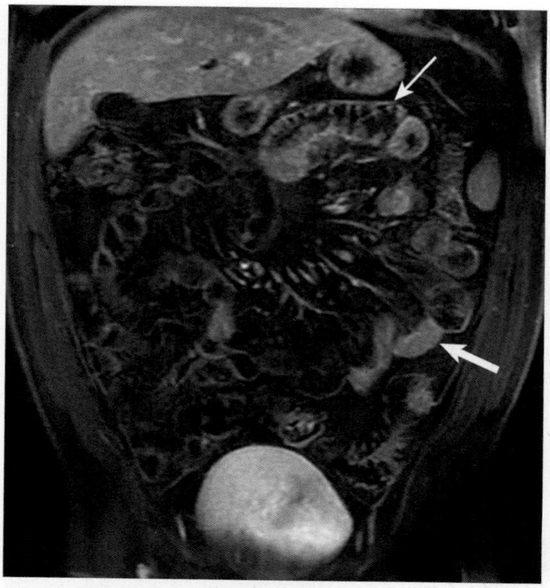

图8.3　T1加权MRI小肠图像的示例。冠状位、脂肪抑制的T1加权对比后MRE图像显示了小肠肠袢的正常出现，并且相对腔内阴性对比剂肠壁轻度增强。在正常的空肠环中，上腹部可见正常的褶皱（箭头所示）。未扩张的肠袢异常增强（粗箭头所示）类似病理改变，并需要在多个系列中进行比较以确认是否无炎症。

克罗恩病

克罗恩病（CD）是胃肠道的一种慢性炎性疾病，其特征在于炎症加重和消退，通常在20~30岁出现。尽管是特发性的，但证据表明黏膜对未知抗原的反应异常[13]。慢性腹泻是最常见的症状，其他症状包括腹部绞痛、体重减轻、低热和厌食。

克罗恩病可影响到整个胃肠道（“口至肛门”），但约80%的病例累及小肠［最常见的是回肠末端（TI）］，不超过50%的病例累及结肠（通常是并存的小肠疾病）[14]。首先出现黏膜下淋巴样增生和淋巴水肿，影像学上反映为黏膜溃疡。浅口性溃疡发展成深部；然后是透壁溃疡，合并为“鹅卵石型”。长度可变的、多个不连续（“跳过”）节段通常表现为与周围肠系膜增厚相关的不对称肠壁受累[15]。

治疗策略已从注重症状管理和规范化炎症生化指标发展为实现完整的黏膜愈合[16]。因此，影像学检查和MRI肠镜在监测治疗反应和指导治疗中起着重要作用。注意，要区分药物治疗的活动性炎症和手术治疗的慢性纤维化炎症。

现已制定了基于成像的分类方案，以标准化炎症评估并使主观性最小化[17]。4部分的分类系统包括：①活动性炎症；②穿孔和瘘管形成；③纤维狭窄；④修复和再生类别（表8.2）。多项研究证实了MRI肠镜对克罗恩病活跃性炎症的高敏感性（>90%）[18-20]。活动性炎症的MRI征象包括黏膜过度增强（最敏感的发现）、直肠突出（“梳状”征），周围的肠系膜脂肪堆积和壁层分层（图8.4）[21]。分层或“目标体征”源于T1高信号浆膜增强、低信号

表8.2　克罗恩病分类系统

活动性炎症		纤维狭窄		瘘管/穿孔	修复/再生
极小的	严重的	极小的	严重的		
浅表性/口腔溃疡	深层溃疡/鹅卵石征	极小的管腔狭窄/轻度肌腱前扩张	管腔明显狭窄/肌腱前扩张	深裂性溃疡和窦道	黏膜萎缩
极小的褶皱增厚	明显的壁层增厚/黏膜分层	极小的壁厚	明显的壁层增厚	瘘管邻近肠环、皮肤	再生性息肉
	肠系膜出血/“梳状”征			炎性蜂窝织炎	极小的管腔狭窄

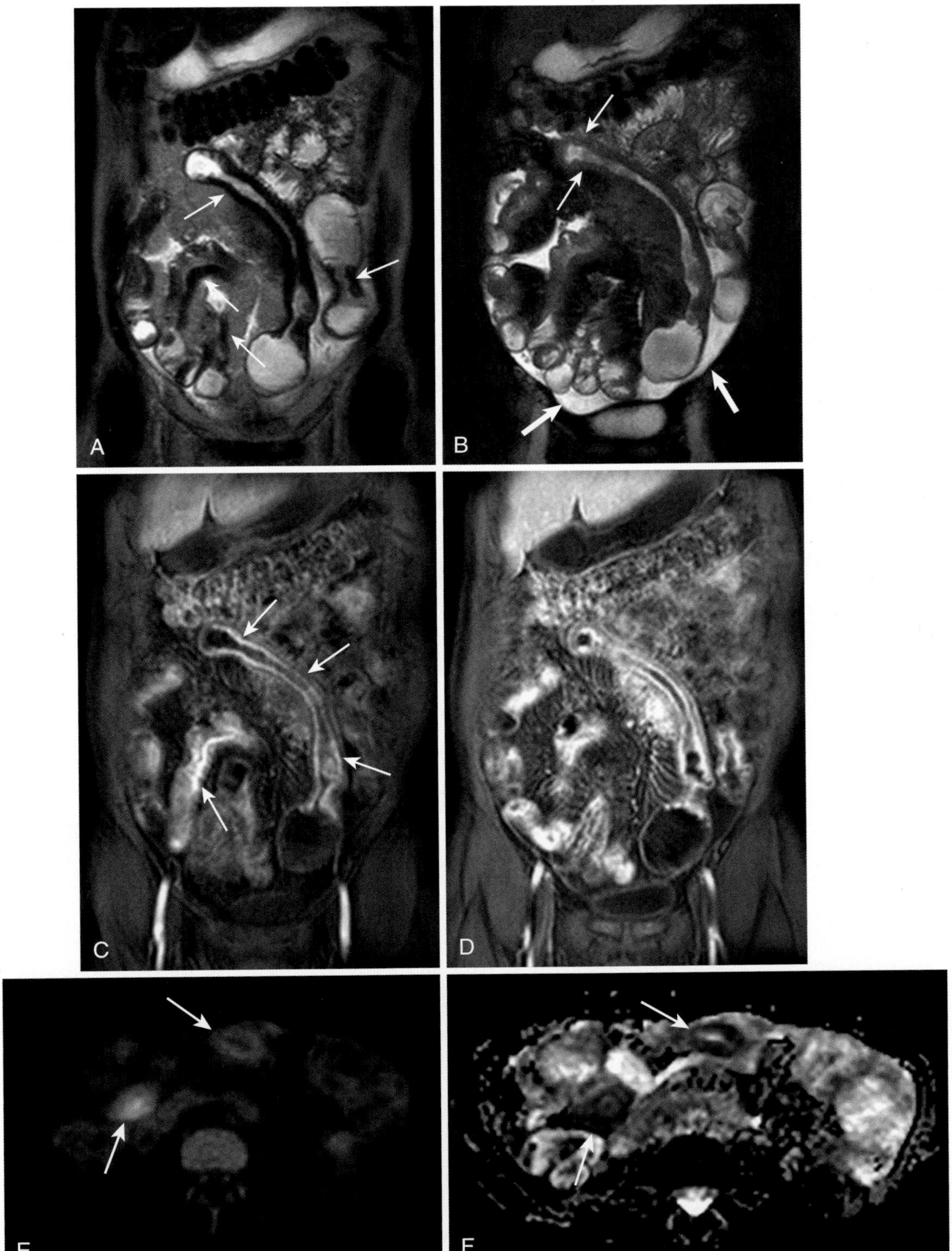

图8.4　克罗恩病的MRI肠镜检查显示有活动性炎症。冠状位T2加权图像(A)显示了多个厚壁小肠肠袢(箭头所示)。在脂肪抑制的T2加权图像(B)中,可更好地观察到轻度的肠壁高信号(箭头所示)和腹腔积液(粗箭头所示)。冠状脂肪抑制的T1加权图像(C)显示黏膜充血(箭头所示)和"梳状"征。延迟、脂肪抑制的对比增强图像(D)显示了"梳状"征具有更好的优势。扩散加权(E)和表现扩散系数图(F)显示了炎症小肠肠袢中的弥散限制(箭头所示)。

黏膜下水肿和高信号黏膜增强。在T2加权图像上的表现实质上是相反的[22]。有时肠腔狭窄，肠壁总厚度为4~12mm。溃疡的鉴别取决于管腔的充盈——明显的T2高信号，被T2中等信号包围的明显增强的壁缺损，逐渐增强的肠壁水肿被相邻肠壁所掩盖[23]。

电影运动学成像有助于在正常蠕动的小肠肠袢的背景下识别出明显"冷冻"的患病肠段[24]。"冷冻结肠"征与静态脉搏序列的发现相关——黏膜高增强、壁层分层、肠系膜炎症等，以确认活动性炎症[25]。由于正常的肠袢表现出更活跃的蠕动，因此，不使用抗蠕动药就可使低蠕动或无蠕动的疾病段更加明显。

对于进展性疾病，克罗恩病的透壁性会导致多达1/3的患者穿孔[26-28]。瘘管在内部或外部（通常发生在会阴区）扩展，据报道，MRI的敏感性和特异性分别为83.3%~84.4%和100%。初始性瘘管呈线型，T2高信号，周围明显增强。肠腔与瘘管的连续性有助于诊断（图8.5）[24]。多数瘘管缺乏腔内造影以证实其存在和病因。随着病情的发展，内部瘘管会在周围的肠系膜内引起增生性反应，并伴有

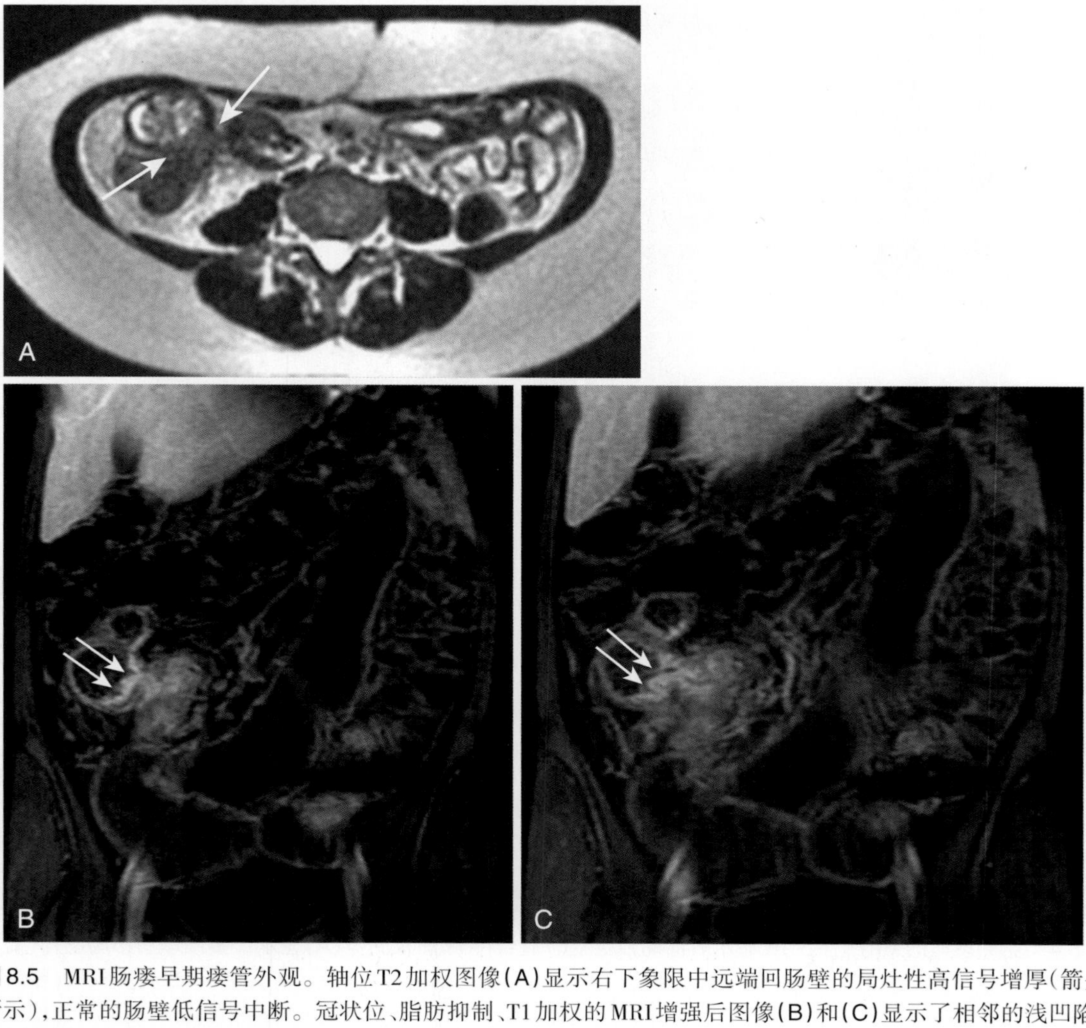

图8.5　MRI肠瘘早期瘘管外观。轴位T2加权图像（A）显示右下象限中远端回肠壁的局灶性高信号增厚（箭头所示），正常的肠壁低信号中断。冠状位、脂肪抑制、T1加权的MRI增强后图像（B）和（C）显示了相邻的浅凹陷，这些凹陷从内侧延伸穿过发炎、增厚的壁，并且有强烈的周围强化（箭头所示）。

至少两个不连续节段的并发症和受累，成像模式常符合“星状”模式，即呈“星号”征（图8.6）[31]。肠外并发症包括瘘和脓肿，肠系膜炎症和邻近内脏受累。

纤维狭窄症的特征是在固定的狭窄肠段上游存在肠梗阻。在整个检查过程中，在连续脉冲序列中，以及在运动性序列中都明确了狭窄的固定位置（图8.7）。如果没有重叠的活动性炎症，纤维狭窄肠段通常表现出轻度、进行性增强和相对T2低信号，反映了纤维化。由于肠系膜边界的不对称炎症累及，随后肠系膜侧壁不对称缩短，假瘤形成随着对侧胃肠壁的相对膨胀而发展（图8.8）[32]。识别这些特征证明病变为慢性，有助于对这些患者进行适当的分类以对病变部分进行手术切除[33]。

修复性疾病表现为黏膜萎缩和息肉再生，无炎症或阻塞。黏膜剥脱区域与丝状息肉共存，表现为点状腔充盈缺损。

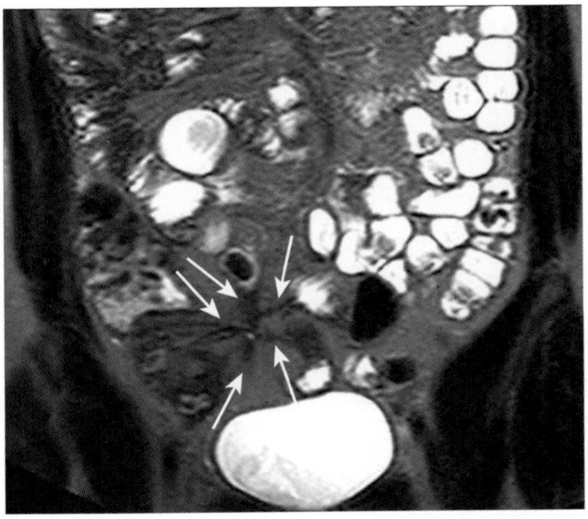

图8.6　“星号”征。冠状位T2加权图像表现为复杂瘘管连接多个不连续肠节段（箭头所示）。

乳糜泻

乳糜泻是遗传易感患者的慢性肠道不耐受症。小麦（和其他）谷物中的醇溶性蛋白质会引发不适当的T细胞介导的免疫反应和自身免疫性肠病。绒毛状炎症和破坏始于十二

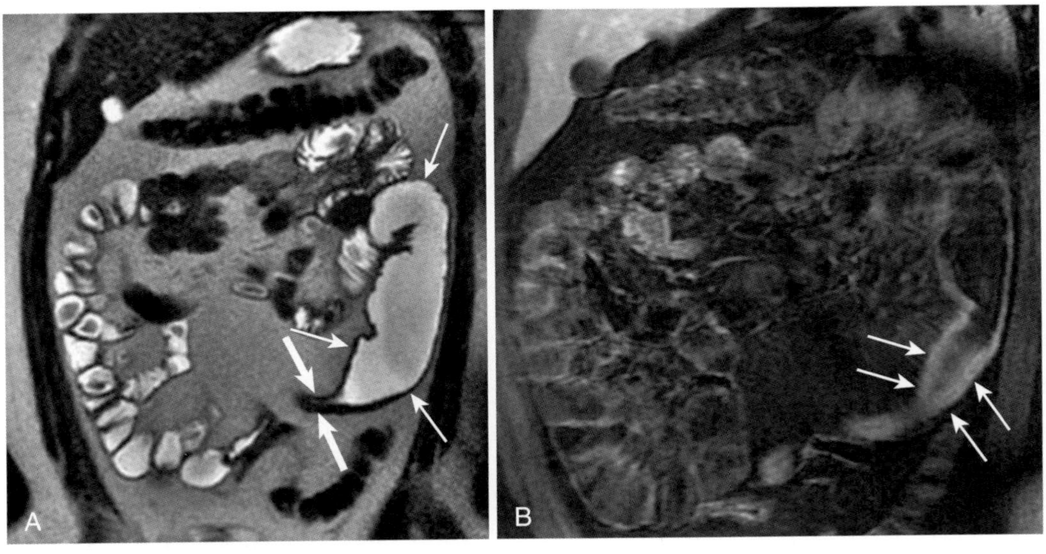

图8.7　纤维狭窄症的MRI肠造影。冠状位T2加权像（A）显示左腹部扩张的小肠袢（箭头所示），位于纤维增生、低尖、狭窄节段（粗箭头所示）的近端。脂肪抑制、T1加权后造影图像（B）显示纤维化组织典型的渐进性增强（箭头所示）。

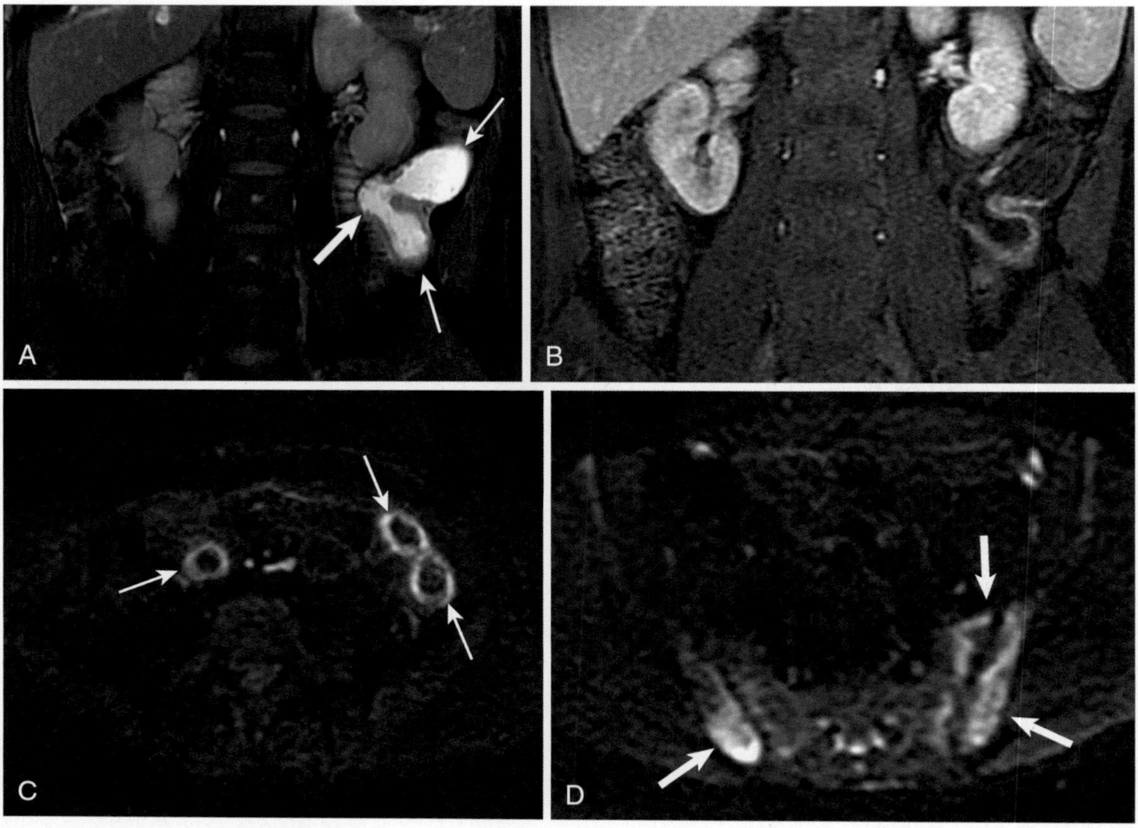

图8.8 克罗恩病的假性征象。(**A**)冠状脂肪抑制稳态图像显示了一个空肠扩张的空肠环(箭头所示),其偏心表现(粗箭头所示)。冠状脂肪抑制、T1加权造影后图像(**B**)显示出反映炎症的壁增强。扩散加权图像(**C**)和(**D**)显示向远端延伸的长节段炎症(箭头所示),异常骶髂关节周围高信号提示骶髂炎(粗箭头所示)。

指肠,并随时间逐渐向远端发展。疾病进展过程的并发症包括:小肠肠套叠、溃疡性空肠回肠炎、淋巴瘤、腺癌、脾功能低下、空化淋巴结病综合征和肠尘肺。尽管明确的诊断取决于特征性的组织病理学发现,以及对无麸质饮食的良好反应,但影像学检查结果在适当的临床环境中提示了诊断。经典的特征是空肠褶皱伴萎缩、空肠褶皱数量减少,以及回肠皱褶的代偿性增加(图8.9)。乳糜泻中炎症过程的演变在Marsh分级系统中被识别(图8.10),范围从无炎症(0期)到严重炎症和绒毛破坏(4期)。

乳糜泻,常因肠道吸收不良而被发现。MRI肠镜检查可能会发现一些典型的荧光镜检查结果,包括十二指肠炎、稀释、扩张、缓慢转移、絮凝、黏膜形成、空肠褶皱逆转和短暂肠套叠[35-37]。肠系膜发现包括血管充血和肠系膜淋巴结肿大[38,39]。肠壁增厚和腹水不常见[40-42]。黏膜下十二指肠和空肠脂肪提示慢性炎症的诊断,据报道约有15%的患者CT检查发现乳糜泻[43]。

腹腔疾病的并发症较多,包括溃疡性空肠回肠炎、空洞性肠系膜淋巴结病综合征、与肠病相关的T细胞淋巴瘤、多种癌、脾萎缩和肺炎。溃疡性空肠回肠炎的特点是多处溃疡,主要累及空肠[34]。严重时,会出现周壁增

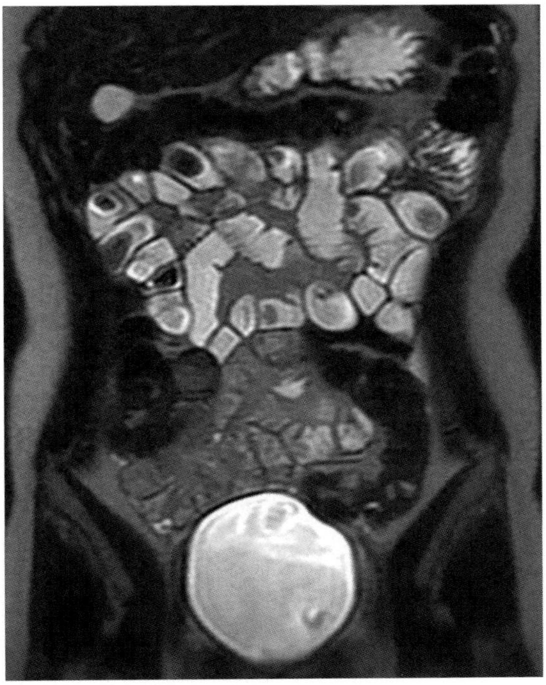

图8.9 空肠逆行的腹腔疾病的MRI肠造影。冠状位T2加权MRE图像显示上腹部的空肠近端相对无褶皱的空肠小肠袢,远端回肠小肠袢折叠相对增多。

厚并分层增强,并且阻塞和穿孔的情况也包括在内。

恶性肿瘤是乳糜泻患者最常见的死亡原因[44],通常是淋巴瘤或腺癌。

淋巴瘤是乳糜泻患者中最常见的恶性肿瘤,T细胞淋巴瘤是典型的亚型[34]。累及胃肠道的淋巴瘤表现不一,而与乳糜泻相关的淋巴瘤则多为平滑的较长节段连续受累,无明显狭窄或阻塞[45]。

腔性淋巴结综合征通常会影响肠系膜淋巴结,这些淋巴结表现为中央液化、边缘增强。具有脂肪流体成分的淋巴结高度提示乳糜泻(但不是致病性)[46]。

至少1/3的乳糜泻患者可见脾萎缩[47],至少一项研究表明,患者可能有被有囊细菌感染败血症的风险[48]。

肿瘤生态学

息肉综合征

“胃肠息肉病综合征”(GPS)涵盖了一系

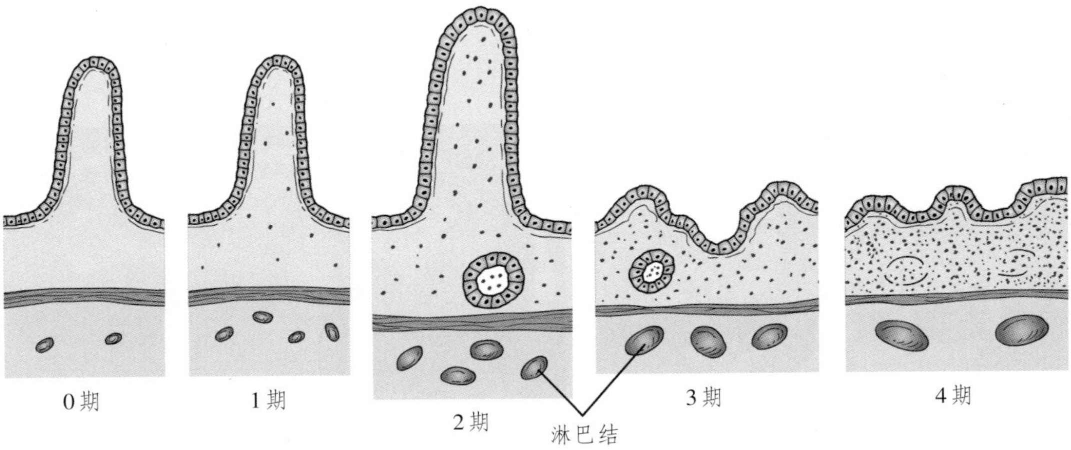

图8.10 Marsh分级系统可量化绒毛状炎症和萎缩的程度。0期(渗透前阶段):正常的小肠绒毛。1期(浸润阶段):上皮内淋巴细胞轻度增加。2期(浸润性增生阶段):明显的淋巴细胞浸润、黏膜水肿和Lieberkuhn增生隐窝。3期(扁平破坏阶段):部分至完全绒毛萎缩。4期(萎缩性发育不良阶段):小肠皱褶发育不良。淋巴结病在整个疾病过程中不断进展。

列遗传性和非遗传性疾病(框8.2)。由于可进行内镜检查,加之CT结肠造影术的可用性和准确性,因此,MRI在GPS评估中的主要用途是检查小肠息肉,最常见的是Peutz-Jeghers综合征。Peutz-Jeghers综合征的典型息肉是错构瘤性息肉[12],进行监测是因为这些患者的恶性肿瘤(包括小肠)风险增加[49]。此外,Peutz-Jeghers综合征的息肉容易发生出血、肠套叠和阻塞等并发症(图8.11)。一些学者主张在并发症发生之前预防性切除大息肉,以避免再次开腹手术[50]。

MR小肠造影因没有电离辐射和高灵敏度而非常适合于息肉检测,可作为胶囊内镜检查的替代方法。息肉通常表现为局灶性壁瘤结

框8.2 胃肠道息肉综合征

遗传性	非遗传性
家族性腺瘤性息肉病	炎症和炎症后
大肠腺瘤性息肉病	增生性
Gardner综合征、Turcot综合征、衰减	淋巴样
错构瘤性息肉病	反应性淋巴增生
Peutz-Jeghers综合征	淋巴瘤
家族性幼年息肉病	脂肪增多症
Cowden综合征	血管瘤病
肠神经节细胞神经瘤病	平滑肌瘤病
Ruvalcaba-Myhre-Smith综合征	肠囊样气动病
结节性硬化	Cronkhite-Cnanada综合征

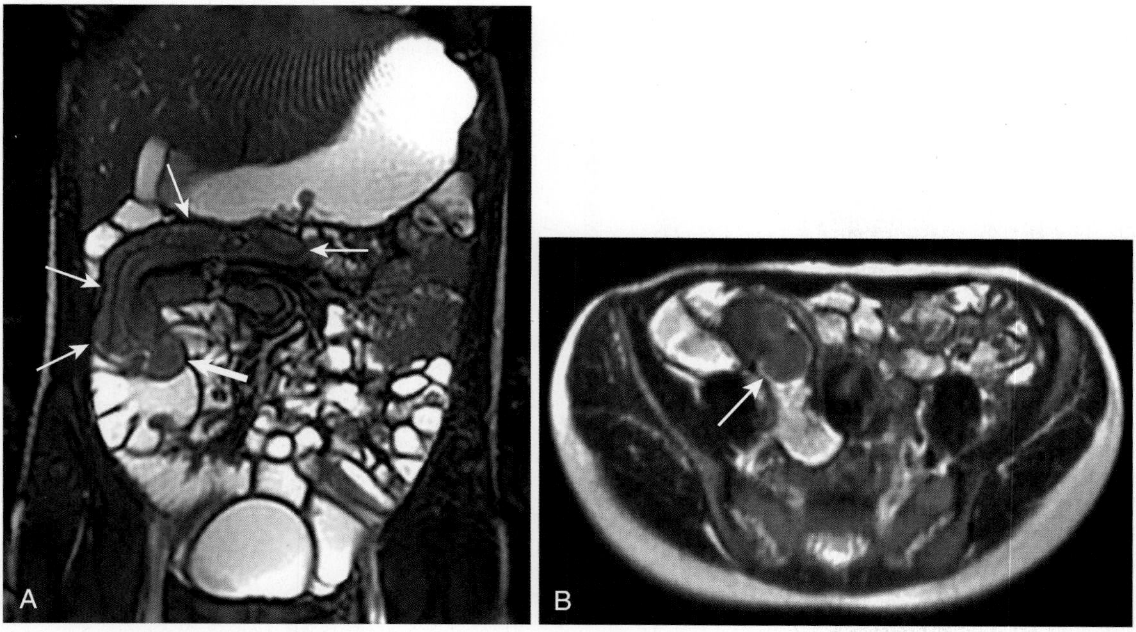

图8.11 Peutz-Jeghers综合征的肠套叠。稳态冠状图像(A)显示长段小肠套叠(箭头所示),以一个大息肉(粗箭头所示)作为引导点。轴向T2加权图像(B)显示较大的引导点息肉,具有更好的优势(箭头所示)。

节，伸入肠腔并在对比剂给药后均匀增强。增强模式与肠壁的其余部分相似（图8.12）[51,52]。与胶囊内镜检查相比，MR小肠造影对小息肉的检测敏感性较低，但对具有临床意义的大息肉却显示良好[53]。诊断小肠息肉的一个重要问题是肠腔内存在流动空洞，类似于息肉所见的腔内充盈缺损，但是息肉附着在肠壁上，多呈偏心性[2]。而且，在对比增强后的T1加权图像中，流动空洞没有显示出相应的异常增强。

小肠肿瘤

小肠肿瘤很少见，恶性病变仅占所有消化道肿瘤的1%~2%[12]。最常见的恶性肿瘤有腺癌、类癌、胃肠道间质肿和淋巴瘤。它们各自的影像学特征往往差别很大，在许多情况下可以做出特定的诊断。

腺癌

腺癌是小肠最常见的原发性恶性肿瘤[54]，多靠近近端小肠——十二指肠（50%）、空肠（30%）和回肠（20%）[12]。小肠腺癌患者通常出现症状比较晚，由于患者的主诉常不具有特异性，以及与小肠的诊断相关考虑较少，故常延误诊断[55]。

小肠腺瘤的MRI表现相对无特异性，但包括局灶性偏心或周围肠壁，周围无明显炎性改变（图8.13）。腺瘤与淋巴瘤不同，腺瘤是质地较硬的收缩性病变，表现为不同程度的小肠梗阻。腺癌缺乏胃肠道间质瘤（GIST）所显示的外生性生长的优势，也不具有类癌肿瘤的典型特征——高度富血供和原发肿瘤体积小。

类癌肿瘤

类癌是神经内分泌肿瘤，最常见于阑尾和回肠末端。这些缓慢生长的富血管病变分泌血管活性物质，当在尿液中检测到5-羟基吲哚乙酸水平升高时，临床怀疑该诊断；血清5-羟色胺和铬粒蛋白A水平的升高也是诊断的标志[56]。临床表现为非特异性症状，但有少部分患者（多数伴有肝转移）表现为饮酒后

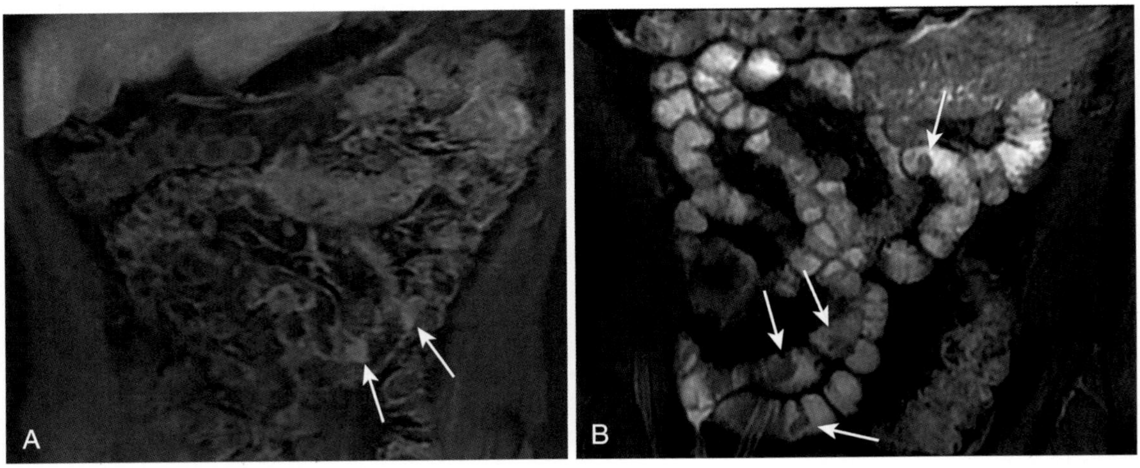

图8.12 Peutz-Jeghers综合征的小肠息肉。脂肪抑制、T1加权造影后（A）和T2加权（B）图像显示了多个小肠袢中散在的小息肉样腔内充盈缺损（箭头所示）。

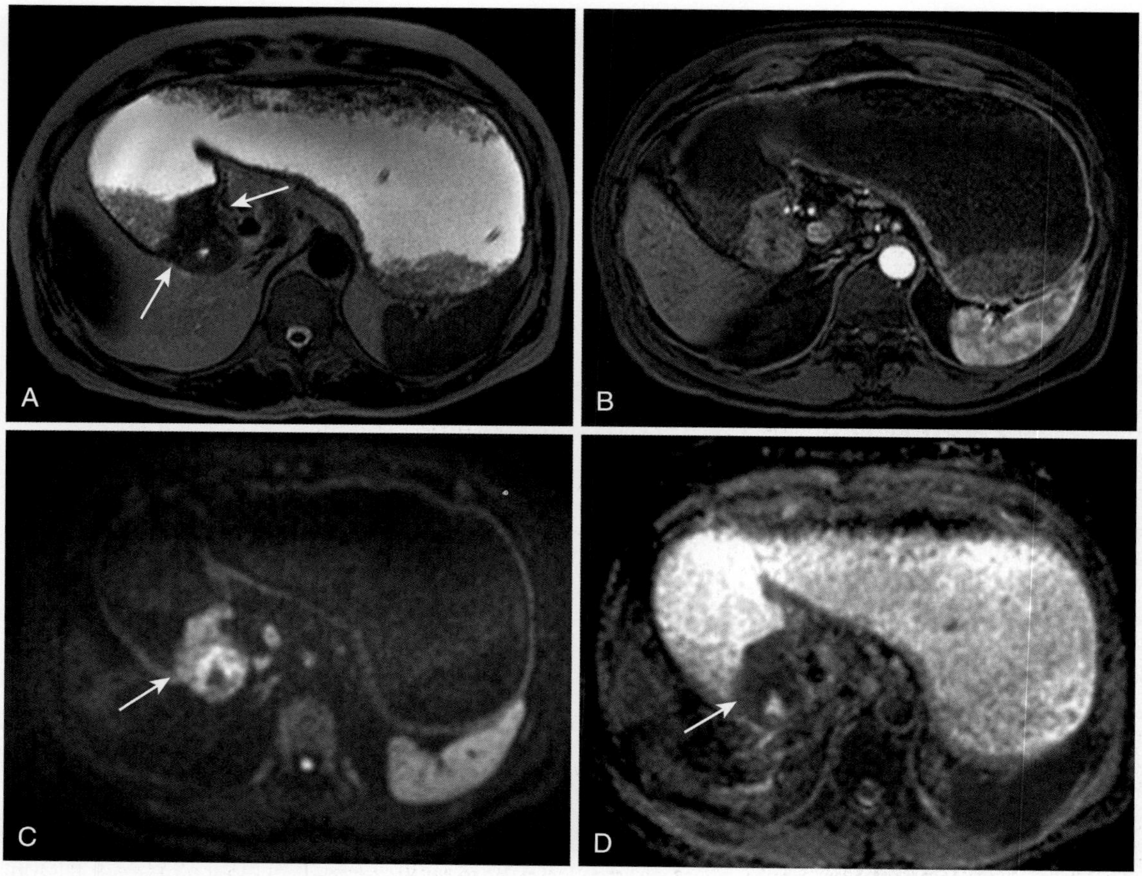

图8.13 小肠腺癌MRI。轴位T2加权图像(A)显示十二指肠近端肿块(箭头所示)附近的胃扩张。轴位、脂肪抑制、T1加权造影后图像(B)中肿块轻度增强,而在相应的扩散加权图像(C)和表观扩散系数图(D)中弥散限制(箭头所示)。

的皮肤发红、腹泻,以及由瓣膜纤维化引起的右心衰竭(类癌综合征)[57]。

类癌的MRI表现符合小的富血管性肠壁肿块(通常)伴较大的、更明显的肠系膜转移性肿块(图8.14)。原发性肿块通常在动脉期最明显,肝转移也倾向于富血管。肠系膜扩散典型的结果是囊状肠系膜肿块,周围有纤维增生反应和纤维化(图8.14)。即使在小的原发性类癌肿瘤中,转移性扩散也很常见(原发性类癌肿瘤大小<1cm者,转移发生率为18%)[58]。

胃肠道间质瘤(GIST)

胃肠道间质瘤最常见于胃(60%),其次是小肠(30%)(图8.15)[12]。其通常表达酪氨酸激酶受体蛋白c-kit,与其他胃肠道肿块(尤其是平滑肌瘤)不同。胃肠道间质瘤独特的内生性生长方式常使其有别于最需要鉴别的不同类型的腺瘤和淋巴瘤。腺瘤通常无外生性生长,淋巴瘤常累及肠并伴有淋巴结肿大。不均匀液体高信号及周围强化和扩散受限伴中央囊变是其影像学特征[59,60]。胃肠

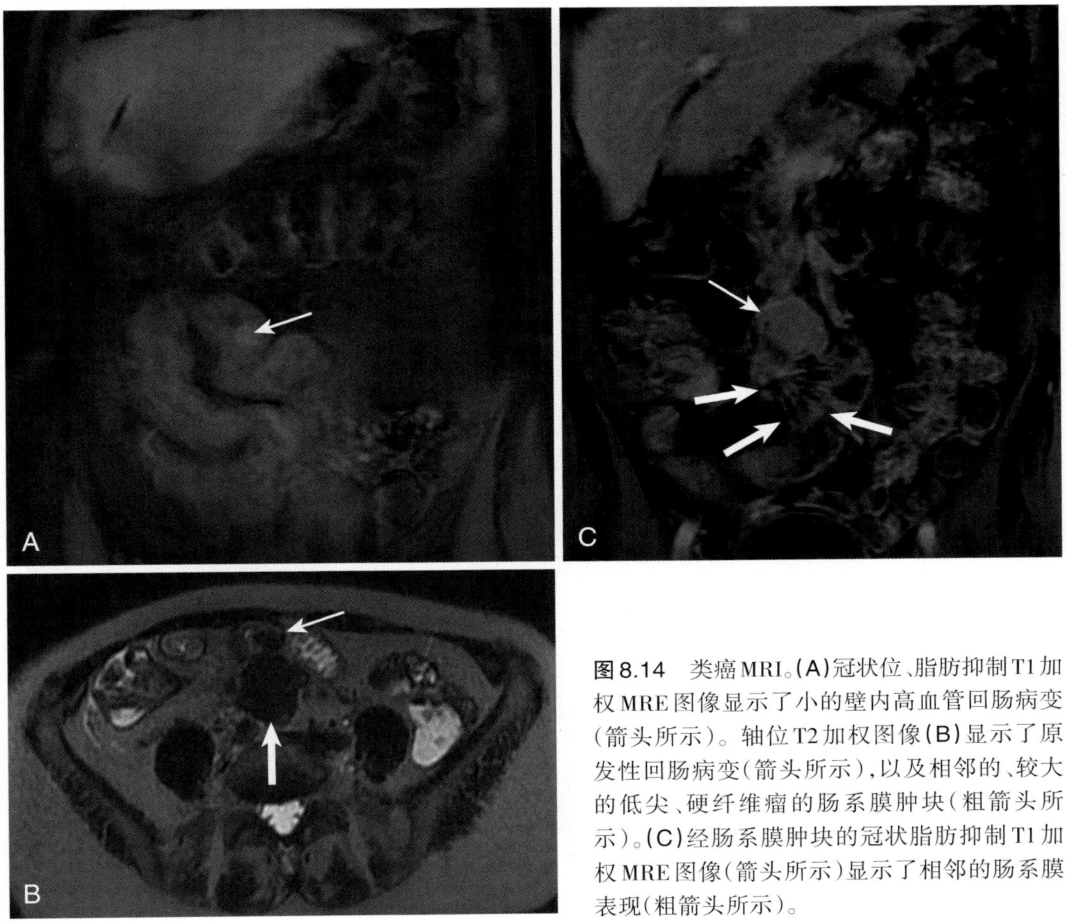

图8.14　类癌MRI。(A)冠状位、脂肪抑制T1加权MRE图像显示了小的壁内高血管回肠病变(箭头所示)。轴位T2加权图像(B)显示了原发性回肠病变(箭头所示),以及相邻的、较大的低尖、硬纤维瘤的肠系膜肿块(粗箭头所示)。(C)经肠系膜肿块的冠状脂肪抑制T1加权MRE图像(箭头所示)显示了相邻的肠系膜表现(粗箭头所示)。

道间质瘤通常非常大,随着病灶变大,越来越容易出现内部出血和(或)坏死。

淋巴瘤

小肠淋巴瘤是原发性或继发性的,在腹部的表现形式多样。实际上,淋巴瘤的外观和表现形式繁多,历来是鉴别诊断中的一大挑战。但是,一些经典的影像学特征可将淋巴瘤与其他小肠疾病区分开。明显的周边肿物样肠壁增厚而无近端梗阻提示淋巴瘤,这是由于肿瘤的"软"状态所致(图8.16)。淋巴瘤常累及胃和回肠末端(淋巴组织在小肠中高度集中),并累及单个或多个肠段。在MRI图像上,淋巴瘤肿块表现为T2低信号,至少中度弥散受限,反映其为致密的细胞。巨大的肠系膜腺病也倾向于淋巴瘤,即包裹肠系膜血管的"三明治"征[61]。

转移

通过直接延伸或腹膜内扩散(最常见的途径)转移至小肠的肿瘤发生血源性扩散。扩散到小肠的腹膜内肿瘤最常见于原发性卵巢、阑尾和结肠肿瘤。腹膜转移瘤最初沿浆膜表面出现结节状种植物,随后因腹膜扩散而引起的转移包裹并阻塞小肠(图8.17)。黑色素瘤、乳腺癌和肺癌是最常通过血行转移到肠壁的肿

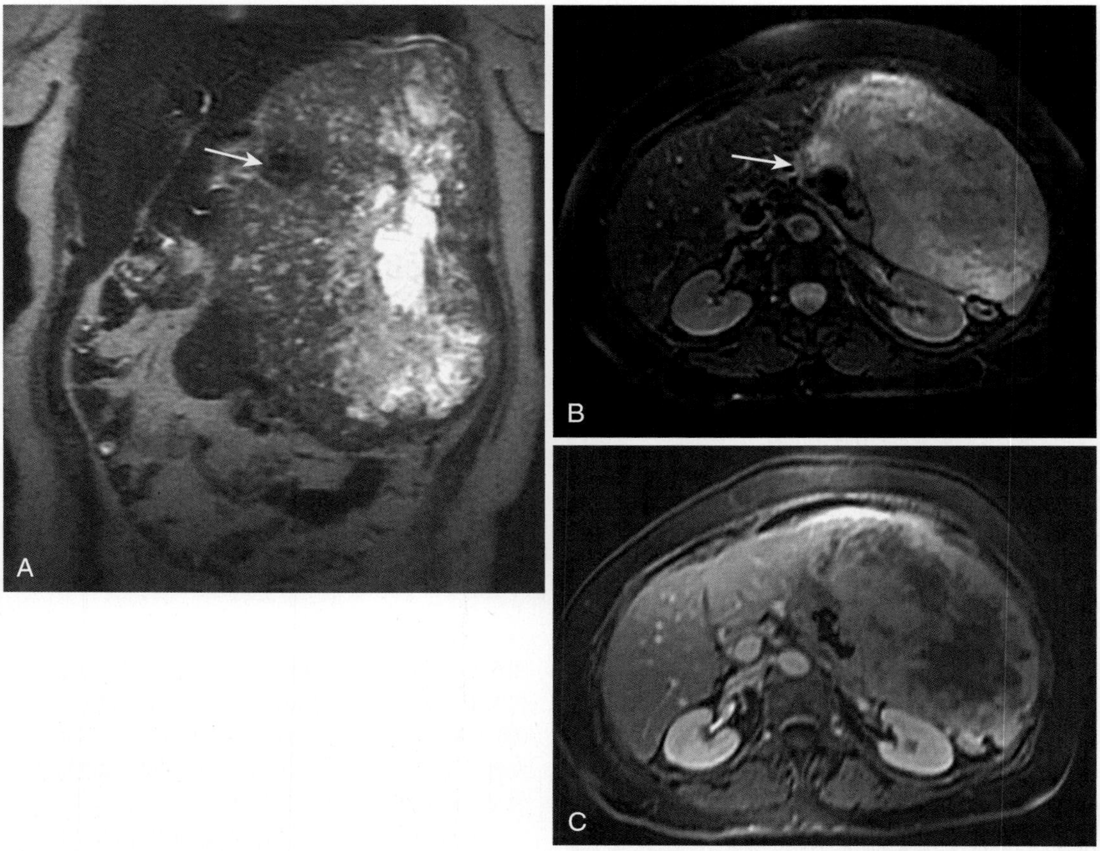

图8.15 胃肠道间质瘤MRI。冠状位T2加权图像(A)显示大量不均一高信号肿块,囊性坏死从胃外生起并吞噬胃(箭头所示)。轴位脂肪抑制T2加权图像(B)显示肿块起源于胃,沿腹部和胃大弯(箭头所示)播散,主要为外生生长模式。脂肪抑制T1加权造影后图像(C)显示周围增强的组织伴有中央坏死。

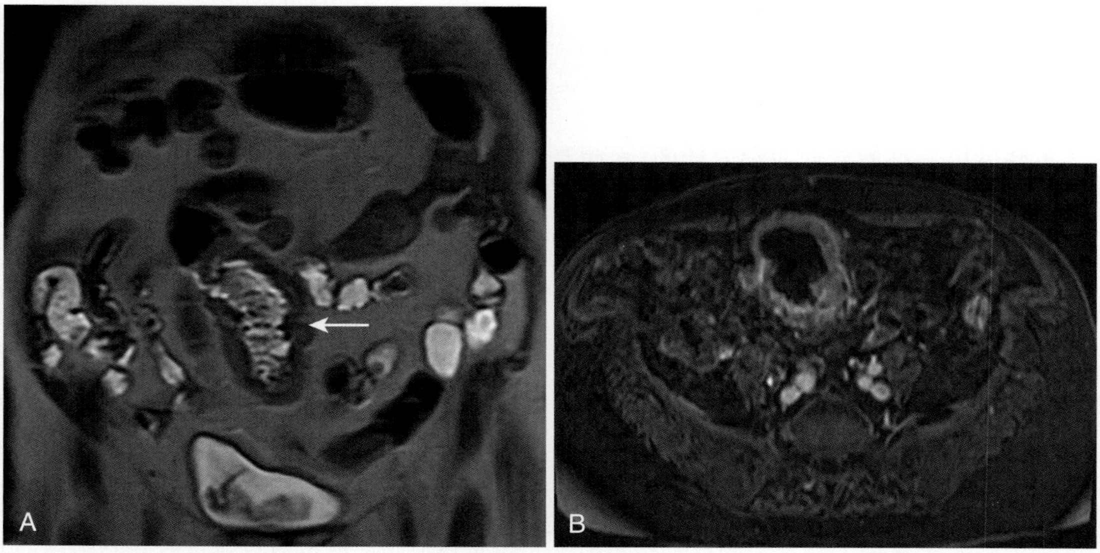

图8.16 小肠淋巴瘤的MRI。冠状位T2加权图像(A)显示腹部中央有一个动脉瘤样扩张的厚壁小肠袢(箭头所示)。脂肪抑制T1加权的对比后轴位图像(B)中明显出现了肿块样增厚和明显强化。

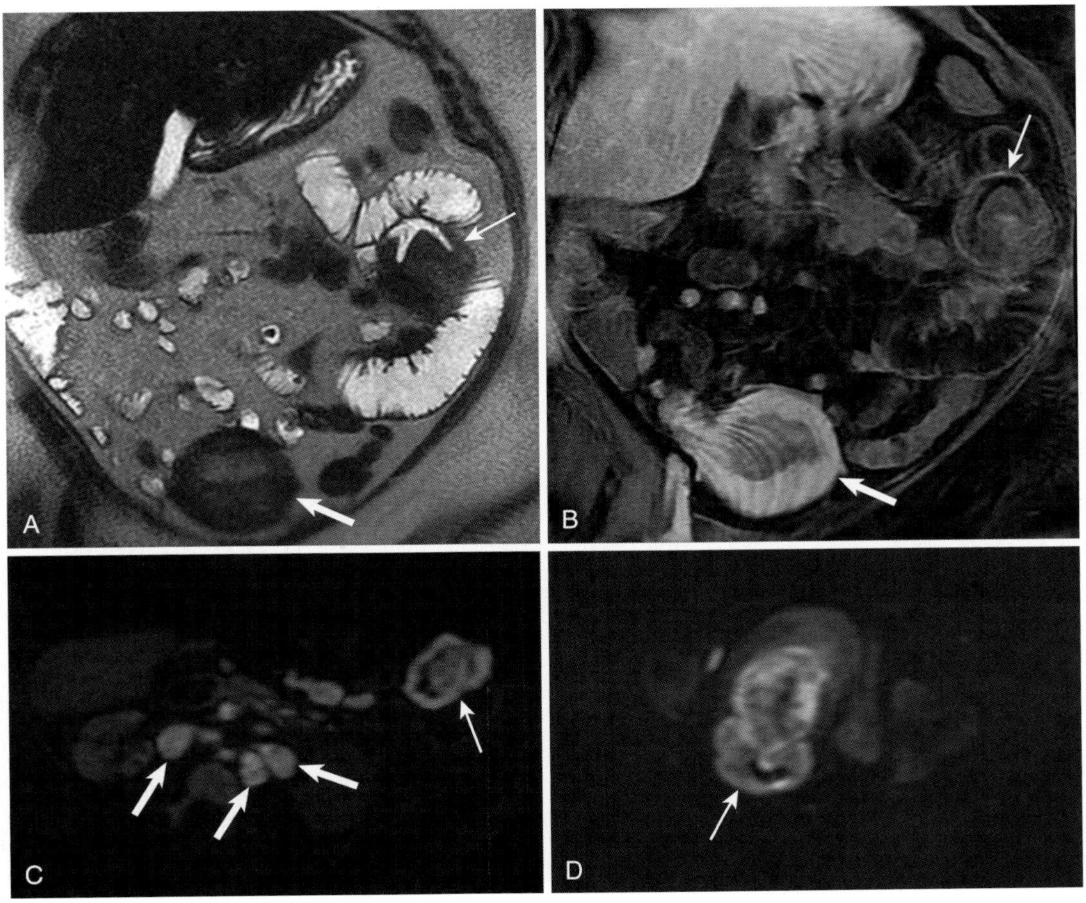

图8.17　子宫内膜癌的腹膜扩散到小肠。冠状T2加权图像(A)显示子宫内膜癌(粗箭头所示)大量侵犯左腹部空肠(箭头所示)。冠状、脂肪抑制T1加权造影后图像(B)显示小肠转移灶(箭头所示)和原发性肿瘤(粗箭头所示)的低血管表现。扩散加权图像(C)和(D)在小肠转移瘤(C,箭头所示)和原发性子宫内膜癌(D,箭头所示)中均显示出明显的弥散受限。注意转移性腹膜后淋巴结(粗箭头所示)。

瘤[62]。血行转移的影像学特征包括多发性、节段性壁增厚,以及一过性肠套叠引起的局灶性肿块(以及已知的原发性恶性肿瘤史)。

结肠

引言

与小肠相比,结肠在内镜下更容易进入,从而可以直接观察黏膜病变,也可以直接进行诊断/治疗。当结肠镜检查因麻醉风险、患者顾虑或无法看到整个结肠(冗余结肠或阻塞肿块)而被视为禁忌时,CT结肠造影术检查为结肠评估提供了一种合理的选择[63]。初步的MRI结肠镜检查正在研究中,但该技术通常只适用于科学研究[64]。因此,随着结肠镜检查和CT的广泛普及,结肠直肠癌的MRI成像多用于特定的情况,主要是阑尾炎、肛周瘘管评估和结肠癌分期。

技术因素

正如第1章所讨论的,尽管尚未证实存在不良反应,但在妊娠的胎儿期,出于对胎儿安全的考虑，不建议静脉注射钆和使用超高磁场强度（高于1.5T）。有些人主张使用口服对比剂，但是出于利弊考量，通常考虑减少使用这种方法。使用相控阵躯干线圈，序列大多在轴位和冠状位上获得。SSFSE脉冲序列的流体敏感性、快速获取和最小化磁敏特性使其成为对阑尾和肠成像的理想选择。将脂肪饱和度应用于至少一组图像会增加对炎症和液体的敏感性。可采集快速T1加权图像作为补充，作为检测炎症和表征意外发现（如出血）的替代方法。重要的考虑因素之一是确保充分覆盖阑尾，如果可能的话，可以通过放射科医生的介入对其进行最佳管理。

肛周瘘管和直肠癌成像采用围绕骨盆放置的相控阵线圈。对于这两种应用，由于需要评估小结构和细微的解剖学细节，因此，需要具有高空间分辨率的小FOV。关于肛周瘘管方案，可考虑将轴向平面垂直于肛管平面向前倾斜约45°，并使冠状平面垂直定向来调整轴位和冠状位的夹角[65]。建议通过将轴位图像与直肠正交地向前倾斜来实现总体成像[66]。对于这两种应用，流体敏感和对比增强序列的组合，以及对DWI的补充构成了方案的基本要素。如有肛周瘘管，重T2加权、脂肪抑制轴位序列可代替MRCP / MRU纯水方法，以检测和表征充液性瘘管。T1加权成像提供了观察解剖学细节，以及评估直肠周围脂肪侵犯的另一种方法。

正常的外观

圆柱形肛管由两个同心的肌层环绕——内括约肌和外括约肌。内括约肌是直肠内平滑肌层的远端延伸，并控制不自主的肛门收缩。外括约肌与上方的耻骨直肠肌和提肛肌相连（图8.18）。内括约肌是一个小的低信号圆形结构，嵌套在低信号弹簧状外括约肌的后部，轴位图像呈v形。直肠从提肛肌水平头侧向外延伸，向上前走行，呈同心壁状，在T2加权像中显示：内部黏膜高信号、外部肌肉低信号和直肠周围脂肪高信号。

与小肠一样，正常的结肠壁厚度为3mm。盲肠最大管腔直径可达9~10cm[67]，横结肠和降结肠可达6cm，直肠直径变化很大。

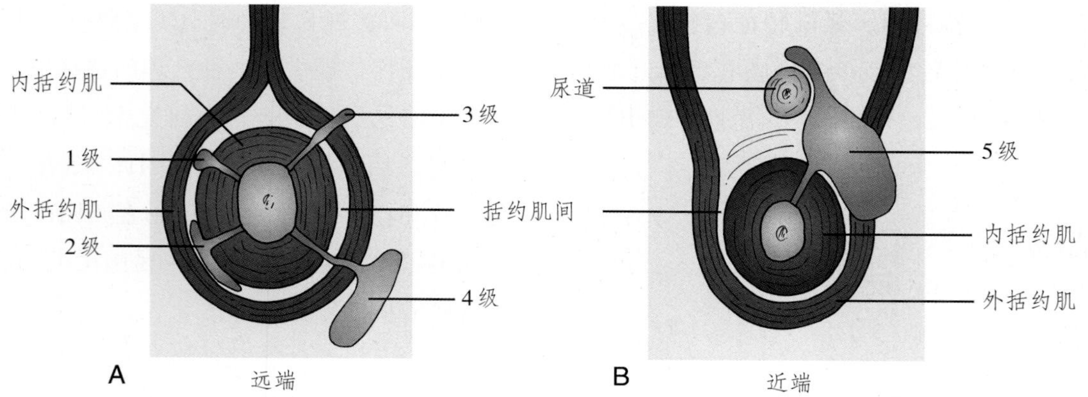

A B

图8.18 圣詹姆斯大学医院的分类系统。通过肛管远端的图示（A）显示1~4级的肛周瘘管。近端解剖图（B）显示5级肛周瘘管。

常见的局灶性异常

阑尾炎

阑尾炎是小儿急诊手术的常见原因，也是妊娠期需要手术的常见非产科疾病[68]。对于可疑的阑尾炎，影像学检查推荐CT扫描[69]，除了妊娠等（对于妊娠，超声通常是首选）。

阑尾是盲肠的细小管状结构，起源于盲肠底部，通常与回盲瓣位于同一侧。急性阑尾炎的病理生理与阑尾根部阻塞有关，伴有进行性扩张、炎症和局部缺血，如果不及时治疗，最终会导致穿孔和腹腔内脓肿。影像学的目标是在早期、未穿孔的阶段诊断急性阑尾炎，以便及时手术以预防并发症。正常阑尾的影像学表现可以排除急性阑尾炎。在MRI图像中，正常阑尾的直径不超过6mm，壁不超过2mm，并且在T1和T2加权图像中没有腹腔积液时，其与肌肉信号（略低信号）相同（图8.19）[70]。发炎的阑尾扩张（从外到外壁>7mm），壁增厚（>2mm），包含腔内液体物质，并引起强烈的阑尾周围炎症（图8.20和图8.21）[71,72]。钆对比剂对急性阑尾炎的诊断不是必需的或常规的（特别是在妊娠期，因其可穿过胎盘，FDA将其指定为C类）（见图8.21）。在不明原因的急性阑尾炎病例中，当腔内高信号伴有阑尾边界扩张，而周围无炎症改变时，DWI有助于诊断（见图8.20和图8.21）。阑尾弥散限制是炎症的替代标志。潜在的陷阱包括阑尾肿瘤和黏液囊肿，但是这些病变的临床表现更加隐匿，通常没有急性右下腹疼痛、发热和白细胞增多症，并且影像学表现常差异很大（图8.22）。

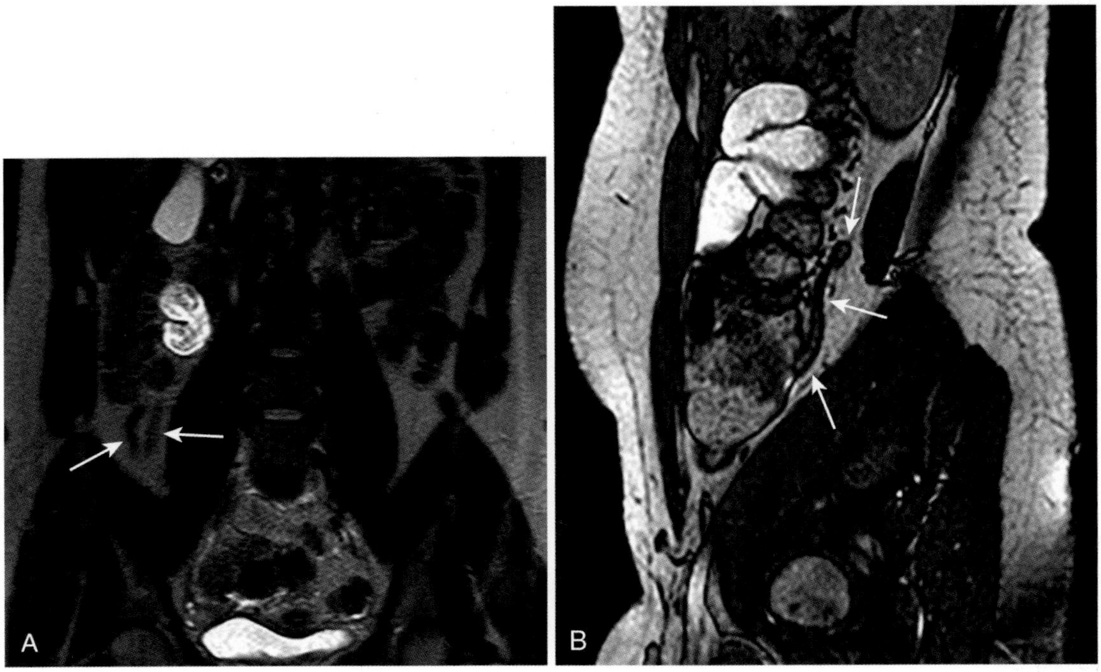

图8.19　正常阑尾。冠状位T2加权像（A）显示正常的阑尾（箭头所示），在右下象限复发。矢状位稳态图像（B）显示了正常阑尾的向后位置（箭头所示）。

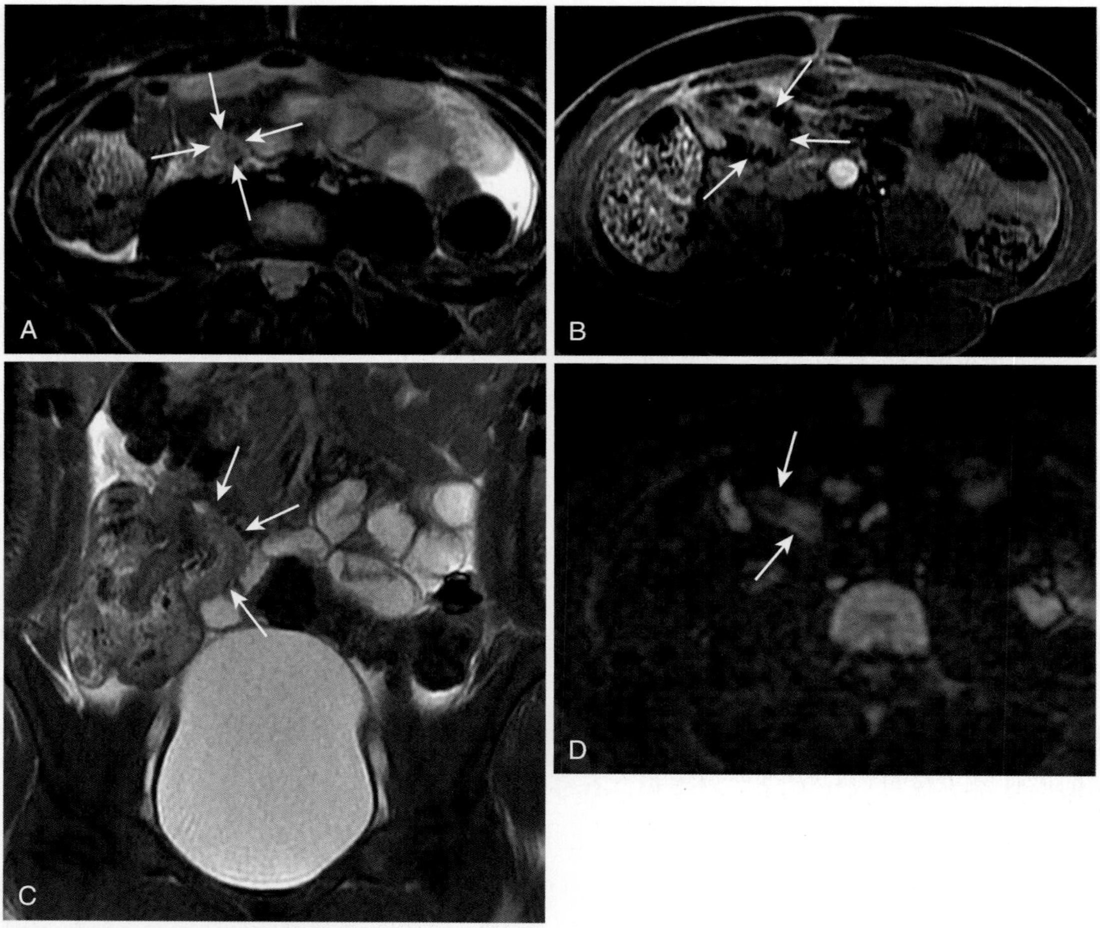

图8.20　急性阑尾炎。脂肪抑制T2加权轴位图像(A)示伴有腔内液体的阑尾水肿壁增厚(箭头所示),相应的脂肪抑制T1加权后造影图像(B)示异常的阑尾壁强化和阑尾周围炎症(箭头所示)。冠状位、脂肪抑制、T2加权图像(C)示阑尾在大部分病变过程中异常增厚(箭头所示)。弥散受限在扩散加权图像(D)中很明显(箭头所示)。

急性憩室炎

虽然对急性憩室炎的评估超出了MRI的范围,但鉴于憩室疾病的广泛流行,它偶尔也会被意外发现,值得回顾。MRI与CT表现呈不对称肠壁增厚、慢性结肠周炎、憩室炎、厚壁憩室,以及与穿孔相关的并发症(如脓肿和气腹)(图8.23)[73,74]。

肛周瘘管

MRI是诊断肛周瘘的首选成像方式,具有很高的敏感性和特异性,也可用于对其分级。肛周瘘由肛管腺体的炎症引起,炎症会扩散到周围的会阴和(或)皮肤表面。肛周瘘特征性地影响年轻男性,并由于反复感染、脓肿和大便失禁而引起严重的发病。手术是肛周瘘管的确定性治疗,术前MRI可通过识别所有主要/次要瘘管和相关脓肿来指导最佳治疗并降低复发率。

瘘管的位置对于手术计划很重要,现已根据内肛门括约肌和外肛门括约肌的位置设计了至少两种分类方案。但是,圣詹姆斯大

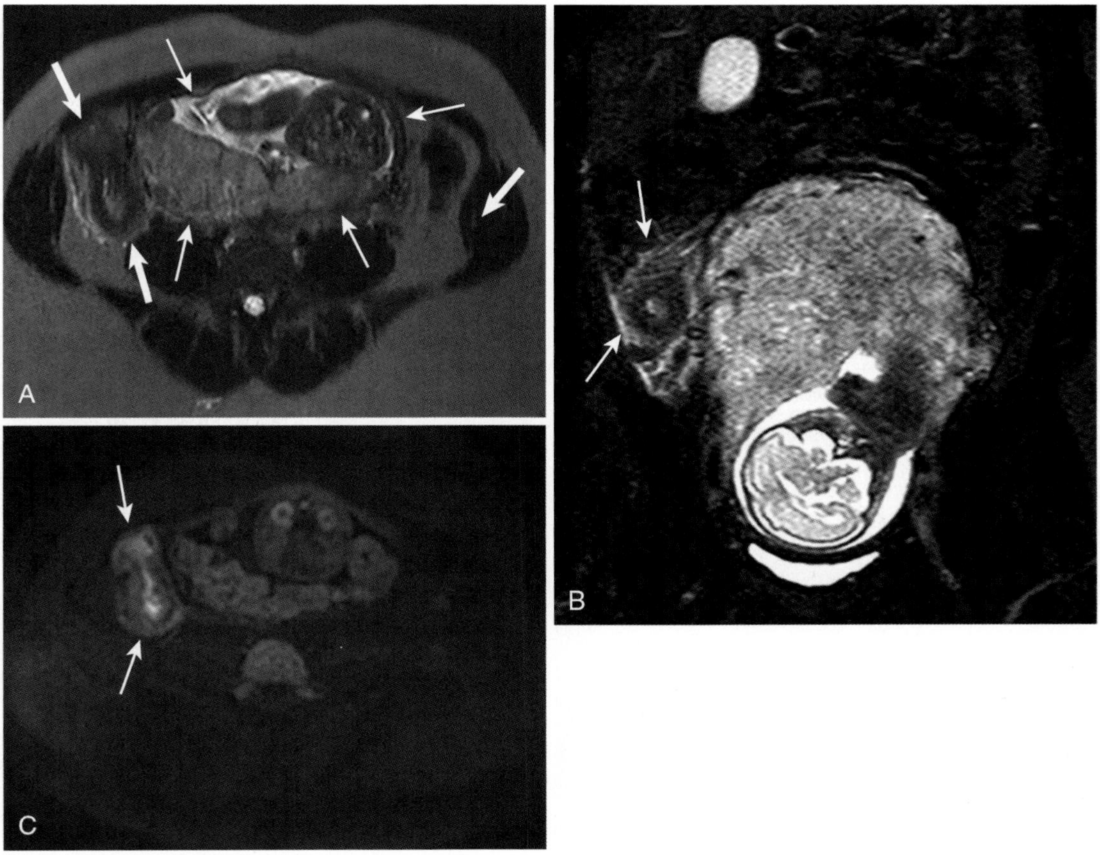

图8.21　妊娠期急性阑尾炎。轴位T2加权像(A)显示妊娠子宫(箭头所示),可见明显扩张的厚壁阑尾(粗箭头所示),伴阑尾周围炎症和腔内高渗液。冠状位、脂肪抑制、T2加权像(B)更好地显示了阑尾周围炎症(箭头所示)。扩散加权像(C)显示阑尾周围和壁高信号(箭头所示),对应炎症和腔内弥散受限。

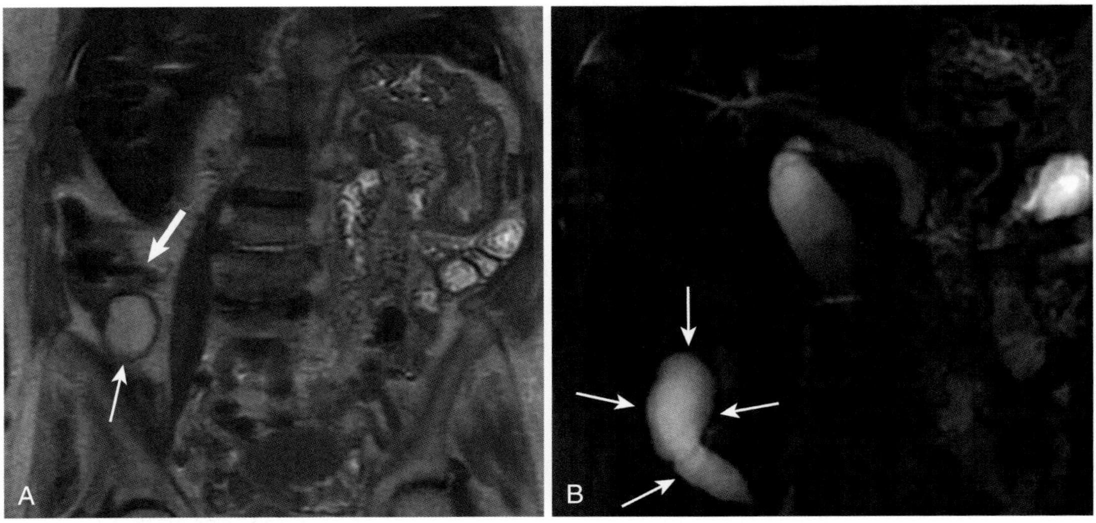

图8.22　阑尾黏液囊肿。冠状位T2加权像(A)显示位于阑尾的预期位置沿盲肠表面和回肠末端(粗箭头所示)的囊性病变(箭头所示)。二维MRCP图像(B)显示囊性病变的管状形态(箭头所示),这与阑尾黏液囊肿明显的液体扩张相符。

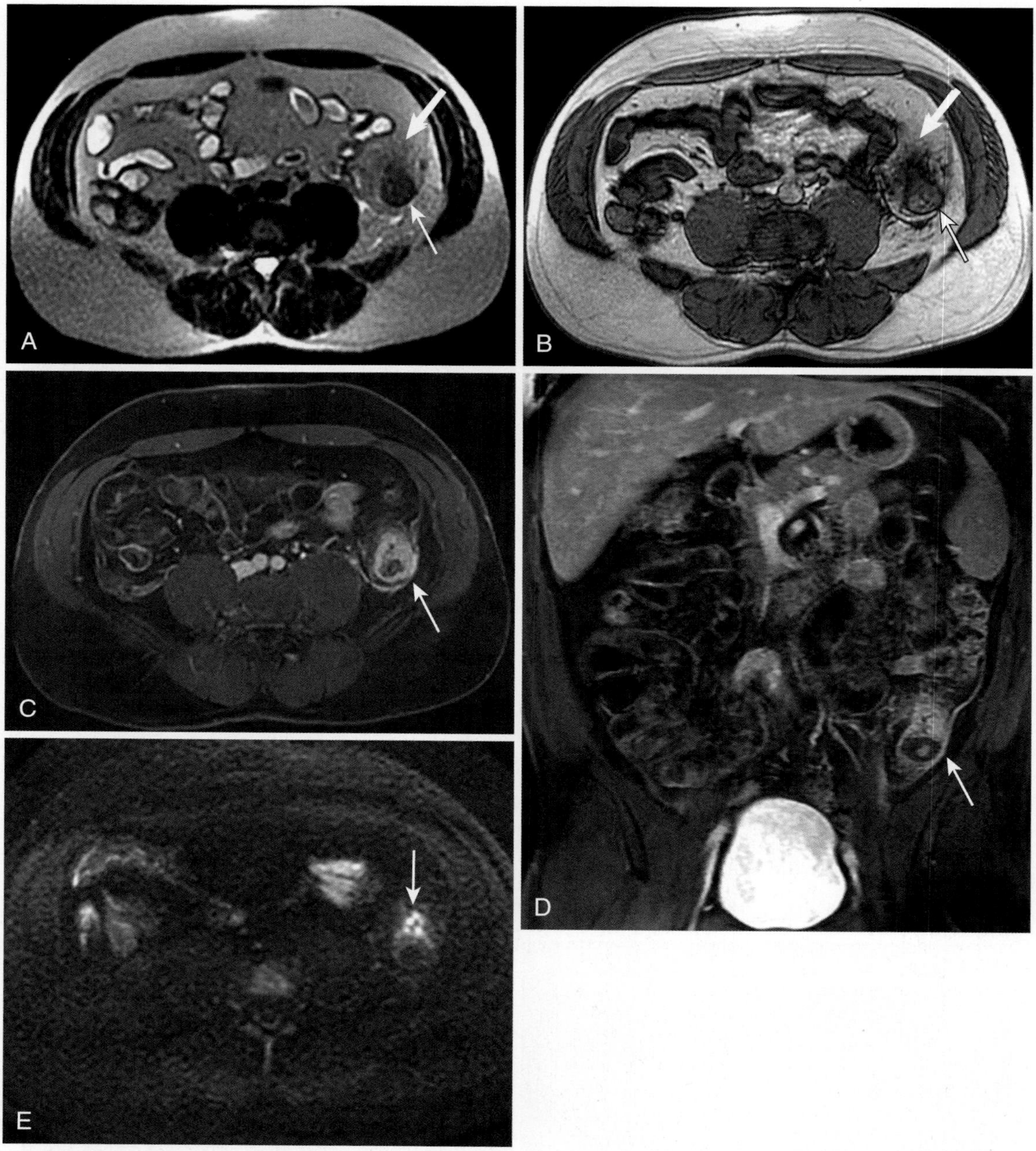

图8.23　急性憩室炎。轴位T2加权(A)和反相位(B)图像显示结肠下行壁增厚(箭头所示),伴有局灶性、偏心性结肠周围炎症(粗箭头所示),结肠旁沟中有微量液体。脂肪抑制T1加权造影后轴位(C)和冠状位(D)图像显示相同的结果(箭头所示),由于强烈的增强而非常明显。扩散加权图像(E)最明显的表现为高信号和弥散受限,涉及发炎的憩室(箭头所示)。

学医院很好地结合了相关影像学发现(见图8.23)[75,76]。多数瘘管往往出现在括约肌区域,从肛管经内括约肌延伸至括约肌间隙。搜索模式检查表包括:按照时钟定位法,识别肛管瘘管及其起源点,并报告其相对于外部括约肌的位置,以及是否存在集合管或次级管(见

图8.18）。与临床最相关的分类方案是圣詹姆斯大学医院分类系统，如下所示：

1级：单纯性线状括约肌间瘘（图8.24）。

2级：括约肌间瘘伴脓肿或继发瘘道。

3级：经括约肌瘘。

4级：坐骨直肠窝或坐骨肛窝内经括约肌瘘伴脓肿或继发瘘道（图8.25）。

5级：累及上腹肌[77]。

外部括约肌提供自主控制，切断外部括约肌可导致大便失禁[77]。瘘管很少头向内延伸至外括约肌复合体上方的粗隆间腔内。肛门外括约肌瘘通常是由肛门外的病变引起的（如直肠疾病、憩室炎、克罗恩病）（见图8.25）。

脂肪抑制液体敏感序列将瘘管分离为从肛门管向外散发的线性高信号（连同重叠的液体聚集）[77]。对比剂给药后活跃发炎的瘘管增强，用于监测对治疗的反应（见图8.24和图8.25）。在没有测量仪器的情况下，瘘管是T1低信号，在这种情况下，血液制品可能诱发高信号[77]。

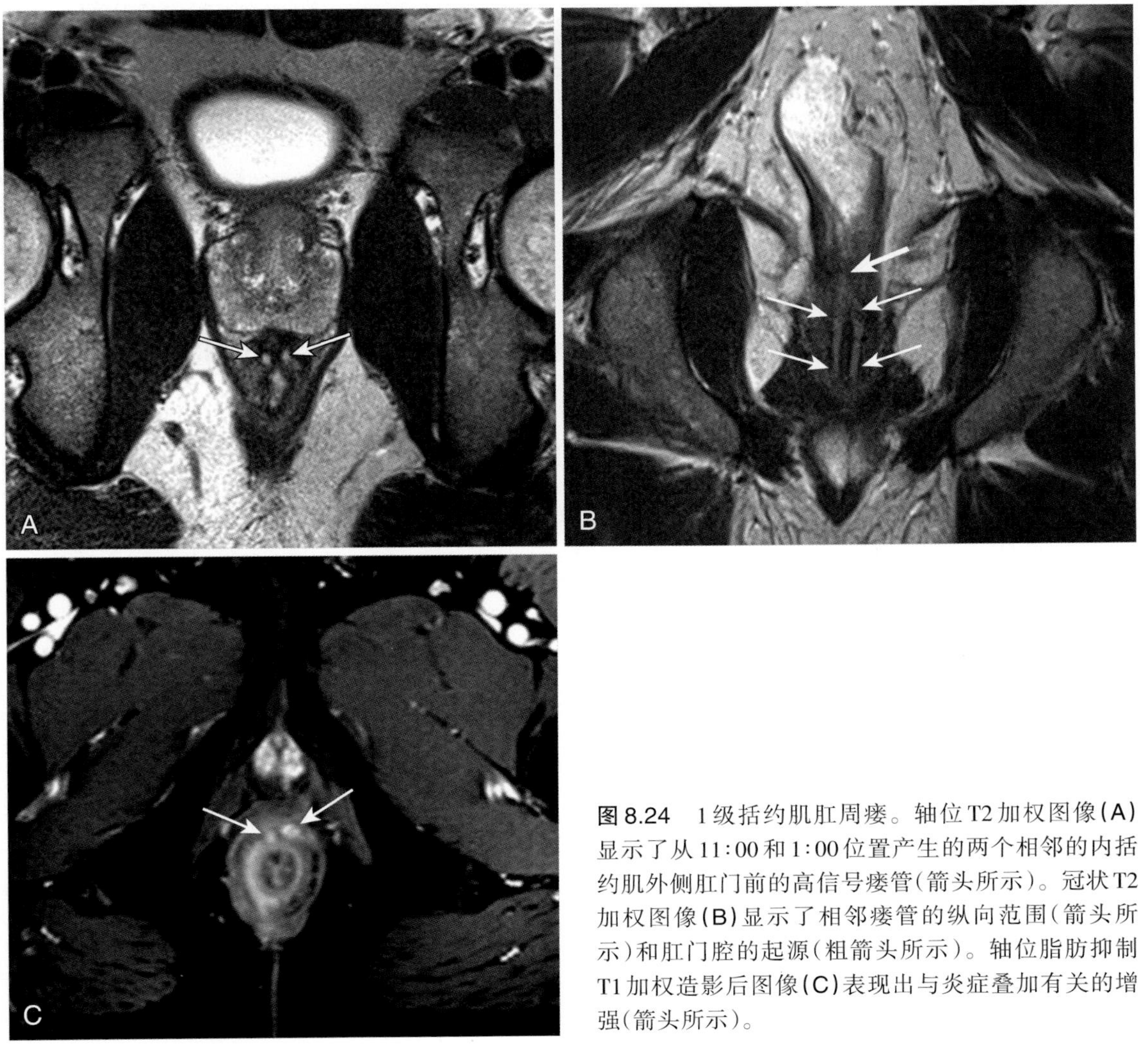

图8.24 1级括约肌肛周瘘。轴位T2加权图像（A）显示了从11:00和1:00位置产生的两个相邻的内括约肌外侧肛门前的高信号瘘管（箭头所示）。冠状T2加权图像（B）显示了相邻瘘管的纵向范围（箭头所示）和肛门腔的起源（粗箭头所示）。轴位脂肪抑制T1加权造影后图像（C）表现出与炎症叠加有关的增强（箭头所示）。

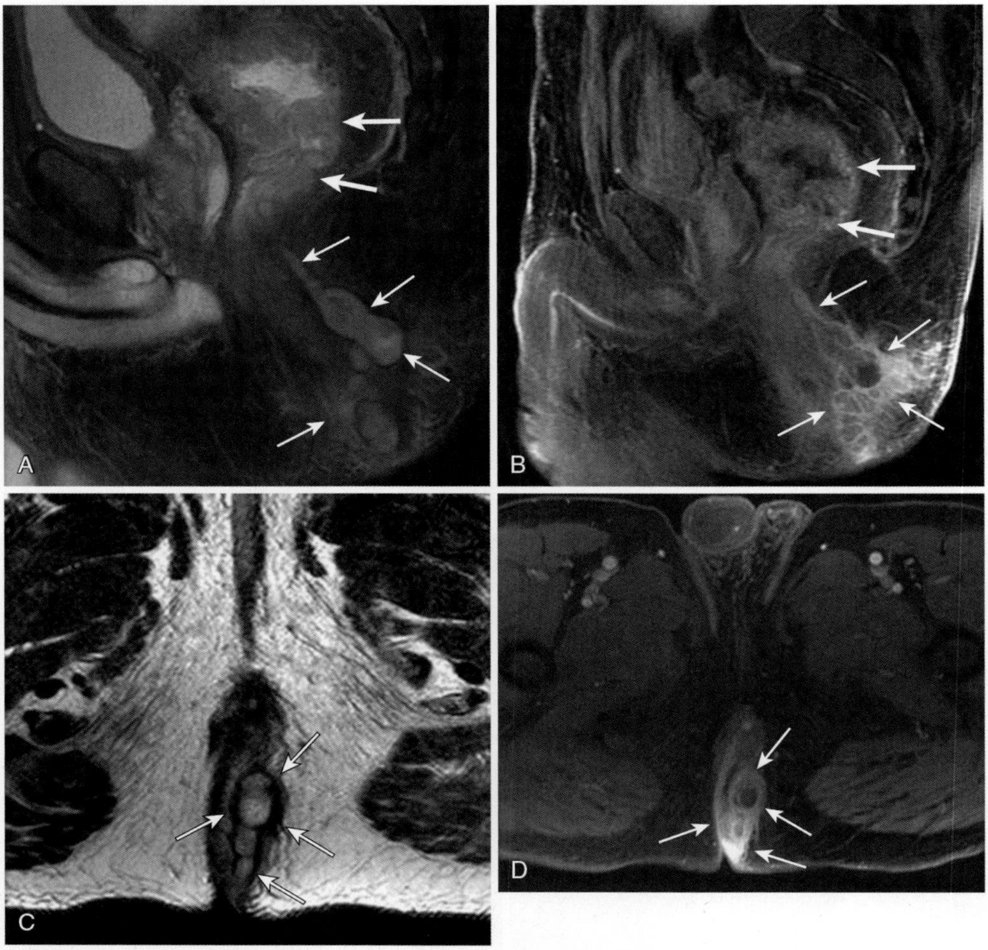

图8.25 经括约肌肛周瘘管延伸到坐骨直肠窝。矢状位脂肪抑制T2加权图像(A)显示了一个大的、高信号的瘘管(箭头所示),直肠肿块的尾端从提肛肌上方延伸(粗箭头所示)。相应的脂肪抑制T1加权造影后图像(B)显示瘘管周围炎症增强的程度(箭头所示)和增强的肿块(粗箭头所示)。轴位T2加权(C)和脂肪抑制T1加权对比后图像(D)显示累及坐骨窝(箭头所示)。

直肠癌

直肠癌是指从肛门边缘测量的、在胃肠道远端15cm内发生的恶性肿瘤(通常是腺癌),是美国成年人中第3大常见的癌症,也是第3大死因[78]。直肠癌的术前评估和分期得益于MRI,这是因为使用专用盆腔线圈采集的薄层高分辨率T2加权图像提供了精细的解剖细节[66]。关键解剖分期结构(固有肌层和直肠系膜筋膜)的可视化凸显了MRI的优点。分期如下:

T1期:疾病局限于黏膜下层。

T2期:疾病延伸至固有肌层。

T3期:疾病侵袭超出了固有肌层。

T4期:穿透内脏腹膜和(或)侵入邻近结构(图8.26)。

直肠癌复发的风险与肿瘤的大小、淋巴结状况以及诊断时转移性疾病的证据有关。

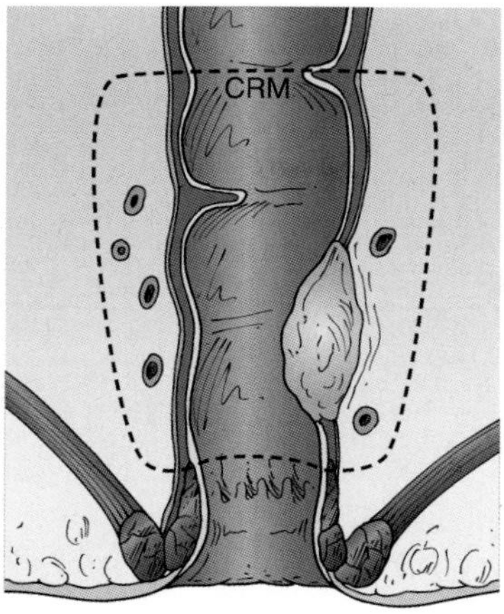

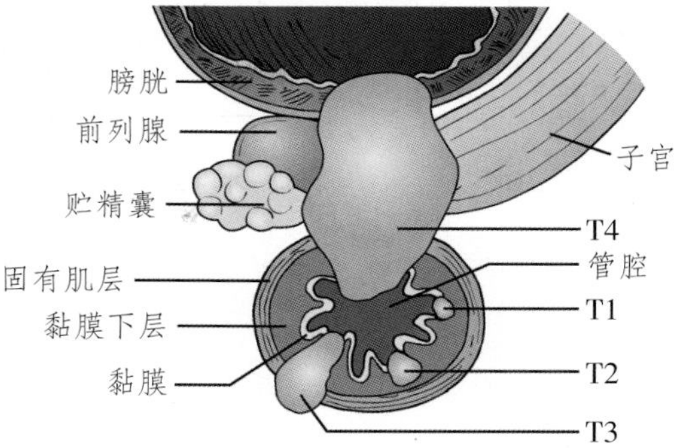

图8.26 直肠癌和环形切除边缘及分期。

肿瘤延伸超过直肠固有肌层是复发的重要预测指标,如果肿瘤超过固有肌层浸润直肠系膜脂肪超过5mm(3a<5mm,3b=5~10mm,3c>10mm)[74],则预后较差[79]。最终,全直肠系膜切除术(TME)——切除直肠和直肠系膜间室(直肠周围脂肪和淋巴结),是直肠癌最好的外科治疗选择。因此,评估环切缘(CRM)——肿瘤或淋巴结与直肠系膜筋膜(MRF)之间的最短距离,对于评估TME边界与肿瘤之间的缓冲区至关重要(见图8.26)。

原发性肿瘤通常表现为轻度不均匀的T2高信号肿块或同心不规则壁增厚。约80%的直肠癌在成像时被发现延伸到固有肌层以外(图8.27)[66]。肿瘤增强和扩散受限超过了正常直肠。MRI通过大小标准(>5mm)、切缘和异质性信号特征来评估转移性直肠淋巴结,具有中等敏感性和特异性[80]。

直肠癌MRI的最终目的是制订手术计划,以下参数解决了必要的术前问题:

- T分期(或瘤外扩散)。
- 肿瘤大小。
- 肿瘤的位置及与MRF、括约肌的关系。
- 与腹膜返折的关系(图8.28)。
- 血管外侵犯(EVI)。
- 淋巴结受累。
- 骨和远处转移扩散。

T分期反映了肿瘤与固有肌层和直肠周围脂肪的关系。肿瘤的位置分为三类:①低位:距肛门边缘5cm;②中位:距肛门边缘5~10cm;③高位:>距肛门边缘10cm(见图8.28)。靠近肛门边缘(低位肿瘤)可避免低位前切除术并可能保留肛门括约肌;腹部会阴切除术治疗低位肿瘤会导致永久性结肠造口、其他影响生活质量的问题(如性功能和泌尿生殖系统功能障碍)和较高的手术切缘阳性率[82-84]。围绕直肠周脂肪的薄的线性低阶MRF确定了手术切除平面(用于TME),肿瘤MRF边缘至少1mm表示手术边缘阴性[85]。腹膜反射分别覆盖男性精囊顶上方的前部MRF和女性的宫颈角[86]。EVI表示肿瘤扩展到直肠周围静脉,转移的发生率较高,局部复发,并且对化放疗的反应较差[87-89]。

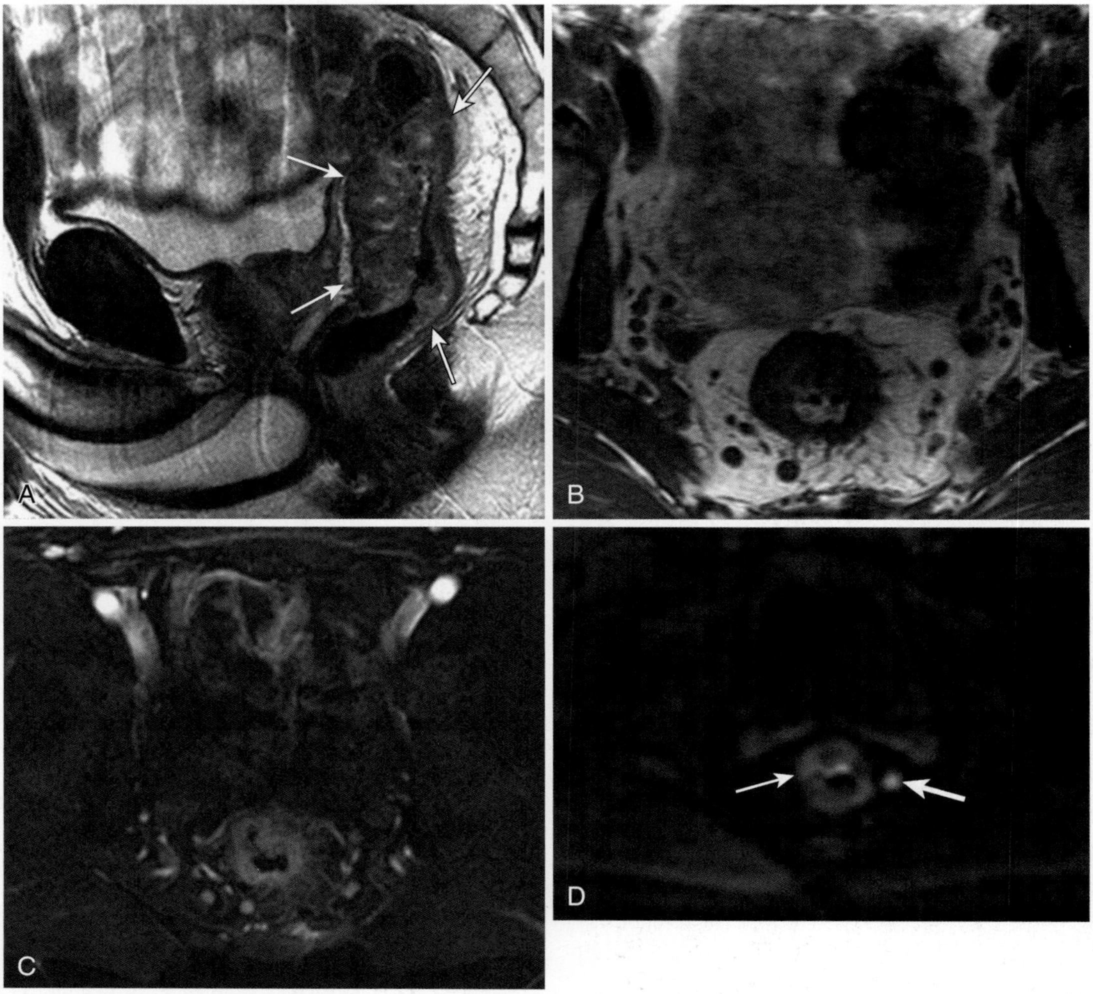

图8.27　直肠癌。矢状位T2加权图像(A)显示肿块样同心壁增厚,呈轻度高信号(箭头所示)。轴位T1加权(B)和脂肪抑制T1加权造影后(C)图像显示低信号增强肿块,并发现直肠周围浸润和直肠周围淋巴结肿大。扩散加权图像(D)显示肿瘤(箭头所示)和直肠周围淋巴结(粗箭头所示)弥散受限。

常见的扩散异常

溃疡性结肠炎

溃疡性结肠炎(UC)是一种炎性肠病,其特征是直肠黏膜的炎症,并连续累及不同长度的结肠(无中间正常段或“跳过病变”)。由于炎性变化仅限于黏膜而无跨壁延伸,因此,与克罗恩病相比,溃疡性结肠炎的影像学检查缺乏动态性,明显的肠壁增厚或并发症(如脓肿和瘘管)很少见。溃疡性结肠炎的MRI表现包括黏膜不规则和高强化、轻度水肿性壁增厚(炎症更严重)和脉管直肠充血(“梳状”征),并伴有不同程度的弥散受限(图8.29)。在慢性长期溃疡性结肠炎中,结肠可能缩短,壁增厚平滑,而胃部也会消失[90]。

UC患者患结直肠癌的风险也很高,尤其是在长期结肠炎的情况下[91]。肝胆自身免疫

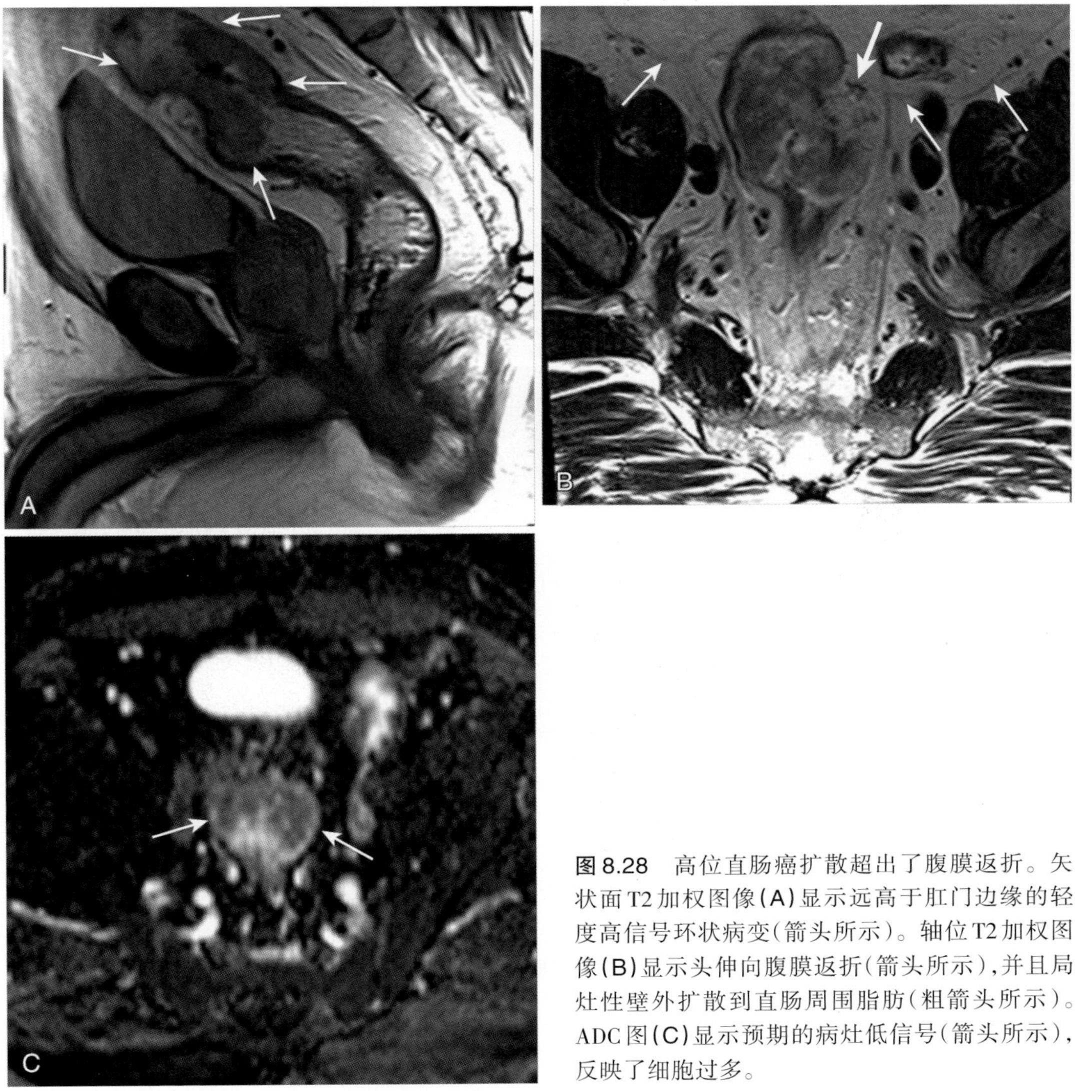

图8.28　高位直肠癌扩散超出了腹膜返折。矢状面T2加权图像(A)显示远高于肛门边缘的轻度高信号环状病变(箭头所示)。轴位T2加权图像(B)显示头伸向腹膜返折(箭头所示),并且局灶性壁外扩散到直肠周围脂肪(粗箭头所示)。ADC图(C)显示预期的病灶低信号(箭头所示),反映了细胞过多。

介导的并发症,如原发性硬化性胆管炎(可能导致胆管癌)在MRI上显示最佳(详见第2章和第3章)。重叠结肠扩张会引起中毒性巨结肠(非阻塞性结肠扩张伴全身毒性),这是与溃疡性结肠炎相关的最直接的潜在致命性并发症。

伪膜性结肠炎

伪膜性或艰难梭菌性结肠炎是医源性和院内结肠炎的最常见和最典型的原因。有先行抗生素治疗(破坏正常结肠菌群)的临床病史有助于诊断——使用甲硝唑或万古霉素治疗。明确诊断依赖于鉴定粪便中艰难梭菌释放的毒素。整个结肠的弥漫性肠壁增厚,通常与结肠周炎症性病变的数量不相称[92],明显的黏膜下水肿和肠壁增厚("手风琴"征)[93,94]和全结肠受累提示(但不是特异性的)伪膜性结肠炎(图8.30)。另一个引起"手风琴"征结肠炎的重要原因是巨细胞病毒(CMV)性结肠炎[95],两者不能明确区分。然

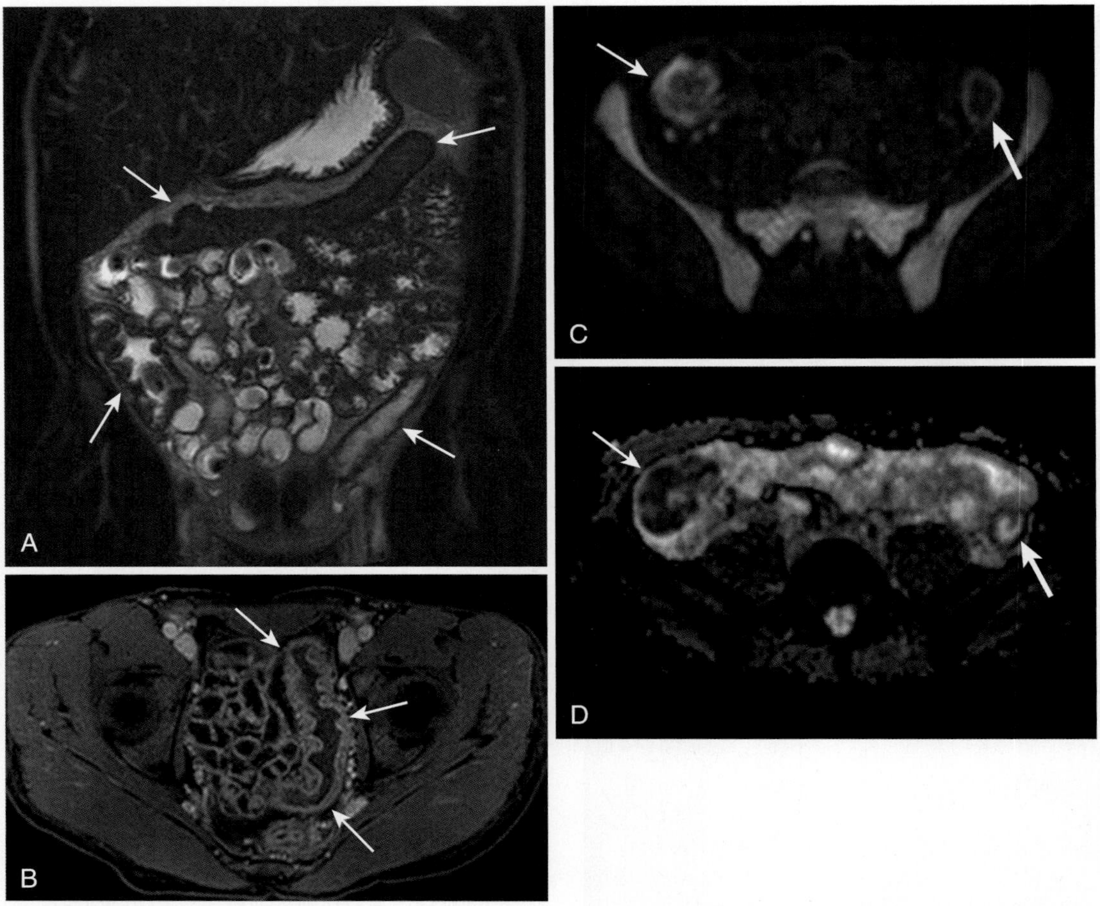

图8.29 溃疡性结肠炎。冠状T2加权图像(A)显示结肠壁上行、横向和下行增厚(箭头所示),而相对无结肠周围炎症。轴位脂肪抑制T1加权造影后图像(B)体现了乙状结肠的典型黏膜强化模式(箭头所示)。扩散加权图像和ADC图(分别为C和D)显示了在升结肠和降结肠(分别为细箭头和粗箭头所示)中的弥散受限。

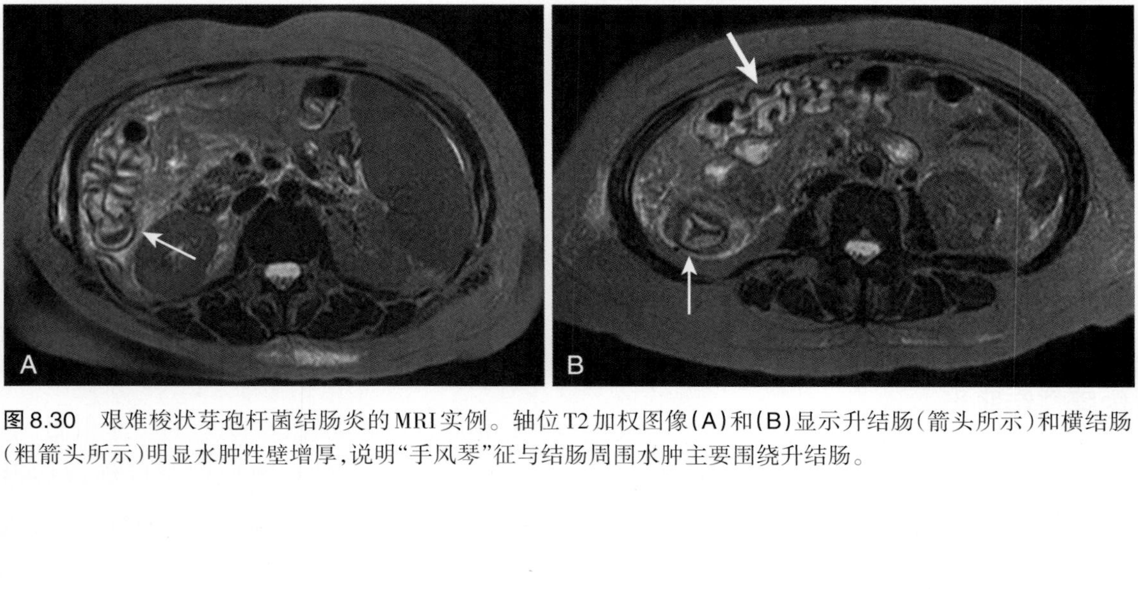

图8.30 艰难梭状芽孢杆菌结肠炎的MRI实例。轴位T2加权图像(A)和(B)显示升结肠(箭头所示)和横结肠(粗箭头所示)明显水肿性壁增厚,说明“手风琴”征与结肠周围水肿主要围绕升结肠。

而，临床病史（感染巨细胞病毒导致免疫功能低下、近期使用抗生素治疗伪膜性结肠炎）和粪便毒素测定有效地区分了这两种病变。

参考文献

1. Desmond AN, O'Regan K, Curran C, et al. Crohn's disease: factors associated with exposure to high levels of diagnostic radiation. *Gut*. 2008;57:1524–1529.
2. Fidler JL, Guimaraes L, Einstein DM. MR imaging of the small bowel. *Radiographics*. 2009;29(6):1811–1825.
3. Torkzad MR, Masselli G, Halligan S, et al. Indications and selection of MR enterography vs. MR enteroclysis with emphasis on patients who need small bowel MRI and general anaesthesia: results of a survey. *Insights into Imaging*. 2015;6(3):339–346. http://dx.doi.org/10.1007/s13244-015-0384-2.
4. Masselli G, Casciani E, Polettini E, et al. Comparison of MR enteroclysis with MR enterography and conventional enteroclysis in patients with Crohn's disease. *Eur Radiol*. 2008;18:438–447.
5. Romero M, Buxbaum JL, Palmer SL. Magnetic resonance imaging of the gut: A primer for the luminal gastroenterologist. *Am J Gastroenterol*. 2014;109:497–509.
6. Ghobrial PM, Neuberger I, Guglielmo FF, et al. Cine MR enterography grading of small bowel peristalsis: Evaluation of the antiperistaltic effectiveness of sublingual hyoscyamine sulfate. *Acad Radiol*. 2014;21:86–91.
7. Guglielmo FF, Mitchell DG, O'Kane PL, et al. Erratum to: Identifying decreased peristalsis of abnormal small bowel segments in Crohn's disease using cine MR enterography: The frozen bowel sign. *Abdom Imaging*. 2015;40(5):1150–1156.
8. Cronin CG, Lohan DG, Mhuircheartaigh JN, et al. MRI small-bowel follow-through: prone versus supine patient positioning for best small-bowel distention and lesion detection. *AJR Am J Roentgenol*. 2008;191(2):502–506.
9. Griffin N, Grant LA, Anderson S, et al. Small bowel MR enterography: problem solving in Crohn's disease. *Insights into Imaging*. 2012;3(3):251–263. http://dx.doi.org/10.1007/s13244-012-0154-3.
10. Kanda T, Osawa M, Oba H, Toyoda K, et al. High signal intensity in dentate nucleus on unenhanced T1-weighted MR images: Association with linear versus macrocyclic gadolinium chelate administration. *Radiology*. 2015;275(3):803–809.
11. Kanda T, Fukusato T, Matsuda M, et al. Gadolinium-based contrast agent accumulates in the brain even in subjects without severe renal dysfunction: Evaluation of autopsy brain specimens with inductively coupled plasma mass spectroscopy. *Radiology*. 2015;276(1):226–232.
12. Amzallag-Bellenger E, Oudjit A, Ruiz A, et al. Effectiveness of MR enterography for the assessment of small-bowel diseases beyond Crohn Disease. *Radiographics*. 2012;32:1423–1444.
13. Wills JS, Lobis IF, Denstman FJ. Crohn disease: state of the art. *Radiology*. 1997;202:597–610.
14. Herlinger H, Caroline DF. Crohn's disease of the small bowel. In: Gore RM, Lenine MS, eds. *Textbook of gastrointestinal radiology*. 2nd ed. Philadelphia, Pa: Saunders; 2000:726–745.
15. Sinha R, Verma R, Verma S, et al. MR enterography of Crohn disease: Part 2, imaging and pathologic findings. *AJR*. 2011;197(1):80–85.
16. D'Haens G, Baert F, Van Assche G, et al. Early combined immunosuppression or conventional management in patients with newly diagnosed Crohn's disease: an open randomised trial. *Lancet*. 2008;371:660–667.
17. Maglinte DD, Gourtsoyiannis N, Rex D, et al. Classification of small bowel Crohn's subtypes based on multimodality imaging. *Radiol Clin North Am*. 2003;41(2):285–303.
18. Gourtsoyiannis NC, Grammatikakis J, Papamastorakis G, et al. Imaging of small intestinal Crohn's disease: comparison between MR enteroclysis and conventional enteroclysis. *Eur Radiol*. 2006;16(9):1915–1925.
19. Masselli G, Casciani E, Polettini E, et al. Assessment of Crohn's disease in the small bowel: Prospective comparison of magnetic resonance enteroclysis with conventional enteroclysis. *Eur Radiol*. 2006;16(12):2817–2827.
20. Zappa M, Stefanescu C, Cazals-Hatem D, et al. Which magnetic resonance imaging findings accurately evaluate inflammation in small bowel Crohn's disease? A retrospective comparison with surgical pathologic analysis. *Inflamm Bowel Dis*. 2011;17(4):984–993.
21. Masselli G, Gualdi G. MR imaging of the small bowel. *Radiology*. 2012;264(2):333–348.
22. Maccioni F, Bruni A, Viscido A, et al. MR imaging in patients with Crohn disease: value of T2- versus T1-weighted gadolinium-enhanced MR sequences with use of an oral superparamagnetic contrast agent. *Radiology*. 2006;238(2):517–530.
23. Sinha R, Rajiah P, Murphy P, et al. Utility of high-resolution MR imaging in showing transmural pathologic changes in Crohn disease. *Radiographics*. 2009;29:1847–1867.
24. Guglielmo FF, Mitchell DG, O'Kane PL, et al. Erratum to: Identifying decreased peristalsis of abnormal bowel segments in Crohn's disease using MR enterography: The frozen bowel sign. *Abdom Imaging*. 2014;40(5):1138–1149.
25. Froehlich JM, Waldherr C, Stoupis C, et al. MR motility imaging in Crohn's disease improves lesion detection compared with standard MR imaging. *Eur Radiol*. 2010;20(8):1945–1951.
26. Bell SJ, Williams AB, Wiesel P, et al. The clinical course of fistulating Crohn's disease. *Aliment Pharmacol Ther*. 2003;17:1145–1151.

27. Herrmann K, Michaely HJ, Zech CJ, et al. Internal fistulas in Crohn disease: magnetic resonance enteroclysis. *Abdom Imaging*. 2006;31:675–687.
28. Schwartz DA, Loftus EV, Tremaine WJ, et al. The natural history of fistulizing Crohn's disease in Olmsted County, Minnesota. *Gastroenterology*. 2002;122:875–880.
29. Rieber A, Aschoff A, Nussle K, et al. MRI in the diagnosis of small bowel disease: use of positive and negative oral contrast media in combination with enteroclysis. *Eur Radiol*. 2000;10:1377–1382.
30. Herrmann K, Michaely HJ, Zech CJ, et al. Internal fistulas in Crohn disease: magnetic resonance enteroclysis. *Abdom Imaging*. 2006;31:675–687.
31. Kiery A, Braithwaite, Adina L, Alazraki. Use of the star sign to diagnose internal fistulas in pediatric patients with penetrating Crohn disease by MR enterography. *Pediatric Radiology*. 2014;44:926–931.
32. Tolan DJM, Greenhalgh R, Zealley IA, et al. MR Enterographic Manifestations of Small Bowel Crohn Disease. *Radiographics*. 2010;30(2):367–384.
33. Michelassi F, Balestracci T, Chappell R, et al. Primary and recurrent Crohn's disease: experience with 1379 patients. *Ann Surg*. 1991;214:230–238.
34. Soyer P, Boudiaf M, Fargeaudou Y, et al. Celiac Disease in Adults: Evaluation with MDCT Enteroclysis. *American Journal of Roentgenology*. 2008;191(5):1483–1492.
35. Jones S, D'Souza C, Haboubi NY. Patterns of clinical presentation of adult coeliac disease in a rural setting. *Nutr J*. 2006;5:24.
36. Bova JG, Friedman AC, Weser E, et al. Adaptation of the ileum in nontropical sprue: reversal of the jejunoileal fold pattern. *AJR Am J Roentgenol*. 1985;144(2):299–302.
37. Scholz FJ, Afnan J, Behr SC. CT Findings in Adult Celiac Disease. *Radiographics*. 2011; 31(4):977–992.
38. Tomei E, Diacinti D, Marini M, et al. Abdominal CT findings may suggest coeliac disease. *Dig Liver Dis*. 2005;37:402–406.
39. Mallant M, Hadithi M, Al-Toma AB, et al. Abdominal computed tomography in refractory coeliac disease and enteropathy associated T-cell lymphoma. *World J Gastroenterol*. 2007;13:1696–1700.
40. Tomei E, Marini M, Messineo D, et al. Computed tomography of the small bowel in adult celiac disease: the jejunoileal fold pattern reversal. *Eur Radiol*. 2000;10:119–122.
41. Tomei E, Diacinti D, Marini M, et al. Abdominal CT findings may suggest coeliac disease. *Dig Liver Dis*. 2005;37:402–406.
42. Mallant M, Hadithi M, Al-Toma AB, et al. Abdominal computed tomography in refractory coeliac disease and enteropathy associated T-cell lymphoma. *World J Gastroenterol*. 2007;13:1696–1700.
43. Scholz FJ, Behr SC, Scheirey CD. Intramural fat in the duodenum and proximal small intestine in patients with celiac disease. *AJR*. 2007;189:786–790.
44. Logan RF, Rifkind EA, Turner ID, et al. Mortality Rate in Celiac Disease. *Gastroenterology*. 1989;97:265–271.
45. Lohan DG, Alhajeri AN, Roche CJ, et al. MR Enterography of Small-Bowel Lymphoma: Potential for Suggestion of Histologic Subtype and the Presence of Underlying Celiac Disease. *American Journal of Roentgenology*. 2008;190:287–293.
46. Huppert BJ, Farrell MA, Kawashima A, et al. Diagnosis of Cavitating Mesenteric Lymph Node Syndrome in Celiac Disease using MRI. *American Journal of Roentgenology*. 2004;183:1375–1377.
47. Rubesin SE, Herlinger H, Saul SH, et al. Adult Celiac Disease and its Complications. *Radiographics*. 1989;9:1045–1066.
48. Johnston SD, Robinson J. Fatal Pneumococcal Septicaemia in a Coeliac Patient. *European Journal of Gastroenterology and Hepatology*. 1998;10:353–354.
49. Beggs AD, Latchford AR, Vasen HF, et al. Peutz-Jeghers Syndrome: A Systematic Review and Recommendations for Management. *Gut*. 2010;59:975–986.
50. Vidal I, Podevin G, Piloquet H, et al. Follow-up and Surgical Management of Peutz-Jeghers Polyps in Children. *Journal of Pediatric Gastroenterology and Nutrition*. 2009;48:419–425.
51. Masselli G, Gualdi G. Evaluation of small bowel tumors: MR enteroclysis. *Abdom Imaging*. 2010;35(1):23–30.
52. Kopacova M, Tacheci I, Rejchrt S, et al. Peutz-Jeghers syndrome: diagnostic and therapeutic approach. *World J Gastroenterol*. 2009;15(43):5397–5408.
53. Gupta A, Postgate AJ, Burling D, et al. A Prospective Study of MR Enterography versus Capsule Endoscopy for the Surveillance of Adult Patients with Peutz-Jeghers Syndrome. *American Journal of Roentgenology*. 2010;195:502–506.
54. Chow JS, Chen CC, Ahsan H, et al. A Population-Based Study of the Incidence of Malignant Small Bowel Tumors: SEER, 1973-1990. *International Journal of Epidemiology*. 1996;25:722–728.
55. Bauer RL, Palmer ML, Bauer AM, et al. Adenocarcinoma of the Small Intestine: 21-year Review of Diagnosis, Treatment, and Prognosis. *Annals of Surgical Oncology*. 1994;1:183–188.
56. Feldman J, O'dorisio T. Role of Neuropeptides and Serotonin in the Diagnosis of Carcinoid Tumors. *The American Journal of Medicine*. 1986;81:41–48.
57. Maroun J, Kocha W, Kvols L, et al. Guidelines for the Diagnosis and Management of Carcinoid Tumors. Part 1: The Gastrointestinal Tract. A Statement from a Canadian National Carcinoid Expert Group. *Current Oncology*. 2006;13:67–76.
58. Thompson GB, van Heerden JA, Martin JK Jr, et al. Carcinoid Tumors of the Gastrointestinal tract: Presentation, Management, and Prognosis. *Surgery*. 1985;98:1054–1063.
59. Caramella T, Schmidt S, Chevallier P, et al. MR features of gastrointestinal stromal tumors. *Clin Imaging*. 2005;29:251–254.
60. Chourmouzi D, Sinakos E, Papalavrentios L, et al. Gastrointestinal stromal tumors: a pictorial review. *J Gastrointestin Liver Dis*. 2009;18(3):379–383.

61. Sheth S, Horton KM, Garland MR, et al. Mesenteric Neoplasms: CT Appearance of Primary and Secondary Tumors and Differential Diagnosis. *Radiographics*. 2003;23:457–473.
62. Buckley J, Fishman E. CT Evaluation of Small Bowel Neoplasms: Spectrum of Disease. *Radiographics*. 1998;18:379–392.
63 Pickhardt PJ, Hassan C, Halligan S, et al. Colorectal Cancer: CT Colonography and Colonoscopy for Detection-Systematic Review and Meta-Analysis. *Radiology*. 2011;259:393–405.
64. Thornton E, Morrin MM, Yee J. Current Status of MR Colonography. *Radiographics*. 2010;30:201–218.
65. Criado JM, del Salto LG, Rivas PF, et al. MR Imaging Evaluation of Perianal Fistulas: Spectrum of Imaging Features. *Radiographics*. 2012;32:175–194.
66. Kaur H, Choi H, You N, et al. MR Imaging for Preoperative Evaluation of Primary Rectal Cancer: Practical Considerations. *Radiographics*. 2012;32:389–409.
67. Jaffe T, Thompson WM. Large-bowel obstruction in the adult: classic radiographic and CT findings, etiology and mimics. *Radiology*. 2015;275(3):651–663.
68. Tracy M, Fletcher HS. Appendicitis in Pregnancy. *The American Surgeon*. 2000;66:555–559.
69. American College of Radiology. *ACR appropriateness criteria®: right lower quadrant pain—suspected appendicitis*; 2013. Retrieved February 2016 from: http://www.acr.org/~/media/7425a3e08975451eab571a316db4ca1b.pdf.
70. Singh A, Danrad R, Hahn PF, et al. MR Imaging of the Acute Abdomen and Pelvis: Acute Appendicitis and Beyond. *Radiographics*. 2007;27:1419–1431.
71. Spalluto LB, Woodfield CA, DeBenedectis CM, et al. MR Imaging Evaluation of Abdominal Pain during Pregnancy: Appendicitis and Other Nonobstetric Causes. *Radiographics*. 2012; 32(2):317–334.
72. Dewhurst C, Beddy P, Pedrosa I. MRI evaluation of acute appendicitis in pregnancy. *J Magn Reson Imaging*. 2013;37:566–575.
73. Buckley O, Geoghegan T, McAuley G, et al. Pictorial review: magnetic resonance imaging of colonic diverticulitis. *Eur Radiol*. 2007;17(1):221–227.
74. DeStigter KK, Keating DP. Imaging update: acute colonic diverticulitis. *Clinics in Colon and Rectal Surgery*. 2009;22(3):147–155.
75. Morris J, Spencer JA, Ambrose NS. MR Imaging Classification of Perianal Fistulas and its Implications for Patient Management. *Radiographics*. 2000;20:623–635.
76. Parks AG, Gordon PH, Hardcastle JD. A Classification of Fistula-in-ano. *British Journal of Surgery*. 1976;63:1–12.
77. Criado JM, del Salto LG, Rivas PF, et al. MR Imaging Evaluation of Perianal Fistulas: Spectrum of Imaging Features. *Radiographics*. 2012;32:175–194.
78. American Cancer Society. *Colorectal cancer facts & figures*; 2011-2013. Retrieved February 2015 from: http://www.cancer.org/acs/groups/content/@epidemiologysurveilance/documents/document/acspc-028312.pdf.
79. Merkel S, Mansmann U, Siassi M, et al. The Prognostic Inhomogeneity in pT3 Rectal Carcinomas. *International Journal of Colorectal Disease*. 2001;16:298–304.
80. Brown G, Richards CJ, Bourne MW, et al. Morphologic Predictors of Lymph Node Status in Rectal Cancer with use of High-Spatial-Resolution MR Imaging with Histopathologic Comparison. *Radiology*. 2003;227:371–377.
81. Jhaveri KS, Hosseini-Nik H. MRI of rectal cancer: an overview and update on recent advances. *AJR*. 2015;205(1):W42–W55.
82. Kapiteijn E, Marijnen CA, Nagtegaal ID, et al. Preoperative radiotherapy combined with total mesorectal excision for resectable rectal cancer. *N Engl J Med*. 2001;345:638–646.
83. Marr R, Birbeck K, Garvican J, et al. The modern abdominoperineal excision: the next challenge after total mesorectal excision. *Ann Surg*. 2005;242:74–82.
84. Dehni N, McFadden N, McNamara DA, et al. Oncologic results following abdominoperineal resection for adenocarcinoma of the rectum. *Dis Colon Rectum*. 2003;46:867–874.
85. Taylor FG, Quirke P, Heald RJ, et al. One millimetre is the safe cut-off for magnetic resonance imaging prediction of surgical margin status in rectal cancer. *Br J Surg*. 2011;98:872–879.
86. Furey E, Jhaveri KS. Magnetic resonance imaging in rectal cancer. *Magn Reson Imaging Clin N Am*. 2014;22:165–190.
87. Smith NJ, Barbachano Y, Norman AR, et al. Prognostic significance of magnetic resonance imaging-detected extramural vascular invasion in rectal cancer. *Br J Surg*. 2008;95:229–236.
88. Dresen RC, Peters EE, Rutten HJ, et al. Local recurrence in rectal cancer can be predicted by histopathological factors. *Eur J Surg Oncol*. 2009;35:1071–1077.
89. Yu SK, Tait D, Chau I, et al. MRI predictive factors for tumor response in rectal cancer following neoadjuvant chemoradiation therapy: implications for induction chemotherapy? *Int J Radiat Oncol Biol Phys*. 2013;87:505–511.
90. Romero M, Buxbaum J, Palmer S. Magnetic Resonance Imaging of the Gut: A Primer for the Luminal Gastroenterologist. *The American Journal of Gastroenterology*. 2014;109:497–509.
91. Theoni R, Cello J. CT Imaging of Colitis. *Radiology*. 2006;240:623–638.
92. Kawamoto S, Horton K, Fishman E. Pseudomembranous Colitis: Spectrum of Imaging Findings with Clinical and Pathologic Correlation. *Radiographics*. 1999;19:887–889.
93. O'Sullivan SG. The accordion sign. *Radiology*. 1998;206:177–178.
94. Ros PR, Buetow PC, Pantograg-Brown L, et al. Pseudomembranous colitis. *Radiology*. 1996;198:1–9.
95. Macari M, Balthazar EJ, Megibow AJ. The accordion sign at CT: a nonspecific finding in patients with colonic edema. *Radiology*. 1999;211:743–746.

第9章

子宫、宫颈及阴道MRI表现

引言

MRI是女性盆腔最主要的检查方法，能准确而全面地诊断女性盆腔疾病。由于子宫各层组织构成和含水量不同导致磁共振信号的差异，MRI能精确显示子宫固有的带状解剖结构，使异常征象一目了然（图9.1）。MRI的高软组织分辨率使肿瘤及恶性征象的诊断敏感度得以提升。女性盆腔MRI的常见适应证包括：平滑肌瘤的诊断及疗效评估、B超和CT检查无法明确的诊断以及辅助恶性肿瘤的分期（表9.1）。

技术

由于子宫、宫颈及阴道病变通常较小，需要对其进行高分辨率成像，因此，女性盆腔检查需要采用高场强磁共振系统（≥1.0T）。不过，在低场强系统下也能获得诊断图像（图9.2）：专用相控阵线圈可确保最佳的信噪比，抗蠕动剂（如胰高血糖素或莨菪碱）可用于消除肠蠕动引起的运动伪影，也可考虑使用阴道凝胶以便于评估阴道及宫颈病变[1]。

首先采用大视野（FOV）定位序列扫描以评估线圈的位置（确保感兴趣区域而非下肢或小腹的信号强度最大）。单次激发快速自旋回波T2WI或平衡梯度回波序列可提供最多的诊断信息。肾脏异常与苗勒管（输卵管、子宫和近端阴道）异常有关，因此，定位序列扫描时需要包含肾脏。其余的检查要求采用具有高空间分辨率的聚焦方法和范围在24cm以内的FOV。

T1WI、T2WI和脂肪抑制序列组合足以解决大多数的盆腔问题（表9.2）。T2WI是女性子宫、宫颈和阴道成像的主要手段，能显示子宫的3层解剖结构：子宫内膜、子宫肌层内层（结合带）和子宫肌层外层（图9.1），向下分别与宫颈内膜、宫颈内纤维基质和宫颈外层疏松结缔组织相连。如存在可疑病变，可加做斜冠状位和与子宫长轴垂直的轴位图像以发现潜在的苗勒管异常（图9.3和图9.4）。T1加

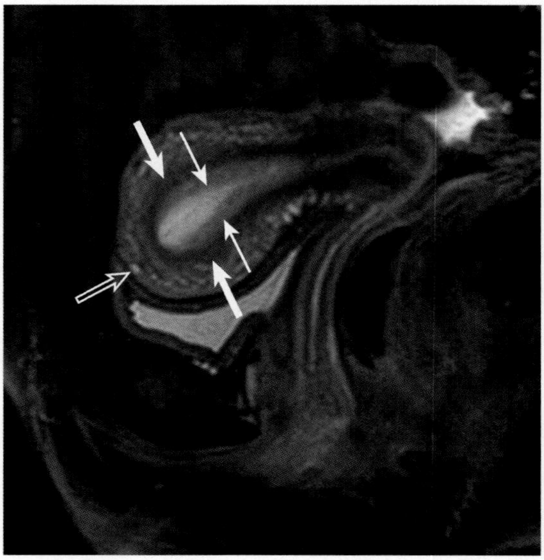

图9.1 正常子宫壁分层：子宫矢状位脂肪抑制T2WI显示子宫的3层结构：中央高信号区（子宫内膜：细箭头所示）、中间低信号区（结合带：粗箭头所示）、外层等信号区（子宫肌层外层：空心箭头所示）。

表9.1 女性盆腔MRI适应证

临床表现	检查目的	具体扫描方案
盆腔疼痛	非特异性	常规成像方案
痛经(月经疼痛) 月经过多(每周期>80mL) 子宫出血(少量出血,不规律间隔) 月经过多(>80mL,不规律间隔)	排除子宫内膜和(或)宫颈病变(息肉、平滑肌瘤、肿瘤) 排除子宫腺肌症或子宫内膜异位症	常规成像方案
盆腔检查异常 月经延迟或性早熟 绝经后出血 评估盆腔疼痛或肿块	排除子宫内膜癌、宫颈癌或息肉	常规成像方案
盆腔手术、分娩后疼痛或发热	排除子宫内膜炎或血肿	查看梯度回波图像
定位宫内节育器	非解剖性磁敏感伪影(通常为线性或曲线)	查看梯度回波图像
评估不孕症和先天异常	苗勒管异常	±专用成像平面
评估子宫平滑肌瘤	定位(黏膜下、壁内、浆膜下)、血管分布、变性(囊变、出血)	±专用成像平面
评估盆底缺损	膀胱膨出、肠膨出、阴道脱垂、直肠膨出、盆底下陷	±动态技术操作
定性不确定的影像学表现	随访先前发现的异常(如出血性囊肿) 根据其他检查中发现的异常进一步定性	常规成像方案
已知或有恶性肿瘤风险	筛查恶性肿瘤高危患者 妇科恶性肿瘤的检测与分期 肿瘤复发评估 术前/腹腔镜评估	如果宫颈或阴道受累,需考虑使用阴道凝胶

权图像能显示出血和脂质,而脂肪抑制序列能鉴别出血和脂肪(两者在非脂肪抑制T1加权图像上都呈高信号)。同反相位图像可以作为传统自旋回波T1加权图像的省时替代(约20秒,传统的要3~5分钟),对细胞内脂质和磁敏感伪影敏感,但在低场强系统下信噪比较低,会导致敏感度降低。

钆增强图像可提供有关病变的复杂性和(或)血液供应及其组织成分的信息,使病变的显示更清晰。动态成像可提供病变随时间强化的情况,而静态的增强前后图像仅提供两部分信息(增强和平扫)。对平滑肌瘤血供的定量评估需要使用动态成像。

三维脂肪抑制梯度回波图像可提供最佳的空间分辨率和组织对比度。对比剂浓度为0.1mmol/kg,以1~2mL/s的速度静脉输注。动脉期图像通过定时团注或定时序列触发采集,再连续采集1或2个期相即可。延迟T1加权(最好是脂肪抑制)序列可检测出潜在的延迟强化病灶。

解读

女性盆腔MRI所涉及的数百幅图像能提供大量的信息,这种信息量需要使用针对性的检查方式(框9.1)。首先,评估检查技术是否适用。观察定位图序列,其通常为大视野冠状位图像,并保证线圈摆放到位,使感兴趣区发射的信号最大(而非腹部或盆腔下区)

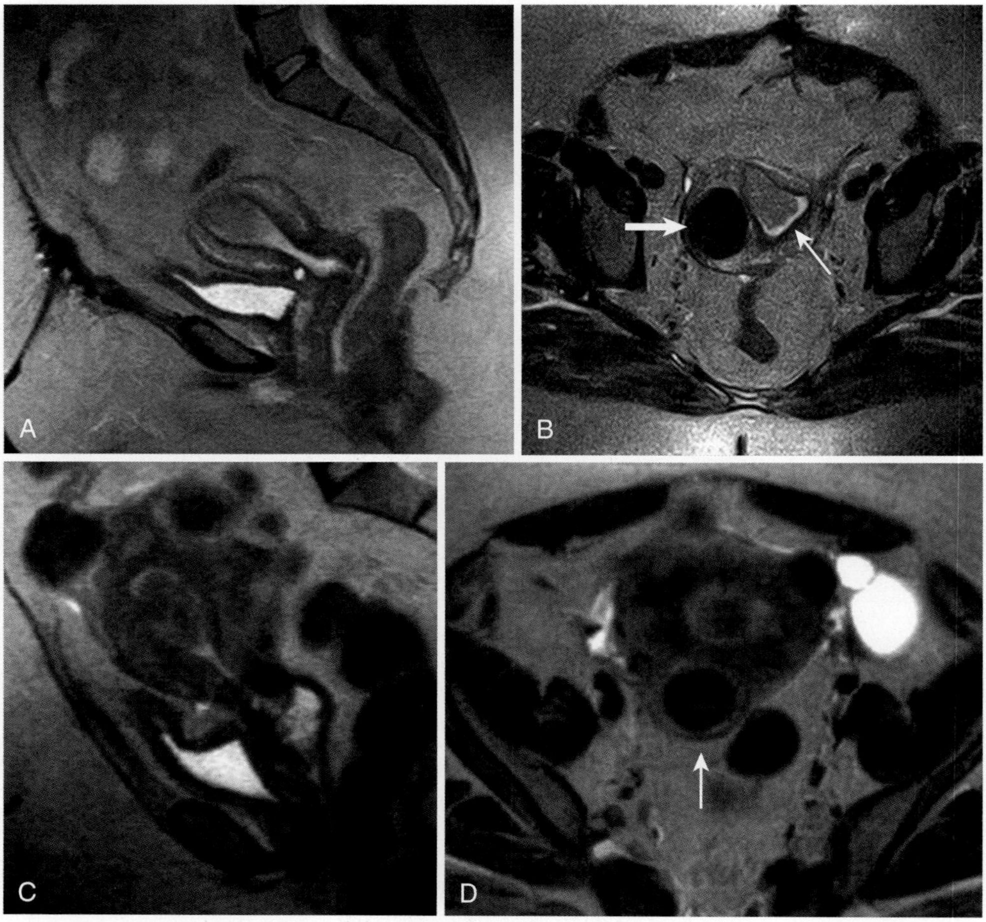

图9.2 0.3T图像。(A)子宫矢状位T2WI显示等信号的子宫内膜肿块，诊断为子宫内膜癌，不伴子宫深肌层浸润。(B)相应轴位T2WI显示邻近肿块远端的正常子宫内膜(细箭头所示)和肌壁间肌瘤(粗箭头所示)。另一患者使用0.3T系统获得的子宫矢状位(C)和轴位(D)T2WI显示子宫内膜腔内管状稍高信号病变，内见低信号核心，诊断为子宫内膜息肉。同时，宫体后壁见部分浆膜下肌瘤(D，箭头所示)。

表9.2 女性盆腔MRI扫描方案

脉冲序列	参数(TR/TE)	视野(cm)	层厚(mm)
冠状位定位序列	SSFSE或HASTE(5000/180) 平衡梯度回波(min/min)	32	5
轴位T2	±脂肪抑制(4000/100)	24	5
轴位T1	同/反相位(120/2.2, 4.4) FSE(600/10)	24	5
矢状位T2	±脂肪抑制(4000/100)	24	5
动态增强	轴位或矢状位脂肪抑制3D GRE序列(min/min)	24	4~5，层间距2~2.5
增强延迟扫描	轴位、矢状位及冠状位脂肪抑制3D GRE序列(min/min)	24	4~5，层间距2~2.5
弥散	EPI(3000/60)	24	5~8间隔0~1

SSFSE，单次激发快速自旋回波；HASTE，半傅里叶单次激发快速自旋回波；FSE，快速自旋回波；GRE，梯度回波；EPI，回波平面成像。

框9.1 女性盆腔检查表

技术
磁场强度
线圈位置
　信号：对应盆腔最佳信号
　肾脏：至少一个大视野冠状位序列（包含肾脏）
增强扫描：注意对比剂的量和类型
　检查血管是否有足够的强化
伪影
　肠蠕动伪影
　磁敏感伪影：手术器械、气体（如肠）
　运动伪影：强运动、血流伪影
　电导率/电介质效应：局灶信号衰减

子宫
大小
位置：倾斜和屈曲
子宫内膜
　厚度
　均匀性
　局灶性病变
腔内液体或磁敏感（如气体或宫内节育器）
子宫肌层内层（结合带）
　厚度
　边界清晰度
　肌层内高信号
　剖宫产术后部分缺损
　子宫肌瘤：大小、位置、变性和血供

宫颈
黏膜
　Naboth囊肿
　厚度
　腔内液体
　间质
　完整性
　宫旁浸润

阴道
囊性病变（上部、下部）
阴道壁
　局灶性和弥散性增厚
　邻近组织侵犯
填塞纱条

其他解剖部位
膀胱
肠
骨骼肌组织
　骨性盆腔
　下段腰椎
　肌肉：臀肌、内收肌、髋屈肌、梨状肌
　肌腱：髂腰肌、股直肌、腘绳肌肌腱

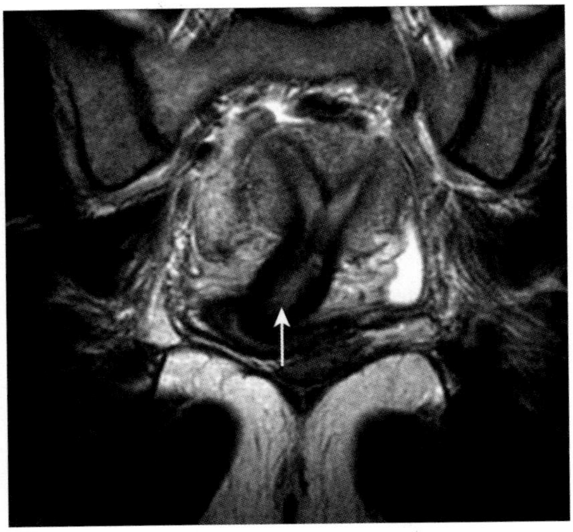

图9.3 子宫斜冠状位图像。平行子宫长轴定位采集的斜冠状位图像，可以很好地显示纵隔子宫纤维分隔（箭头所示）的全貌（以及其他先天性异常）。

（图9.5）。注意钆对比剂注入与否以及是否能观察到强化。评估运动伪影和其他任何会降低图像质量的伪影程度（图9.6）。

观察子宫时，要牢记患者的年龄、月经状况以及相关病史，如子宫内膜癌、宫颈癌、剖宫产或子宫肌瘤病史。在3个正交平面上测量子宫，有助于客观评估子宫整体大小。观察子宫带状解剖结构（中央子宫内膜、中间结合带和外部肌层）并测量各层厚度。辨别所有子宫肌瘤或其他子宫病变并记录大小。描述子宫是前倾还是后倾，是前屈还是后屈。有子宫切除的情况下，记录阴道断端和残留宫颈或子宫组织的存在及情况。如果存在手

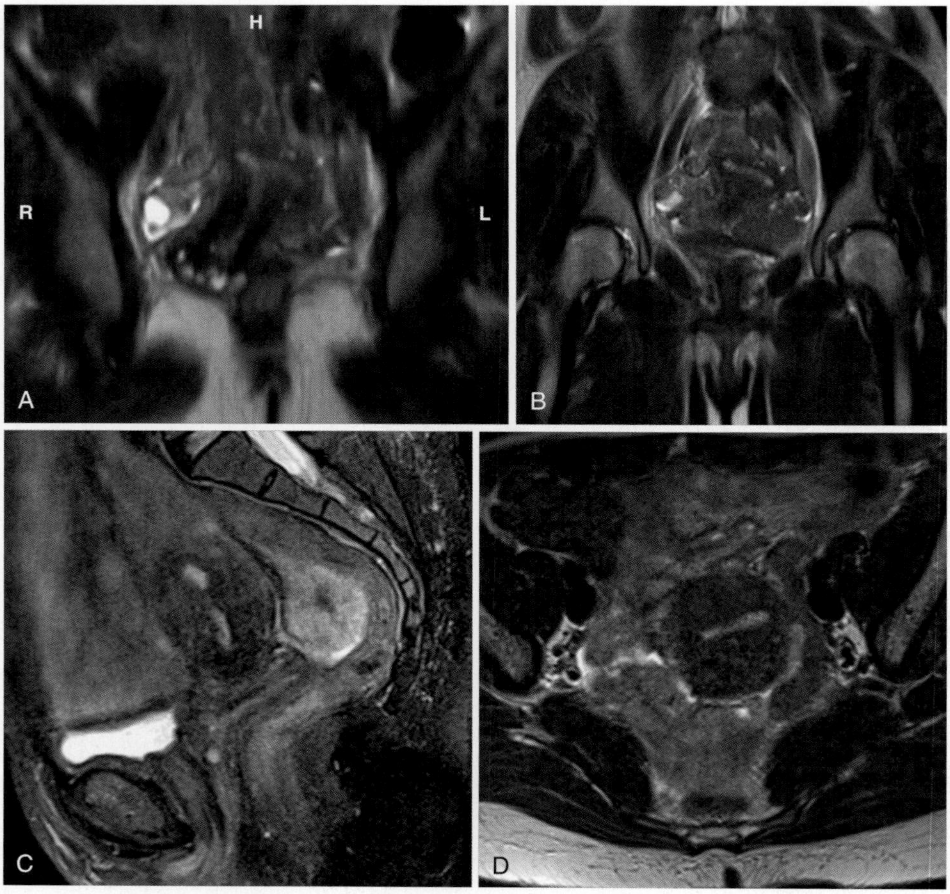

图9.4 T形子宫。(A)47岁妊娠女性，有己烯雌酚暴露史，斜冠状位重建T2WI很好地显示了异常解剖结构。与身体轴线正交的冠状位(B)、矢状位(C)和轴位(D)图像，此异常则显示欠清。

术夹，在梯度回波图像上寻找相应的磁敏感伪影。

确认子宫颈纤维基质的完整性以除外任何囊性或实性宫颈病变。检查阴道和外阴，良性发育性和获得性囊性病变较常见。排除局灶性或弥漫性阴道壁增厚，并注意有无腔内积液。

评估盆腔内游离液体量，注意育龄女性盆腔内可有少量生理性积液。检查盆腔淋巴结，并记录所有肿大淋巴结。

由于膀胱充盈不完全(检查时，应嘱患者排空尿液以提升舒适感并避免移动)以至于不能对膀胱进行最佳评估，但也不能忽视。观察任何局灶性病变、充盈缺损/结石、膀胱壁增厚或憩室，并检查尿道的憩室。

从肛门近端起尽可能地检查肠道。观察冠状位图像，这些图像通常采用最大视野，可以尽可能多地显示肠道和腹腔。观察矢状位和冠状位图像以评估盆底松弛。

最后，使用T1加权和流体敏感序列排除骨性病变。矢状位图像可用于发现腰椎间盘病变，在T2加权轴位和冠状位序列上评估肌肉和肌腱(如臀肌、内收肌、髋屈肌、髂腰肌、股直肌和腘绳肌肌腱)。

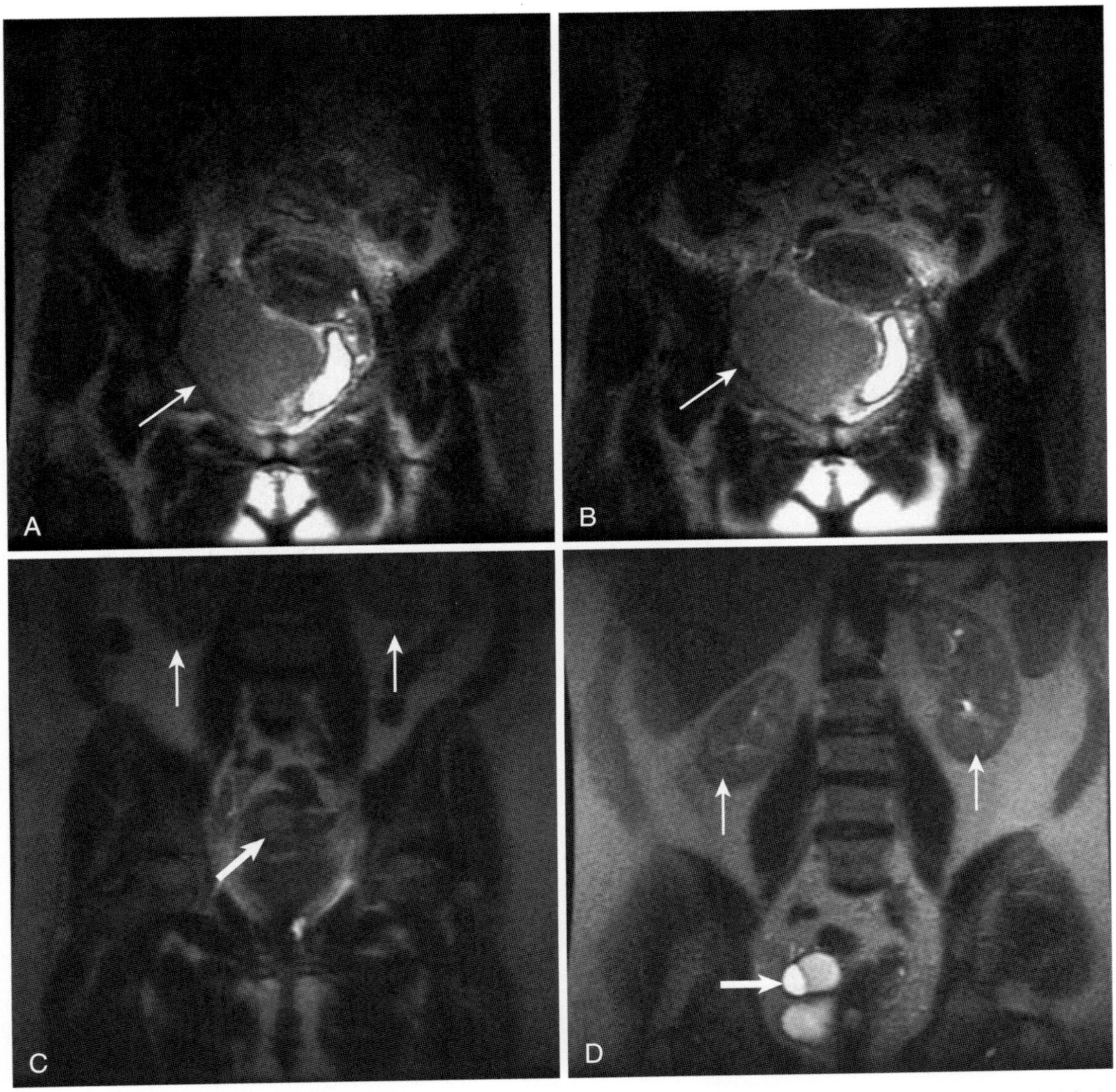

图9.5 线圈放置欠佳。盆腔冠状位T2WI(A,B)显示最高信号集中在耻骨联合水平而不是感兴趣区(子宫和附件),并且记住在所有患者中均应显示肾脏。患有盆腔淋巴瘤(箭头所示)的患者表现为右侧盆腔均匀高信号肿块。(C)另一宫颈癌患者(粗箭头所示)的冠状位T2WI显示子宫区域信号强度最高,同时显示了肾脏(细箭头所示)。(D)此患者伴有右侧囊性纤维瘤(粗箭头所示),肾脏(细箭头所示)在冠状位T2WI中显示清晰,同时最高信号发自腹盆交界处。

子宫

正常特征

在医学用语中,“子宫”特指子宫体,“宫颈”指子宫颈部。在明确评价前,需要先了解患者的年龄、月经状况以及任何相关的手术史。子宫的大小随年龄和生育/月经史变化而变化(框9.2)[2-4]。青春期前无雌激素的刺激作用,宫颈体积较子宫体大。沿子宫轴向在3个正交维度上测量子宫大小,并描述子宫的位置(倾、屈情况)(图9.7)。

尽量观察子宫的带状解剖结构或子宫壁分层，这在育龄女性中最为明显（图9.8和图9.1），而在绝经期逐渐消失。子宫内膜周期性变化只发生在行经女性中。在绝经前后的女性中，子宫内膜的改变仅由病理或医源性因素引起，通常最大厚度可达4mm。非绝经期女性子宫内膜的厚度是可变的[5]。增生期子宫内膜最薄，厚度3~8mm，到分泌期时子宫内膜的厚度逐渐增至5~16mm。尽管年龄和月经状态存在差异，正常的子宫内膜在T2加权图像上表现为均匀一致的近似液性的高信号。

如果外观和（或）厚度超出正常范围，请试着将这些异常描述为腔内液体、气体，而非局灶性或弥散性病变。在月经来潮的女性中，宫腔积液常见且通常是非病理性的。青春期前宫腔积液通常提示梗阻性病变（子宫阴道积液或阴道积液）。绝经后宫腔积液患者常有潜在的子宫内膜或宫颈病变（如子宫内膜萎缩、增生、息肉或癌变和宫颈狭窄），但

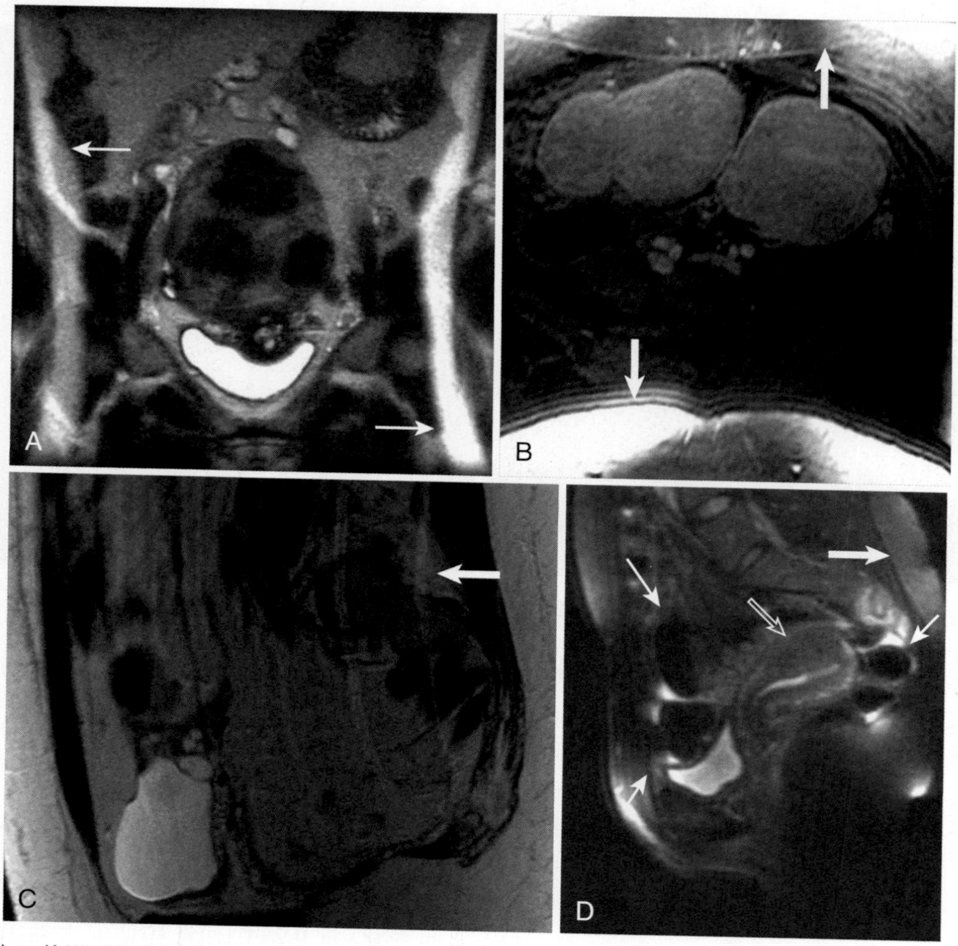

图9.6 由于伪影而导致图像质量下降，冠状位T2WI（A）和轴位T1W脂肪抑制梯度回波（B）图像显示沿相位编码轴向方向的卷褶伪影（A和B，箭头所示），这些伪影并未遮盖下方的解剖结构，反映选择的视野较小，导致皮下脂肪重叠。（C）沿相位编码轴向方向的呼吸运动伪影导致矢状位T2WI质量轻度下降（箭头所示）。（D）在局灶性子宫底腺肌瘤（空心箭头所示）患者中，磁敏感伪影（细箭头所示）和脂肪抑制失败（粗箭头所示）共同导致此矢状位T2WI脂肪抑制图像质量下降。（待续）

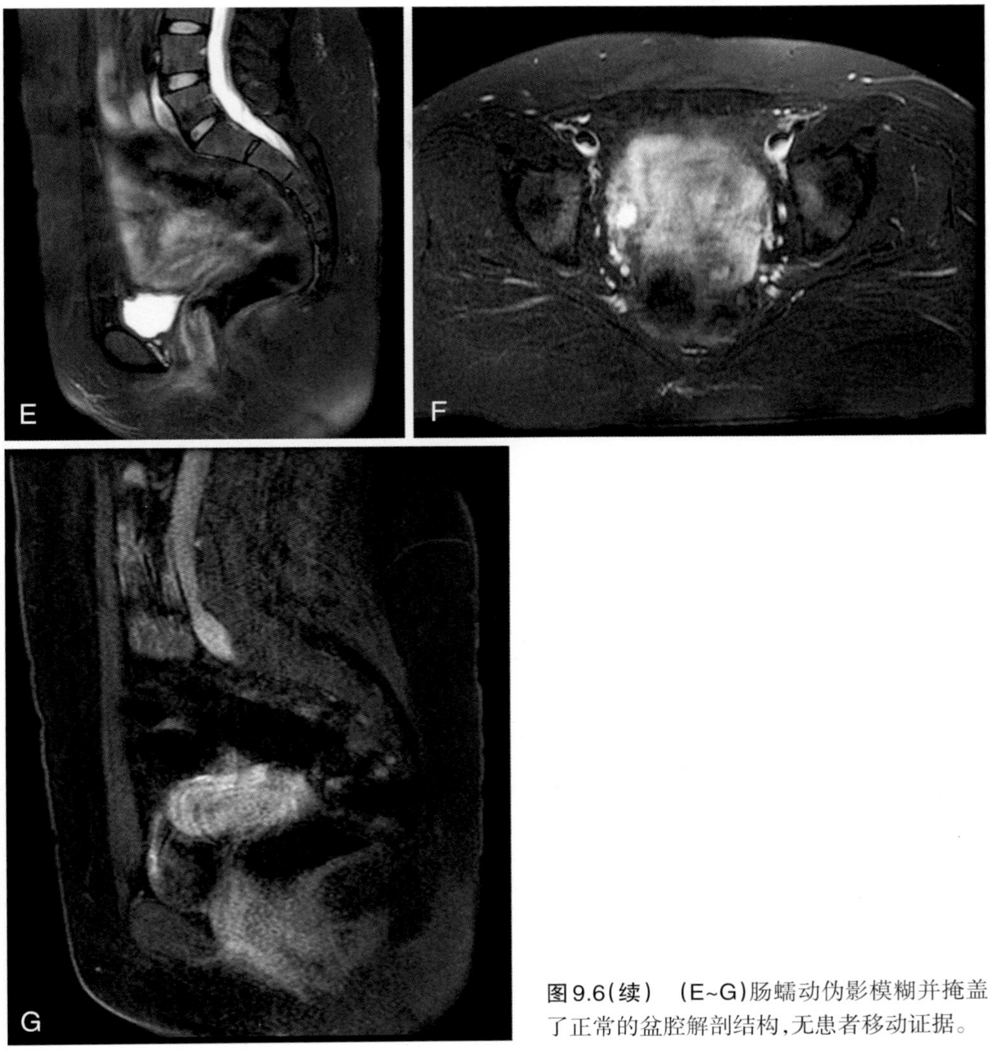

图9.6(续)　(E~G)肠蠕动伪影模糊并掩盖了正常的盆腔解剖结构，无患者移动证据。

框9.2　子宫正常尺寸

育龄期子宫：8cm×5cm
行经前或绝经后子宫：5cm×2cm
子宫内膜
　增生期：3~8mm
　分泌期：5~16mm
　绝经后(无出血)≤8mm
　绝经后(出血)≤5mm

不意味着宫腔积液一定是病理性的[6]。术后、产后或感染(子宫内膜炎)的情况下宫腔内可出现气体。气体常引起磁敏感伪影，在梯度回波序列上最明显(图9.9)。

子宫内膜疾病

弥漫性异常

弥漫性子宫内膜异常的病因主要包括内分泌/增生性、感染性、医源性和肿瘤性(框9.3)，影像学表现共同点是T2WI高信号的子宫内膜全层厚度或均匀性的整体改变。子宫内膜炎分为产后和非产后2大类，最常见于阴道分娩后，尤其是伴随持续的胎膜破裂、绒毛膜羊膜炎、产程延长和胚胎产物滞留。非产后子宫内膜炎的危险因素包括子宫动脉栓

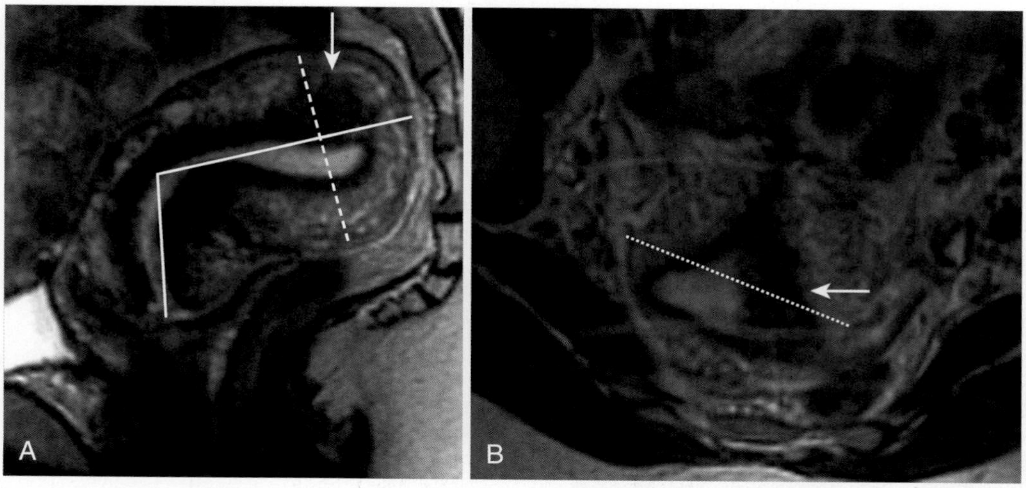

图9.7　子宫测量技术和前倾/后倾/前屈/后屈的评价。后倾子宫的矢状位(A)和轴位(B)T2WI显示子宫长(实线)、高(虚线)和宽(点线)的测量方法。箭头所示为局灶性腺肌瘤。

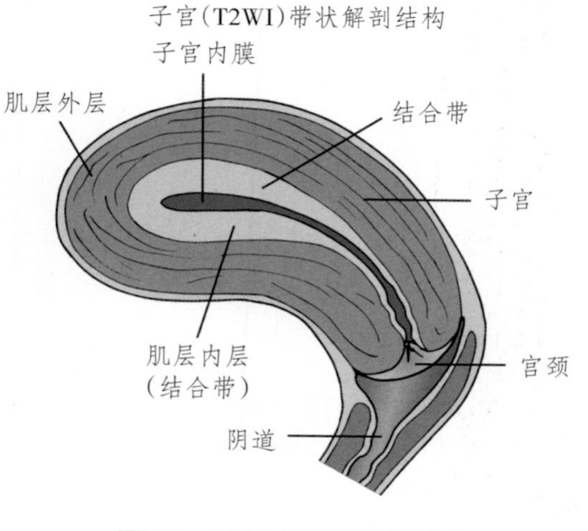

图9.8　子宫带状解剖/壁分层。

塞、性病和宫内节育器的存在。尽管子宫内膜炎通常依靠临床表现进行诊断,但影像学检查可帮助排除顽固性子宫内膜炎患者的其他异常。子宫内膜炎典型表现包括弥漫性子宫增大、宫腔内气体和液体(常混杂一起)及子宫内膜不均匀增厚[7]。在异常子宫内膜下寻找乏血供的水肿灶。

激素因素　激素(内源性和医源性)是导致弥漫性子宫内膜异常的另一主要原因。雌激素过多是子宫内膜增生的潜在病因,可引起子宫内膜弥漫性不均匀增厚,不伴有宫腔内气体和液体。注意妊娠(包括异位妊娠)引起的激素刺激也可导致子宫内膜增厚。

他莫昔芬　他莫昔芬(转移性乳腺癌辅助治疗)具有雌激素活性,可刺激子宫内膜。除子宫内膜增生外,他莫昔芬还可引起多种子宫内膜异常,包括息肉、囊性萎缩和子宫内膜癌。他莫昔芬引起典型的子宫内膜改变是弥漫性不均匀子宫内膜增厚伴多发囊性灶(图9.10)。服用他莫昔芬导致的子宫内膜增厚没有精确的范围界定,一般建议上限为8~9mm[8]。如果合并阴道流血,则应进行宫腔镜检查及活检。需注意,服用他莫昔芬会增加非子宫内膜异常(如子宫内膜异位症和子宫腺肌症)的风险[9]。

局灶性异常

局灶性子宫内膜异常包含多种病理类型,大多数情况具有其特征的MRI表现。这些病变多为医源性、肿瘤性(良性和恶性)或

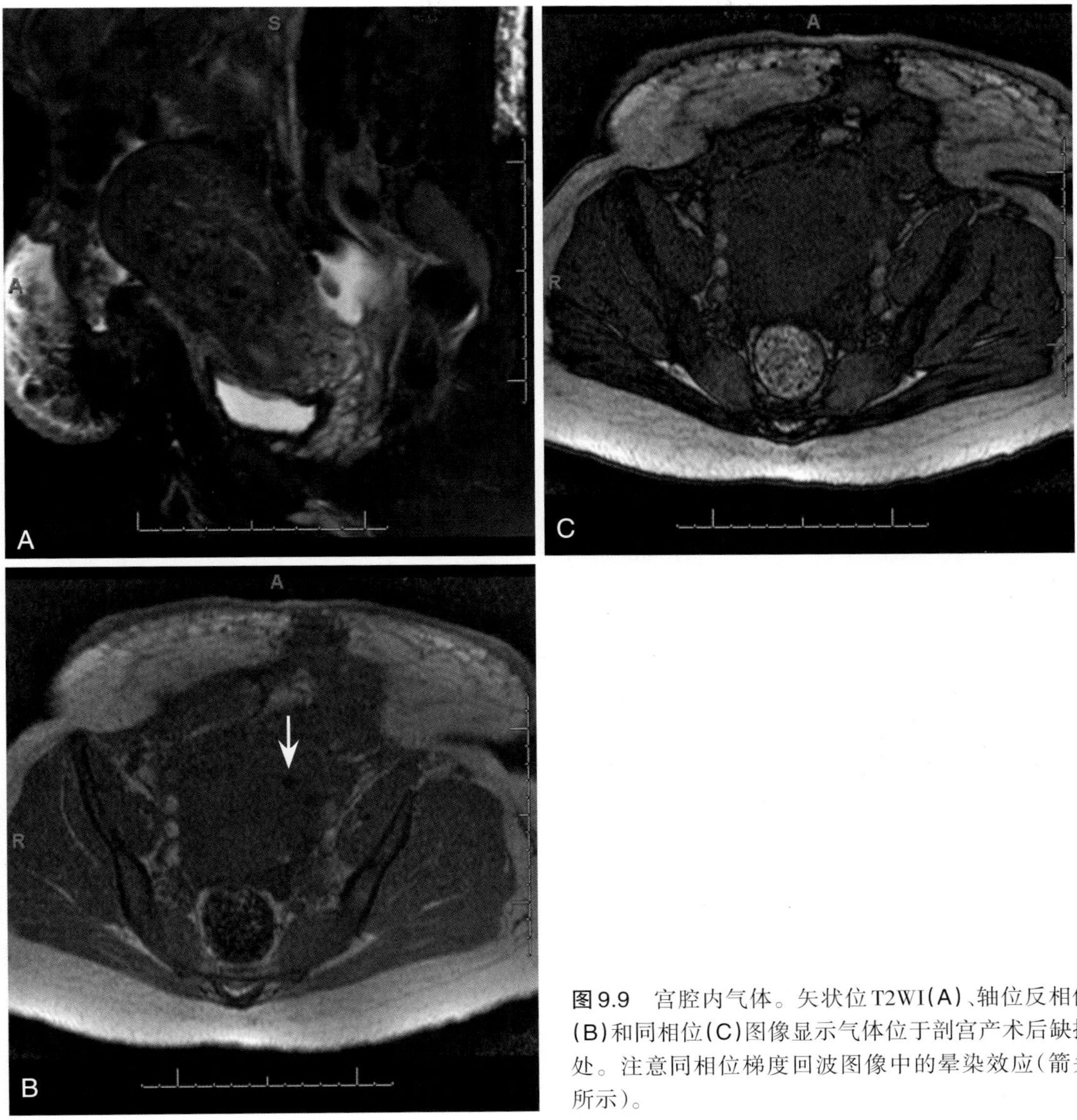

图9.9　宫腔内气体。矢状位T2WI(A)、轴位反相位(B)和同相位(C)图像显示气体位于剖宫产术后缺损处。注意同相位梯度回波图像中的晕染效应(箭头所示)。

框9.3　弥漫性子宫内膜异常

内分泌性/增生性

多囊卵巢综合征

妊娠

肥胖

感染性

产后子宫内膜炎

非产后子宫内膜炎

医源性

外源性雌激素

他莫昔芬

肿瘤

子宫内膜癌

宫颈癌

妊娠相关性(图9.11)。医源性局灶性病变,宫腔粘连(Asherman综合征)和宫内节育器(IUD)的诊断较容易。妊娠相关性病变,如妊娠产物滞留、妊娠滋养细胞疾病(GTD)和妊娠囊,此时极少进行MRI检查,因此,不在本文讨论范围之内。肿瘤性病变包括原发性子宫内膜病变如子宫内膜息肉和子宫内膜癌,以及源自子宫肌层而向子宫内膜生长的病变,如黏膜下肌瘤。

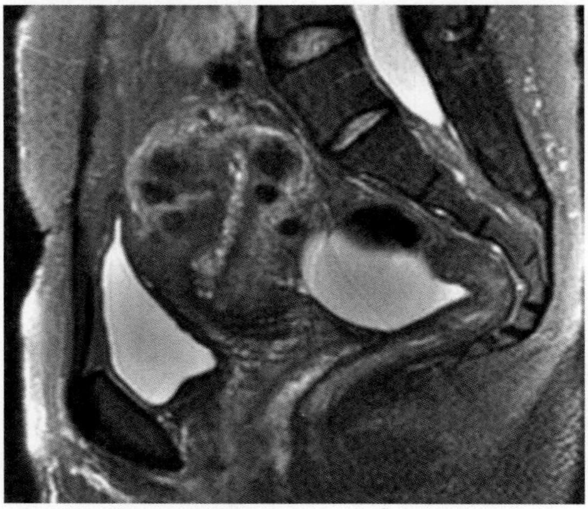

图9.10 服用他莫昔芬后子宫内膜改变。服用他莫昔芬患者的矢状位T2WI脂肪抑制图像显示特征性的子宫内膜囊性增厚。

宫腔粘连 宫腔粘连(IUA)也称为Asherman综合征,增强后表现为宫腔内多发线样低信号,连接正常的高信号子宫内膜(图9.12)。子宫内膜粘连是刮宫、剖宫产、子宫肌瘤切除术、放疗、宫内节育器或子宫内膜炎所致子宫内膜损伤的后遗症。患者可能无症状或出现月经失调,如继发性闭经或不孕症。有些病变可出现与宫腔粘连类似的影像学表现,其共同点为T2加权低信号:黏膜下肌瘤、子宫内膜息肉、宫内节育器,偶尔会出现血凝块。息肉的中央纤维核和宫内节育器的线样/管状磁敏感伪影类似于宫腔粘连的线样低信号,但并不垂直跨越子宫内膜腔。子宫肌瘤和血凝块的信号改变则常不为线样,且不与宫腔垂直。

宫内节育器 宫内节育器的诊断较容易,表现为所有脉冲序列上子宫腔内的线样低信号(图9.13),完整的线样信号可排除子宫器质性改变。MRI也可用于诊断宫内节育器异位(图9.14)。

剖宫产缺损 医源性病变中最常见的是剖宫产缺损。剖宫产瘢痕很常见,因此必须了解其典型表现。剖宫产缺损在矢状位T2

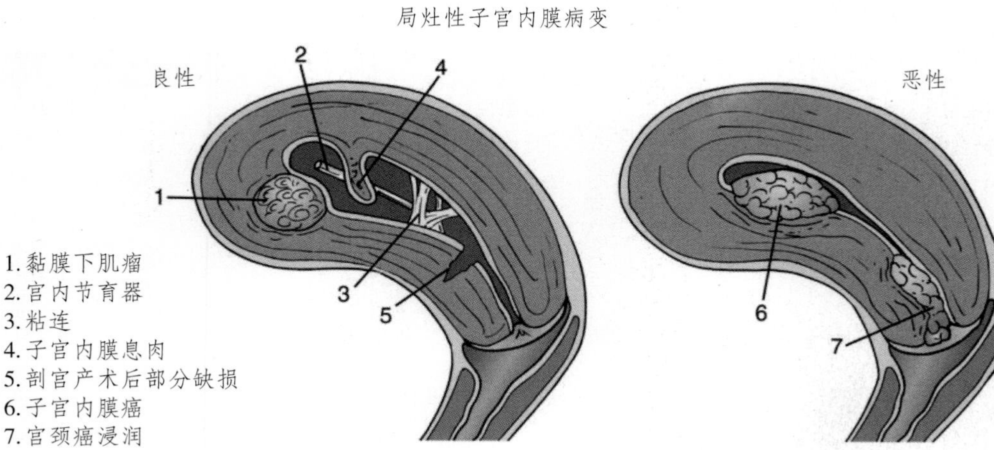

图9.11 局灶性子宫内膜病变的鉴别诊断。

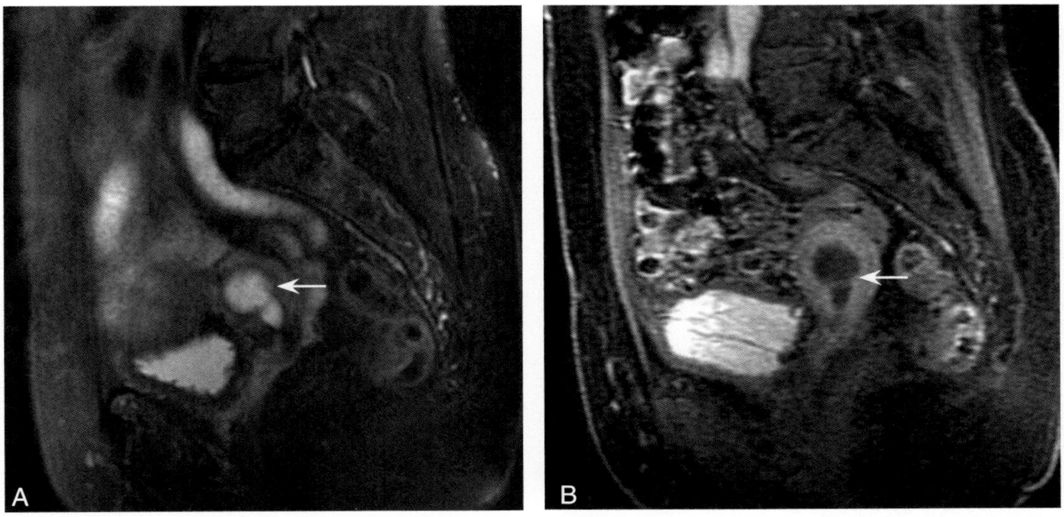

图9.12　宫腔粘连。矢状位T2WI脂肪抑制图像(A)和增强T1WI脂肪抑制梯度回波图像(B)显示粘连位于子宫颈内口水平，邻近的子宫腔扩张积液(箭头所示)。

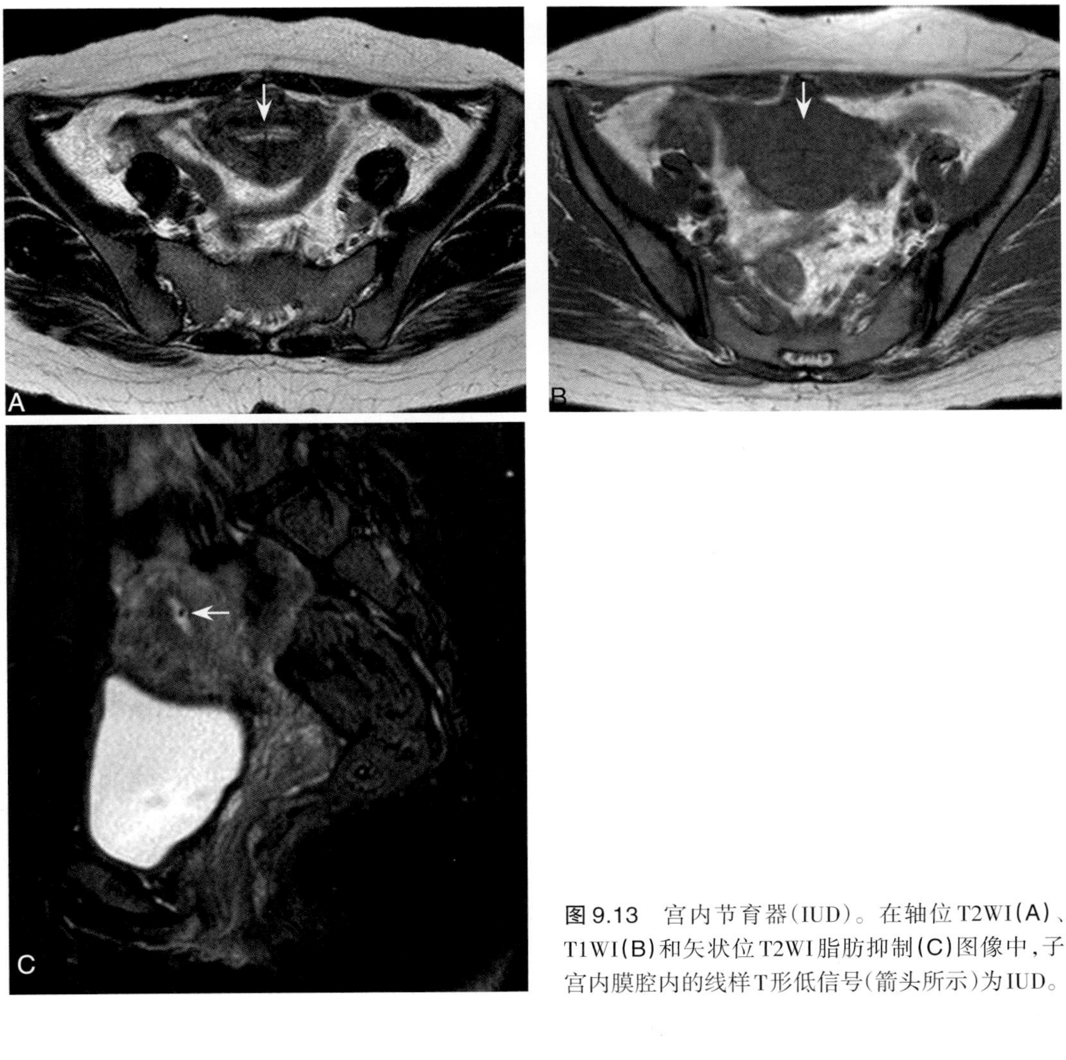

图9.13　宫内节育器(IUD)。在轴位T2WI(A)、T1WI(B)和矢状位T2WI脂肪抑制(C)图像中，子宫内膜腔内的线样T形低信号(箭头所示)为IUD。

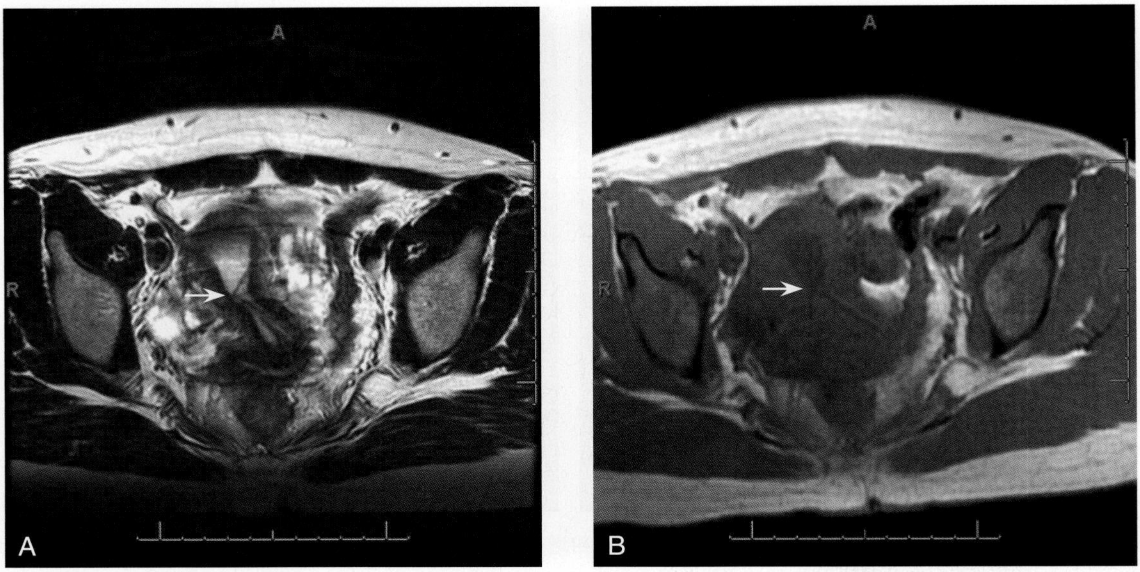

图9.14 宫内节育器(IUD)异位。轴位T2WI(A)和同相位T1WI梯度回波(B)图像显示IUD为宫腔内线样T形低信号(箭头所示),其右臂位于子宫肌层内,提示宫内节育器异位。

加权图像上最明显,表现为子宫颈口内上方、子宫下段前方的子宫肌层局部变薄,缺损处与邻近子宫内膜相连,伴或不伴有液体突入与缺损区形成楔形高信号(图9.15)。鉴别诊断较容易,如子宫腺肌病(可表现为病灶内高信号,但不伴子宫肌层变薄)和子宫肌层囊肿(无子宫肌层变薄,且通常呈球形)。子宫极度前倾前屈位的屈曲处在影像上可与剖宫产缺损类似,但其子宫肌层是完整的(图9.16)。

子宫内膜息肉 子宫内膜息肉是最常见的局灶性子宫内膜异常。子宫内膜息肉是被子宫内膜覆盖的局灶性腺体和间质增生,具有多种类型(增生性、萎缩性、功能性和腺肌瘤样息肉)。仅通过MRI,对于不同息肉类型的鉴别已较为困难,与子宫内膜癌的鉴别则更为困难。所以,为了排除子宫内膜癌,活检常不可避免。尽管如此,某些特征仍对息肉的诊断有提示作用,包括带蒂的形态(偶尔无蒂)、与子宫内膜附着点位于角部或底部、病灶内囊性灶、中央低信号纤维血管核伴带状强化(图9.17;另见图9.2C,D)。在正常子宫内膜高信号乏血供的背景下,若出现上述特征,则提示子宫内膜息肉,但不能避免活检,最终与子宫内膜癌的鉴别需要组织取样。

子宫内膜癌 遗憾的是,并无研究证实MRI(或其他成像方式)有充分把握能鉴别子宫内膜癌与子宫内膜息肉(或其他良性子宫内膜病变),从而避免活检。但实际上子宫内膜癌不太可能出现类似息肉的带蒂形态。子宫内膜癌通常有浸润性,无中央乏血供核心或病变内囊性灶。子宫内膜癌更接近由于增生(或服用他莫昔芬)而导致的弥漫性增厚,尽管如此,其临床表现也对诊断有提示作用。当发现子宫内膜局灶性病变或弥漫性增厚时,除非病变符合一小部分明显良性和(或)偶发性病变,如黏膜下肌瘤、宫内节育器或单纯性液体,否则后期需组织取样。

子宫内膜癌的MRI表现多样,反映其生

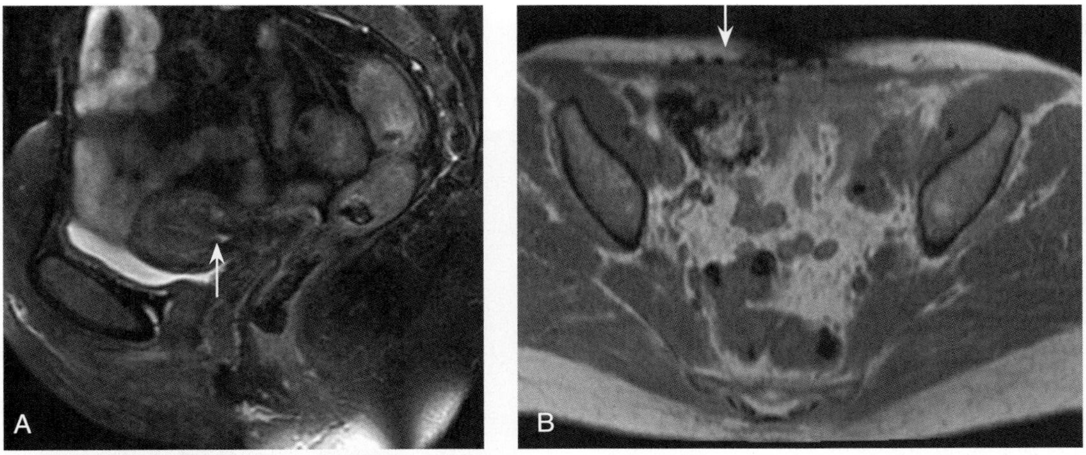

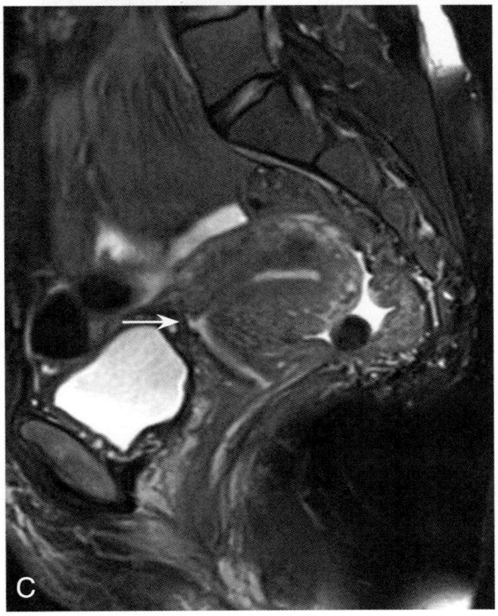

图9.15　剖宫产缺损。(A)典型的剖宫产缺损表现为矢状位T2WI上子宫下段高信号子宫内膜的局部内陷(箭头所示)。(B)在轴位同相位梯度回波图像上,前下腹壁偶尔可以观察到磁敏感伪影(箭头所示),证明此前曾进行手术干预。(C)为另一剖宫产手术史患者的矢状位脂肪抑制T2WI,其子宫后倾可使剖宫产缺损显示更清晰(箭头所示)。

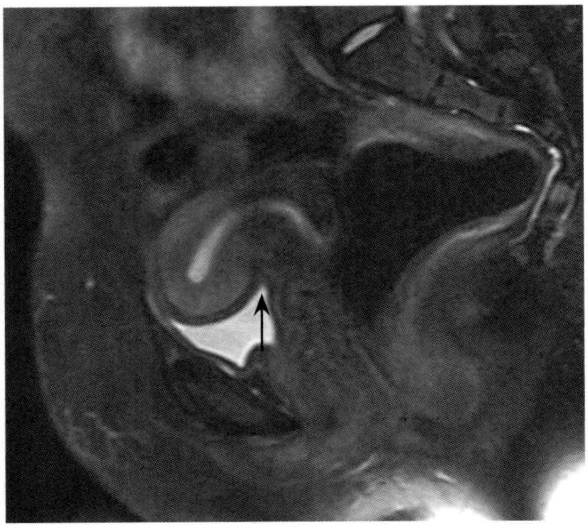

图9.16　子宫极度前倾前屈位酷似剖宫产。矢状位脂肪抑制T2WI显示子宫前下部肌层的外观缺陷(箭头所示)是前倾基础上叠加前屈的结果。不伴子宫内膜突出说明此为假象。

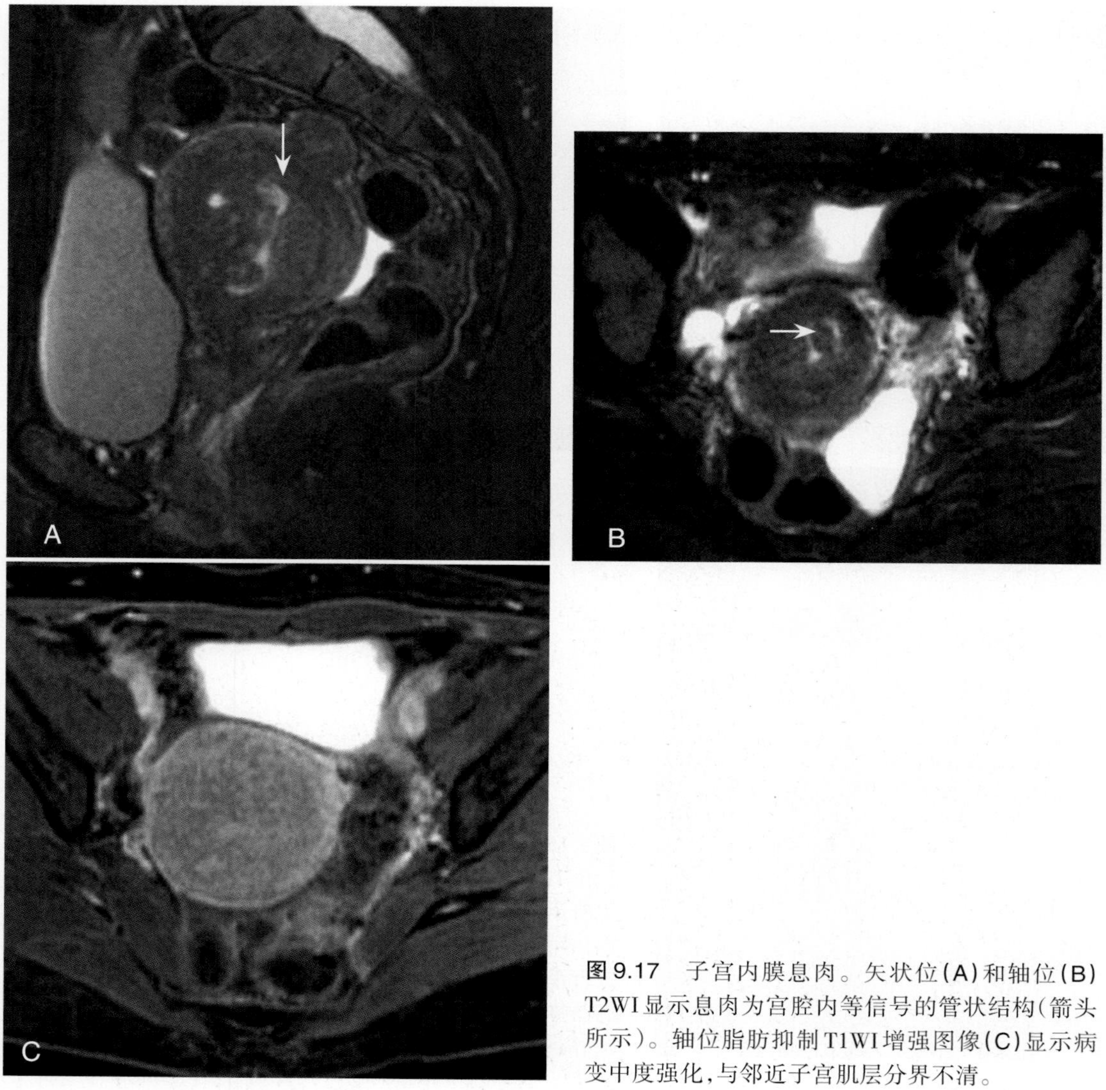

图9.17　子宫内膜息肉。矢状位(A)和轴位(B)T2WI显示息肉为宫腔内等信号的管状结构(箭头所示)。轴位脂肪抑制T1WI增强图像(C)显示病变中度强化,与邻近子宫肌层分界不清。

长方式、肌层浸润深度和分期情况。子宫内膜癌有许多亚型,但腺癌最常见,约占80%。目前,尚未证实子宫内膜癌亚型与特定的影像学特征相关(框9.4)。

子宫内膜癌的MRI表现有一些共性,子宫内膜癌最初表现为子宫内膜肿块,最终扩展到内膜腔。生长类型通常为浸润型或无蒂息肉样型(图9.18和图9.19;另见图9.2A,B),这也是当发现子宫内膜增厚或局灶有蒂病变时需进行活检的原因。子宫内膜癌在平扫T1加权图像上常显示不清,而在T2加权图像中则较明显,呈不均匀等信号至轻度高信号,与低信号的子宫内膜肌层(结合带)形成对比。子宫内膜癌是乏血供病变,增强后逐渐强化,其乏血供特性在动态增强早期/动脉期显示最佳。正常子宫肌层明显强化,突显出相对低信号的病变,病变与邻近正常组织的信号差异随时间延长逐渐消失(图9.20)。病灶常边界不清,病变持续生长使宫腔扩张(框9.5)。尽管病灶位置强烈提示其为子宫内膜起源,

框9.4 子宫内膜癌的临床和组织学特点

子宫内膜腺癌(75%~80%)	**透明细胞癌**(3%~5%)
从高分化到未分化(1~3级)	老年患者
低级别雌激素相关性子宫内膜增生	预后差
(较年轻非绝经期患者)	**黏液性腺癌**
浆液性乳头状癌(5%~10%)	**鳞状细胞癌**
老年女性	**其他类型**
子宫内膜萎缩	混合细胞型癌
侵袭性	绒毛膜癌
易发生肌层和血管侵犯	内胚窦瘤
	小细胞癌
	转移癌

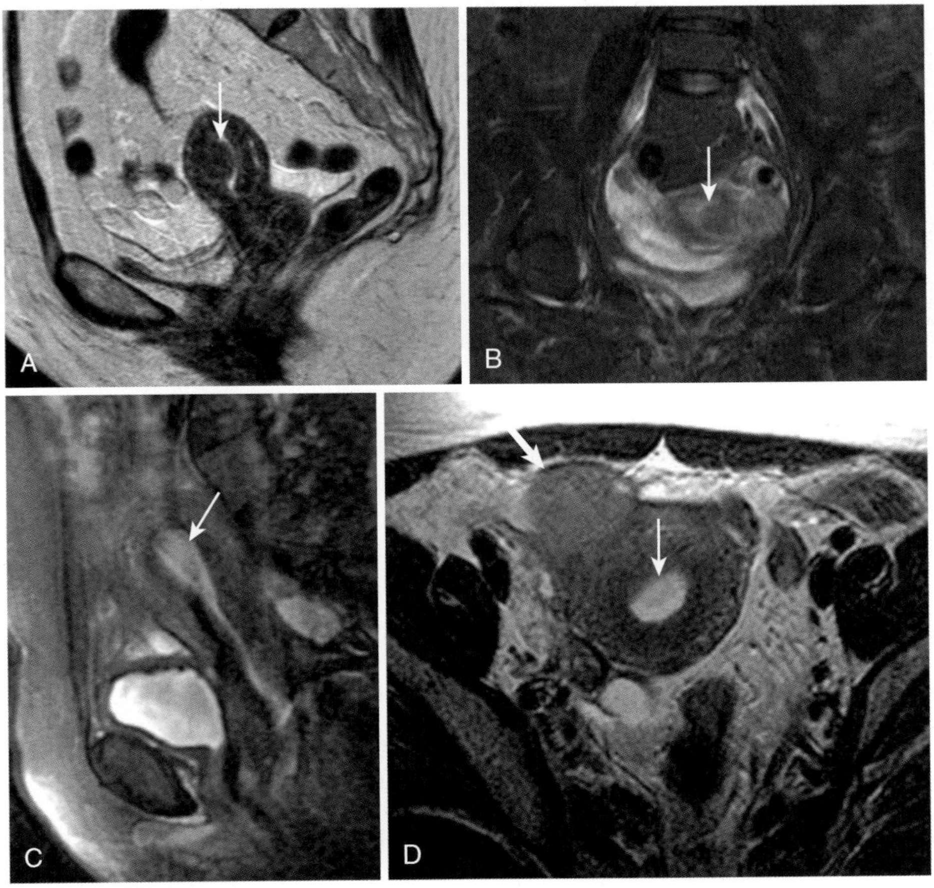

图9.18 子宫内膜癌(带蒂型)。(A)矢状位T2WI显示等信号病变紧贴子宫内膜前部轮廓(箭头所示)。(B)冠状位T2WI脂肪抑制图像显示子宫内膜扭曲(箭头所示),类似于子宫内膜息肉(见图9.18)。(C~G)与另一子宫内膜息肉患者的图像进行对比,矢状位脂肪抑制图像(C)、轴位(D)和(E)T2WI显示子宫内膜息肉为更高信号的带蒂管状病变(C和D,细箭头所示),边界清晰,内见低信号核心(E,粗箭头所示)。增强后早期(F)和延迟(G)头所示图像显示肿块轮廓清晰,与子宫内膜癌相比呈花边状或条纹状明显强化。注意紧贴子宫前基底部(D,粗箭头所示)的右附件T2低信号(暗影征)病变为子宫腺肌瘤。(待续)

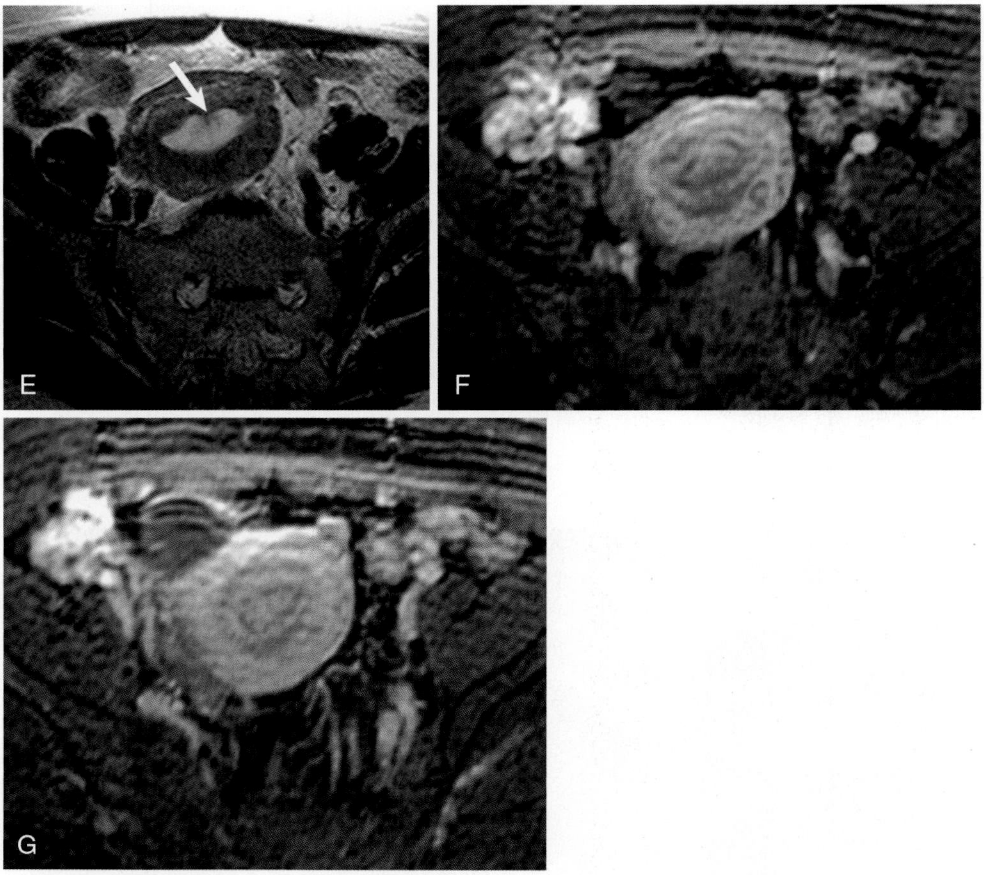

图9.18(续)

但需注意子宫内膜癌与宫颈癌的影像学特点存在重叠,宫颈癌有时会延伸到子宫内膜腔,酷似子宫内膜癌。

然而,相较于诊断出子宫内膜癌,分期通常才是MRI检查的目的(框9.6)。国际妇产科联盟(FIGO)推荐手术分期(全腹子宫切除术、双侧卵巢输卵管切除术、腹腔冲洗术±盆腔淋巴结清扫)。通过子宫肌层和宫颈浸润深度可预测盆腔和主动脉旁淋巴结转移的可能性。术前对这些因素的了解有助于选择手术方式,决定是否需要淋巴结清扫和辅助放化疗。子宫内膜癌可通过多种途径传播:直接侵犯子宫颈、阴道和子宫肌层;经淋巴系统播散至盆腔和主动脉旁淋巴结;经输卵管进入腹膜腔;血行播散,主要扩散到肺、肝和骨骼。

作为转移可能性的预测指标,子宫肌层浸润深度至关重要(图9.21;另见图9.20)。在评估肌层浸润方面,T2加权图像和增强图像(早期)优于其他序列[10,11]。仔细检查结合带,结合带完整则排除了深层肌层浸润(>50%或1B期)和伴随转移的可能。检查子宫的外部轮廓以明确正常为清晰锐利的浆膜边缘是否模糊。当肿瘤生长紧贴相邻器官(如膀胱或直肠)时,应确认组织平面情况,每个器官的边缘都应清晰可辨。不要忘记观察淋巴结,盆腔中短径仅4mm的淋巴结都有可能是

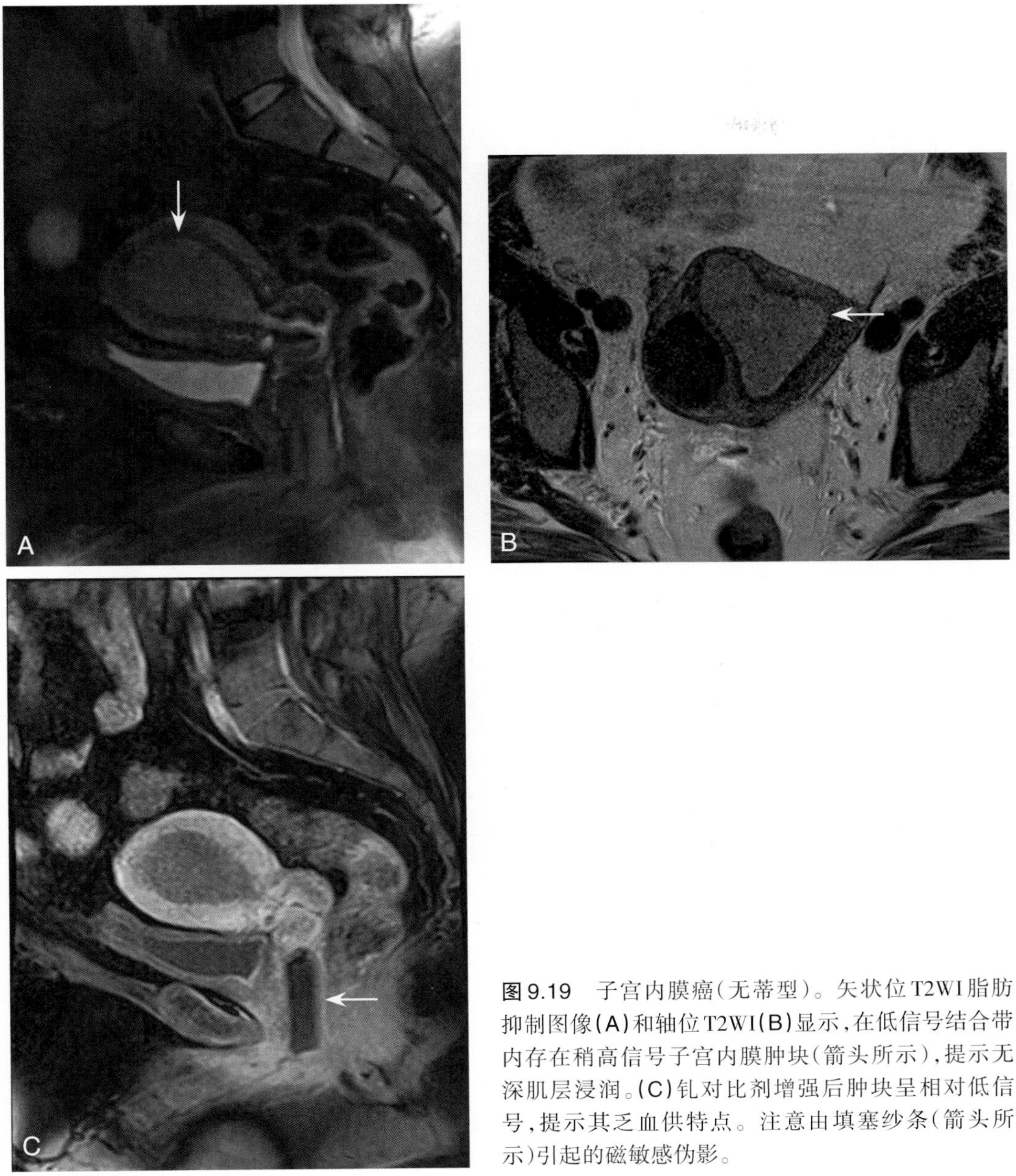

图9.19 子宫内膜癌(无蒂型)。矢状位T2WI脂肪抑制图像(A)和轴位T2WI(B)显示,在低信号结合带内存在稍高信号子宫内膜肿块(箭头所示),提示无深肌层浸润。(C)钆对比剂增强后肿块呈相对低信号,提示其乏血供特点。注意由填塞纱条(箭头所示)引起的磁敏感伪影。

转移性的[12]。

其他子宫内膜恶性病变极为罕见,本文暂不论述,如宫颈癌(或阴道癌)直接侵犯(图9.22)、子宫内膜间质肉瘤和苗勒管混合瘤[13]。妊娠滋养细胞疾病(GTD)也较罕见(每1000例妊娠女性中有0.5~2例),由于其特征性的超声表现、提示性的临床情况和不可预测的行为,很少进行MRI检查。

妊娠 妊娠是MRI检查的罕见意外发现。另外,除了已知的MRI检查并发症,我们尚未完全了解MRI检查对妊娠的影响,对已知妊娠患者行MRI检查需签署知情同意书。患者应了解,尽管不存在关于静磁场和时变磁场的胎儿不良反应或未被观测到,但无法

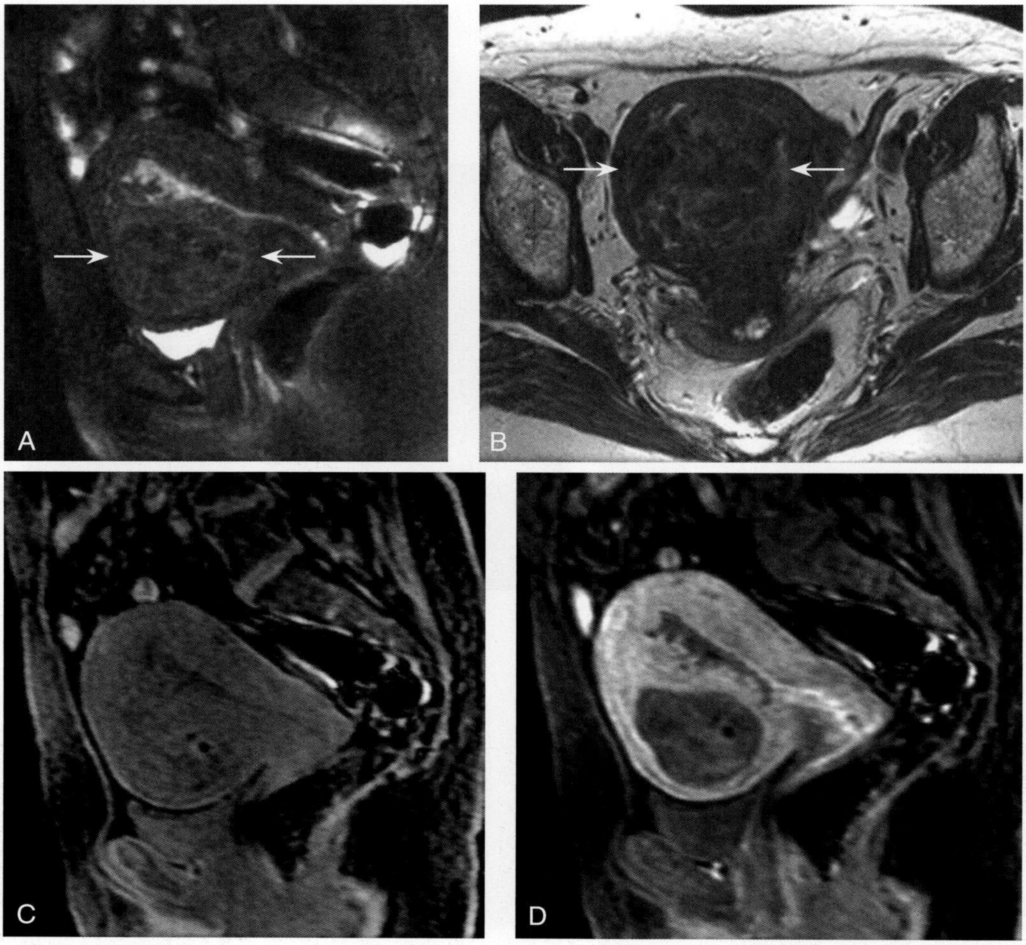

图9.20 子宫内膜癌伴子宫肌层浸润。矢状位(A)和轴位(B)T2WI显示位于宫体前壁中央的不均质肿块(箭头所示)几乎到达浆膜面,表明深部肌层浸润。与强化的子宫肌层相比,矢状位平扫(C)和钆对比剂增强T1WI脂肪抑制梯度回波图像(D)显示病灶明显乏血供(超过常见的轻度乏血供)。增强图像很好地显示了深层肌层浸润(预示远处转移)。

框9.5 子宫内膜癌的影像学特征

早期——外生型、传播模式	淋巴播散(盆腔、主动脉旁淋巴结)
晚期——子宫肌层浸润、宫颈侵犯	血行播散(肺、肝、骨、脑)
远处转移——直接(大部分为子宫外局部播散)	腹膜/经输卵管(腹腔种植)

框9.6 子宫内膜癌分期(FIGO)

ⅠA期:肿瘤局限于子宫,无或浸润深度<1/2肌层	ⅢB期:肿瘤累及阴道和(或)宫旁组织
ⅠB期:肿瘤局限于子宫,浸润深度>1/2肌层	ⅢC1期:盆腔淋巴结转移
Ⅱ期:肿瘤累及宫颈间质,但无宫体外蔓延	ⅢC2期:主动脉旁淋巴结转移
ⅢA期:肿瘤累及浆膜层或附件	ⅣA期:肿瘤侵犯膀胱和(或)直肠黏膜
	ⅣB期:远处转移,包括腹腔和(或)腹股沟淋巴结

完全排除不良反应的可能性，对患者[和（或）胎儿]存在风险就证明构成（极小的）风险。对于钆对比剂同样如此，目前不建议在妊娠期间使用钆对比剂[14,15]。

妊娠第7周时，MRI即可观察到胚胎并明确诊断，但产科影像学不在本文讨论范围之内。妊娠异常构成的一类病变统称为妊娠滋养细胞疾病（GTD），包括葡萄胎（部分性、完全性和侵袭性）、绒毛膜癌和胎盘部位滋养细胞肿瘤。其共同点为妊娠，临床过程一般反映了清宫术后血清人绒毛膜促性腺激素（HCG）的水平，葡萄胎清宫术后（部分和完全）血清HCG水平下降80%，则表明病变为良性，其他病变均为恶性。

子宫肌层疾病

局灶性和弥漫性病变

子宫肌层病变多为良性，但常常有症状，如子宫肌瘤和子宫腺肌病。为了发现这些病变，需牢记子宫肌层的正常表现。子宫肌层是双层结构，包括内部肌层（结合带）和外部肌层。内部肌层相对于高信号的子宫内膜呈低信号，外部肌层呈稍高信号（见图9.1和图9.8）。在T2加权图像上，平滑肌密度增大使核质比

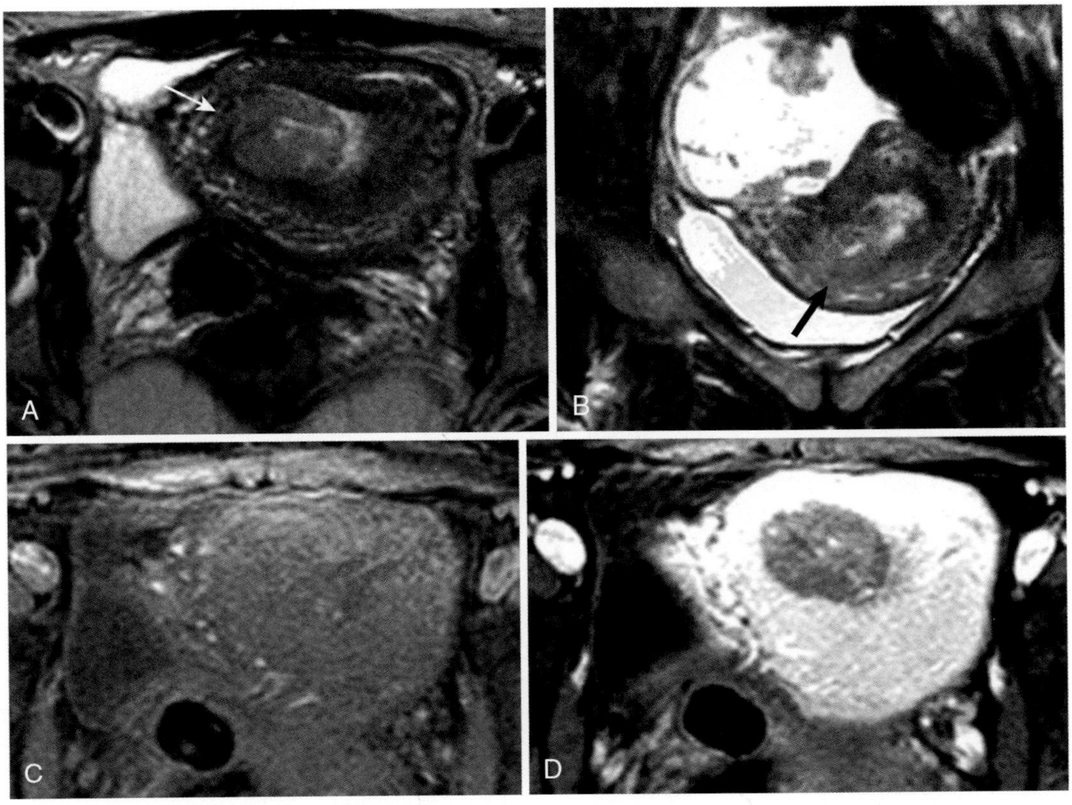

图9.21　子宫内膜癌不伴和伴子宫肌层浸润。轴位（A）和冠状位（B）T2WI显示，大部分边界清晰的子宫内膜肿块（A，细箭头所示）局灶性侵犯子宫内肌层（结合带；B，粗箭头所示）。平扫（C）和增强（D）图像提示病变乏血供，并形成强烈的组织对比，证实没有深层肌层浸润。（待续）

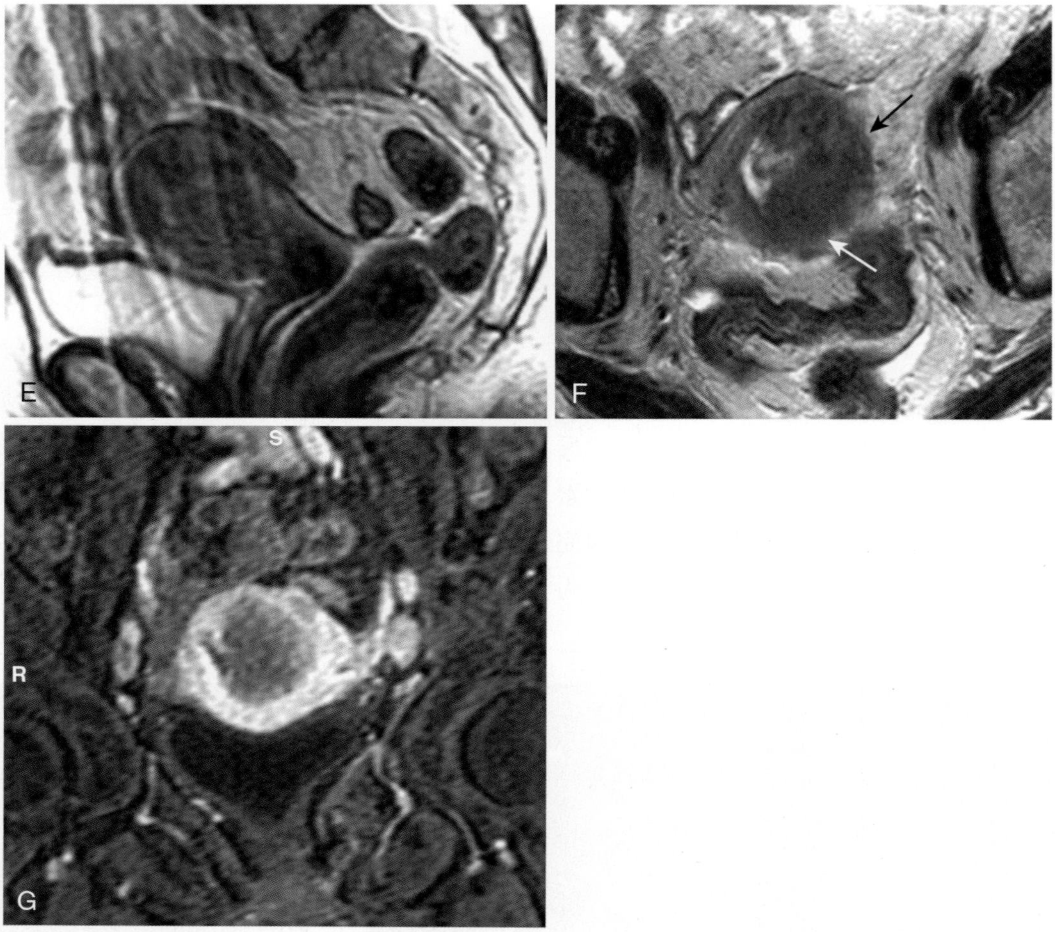

图9.21(续)　另一患者的矢状位T2WI(**E**),由于运动伪影导致子宫带状解剖结构显示欠佳,在轴位图像上可见浸润性肿块(**F**,箭头所示)。(**G**)冠状位增强图像显示乏血供肿块浸润强化的子宫肌层深部。

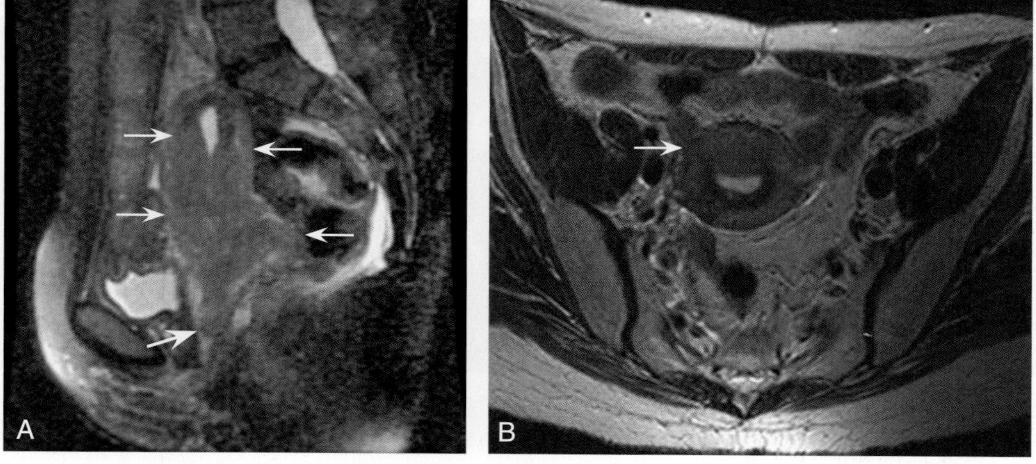

图9.22　宫颈癌向头侧侵及子宫内膜/子宫。(**A**)中线处矢状位T2WI显示,由于肿块(细箭头所示)浸润宫颈及子宫下部,导致正常的宫颈和子宫下部带状分层消失。肿块同时侵及阴道上部(A,粗箭头所示)。(**B**)经子宫体水平的轴位T2WI显示浸润性肿块(箭头所示)导致结合带消失并侵犯子宫肌层。

增加、细胞外基质减少是导致信号减低的原因。结合带的厚度通常不超过8mm。

子宫肌瘤 子宫肌瘤(也称为纤维瘤)是含有胶原蛋白的平滑肌细胞的良性增殖,是其在所有脉冲序列(尤其是T2加权序列)相对于子宫肌层均匀低信号的原因。子宫肌瘤发病率约占育龄女性的20%,大部分为多发,偶见单发。症状取决于子宫肌瘤的大小和位置,约占50%[16]。黏膜下肌瘤突入宫腔内,紧贴黏膜并使其移位,易导致月经过多、不孕、流产、月经不调、性交困难和(或)盆腔不适。黏膜下肌瘤主要位于子宫内膜腔内,与子宫肌层的附着点相对较小,可归类为腔内型,可能导致生育率降低。肌壁间肌瘤局限于子宫肌层,很少引起症状。浆膜下肌瘤从浆膜面下向外突出生长(图9.23至图9.28),很少引起症状(压力作用和疼痛)。当浆膜下肌瘤主要位于肌壁外,仅带蒂(有时难以察觉)或附着点与肌层相连时,则被细分为带蒂肌瘤。带蒂肌瘤类似附件肿块,容易引起扭转并混淆诊断。

对子宫肌瘤进行成像的主要适应证包括:①解释盆腔/月经症状、子宫肌瘤的检出(如未知)和(或)对子宫肌瘤进行分类;②确定浆膜下带蒂肌瘤来源于子宫,其他检查方法较难将其与原发于卵巢的病变区分开;③治疗前方案制订;④(子宫动脉栓塞)疗效评估[17]。MRI检查目的包括:①明确子宫肌瘤的诊断。②子宫肌瘤定位(黏膜下、肌壁间或浆膜下);③子宫肌瘤定性(即变性、血供情况)。

单个子宫肌瘤通常为圆形或卵圆形的低信号病灶,边界清晰,大小从几毫米到十多厘米。生长受性激素调节(尤其是雌激素),一般在妊娠期间生长,绝经期则萎缩。肿瘤血

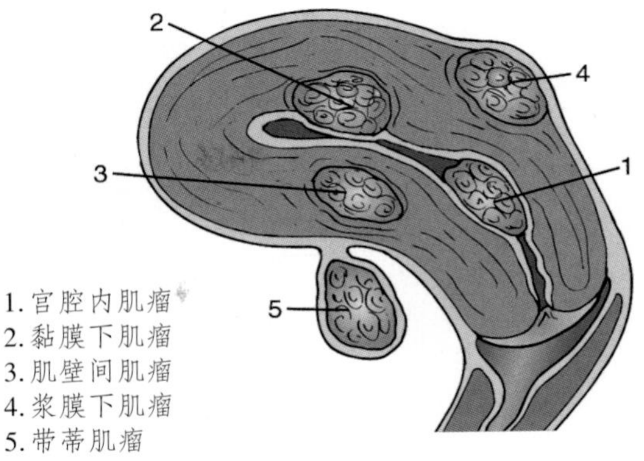

图9.23 子宫肌瘤按部位分类。

供情况各异,增强后范围从几乎不强化(无血供)到明显强化(富血供)(与邻近的子宫肌层相比)(图9.29和图9.30)。子宫肌瘤早期强化各异(可明确其血供特点),但与子宫肌层相比,子宫肌瘤延迟期基本上都呈低信号。随着子宫肌瘤内平滑肌含量增加(胶原蛋白减少),其T2加权信号增强,强化更明显。带蒂的浆膜下肌瘤有时可酷似附件病变(见图9.28),而黏膜下肌瘤则需与子宫内膜息肉和子宫内膜癌相鉴别,这增加了诊断的不确定性。浆膜下肌瘤有强化,可与低信号(暗影)的子宫腺肌瘤相鉴别;带蒂子宫肌瘤与子宫相连则可将浆膜下肌瘤与附件原发肿块(如纤维瘤)相鉴别;黏膜下肌瘤呈明显的低信号,边缘尖锐,球形到卵圆形及其强化方式可与其他需要鉴别诊断的疾病区分开(表9.3)。局灶性腺肌症常酷似肌壁间子宫肌瘤,其鉴别诊断要点将于腺肌症章节讨论。

子宫肌瘤退变会引起其影像学表现变化。子宫肌瘤可发生多种退行性改变,通常无症状。退变类型包括:透明样变、黏液样变、囊性变和出血性变(红色样变)[18](表9.4)。子宫肌瘤透明样变表现为T2低信号,与未退变的子宫肌瘤类似,伴钙化时偶尔会引起磁

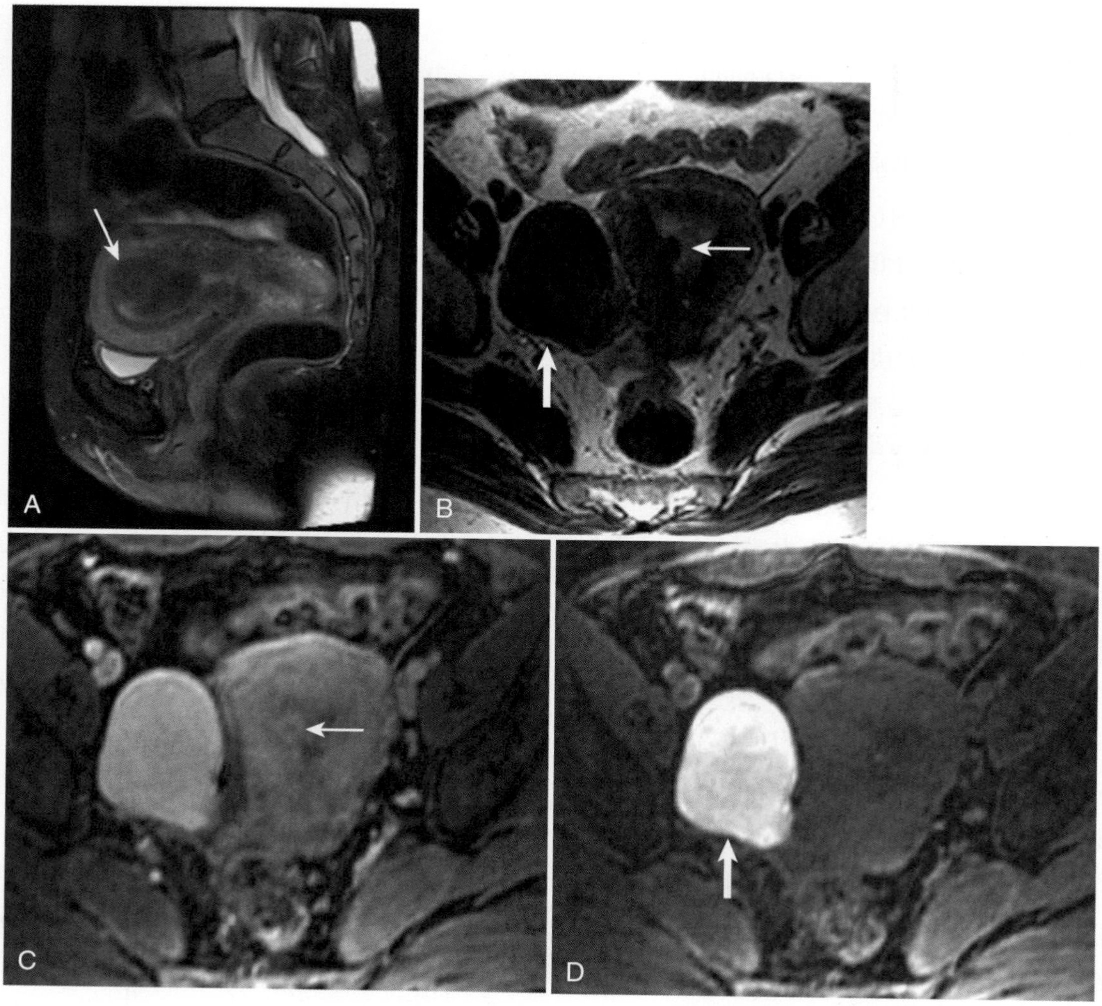

图9.24　黏膜下肌瘤。(A)脂肪抑制T2WI显示卵圆形低信号病变，该病变由宫底前壁肌层突入宫腔，符合黏膜下肌瘤(箭头所示)。轴位T2WI(B)和增强的T1WI脂肪抑制图像(C)显示另一小的黏膜下肌瘤，起源于右侧肌层(B和C，细箭头所示)。在T2WI(B)中，右附件区巨大的低信号病灶类似子宫肌瘤表现(粗箭头所示)，结合平扫T1WI(D)呈明显的高信号(粗箭头所示)，为慢性出血性病变的典型信号特征，诊断为子宫内膜异位。

敏感伪影。黏液样变表现为T2高信号，增强后微强化(图9.31)。囊性变表现为T2高信号，增强后不强化(图9.32)。红色样变呈T1边缘性或弥漫性高信号(图9.33；另见图9.29B，C)。

子宫肌瘤栓塞后MRI常表现为红色样变，强化程度减低或不强化，提示治疗有效。子宫肌瘤栓塞后需观察这些特征及子宫体积的缩小(图9.34)：富血供、位于黏膜下和体积较小则提示栓塞治疗成功的可能性更高，病变呈T1高信号、T2低信号，增强后无强化提示栓塞治疗成功。

尽管子宫动脉栓塞术(UAE)越来越普及，但其仍存在并发症的风险(框9.7)[19]。如果进行栓塞治疗，蒂较细(<2cm)的浆膜下有蒂肌瘤可能会因梗死而脱落并进入腹膜腔，

表9.3　腔内子宫肌瘤鉴别诊断方案

病变	T2信号	形态	边缘	强化程度
黏膜下肌瘤	↓↓	卵圆形或圆形	锐利	常乏血供,若无退变则信号均匀
子宫内膜息肉	等或稍高信号,囊性灶	管状	锐利	中等,带状
子宫内膜癌	↓	无蒂或带蒂	边界不清	乏血供

表9.4　子宫肌瘤变性

类型	T1	T2	注入钆对比剂
囊性变	↓↓↓	↑↑↑	–
透明样变	↑/↓	↓	–
黏液样变	↓	↑↑	±
红色样变	↑↑	↑/↓,±↓	–

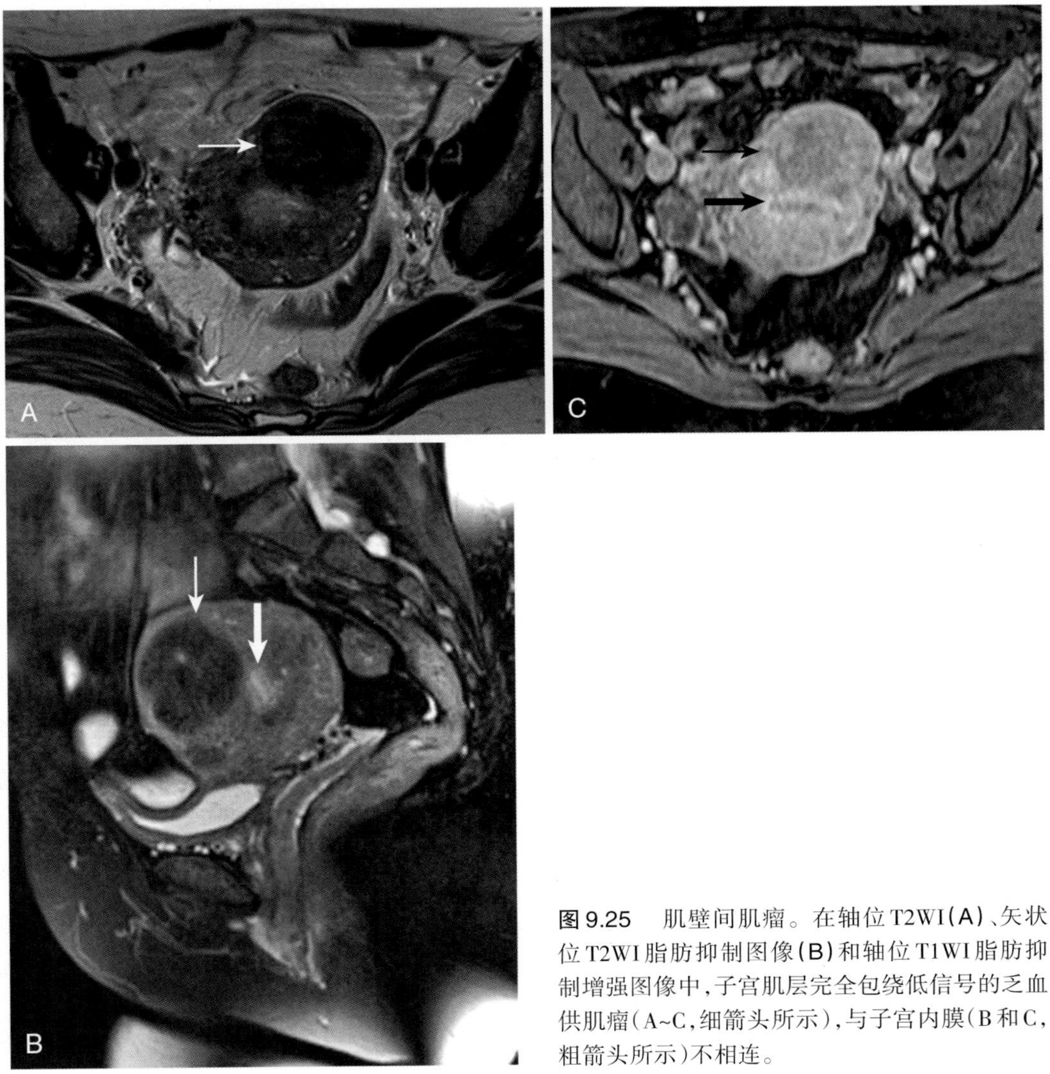

图9.25　肌壁间肌瘤。在轴位T2WI(A)、矢状位T2WI脂肪抑制图像(B)和轴位T1WI脂肪抑制增强图像中,子宫肌层完全包绕低信号的乏血供肌瘤(A~C,细箭头所示),与子宫内膜(B和C,粗箭头所示)不相连。

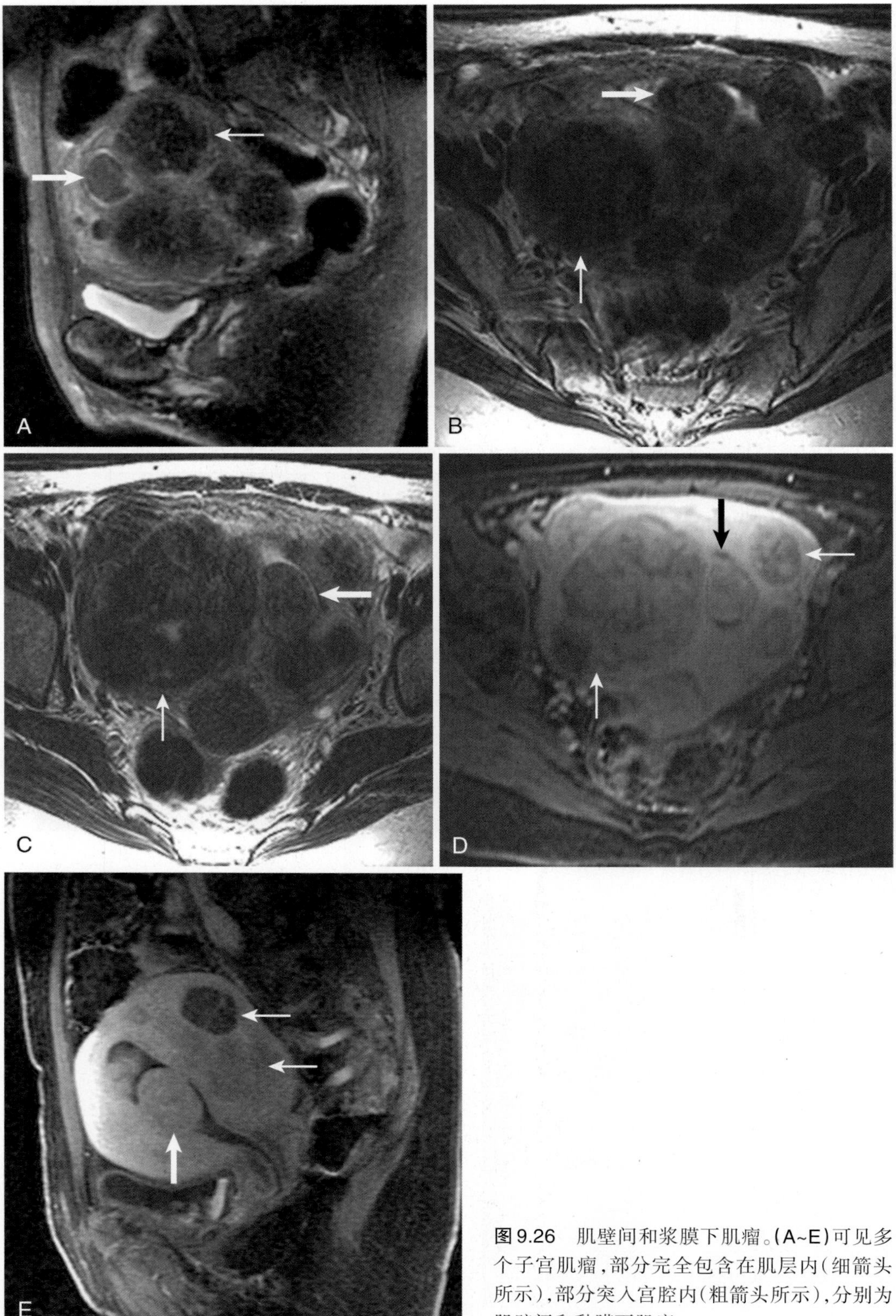

图9.26　肌壁间和浆膜下肌瘤。(A~E)可见多个子宫肌瘤,部分完全包含在肌层内(细箭头所示),部分突入宫腔内(粗箭头所示),分别为肌壁间和黏膜下肌瘤。

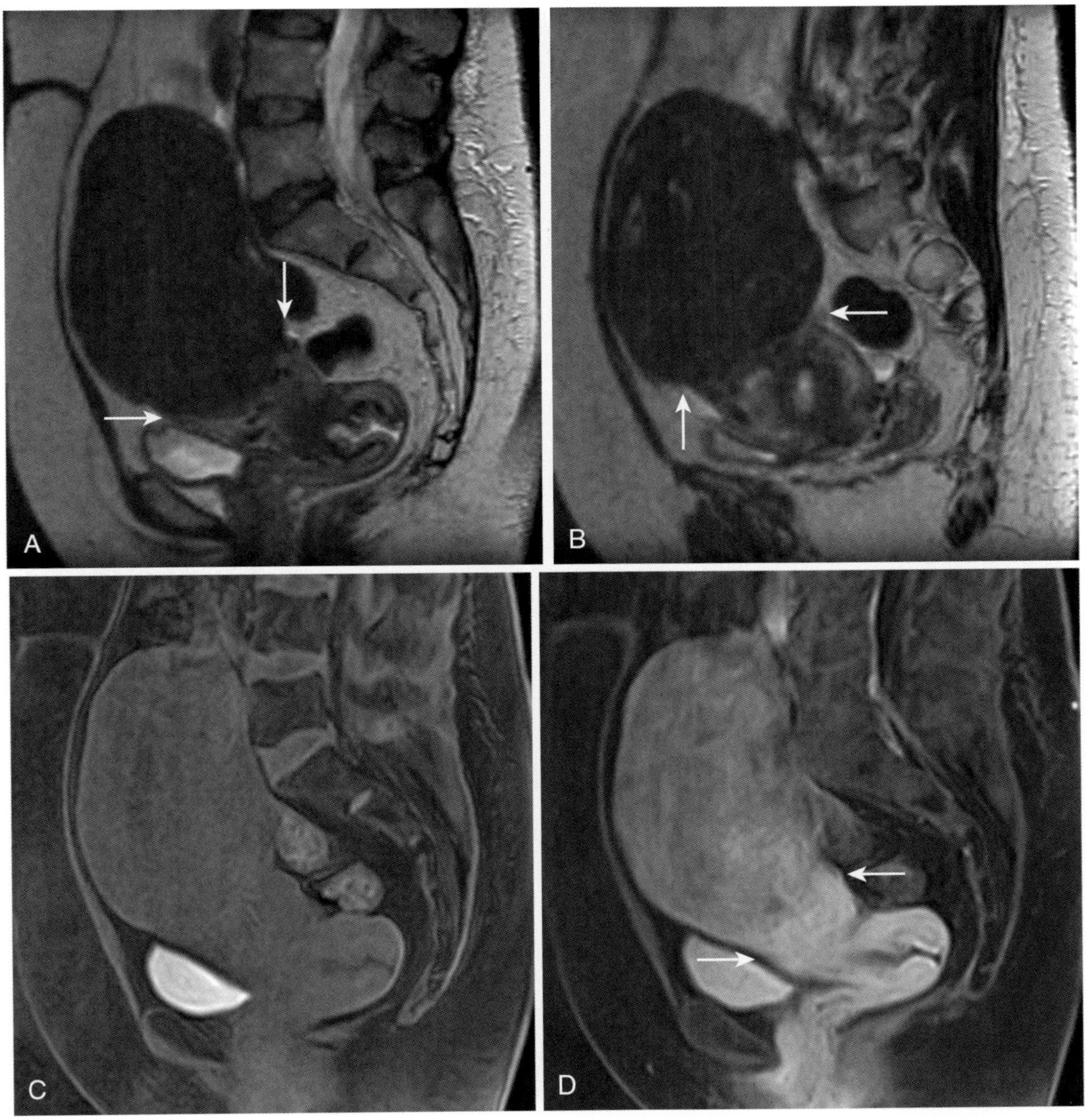

图9.27　浆膜下肌瘤。矢状位T2WI(A,B)、平扫T1W脂肪抑制梯度回波图像(C)和增强图像(D)显示子宫肌层包绕巨大的带蒂浆膜下肌瘤的根部(A、B和D,箭头所示)。

黏膜下肌瘤的排出也可导致潜在的并发症。肌瘤脱落提示梗死,MRI可表现为肌瘤移位和与子宫间无附着点。侧支循环不良等因素易诱发子宫坏死,这是危及生命的子宫动脉栓塞并发症。T2相对高信号、T1加权图像上等至高信号、不强化以及伴或不伴无信号的气体,提示子宫坏死。子宫其他并发症包括肌瘤再生和恶变(平滑肌肉瘤)的疏忽治疗。

子宫肌瘤恶变(平滑肌肉瘤)极为罕见,约占0.1%。子宫肌瘤恶变的特征包括显著增大(与先前的检查相比)、边缘不清和邻近结构侵犯(图9.35)。目前尚无明确标准将平滑肌肉瘤与子宫肌瘤区分开,但近年来的研究表明病变T2高信号区>50%、较小的T1高信号灶和囊状无血供区等特征具有提示作用[20]。

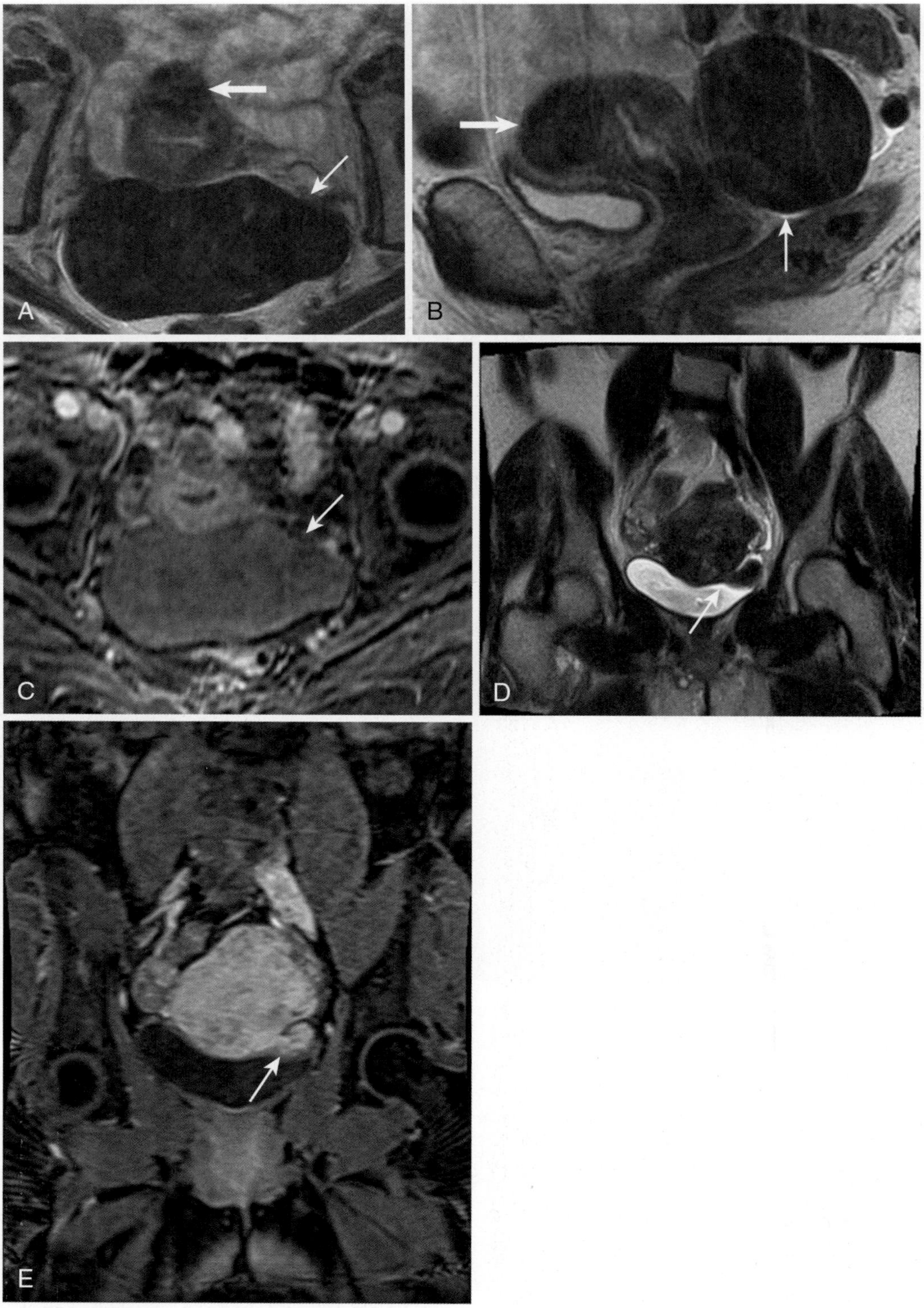

图9.28 酷似附件肿块的浆膜下肌瘤。轴位(A)和矢状位(B)T2WI显示直肠陷窝内起源不明的巨大低信号病变(A和C,细箭头所示),轴位增强图像(C)显示病灶乏血供。宫体前方可见肌壁间肌瘤(A和B,箭头所示)。(A和C,细箭头所示),另一患者盆腔内可见带蒂病变与子宫相连,说明其起源于子宫,诊断为子宫肌瘤。

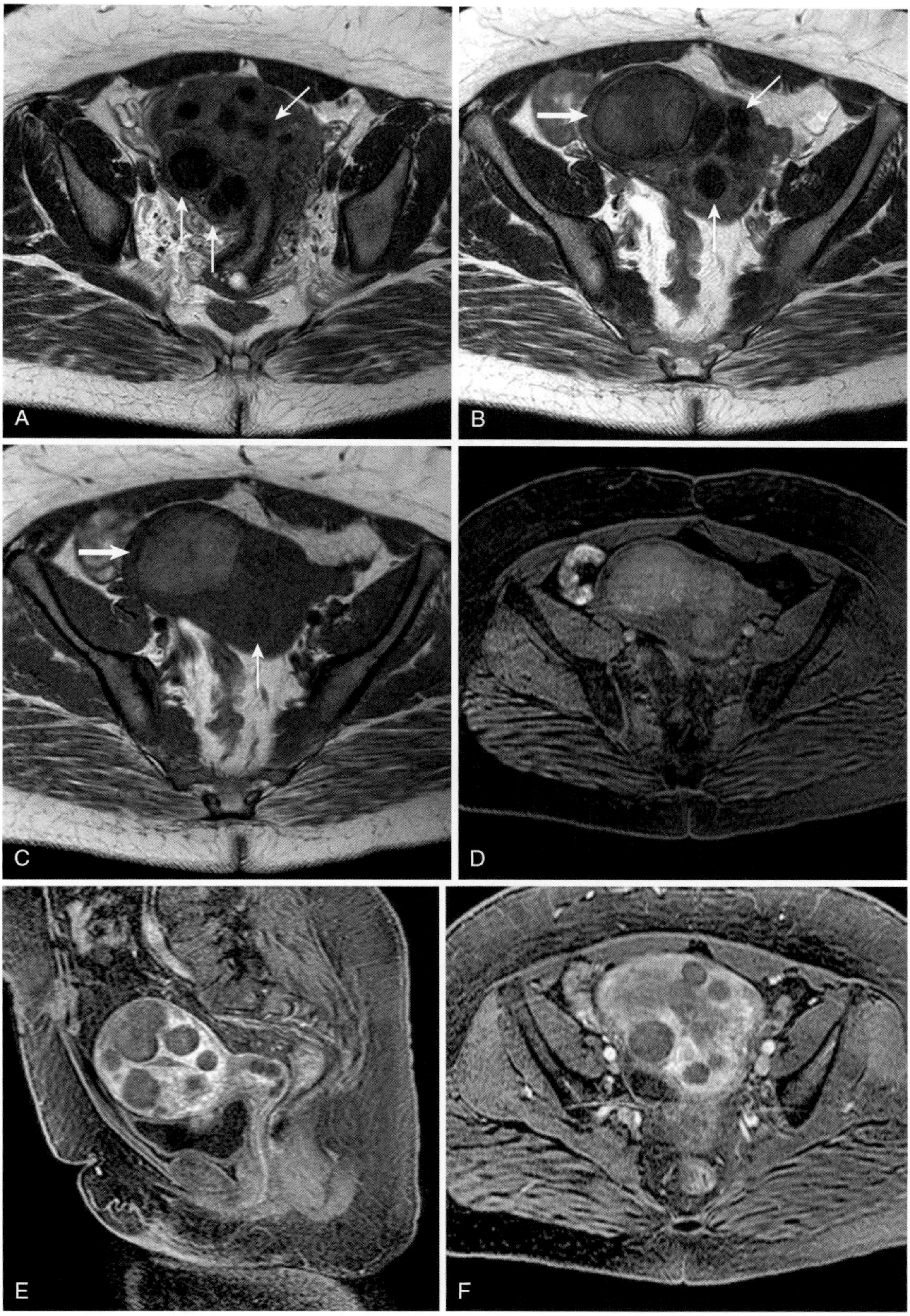

图9.29 乏血供子宫肌瘤。轴位T2WI(A,B)以及T1WI图像(C)显示子宫内数个低信号肌壁间肌瘤(A~C,细箭头所示)和子宫右侧肌层一高信号大肌瘤(出血性)(B和C,粗箭头所示)。平扫(D)与增强图像(E,F)对比显示病灶强化程度相对较低。

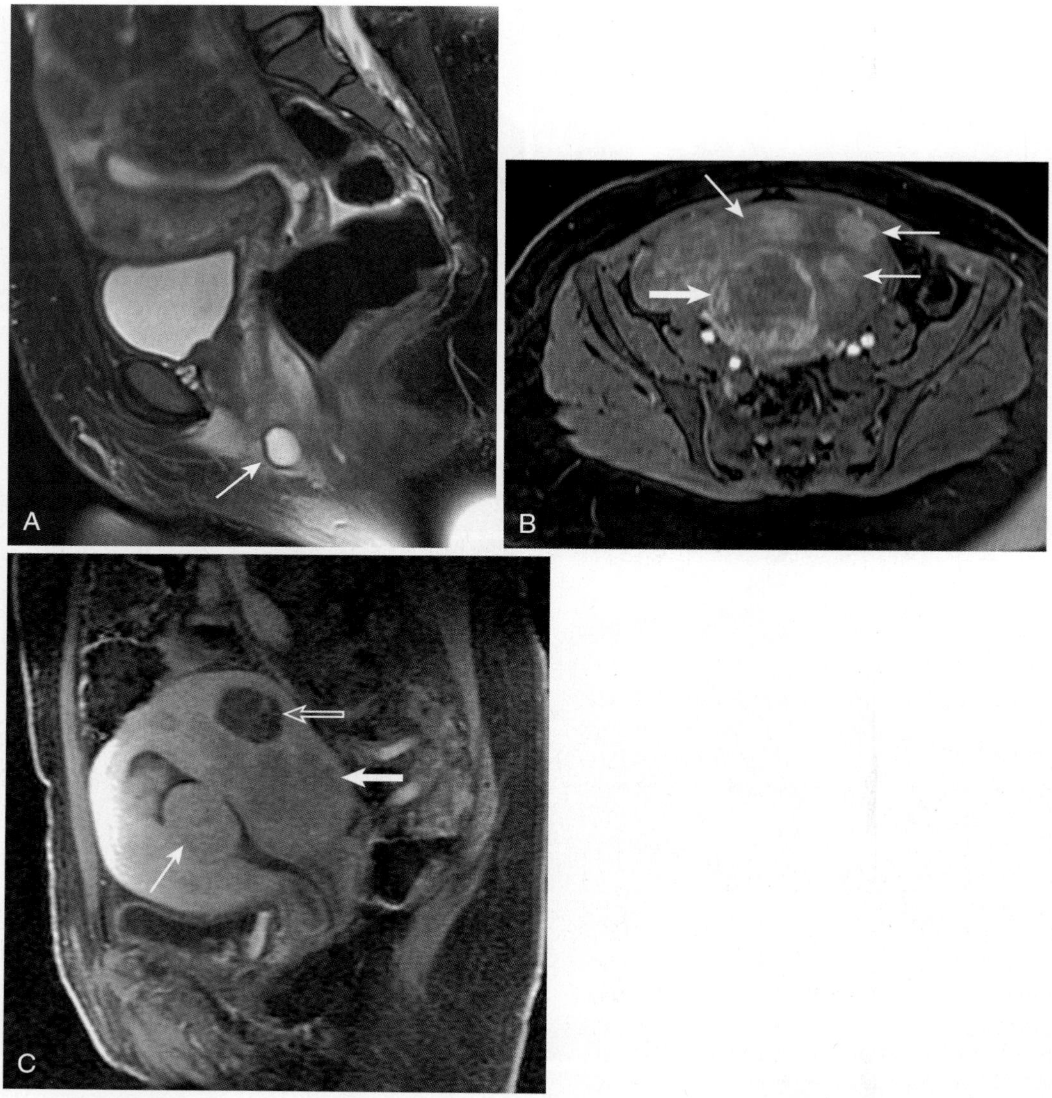

图 9.30 富血供子宫肌瘤。矢状位 T2WI 脂肪抑制图像(A)显示子宫多发肌瘤,除一较大的乏血供肌瘤外(粗箭头所示),大多数肌瘤较邻近子宫肌层强化明显(B,细箭头所示,增强后图像)。在矢状位图像上另见一 Bartholin 囊肿(A,箭头所示)。(C)在另一例患者中,与乏血供(粗箭头所示)和无血供(可能为退变,空心箭头所示)的肌壁间肌瘤相比,黏膜下富血供肌瘤(细箭头所示)呈高信号。

框 9.7 子宫动脉栓塞(UAE)并发症

主要并发症

肌瘤娩出

感染:子宫内膜炎、盆腔炎-输卵管卵巢囊肿、脓肌瘤

深静脉血栓

肺动脉栓塞

恶性平滑肌肉瘤

卵巢功能障碍

肌瘤再生

子宫坏死

死亡

次要并发症

血肿

尿路感染

尿潴留

一过性疼痛

神经/血管损伤

子宫肌层其他良性病变包括子宫腺肌症和局灶性子宫收缩，两者偶有与子宫肌瘤相似的影像学表现。子宫腺肌症为子宫内膜异位植入子宫肌层，是子宫内膜异位症对应的子宫内部分。子宫腺肌症分为弥漫性和局灶性（子宫腺肌瘤），两种类型均表现出相同的影像学特征（图9.36和图9.37）。与子宫肌瘤不同，子宫腺肌症通常边界不清，无占位效应，虽紧靠子宫内膜，但不使邻近的子宫内膜移位或变形。子宫肌瘤与子宫内膜保持锐利切缘，而子宫腺肌症和子宫内膜之间的界面通常是凸形的。子宫腺肌症表现为近似于结合带的低信号，病灶内可伴有T1和（或）T2高信号区。结合带厚度≥12mm可明确腺肌症诊

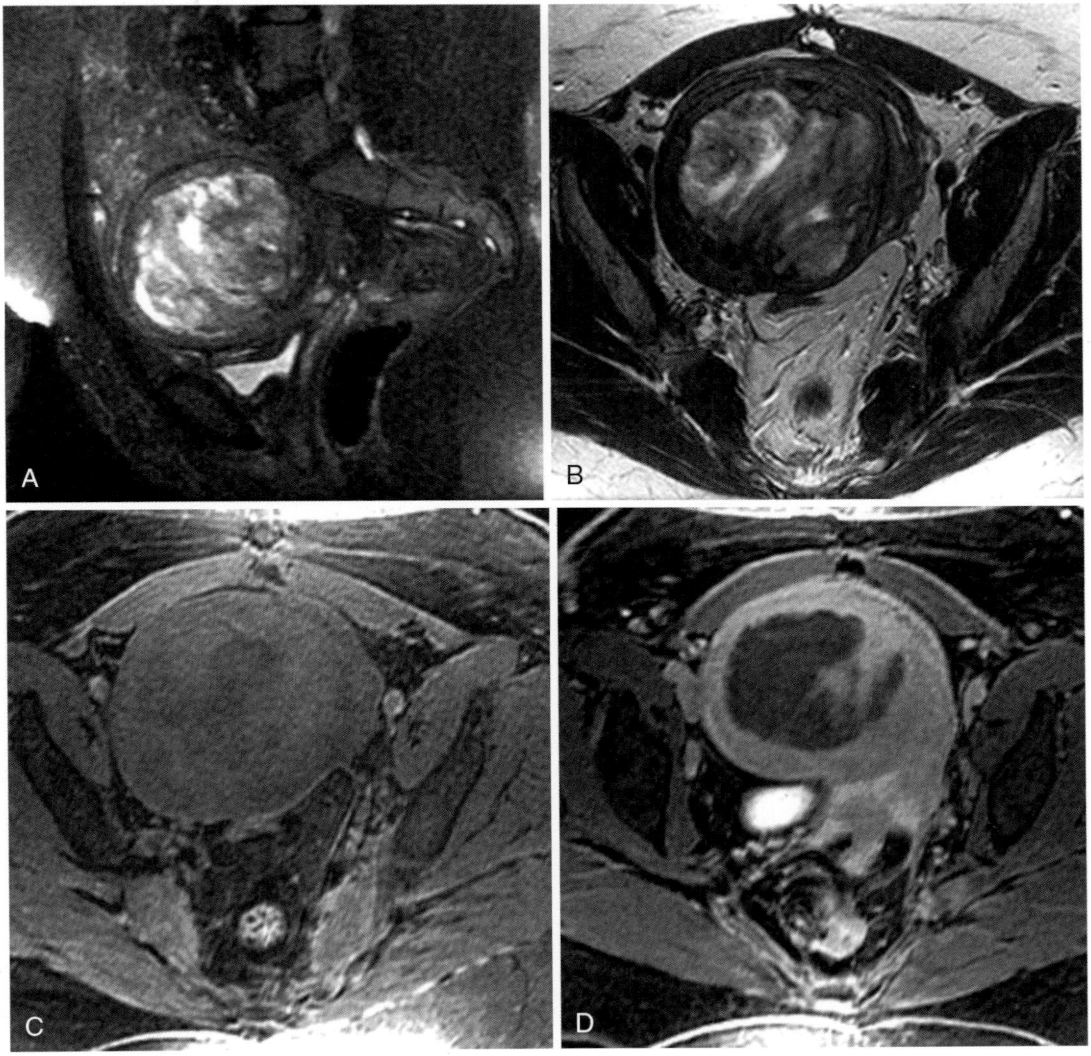

图9.31　子宫肌瘤黏液样变。矢状位脂肪抑制（A）和轴位（B）T2WI显示，巨大子宫肌瘤发生黏液样变性，呈不均匀高信号。平扫（C）和钆对比剂增强（D）的T1WI脂肪抑制梯度回波图像显示病变未见强化，提示肌瘤无灌注，发生变性。（E，F）在另一位患者中，矢状位T2WI脂肪抑制图像显示子宫前下段黏液样变的肌壁间肌瘤（E，细箭头所示）较邻近的腺肌瘤（E，粗箭头所示）T2信号更高，增强后微强化（F，箭头所示）。（待续）

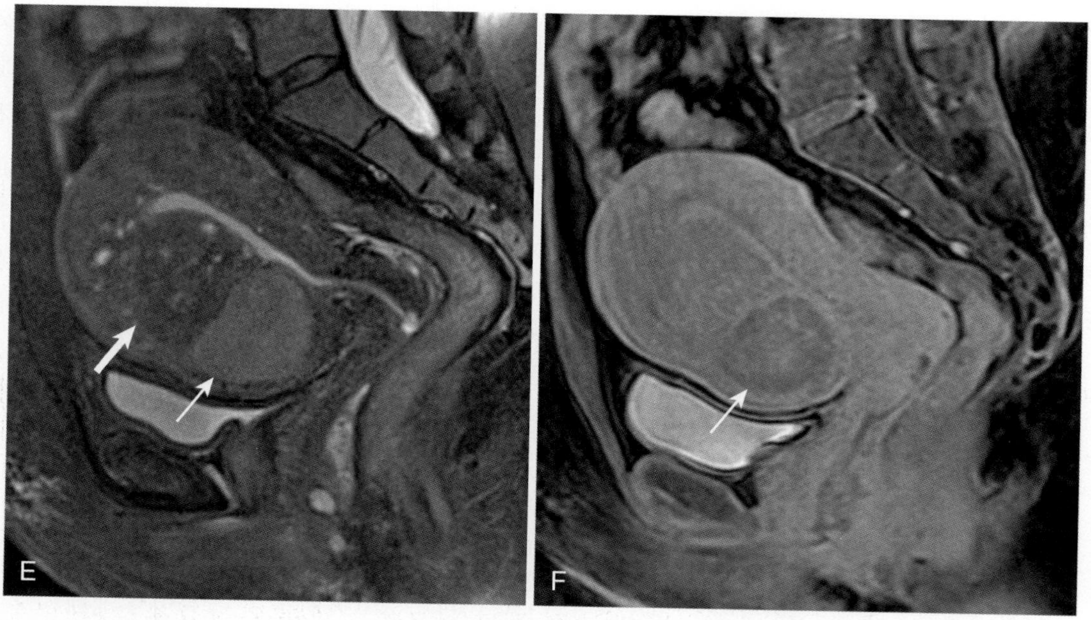

图9.31(续)

断,8~12mm则不确定是否为腺肌症(表9.5)。由于子宫随月经周期性变化,外部肌层从分泌中期的高信号峰衰减至月经期与较暗的内部肌层近似的等信号峰,分泌晚期子宫带状解剖结构显示欠佳[21]。

子宫肌层收缩 子宫肌层收缩表现为子宫肌层局部低信号,易与子宫腺肌症或子宫肌瘤相混淆(图9.38)[22]。子宫肌层收缩偶尔伴有结合带和(或)子宫肌层局部扭曲、折叠或增厚。诊断的关键是其易变性,因为收缩是一种短暂现象,而大多数检查持续时间长达30分钟或更长,检查每个序列中病灶改变或消退情况,以确认是子宫肌层收缩。

恶性病变 由于子宫肌层恶性病变极为罕见,本书暂不讨论。此类病变包括子宫肉瘤——平滑肌肉瘤、间质肉瘤、癌肉瘤(旧称中胚层混合性肿瘤/苗勒管肿瘤)和淋巴瘤。当发现大的、不均匀肿块、伴有坏死并快速生长时,需考虑子宫肉瘤的可能性(图9.39)。这些恶性病变与良性病变如子宫肌瘤和子宫腺肌症的鉴别至关重要。子宫肌瘤呈T2低信号、边界清楚且无侵袭性,可与平滑肌肉瘤相鉴别。子宫腺肌症无占位效应,可见结合带增厚和异位的子宫内膜组织,可与恶性病变相鉴别。为了进行治疗,子宫肉瘤和子宫内膜癌都要进行组织取样,因此,两者的鉴别诊断意义不大。子宫内膜癌常局限于子宫内膜或原发子宫内膜伴肌层浸润。这类病变最后的结局是淋巴瘤,尽管存在单发病灶,但多数为多发病灶,病变的表现较单一,T1加权图像上相对肌肉呈等信号,可伴全身淋巴结肿大。

子宫整体异常

此类别基本限于先天性或胚胎性疾病,也称为苗勒管异常。苗勒管异常发生率约为1%,约占生殖障碍的3%[23]。关于泌尿生殖系统胚胎学的详细讨论超出了本书的范围,但大概的了解有助于记住各种异常情况。

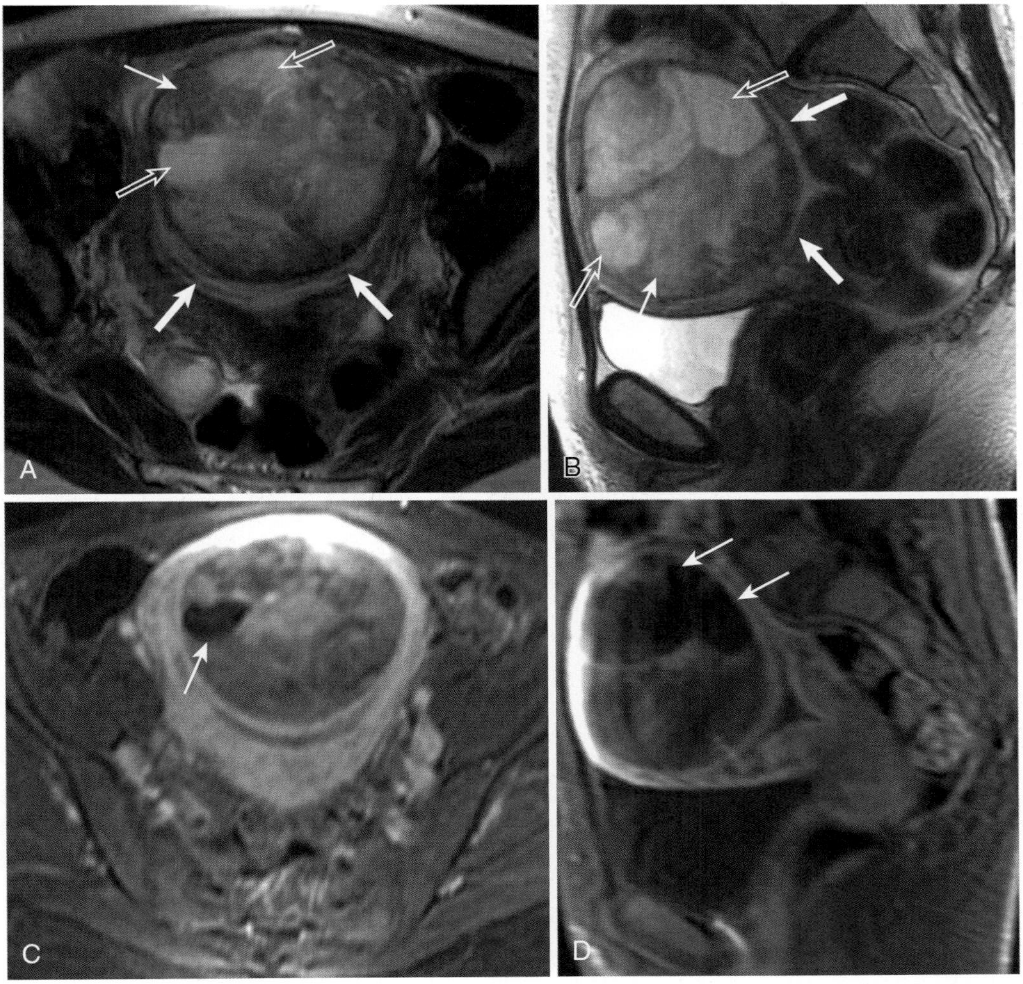

图9.32　子宫肌瘤囊性变。子宫轴位(A)和矢状位(B)T2WI图像显示囊性变的巨大肌瘤(A和B,细箭头所示)向黏膜下扩张,呈T2不均匀高信号并多发不强化液性灶(A和B,空心箭头所示),增强后轴位(C)及矢状位脂肪抑制T1WI(D,箭头所示)。

原始中肾旁管(苗勒管)发育为阴道上段、子宫和输卵管。苗勒管远端向尾侧和内侧生长,并最终融合成子宫体、子宫颈和阴道上2/3段。融合后,残留的隔膜逐渐消退形成共同通道,未融合的近端构成输卵管。

区分不同类型的苗勒管异常很重要且具有挑战性,但其通常不难诊断。苗勒管缺如或融合的程度不同是导致其结构异常的原因,包括整个缺如(不发育/发育不全)、单侧缺如(单角子宫)、未完全融合的双子宫(弓形子宫)等(图9.40)。

根据阴道、宫颈、子宫、输卵管的受累程度,甚至还有针对Ⅰ级苗勒管异常的亚分类。Ⅱ级苗勒管异常(单角子宫)也可根据宫角不发育、发育不全及宫腔是否相通进行细分。Ⅲ级苗勒管异常(双子宫)为苗勒管更大程度的融合障碍,其特征性表现为形成两套宫体、宫颈,伴有可变的阴道纵隔(图9.41)。

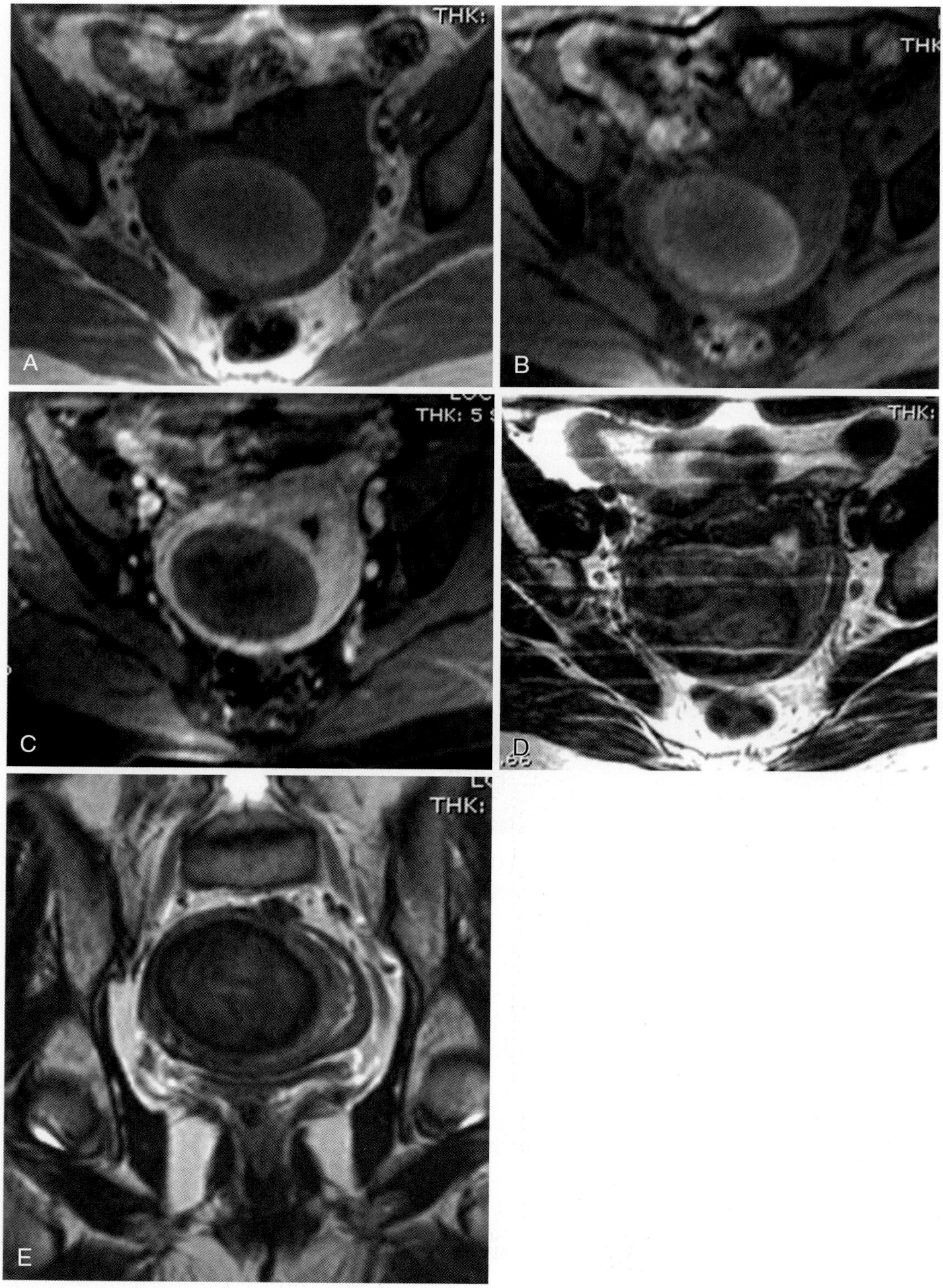

图9.33　子宫肌瘤红色样变。同相位无脂肪抑制T1WI(A)显示高信号肌壁间肌瘤,部分向浆膜下扩张,而在相应的T1WI脂肪抑制图像(B)中病变仍呈高信号,说明肌瘤出血。(C)增强后病变无强化,进一步证实肌瘤变性。轴位(D)和冠状位(E)T2WI显示病灶与无变性的肌瘤相比,呈相对稍高信号。

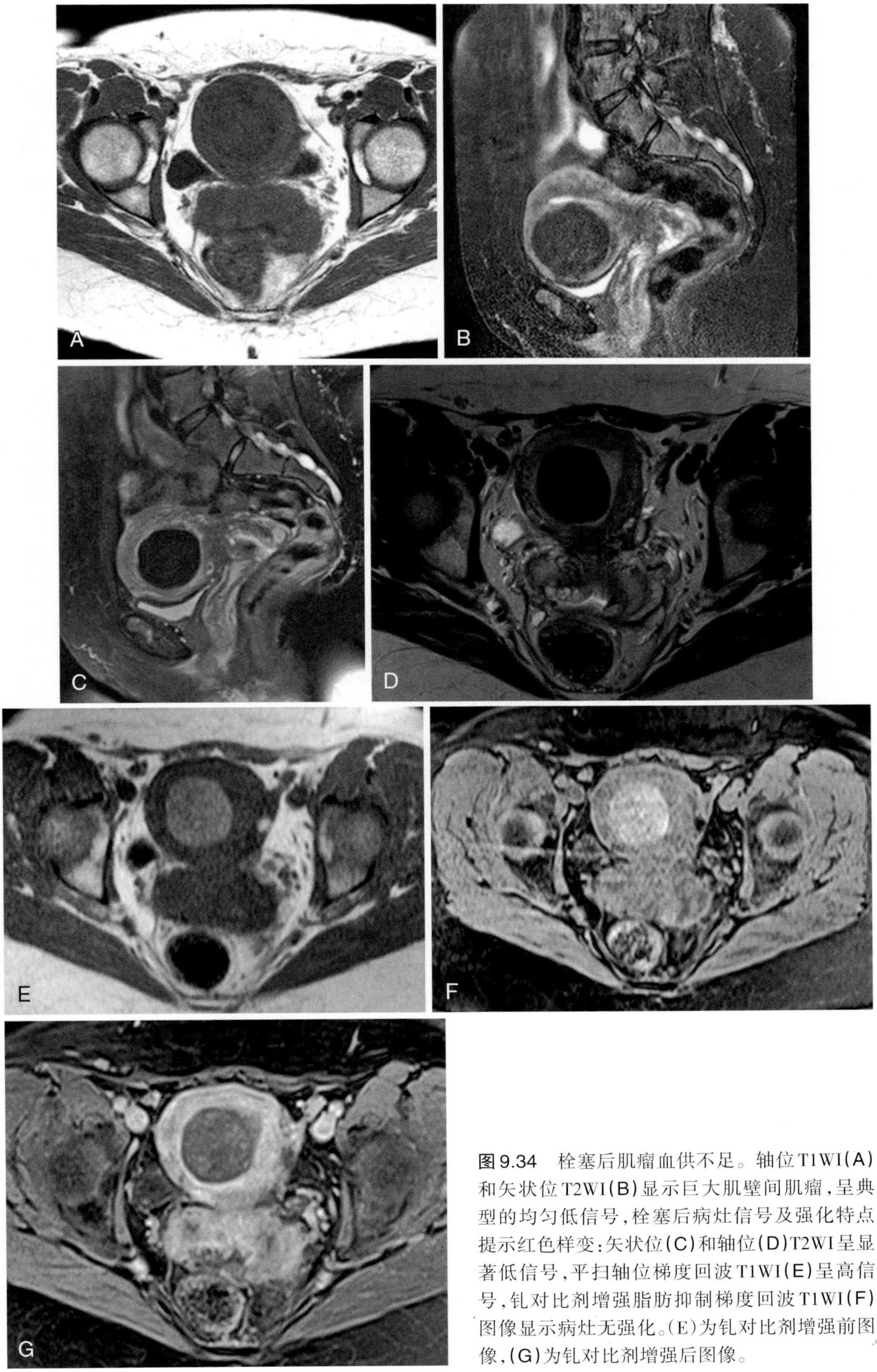

图9.34 栓塞后肌瘤血供不足。轴位T1WI(A)和矢状位T2WI(B)显示巨大肌壁间肌瘤,呈典型的均匀低信号,栓塞后病灶信号及强化特点提示红色样变:矢状位(C)和轴位(D)T2WI呈显著低信号,平扫轴位梯度回波T1WI(E)呈高信号,钆对比剂增强脂肪抑制梯度回波T1WI(F)图像显示病灶无强化。(E)为钆对比剂增强前图像,(G)为钆对比剂增强后图像。

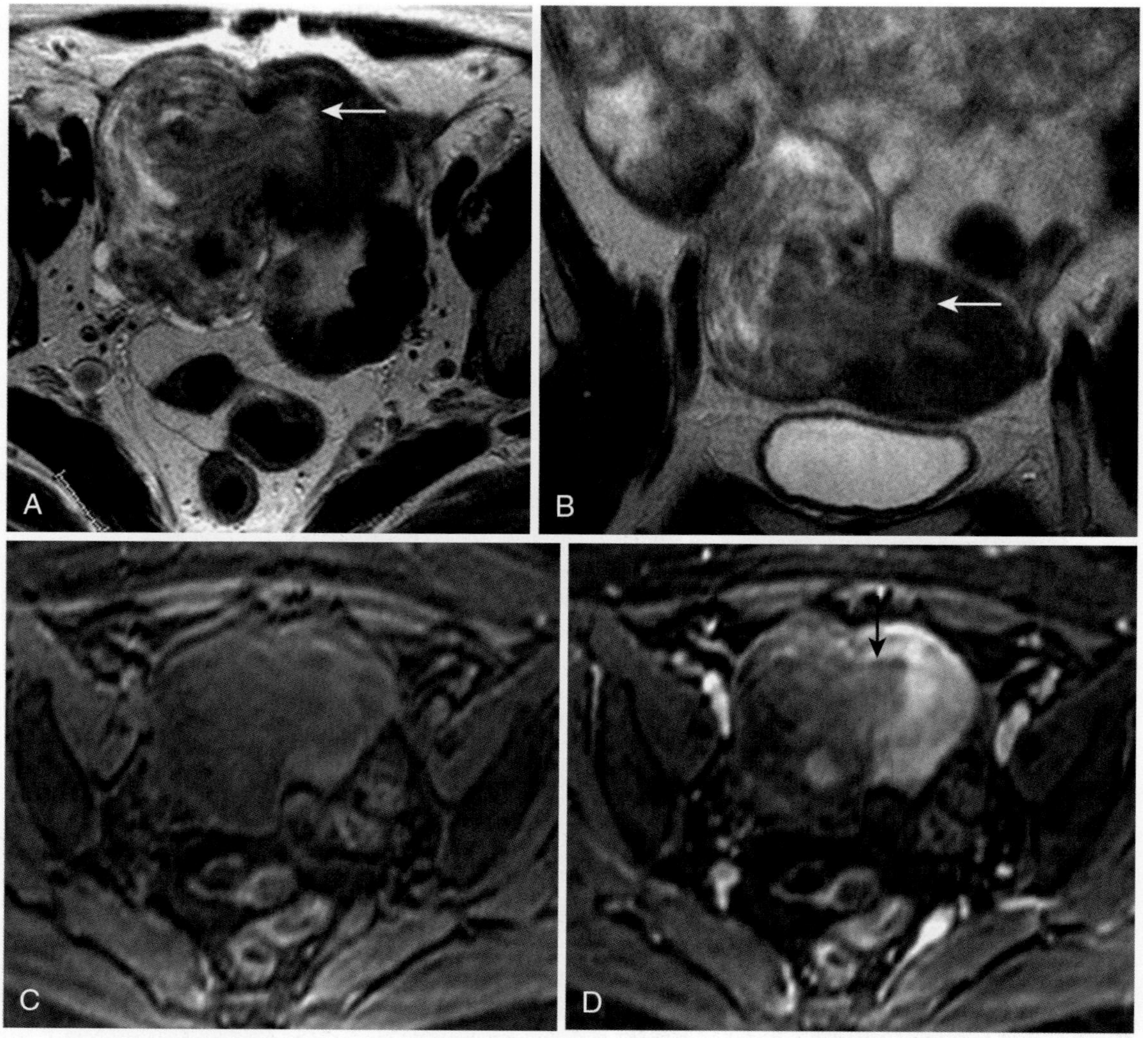

图9.35 肌瘤恶变。轴位(A)和冠状位(B)T2WI显示邻近子宫基底部的卵圆形中度不均匀高信号病灶,与常见的良性子宫肌瘤边界清晰的蒂形成鲜明对比,此病灶与子宫边界不清,提示肿瘤侵犯邻近子宫肌层(箭头所示)。对比平扫图像(C),增强图像(D)上强化的子宫肌层和乏血供的肿块(D,箭头所示)之间的差异显著。

双角子宫(Ⅳ级)和纵隔子宫(Ⅴ级)手术方式存在差异,纵隔子宫采用宫腔镜膈成形术,而双角子宫是经腹手术,因此,两者需要进行鉴别。若通过宫腔镜进行双角子宫的子宫成形术可能会导致子宫肌层穿孔(图9.42和图9.43)。

宫底外轮廓是Ⅳ、Ⅴ级苗勒管异常的主要鉴别点。纵隔子宫宫底轮廓可正常(凸)、平坦或微凹(<1cm),而双角子宫宫底裂隙更深(≥1cm)。测量子宫双侧宫腔内侧壁间的夹角,若角度≥105°为双角子宫,≤75°则为纵隔子宫。子宫角顶点间距离(或角间距)≥4cm提示双角子宫。双侧宫角与子宫底外轮廓尖端的相对位置也能为两者鉴别诊断提供帮助(超声):双侧宫角连线位于子宫底凹陷侧且宫角连线与子宫底凹陷间距离>5mm提示为纵隔子宫(根据超声生成的数据,尚未通过MRI得到证实)[24-25]。当然,记得观察角间组

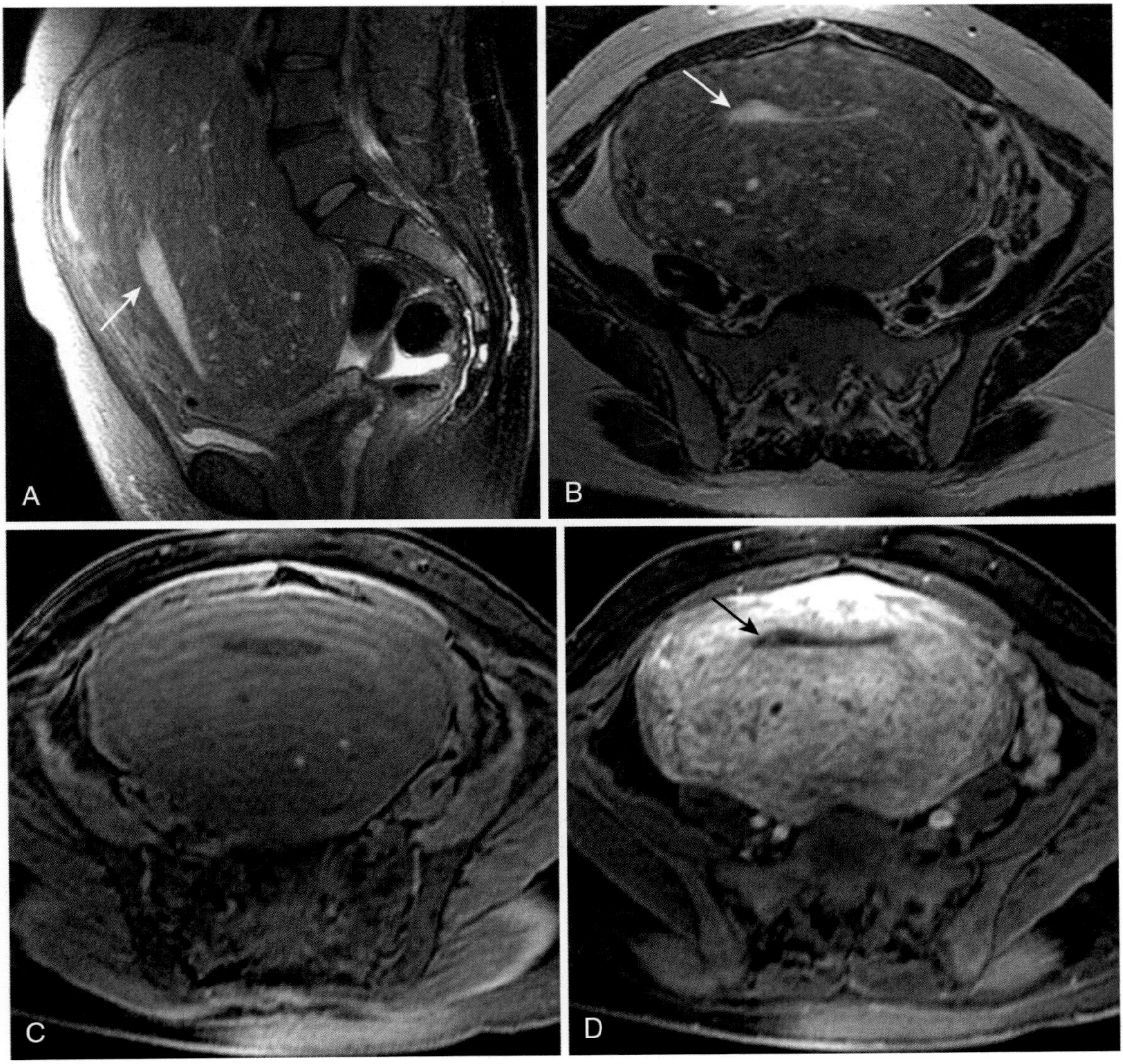

图9.36　弥漫性子宫腺肌症。严重弥漫性子宫腺肌症患者的矢状位（A）和轴位（B）T2WI显示子宫增大，内部肌层和外部肌层间正常的信号差异消失，子宫肌层内见多发高信号灶（箭头所示为子宫内膜）。（C）T1WI脂肪抑制图像见散在T1高信号出血灶。（D）相应T1WI脂肪抑制梯度回波的增强图像显示整个子宫肌层呈弥散性不均匀强化，未见潜在的局灶性病变（箭头所示为子宫内膜）。

表9.5　子宫腺肌症特征

内部肌层特征	厚度（mm）	诊断
边界清楚 均匀低信号	≤8	正常结合带
边缘模糊	8~12	不确定子宫腺肌症
边缘模糊 病变内T1/T2高信号	≥12	子宫腺肌症

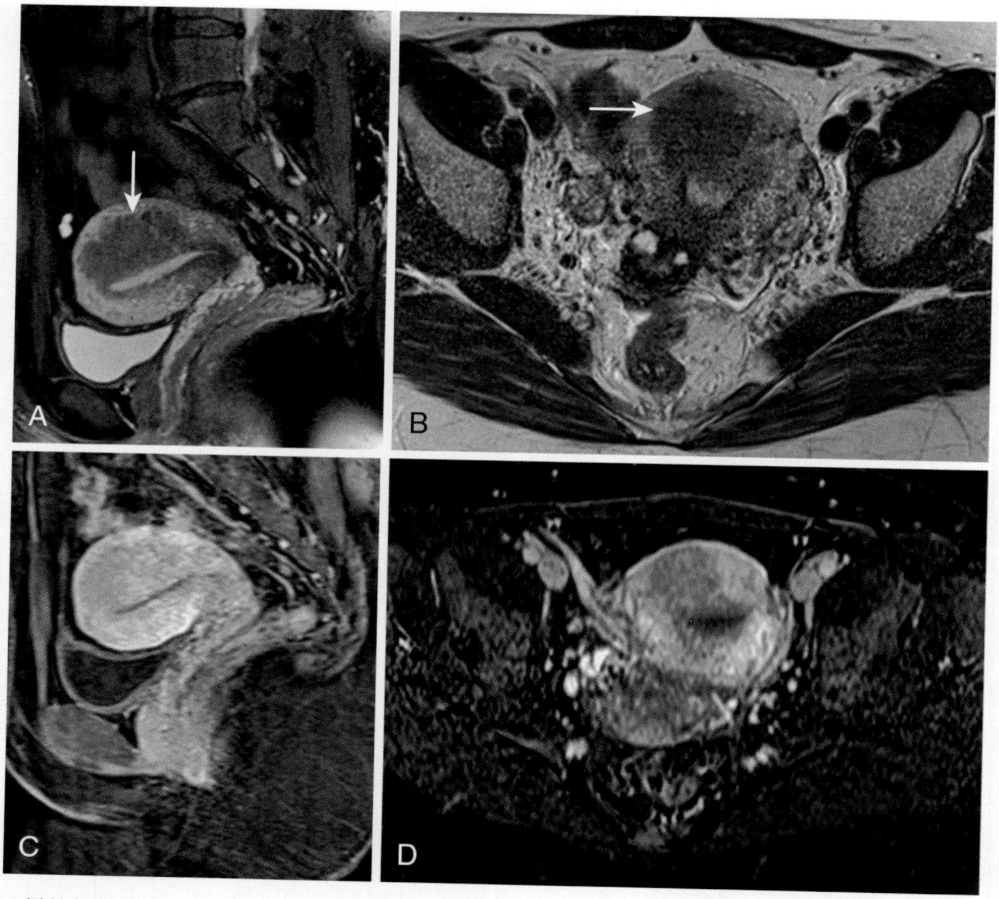

图9.37 局灶性腺肌瘤。矢状位(A)和轴位(B)T2WI显示等信号病灶与邻近结合带融合,边缘不清,未对下方的子宫内膜产生明显的占位效应(箭头所示)。矢状位(C)和轴位(D)T1WI脂肪抑制梯度回波增强图像证实病灶起源于内部肌层。

织:插入的是子宫肌层组织提示双角子宫,若是细线状均匀低信号(典型的纤维组织)则提示纵隔子宫。

弓形子宫(苗勒管异常Ⅶ级)是这种疾病的早期表现,本质上是解剖学变异,子宫阴道分隔几乎完全吸收(图9.45)。“弓形”是指宫底外轮廓的凹陷极小,生育率大致正常。弓形子宫也近似于双角子宫,已有一种依靠子宫输卵管造影结果鉴别两者的测量方法:弓形子宫比率(图9.44B)[26-27]。宫底凹陷高度与宫角间长度的比率<10%提示弓形子宫。

牢记尿路异常(例如:肾发育不全、马蹄肾、盆腔肾和集合系统重复畸形)通常与苗勒管异常并存。因此,建议使用包含肾脏的大视野冠状定位图像。最后,纵隔子宫亚型(己烯雌酚诱发异常)应视为致畸异常,而不是先天性异常,T形子宫(见图9.4)是其最常见形态,多数反映了一定程度的发育不全。

宫颈和阴道

正常特征

子宫颈位于子宫最下段,呈圆柱形,是支

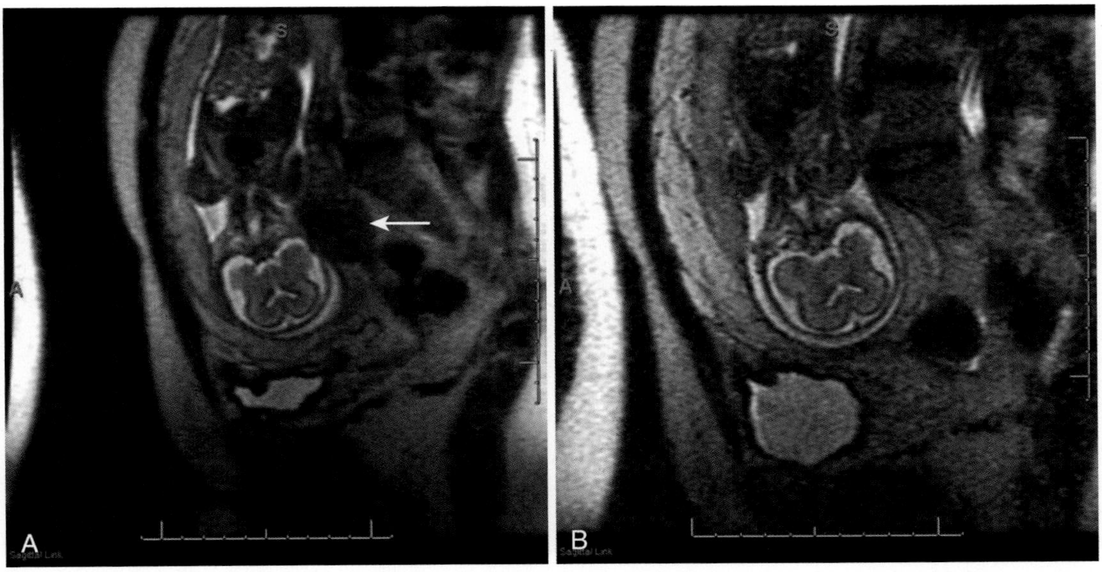

图9.38　子宫肌层收缩。早期(A)和晚期(B)矢状位T2WI单次激发快速自旋回波(SSFSE)图像显示宫体后下壁可见局灶性低信号区(箭头所示),在晚期图像(B)中消失。

撑子宫体的主干或基础。子宫颈的下半部分伸入阴道上段,被称为宫颈阴道部。整个宫颈平均长3.5cm,直径2cm。脱垂、绝经后状态或环扎术可使宫颈延长。此处重述子宫壁的3层结构:主要由中间厚的低信号肌纤维基质层、内部上皮层(一般厚度<10mm)和薄的外部纤维肌层构成。子宫颈与子宫体T2信号构成相同:内部高信号、中央低信号和外部等信号。

囊性病变

纳氏囊肿　评估宫颈病变的关键问题是:"囊性还是实性?"答案通常很简单——由于纳氏囊肿普遍存在,宫颈囊性病变更为常见。纳氏囊肿是一种良性潴留囊肿,由宫颈分泌黏液蛋白的腺管阻塞所致。常多发,直径<2cm,呈无强化的单纯液体信号(T1低信号、T2高信号),但在T1加权图像中可呈稍高信号且不强化(图9.46)。

其他良性囊性病变

宫颈囊性病变较少见,主要是良性病变,如宫颈内膜腺体增生、慢性宫颈炎、子宫颈腺肌症和Gartner管囊肿(表9.6)[28]。腺体增生通常与口服避孕药(妊娠前)、妊娠和产后情况有关。腺体增生的MRI表现包括宫颈黏膜层内边界清楚的T1、T2双高信号病变,增强后不强化(图9.47)。

宫颈腺肌症特点与子宫腺肌症类似,但在子宫颈中很难被察觉。宫颈异常信号变化,如T1高信号或T2低信号,是提示存在出血的唯一证据。

宫颈炎是一种常见的妇科疾病,而在影像学检查中常不能被发现。疾病累及宫颈黏膜层,黏膜层可增厚伴小的囊性灶(通常是T1高信号)(图9.48)。在无囊性病变的情况下,仅有的线索可能是整个子宫颈呈弥漫中等信号,伴带状解剖结构消失。

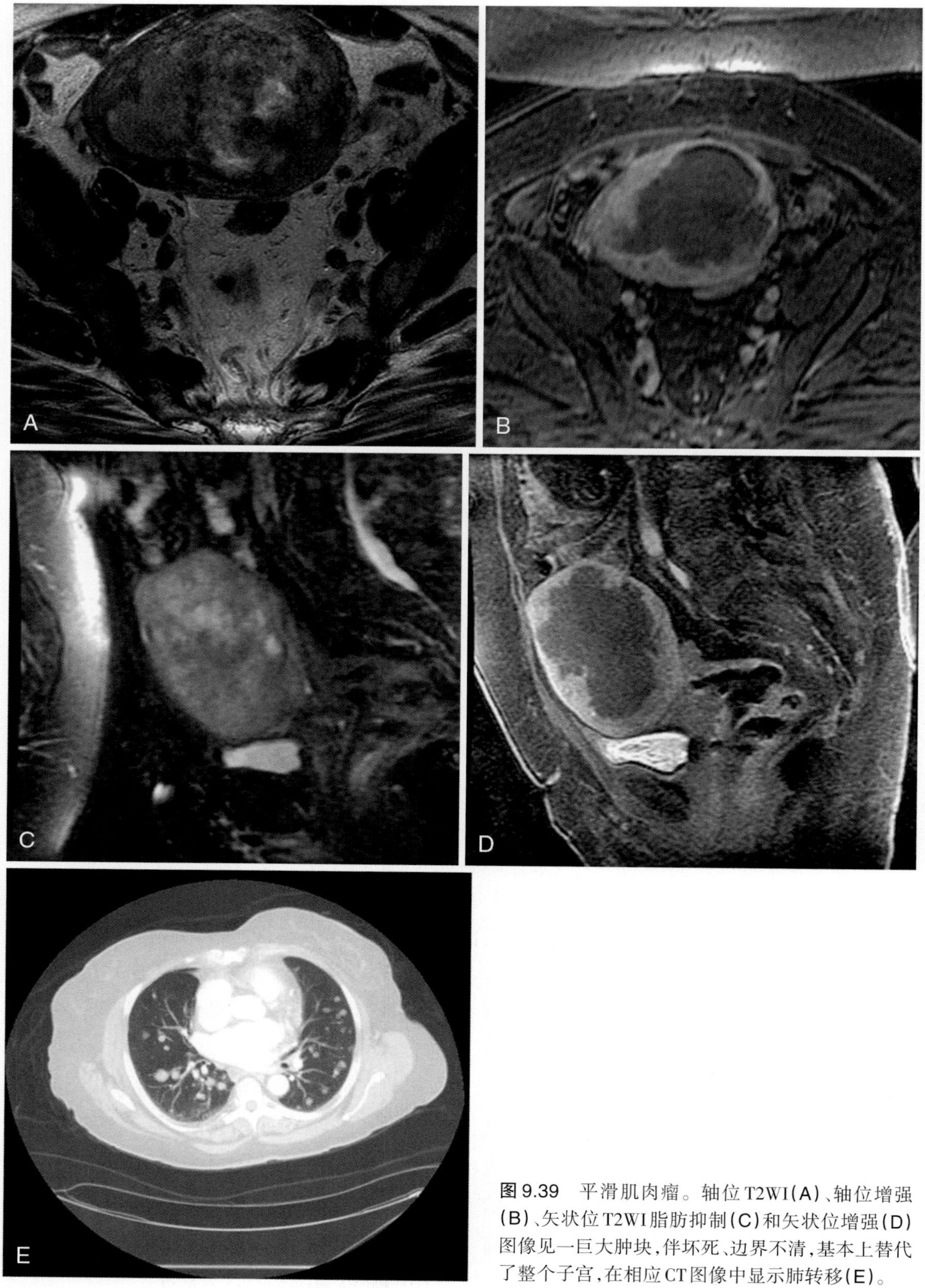

图 9.39 平滑肌肉瘤。轴位 T2WI(A)、轴位增强(B)、矢状位 T2WI 脂肪抑制(C)和矢状位增强(D)图像见一巨大肿块,伴坏死、边界不清,基本上替代了整个子宫,在相应 CT 图像中显示肺转移(E)。

A

苗勒管异常分级

Ⅰ级(子宫发育不全/不发育):子宫阴道发育不全/不发育

Ⅱ级(单角子宫):单侧苗勒管部分或完全发育不全

Ⅲ级(双子宫):双侧苗勒管完全不融合

Ⅳ级(双角子宫):双侧苗勒管部分不融合

Ⅴ级(纵隔子宫):苗勒管间隔膜未完全吸收

Ⅵ级(弓形子宫):子宫底部平坦或轻度凸出伴子宫内膜浅裂

Ⅶ级(己烯雌酚相关异常):子宫、宫颈和(或)阴道的畸形,包括T形子宫、子宫发育不全和(或)宫颈发育不全以及各种其他畸形

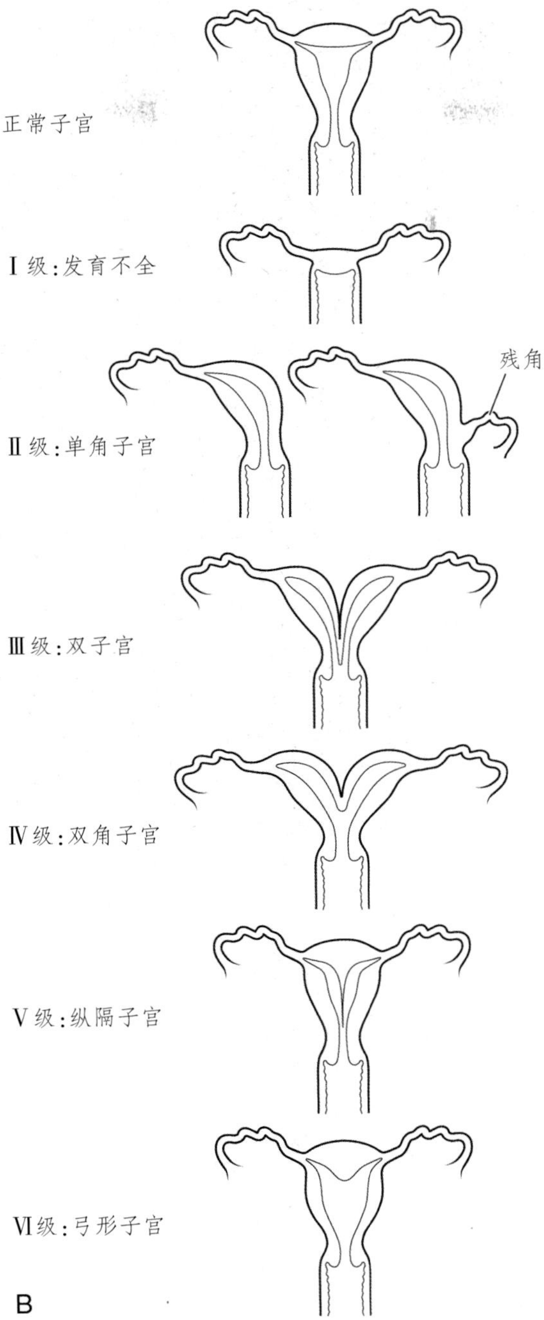

B

图9.40 苗勒管异常分级(A)和图示(B)。

在无Y染色体情况下中肾管(或Wolffian管)将退化,Gartner管囊肿为中肾管的残留物。Gartner管囊肿由于其单纯的特点和特征性的位置而很少出现诊断困难。Gartner管囊肿起源于耻骨联合水平以上的阴道前外侧壁,通常含有单纯液体(图9.49)。偶尔囊肿

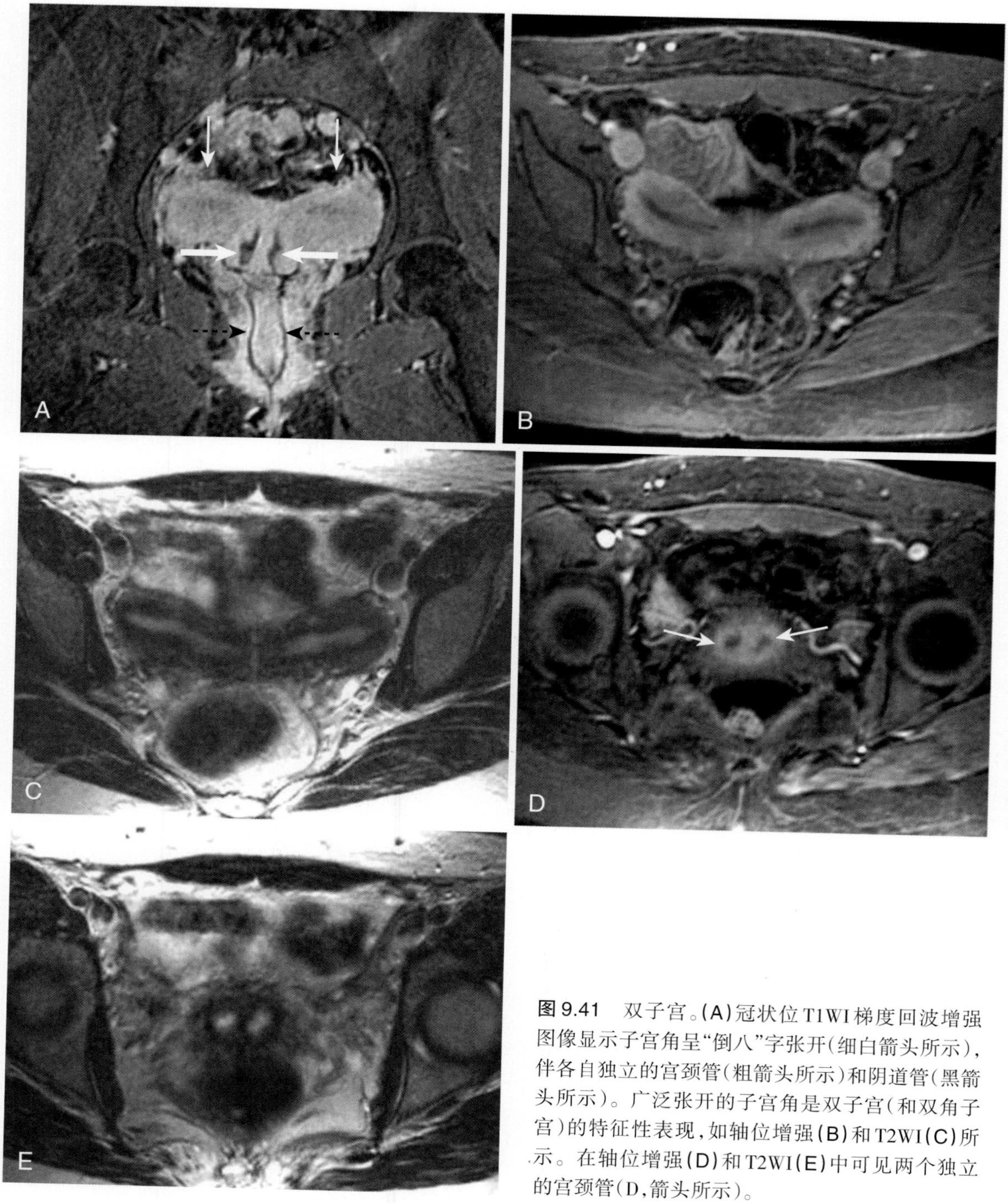

图9.41 双子宫。(A)冠状位T1WI梯度回波增强图像显示子宫角呈“倒八”字张开(细白箭头所示),伴各自独立的宫颈管(粗箭头所示)和阴道管(黑箭头所示)。广泛张开的子宫角是双子宫(和双角子宫)的特征性表现,如轴位增强(B)和T2WI(C)所示。在轴位增强(D)和T2WI(E)中可见两个独立的宫颈管(D,箭头所示)。

的蛋白质含量增高,使T2信号轻度降低、T1信号升高。根据其特征性位置,对女性生殖道的囊性病变能很容易进行鉴别诊断,但由于其多样性,常常引起混淆。

女性生殖道内存在多种囊性病变(表9.7)。除非病灶较大引起症状,否则诊断为理论性的。在大多数情况下,病变位置决定诊断结果。苗勒管囊肿和Gartner管囊肿分别是苗勒

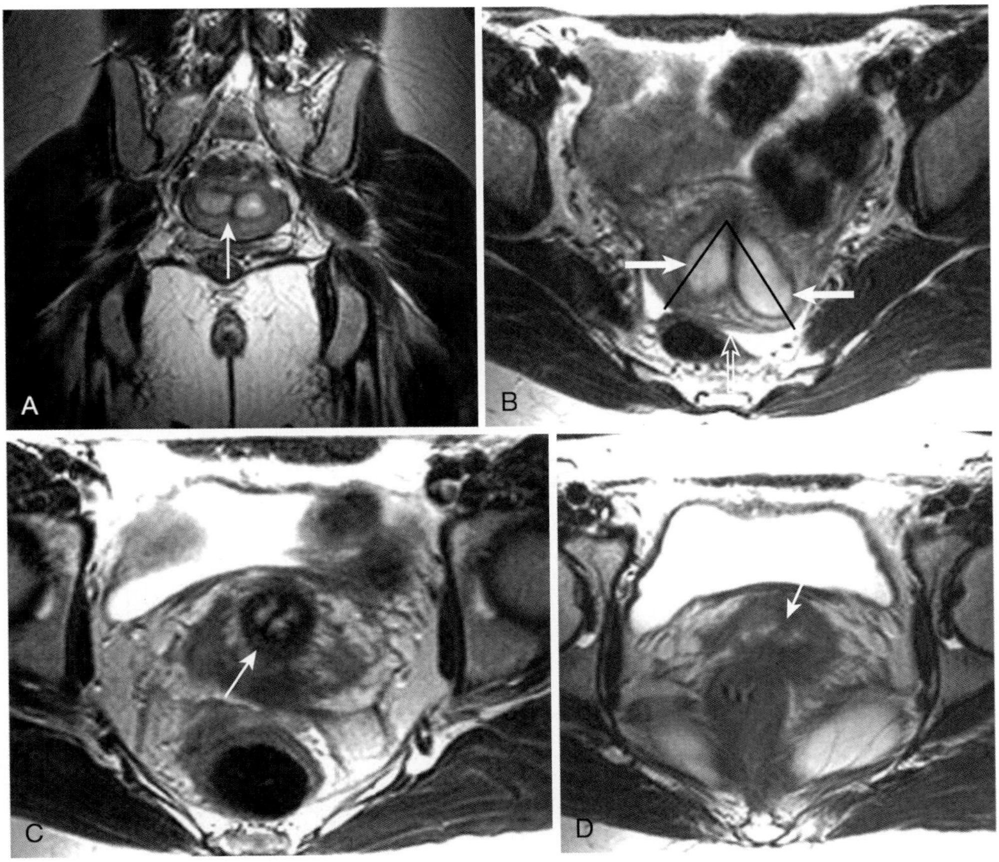

图9.42 纵隔子宫。冠状位T2WI(A)见一低信号纤维分隔将子宫内膜腔一分为二(箭头所示)。轴位T2WI显示了从子宫底(B)经子宫颈(C)延伸到阴道上部(D)的纤维间隔,符合纵隔子宫表现:宫底轮廓凸出(B,空心箭头所示)、双侧子宫角紧贴(B,粗箭头所示)、子宫角间角相对较小(B,黑线所示)。

管(中肾旁管)和中肾管(Wolffian管)的胚胎残留物,其起源于耻骨联合上方阴道上段的前侧壁(图9.50);巴氏腺囊肿是位于阴道口后外侧小阴唇内侧的巴氏腺的异常扩张(图9.51和图9.52);Skene腺囊肿(尿道旁腺囊肿)是位于远端尿道旁的尿道周围腺体的异常扩张(图9.53);阴道包涵囊肿是最常见的获得性阴道囊肿,通常位于阴道侧壁或下段后壁,病因通常为术后或创伤。

恶性腺瘤 宫颈肿瘤(以宫颈癌为主)中罕见囊性病灶。恶性腺瘤(或微偏腺癌)是宫颈黏液腺癌一个臭名昭著的亚型,具有易

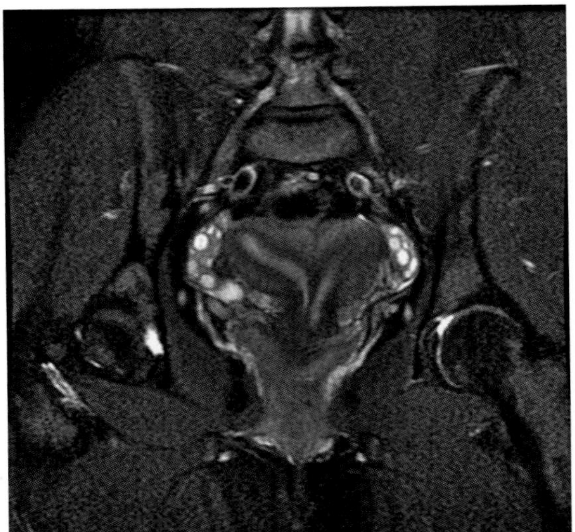

图9.43 双角子宫。注意与图9.41对比,双角子宫的子宫角之间移位更远,角度更钝。

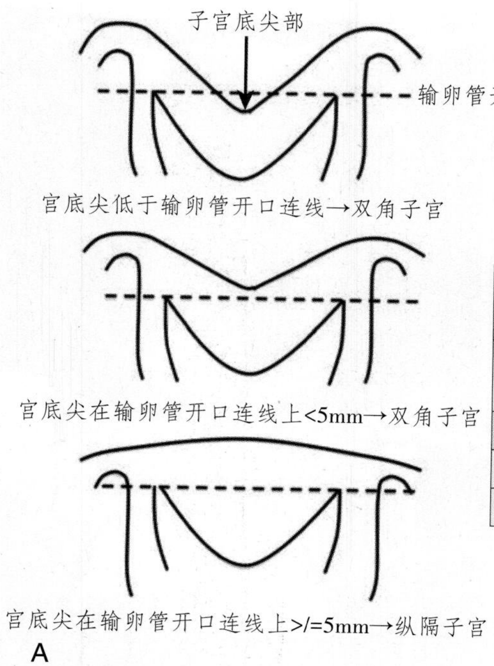

双角子宫和纵隔子宫

特点	双角子宫	纵隔子宫
宫底轮廓	凹陷>10mm	凹陷≤10mm
宫底尖部	输卵管口连线上<5mm	输卵管口连线上≥5mm
宫底轮廓	凹陷	平坦或凸出
子宫角间角	>105°	<75°
子宫角间距	>4 cm	<4 cm

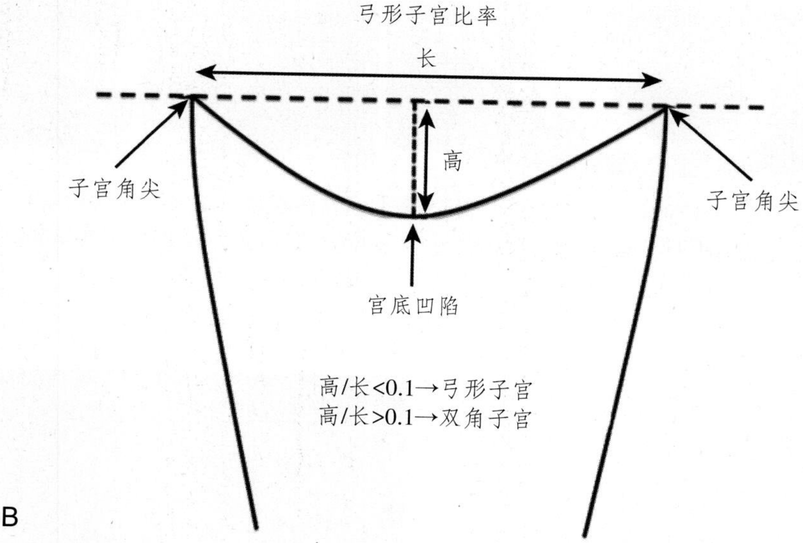

图9.44　双角子宫与纵隔子宫对比(A)和弓形子宫比率(B)[24-28]。

误诊为良性的囊性外观。尽管恶性腺瘤具有欺骗性的高分化组织病理学特点，但其会迅速扩散到腹腔，并且发生远处转移[29]。恶性腺瘤典型的形态学表现为间质背景下葡萄状成簇囊肿，尽管其以囊性成分为主，相对复杂特点较少（厚分隔、边缘不规则和实性成分强化），但这些表现提示了恶性的可能性（图9.54）。MRI图像上，阴道分泌物的特征性表现有时与子宫、宫颈或阴道内的液体有关。

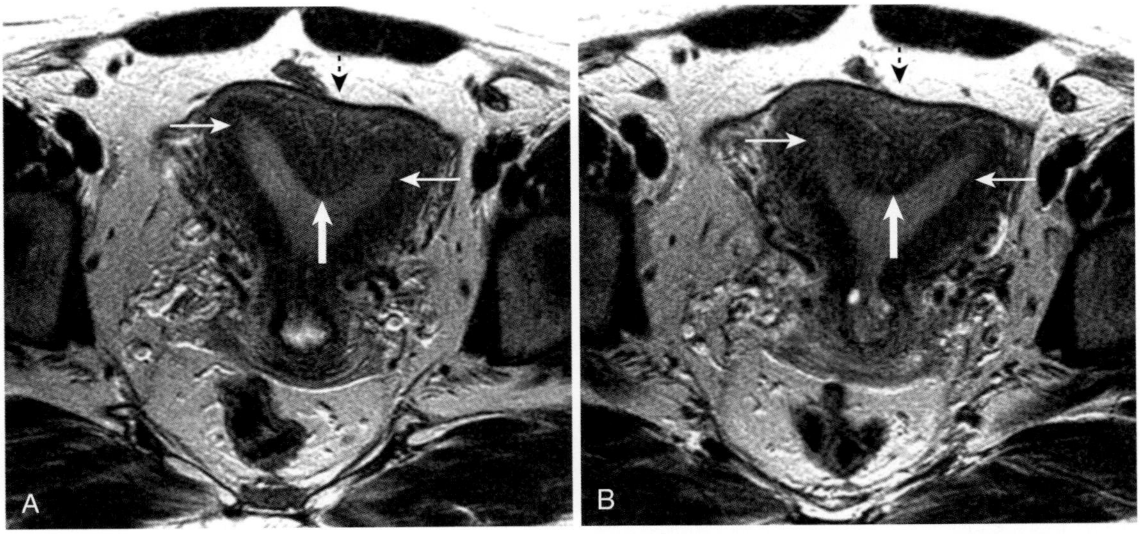

图9.45 弓形子宫。从这些轴位T2WI中可以看出，(A)和(B)的子宫肌层组织（粗箭头所示）将相对靠近的子宫角（细箭头所示）分开，伴宫底轮廓凸出（虚线箭头所示），诊断为弓形子宫。

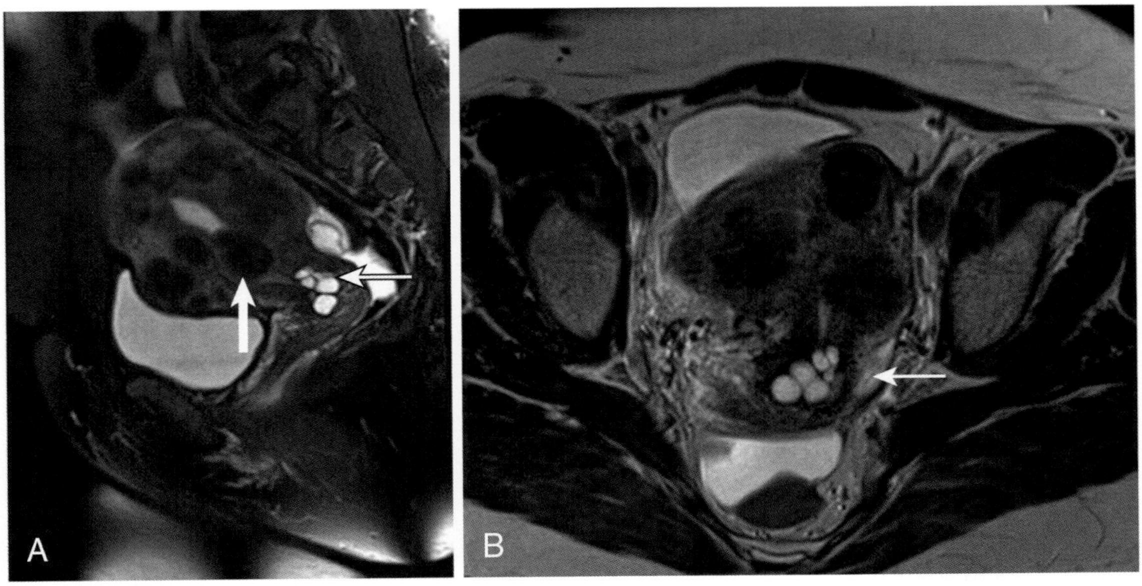

图9.46 纳氏囊肿。矢状位T2WI脂肪抑制图像(A)和轴位T2WI(B)显示，在多发性肌瘤（包括黏膜下肌瘤，A，粗箭头所示）患者的宫颈管内，有一簇纳氏囊肿（A和B，细箭头所示）。(C)矢状位增强T1WI脂肪抑制图像显示囊肿无强化。（待续）

实性病变

宫颈癌。宫颈癌绝大多数（85%）为鳞状细胞癌，呈实性，其起源于宫颈黏膜鳞柱交界区，是阴道鳞状上皮和子宫柱状上皮交界处。肿瘤在T2加权图像上呈中等信号，比正常宫

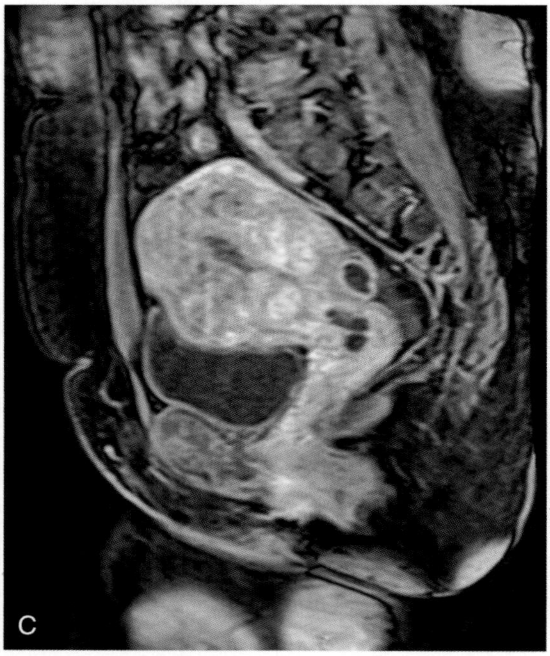

图9.46(续)

表9.6　宫颈和阴道的良性囊性病变

病变	病因	MRI表现
囊性病变		
纳氏囊肿	管道梗阻/囊肿潴留	常为单纯囊肿
宫颈内膜增生	激素刺激	多发小的单纯囊肿
慢性宫颈炎	炎症	黏膜层增厚
宫颈腺肌症	异位的子宫内膜组织	出血
复杂囊性病变		
恶性腺瘤	黏液腺癌亚型	复杂囊性肿块
阴道外病变		
Gartner管囊肿	先天性、中肾管	单纯囊肿 阴道上段前外侧

表9.7　女性生殖道囊性病变

病变	病因	MRI表现
Gartner管囊肿	先天性、中肾管	单纯囊肿 阴道上部前外侧
苗勒管囊肿	先天性、苗勒管	阴道任何部位,常为较大的单纯囊肿
阴道包涵囊肿	术后或创伤	单纯囊肿 阴道侧壁或下部后壁
巴氏腺囊肿	巴氏腺扩张	阴道口后外侧
Skene腺囊肿	尿道旁腺扩张	尿道远端周围
尿道憩室	感染/炎症	起源于尿道后部 常环绕尿道

颈黏膜暗，比内部纤维肌基质亮（图9.55），增强后有强化，强化方式多样，应仔细对比平扫、增强图像和（或）减影图像进行确认。肿瘤年龄分布呈双峰状，与鳞柱交界区随年龄变化有关。鳞柱交界区随年龄增长向头侧迁移：在年轻患者中向尾侧生长，而在老年患者中则向子宫方向蔓延。

虽然检查时往往已明确诊断，肿瘤分期是其主要目标，但总是要考虑到其他病因。如果诊断仍未明确，那么可能的病因包括子宫内膜癌、淋巴瘤/转移瘤、良性宫颈息肉和宫颈平滑肌瘤（表9.8）。子宫内膜癌和宫颈癌的特征重叠，主要鉴别点是分别起源自子宫内膜和宫颈（如果这可以明确的话）。最后，准确诊断病因没有实际意义，除非可以明确诊断为平滑肌瘤，否则下一步都将是活检或切除。

首先找到宫颈管（如果仍可识别），观察

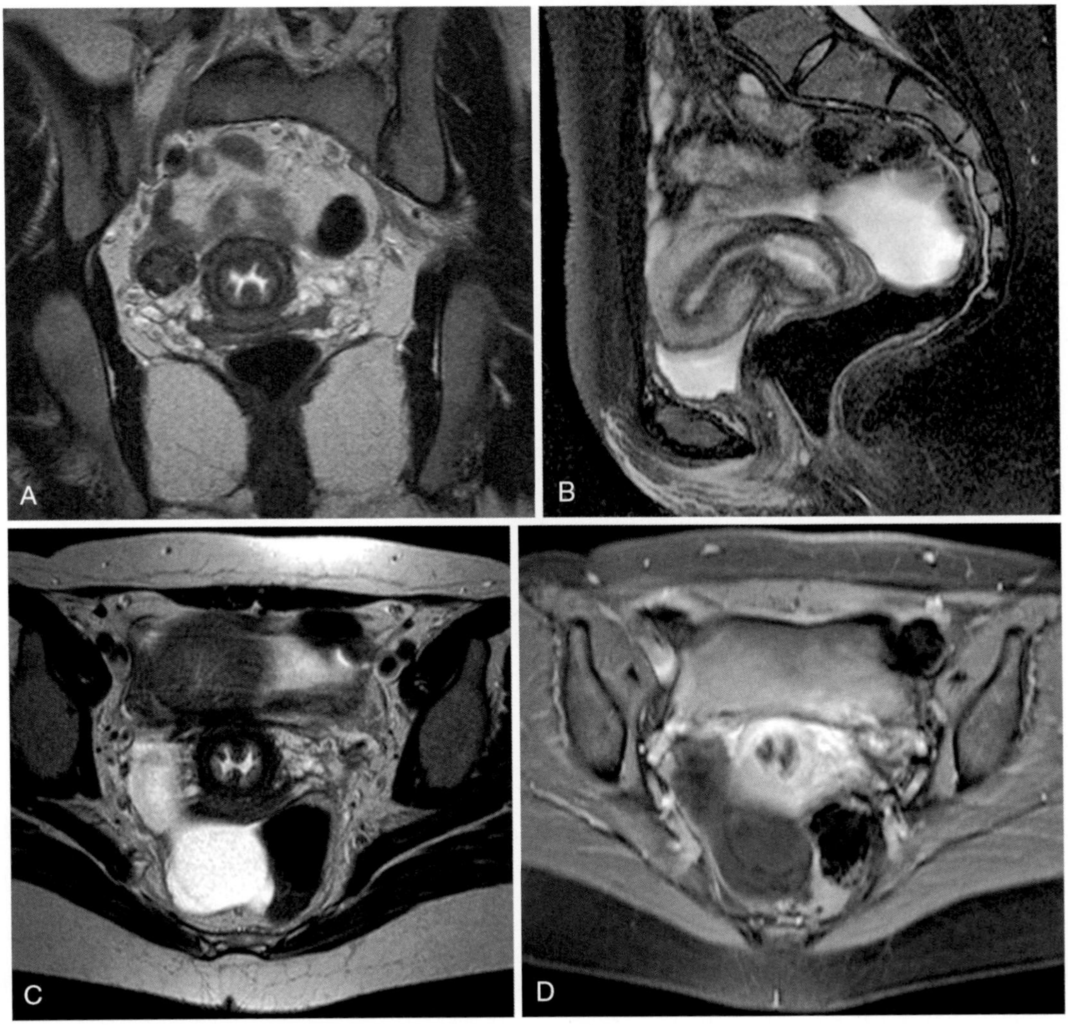

图9.47 宫颈内膜腺体增生。（A~D）宫颈内膜均匀增厚，并保留了大量低信号纤维基质。（E~G）为宫颈内膜腺体增生更为典型的病例，在矢状位T2WI脂肪抑制图像（E）中酷似纳氏囊肿。病变在轴位T1WI（F）上呈稍高信号，而增强T1WI脂肪抑制图像（G）显示病灶无强化，仅中间的薄壁分隔强化。（待续）

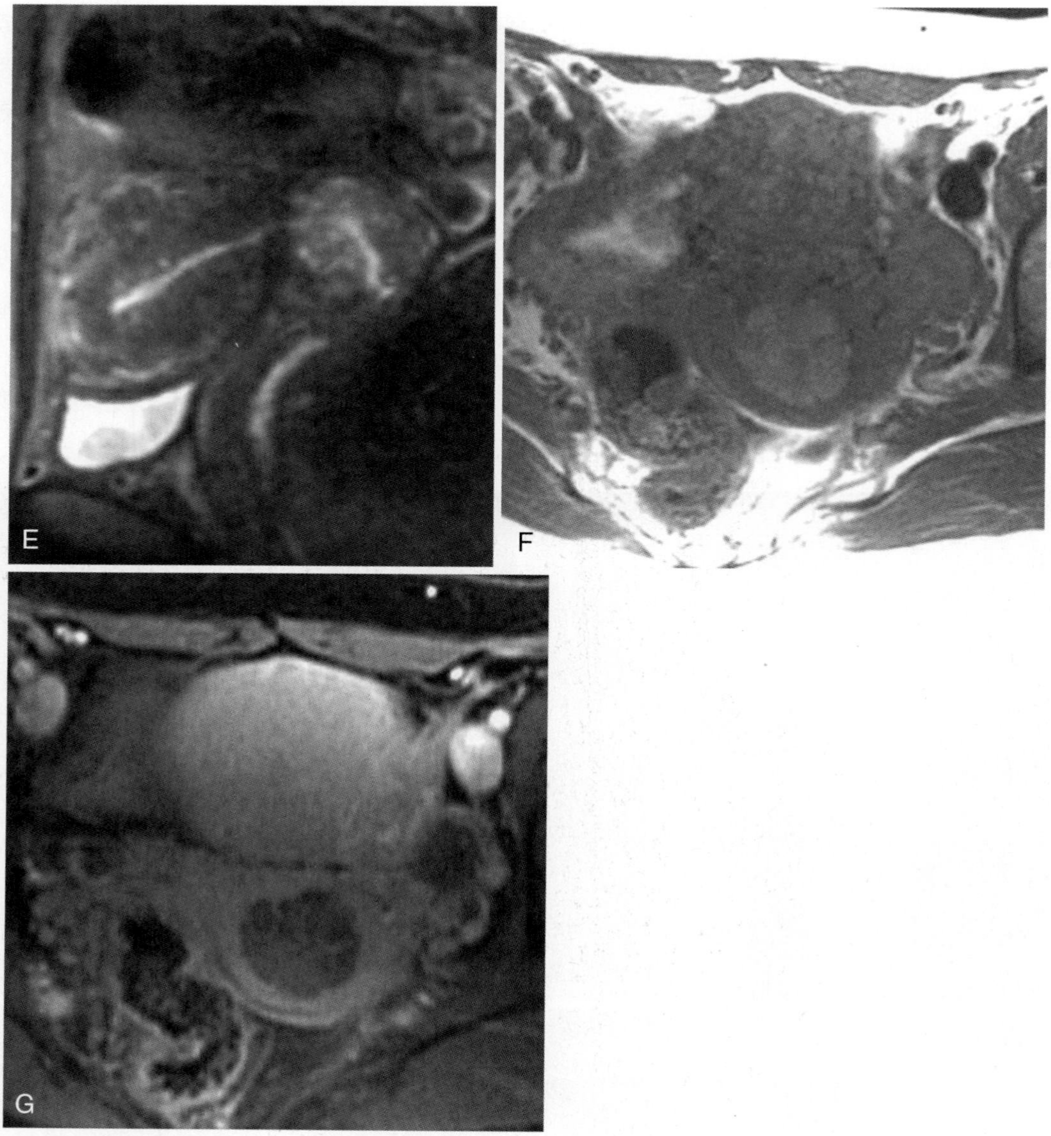

图9.47(续)

肿瘤与宫颈相对位置以及宫颈低信号纤维基质的完整性(图9.56),这是宫颈癌在MRI中的关键问题。侵犯低信号纤维基质和直径>4cm将可手术的病变与接受放射治疗的病变进行区分(表9.9)。肿瘤侵犯阴道则提示为ⅡA和ⅢA期病变(在轴位、矢状位T2加权和增强T1加权图像上评价最佳)。下一步检查肿瘤是否侵及宫旁组织,非压脂T1加权图像、压脂T2加权图像和增强T1加权图像对此最敏感,分别寻找高信号宫旁脂肪中边界不清的低信号浸润或宫旁脂肪被抑脂后的高信号浸润灶(图9.57),提示为ⅡB期疾病。在轴位和(或)冠状位T2加权图像中观察输尿管是否异常扩张,若为肿瘤侵犯所致则

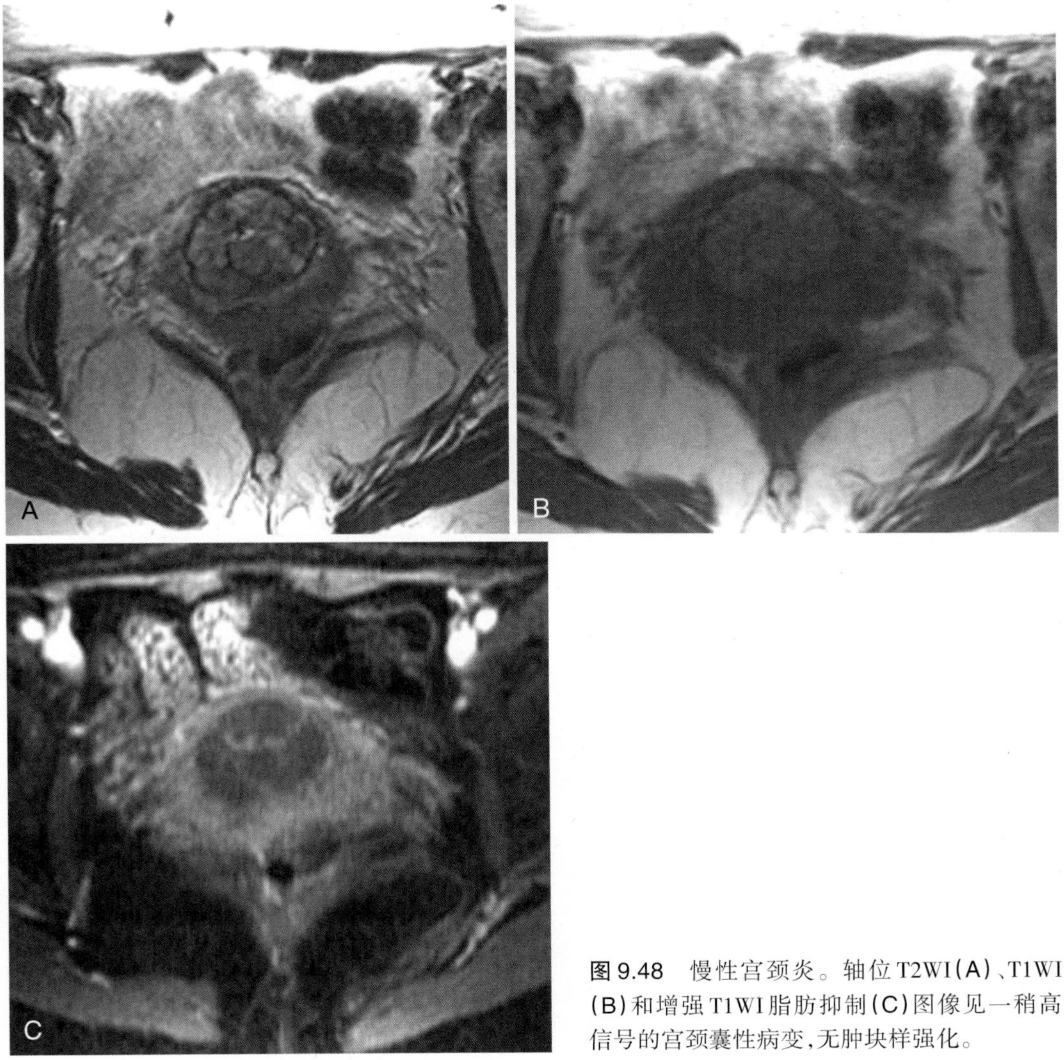

图9.48　慢性宫颈炎。轴位T2WI(A)、T1WI(B)和增强T1WI脂肪抑制(C)图像见一稍高信号的宫颈囊性病变，无肿块样强化。

为ⅢB期。在轴位、矢状位T2加权图像和增强T1加权图像上观察分隔宫颈与膀胱和(或)直肠间的组织平面，若消失则分期为ⅣA期(图9.58)。不要忘记观察盆腔侧壁，不仅包括肿瘤的直接蔓延，还有淋巴结肿大情况。宫旁浸润和纤维基质破坏是关键，若存在则一般不能进行外科手术治疗。牢记MRI分期准确率为76%~92%[30,31]。

阴道癌有时可类似宫颈癌，具体取决于其位置和程度。通过MRI表现基本上无法对两者进行鉴别，肿瘤通常表现为T2相对高信号、欠清晰的浸润性肿块。由于阴道癌发病率较宫颈癌低，只有肿瘤明确局限于阴道时，才考虑阴道癌。由于宫颈癌相对更高的患病率，当阴道和宫颈同时受累时，提示宫颈癌超过阴道癌。

其他

最后未探讨的类别由不属于任何其他类别的各种病变组成。当其他更可能的诊断不

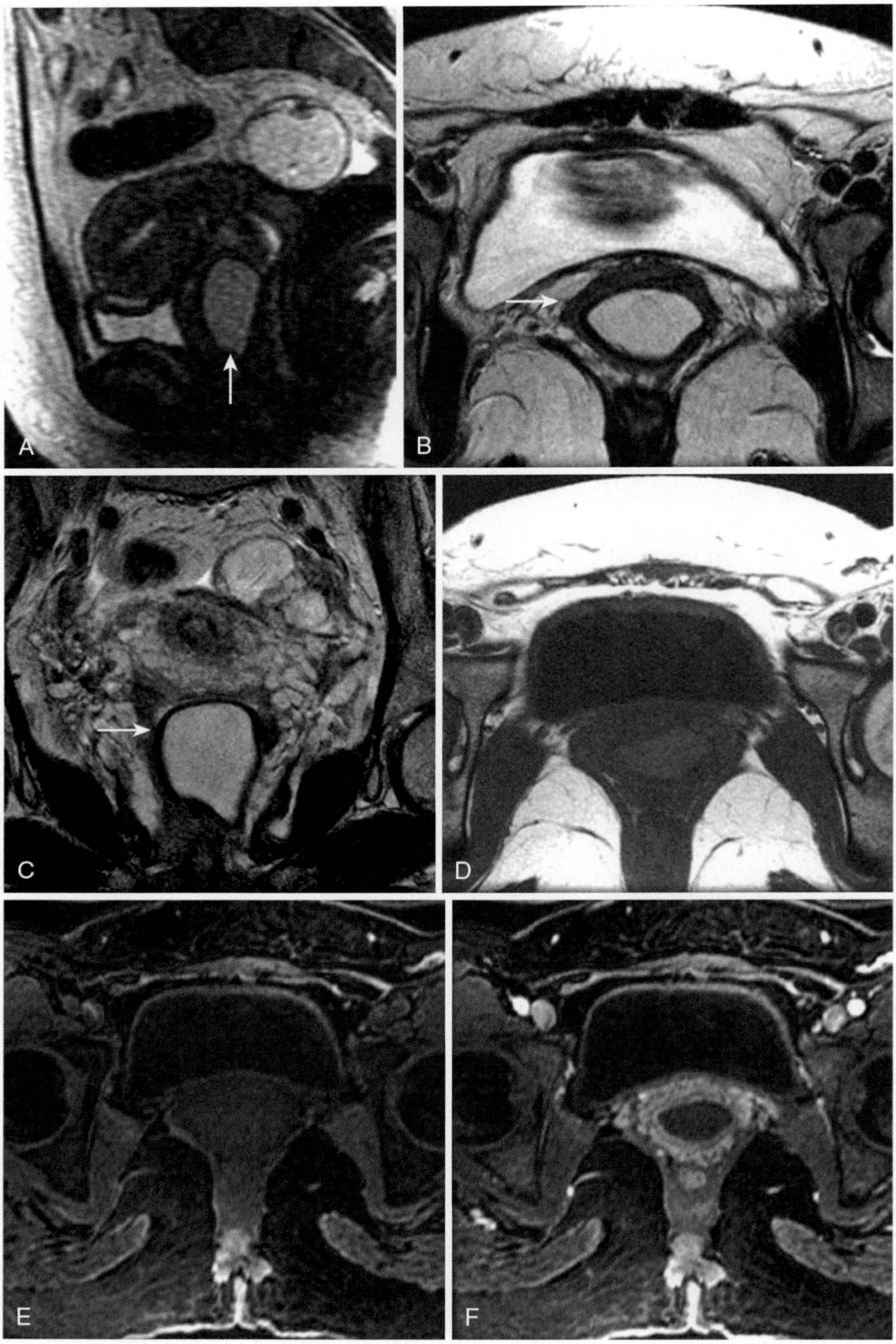

图9.49　Gartner管囊肿。矢状位(A)、轴位(B)和冠状位(C)T2WI显示阴道上部一均匀高信号病变，位于矢状位图像阴道前部(箭头所示)。在T1WI(D)中病变呈高信号提示含蛋白成分，平扫(E)和增强(F)图像显示病变未强化。

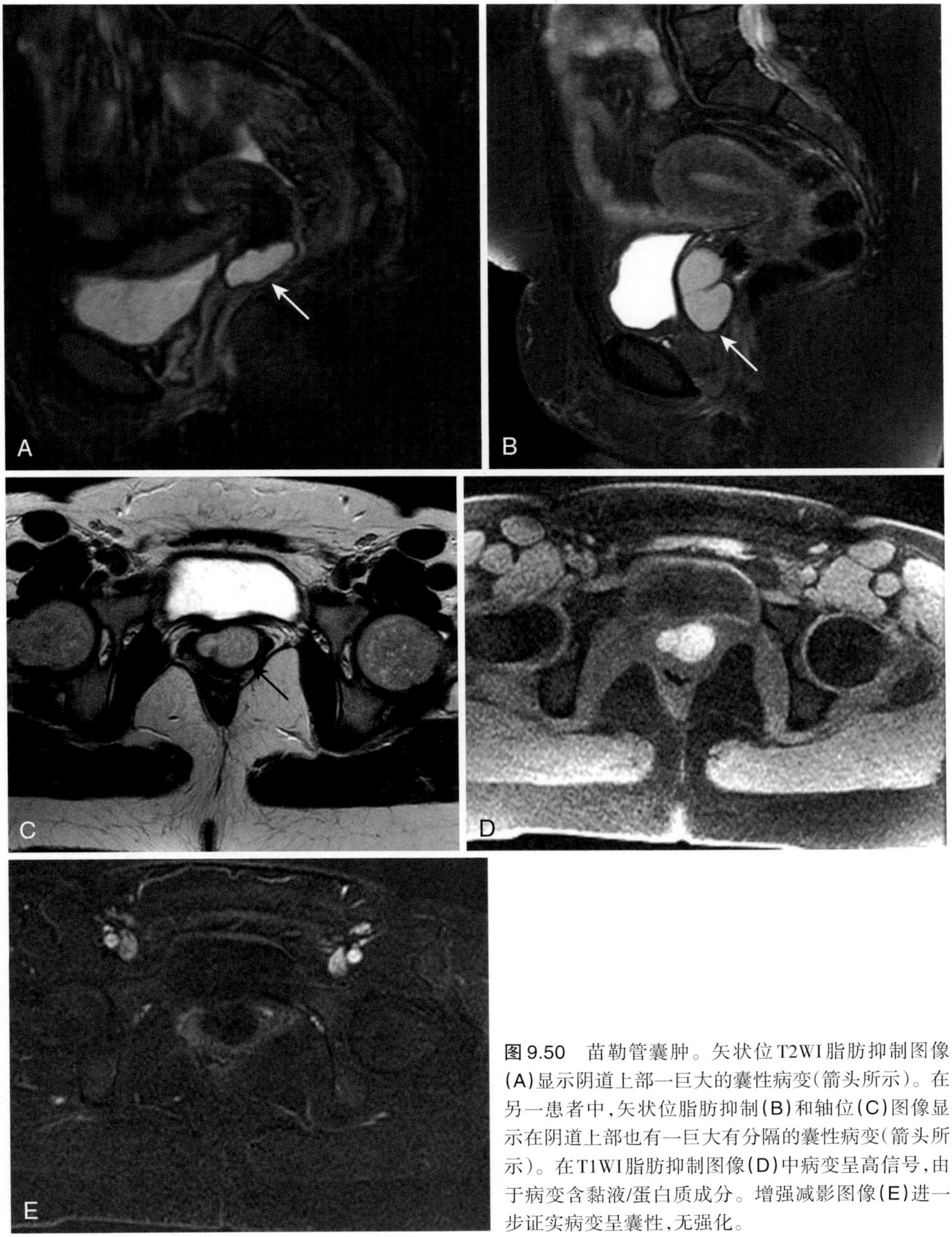

图9.50 苗勒管囊肿。矢状位T2WI脂肪抑制图像(A)显示阴道上部一巨大的囊性病变(箭头所示)。在另一患者中,矢状位脂肪抑制(B)和轴位(C)图像显示在阴道上部也有一巨大有分隔的囊性病变(箭头所示)。在T1WI脂肪抑制图像(D)中病变呈高信号,由于病变含黏液/蛋白质成分。增强减影图像(E)进一步证实病变呈囊性,无强化。

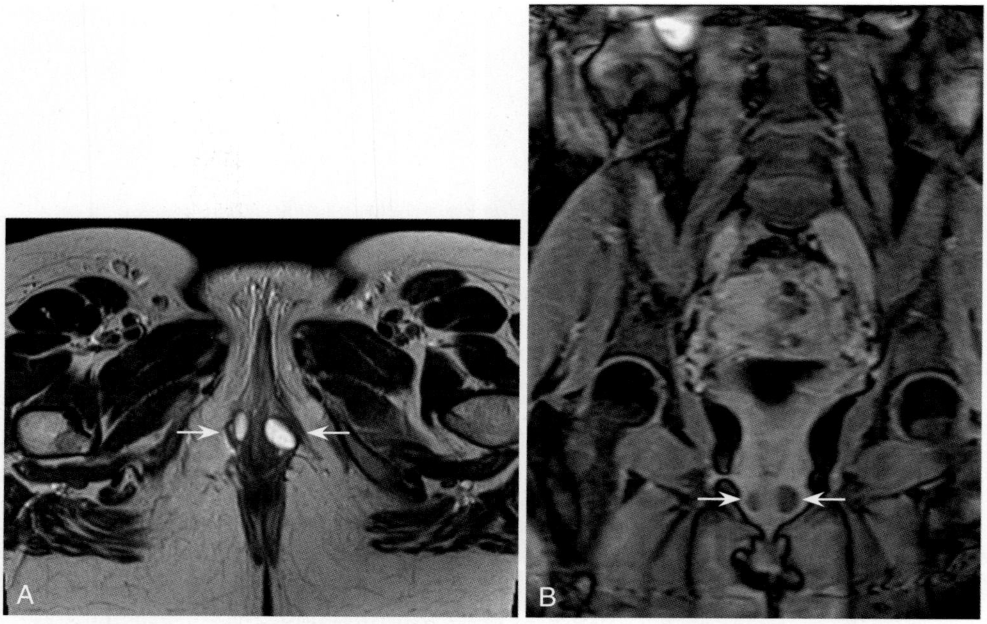

图9.51　巴氏腺囊肿。在(A)轴位T2WI中，阴道口见两个小的囊性病变，位于阴道口后方和尾侧，如冠状位增强T1WI(B)所示，显示病变呈囊性(箭头所示)。

表9.8　宫颈癌鉴别诊断

实性病变	
良性	
宫颈平滑肌瘤	常较小(5~10 mm) 边界清晰
宫颈息肉	常较小(5~10 mm) 边界清晰 纤维血管核心
恶性	
子宫内膜癌侵及宫颈	起源于子宫内膜 侵犯子宫肌层
阴道癌侵及宫颈	起源于阴道 很少见
淋巴瘤	无黏膜受累 弥漫性淋巴结肿大
子宫肉瘤	尺寸大 很少见
复杂囊性病变	
宫颈炎	无实性成分 不强化 保留宫颈壁分层解剖结构
宫颈腺体增生	无实性成分 不强化 保留宫颈壁分层解剖结构

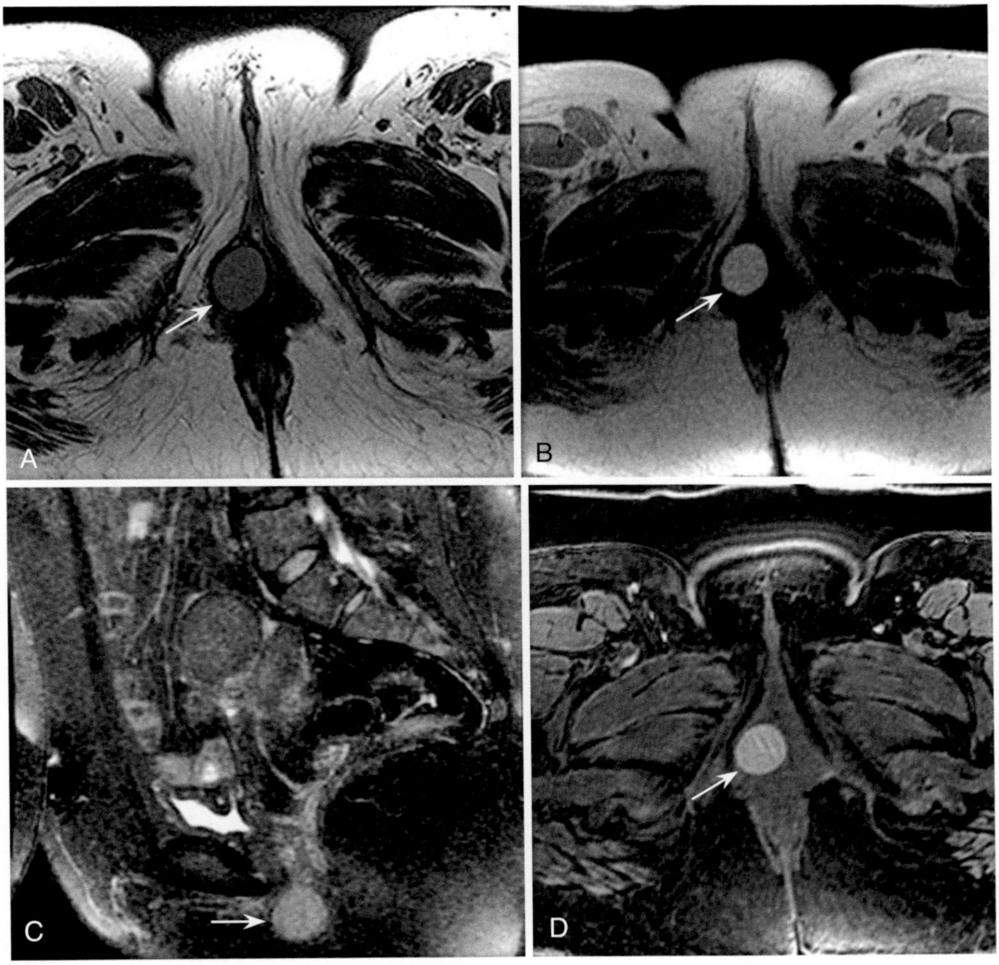

图9.52　大的复杂性巴氏腺囊肿。轴位T2(A)和同相位T1WI梯度回波(B)图像显示阴道外侧出现较大的T2低信号、T1高信号病变(箭头所示)。相应的矢状位脂肪抑制图像(C)和轴位T2WI脂肪抑制图像(D)显示病变位于耻骨联合水平以下的阴道口下方,且病变仍为高信号。

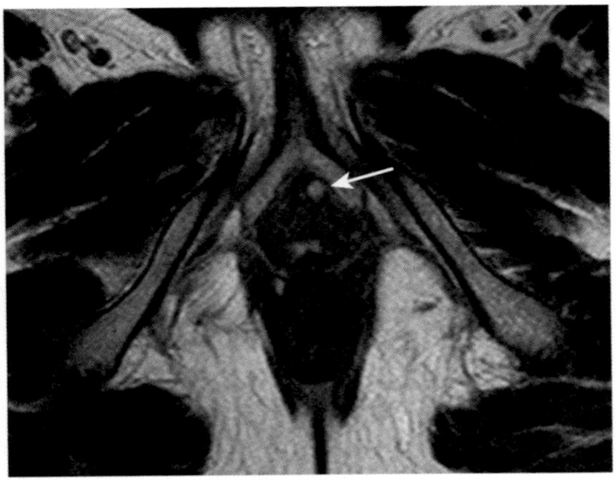

图9.53　Skene腺囊肿。邻近尿道远端的小囊性结构为扩张的尿道旁腺囊肿(或Skene腺囊肿)(箭头所示)。

符合时,这些病变应浮现在你的脑海中,包括盆腔淋巴瘤、侵袭性血管黏液瘤、腹膜转移癌以及其他罕见的腹膜原发性病变,如多囊性间皮瘤[32]。

盆腔淋巴瘤　原发性盆腔淋巴瘤是一种罕见的疾病,女性生殖道中最常见的起源部位是子宫颈。宫颈淋巴瘤仅占宫颈恶性肿瘤的不到1%。与宫颈癌相比,淋巴瘤更均匀、坏死较少。也许唯一确定的发现是宫颈黏膜不受累、宫颈基质及子宫交界区保留[33]。

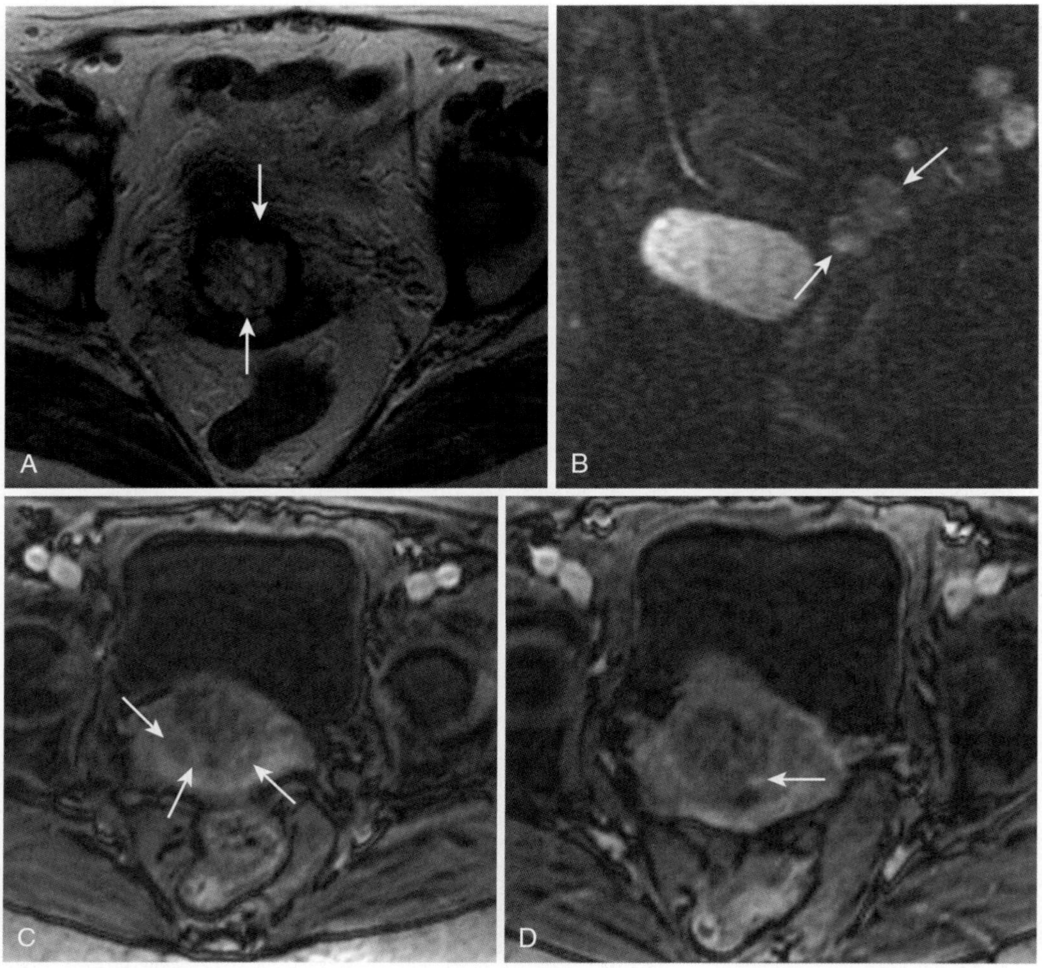

图9.54　恶性腺瘤。(A)轴位T2WI显示了宫颈纤维基质内的高信号病变(箭头所示)呈葡萄状。(B)信号略不足的T2WI脂肪抑制图像显示病变位于扩张的宫颈内(箭头所示),酷似纳氏囊肿。(C,D)静脉注射钆对比剂后的T1WI可见多灶实性线样和结节样强化(箭头所示),此表现在纳氏囊肿或宫颈炎中不会出现(与图9.45至图9.47比较)。

宫颈淋巴瘤表现为T2稍高信号,增强后轻度强化,不具特异性(图9.59和图9.60)。“均一”一词通常用于描述淋巴瘤的影像学表现,指相对均质、均匀实性且轻度强化的肿块,但淋巴瘤不是唯一有此影像学表现的肿瘤。

侵袭性血管黏液瘤　侵袭性血管黏液瘤是一种罕见的肿瘤,几乎完全起源于女性会阴部。其由间充质星形或梭形细胞组成,具有松散的含胶原的黏液背景和小的厚壁血管。它看似具有侵袭性,实际上这些肿瘤移位和(或)围绕邻近结构生长,并非侵犯(图9.61)。这些均匀实性的病变增强后呈“漩涡状”强化。

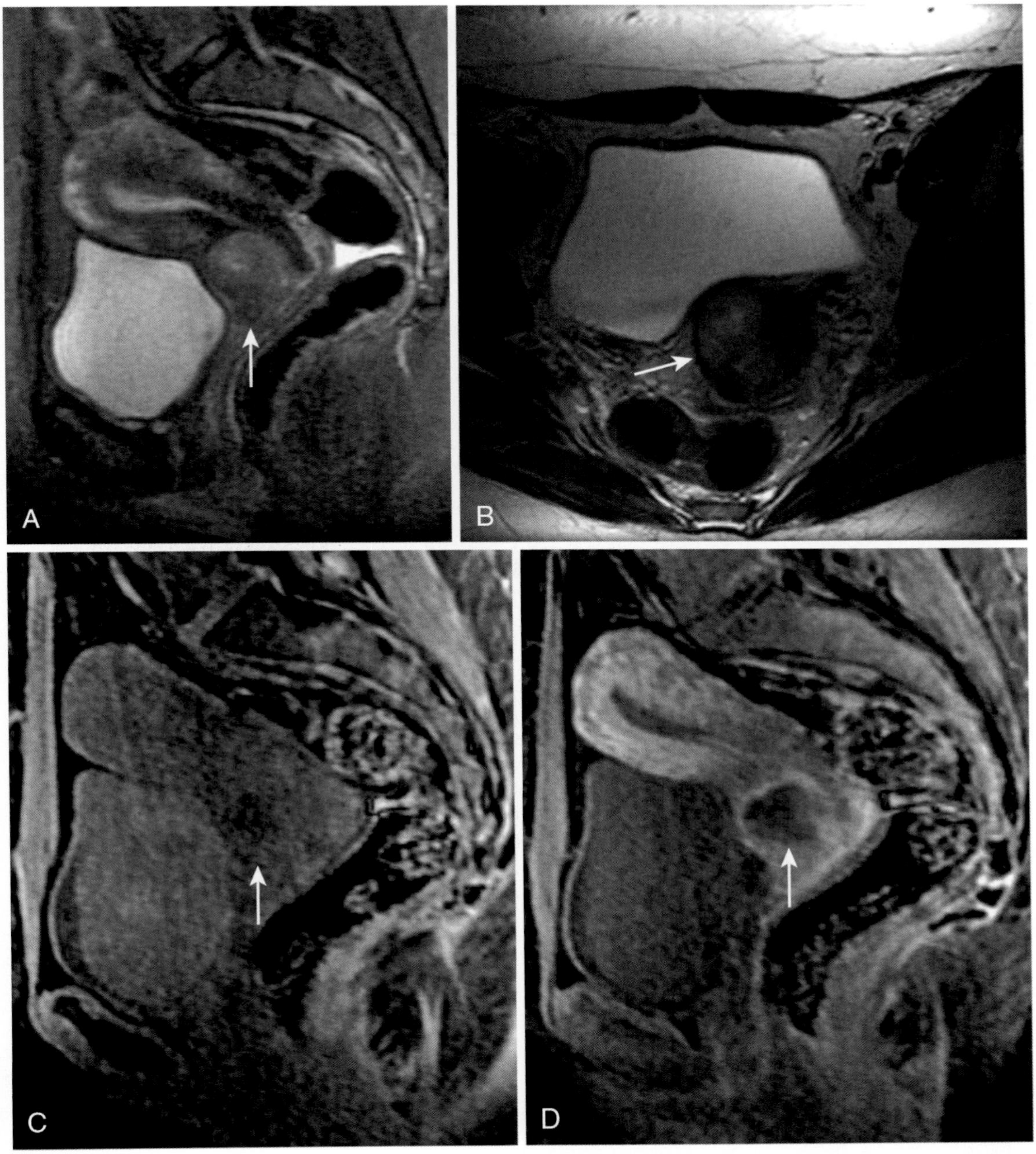

图9.55 宫颈癌。在矢状位(A)和轴位(B)T2WI上见一边界不清稍高信号病灶(箭头所示:相对子宫内膜呈低信号,相对纤维基质呈高信号)并向前侵犯。将平扫(C)与增强(D)图像进行对比,显示病灶强化,呈相对乏血供。

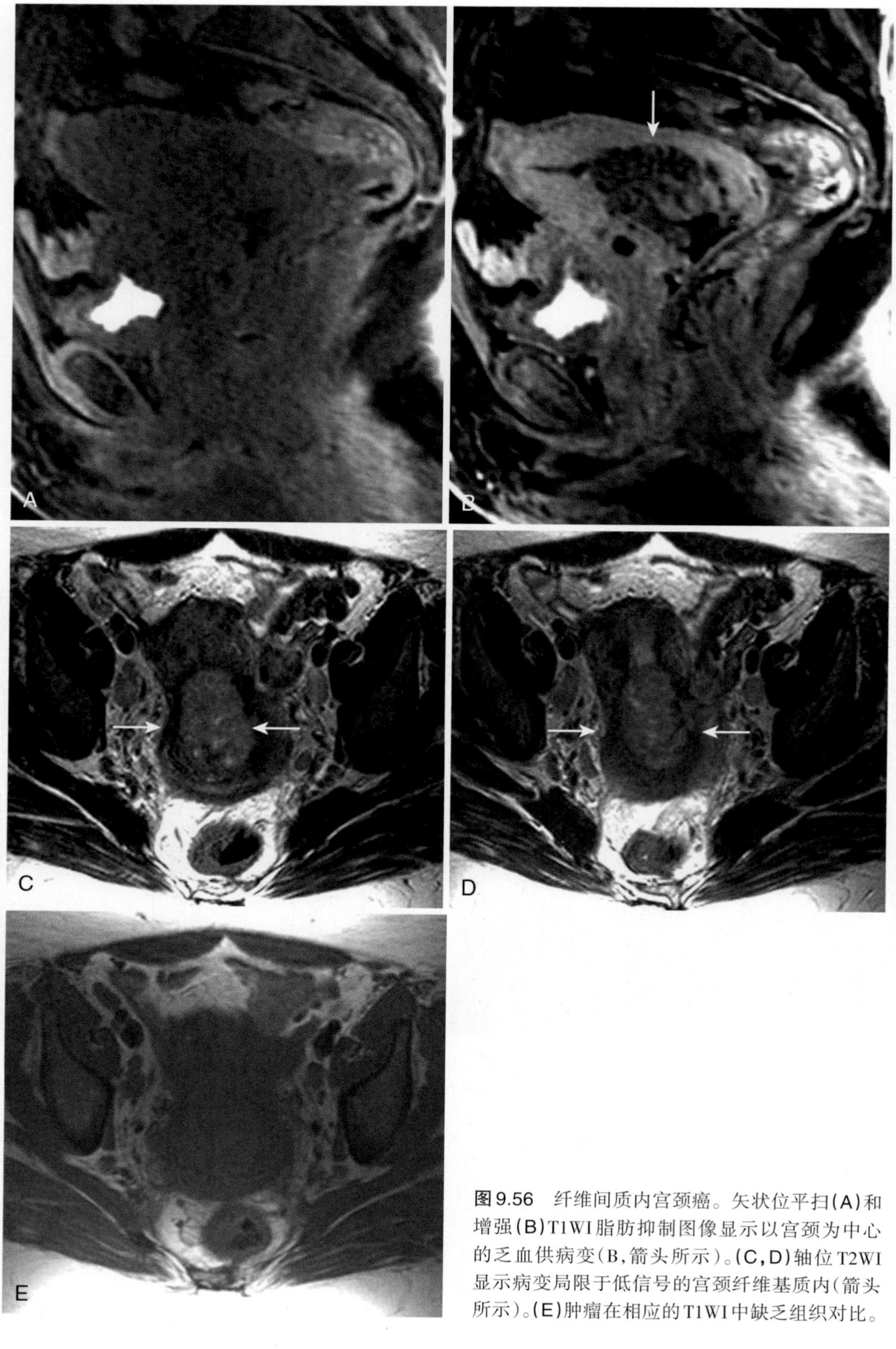

图9.56 纤维间质内宫颈癌。矢状位平扫(A)和增强(B)T1WI脂肪抑制图像显示以宫颈为中心的乏血供病变(B,箭头所示)。(C,D)轴位T2WI显示病变局限于低信号的宫颈纤维基质内(箭头所示)。(E)肿瘤在相应的T1WI中缺乏组织对比。

表9.9　宫颈癌分期(国际妇产科联盟,FIGO)

分期	治疗方案
Ⅰ A1 期:局限于宫颈,仅镜下浸润,浸润深度<3mm、水平扩散<7mm	手术
Ⅰ A2 期:局限于宫颈,仅镜下浸润,浸润深度 3~5mm、水平扩散<7mm	手术
Ⅰ B1 期:肉眼可见癌灶或镜下病灶>Ⅰ A2,肿瘤最大径线<4cm	手术
Ⅰ B2 期:肉眼可见癌灶,最大径线>4cm	放射治疗
Ⅱ A1 期:肿瘤累及阴道上 2/3,不伴宫旁浸润,最大径线<4cm	手术
Ⅱ A2 期:肿瘤累及阴道上 2/3,不伴宫旁浸润,最大径线>4cm	放射治疗
Ⅱ B 期:宫旁浸润	放射治疗
Ⅲ A 期:肿瘤累及阴道下 1/3	放射治疗
Ⅲ B 期:肿瘤侵犯盆壁	放射治疗
Ⅳ A 期:膀胱或直肠黏膜受累	放射治疗
Ⅳ B 期:远处转移	放射治疗

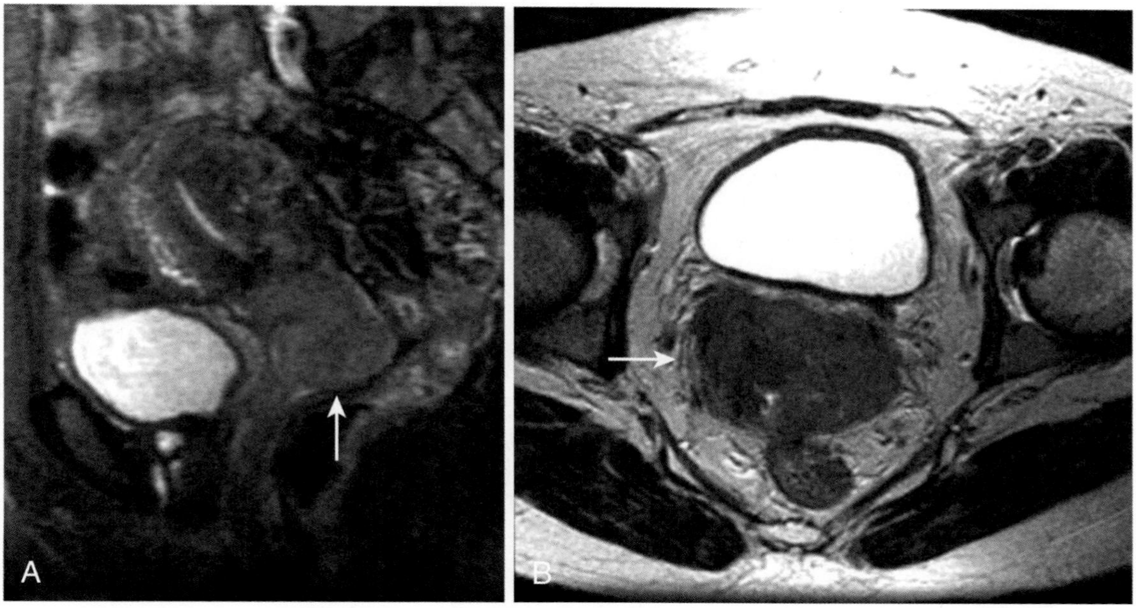

图9.57　宫颈癌伴宫旁浸润。矢状位脂肪抑制(A)和轴位(B)T2WI显示宫颈见一稍高信号肿块,取代正常的解剖结构(箭头所示),宫颈纤维基质消失,肿瘤蔓延到宫旁。(待续)

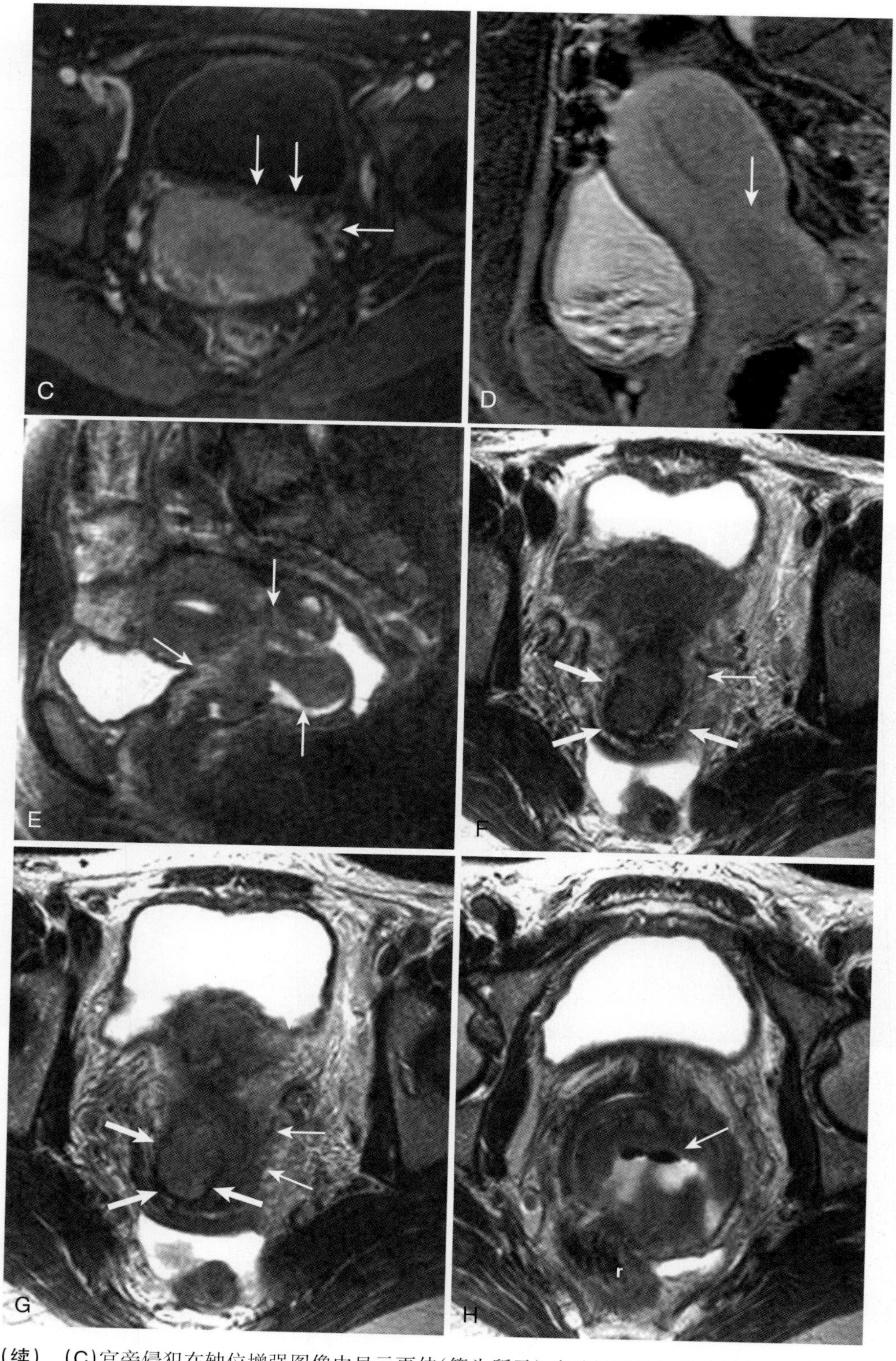

图9.57(续)　(C)宫旁侵犯在轴位增强图像中显示更佳(箭头所示)。(D)相应的矢状位增强延迟期图像显示肿块乏血供,增强后渐进性强化(箭头所示)。(E~I)另一患者的矢状位T2WI脂肪抑制图像(E)显示宫颈内见一边界不清的稍高信号肿块(箭头所示)。(F,G)宫颈水平的轴位T2WI显示浸润性肿块侵及宫旁(细箭头所示),仍可见残留的纤维基质(粗箭头所示)。(H)阴道上段水平的轴位T2WI显示阴道受累,而直肠阴道瘘和阴道上部的气液平面则证明肿瘤侵犯直肠(箭头所示)。(待续)

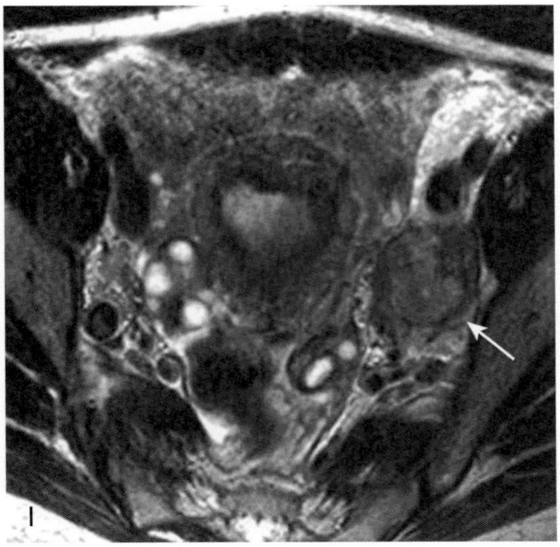

图9.57(续)　(I)注意有左髂部淋巴结转移(箭头所示)。

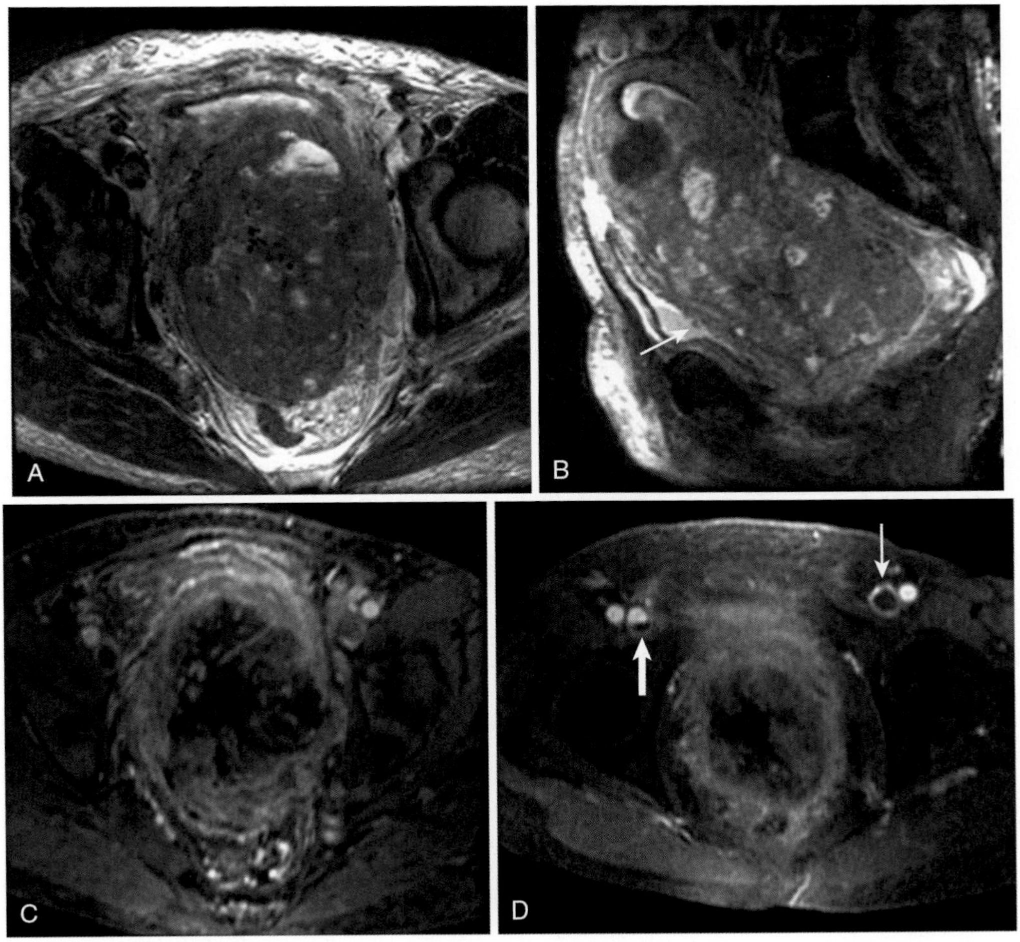

图9.58　宫颈癌局部浸润直肠和(或)膀胱。轴位T2WI(A)见一巨大的不均匀肿块使膀胱向前移位,矢状位T2WI(B)显示肿块几乎取代了整个子宫,并累及膀胱,其特征是膀胱腔内壁不规则,提示肿瘤透壁蔓延(B,箭头所示)。(C)钆对比剂增强显示肿瘤中央坏死。(D)延迟图像显示股总静脉内近闭塞性(细箭头所示)和非闭塞性(粗箭头所示)血栓形成。

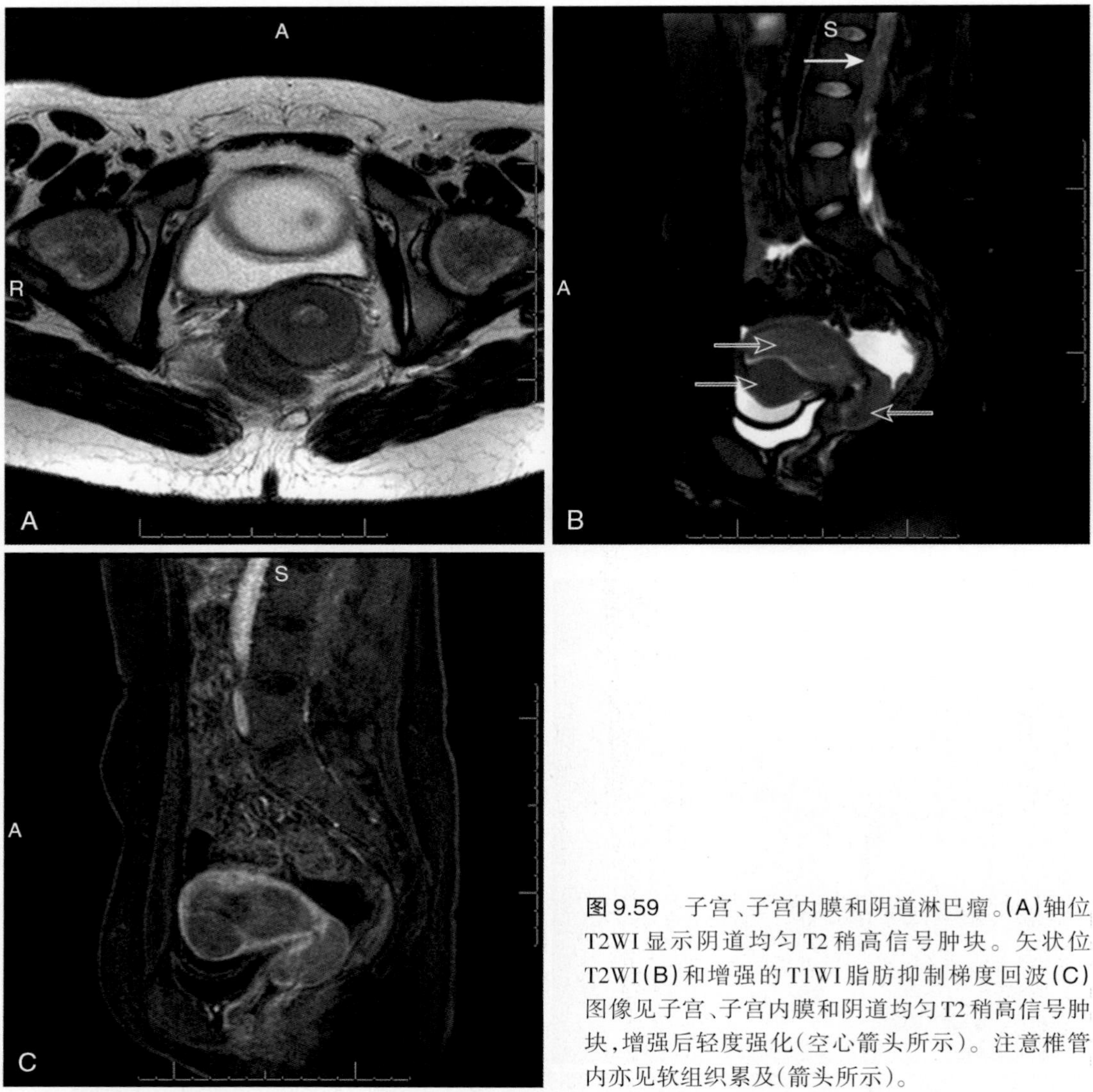

图9.59 子宫、子宫内膜和阴道淋巴瘤。(A)轴位T2WI显示阴道均匀T2稍高信号肿块。矢状位T2WI(B)和增强的T1WI脂肪抑制梯度回波(C)图像见子宫、子宫内膜和阴道均匀T2稍高信号肿块,增强后轻度强化(空心箭头所示)。注意椎管内亦见软组织累及(箭头所示)。

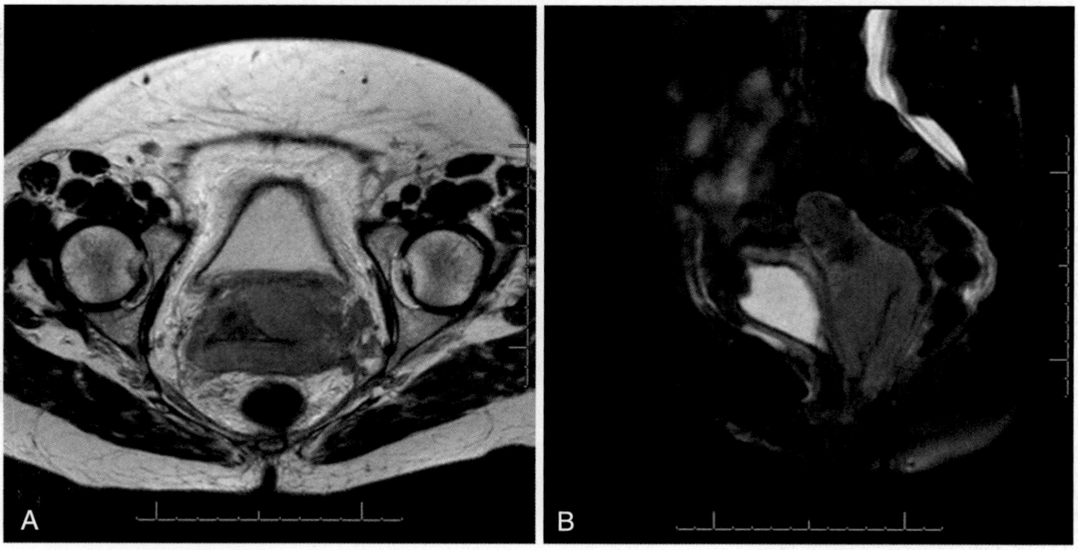

图9.60 阴道淋巴瘤。轴位(A)和矢状位(B)T2WI见均匀T2稍高信号的软组织影累及阴道。

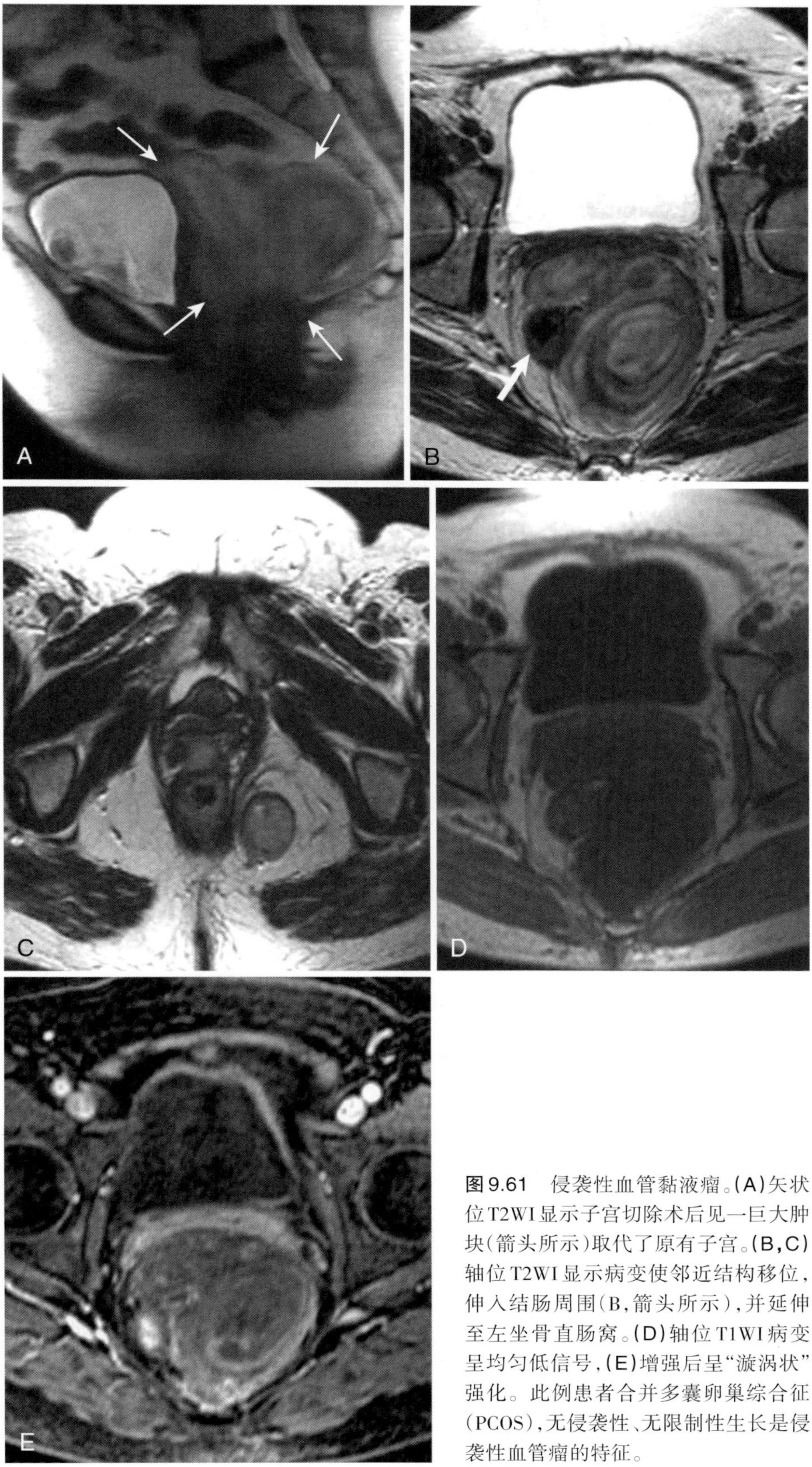

图9.61 侵袭性血管黏液瘤。(A)矢状位T2WI显示子宫切除术后见一巨大肿块(箭头所示)取代了原有子宫。(B,C)轴位T2WI显示病变使邻近结构移位,伸入结肠周围(B,箭头所示),并延伸至左坐骨直肠窝。(D)轴位T1WI病变呈均匀低信号,(E)增强后呈"漩涡状"强化。此例患者合并多囊卵巢综合征(PCOS),无侵袭性、无限制性生长是侵袭性血管瘤的特征。

参考文献

1. Brown MA, Mattrey RF, Stamato S, et al. MRI of the female pelvis using vaginal gel Gel. *AJR*. 2005;185:1221–1227.
2. Merz E, Miric-Tesanic D, Bahlmann F, et al. Sonographic size of uterus and ovaries in pre- and postmenopausal women. *Ultrasound in Obstetrics and Gynecology*. 1996; 7(1):38–42.
3. Nalaboff KM, Pellerito JS, Ben-Levi E. Imaging the Endometrium: Disease and Normal Variants. *Radiographics*. 2001;21:1409–1424.
4. Hauth EAM, Jaeger HJ, Libera H, et al. MR Imaging of the Uterus and Cervix in Healthy Women: Determination of Normal Values. *European Radiology*. 2007;17(3): 734–742.
5. Hoad CL, Raine-Fenning NJ, Fulford J, et al. Uterine tissue development in healthy women during the normal menstrual cycle and investigations with magnetic resonance imaging. *American Journal of Obstetrics & Gynecology*. 2005;192(2): 648–654.
6. Schmidt T, Nawroth F, Breidenbach M, et al. Differential Indication for Histological Evaluation of Endometrial Fluid in Postmenopause. *Maturitas*. 2005;50(3):177–181.
7. Kitamura Y, Ascher SM, Cooper C, et al. Imaging Manifestations of Complications Associated with Uterine Artery Embolization. *Radiographics*. 2005;25:S119–S132.
8. Franchi M, Ghezzi F, Donadello N, et al. Endometrial Thickness in Tamoxifen-Treated Patients: An Independent Predictor of Endometrial Disease. *Obstetrics & Gynecology*. 1999;93: 1004–1008.
9. Ascher SM, Imaoka I, Lage JM. Tamoxifen-induced Uterine Abnormalities: The Role of Imaging. *Radiology*. 2000;214:29–38.
10. Utsunomiya D, Notsute S, Hayashida Y, et al. Endometrial Carcinoma in Adenomyosis: Assessment of Myometrial Invasion on T2-Weighted Spin-Echo and Gadolinium-Enhanced T1-Weighted Images. *AJR*. 2004;182: 399–404.
11. Saez F, Urresola A, Larena JA, et al. Endometrial Carcinoma: Assessment of Myometrial Invasion with Plain and Gadolinium-Enhanced MR Imaging. *Journal of Magnetic Resonance Imaging*. 2000;12(3):460–466.
12. Grubnic S, Vinnicombe SJ, Norman AR, et al. MR Evaluation of Normal Retroperitoneal and Pelvic Lymph Nodes. *Clinical Radiology*. 2002;57(3):193–200.
13. Rha SE, Byun JY, Jung SE, et al. CT and MRI of Uterine Sarcomas and Their Mimickers. *AJR*. 2003;181:1369–1374.
14. Nagayama M, Watanabe Y, Okumura A, et al. Fast MR Imaging in Obstetrics. *Radiographics*. 2002;22:563–580.
15. Levine D, Barnes PD, Edelman RR. Obstetric MR Imaging. *Radiology*. 1999;211:609–617.
16. Buttram VC Jr., Reiter RC. Uterine leiomyomata: Etiology, symptomatology, and management. *Fertil Steril*. 1981;36:433–445.
17. Pelage J, Cazejust J, Pluot E, et al. Uterine Leiomyoma Vascularization and Clinical Relevance to Uterine Leiomyoma Embolization. *Radiographics*. 2005;25:S99–S117.
18. Murase E, Siegelman ES, Outwater EK, et al. Uterine Leiomyomata: Histopathologic Features, MR Imaging Findings, Differential Diagnosis, and Treatment. *Radiographics*. 1999;19: 1179–1197.
19. Kitamura Y, et al. Imaging Manifestations of Complications Associated with Uterine Artery Embolization. *Radiographics*: 2005;25: S199–S132.
20. Tanaka YO, et al. Smooth Muscle Tumors of Uncertain Malignant Potential and Leiomyosarcomas of the Uterus: MR Findings. *J Magn Reson Imaging*. 2004;20:998–1007.
21. Togashi K, Nakai A, et al. Anatomy and Physiology of the Female Pelvis: MR Imaging Revisited. *Journal of Magnetic Resonance Imaging*. 2001;13(6):842–849.
22. Ozsarlak O, Schepens E, de Schepper AM, et al. Transient Uterine Contraction Mimicking Adenomyosis on MRI. *European Radiology*. 1998;8:54–56.
23. Robert N, Troiano MD. Magnetic Resonance Imaging of Mullerian Duct Anomalies of the Uterus. *Topics in Magnetic Resonance Imaging*. 2003;14(4):269–280.
24. Homer HA, et al. The Septate Uterus: A Review of Management and Reproductive Outcome. *Fertil Steril*. 2000;73:1–14.
25. Fedele L, et al. Ultrasonography in the Differential Diagnosis of "Double" Uteri. *Fertil Steril*. 1988;47:89–93.
26. Troiano RN, et al. Mullerian Duct Anomalies: Imaging and Clinical Issues. *Radiology*. 2004;233:19–34.
27. Ott DJ, et al. *"Congenital Anomalies" in Hysterosalpingography: A Text and Atlas*. 2nd ed. Williams & Wilkins; 1998:59–69.
28. De Graef M, Karam R, Juhan V, et al. High Signals in the Uterine Cervix on T2-Weighted MRI Sequences. *European Radiology*. 2003;13:118–126.
29. Sugiyama K, Takehara Y. MR Findings of Pseudoneoplastic Lesions in the Uterine Cervix Mimicking Adenoma Malignum. *British Journal of Radiology*. 2007;80:878–883.
30. Hricak H, Yu KK. Radiology in invasive cervical cancer. *AJR Am J Roentgenol*. 1996;167(5): 1101–1108.
31. Hricak H, Powell CB, Yu KK, et al. Invasive cervical carcinoma: role of MR imaging in pretreatment work-up—cost minimization and diagnostic efficacy analysis. *Radiology*. 1996;198(2):403–409.
32. Szklaruk J, Tamm EP, Choi H, et al. MR Imaging of Common and Uncommon Large Pelvic Masses. *Radiographics*. 2003;23:403–434.
33. Marin C, Seoane JM, Sanchez M, et al. Magnetic Resonance Imaging of Primary Lymphoma of the Cervix. *European Radiology*. 2002;12:1541–1545.

第10章

卵巢和附件MRI表现

引言

附件的评估依赖于MRI独特的波谱特点，以区分不同组织成分构成的病变。例如，脂质（皮样囊肿）、水（功能性卵巢囊肿）和出血（子宫腺肌瘤）。MRI比其他检查方式具有更好的软组织对比度，提高了对肿瘤和恶性特征的敏感性。卵巢和附件MRI的最常见适应证包括附件病变定性，解决超声或CT不确定的问题，以及辅助恶性肿瘤的分期。

技术

与宫颈和子宫病变相似，卵巢病变可能很小，因此，需要高分辨率成像，检查时需要采用高场强系统（≥1.0T）。如第9章所述，诊断图像也可以通过低场强系统获得。

影像学评估与子宫评估相似。结合T1加权、T2加权和脂肪抑制序列足以解决盆腔遇到的大多数问题。T2加权图像是盆腔成像的主要手段。T2加权图像可显示卵巢和大多数附件病变（尤其是囊性病变）。T2加权图像能突出显示附件囊性病变和任何潜在的分隔、壁结节或其他复杂征象。T1加权图像显示出血和脂质，此外脂肪抑制序列可以区分出血和脂肪（两者在T1加权非压脂图像中都呈高信号）。同反相位图像可替代自旋回波T1加权图像（约20秒而不是3~5分钟），既节省时间，且对细胞内脂质和磁敏感伪影敏感，但在低场强系统中信噪比可能会降低。

钆对比剂增强图像可提供有关病变的复杂性和（或）血供及其组织含量的额外信息，并且常增加病灶的显著性。卵巢病变强化进一步证实了其肿瘤病因，病变强化方式可提供诊断信息[1]。例如，动脉强化提示动静脉瘘，而延迟强化则提示纤维性病变（表10.1），如卵巢纤维瘤。动态成像可提供病变强化随时间变化的情况，而静态的钆对比剂增强前后图像仅提供两部分信息（增强与平扫）。肌瘤血供的定量评价需要动态成像。

三维脂肪抑制梯度回波图像可提供最佳的空间分辨率和组织对比度。约20mL钆对比剂（0.1mmol/kg），以1~2mL/s的速度静脉注射。动脉期图像通过定时团注或定时序列触

表10.1　附件病变强化方式

不强化	单纯/功能性卵巢囊肿 卵巢冠囊肿 卵巢扭转
边缘轻度强化	黄体 子宫腺肌瘤 某些囊腺瘤 ±卵巢扭转
边缘明显强化	某些囊腺瘤/囊腺癌 输卵管卵巢脓肿
实性强化	
动脉早期强化	动静脉畸形 恶性>良性卵巢上皮肿瘤
延迟强化	纤维瘤 良性>恶性卵巢上皮肿瘤

发采集，再连续采集一或两个期相即可满足需要。延迟T1加权（最好是脂肪抑制）序列可发现潜在的延迟强化病灶。

解读

女性盆腔MRI的研究不是几句话就可以概括的，所涉及的几百幅图像都有价值，需要使用针对性的检查方式（框10.1）。首先，评估检查技术是否适当。观察定位图序列，其通常为大视野冠状位图像，并保证线圈摆放到位，使感兴趣区发射的信号最大。注意钆对比剂注入与否以及是否能观察到强化。评估运动伪影和其他任何会降低图像质量的伪影的程度。

由于青春期前和老年女性的卵巢体积很小且位置多变，寻找它们常较困难，卵巢囊肿的存在提示卵巢的位置所在。如果没有容易辨认的卵巢形结构，记住将卵巢固定在盆腔中的相关解剖结构（图10.1）。悬韧带起自盆腔侧壁髂血管分支处，连接卵巢，其内包含血管结构。圆韧带（实际上主要由平滑肌构成）相当于女性的精索，起自子宫角，其穿过腹股沟深环进入腹股沟管，使子宫保持前倾。卵巢固有韧带起自圆韧带附近，但常由于结构不连续而观察不到。在三个平面上测量卵巢，并记录所有卵巢相关病变的大小。

另外，在检测卵巢/附件急性病变时，MRI有时可为超声提供补充。在急性情况下，要考虑（异位）妊娠、输卵管卵巢脓肿以及先前存在的卵巢病变（如皮样囊肿）扭转和破裂的可能性（框10.2）。特别注意对液体敏感的序列（如T2加权脂肪抑制和反转恢复序列），这些序列可非常清晰地显示与急性病变相关的水肿、炎症和（或）液体。

评估盆腔中游离液体量时，需注意育龄女性盆腔可有少量生理性积液。如果有患

框10.1 女性盆腔检查表

技术
磁场强度
线圈摆放位置
  信号：盆腔信号最佳
  肾脏：至少一个大视野冠状位（包含肾脏）
强化：注意对比剂的用量和类型
  观察血管是否得到了充分强化
伪影
  肠蠕动伪影
  磁敏感伪影：手术器械、气体（如肠管内气体）
  运动伪影：大运动、血流伪影
  电导率/电介质效应：局灶信号衰减
附件
卵巢
  大小
  囊性病变
    大小
    出血
    暗影
    脂质
    边缘强化
    实性成分/复杂
  实性病变
    T2信号
    单侧受累与双侧受累
卵巢旁区
  囊性病变
  血管性病变
  淋巴结转移
其他解剖部位
膀胱
肠
骨骼肌组织
  骨性盆腔
  下段腰椎
  肌肉：臀肌、内收肌、髋屈肌、梨状肌
  肌腱：髂腰肌、股直肌、腘绳肌肌腱

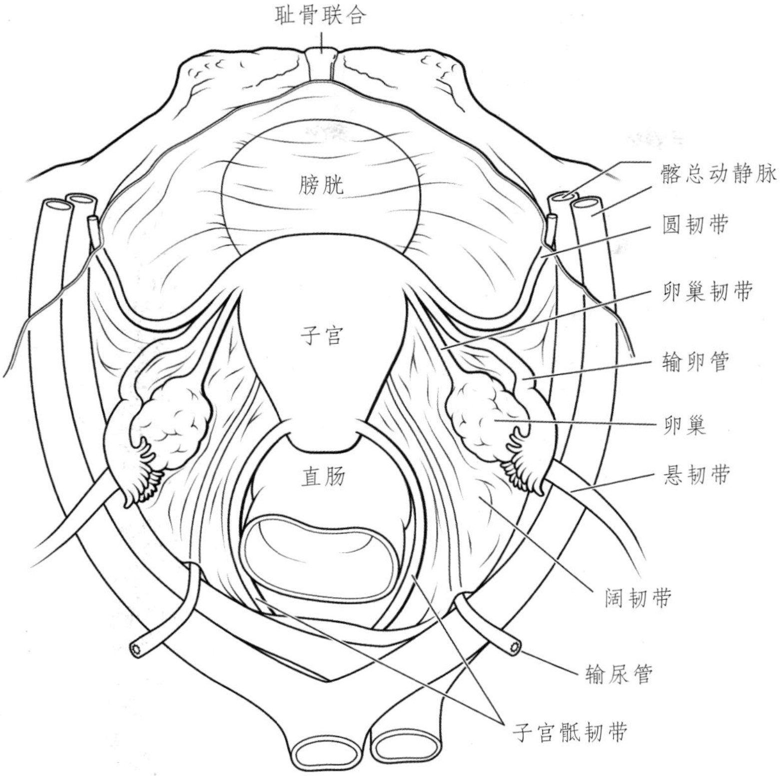

图10.1　附件韧带解剖。

(卵巢)癌病史,则应特别排除腹膜增厚、强化、结节/种植。检查盆腔淋巴结,并记录所有增大的淋巴结。

正常解剖

附件包括卵巢、双侧输卵管、阔韧带和其他宫旁韧带以及相关的血管结构。只有卵巢始终有较好的影像学表现,但有临床意义的支撑结构相关疾病不在本书讨论范围之内。正常卵巢的大小和外观随月经状态而变化(图10.2和框10.3)。女性激素可诱导卵巢生长和功能性囊肿发展,正常的卵巢特征见图10.3。

首要任务是识别卵巢,通常位于髂血管附近,靠近髂内外动脉分支处。但是,卵巢位置并非严格固定。卵巢附着于其内侧的输卵管,下方附着于阔韧带,内侧附着于卵巢固有韧带,外上方附着于含有卵巢血管的悬韧带(图10.4)。通常T2加权图像提供了

框10.2　急性附件病变

异位妊娠
卵巢扭转
输卵管卵巢脓肿
囊性病变破裂(如皮样囊肿破裂)
平滑肌瘤变性

框10.3　正常卵巢体积(0.523×长×宽×高)

经前期:3.0mL
育龄期:9.8mL(2.5~5.0cm×1.5~3.0cm×1.0~2.0cm)
绝经后:5.8mL

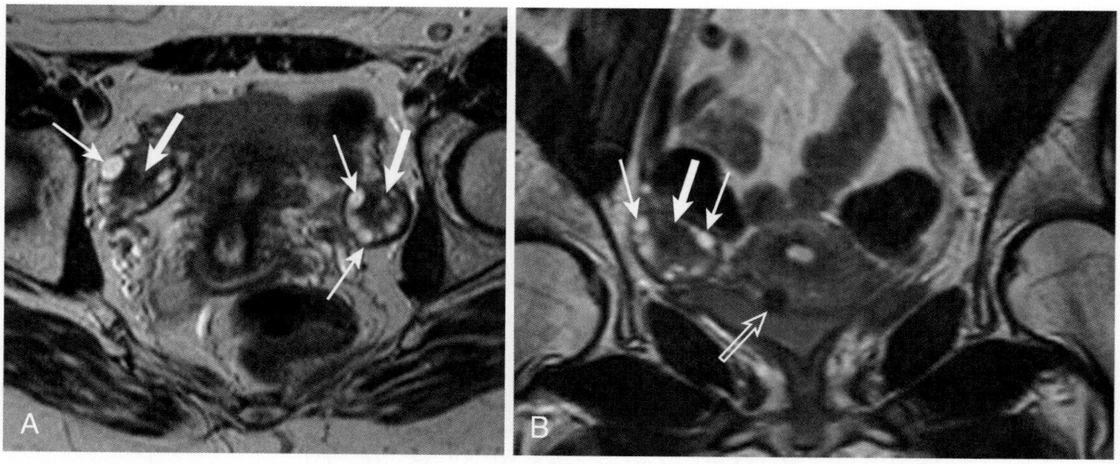

图10.2 正常卵巢。正常卵巢很容易辨别,平均大小为10mL,伴<1cm的卵圆形、周边分布的卵泡囊肿(细箭头所示)和中央基质(粗箭头所示),如轴位(A)和冠状位(B)T2WI所示。另可见一位于子宫前壁向外突出的部分浆膜下肌瘤(空心箭头所示)。

正常卵巢体积(育龄期)
长×宽×高×0.523
5~15mL

类型	大小	T1信号	T2信号
卵泡	2.5cm	低	高
卵泡囊肿	3~8cm	低至高	高
黄体囊肿	大小不一,可达2.5cm或更大	低至高(边缘强化)	高

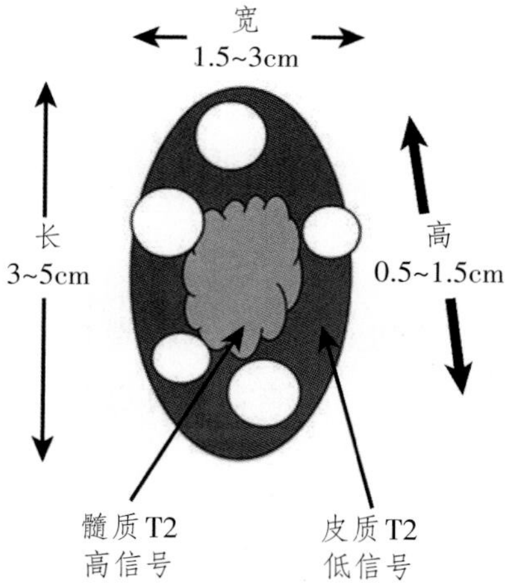

图10.3 正常卵巢特征。

发现卵巢的最佳解剖路线和机会。首先,在附件区检查伴或不伴囊肿的卵圆形结构。然后向尾部沿着位于髂血管上方的卵巢静脉找到悬韧带,以期识别出卵巢。如果失败,试着找到进入腹股沟内口的圆韧带,并沿着其后内侧至卵巢附近的阔韧带前缘,与卵巢固有韧带相邻(图10.1和图10.4)。肠袢(通常是小肠)占据了附件区,使寻找卵巢的过程更加复杂。我们只需排除附件区肿块的存在。

卵巢病变的特征和诊断是盆腔MRI的主要及重要的适应证,成功率很高。主要鉴别点是病变是实性(或部分实性)还是囊性。囊性病变较为常见,应关注两方面问题:囊内容物和囊肿的复杂性(鉴别肿瘤与非肿瘤性囊肿)(表10.2和框10.4)。

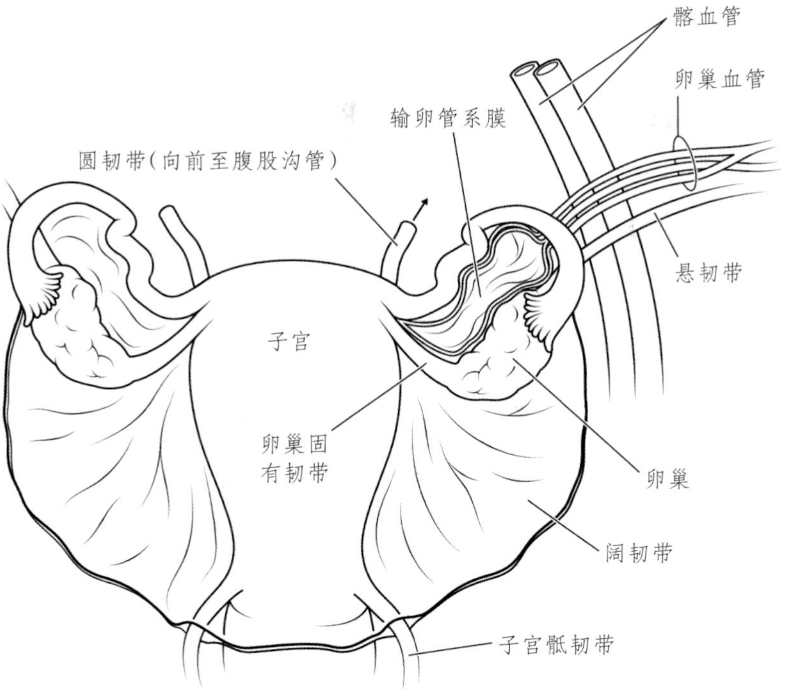

图10.4 卵巢附件。

囊性病变

首先,要判断病变为囊性病变。T1WI平扫和增强后图像间信号强度有变化的需排除(类似于灌注,暗示实性成分)。根据各脉冲序列中的信号强度不同,几乎所有囊肿都可以按其内容物分为以下三类:水、出血和脂质。

不能仅以一个脉冲序列来评估卵巢囊性病变,准确的分类需要采集来自各脉冲序列的两种信息。轴位T2WI序列中囊性病变始终显示为圆形高信号病灶,尽管根据囊肿内容物不同而略有变化(水>血液和脂肪)。其次,注意无脂肪抑制的T1WI序列中病灶的信号强度:低信号提示为水,高信号提示脂质或血液。最后,查看T1W肪抑制图像以区分脂肪和血液,若变为低信号则为脂肪,遵循这种方法可以避免定性错误。一些常见的错误包括:将T1高信号病灶定义为出血性囊肿或子宫腺肌瘤,而忽略了脂肪抑制图像中病变信号受抑制;或者将T1W脂肪抑制图像低信号、T2高信号的病灶错认为皮样囊肿;未考虑其无脂肪抑制T1W图像上呈低信号的单纯囊肿的可能性。

水

当然,将任何病因引起的卵巢囊肿内容物等同于水过于简单化。不过通过识别出含水的卵巢囊肿,可对其进行进一步分类。“水”定义了T2W图像高信号的上限以及T1W图像低信号的下限,且增强后无强化(图10.5)。在这种情况下,只要病变大小不违背生理极限,并且没有发现壁增厚、分隔或壁结节等提示存在潜在肿瘤的证据,就无须进一步分析。

表10.2　卵巢囊性病变鉴别诊断

病变	组织内容物
附件T2高信号病变	
带蒂平滑肌瘤	胶原蛋白
子宫腺肌瘤(暗影)	浓缩的出血产物
卵巢扭转	出血
异位妊娠	出血
血管性病变	流空信号
囊腺纤维瘤(囊性成分为主)	纤维组织
纤维瘤/纤维卵泡膜细胞瘤	纤维间质
Brenner瘤	纤维间质
附件T1高信号病变	
出血性囊肿	出血
子宫腺肌瘤	出血
带蒂平滑肌瘤伴红色样变	出血
卵巢扭转(周围高信号)	出血
皮样囊肿(脂肪抑制时呈低信号)	脂肪
双侧附件病变	
功能性卵巢囊肿	
卵巢上皮类肿瘤	
转移瘤(Krukenberg瘤)	
子宫内膜异位症	
雌激素性附件病变	
颗粒细胞瘤(最常见)	
卵泡膜细胞瘤/纤维卵泡膜细胞瘤	
男性化附件病变	
支持间质细胞瘤	
囊性畸胎瘤	
转移瘤	

框10.4　根据年龄预测卵巢囊性病变的可能性

青春期前	生育期	绝经期
生殖细胞:80%	功能性:70%	恶性:50%
恶性:10%	子宫腺肌瘤:10%	
	肿瘤性:20%	
	良性:85%	
	恶性:15%	

From Gant NF, Cunningham FG. Basic Gynecology and Obstetrics. Norwalk, CT: Appleton and Lange, 1993.

功能性卵巢囊肿　正常的月经周期会募集一组功能性囊肿(或卵泡囊肿),通常直径<1cm。单个优势卵泡增大可达3.0cm,通常经历排卵后演变成黄体囊肿。出血性囊肿常与其他两类功能性囊肿(卵泡和黄体囊肿)并存,反映了卵泡囊肿壁血管破裂出血(详见"囊性病变"的"出血"部分)。即使绝经后,卵巢也经常继续产生囊肿,常为单房球形的单纯性囊肿。因此,无论年龄大小,直径<3.0cm的单纯卵巢囊肿均无须随访(框10.5)。其中包括黄体囊肿,典型表现是非球形病变,增强后边缘强化(图10.6)。尽管内容物常接近单纯液体,但有时可能会合并出血,从而导致T1高信号(不伴T2低信号或暗影,提示血液浓缩或长期出血产物,这是子宫腺肌瘤的典型表现,将在后文讨论)。

卵巢包涵囊肿　卵巢包涵囊肿同样是一种良性的偶发性病变,见于绝经期和育龄期。病因为卵巢表面上皮细胞内陷,形成自行闭合的腔,并与表面不再相连(可能发生在排卵期)。尽管卵巢包涵囊肿可能是卵巢上皮肿瘤的前兆,但其单纯特征表现与卵泡囊肿没有区别,通常大小不超过1.5cm。由于没有生理性卵巢囊肿且绝经后卵巢囊性肿瘤相对普遍,因此,过去曾有不同机构对绝经后卵巢囊肿进行监测,发布了一些指南。根据包涵囊肿的特征和随着病变增大而增加的扭转风险,我们得出以下随访原则:

框10.5　卵巢囊肿的治疗

<3.0cm → 无须随访(不论年龄)
3.0~7.0cm → 每年超声随访
>7.0cm →建议手术治疗(有扭转风险)

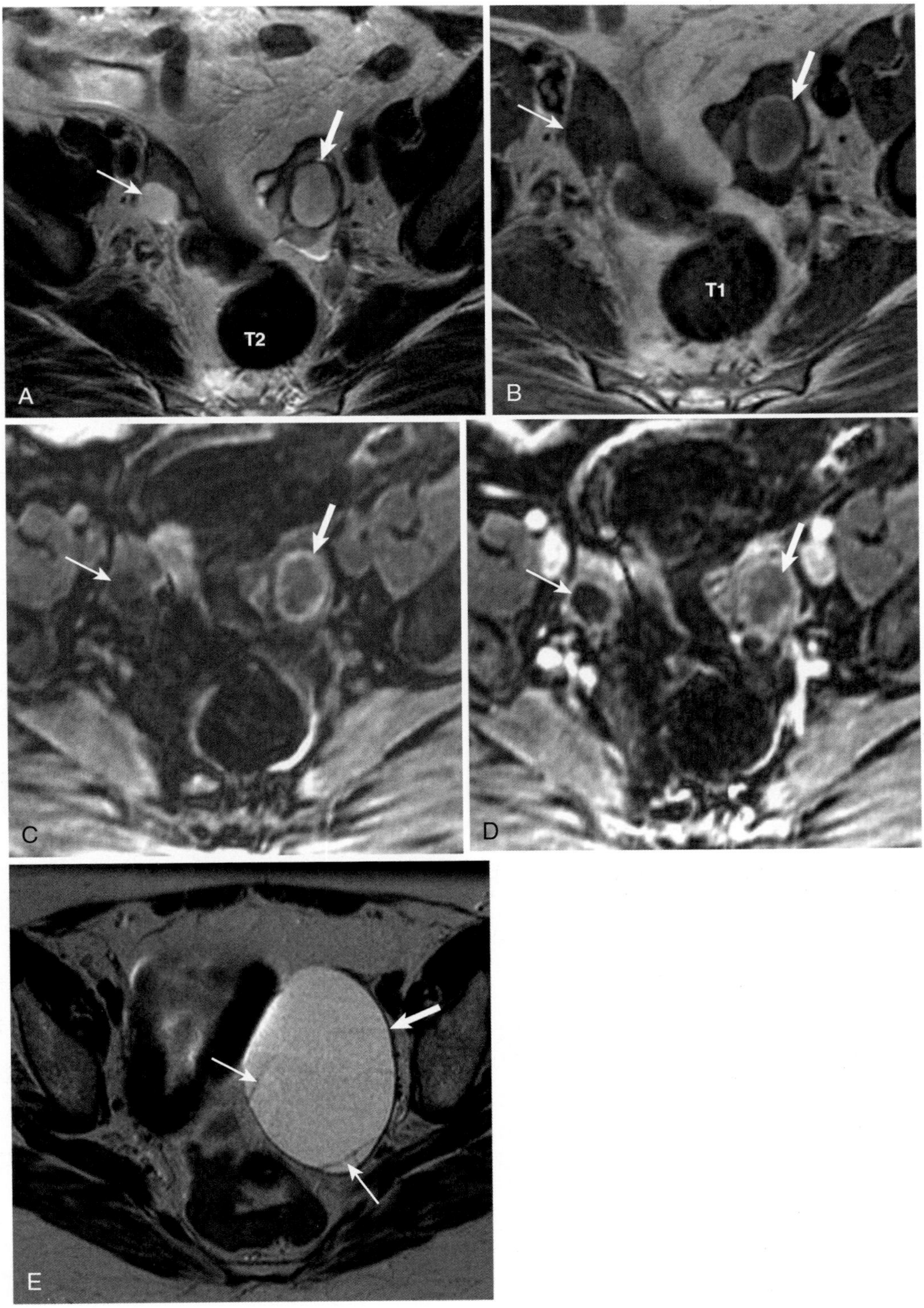

图10.5 单纯卵巢囊肿。轴位T2WI(A)、T1WI(B),平扫(C)和增强(D)T1WI脂肪抑制图像显示右卵巢一个小的单纯囊肿(A~D,细箭头所示),表现为单纯液体特征,无复杂性或强化,并与可能的左卵巢黄体囊肿病变共存(A~C,粗箭头所示),伴有薄的T1高信号边缘(出血)及其他单纯囊肿特征。随着病灶体积(尤其是>5cm)和复杂性的增加,肿瘤的可能性也随之增加。如另一患者(E)的轴位T2WI所示,该患者有良性卵巢囊性上皮类肿瘤,表现为分隔(细箭头所示)和轻度偏心性囊壁增厚(粗箭头所示)。

①<30mm，不随访；②31mm~7cm，每年随访；③直径≥7cm，手术评估。然而，大量的证据表明，无论年龄大小，与囊性病变相关的肿瘤发生率极低。因此，对于直径<3cm的卵巢囊性病变通常无须监测。

腹膜包涵囊肿　腹膜包涵囊肿是另一种包涵囊肿，实际上位于卵巢外，在适当的临床环境下产生。只有当明确有盆腔手术史或外伤史（或可能有子宫内膜异位症）时才需考虑。腹膜包涵囊肿的前提是粘连和卵巢组织活跃。卵巢分泌物随着创伤后反应性的间皮组织吸收游离液体进而在腹膜层和（或）粘连之间逐渐积聚。由于这种发病机制和生长方式，腹膜包涵囊肿至少部分边缘由解剖结构

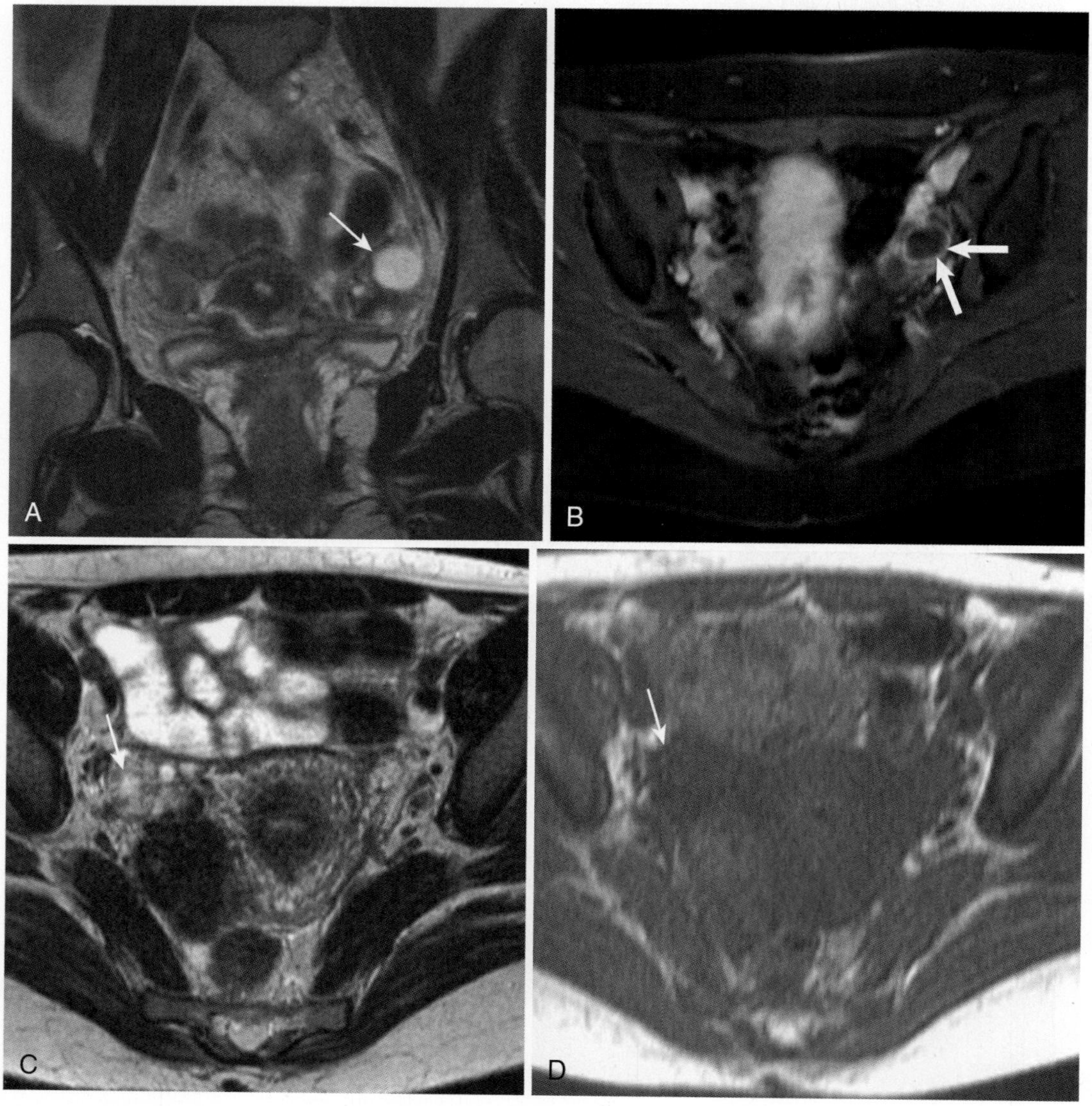

图10.6　黄体囊肿。冠状位T2WI（A）和轴位脂肪抑制T1WI（B）见一小的囊性病变（A，细箭头所示）伴边缘薄壁强化（B，粗箭头所示），无其他复杂性证据。（C~F）在另一患者中，T2WI（C）、T1WI（D）、增强的T1WI非压脂（E）和压脂（F）图像见一右侧黄体囊肿，呈边缘厚壁强化（箭头所示）。（G）另一患者中，不规则的形态（塌陷或收缩）常常为黄体囊肿的特点，如图所示（箭头所示）。（待续）

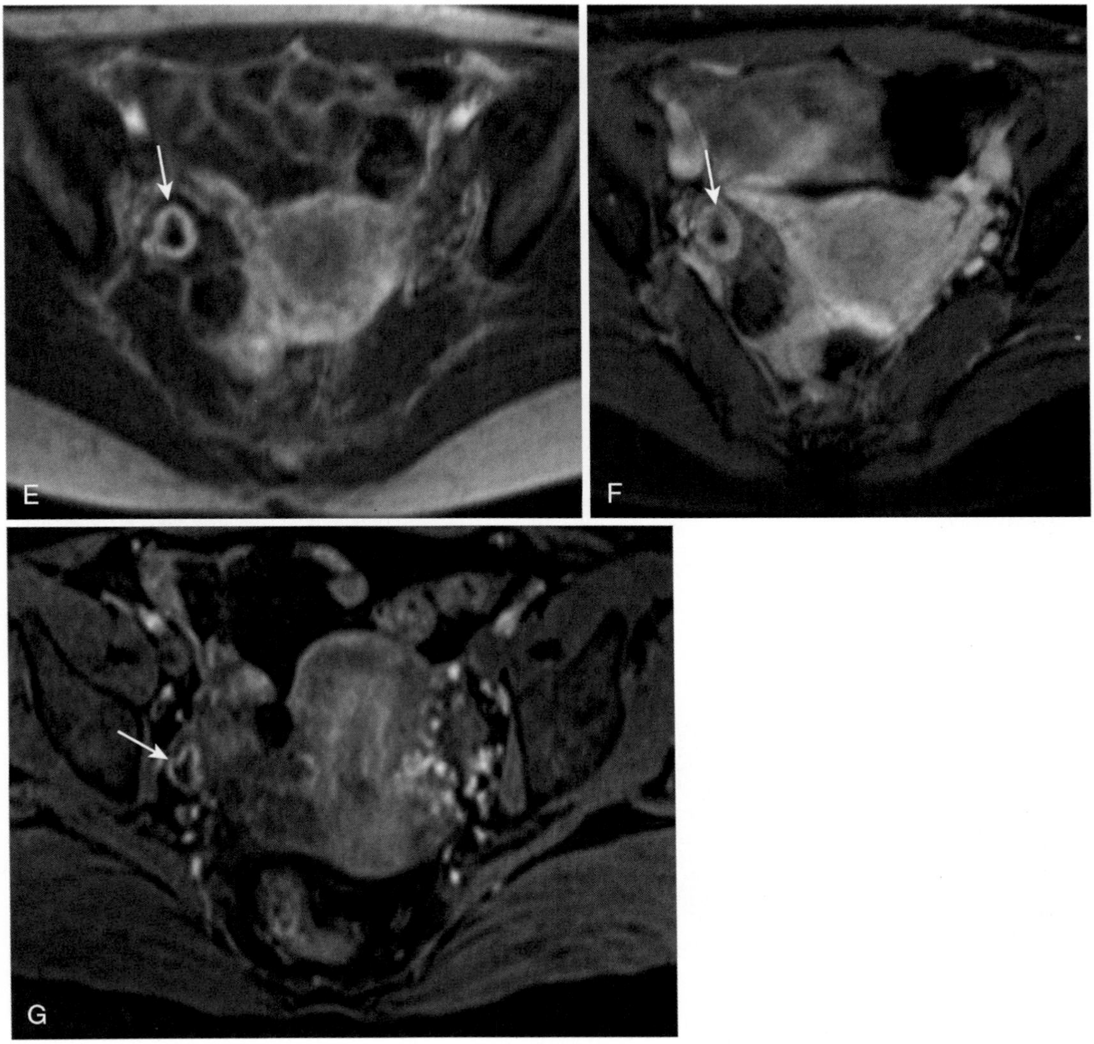

图10.6(续)

来界定,其填充(潜在的)空间而不是像肿瘤或上皮来源囊性病变那样形成自己的空间。它们伸入周围结构而不是进行取代,因此,与相邻结构边缘呈钝角。病变通常位于卵巢周围(偶尔包绕)或邻近卵巢,内容物通常接近于单纯液体(T1低信号和T2高信号),无强化(图10.7)。

诊断存在的问题是腹膜包涵囊肿的蛋白质样外观,与卵巢肿瘤、输卵管积脓、输卵管积水和卵巢冠囊肿等多种其他病变重叠[2]。首先,既往没有腹膜损伤或手术史的情况下,不应考虑这种诊断。其次,必须确定病变位于卵巢外,有分隔或其他复杂性的证据(通常相对较薄,常归因于相邻结构的包裹),因此,可以确定先前检查或后续检查的稳定性。最后,边缘与病变外结构(如盆腔侧壁、肠袢或子宫)一致是腹膜包涵囊肿的特征。

卵巢冠囊肿　真正的卵巢冠囊肿并不常见,通常是单纯含水囊肿,有时也会类似单纯卵巢囊肿。卵巢冠囊肿起源于卵巢和输卵管

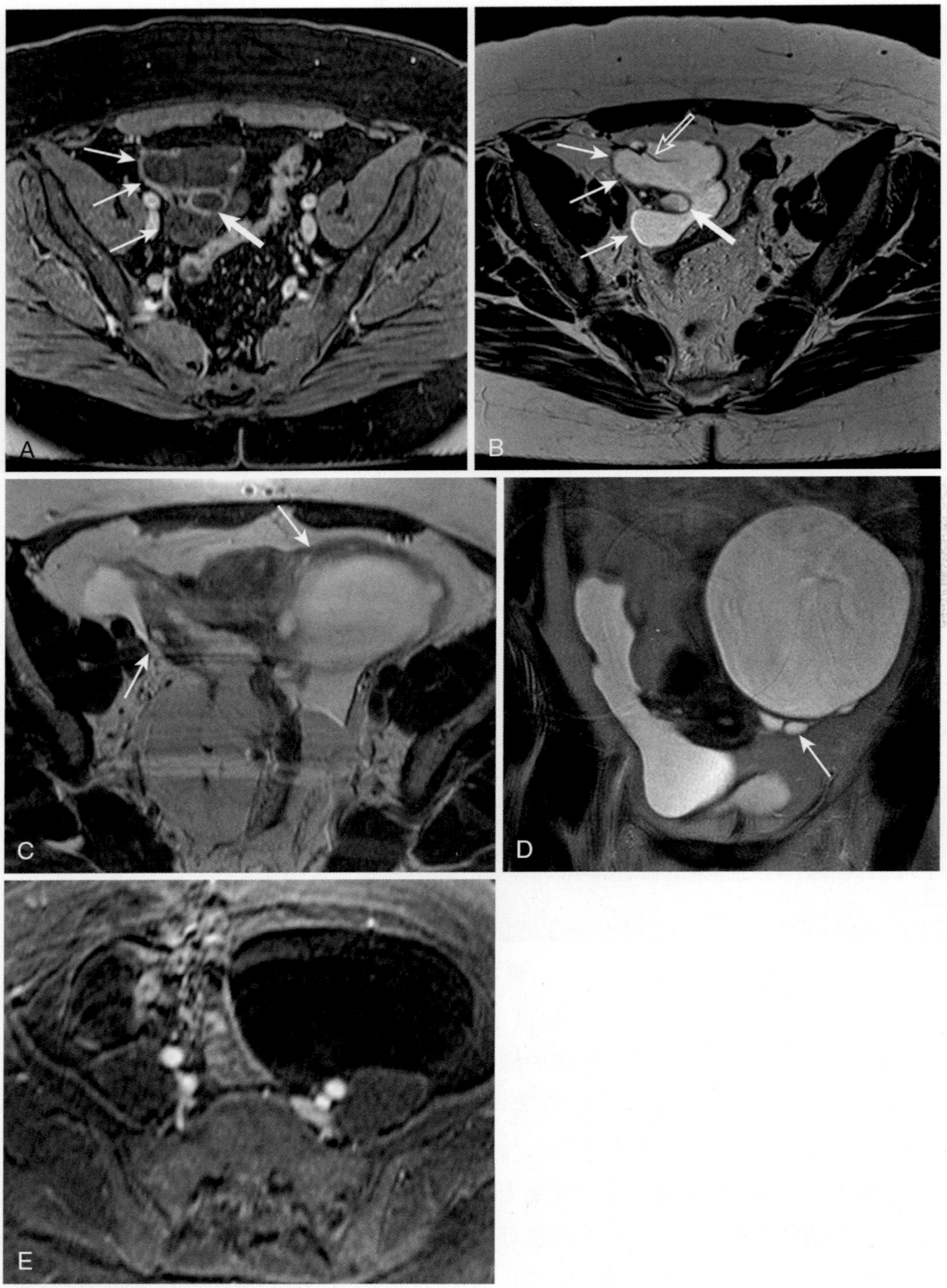

图10.7　腹膜包涵囊肿。(A,B)包绕右卵巢(A和B,粗箭头所示)的积液外侧缘(A和B,细箭头所示)以盆壁为界。病变可见壁稍增厚(B,细箭头所示)和内部分隔(B,空心箭头所示)。与T2WI(B)相比,增强图像(A)能显示得更清楚,这些是腹膜包涵囊肿的特点。另一患者的轴位(C)和冠状位(D)T2WI,以及轴位增强的T1WI(E)可见邻近卵巢的双侧囊性病变(C和D,细箭头所示),空间上部分受解剖边界即盆腔侧壁定义。左侧病变看起来更像肿块,应确认患者相应的临床病史(即手术)、病变稳定性和无肿瘤特征来进一步证实。

之间的输卵管系膜，是间皮或胚胎残留（中肾旁或中肾）。临床重要性在于症状频发，且诊断易与原发卵巢病变混淆。

脂质

除了单纯液体或水以外，卵巢囊肿还可能含有出血或脂质（如皮样囊肿）。这两种类型的囊肿都可通过在（非脂肪抑制）T1加权图像中呈高信号而与含水囊肿鉴别。就皮样囊肿（含脂肪）而言，区分出血性和含脂质囊肿的关键是脂肪抑制图像上信号衰减（图10.8）。需避免仅靠T1加权脂肪抑制图像中呈现低信号就判断为脂质，低信号表明T1值较长（即水）或脂肪信号受抑制。T1高信号加上脂肪抑制信号衰减才等于脂肪，这需要观察非脂肪抑脂的T1加权图像（寻找与皮下脂肪等信号）和短时反转恢复（STIR）或频谱脂肪饱和图像（脂肪信号在反转脉冲或针对脂肪特定频率脉冲中衰减）。

皮样囊肿（成熟囊性畸胎瘤） 一旦发现

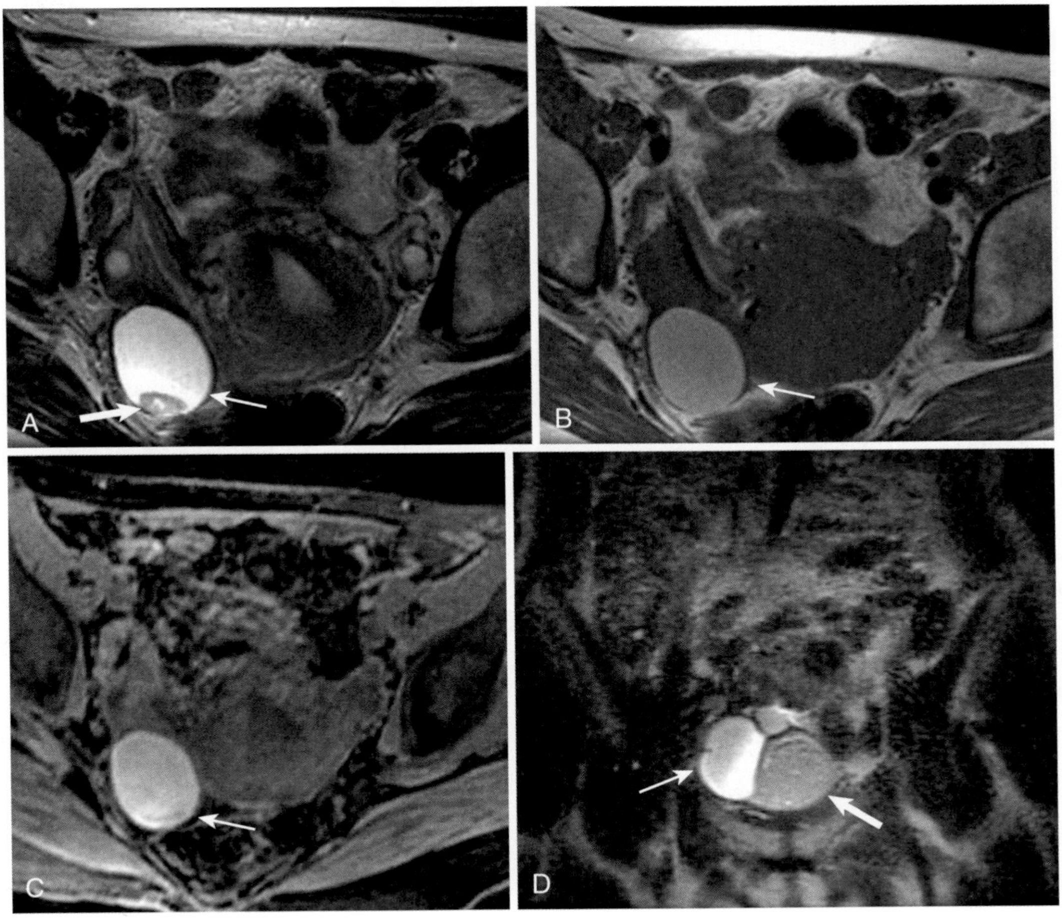

图10.8 T1高信号的卵巢囊肿：出血性囊肿和皮样囊肿。出血性囊肿（A~C，细箭头所示）在所有脉冲序列中均呈高信号，T2WI（A）、T1WI（B）和T1WI脂肪抑制（C）图像。后部血块（A，粗箭头所示）和（或）壁增厚有时会使出血性囊肿复杂化。（D~H）另一患者的双房皮样囊肿含水（细箭头所示）和皮脂或脂肪（粗箭头所示）成分。尽管含皮脂囊腔在T2WI（D）、T1WI反相位（E）和同相位（F）图像中保持信号不变，但与出血性囊肿不同的是脂肪抑制序列中信号的衰减（G）。（H）钆对比剂注入后两个病变均无强化。（待续）

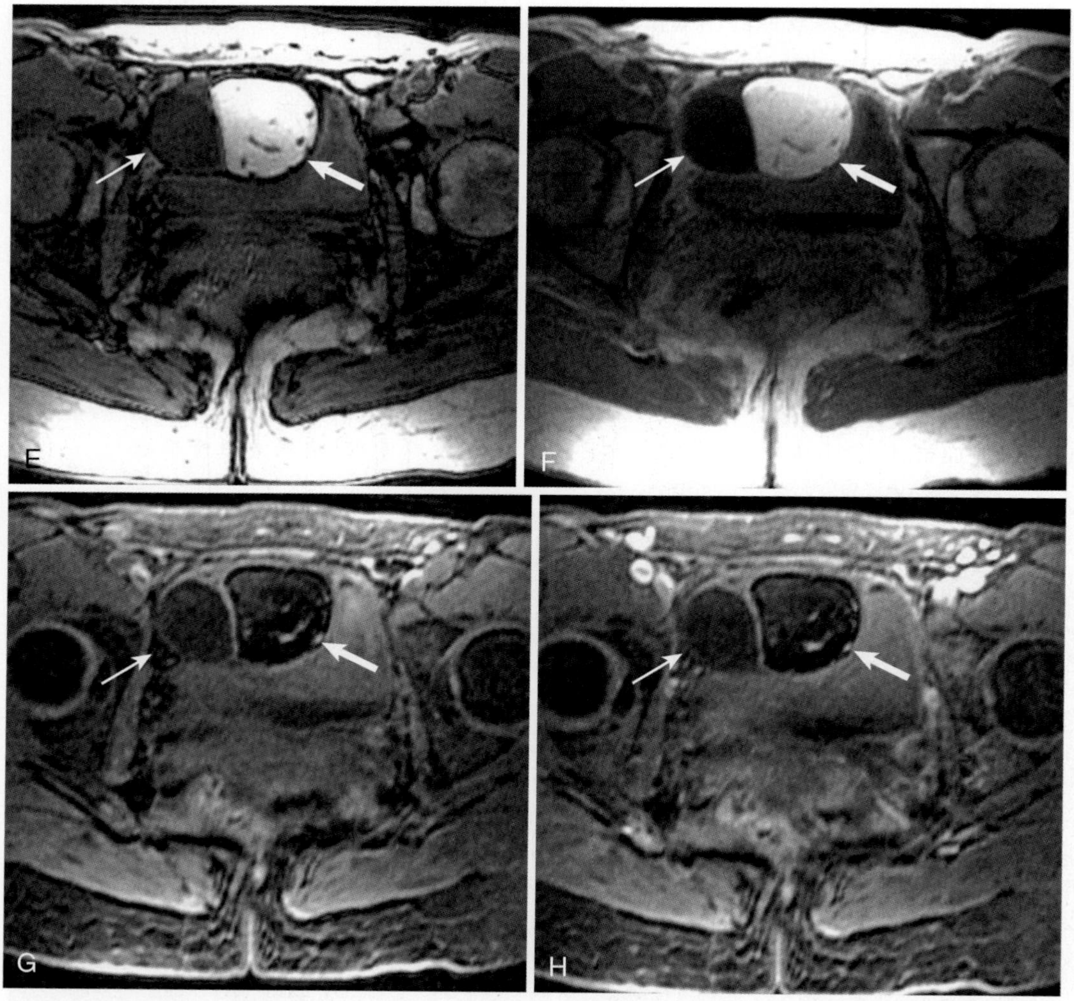

图10.8(续)

脂肪信号,就可诊断皮样囊肿。其他表现如多房性、内部复杂性(如线样、分隔和碎屑也较常见),并不建议其他诊断(图10.9至图10.12)。皮样囊肿表现多种多样,但其共同点和(实际上)MRI诊断的必要特征是病变内脂质信号。有些罕见的病变脂肪信号极其微弱,类似肿瘤性病变(仔细检查可排除强化和实性成分的证据)。

虽然我们称其为"皮样囊肿",该病变实际上是一种良性肿瘤。皮样囊肿称为"成熟囊性畸胎瘤"更为合适,是恶性未成熟畸胎瘤(将在复杂囊性和实性病变部分讨论)的良性对应。成熟囊性畸胎瘤起源于单个多能生殖细胞,由三个生殖细胞层(外胚层、中胚层和内胚层)中至少两个组成。成熟囊性畸胎瘤与未成熟畸胎瘤相比,组织成熟且没有侵袭性。

出血

子宫腺肌瘤 通过T1高信号且在脂肪抑制图像中信号不衰减确认为出血,下一步则是评估T2加权图像中的信号强度。出血在T2加权图像中表现出相对低信号(称为"暗

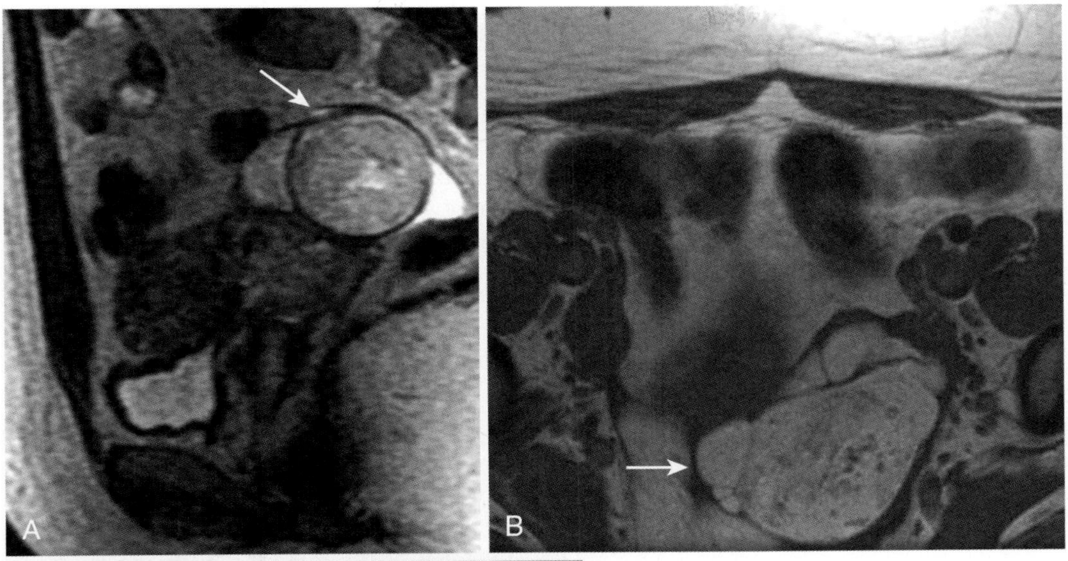

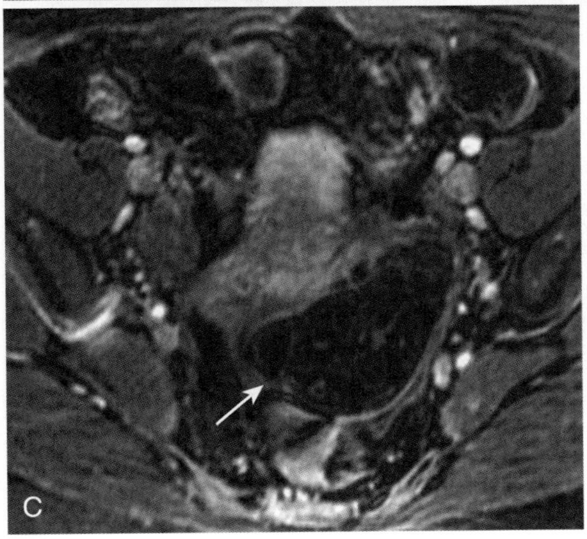

图 10.9　皮样囊肿。(A)矢状位T2WI显示非特异性的相对中等高信号病变(箭头所示)。(B)轴位T1WI显示病灶相对脂肪呈等信号(箭头所示),稍见复杂性:壁增厚和分隔。(C)增强脂肪抑制图像显示病变主要含脂质成分(箭头所示),增强后不强化,诊断为皮样囊肿。

影”),含有高浓度的铁产物,是一种慢性征兆,提示子宫内膜异位症(图10.13)。这与其他出血性病变、功能性病变——出血性囊肿和黄体囊肿(暂时性病变)截然不同。其他支持性的表现包括非球形和多发(图10.14至图10.16)。

功能性出血性囊肿　如果不考虑急性病变(如异位妊娠和扭转),需要与子宫腺肌瘤相鉴别的出血性囊肿主要是功能性出血性囊肿和黄体囊肿(表10.3)。出血性囊肿除呈T1高信号(提示出血)外没有子宫腺肌瘤的任何复杂特点,在其他方面都近似于单纯囊肿。当黄体囊肿合并出血(这种情况很少见)时,可能会类似于子宫腺肌瘤。黄体囊肿内壁为黄体细胞,相应囊壁轻度增厚,增强后轻度强化(图10.17)。黄体囊肿非球形,有皱缩表明近期出现破裂。

输卵管积血　输卵管可由于附件病变而受累,输卵管积血就是出血性附件病变的组成部分。输卵管中的血液通常是其他部位病

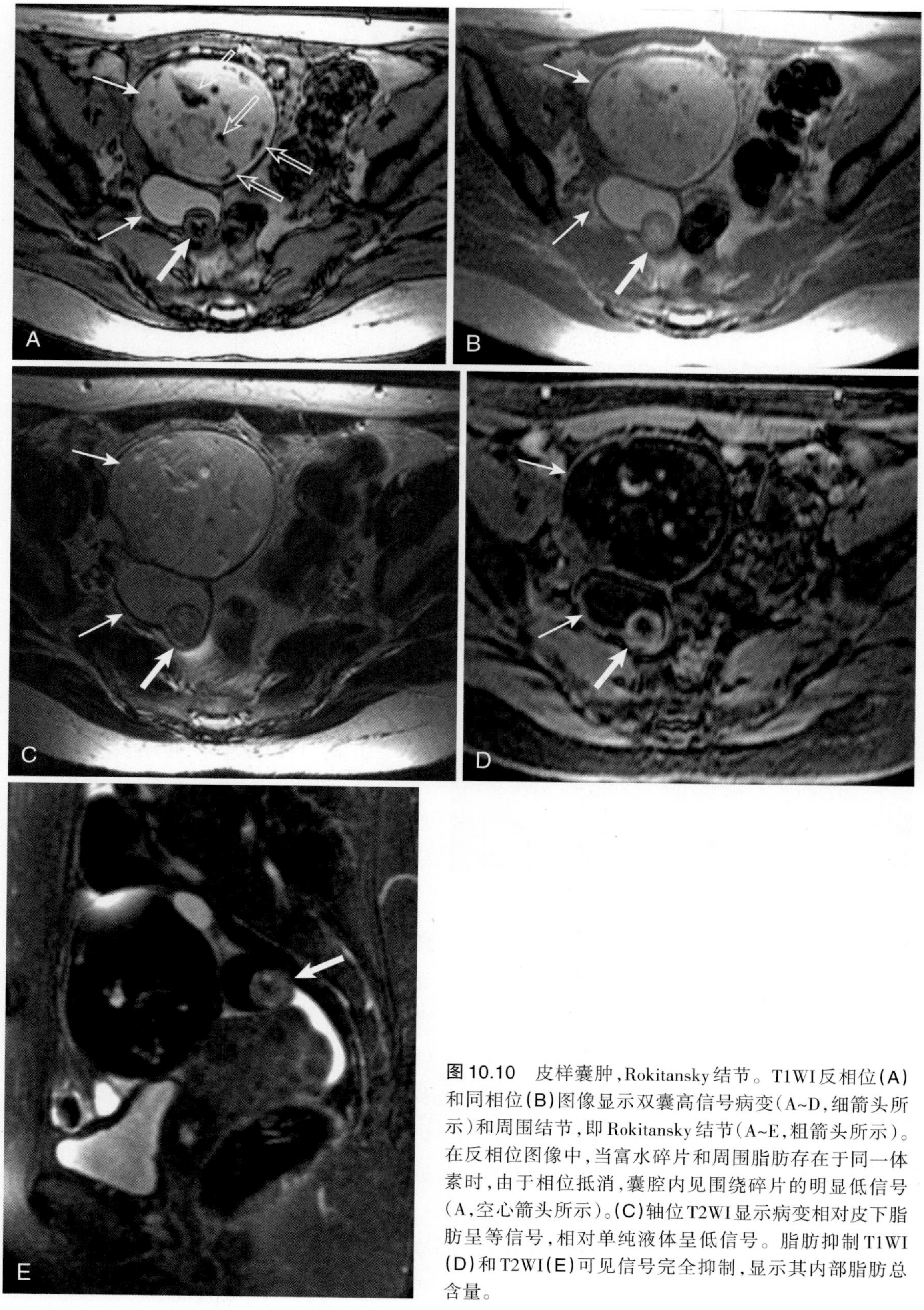

图10.10 皮样囊肿，Rokitansky结节。T1WI反相位（A）和同相位（B）图像显示双囊高信号病变（A~D，细箭头所示）和周围结节，即Rokitansky结节（A~E，粗箭头所示）。在反相位图像中，当富水碎片和周围脂肪存在于同一体素时，由于相位抵消，囊腔内见围绕碎片的明显低信号（A，空心箭头所示）。（C）轴位T2WI显示病变相对皮下脂肪呈等信号，相对单纯液体呈低信号。脂肪抑制T1WI（D）和T2WI（E）可见信号完全抑制，显示其内部脂肪总含量。

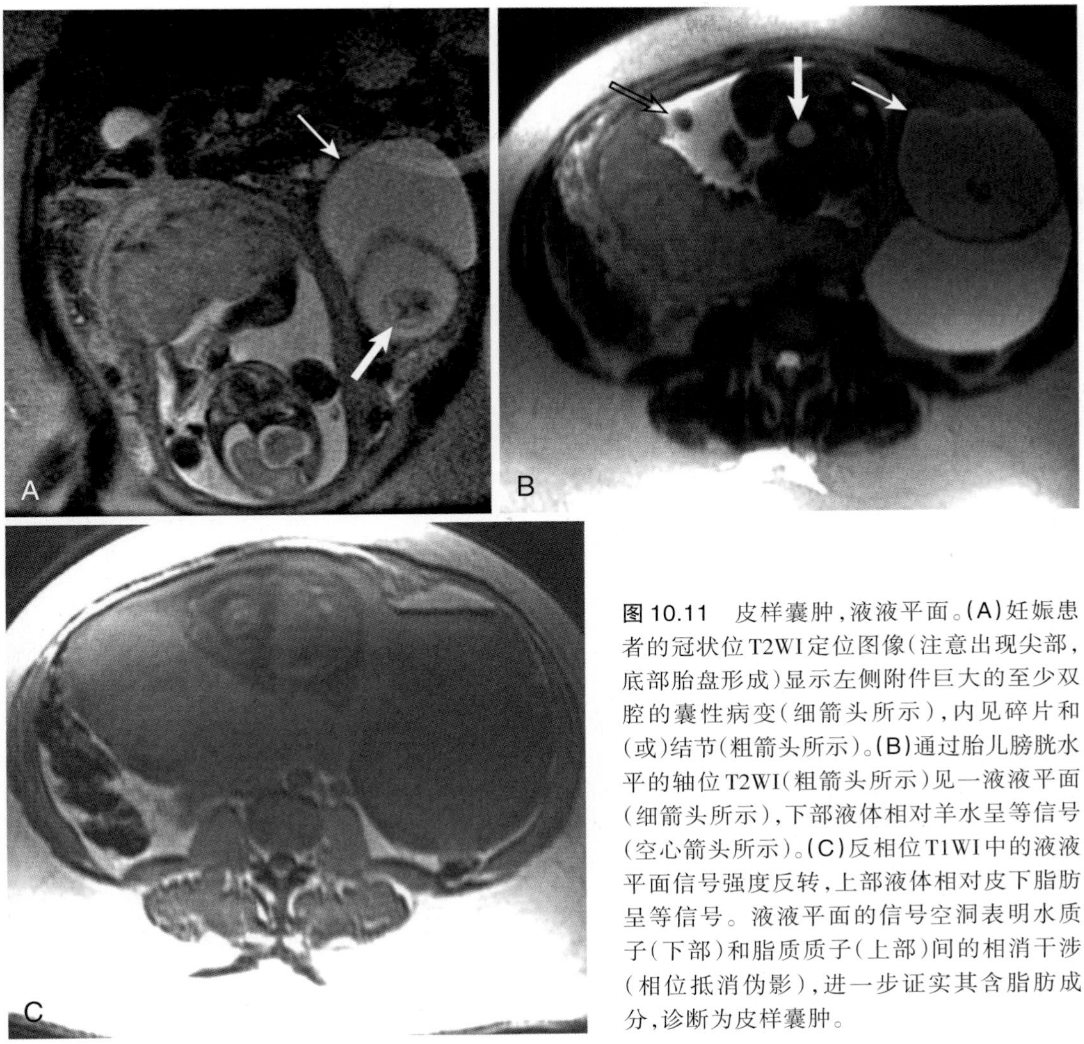

图 10.11　皮样囊肿，液液平面。(A)妊娠患者的冠状位T2WI定位图像(注意出现尖部，底部胎盘形成)显示左侧附件巨大的至少双腔的囊性病变(细箭头所示)，内见碎片和(或)结节(粗箭头所示)。(B)通过胎儿膀胱水平的轴位T2WI(粗箭头所示)见一液液平面(细箭头所示)，下部液体相对羊水呈等信号(空心箭头所示)。(C)反相位T1WI中的液液平面信号强度反转，上部液体相对皮下脂肪呈等信号。液液平面的信号空洞表明水质子(下部)和脂质质子(上部)间的相消干涉(相位抵消伪影)，进一步证实其含脂肪成分，诊断为皮样囊肿。

表10.3　出血性附件病变的特征

病变	T1 信号	T2 信号	数量	形态
黄体	常↓↓(无出血)	↑↑	1	扁平、皱缩
出血性囊肿	↑↑	↑↑	常为1	常圆形或卵圆形
子宫腺肌瘤	↑↑	↑到↓↓	1或数个	卵圆形或不规则形

理性出血的继发积聚：子宫内膜异位症、感染、苗勒管异常、异位妊娠、宫颈狭窄，甚至输卵管结扎和宫内节育器。输卵管积血提示可能有潜在相关疾病，如子宫内膜异位症或异位妊娠。输卵管积血呈管状形态和T1高信号。输卵管积血病变位置相对中央(子宫周围)、呈管状或迂曲形态，需要考虑是否存在原发病变(图10.18)。

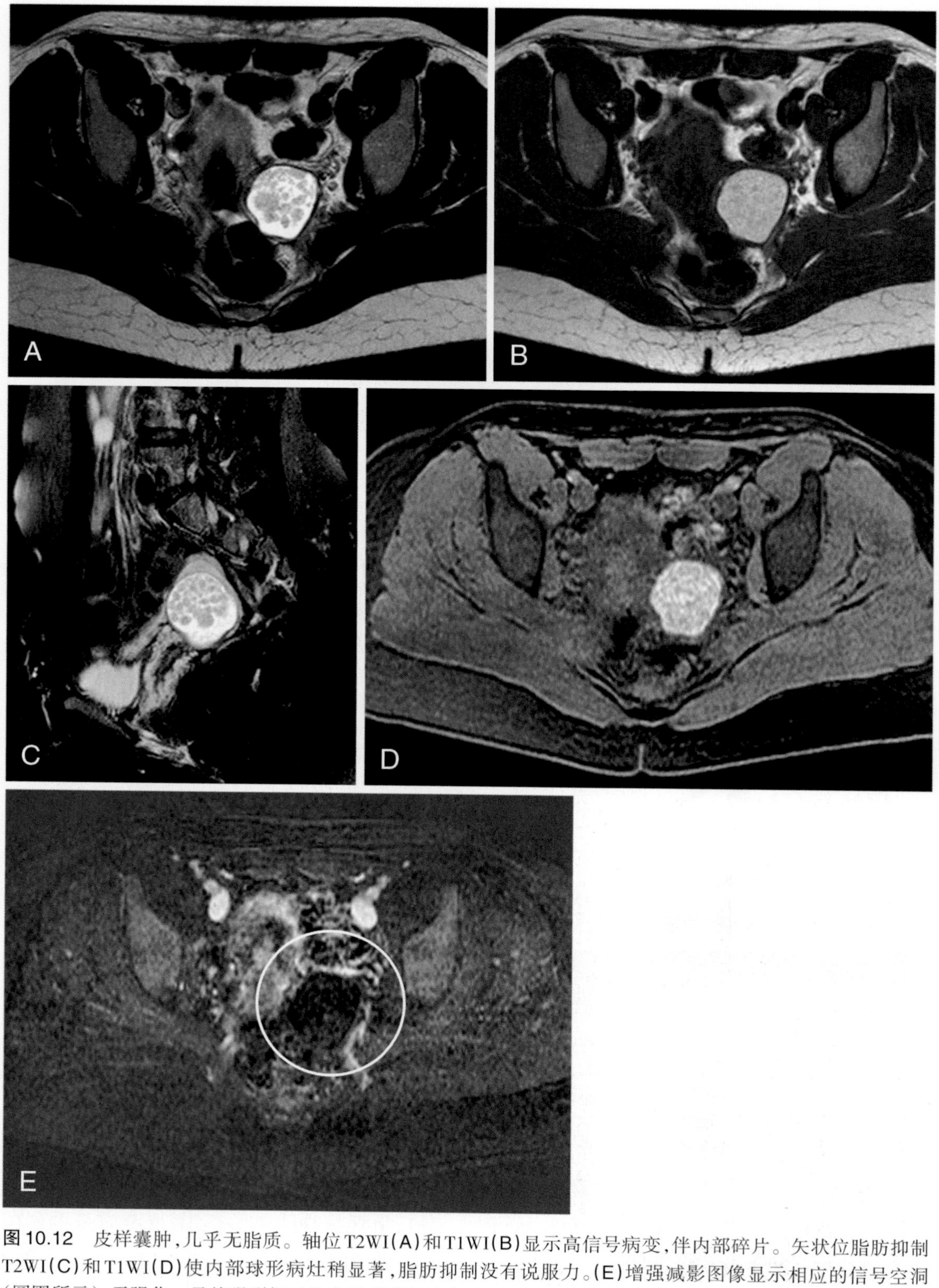

图10.12　皮样囊肿，几乎无脂质。轴位T2WI(A)和T1WI(B)显示高信号病变，伴内部碎片。矢状位脂肪抑制T2WI(C)和T1WI(D)使内部球形病灶稍显著，脂肪抑制没有说服力。(E)增强减影图像显示相应的信号空洞(圆圈所示)，无强化。虽然强烈提示为良性的囊性病变，且病变上部的球形灶信号略衰减提示可能存在极少的脂肪，但其信号特点无法定性诊断囊性为主的病变，应考虑手术(本例最终诊断为“成熟囊性畸胎瘤”)。

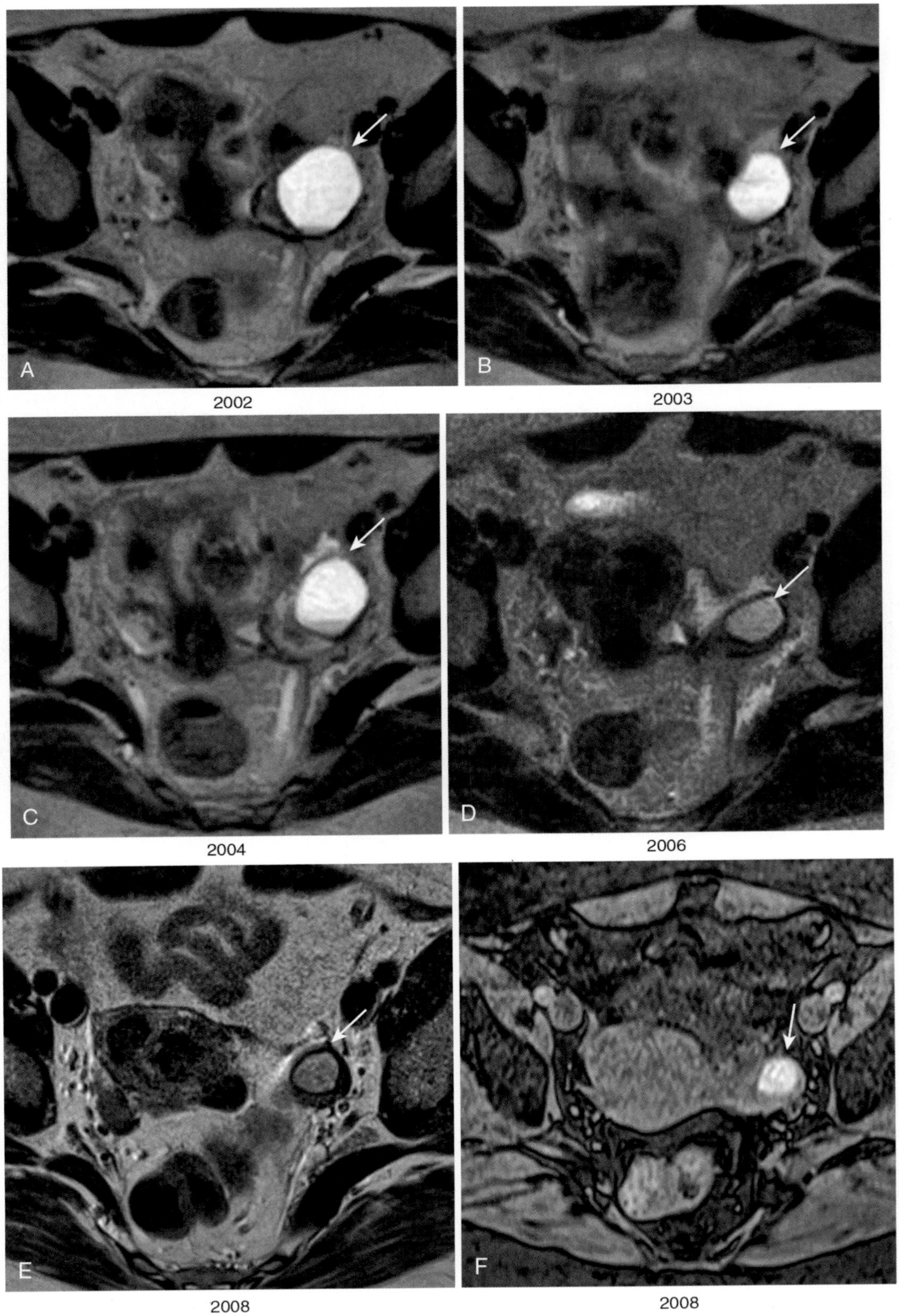

图10.13　子宫腺肌瘤内的暗影。(A~E)T2WI显示子宫腺肌瘤(箭头所示)内存在暗影现象,在6年的时间中,随着时间推移出血产物不断浓缩,T2逐渐缩短,导致T2信号随时间逐渐减低。(F)在最后一个时间点获得的轴位T1WI脂肪抑制图像证实了出血的存在(箭头所示)。

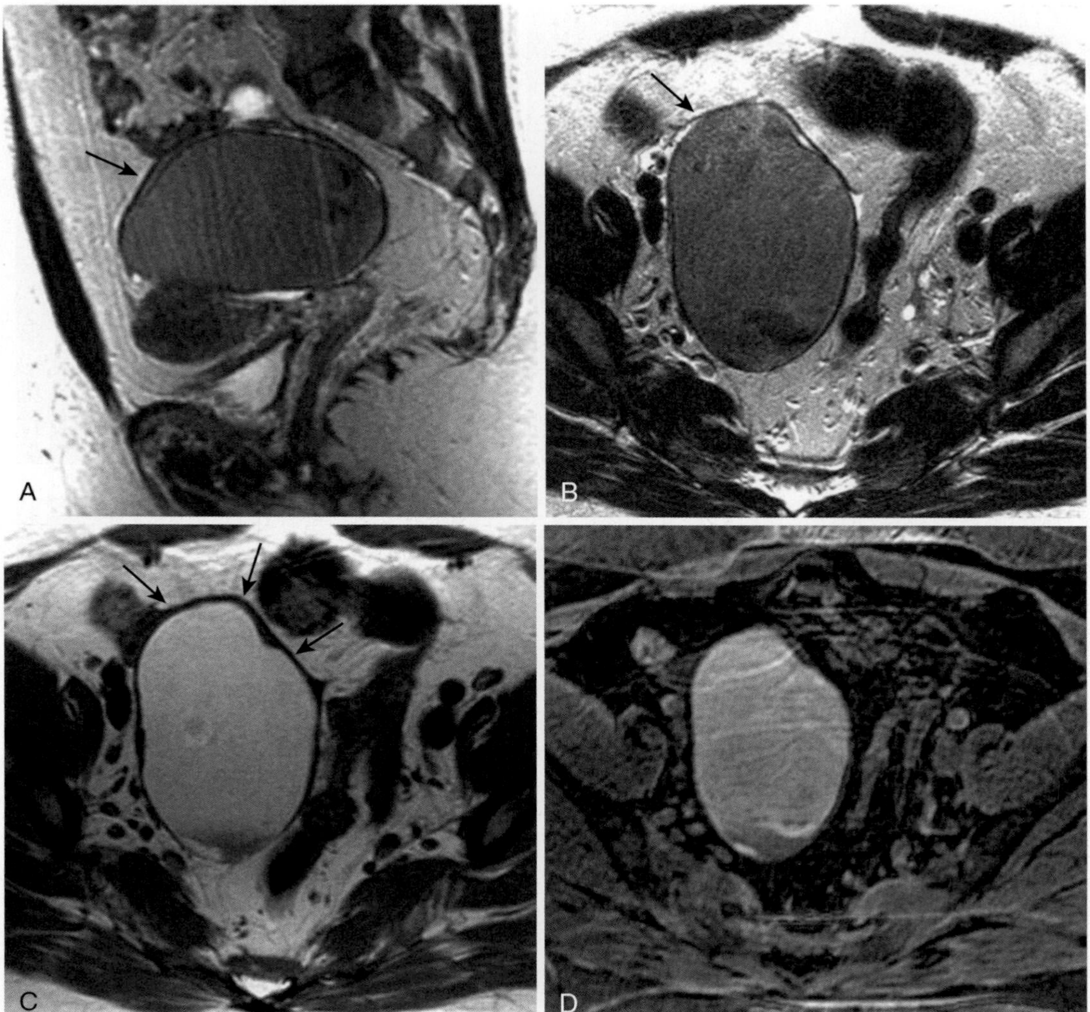

图 10.14 子宫腺肌瘤。矢状位(A)和轴位(B)T2WI显示右侧附件一巨大的中等低信号病变(箭头所示),使邻近子宫显得很小。(C)相应的T1WI呈高信号,伴囊壁稍增厚(箭头所示),这在子宫腺肌瘤中偶尔可见。(D)在T1WI脂肪抑制图像中病变仍呈高信号,排除了脂质的可能性,证实存在出血。

其他出血性病变(异位妊娠和卵巢扭转)可通过具有急性临床表现和局部炎症的证据相鉴别。与输卵管卵巢积脓(TOA)相似,这些病变需要特别提及,都属于急性附件病变。

急性病变

急性附件病变 如输尿管卵巢脓肿(TOA)、卵巢扭转和异位妊娠(表10.4)[3],影像学表现可类似于子宫腺肌瘤、功能性囊肿或囊性肿瘤,但通常可通过其急性临床表现[和(或)妊娠状态]相鉴别。均可出现破裂并导致盆腔积液,尤其是TOA、盆腔炎(PID)、异位妊娠和卵巢扭转(程度较小)。水肿是急性附件病变的前哨表现,是TOA或PID的标志(图10.19)。

输卵管卵巢脓肿(TOA) PID包括子宫内膜炎或子宫肌炎(详见第9章的讨论)、输卵管积脓和输卵管卵巢脓肿。输卵管积脓和

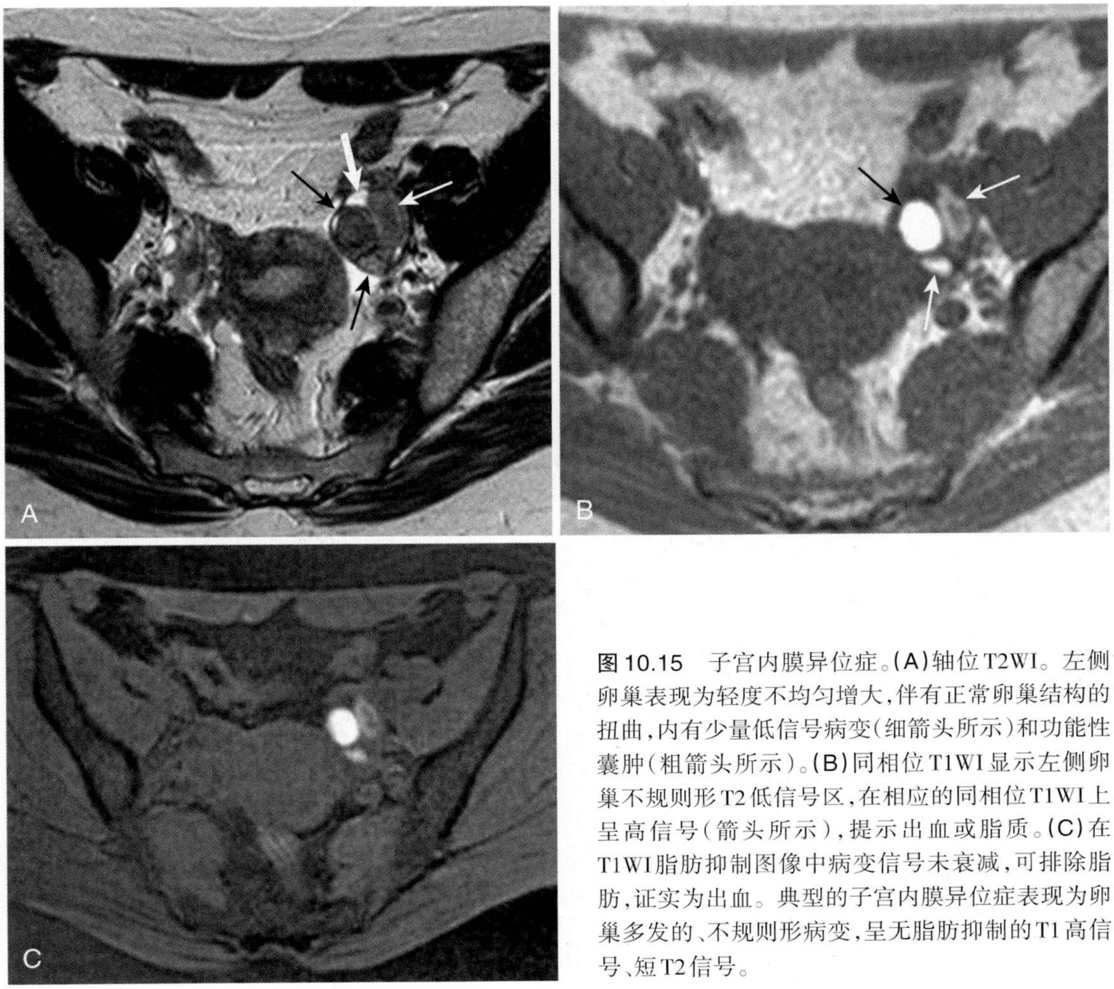

图10.15 子宫内膜异位症。(A)轴位T2WI。左侧卵巢表现为轻度不均匀增大,伴有正常卵巢结构的扭曲,内有少量低信号病变(细箭头所示)和功能性囊肿(粗箭头所示)。(B)同相位T1WI显示左侧卵巢不规则形T2低信号区,在相应的同相位T1WI上呈高信号(箭头所示),提示出血或脂质。(C)在T1WI脂肪抑制图像中病变信号未衰减,可排除脂肪,证实为出血。典型的子宫内膜异位症表现为卵巢多发的、不规则形病变,呈无脂肪抑制的T1高信号、短T2信号。

TOA表现为复杂囊肿,伴囊壁增厚,通常其内容物接近于单纯液体。由于存在碎片和(或)出血,与尿液相比,其内容物呈T1稍高信号和T2稍低信号。输卵管积脓典型表现为迂曲管状结构,通常需要回顾所有平面的图像来确认(图10.20)。TOA常表现为多房病变,有时很难将两种病变与邻近的肠管相鉴别(图10.21)。

在诊断为输卵管脓肿或TOA(或任何肠外起源的诊断)之前,必须先排除肠管病变。如有可能,由肛门和直肠沿着肠管逆行,以及从盲肠、回盲瓣和回肠末端沿着肠管顺行。由于肠管蠕动,肠管随时间呈现不同的形态,有助于肠袢的确认。在不同附件病变的鉴别诊断中,病灶内气体被认为是脓肿所特有的,但在与肠袢鉴别时没有太大意义。在任何情况下气泡都无信号,在多回波序列中融合最少,从单次激发自旋回波技术到T1W梯度回波图像再到T2加权图像逐渐明显。

卵巢扭转 卵巢扭转影像学表现多样,常表现为几种情况。首先,常常存在附件潜在病变导致扭转,皮样囊肿和卵巢囊肿是常见原因。第二,产生症状的原因是血管闭塞,理论上表现无强化,原则上至少接近无强化,

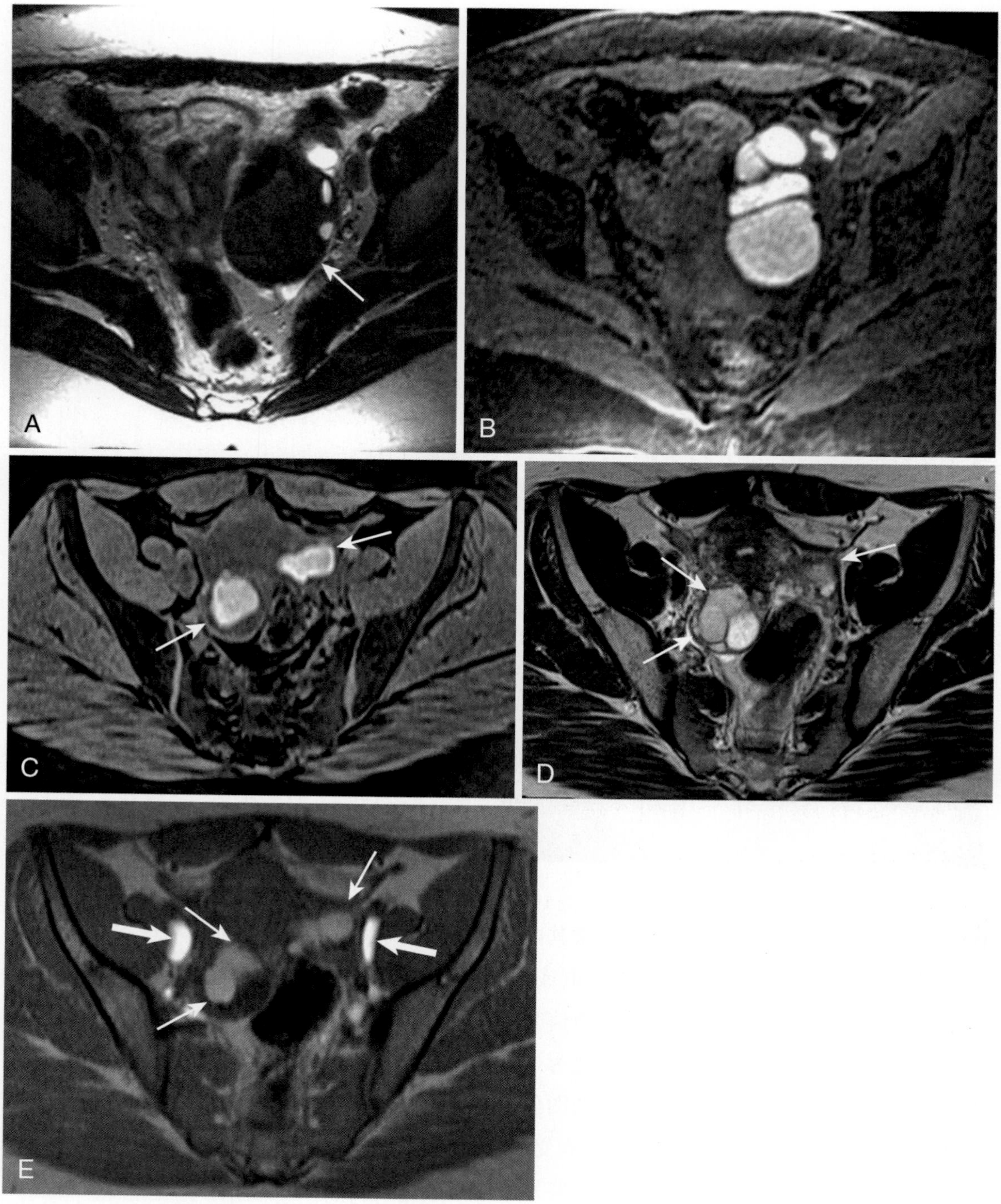

图10.16 子宫腺肌瘤。典型的子宫内膜异位症表现为左侧附件一边界不清的病变，伴明显短T2信号（**A**，箭头所示），在相应的T1WI脂肪抑制图像（**B**）中呈高信号，提示为多发的非球形积血。（**C~E**）另一患者的T1WI脂肪抑制图像（C）显示数个具有相似信号特征的不规则病变（C和E，箭头所示），在T2WI中呈暗影（虽然不那么深，**D**，箭头所示），诊断为子宫内膜异位症。（E）T1WI同相位梯度回波图像显示双侧髂窝内高信号病变（粗箭头所示），请勿与子宫腺肌瘤（或其他出血性或脂肪性病变）相混淆。本例中，血流相关增强是髂静脉高信号的原因。请记住，梯度回波图像是飞行时间图像（没有专用血管序列的参数修改），易产生流入效应（尤其是在二维序列的血管流入层面中）。

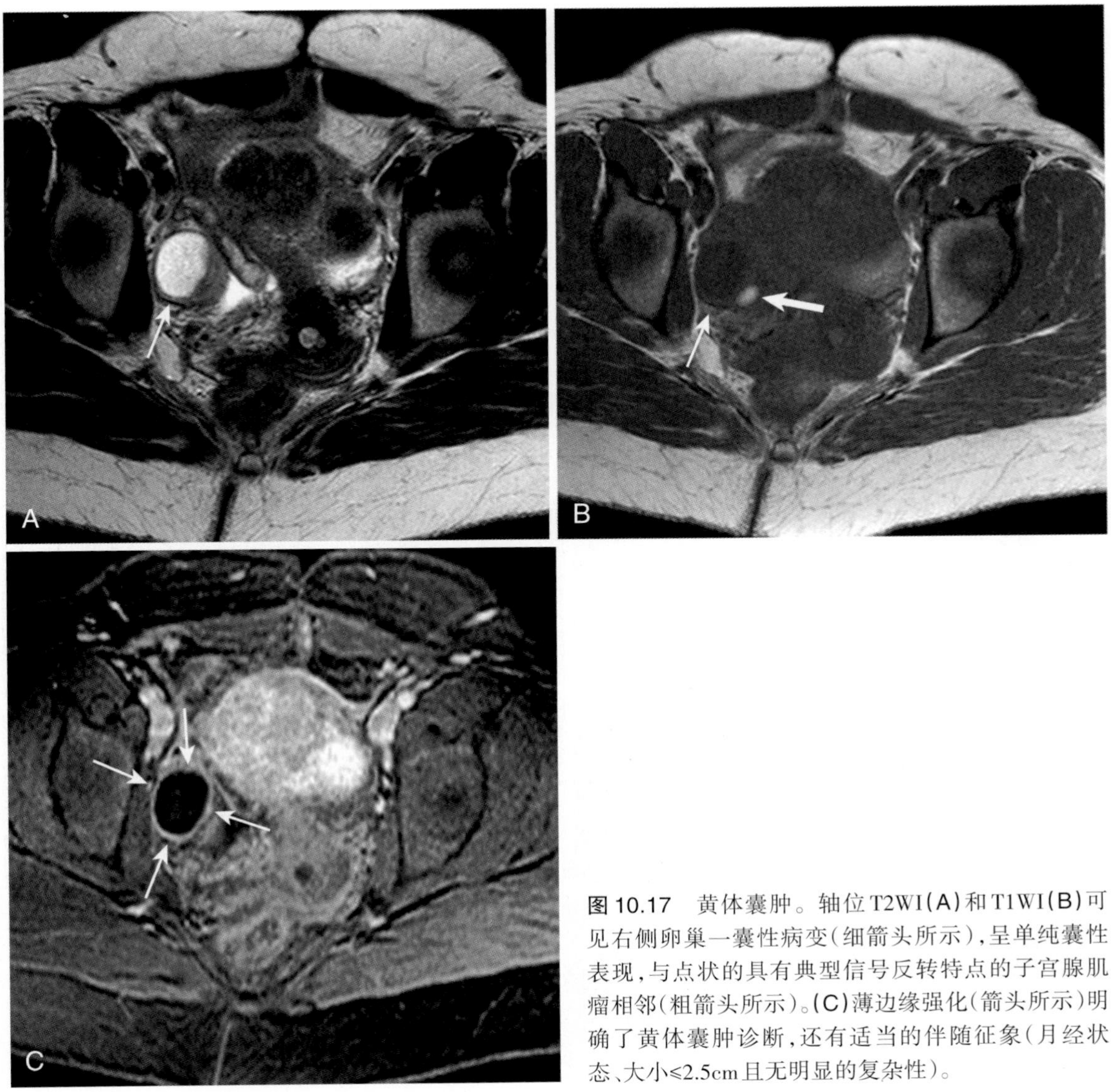

图10.17　黄体囊肿。轴位T2WI(A)和T1WI(B)可见右侧卵巢一囊性病变(细箭头所示),呈单纯囊性表现,与点状的具有典型信号反转特点的子宫腺肌瘤相邻(粗箭头所示)。(C)薄边缘强化(箭头所示)明确了黄体囊肿诊断,还有适当的伴随征象(月经状态、大小≤2.5cm且无明显的复杂性)。

减影图像通常对诊断有帮助。第三,间质出血(反映了血管充血)常见,而且几乎是诊断性的,尤其是在提示性临床背景情况下(图10.22和图10.23)。如果可能的话,追踪血管蒂,以识别异常扭转。有时这些征象均不明显,唯一的线索是卵巢异常增大,中央孔增生,增大的卵泡移位(图10.24)。这种特征表明扭转相对较轻、逐渐和(或)间歇进展,伴代偿。这种现象被称为"重度卵巢水肿",好发于右侧卵巢,可能由于左卵巢静脉压高,具有更强的抗扭转能力。

异位妊娠　由于异位妊娠可能危及生命,因此,在有出血(和妊娠)的情况下,要怀疑异位妊娠的可能。唯一可能的特征性表现是妊娠囊。其他表现与其他急性妇科疾病重叠(尤其是扭转),包括输卵管积血或附件血肿、血性腹水和出血性复杂附件包块(图10.25)。有急性起病的育龄期女性伴附件复杂性包块、水

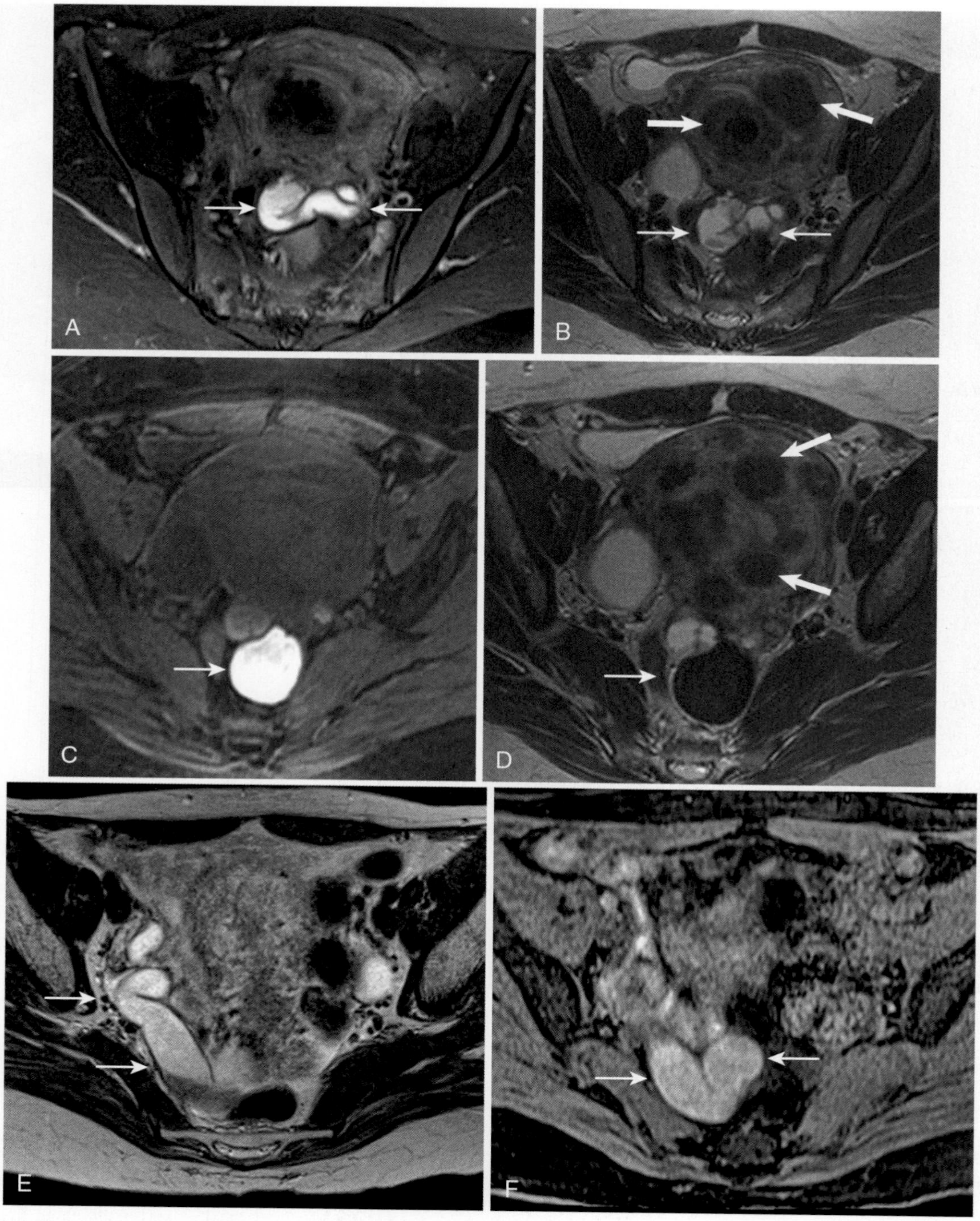

图10.18 输卵管积血。在轴位T1WI脂肪抑制(A)和T2WI(B)中,输卵管积血表现为子宫周围的管状T1高信号病变,很容易诊断。(C,D)子宫直肠陷凹(箭头所示)附近的子宫腺肌瘤表现出典型的信号特征:T1高信号(C)和T2低信号或暗影(D)。另见数个肌壁间肌瘤(B和D,粗箭头所示)。(E,F)另一患者病变的管状形态更加明显,下部积血在T2WI中呈低信号暗影(E),在T1WI脂肪抑制图像中呈高信号(F)。

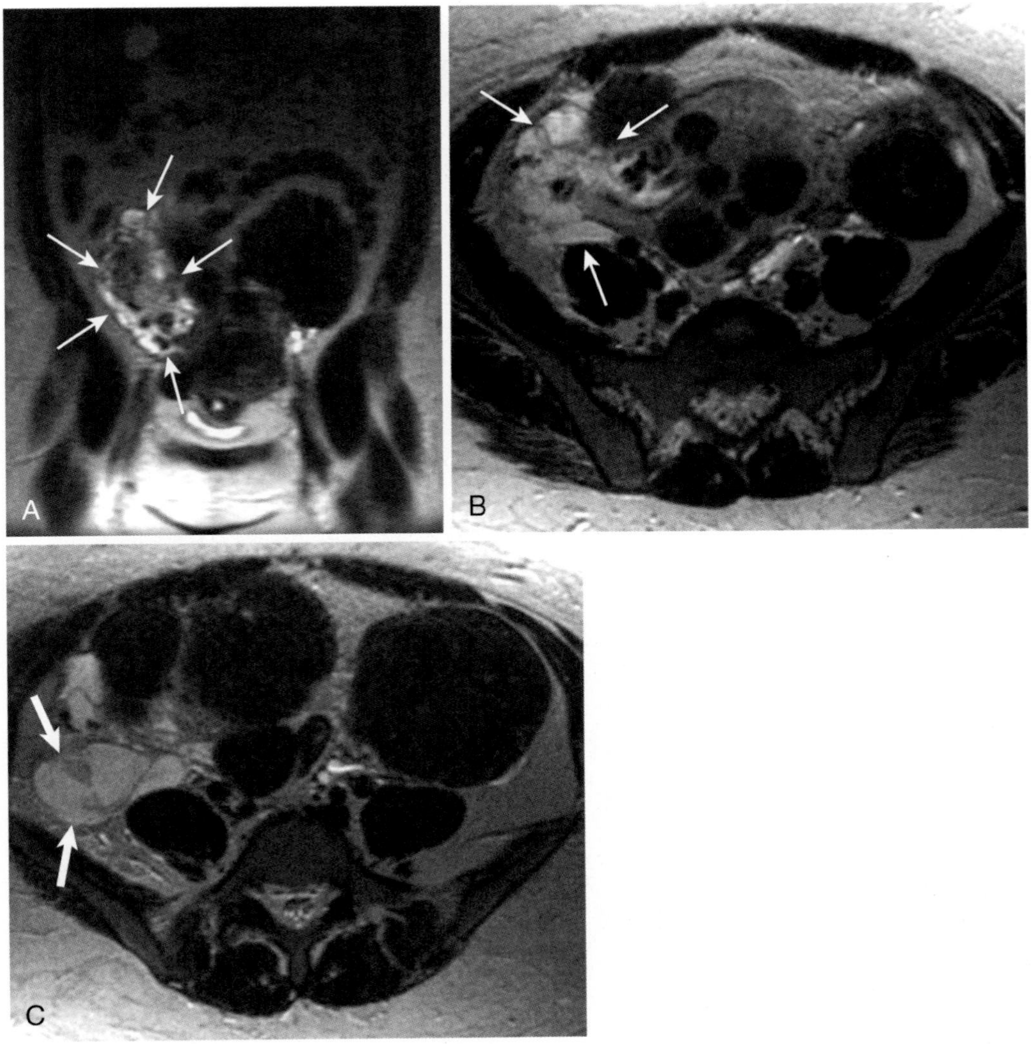

图10.19 输卵管卵巢脓肿(TOA)或急性附件疾病相关性水肿。(A)冠状位T2WI。伴有急性症状的年轻女性的单侧水肿(箭头所示),可将诊断限于急性炎症病变,包括阑尾炎、其他胃肠道及急性附件疾病。(B,C)轴位T2WI显示不对称水肿(B,细箭头所示)是来自右侧附件的复杂囊性积液(C,粗箭头所示),在无肠道疾病(以及适当的临床发现)的情况下,提示盆腔炎性疾病。

肿和(或)出血时,应考虑异位妊娠,并检测妊娠状态和人类绒毛膜促性腺激素(HCG)。

复杂囊性和实性病变

原发

除急性附件病变外,实性组织或肿瘤也可具有复杂性。卵巢肿瘤的范围从几乎完全是囊性(通常是上皮性的)到实性。囊性病变的处理取决于复杂征象的辨别。单纯囊肿可以忽略或随访,而有实性组织证据的囊肿则需要手术切除。认识到这一事实,准确区分单纯囊肿比复杂囊性或实性病变的具体诊断更重要。

上皮肿瘤 卵巢囊性肿瘤几乎都来源于卵巢上皮细胞系,共有5种亚型,其中主要有

表10.4 急性附件病变

病变	临床表现	图像特点
异位妊娠	↑HCG	出血证据
卵巢扭转	无特异性	出血证据 卵巢增大 卵泡增大 牵拉邻近组织
输卵管卵巢脓肿	感染体征	水肿/炎性改变 ↑液体
皮样囊肿破裂	无特异性	脂质(囊外) 腹膜炎证据
出血性卵巢囊肿	月经期	无阴影出血

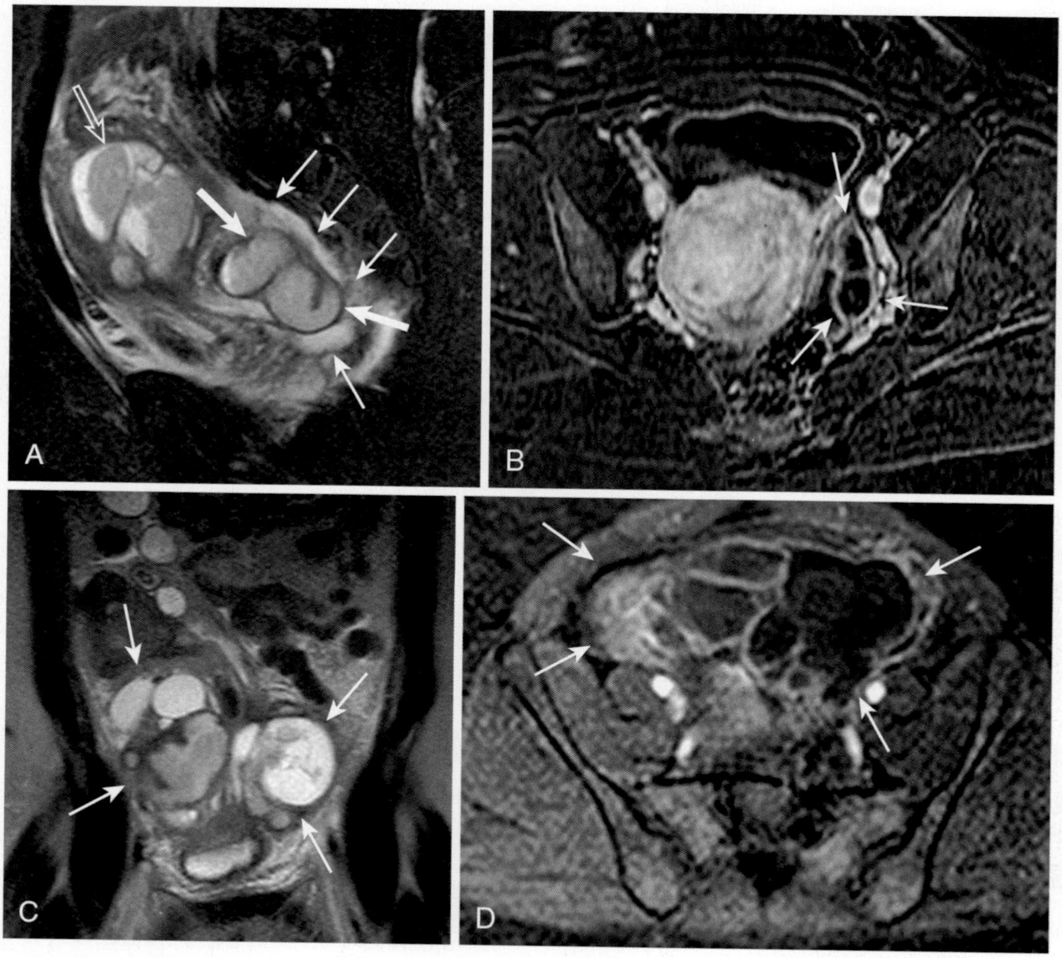

图10.20 输卵管积脓。(A)矢状位T2WI脂肪抑制图像显示,扩张的输卵管(粗箭头所示)周围出现水肿(细箭头所示),提示存在炎症,复杂不均匀积液(空心箭头所示)进一步支持诊断。(B)增强减影图像显示壁增厚强化,程度较无炎症时更加明显(箭头所示)。冠状位T2WI(C)和轴位增强T1WI脂肪抑制(D)图像显示了TOA的整个范围(箭头所示)。

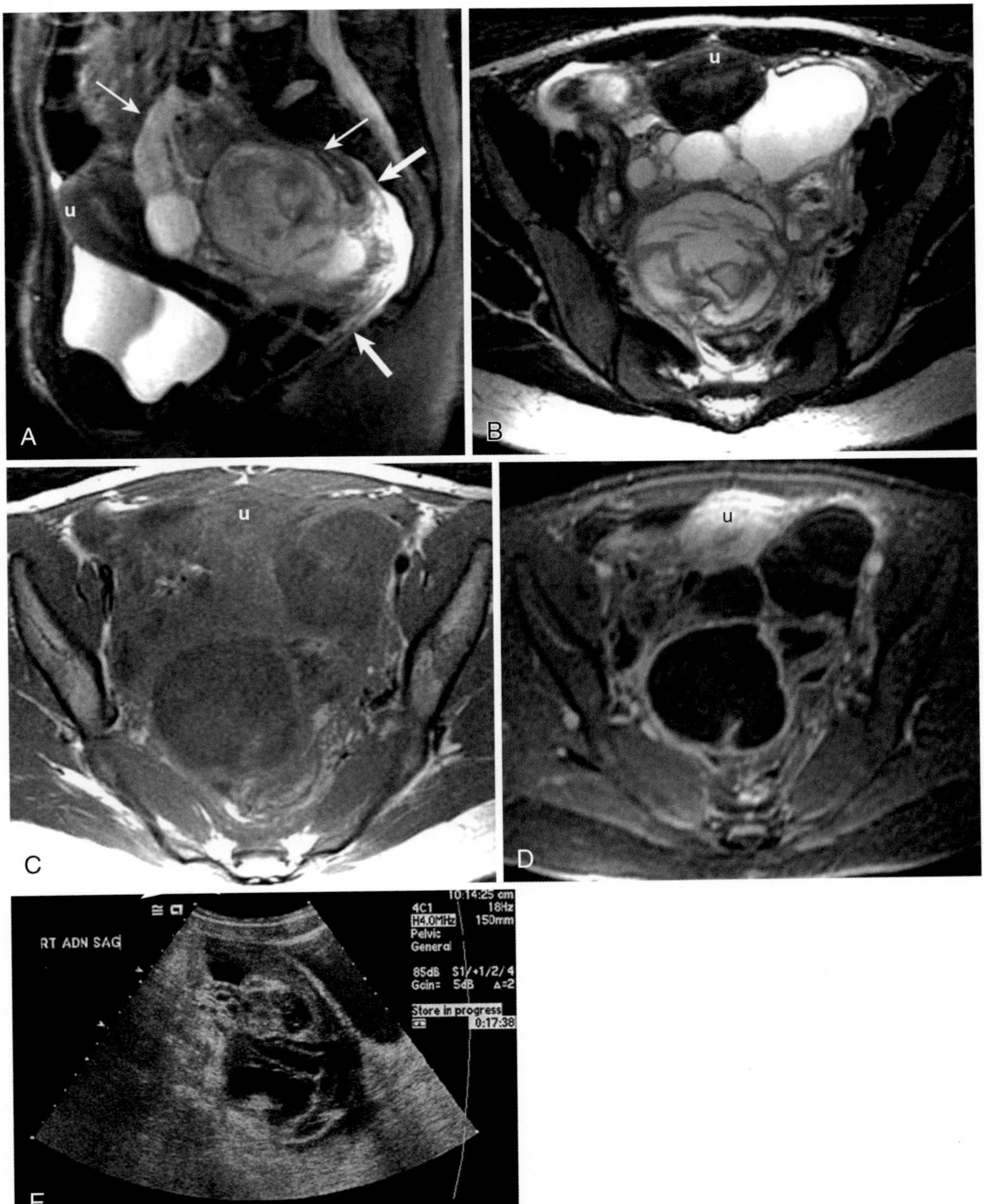

图 10.21 输卵管卵巢脓肿(TOA)。(A)矢状位T2WI脂肪抑制图像显示,子宫直肠陷凹内见一复杂囊性病变(细箭头所示),周围有水肿(粗箭头所示),移位并压迫子宫(u)。轴位T2WI(B)显示多腔炎性病变的范围,相应的T1WI(C)排除了出血。(D)增强T1WI脂肪抑制图像显示囊壁增厚强化的程度。(E)在MRI之前立即进行的超声检查证实了聚集物的复杂性。

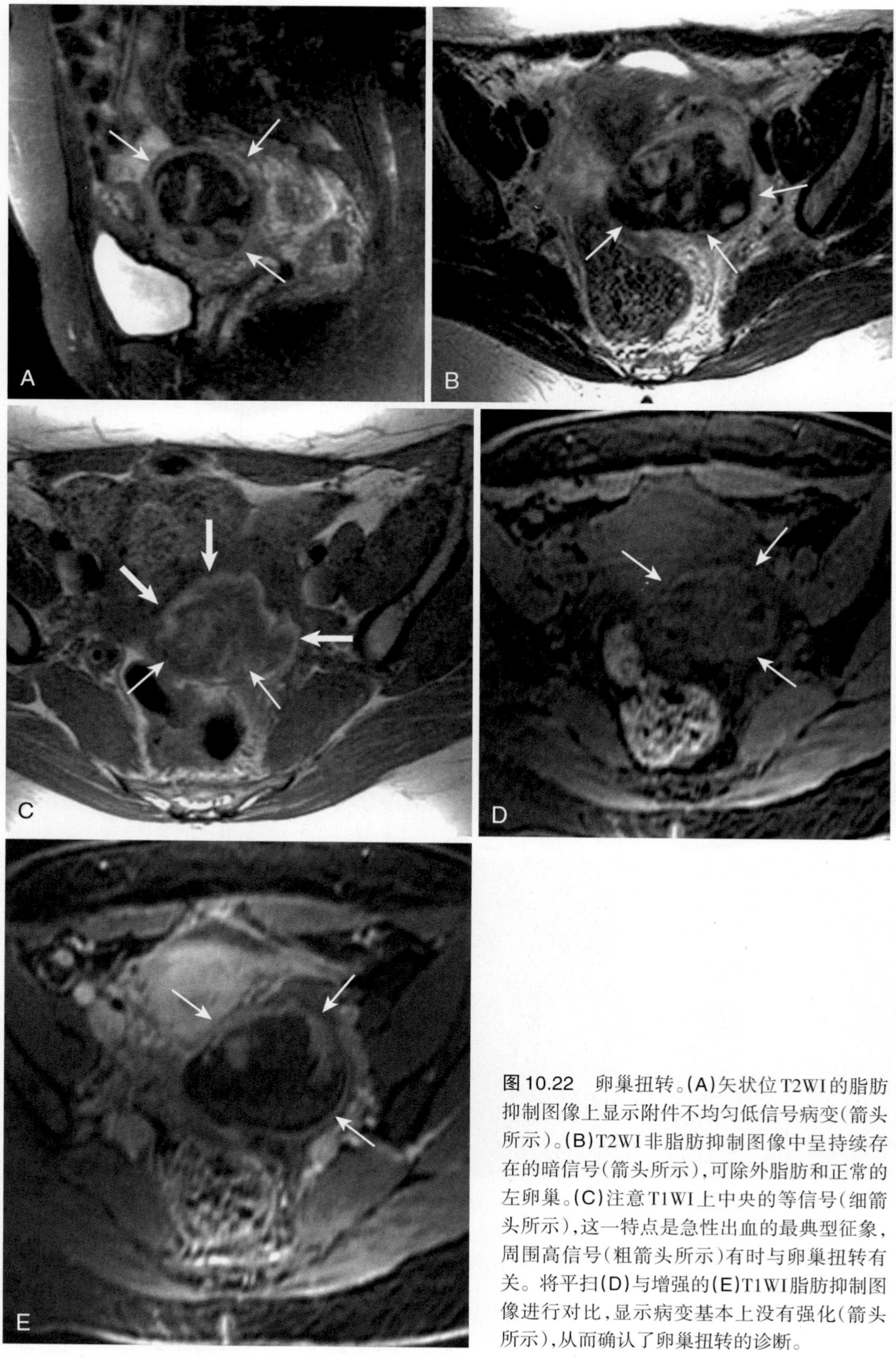

图10.22　卵巢扭转。(A)矢状位T2WI的脂肪抑制图像上显示附件不均匀低信号病变(箭头所示)。(B)T2WI非脂肪抑制图像中呈持续存在的暗信号(箭头所示),可除外脂肪和正常的左卵巢。(C)注意T1WI上中央的等信号(细箭头所示),这一特点是急性出血的最典型征象,周围高信号(粗箭头所示)有时与卵巢扭转有关。将平扫(D)与增强的(E)T1WI脂肪抑制图像进行对比,显示病变基本上没有强化(箭头所示),从而确认了卵巢扭转的诊断。

两种亚型：浆液性囊腺瘤（或囊腺癌）和黏液性囊腺瘤（或囊腺癌）。卵巢肿瘤有4个主要类别：①上皮性肿瘤；②生殖细胞肿瘤；③性索间质肿瘤；④转移性肿瘤（框10.6）[4]。上皮性肿瘤占所有卵巢肿瘤的60%，其中卵巢恶性肿瘤占绝大多数（约85%）[5]。

卵巢上皮性肿瘤是一种老年女性疾病，发病高峰年龄为60~70岁。根据组织学和临

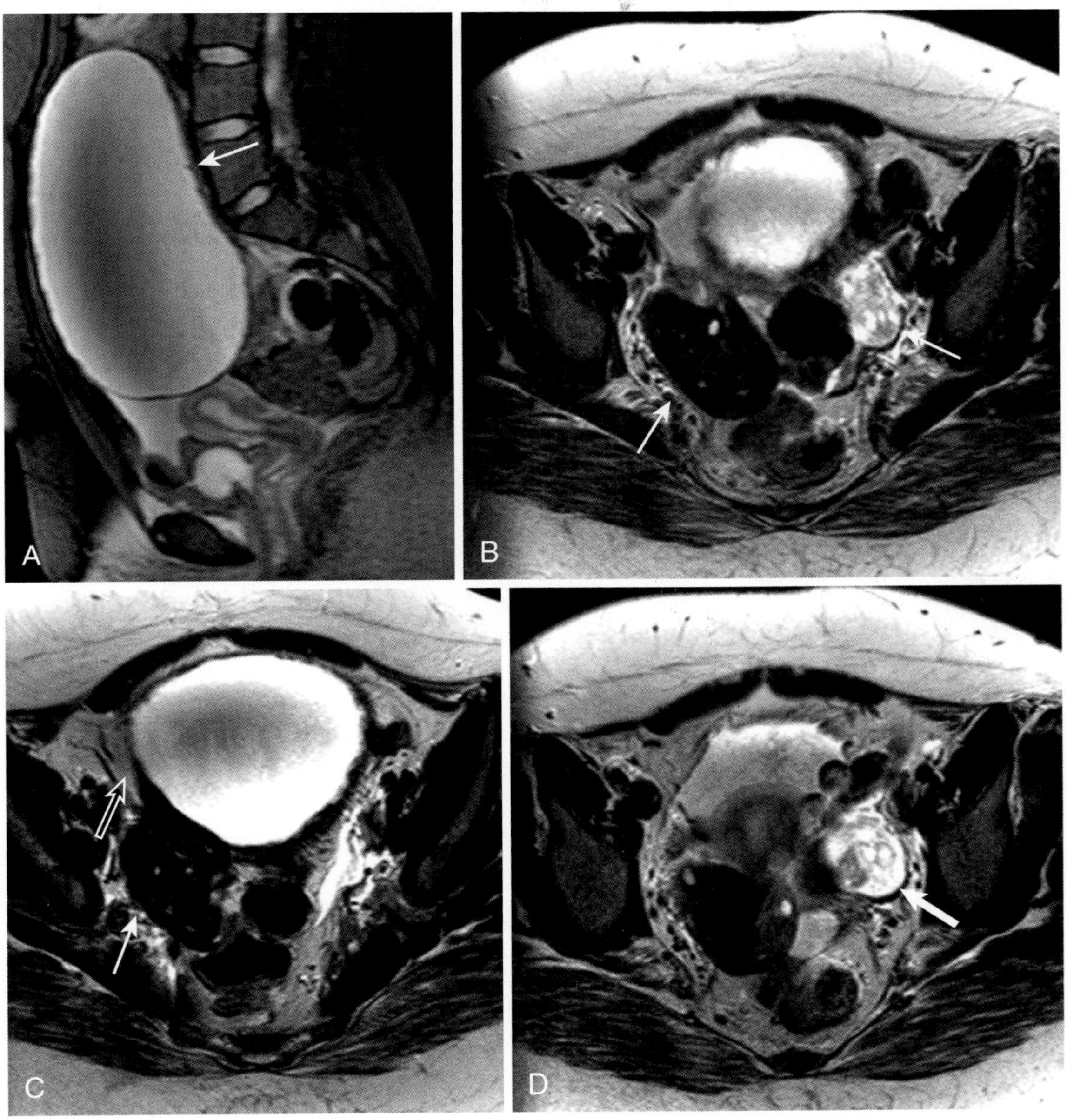

图10.23　双侧卵巢扭转。(A)矢状位T2WI脂肪抑制图像见一巨大的单房囊性病变，伴囊壁轻度不规则稍增厚（箭头所示），手术切除后证实为浆液性囊腺瘤。(B)轴位T2WI显示右卵巢弥漫性异常低信号（粗箭头所示）和左卵巢弥漫性高信号（细箭头所示）。(C~E)病变尾部层面的轴位T2WI显示双侧不均匀异常卵巢的空间关系（右卵巢，C和E，细箭头所示；左卵巢，D和E，粗箭头所示）。右侧卵巢增大，呈弥漫性低信号，见一逐渐变细的组织外皮沿病变侧面延伸（C，空心箭头所示），提示源于右侧卵巢。（待续）

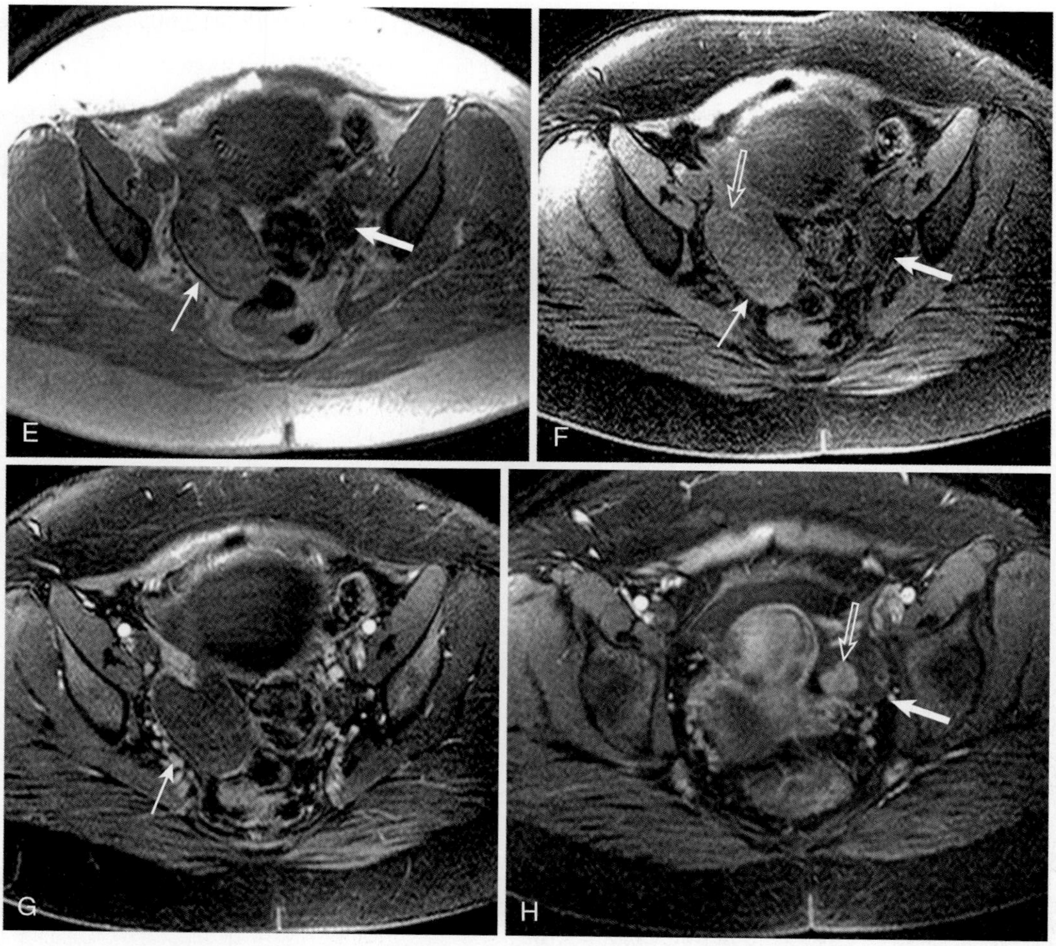

图10.23(续)　明显高信号的左卵巢增大较不明显。非脂肪抑制(E)和脂肪抑制(F)的T1WI显示卵巢呈低信号,特别是左侧卵巢(右卵巢,E和F,细箭头所示;左卵巢,E和F,粗箭头所示),伴极薄的高信号边缘,在脂肪抑制的图像中更为明显(F,空心箭头所示)。(G)病变不强化(箭头所示)。(H)卵巢相对轻度增强(粗箭头所示)和局灶匐行病变(空心箭头所示)可能是复杂黄体囊肿的后遗症。手术切除证实为右侧卵巢出血性缺血,左卵巢描述为水肿,而非缺血,这可能是间歇性低度缺血或部分扭转的结果。

床表现,将其分为良性(60%)、交界性、低度恶性(5%)和恶性(35%)。我们的任务是发现提示恶性的征象。例如,明显的实性成分、病灶较大(直径>4cm)、壁增厚、乳头状突起,或转移性扩散:腹水、淋巴结转移、腹膜种植以及盆壁侵犯(表10.5和表10.6,图10.26)。与宫颈癌(和子宫内膜癌)相比,卵巢上皮肿瘤的临床治疗很少随局部扩散而改变。鉴别良恶性并明确有无转移播散是影像学检查的主要目的,最终分期依赖于手术。

尽管不同上皮性卵巢肿瘤亚型的鉴别在很大程度上是理论性的,但亚型间预后和恶性潜能却有所不同。浆液性肿瘤约有40%为低度恶性潜能或恶性,而黏液性肿瘤此比例仅为20%。这两种主要组织学亚型的MRI征象在很大程度上存在重叠,但仍有一些重要的鉴别诊断特点(表10.7,图10.27和图10.28)。谨记浆液性肿瘤更可能是恶性的,而黏液性

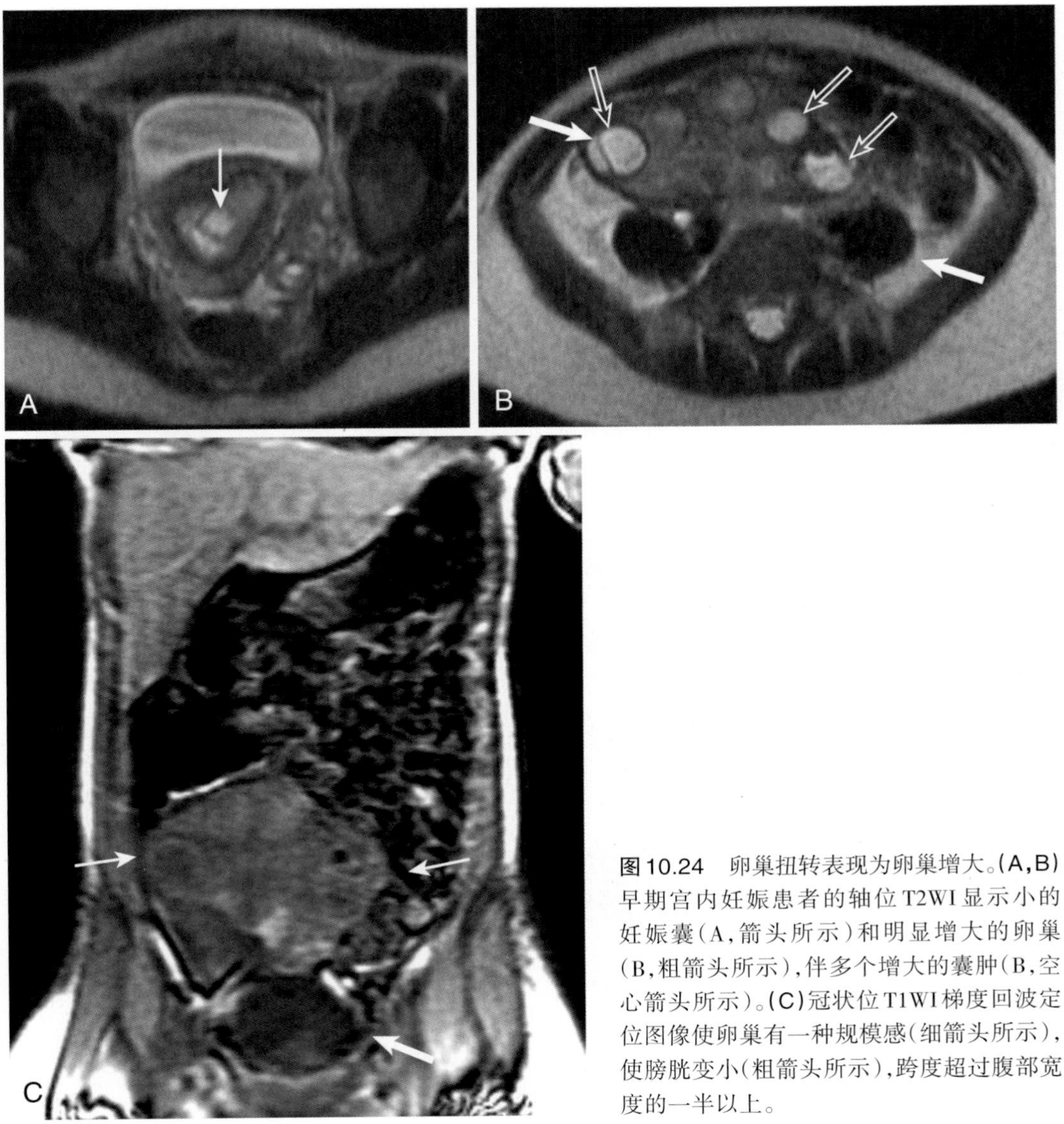

图10.24　卵巢扭转表现为卵巢增大。(A,B)早期宫内妊娠患者的轴位T2WI显示小的妊娠囊(A,箭头所示)和明显增大的卵巢(B,粗箭头所示),伴多个增大的囊肿(B,空心箭头所示)。(C)冠状位T1WI梯度回波定位图像使卵巢有一种规模感(细箭头所示),使膀胱变小(粗箭头所示),跨度超过腹部宽度的一半以上。

肿瘤有低级别黏液性腹膜内扩散的倾向(腹膜假性黏液瘤)。影像学检查最重要的目标是识别和排除恶性征象[6]。即使相对惰性的病变也可能是恶性肿瘤,因此,我们在提示恶性可能性上阈值应很低(图10.29)。

卵巢上皮性肿瘤的其他亚型则更为少见。子宫内膜样肿瘤和透明细胞瘤通常是恶性的,是子宫内膜异位症引起的最常见的恶性肿瘤(子宫内膜样肿瘤占首位)。一些较不常见的上皮性肿瘤很少有提示性的征象,且并不完全可靠。子宫内膜样癌表现为含有实性成分的较大的复杂囊性肿块,常为双侧病变(30%~50%)。透明细胞癌通常表现为有实性突起的单房囊肿。Brenner肿瘤恶性较为罕见,通常为小的T2低信号、实性或含有实性成分的多房囊性病变(可能伴有丰富的钙化)。其均匀低信号反映存在纤维基质,通常限制了可能的诊断范围(表10.8)。

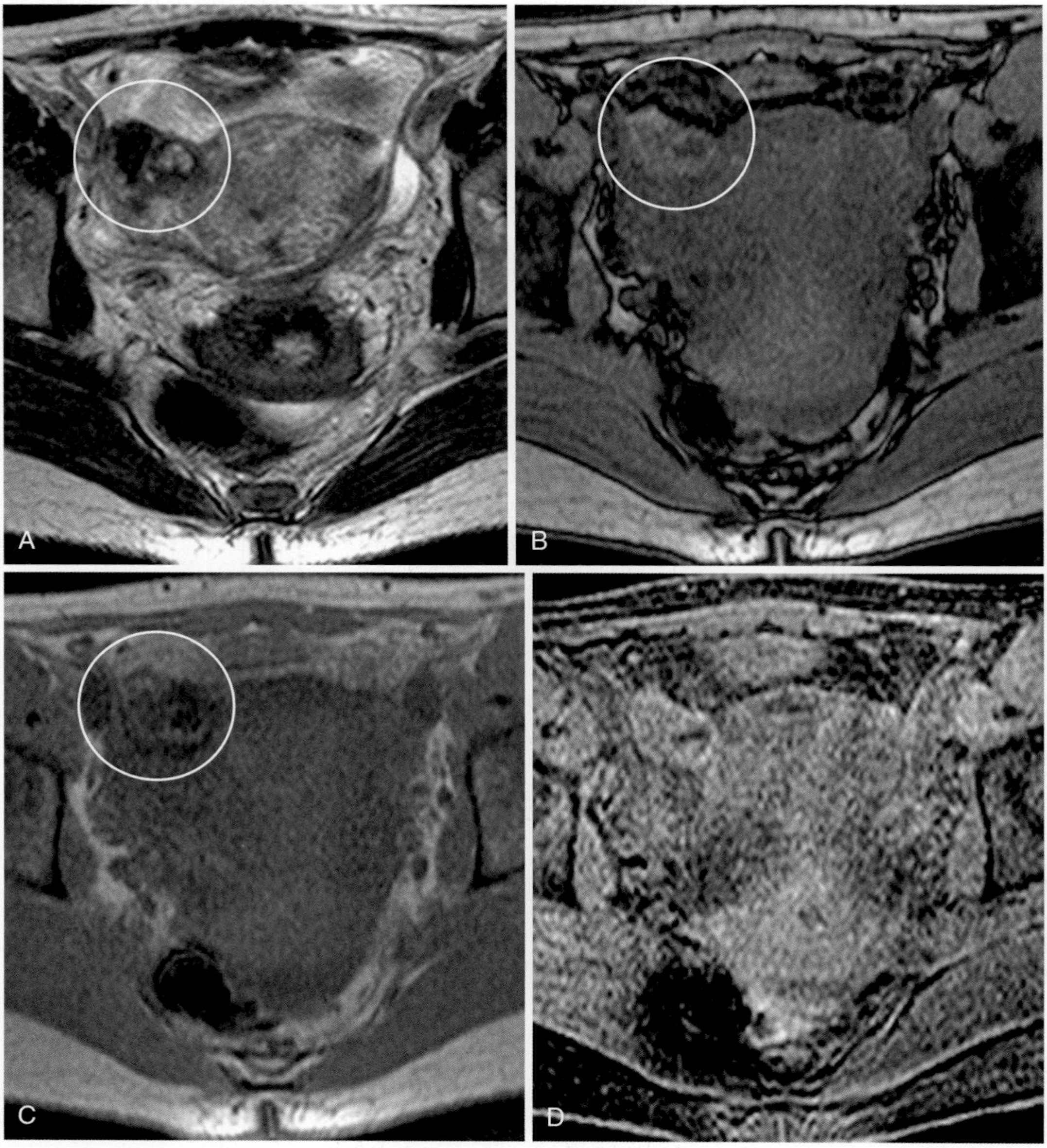

图10.25 异位妊娠。轴位T2WI(A)、T1WI反相位(B)和T1WI同相位(C)图像。右侧子宫角区见一个小的复杂囊性病变(圆圈所示),伴中央液体信号、周围薄的出血边缘,以及外侧相邻的低信号区(推测是出血)。平扫(D)、增强(E,F)T1WI脂肪抑制图像显示病变周围强化,提示炎症(E和F,箭头所示)。(G)相应的CT图像显示了病变(圆圈所示)附近的右下腹炎症(箭头所示)。甲胎蛋白含量约为35IU/mL,未发现宫内妊娠。(待续)

伴子宫内膜异位症则提示子宫内膜样癌或透明细胞癌。

囊腺纤维瘤是卵巢上皮性肿瘤的另一种亚型,通常为良性,表现为多房改变,伴病变内结节、斑块或分隔状的纤维组织(图10.30)。

其他原发性卵巢肿瘤 其他卵巢肿瘤类型相当罕见,占卵巢肿瘤的8%(性索间质肿瘤)和15%~20%(生殖细胞肿瘤)。生殖细胞肿瘤包括(成熟的和未成熟的)畸胎瘤、无性细胞瘤、内胚窦瘤、胚胎细胞癌和绒毛膜癌。

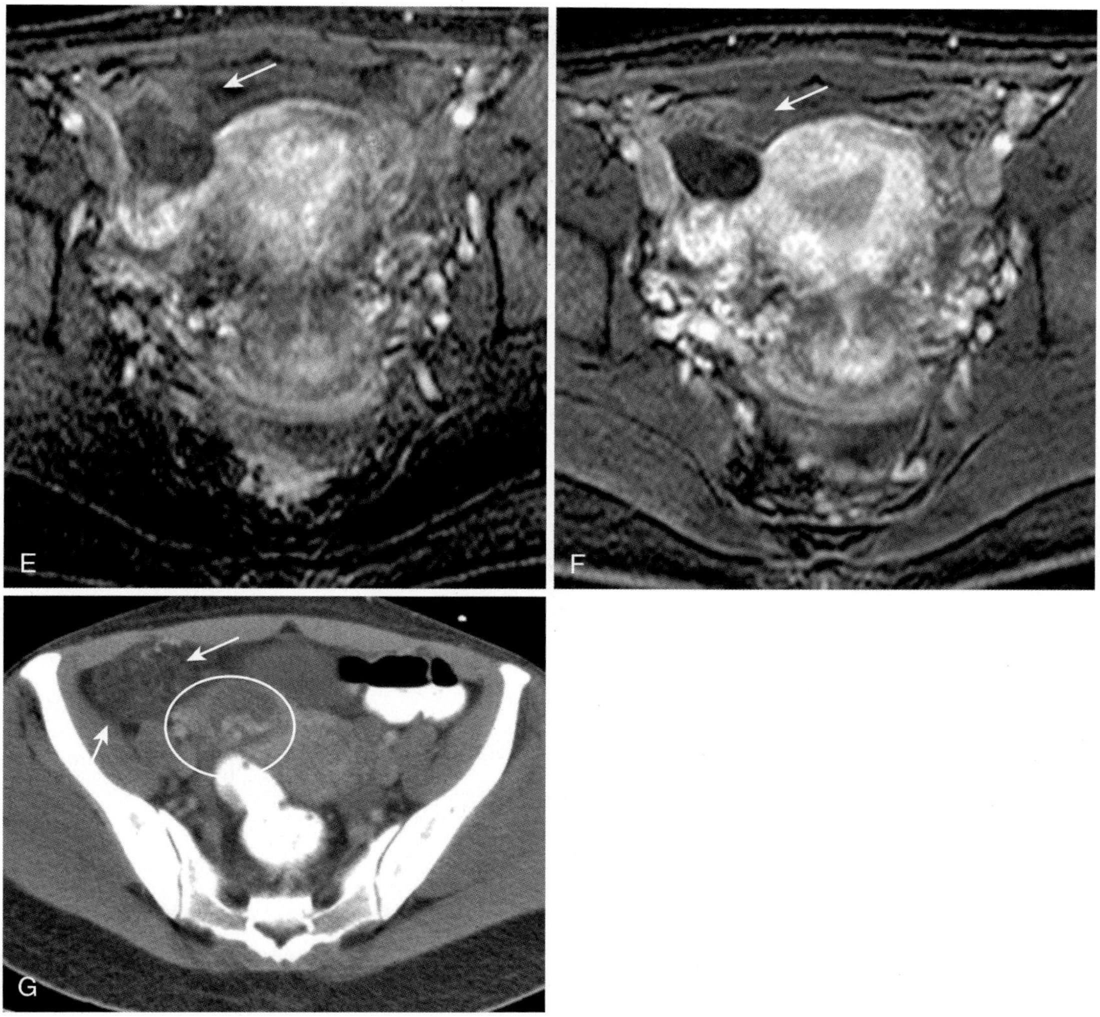

图10.25（续）

框10.6 卵巢肿瘤分类方案

上皮性肿瘤	无性细胞瘤
浆液性肿瘤	内胚窦瘤
黏液性肿瘤	胚胎细胞癌
子宫内膜样肿瘤	绒毛膜癌
透明细胞肿瘤	性索间质肿瘤
Brenner瘤	颗粒间质细胞瘤
未分化癌	颗粒细胞瘤
生殖细胞肿瘤	**纤维卵泡膜细胞瘤**
畸胎瘤	硬化性间质瘤
成熟型	支持间质细胞瘤
未成熟型	支持细胞瘤
	转移瘤

全面讨论这些最罕见的肿瘤超出了本书的范围。如前文所述，成熟畸胎瘤或皮样囊肿是年轻女性中最常见的良性卵巢肿瘤。成熟畸胎瘤影像学表现范围为从完全囊性到大部分含脂肪的肿块，对应T1高信号，在脂肪抑制序列中信号被抑制（见图10.9至图10.12）。壁结节常见，由于钙化或毛发的缘故，可能会出现低信号或磁敏感伪影（见图10.9和图10.10）。尽管未成熟畸胎瘤也可能含有少量脂肪，但其复杂性、边界不清、内部坏死和（或）出血以

表10.5 卵巢癌分期

分期	描述
Ⅰ	肿瘤局限于卵巢
ⅠA	肿瘤局限于一侧卵巢，包膜完整，表面无肿瘤，腹水或腹腔冲洗液中未找到恶性细胞
ⅠB	肿瘤局限于双侧卵巢，其余同ⅠA
ⅠC	肿瘤局限于一侧或双侧卵巢
ⅠC1	术中肿瘤破裂
ⅠC2	术前肿瘤包膜破裂，或卵巢表面出现肿瘤
ⅠC3	腹水或腹腔冲洗液中出现恶性细胞
Ⅱ	肿瘤累及一侧或双侧卵巢，伴有盆腔蔓延(盆腔缘以下)或原发性腹膜癌
ⅡA	肿瘤蔓延和(或)种植于子宫和(或)输卵管
ⅡB	肿瘤蔓延至盆腔其他腹膜内组织
Ⅲ	肿瘤累及一侧或双侧卵巢，伴有细胞学或组织学证实的盆腔外腹膜转移和(或)腹膜后淋巴结转移
ⅢA1 ⅢA1(i) ⅢA1(ii)	仅有腹膜后淋巴结转移 转移≤10mm 转移>10mm
ⅢA2	显微镜下，盆腔外(盆腔缘之上)腹膜转移，伴或不伴腹膜后淋巴结转移
ⅢB	肉眼可见的盆腔外腹膜转移≤2cm，伴或不伴腹膜后淋巴结转移，包括肝或脾包膜扩散
ⅢC	肉眼可见的盆腔外腹膜转移>2cm，伴或不伴腹膜后淋巴结转移，包括肝或脾包膜扩散
Ⅳ	腹腔之外的远处转移
ⅣA	胸腔积液细胞学阳性
ⅣB	肝和(或)脾实质转移，转移至腹腔外器官(包括腹股沟淋巴结和腹腔外淋巴结)

表10.6 提示卵巢上皮性肿瘤恶性的征象

变量	良性	恶性
大小	直径<4cm	直径≥4cm
组成	完全囊性	实性成分 乳头状突起
囊壁	薄(<3mm)	厚
腹水	无	可能伴种植
其他		淋巴结肿大 盆壁侵犯

表10.7 卵巢浆液性和黏液性上皮肿瘤特点

特点	浆液性	黏液性
临床		
良性	25%	20%
恶性	50%	10%
恶性概率	60%良性 15%低度恶性潜能 25%恶性	80%良性 10%~15%低度恶性潜能 5%~10%恶性
影像		
大小	较小	较大
形态	单房 薄壁	多发 小囊
信号强度	均一	可变
乳头状突起	常见	罕见
钙化	沙砾状	线样
双侧	常见	罕见
癌	较常见	腹膜假性黏液瘤

及实性成分可掩饰其恶性本质。

内胚窦瘤(卵黄囊瘤)和无性细胞瘤最典型的特征可能是其与激素分泌有关,并常见于年轻女性。内胚窦瘤通常会分泌α-甲胎蛋白,无性细胞瘤有时会产生HCG。两者均有可变的外观表现,具有复杂性和实性成分。这两种肿瘤(以及其他甚至更罕见的生殖细胞肿瘤)都在年轻女性附件复杂实性肿块的鉴别诊断中(图10.31)。

性索间质肿瘤起源于胚胎性腺间质,意味着其起源于卵母细胞周围的卵巢细胞[7,8]。非生殖细胞和非上皮细胞的类型包括颗粒细胞、卵泡膜细胞、支持细胞、间质细胞和成纤维细胞。颗粒细胞和卵泡膜细胞参与雌激素的合成,间质细胞分泌雄激素。这些细胞类型的肿瘤(分别为颗粒细胞瘤、卵泡膜瘤和间

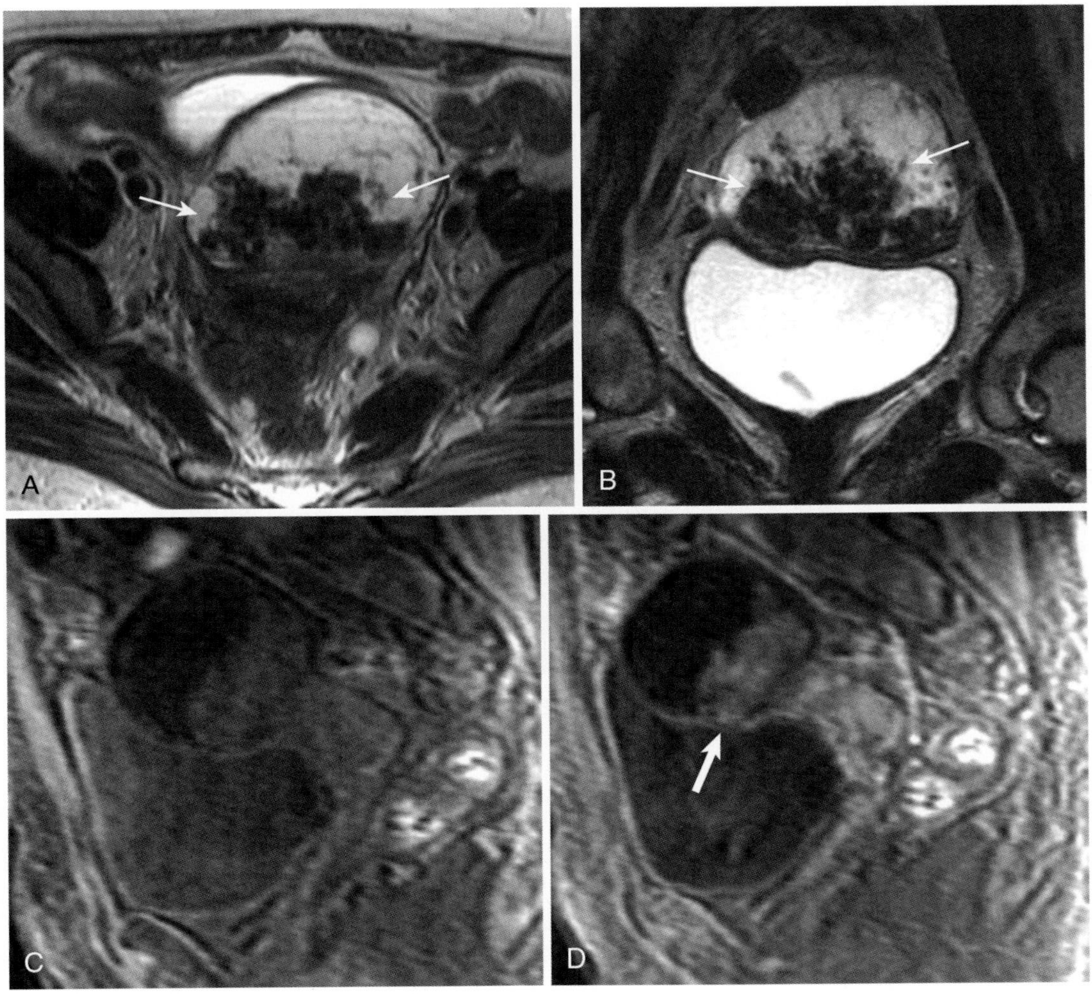

图10.26 卵巢上皮性肿瘤的恶性征象。轴位(A)和冠状位(B)T2WI显示附壁乳头状赘生物(箭头所示)几乎填满了囊壁稍增厚的单房囊性附件肿块。平扫(C)和增强(D)矢状位脂肪抑制T1WI显示囊壁赘生物可见强化(粗箭头所示),为浆液性囊腺癌中的多种实性成分。在另一低级别浆液性囊腺癌患者的轴位T2WI(E)、轴位T1WI(F)、矢状位T2WI脂肪抑制(G)和矢状位T1WI增强(H)图像也显示出类似的征象(尽管复杂程度较低),呈较小且局限的乳头状赘生物(E和G,细箭头所示),增强后轻度强化(H,粗箭头所示)。(待续)

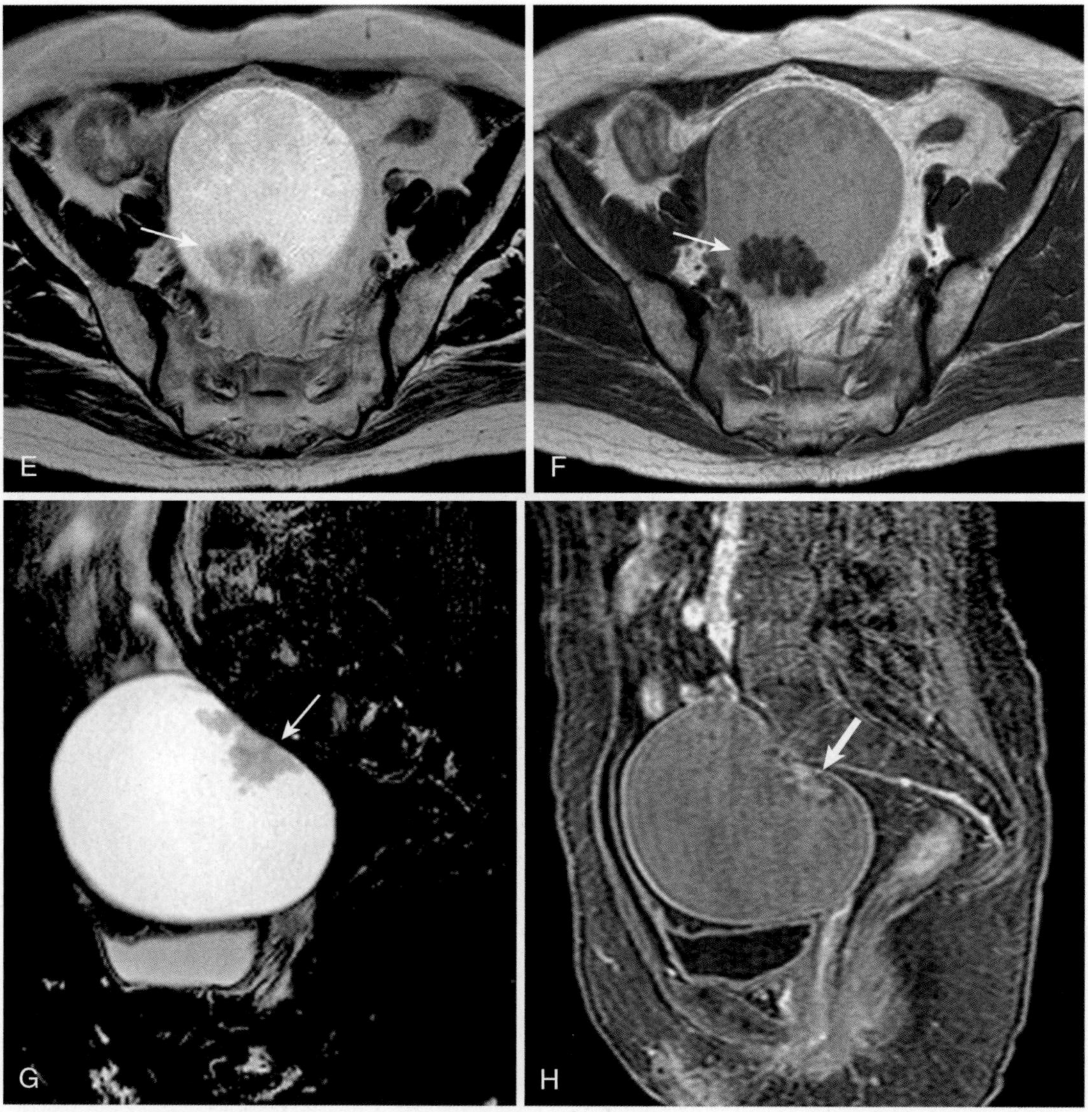

图10.26(续)

质细胞瘤)通常与激素水平升高有关,这些病变可为良性也可为恶性。

成纤维细胞和卵泡膜细胞常共同形成一系列良性肿瘤,根据纤维组织和有激素活性的卵泡膜细胞的相对含量来命名。纤维瘤是最常见的间质肿瘤,通常发生于绝经后女性,常见于单侧,且无激素活性。纤维瘤在所有脉冲序列中常为单纯均匀低信号,增强后轻度强化,可能用肉眼很难察觉(图10.32和图10.33)。通过观察减影图像或测量病灶信号强度值并与对照组(如肌肉)相比,病变强化约为15%。检查是否存在腹水(和胸腔积液)从而构成Meigs综合征(卵巢良性肿瘤、胸腔积液和腹水)。这是一种暂时性现象,在肿瘤切除后消退,可能是质硬肿块的摩擦作用刺激腹腔液体生成。

卵泡膜细胞瘤和纤维卵泡膜细胞瘤虽然含有脂质并且具有激素活性，但通常所含脂质不足以通过MRI（或显微镜下）检出。仅在绝经后女性、认为没有子宫雌激素刺激者，才能将卵泡膜细胞瘤或纤维卵泡膜细胞瘤与纤维瘤相鉴别。

颗粒细胞瘤是最常见的恶性卵巢性索间质肿瘤，占所有恶性卵巢肿瘤的不到5%。颗粒细胞瘤也是最常见的分泌雌激素的卵巢肿瘤，一小部分发生于青春期前少女（不同于卵泡膜细胞瘤/纤维卵泡膜细胞瘤）。呈大卵泡生长模式，伴多房囊性间隙，影像学表现常因伴有出血、纤维变性、不规则生长或坏死而变得复杂。因此，颗粒细胞瘤表现范围从大部

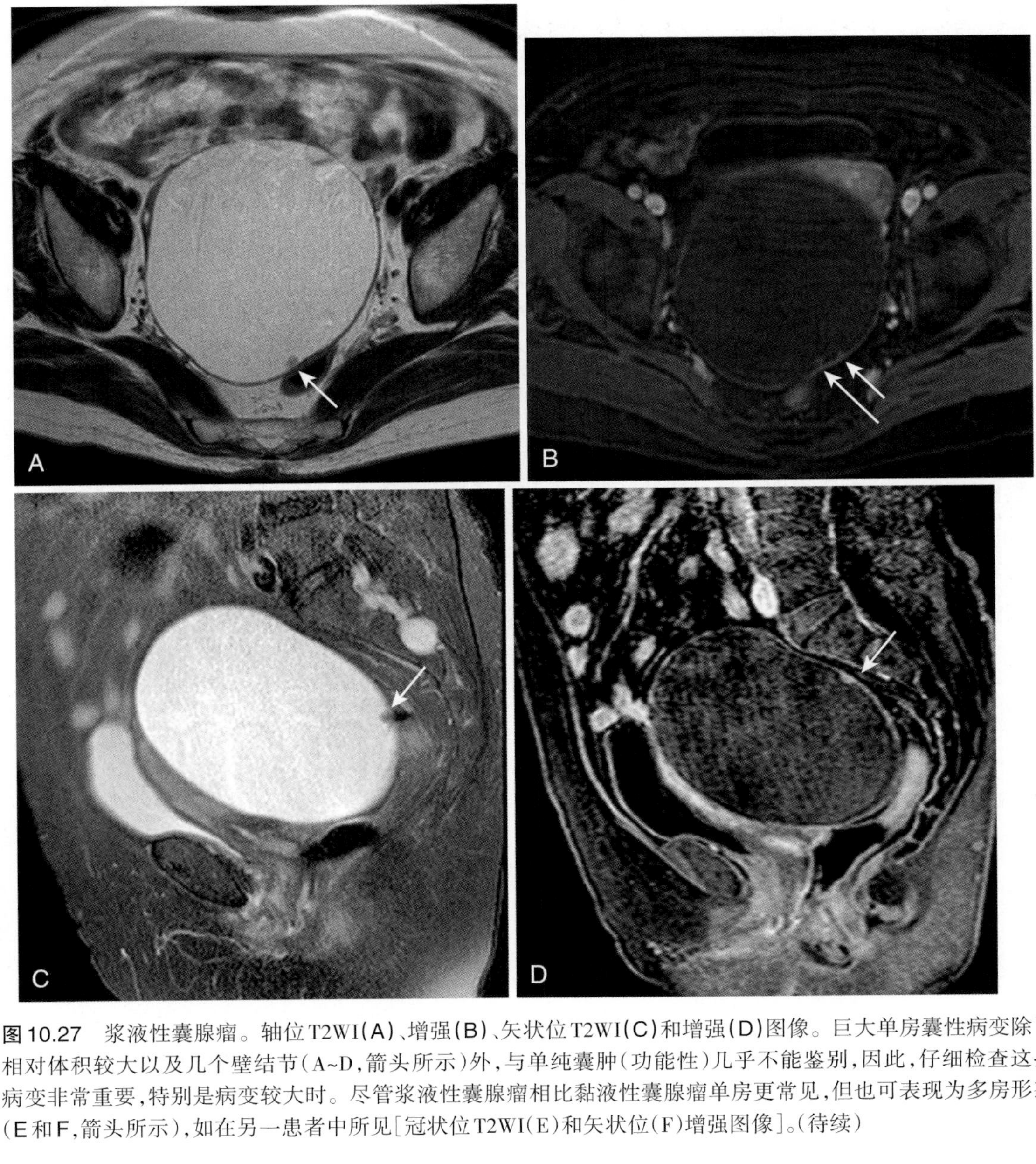

图10.27 浆液性囊腺瘤。轴位T2WI（A）、增强（B）、矢状位T2WI（C）和增强（D）图像。巨大单房囊性病变除了相对体积较大以及几个壁结节（A~D，箭头所示）外，与单纯囊肿（功能性）几乎不能鉴别，因此，仔细检查这些病变非常重要，特别是病变较大时。尽管浆液性囊腺瘤相比黏液性囊腺瘤单房更常见，但也可表现为多房形态（E和F，箭头所示），如在另一患者中所见［冠状位T2WI（E）和矢状位（F）增强图像］。（待续）

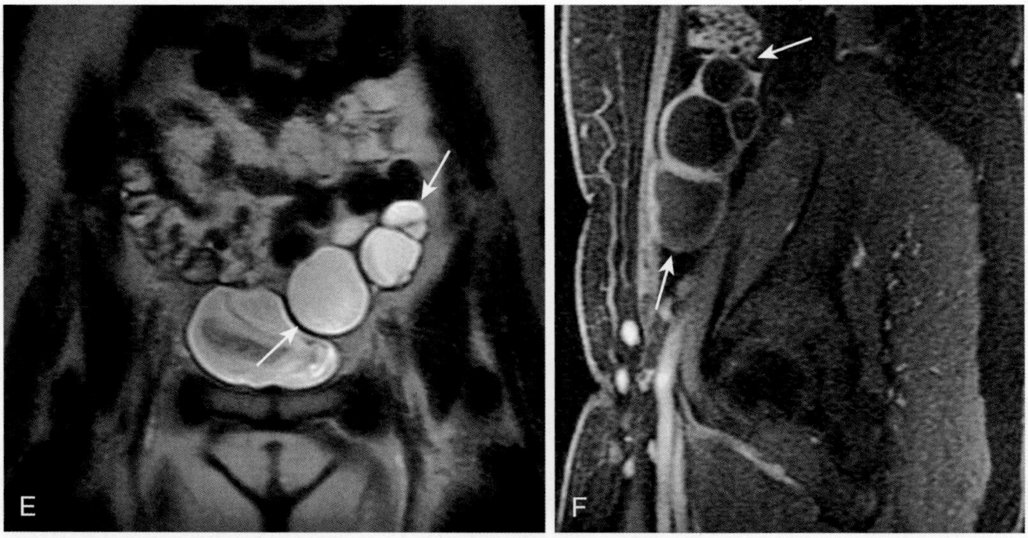

图10.27（续）

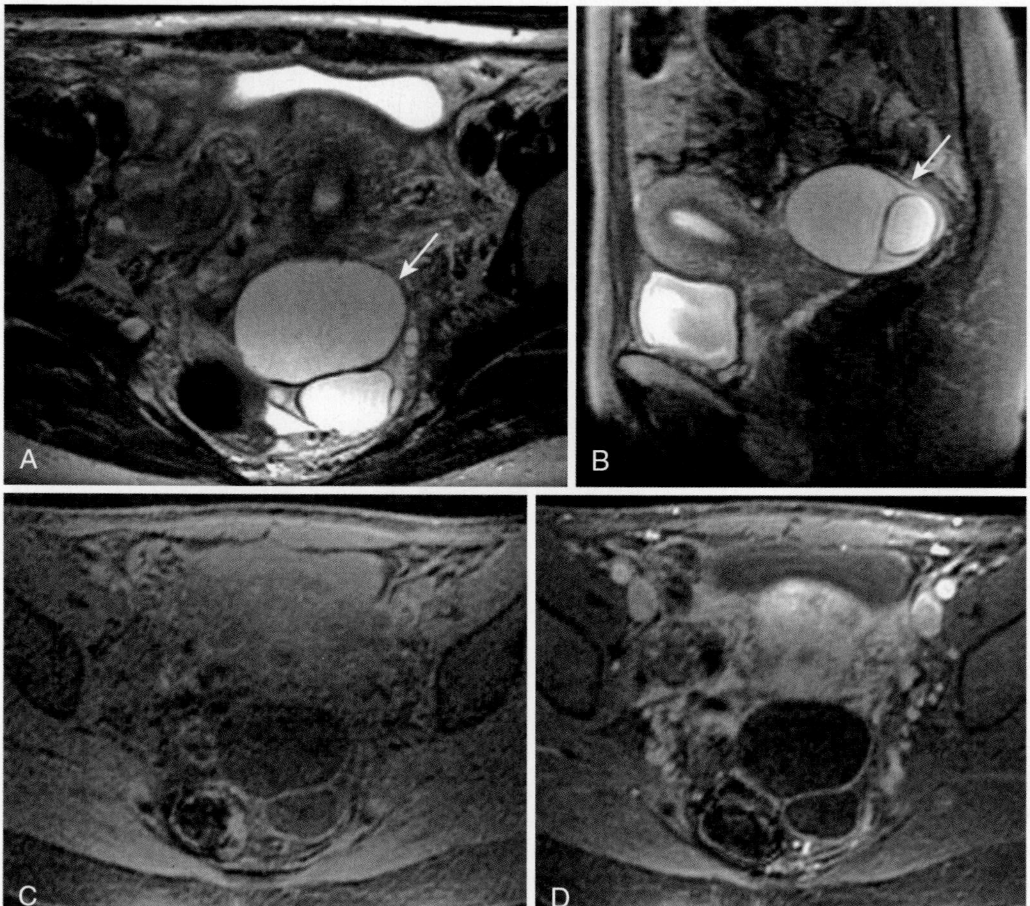

图10.28　黏液性囊腺瘤。左侧卵巢黏液性囊腺瘤（箭头所示）的轴位T2WI（A）和矢状位脂肪抑制T2WI（B）显示病变呈多房囊性，伴薄壁分隔，无其他复杂性证据。平扫（C）和增强（D）图像证实病变无恶性特征。

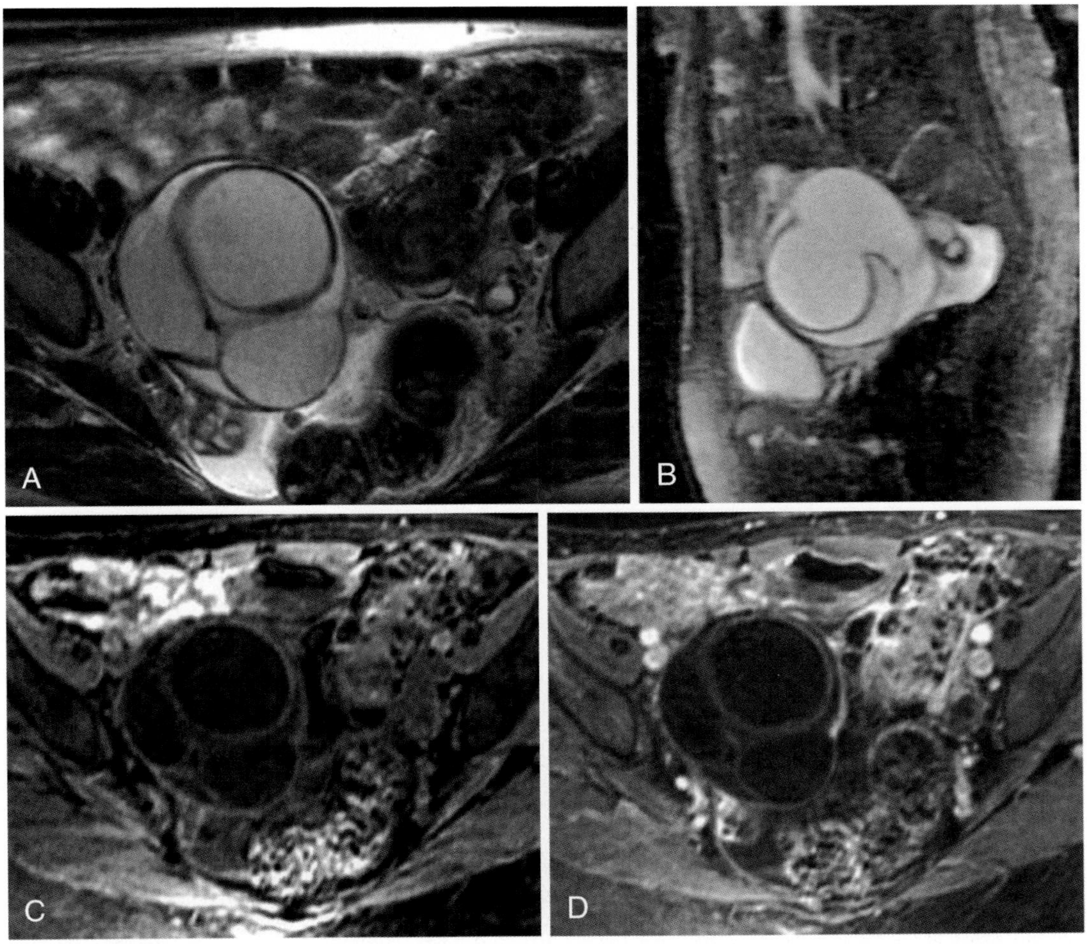

图10.29 黏液性囊腺瘤。轴位T2WI(A)和矢状位T2WI脂肪抑制(B)图像显示中等大小的多房囊性病变,分隔轻度增厚。T1WI平扫(C)和增强(D)图像未发现其他潜在的恶性特征。根据影像学表现,可以确定为肿瘤,但不能确定是否为恶性。建议进行手术,切除后证实是无浸润的黏液性囊腺瘤。

表10.8 卵巢T2低信号病变的鉴别诊断

病变	组织构成
非肿瘤性	
子宫腺肌瘤	浓缩的出血产物
卵巢扭转	急性出血
肿瘤性	
囊腺纤维瘤	致密胶原基质增生
纤维瘤	纤维间质
Brenner瘤	丰富的纤维间质
Krukenberg瘤	反应性间质增生
卵巢外	
带蒂平滑肌瘤	致密胶原蛋白

分实性到大部分囊性不等,可能伴有出血灶(图10.34)。

支持间质细胞瘤是一系列由分泌雄激素的支持和间质细胞组成的病变。作为最常见的男性化卵巢肿瘤,支持间质细胞瘤非常罕见,仅占卵巢肿瘤的不到0.5%。影像学表现无特异性,范围从实性到囊性,多样的T2低信号反映存在纤维基质,最典型的特征是分泌雄激素。

硬化性间质瘤是一种罕见的性索间质肿

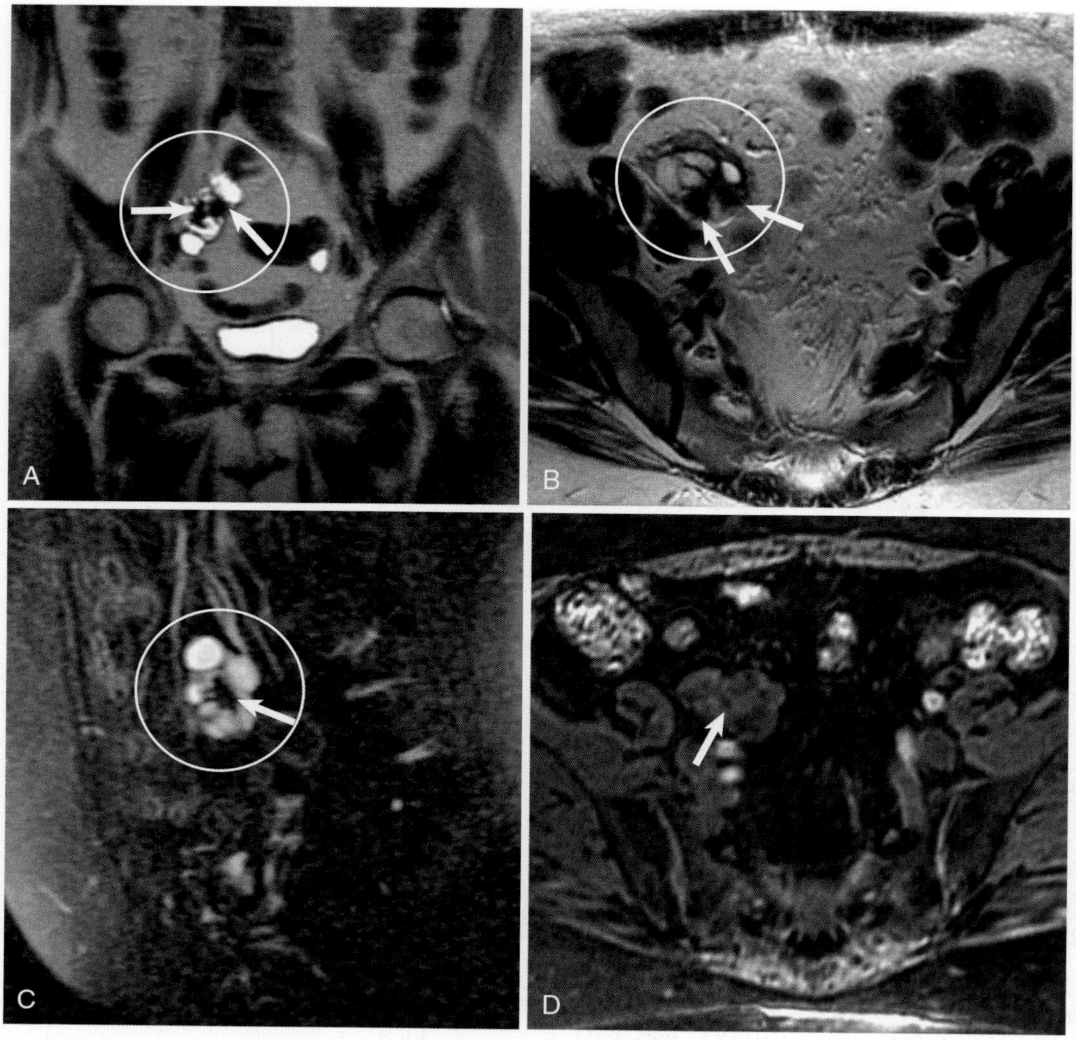

图10.30 囊腺纤维瘤。右侧卵巢囊腺纤维瘤（圆圈所示）的冠状位（A）、轴位（B）T2WI和矢状位脂肪抑制（C）图像显示至少有两团黑色的纤维组织（箭头所示）。（D）分隔和纤维斑块轻度强化（箭头所示）。

瘤，通常发生于20~30岁。其影像学特征被称为“假小叶结构”，表现为低信号、轻度强化的结节被T2高信号的间质包绕。病变由快速强化的细胞和逐渐强化的乏细胞胶原成分结合，使其影像学表现以周围强化伴向心性进展为特点。

继发肿瘤 继发性卵巢肿瘤主要由转移性胃癌、乳腺癌和结肠癌组成。当肿瘤起源于原发性胃肠道恶性肿瘤时，会使用“Krukenberg瘤”的名称。尽管影像学表现无特异性，但病变通常是双侧的，且卵巢组织对于转移瘤有形成结缔组织的倾向，导致转移瘤实性部分呈T2低信号。老年患者双侧卵巢实性病变（低信号），特别是患有已知的原发性（胃、乳腺或结肠）恶性肿瘤的患者，强烈提示转移性疾病（图10.35）。

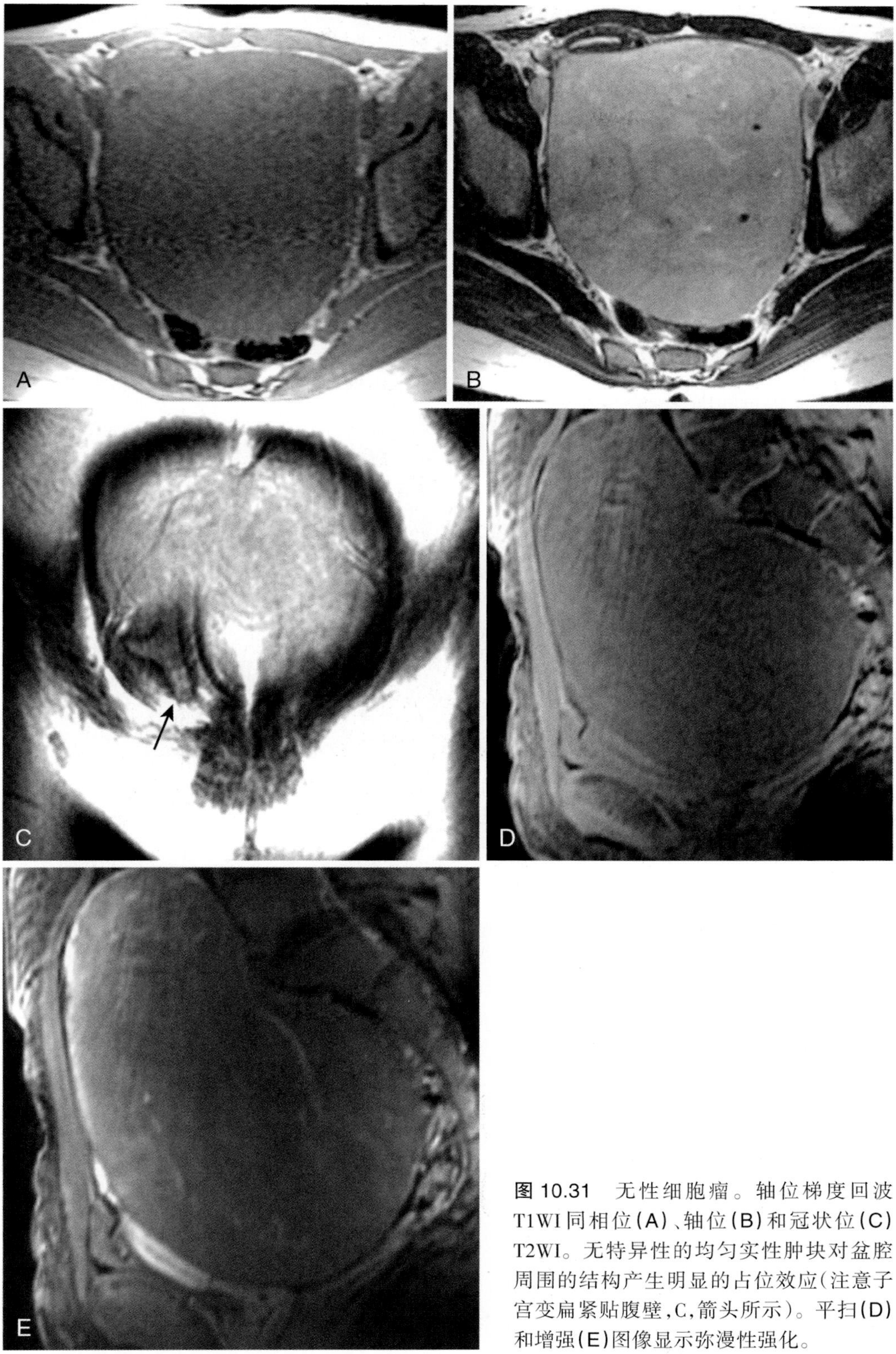

图10.31　无性细胞瘤。轴位梯度回波T1WI同相位(A)、轴位(B)和冠状位(C)T2WI。无特异性的均匀实性肿块对盆腔周围的结构产生明显的占位效应(注意子宫变扁紧贴腹壁,C,箭头所示)。平扫(D)和增强(E)图像显示弥漫性强化。

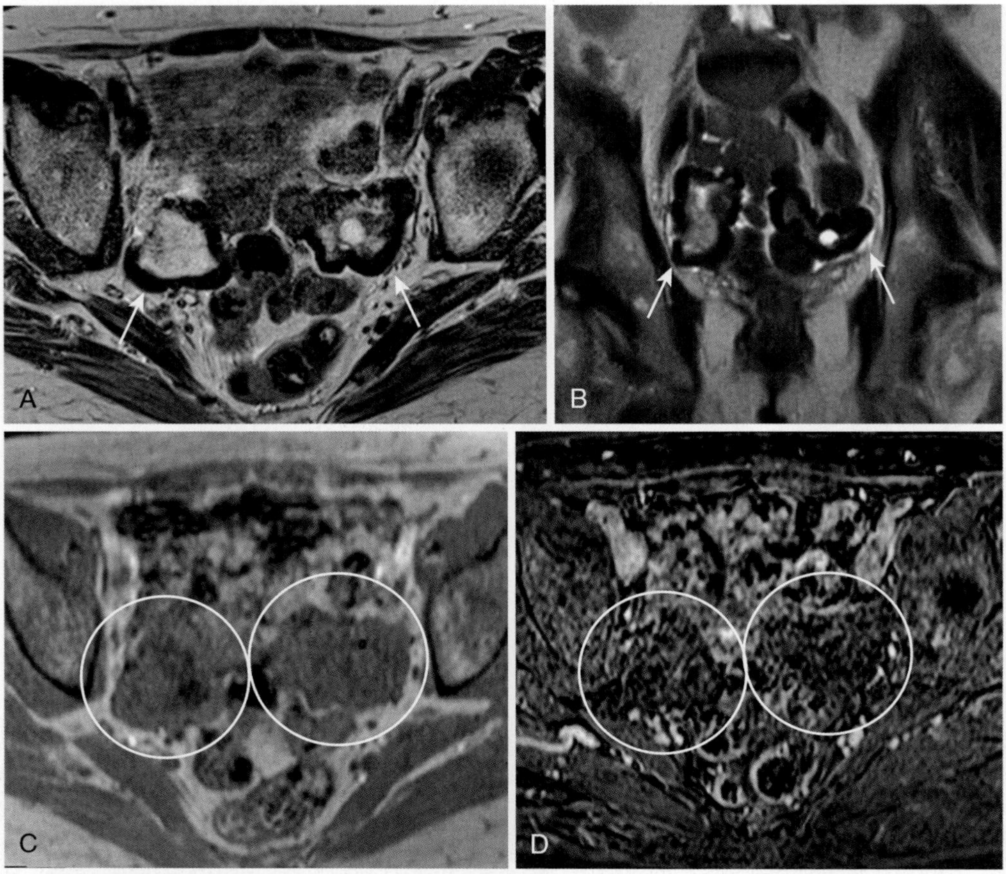

图10.32　双侧纤维瘤。在轴位(A)和冠状位(B)T2WI中,可见匐行低信号(箭头所示)使双侧卵巢外形扭曲。(C)同相位轴位T1WI梯度回波图像显示病变呈均匀稍低信号至等信号(圆圈所示),信号特点强烈提示为纤维组织。(D)增强减影图像可见双侧病变轻度强化(圆圈所示)。

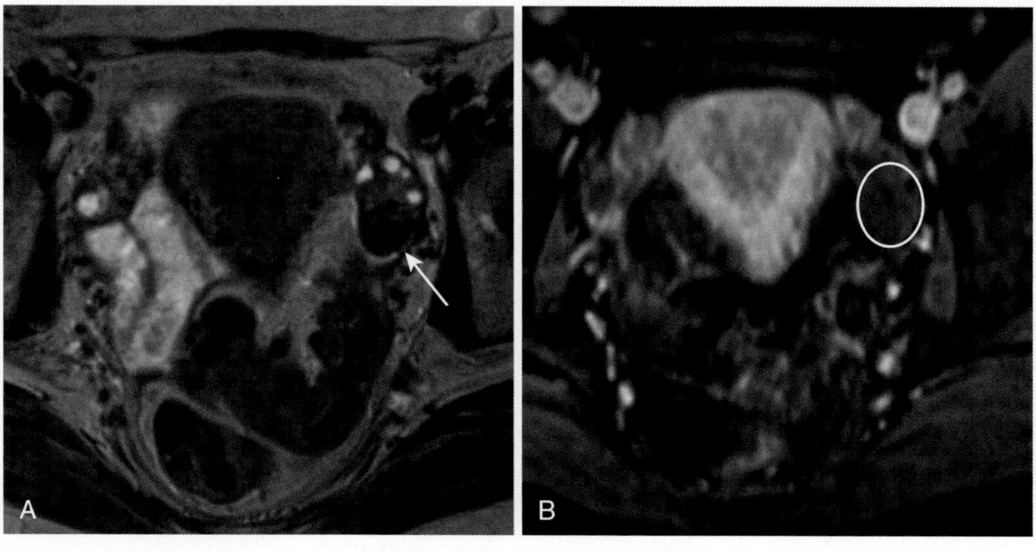

图10.33　卵巢纤维瘤。轴位T2WI(A)显示左侧卵巢一小纤维瘤(A,箭头所示),在T1WI脂肪抑制增强图像(B)中呈极低信号,轻度强化(B,圆圈所示)。

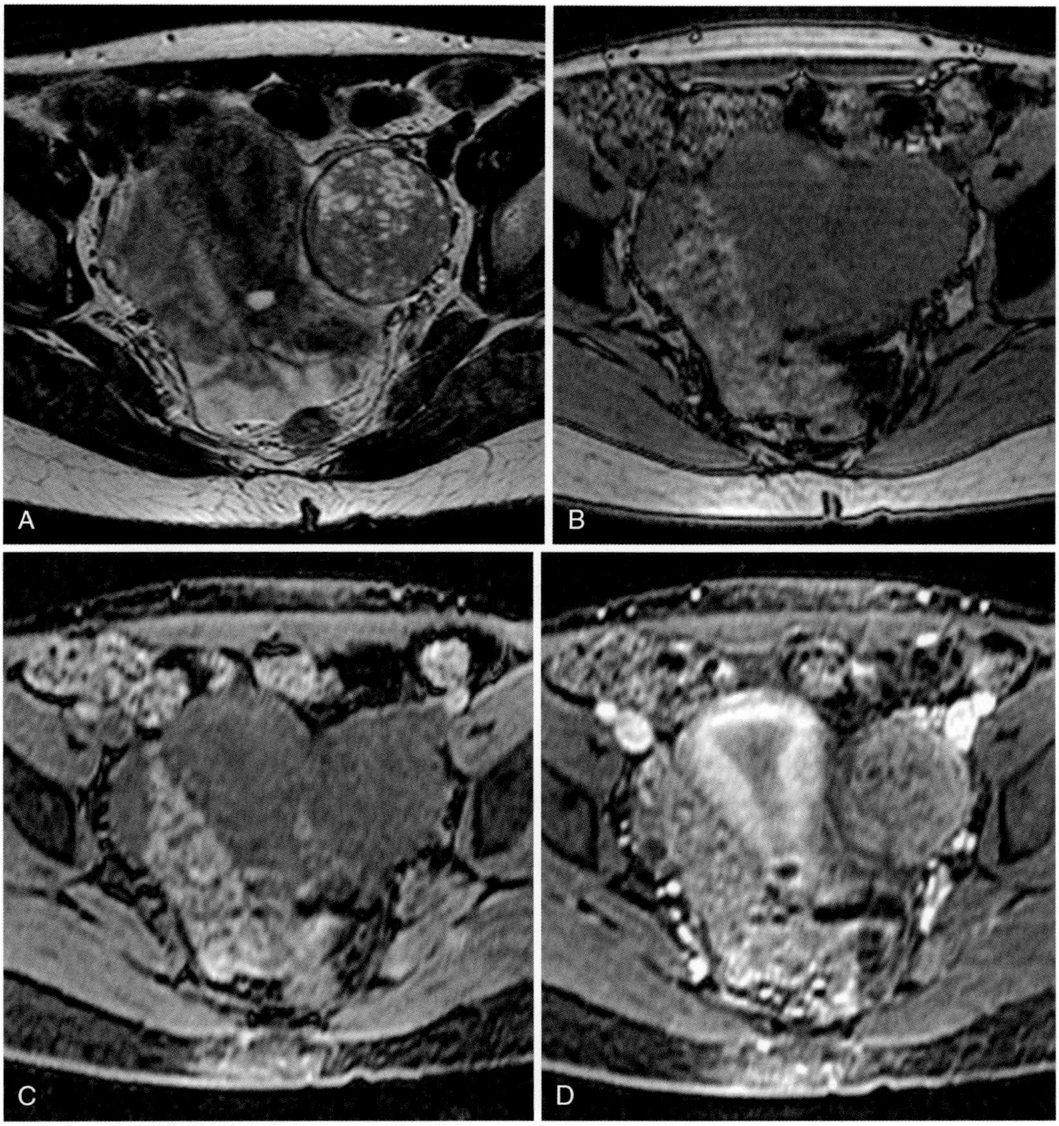

图10.34 颗粒细胞瘤。(A)本例患者的轴位T2WI显示肿瘤大部分为实性,伴点状高信号囊性灶。反相位(B)和脂肪抑制T1WI(C)显示病灶呈均匀等信号,可除外出血。(D)静脉注射钆对比剂后,可见中等强化。

其他病变

卵巢整体异常

双侧卵巢整体异常通常是由激素失调引起的(除非伴外源性病变累及,如转移性疾病)。此类型卵巢表现范围从接近正常到严重增大的囊性卵巢,或从接近正常的多卵泡卵巢[是多囊卵巢综合征(PCOS)的一种形式,见于青春期,并与促卵泡激素(FSH)水平轻度降低有关]到卵巢过度刺激综合征。

多囊卵巢综合征 多卵泡卵巢和多囊卵巢的区别主要在于其临床情况。PCOS(或Stein-Leventhal综合征)是一种临床表现为雄

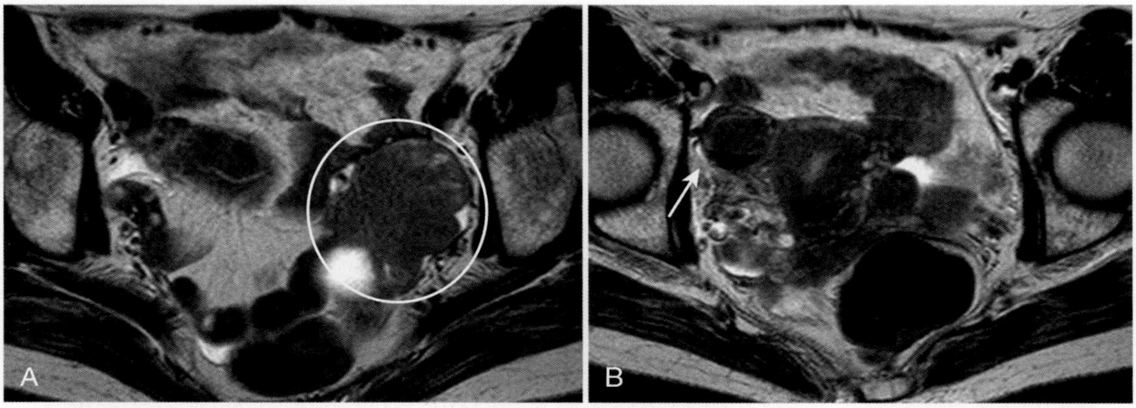

图10.35 卵巢转移性病变。(A,B)轴位T2WI。可见不规则形实性肿块取代了左卵巢(圆圈所示),较小的更低信号病灶使右侧卵巢轻度扩张变形(B,箭头所示)。

激素过多伴慢性无排卵的疾病,没有潜在的肾上腺或垂体病因。这些患者的典型表现为卵巢增大(通常是双侧),含多个稍增大的、周边分布的卵泡(图10.36)。为了辅助诊断,建立了以下影像学标准,包括:①卵巢体积>10cm³;②每个卵巢卵泡≥12个;③优势卵泡≤10mm;④卵泡周边分布。这些条件至少要满足两项或三项才能作为诊断依据[9]。这些标准作为超声诊断的工具而设计,可将其视为MRI的一般准则。多囊卵巢与PCOS卵巢的区别在于其没有临床症状,影像学表现并无差异。

多卵泡卵巢本质上是青春期中后期的多囊卵巢。促性腺激素未完全搏动和相对较低的FSH水平引起卵巢轻微的整体改变。卵巢大小范围从正常到稍大不等,并可见许多小卵泡(≤10mm),其表现一般不如多囊卵巢显著。

卵巢过度刺激综合征 卵巢过度刺激综合征(OHSS)是一种罕见的由生育药物,特别是促性腺激素疗法引起的医源性疾病。临床表现从轻度不适到威胁生命的多器官紊乱(包括血液浓缩、血容量减少、凝血障碍、肾功能异常和呼吸困难)。根据临床和影像学资料,主要将患者分为轻度、中度和重度三种类型。轻度OHSS患者表现为轻度的腹部不适,且卵巢直径通常<5cm。中度OHSS患者的卵巢大小为5~10cm,伴体重增加、呕吐和腹水。重度OHSS患者的卵巢增大至10cm以上,临床表现恶化,包括大量腹腔积液、胸腔积液、低血压和电解质失衡。多发增大的卵巢囊肿也是其典型表现,MRI表现与重度卵巢水肿和PCOS重叠(图10.37)。尽管在某些情况下影像学征象可能无法鉴别,但临床表现差异很大,可以明确诊断(尽管随着OHSS卵巢增大,扭转的可能性也会增加)。

盆腔深部子宫内膜异位症 根据其T1高信号,通常很容易诊断子宫内膜异位症。然而,实性子宫内膜异位症由异位子宫内膜腺体和间质细胞组成,间质细胞嵌在致密的纤维组织和平滑肌中,使其T2信号较低。此外,由于实性子宫内膜异位症通常位于正常的T2低信号结构附近(如子宫骶韧带、直肠乙状结肠前壁的固有肌层、膀胱后壁和圆韧

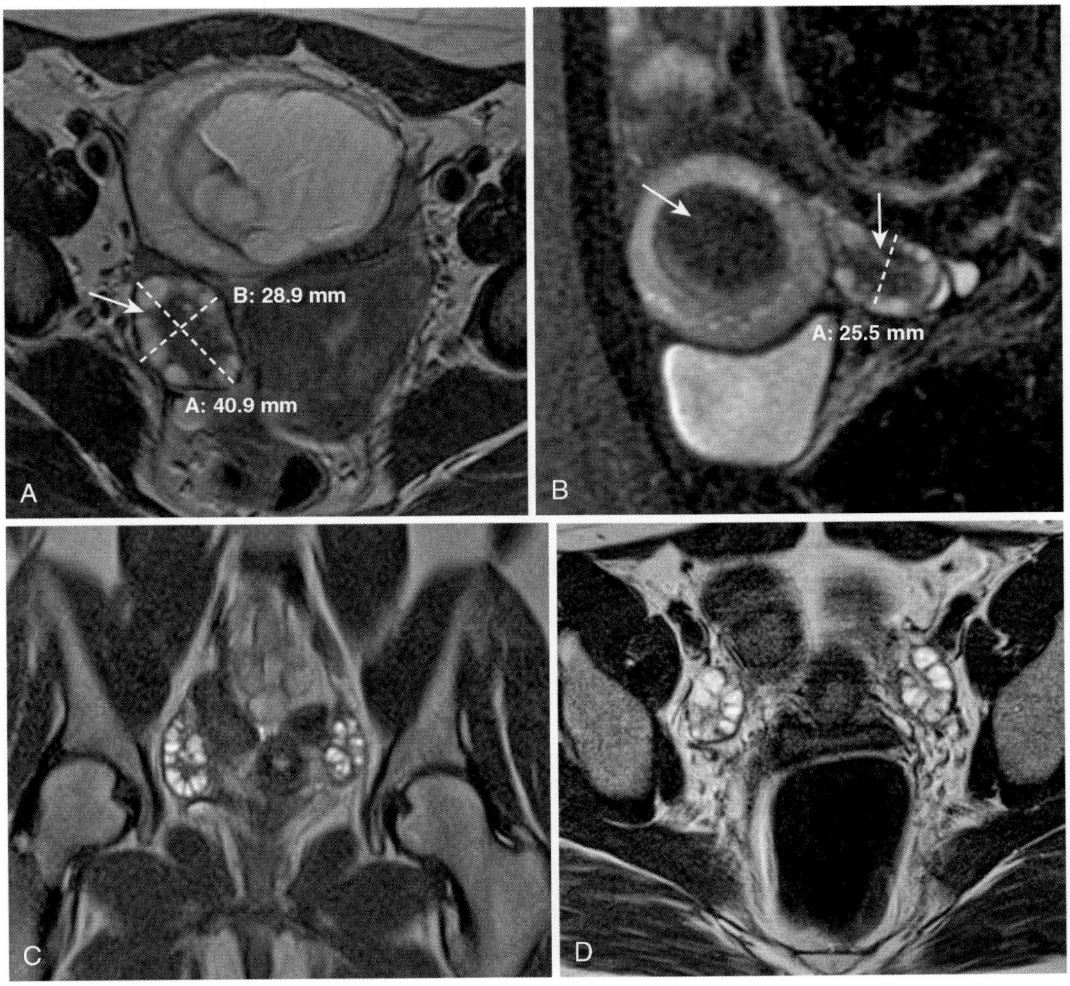

图10.36 多囊卵巢。临床上表现为多囊卵巢综合征(PCOS)的患者的轴位(A)和矢状位脂肪抑制(B)T2WI显示右卵巢增大,伴外周多个亚厘米级的卵泡和中央肥大的间质组织(A,箭头所示),支持此临床诊断。左卵巢(未示出)表现出相似的特征。前方的复杂囊性肿块在脂肪抑制的图像中显示中央信号衰减(B,箭头所示),提示皮样囊肿中存在脂肪。在另一不伴PCOS临床皮肤改变的PCOS患者的冠状位(C)和轴位(D)T2WI中,双侧卵巢轻度扩大,伴多发卵泡外周分布,无优势卵泡。

带),这些位置使病变识别变得更加复杂。异位子宫内膜腺体呈可变的T1信号和T2高信号,有助于将其与纤维瘤区分开(图10.38)。

血管性病变

尽管血管性病变在概念上与其他附件病变毫无相似之处,但某些影像学征象存在重叠。鉴于流动的血液在自旋回波图像中通常呈流空信号,扩张的盆腔静脉在T2加权图像中偶尔会表现出高信号,类似输卵管积水等其他管状结构(图10.39)。管腔内强化配合静脉强化可避免潜在的误诊。

3种主要的血管疾病为盆腔动静脉畸形(AVM)、盆腔淤血综合征或盆腔静脉曲张以及卵巢静脉血栓(表10.9)。回顾盆腔的正常解剖结构是讨论这些病变的起点(图10.40)。

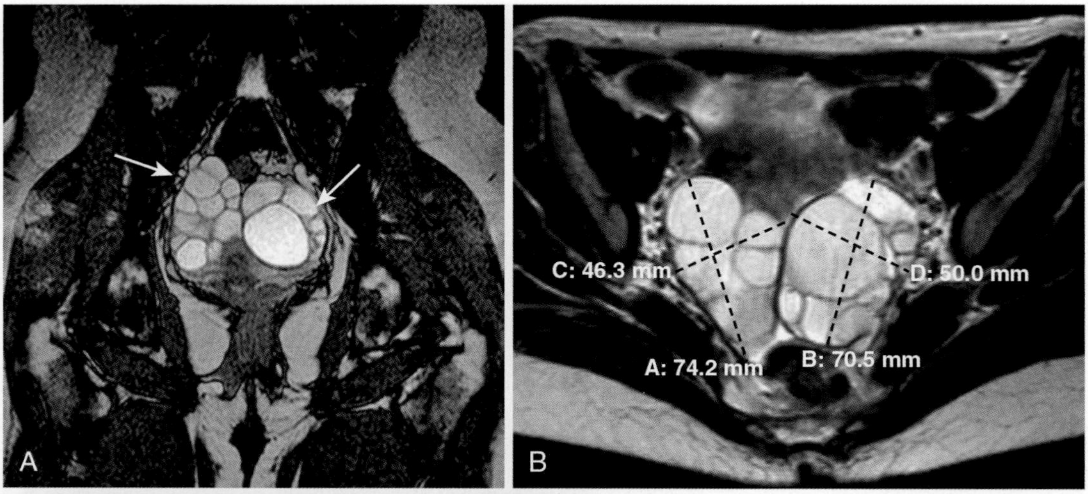

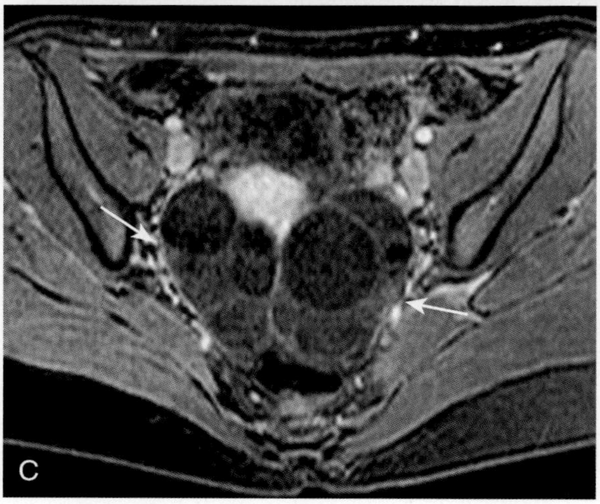

图 10.37　卵巢过度刺激综合征。(A)接受生育治疗的患者的稳态冠状位定位图像显示双侧卵巢囊性增大(箭头所示)。(B)轴位T2WI获得的测量结果远远超出正常数值,且卵巢囊肿的大小和数量增加使卵巢结构和间质组织消失。(C)轴位增强的T1WI脂肪抑制图像显示强化组织偏心性压迫周围增大囊肿的边缘(箭头所示)。

盆腔脏器的动脉血供来自成对的卵巢动脉(起自肾动脉下方水平的腹主动脉)和成对的髂内动脉分支(主要是子宫动脉和阴道动脉)。这些血管沿盆腔脏器侧面相互汇合形成弓形结构。除了左卵巢静脉汇入左肾静脉而不是下腔静脉以外,静脉引流本质上反映了动脉血供。

盆腔动静脉畸形　AVM主要分为子宫型、阴道型和盆腔型。潜在的异常是动脉和静脉的异常连接,巢状扩张的血管通道使动脉血流和静脉引流量增加。AVM的共同特征是蜿蜒的管状结构,表现出流动性、有强化,并可见引流静脉早期强化(图10.41)。在自旋回波序列中,AVM可见信号流空。血液质子是移动的目标,其迅速从感兴趣区流出,以至于无法暴露在产生信号所必需的90°激发和180°重聚脉冲之下。作为血管结构,AVM增强后明显强化(等同于动脉),且在T1加权增强图像中呈持续高信号,与血管结构一致。在子宫型AVM情况下,病变集中在子宫肌层,继而破坏了正常的子宫带状解剖结构。

获得性AVM较先天性AVM更常见,通常由创伤性和感染性病因引起,如扩张和刮除术、宫内节育器、盆腔手术、感染、妊娠滋养细

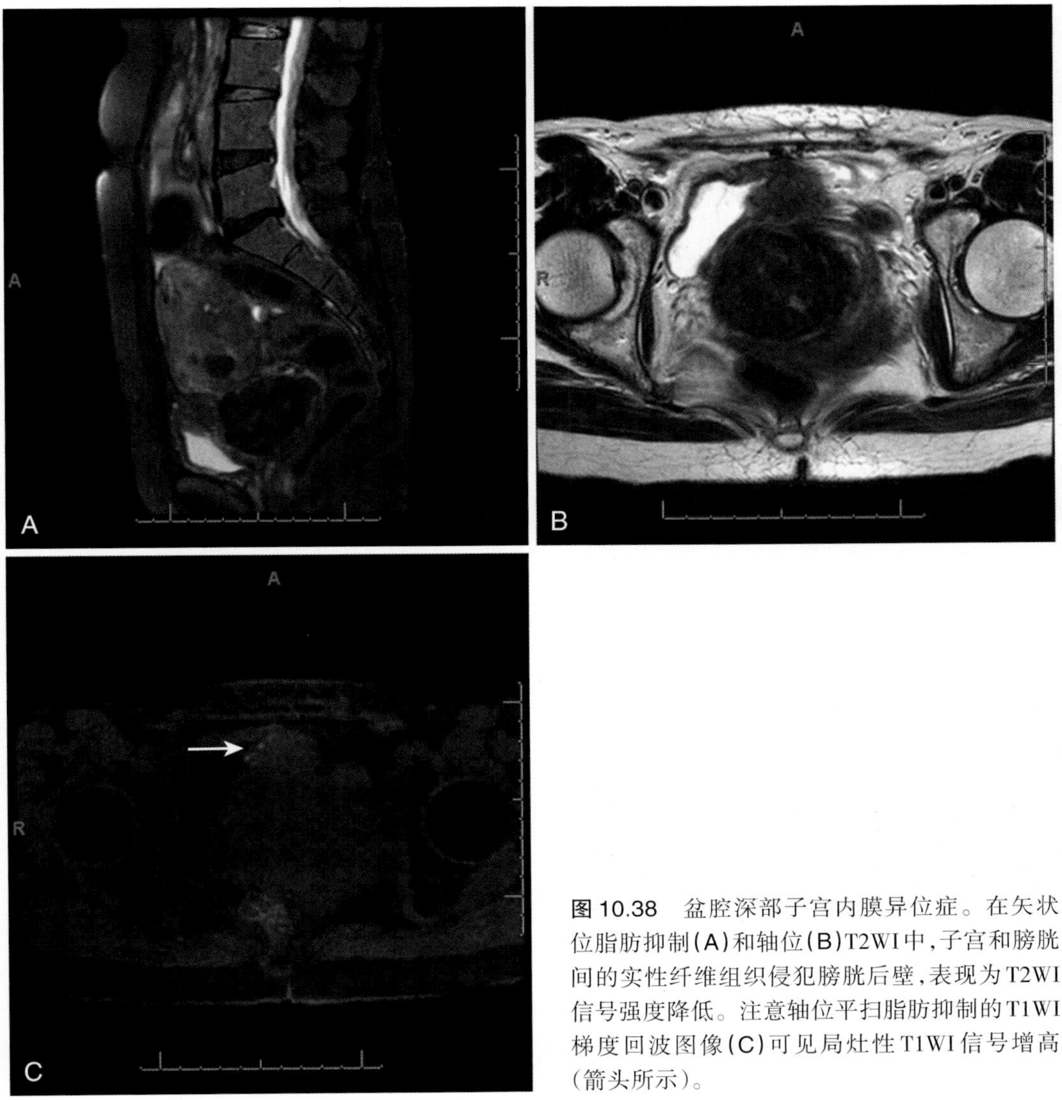

图10.38 盆腔深部子宫内膜异位症。在矢状位脂肪抑制(A)和轴位(B)T2WI中,子宫和膀胱间的实性纤维组织侵犯膀胱后壁,表现为T2WI信号强度降低。注意轴位平扫脂肪抑制的T1WI梯度回波图像(C)可见局灶性T1WI信号增高(箭头所示)。

胞疾病(GTD)、子宫内膜癌或宫颈癌以及已烯雌酚暴露。鉴别诊断包括GTD(可能与子宫AVM共存)、妊娠物滞留(伴有近期妊娠和HCG升高)和盆腔淤血综合征。

盆腔淤血综合征 盆腔淤血综合征与盆腔静脉曲张、盆腔静脉瓣功能不全和盆腔静脉综合征是同义词。这种疾病还没有被完全了解,目前已提出多种病因。这些因素包括青春期和妊娠期间盆腔血流的生理性增加、激素性血管舒张、机械性阻塞(主动脉和肠系膜上静脉之间的左肾静脉、右髂总动脉下方的右髂总静脉、主动脉后方的左肾静脉)和原发性瓣膜功能不全。尽管该疾病定义为由扩张的盆腔静脉引起的非周期性慢性盆腔疼痛,但患病和未患病女性的影像学表现可能有重叠。在适当的临床情况下,盆腔淤血综合征的影像学标准包括4条同侧迂曲的子宫旁静脉,其中至少一条直径≥4mm,或卵巢静

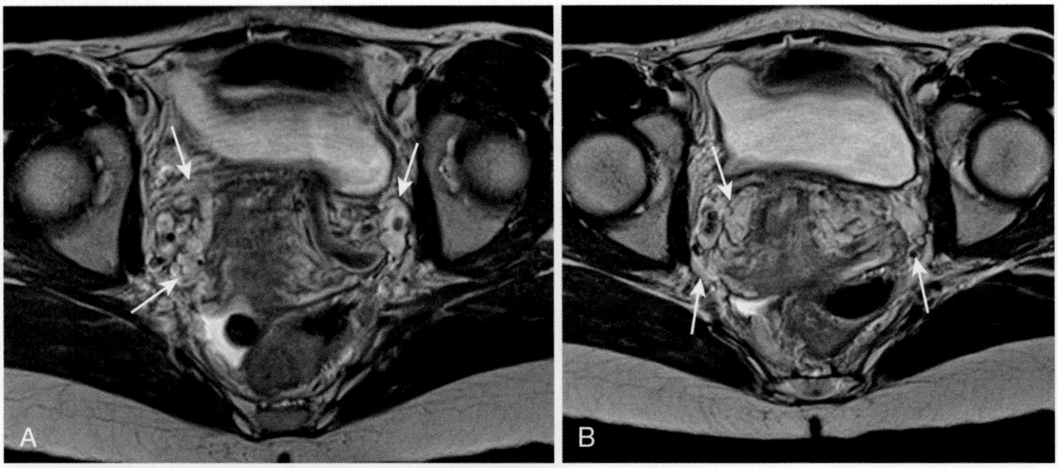

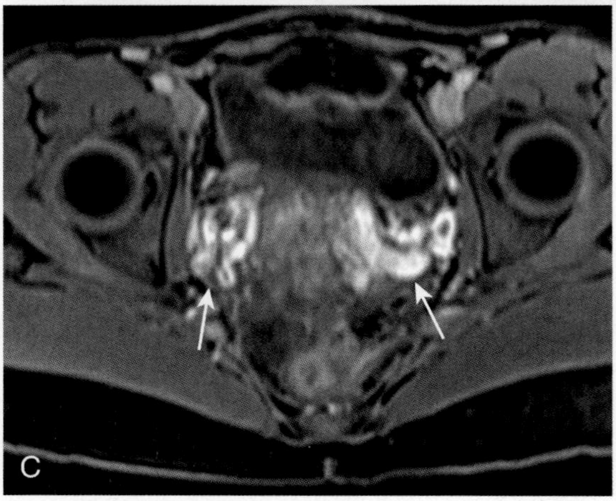

图 10.39 正常的盆腔静脉类似输卵管积水或充满液体的管状结构。经过盆腔下部子宫直肠陷凹平面的轴位 T2WI(A,B)以及增强 T1WI脂肪抑制(C)图像显示多发管状高信号病变(较膀胱信号低),增强后明显强化(箭头所示),程度超过髂静脉,可能是动静脉瘘造成的。

表10.9 血管性病变

病变	临床表现	影像学表现
盆腔动静脉畸形	既往创伤史	早期强化 血管扩张 血管迂曲、纠缠
盆腔淤血综合征	生理因素	静脉扩张 静脉显著↑
卵巢静脉血栓	非特异性三联征(下腹痛、发热、腹部可触及绳状肿块)	增强后无强化 无流空信号

脉直径>8mm[10]。

卵巢静脉血栓 卵巢静脉血栓的诊断并不困难,类似其他(血管性)诊断,然而通常不容易被临床医师和放射医师考虑到。典型的临床三联征包括右下腹疼痛、发热和触及腹部绳索状肿块。临床和影像学的重点集中在其他方面,如卵巢扭转或TOA。只要记住在寻找异常时包括血管结构即可。在自旋回波

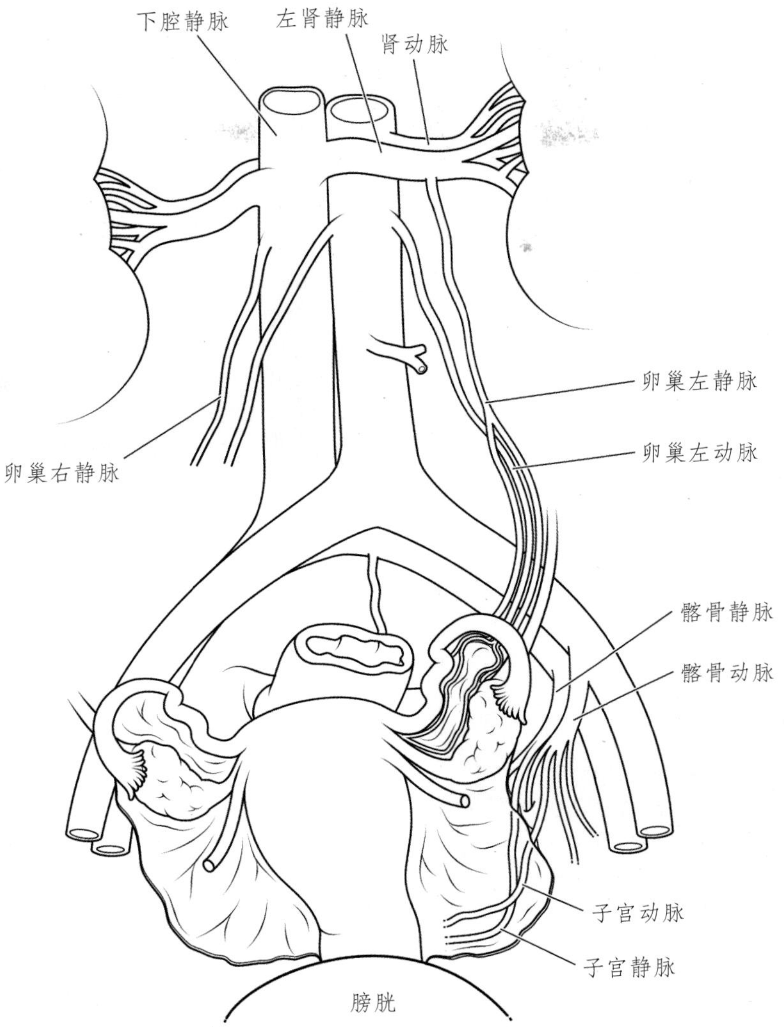

图10.40　盆腔血管解剖。

图像中寻找正常的流空信号，T1加权图像中的高信号提示可能存在血栓，在增强图像（飞行时间法或稳态图像）中明确有无充盈缺损（图10.42）。

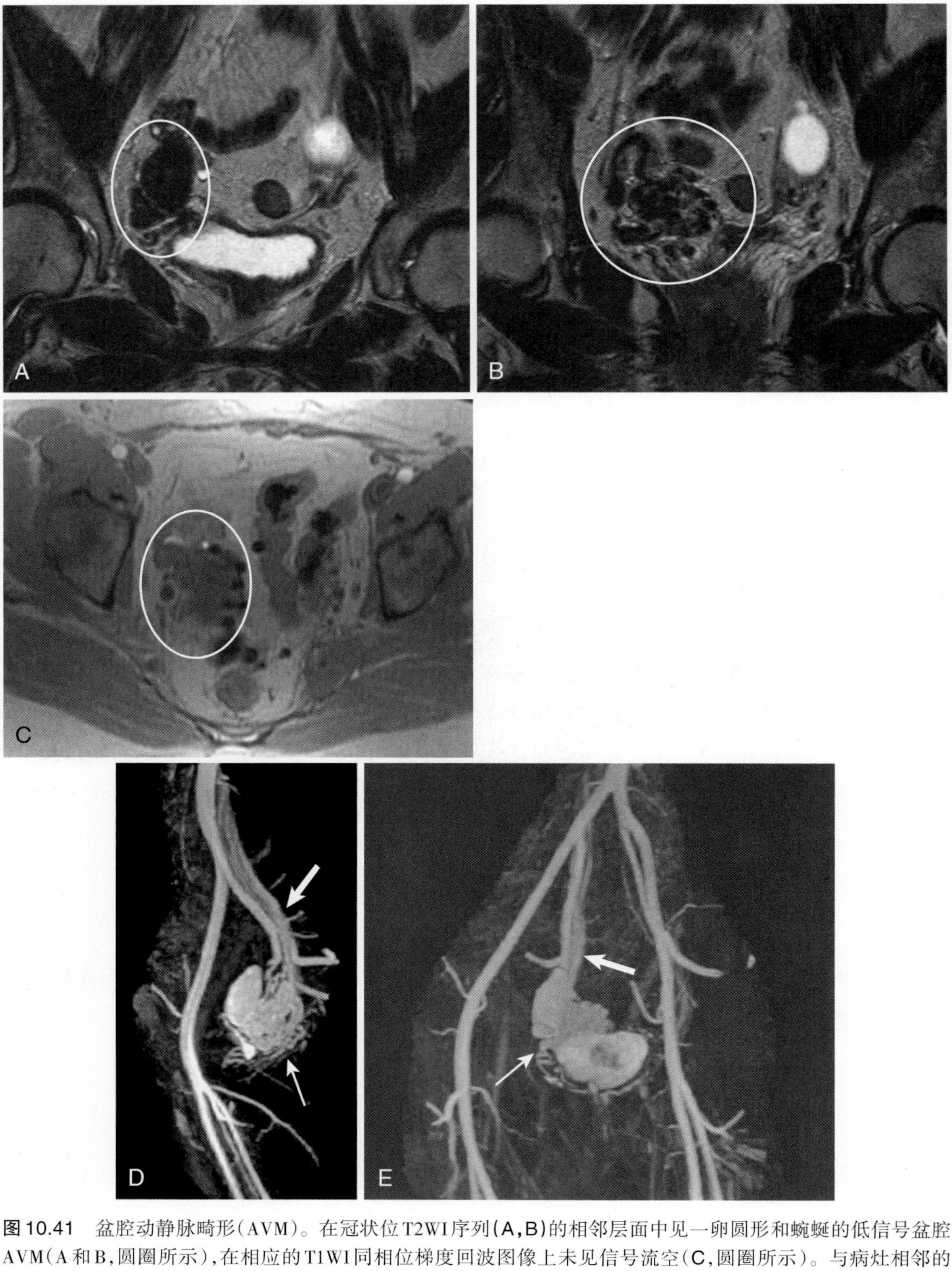

图10.41　盆腔动静脉畸形(AVM)。在冠状位T2WI序列(A,B)的相邻层面中见一卵圆形和蜿蜒的低信号盆腔AVM(A和B,圆圈所示),在相应的T1WI同相位梯度回波图像上未见信号流空(C,圆圈所示)。与病灶相邻的低信号来自乙状结肠憩室中的气体。与对侧(E)相比,(D,E)盆腔MRI血管造影(MRA)动脉期最大密度投影重建图像(D)显示病灶明显强化(细箭头所示),早期引流入髂内静脉(粗箭头所示)。

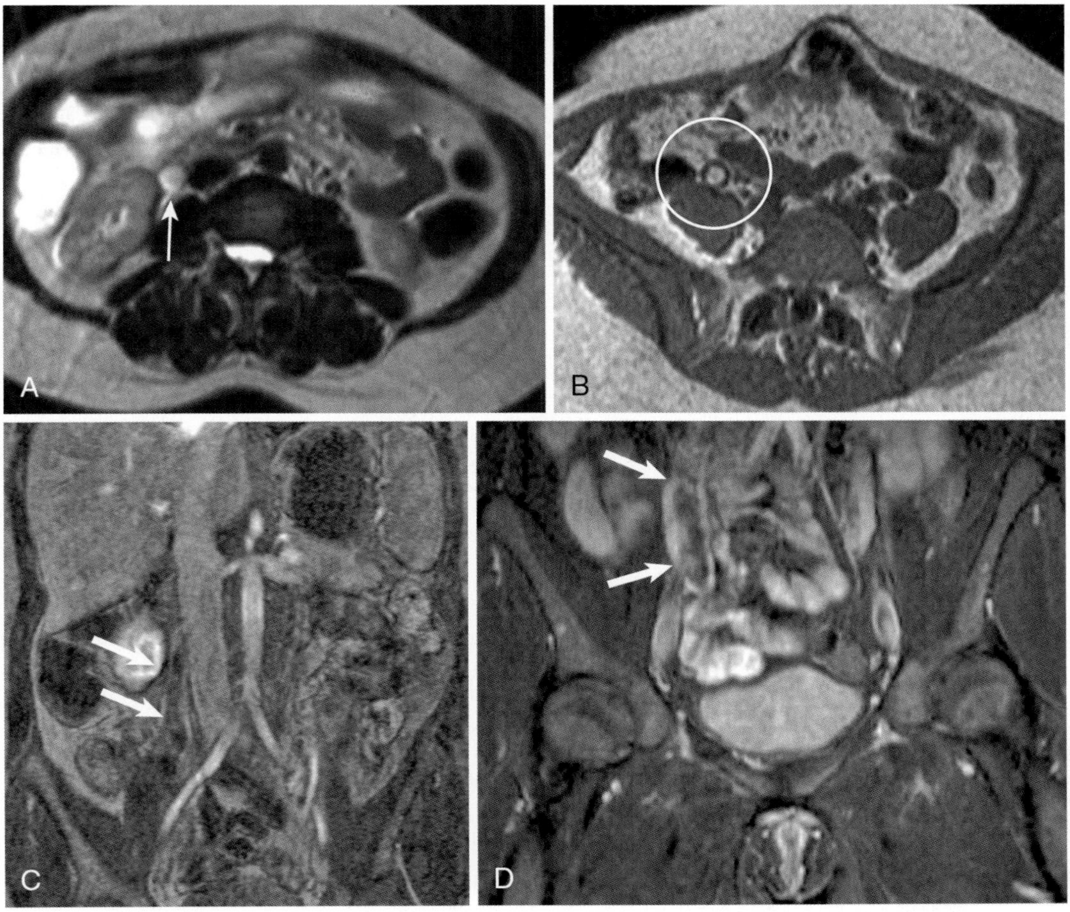

图10.42　卵巢静脉血栓。(A)T2WI显示一圆形高信号(箭头所示),代表卵巢静脉远端,与右肾附近的下腔静脉相邻。(B)在同相位T1WI梯度回波图像中相应的高信号提示急性血凝块(圆圈所示)。(C,D)钆对比剂增强的3D MRV冠状位图像显示上段(C)和下段(D)卵巢静脉内的充盈缺损(箭头所示)。

参考文献

1. Thomassin-Naggara I, Bazot M, Daraï E, et al. Epithelial ovarian tumors: Value of dynamic contrast-enhanced MR imaging and correlation with tumor angiogenesis. *Radiology*. 2008;248:148–159.
2. Jain KA. Imaging of peritoneal inclusion cysts—Pictorial essay. *AJR Am J Roentgenol*. 2000;174:1559–1563.
3. Dohke M, Watanabe Y, Okumura A, et al. Comprehensive MR imaging of acute gynecologic diseases. *Radiographics*. 2000;20:1551–1566.
4. Jung SE, Lee JM, Rha SE, et al. CT and MR imaging of ovarian tumors with emphasis on differential diagnosis. *Radiographics*. 2002;22:1305–1325.
5. Jung SE, Lee JM, Rha SE, et al. CT and MR imaging of ovarian tumors with emphasis on differential diagnosis. *Radiographics*. 2002;22:1305–1325.
6. Saini A, Dina R, McIndoe GA, et al. Characterization of adnexal masses with MRI. *AJR Am J Roentgenol*. 2005;184:1004–1009.
7. Tanaka YO, Nishida M, Yamaguchi M, et al. MRI of gynaecological solid masses: Pictorial review. *Clin Radiol*. 2000;55:899–911.
8. Jung SE, Rha SE, Lee JM, et al. CT and MRI findings of sex cord–stromal tumor of the ovary. *AJR Am J Roentgenol*. 2005;185:207–215.
9. The Rotterdam ESHRE/ASRM-Sponsored PCOS Consensus Workshop Group. Revised 2003 Consensus on Diagnostic Criteria and Long-Term Health Risks Related to Polycystic Ovary Syndrome (PCOS). *Hum Reprod*. 2004;19:41–47.
10. Kuligowska E, Deeds L, Kang L. Pelvic pain: Overlooked and underdiagnosed gynecologic conditions. *Radiographics*. 2005;25:3–20.

第11章

前列腺和男性泌尿生殖系统MRI表现

前列腺

解剖学

前列腺是一个核桃状的腺体，位于盆底。腺体底部为宽阔的上部分，而顶部则是狭窄的下部分（图11.1）。前列腺具有解剖分区（图11.2）。外围腺体由外周带组成，约占年轻男性前列腺体积的70%，外周带包含了大部分前列腺腺体组织。中央腺体由中央带和移行带组成。在年轻男性中，移行带约占前列腺体积的5%，由包绕着近段前列腺尿道的腺体组织构成。中央带约占年轻男性前列腺体积的25%。随着男性年龄的增长，移行带会出现结节性增大（良性前列腺增生，又称BPH），并压迫中央带（图11.3）。腺体的前面有一层纤维结缔组织，称为“前纤维基质”[1]。

真正的前列腺被膜是一层薄的纤维肌层，将腺体与周围组织分开。周围组织由脂肪和成对的神经血管束组成。此外，前列腺上方是成对的精囊[1]。

正常表现

在正常前列腺中，外周带在T2加权图像上表现为高信号，这是由于外周带的腺体组织较多。相反，中央腺体（中央带和移行带）在T2加权图像上表现为低信号。在T1加权图像上，前列腺腺体信号与肌肉相等。前列腺被膜由于其纤维成分而在T2加权图像上表现为低信号（图11.4）[2]。

成像技术

在临床MRI检查中，前列腺MRI越来越多。因此，图像采集方案的制订需要考虑到设备的差异和临床需要。通常，前列腺MRI扫描方案应至少包括小视野T2加权成像和扩散加权成像。此外，成像方案还应包括T1加权成像和动态对比增强，推荐使用大视野成像以更好地评估盆腔淋巴结和骨质结构[3]，从而提高诊断准确性。

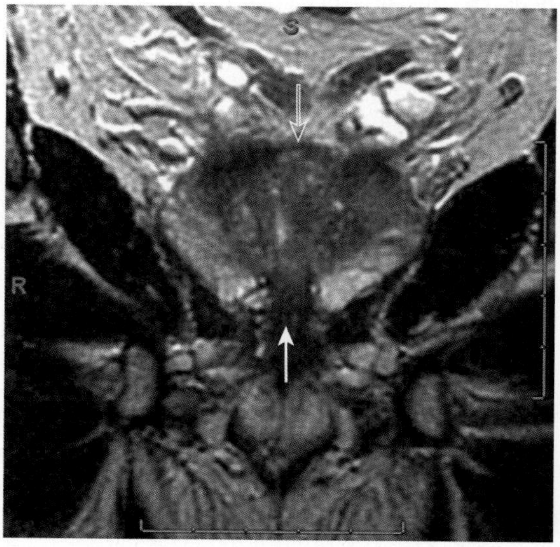

图11.1　前列腺在盆腔中的位置。冠状位T2WI显示前列腺底部为宽阔的上部分（空心箭头所示），顶部则是狭窄的下部分（实心箭头所示）。

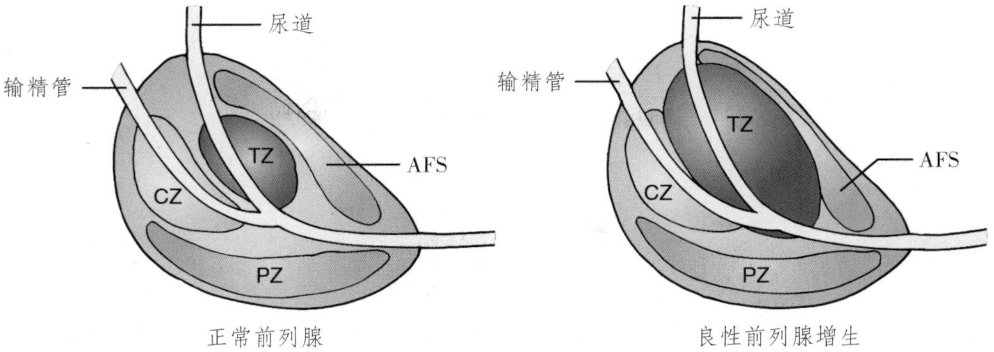

图11.2　前列腺的解剖分区。示意图显示正常前列腺腺体的解剖分区以及良性前列腺增生后发生的改变。

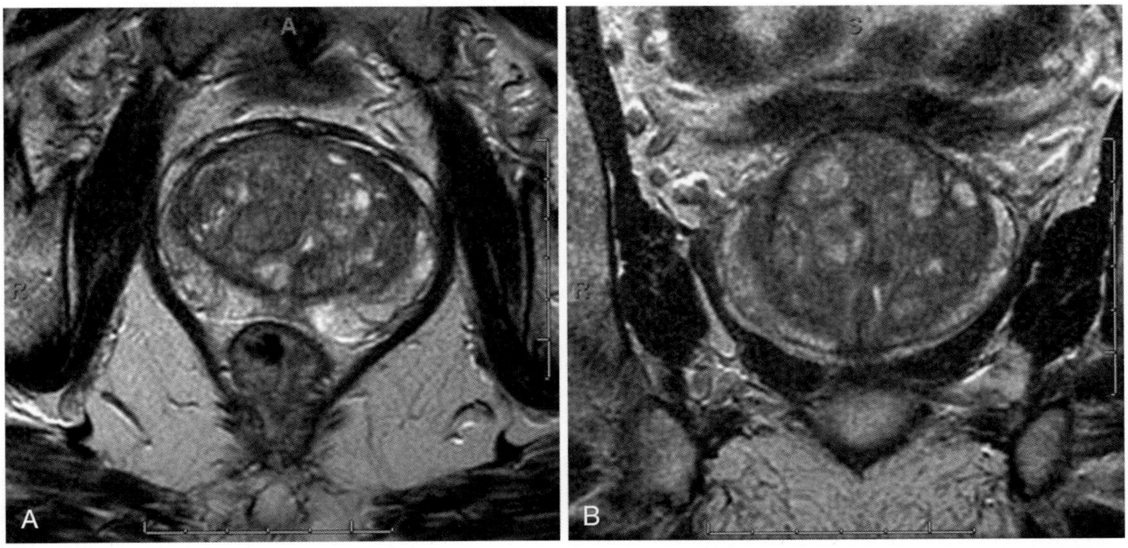

图11.3　良性前列腺增生。前列腺的轴位(A)和冠状位(B)T2WI显示良性前列腺增生移行带出现不均匀结节样增大。

磁场强度

在较高的磁场强度下，信噪比的增加可以提高空间或（和）时间分辨率。此外，在高场强下，需要确保减少伪影和信号的异质性[3]。

直肠内线圈

当与表面线圈结合使用时，直肠内线圈的使用有助于提高信噪比。这对体型较大的患者尤为重要，因为他们往往难以获得足够的信号强度或穿透深度。然而，使用直肠内线圈可能会增加检查的成本或时间，导致腺体变形，并引入伪影。一些患者还可能会感到不适，这可能会降低检查的依从性（图11.5）[3]。

T2加权成像

轴位T2加权成像提供了相对较高的空

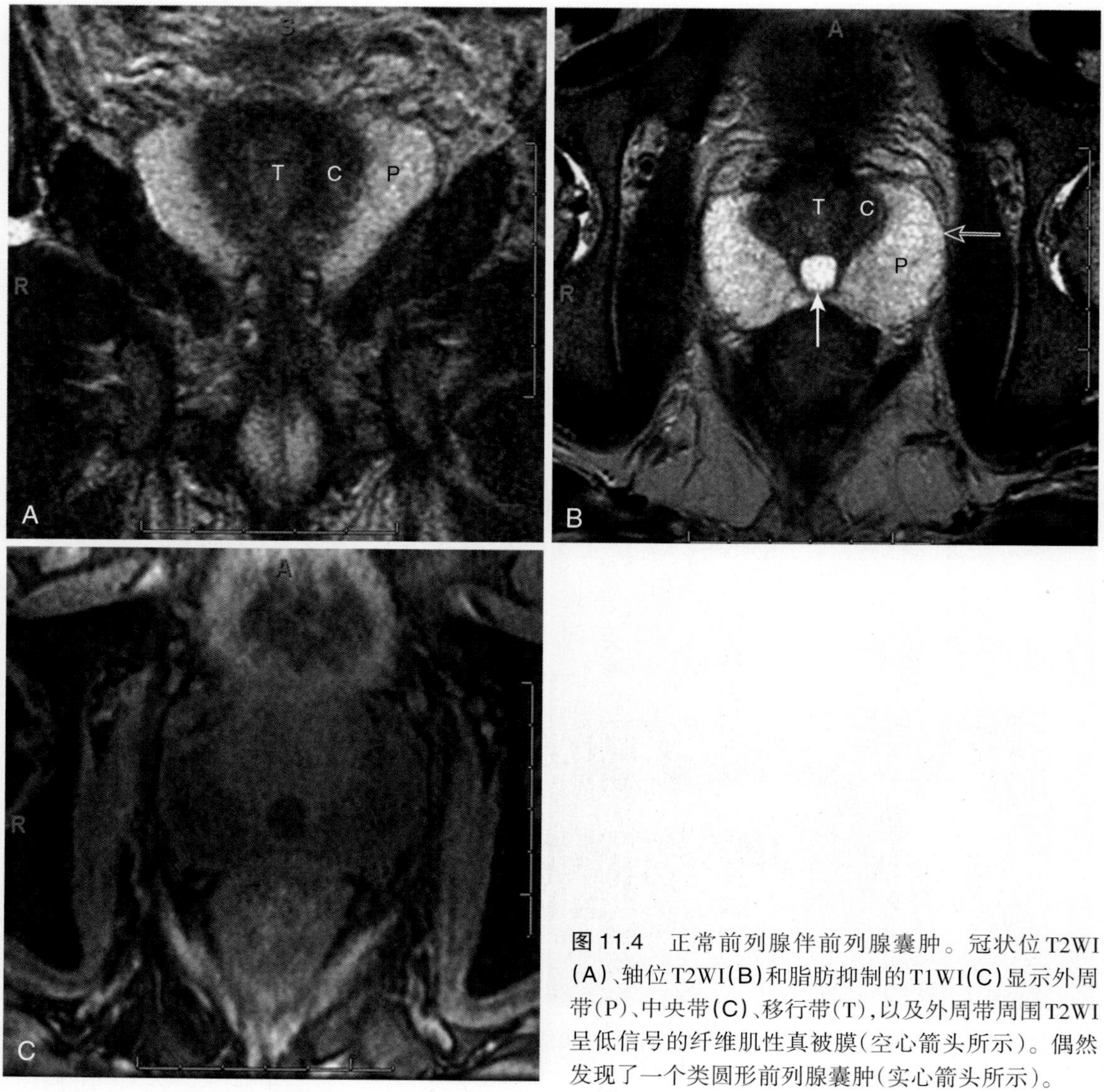

图 11.4 正常前列腺伴前列腺囊肿。冠状位 T2WI(A)、轴位 T2WI(B)和脂肪抑制的 T1WI(C)显示外周带(P)、中央带(C)、移行带(T),以及外周带周围 T2WI 呈低信号的纤维肌性真被膜(空心箭头所示)。偶然发现了一个类圆形前列腺囊肿(实心箭头所示)。

间分辨率,因此,其提供了区分前列腺正常解剖分区所需的最关键信息。矢状位成像有助于区分前列腺底部的癌症和高位良性前列腺增生。此外,其还可用于评估精囊侵犯。冠状位成像可用于评估前列腺顶部病变[3]。

T1加权成像

当病变向前列腺被膜外扩张时,轴位 T1 加权成像为确定脂肪层是否被破坏提供了优异的组织对比度。此外,T1 加权成像也有助于评估活检后出血[3]。

扩散加权成像

DWI 的依据是水分子的微观运动(布朗运动)。布朗运动是由于热运动引起的,其依赖于水分子所处的细胞环境。在组织中,水分子的扩散受到组织细胞密度、组织结构、细胞外间隙迂曲度,以及细胞膜完整性等多方

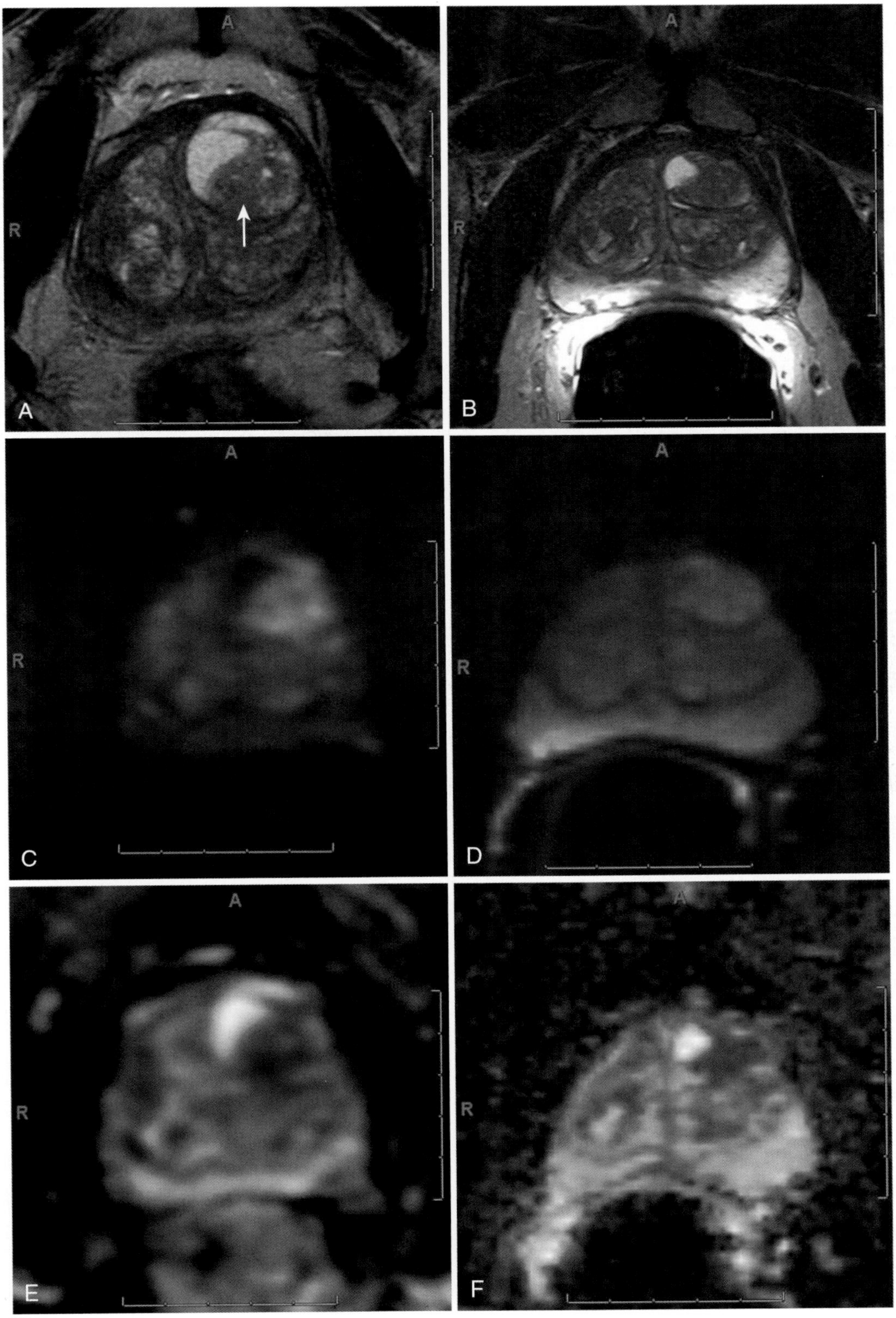

图11.5　前列腺癌。以上分别为有(A,C,E)和无(B,D,F)直肠内线圈的轴位T2WI、扩散加权图像和ADC图像显示增生结节内存在一个边界欠清晰、呈透镜状的癌灶(箭头所示),该癌灶表现为弥散受限。还需注意由直肠内线圈引起的后方空气组织界面的磁场不均匀性。

面的限制。肿瘤病变的细胞密度增加，导致水分子布朗运动减慢，从而表现为扩散受限。在前列腺成像中，由于前列腺腺体本身具有较高的T2加权信号强度，因此，ADC图像更加可靠（见图11.5）。同时，在进行高b值扩散成像时，需要注意数据的获取或合成（通过从低b值数据推导）[3]。

动态对比增强

在所有的前列腺MRI检查中都应进行动态对比增强，以避免遗漏早期增强的小病灶，这些小病灶可以通过后续的T2加权成像和DWI进行更详细的确认[3]。

先天性/发育性病变

前列腺和射精管囊肿

前列腺囊肿可分为中线囊肿和旁中线囊肿两种类型。中线囊肿可以是输精管囊肿或苗勒管囊肿，一般较小且不会扩展至腺体上方（图11.4和图11.6）。这些中线囊肿通常没有症状，如果需要，可以通过穿刺抽吸或切除手术进行治疗。旁中线囊肿可能会导致射精管阻塞并潜在地引起不孕症，因此，需要进行切除手术治疗[4,5]。

精囊囊肿

精囊囊肿是罕见的良性病变，常伴随同侧肾发育不全和常染色体显性多囊肾病。症状明显的囊肿可以进行开窗减压术或切除手术治疗（图11.7）。

前列腺弥漫性病变

前列腺炎

影像学检查在前列腺炎的诊断中通常较少使用。然而，前列腺外周带的慢性炎症可能会与前列腺癌混淆。前列腺炎通常在T2加权图像上表现为前列腺外周带的弥漫性低信号，而不是表现为肿块或前列腺包膜不规则（图11.8）[6]。

良性前列腺增生

良性前列腺增生以移行带出现T2加权信号不均匀的增大结节为特征（见图11.3）。T2加权信号取决于结节内间质或腺体成分的数量[7]。

前列腺局灶性病变

前列腺癌

前列腺癌是男性中第二常见的癌症，也是癌症死亡相关的第二大原因[8]。MRI在前列腺癌的初步诊断、分期、制订治疗计划、积极观察和治疗后疾病的复发诊断中都起着重要的作用。

前列腺癌在T1加权图像上与正常前列腺实质信号相等，而在T2加权图像上呈低信号。T2加权图像有助于诊断外周带的恶性肿瘤，然而，仅基于T2加权图像仍然难以诊断移行带的恶性肿瘤。DWI和动态对比增强成像（多参数MRI）有助于诊断移行带的恶性肿瘤。目前，美国放射学会的前列腺影像报告

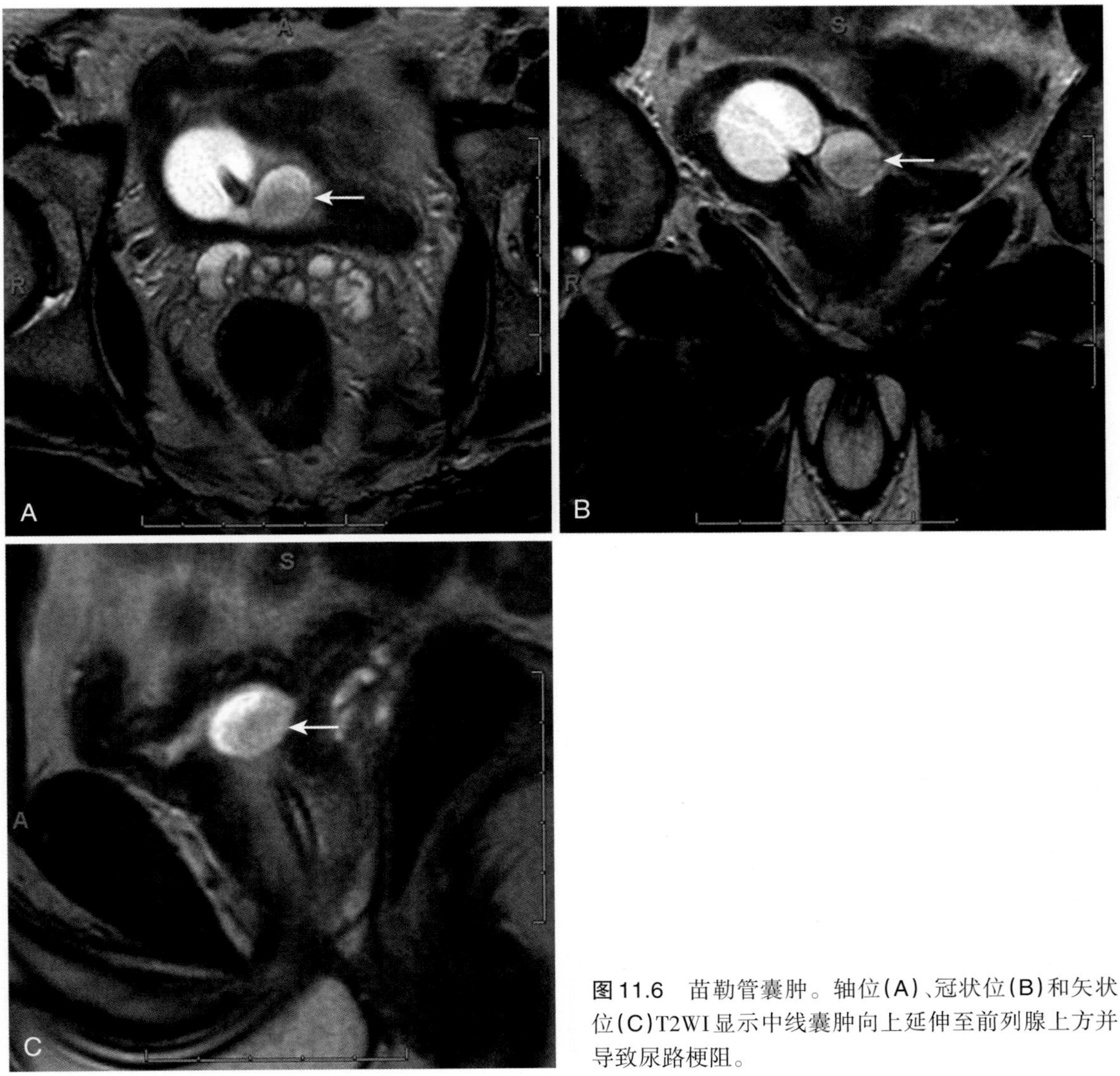

图11.6 苗勒管囊肿。轴位(A)、冠状位(B)和矢状位(C)T2WI显示中线囊肿向上延伸至前列腺上方并导致尿路梗阻。

数据系统第2版(PI-RADS v2)依赖T2加权成像和DWI的特征来确定外周带和移行带存在临床意义的癌症,而仅在某些情况下,动态对比增强成像才会发挥作用[3]。

在前列腺的外周带,主要通过DWI来评估是否存在具有临床意义的癌症,而T2加权成像的评估不影响诊断。在移行带,主要基于T2加权成像来评估是否存在具有临床意义的癌症,当T2加权成像评估结果不确定时,DWI的评估将发挥一定作用(见图11.5)[3]。

在T2加权图像中,有临床意义的前列腺外周带癌症通常表现为界限不清的圆形病灶,但这种表现不具有特异性,还可见于多种良性病变,包括前列腺炎、出血、活检引起的瘢痕,以及治疗后的改变。前列腺移行带癌症通常表现为边界不清、透镜状、均质性、低信号强度的病灶,病灶边缘包膜不连续[3]。

在DWI图像上,有临床意义的癌症表现为弥散受限(高b值DWI图像上信号增高,ADC图像上信号强度相应降低)。正如在成

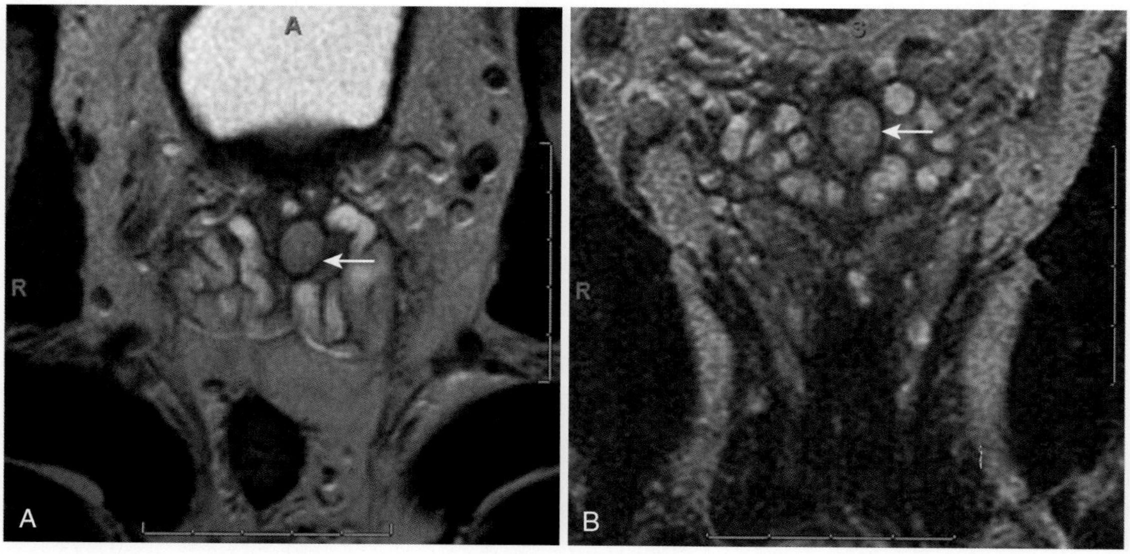

图11.7 精囊囊肿。轴位(A)和冠状位(B)T2WI显示精囊囊肿。

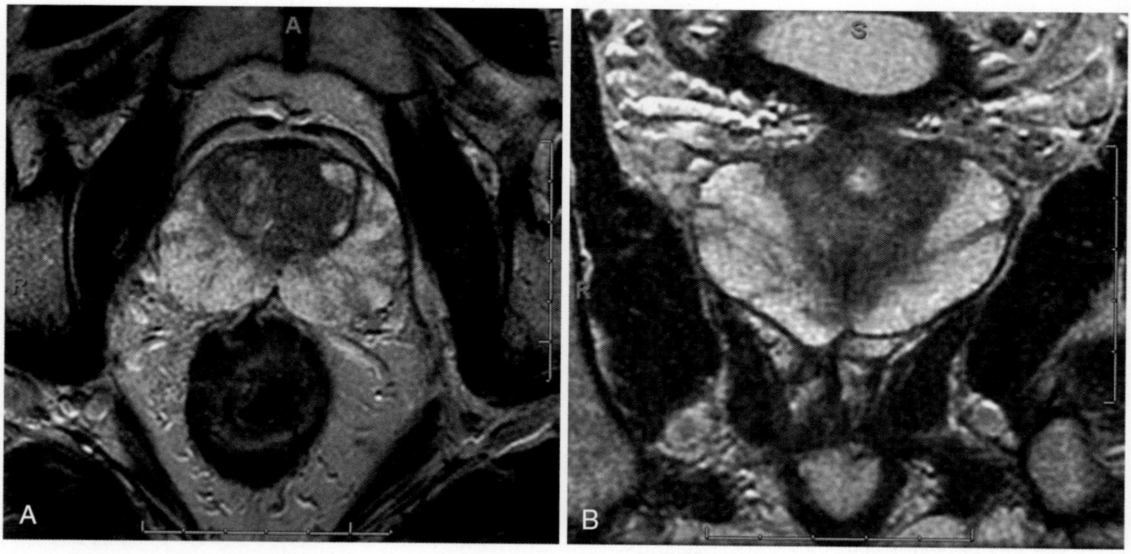

图11.8 前列腺炎。轴位(A)和冠状位(B)T2WI显示与前列腺炎改变相关的外周带斑片状、线性、非肿块状信号强度减低区。

像技术部分所述,前列腺的ADC图像通常比扩散信号本身更为可靠,这是由于前列腺组织具有高T2加权信号,因此,判断弥散是否受限应该依赖于ADC图像和DWI图像的评估(见图11.5)。临床上可疑的病灶在ADC图像中表现为明显的局灶性低信号,而在DWI图像中表现为明显的高信号[3]。

前列腺癌在注射钆对比剂后往往会表现出早期强化。然而,有些肿瘤的运动学变量可能不同,因此,仅考虑灌注特征即可。对于局部区域迅速强化的病灶,应结合T2加权图像和DWI图像来评估是否存在可疑病变[3]。

为了明确前列腺癌是否已扩散到前列腺包膜之外,应常规评估前列腺周围脂肪、精囊、盆腔淋巴结和盆腔骨髓是否受累,这些结构的受累均对治疗有影响。

转移

前列腺转移瘤是罕见的,但也可能是膀胱癌和直肠癌直接扩散的结果。

阴茎

解剖学

阴茎由三个内衬内皮里的血管腔隙组成。在背外侧有两个成对的海绵体,以及一个腹侧的海绵体。海绵体后面附着在坐骨结节上。尿道穿过海绵体。每个海绵体都被白膜包裹,所有三个海绵体都被纤维性Buck筋膜所包裹(图11.9)[1]。

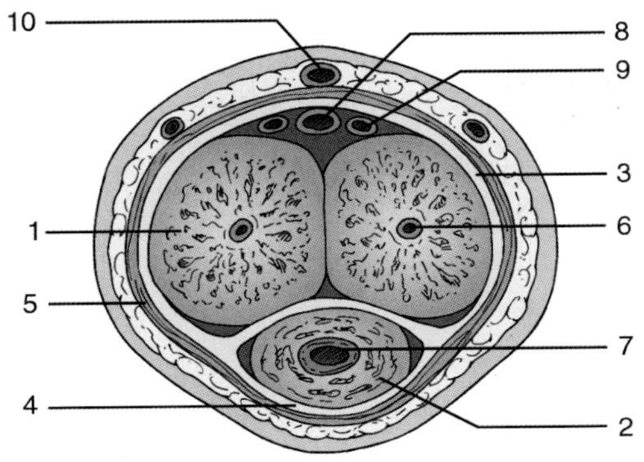

图11.9 阴茎的横断面解剖结构。成对的阴茎海绵体(1)和尿道海绵体(2)被白膜(3)和Buck筋膜(4)所包裹,其在MRI上无法区分。Buck筋膜(4)还将阴茎的浅表(10)和深层(8,9)背侧血管分开。图上还显示了海绵体动脉(6)、尿道(7)和Dartos筋膜(5)。

正常表现

与骨骼肌相比,所有的阴茎海绵体均具有中等的T1加权信号强度和高的T2加权信号强度。与海绵体相比,阴茎海绵体具有稍高的T2加权信号强度,这与血流速率的差异有关。在MRI中,白膜和Buck筋膜无法区分,并且由于其纤维结构,其具有低的T1和T2加权信号强度(图11.10)[9,10]。

成像技术

与阴囊成像类似,超声是首选的评估方法,而MRI仅用于疑难病例或临床表现与超声结果不符的情况。

与前列腺成像类似,小视野T2加权成像是诊断评估的主要工具。患者的体位和成像平面的规划对图像优化至关重要。患者应仰卧,将阴茎放置于下腹壁的中线,并指向患者的头部。然后应在阴茎上放置一个局部表面线圈,以确保获得最大的信号强度。随后可获得三个正交平面的小视野T2加权图像。值得注意的是,由于阴茎海绵体的不同角度,一些冠状位和轴位采集的图像可能需要分割。还应采集轴位小视野T1加权图像以评估出血。动态对比增强和DWI成像应作为完整检查的一部分。在某些临床情况下,可以使用固有的体线圈进行盆腔的大视野成像。

值得注意的是,大多数阴茎假体是磁共振兼容的。然而,由Dacomed生产的两个假体(Omniphase和Duraphase)在1.5T MR测试下呈现相对较强的铁磁偏转力[11]。对于所有植入阴茎假体的患者,如果患者报告疼痛,应该立即终止检查。

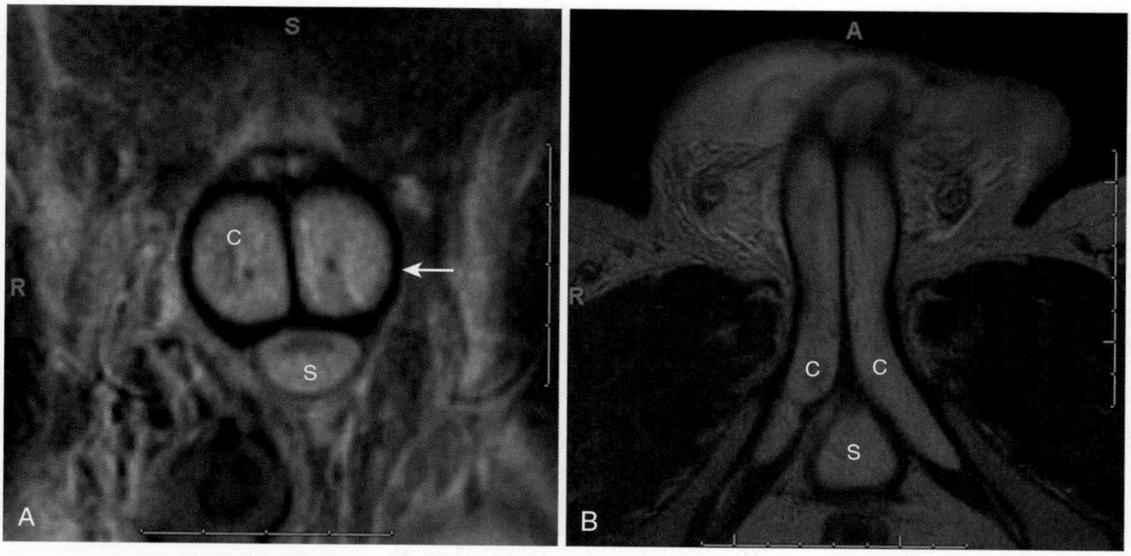

图11.10 阴茎的横断面解剖结构。轴位(A)和冠状位(B)T2WI显示阴茎的体部结构(C为阴茎海绵体,S为尿道海绵体),同时也显示纤维性的白膜和Buck筋膜(箭头所示)。请注意成对的海绵体与其各自坐骨结节的连接。

良性阴茎病变

良性疾病一般通过彻底的病史和体格检查进行诊断。然而,MRI对于可疑病例可能具有一定作用。

海绵体部分血栓

对于部分或完全顽固性勃起功能障碍的患者,MRI可能对术前计划的制订有所帮助(即确定动静脉畸形或血栓的程度)。大多数患者与创伤或高凝状态有关。血栓形成的海绵体信号取决于血栓形成的时间,然而,这通常在T1加权图像上呈高信号,在T2加权图像上呈低信号[12,13]。

库珀腺导管囊肿

成对的库珀腺位于泌尿生殖隔膜中,并排入尿道球部。库珀腺的主导管可能会扩张,表现为囊性扩张的肿块,手术切开可以治愈。患者可能会出现多种泌尿系统症状,包括但不限于尿频、尿后滴漏、感染和血尿[14]。MRI通常在中线显示一个高T2WI信号结构,常遮盖海绵体(图11.11)[15]。应仔细检查软组织,除外库珀腺的腺样囊性癌。

佩罗尼病

佩罗尼病是一种特发性慢性疾病,其中血管性炎症会导致白膜局部纤维化。超声和MRI均可用于诊断纤维斑块,最初患者可使用抗炎药物治疗,在疾病晚期可进行手术(图11.12)[16]。

阴茎撕裂

阴茎外伤可能导致白膜撕裂,伴或不伴有尿道损伤,通常采用手术修复治疗。MRI有助于识别T2加权图像上白膜的破裂或中断。相邻体腔内常伴有血肿,可用于确定损伤部位(图11.13)[17]。

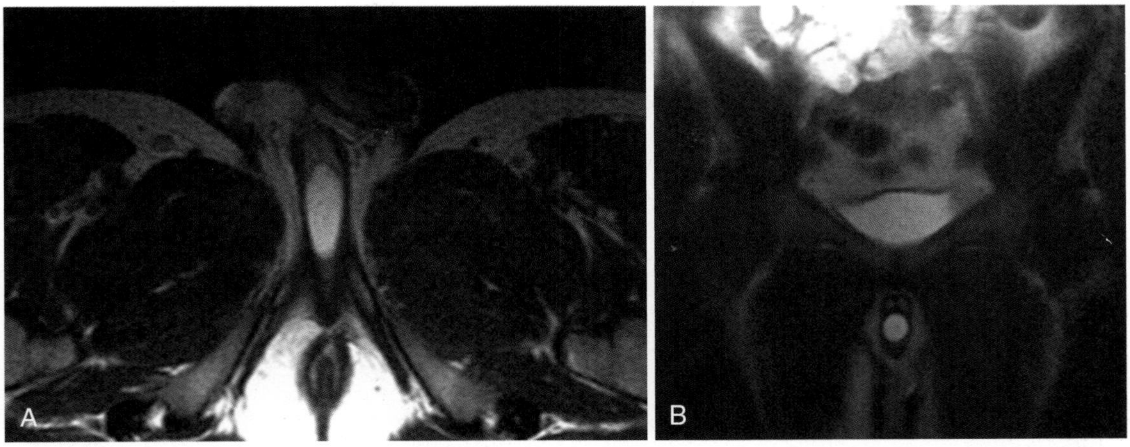

图11.11 库珀导管囊肿。轴位(A)和冠状位(B)T2WI显示库珀腺导管囊性扩张,导致海绵体囊性病变。

阴茎恶性肿瘤

鳞状细胞癌

前列腺和男性生殖泌尿系统的鳞状细胞癌在西半球并不常见,并且,此类疾病一般在早期没有疼痛症状,因此,通常在疾病晚期才被发现。这些病变通常累及阴茎头的皮肤,在T1和T2加权图像中的信号强度普遍降低,强化程度低于正常海绵体(图11.14),DWI对诊断有一定作用。此外,由于阴茎的淋巴管直接引流到腹股沟淋巴结,盆腔大视野成像对区域淋巴结疾病的检测也具有一定作用[10]。

其他原发性阴茎恶性肿瘤

一小部分阴茎恶性肿瘤可能起源于非鳞状细胞,如原发性阴茎黑色素瘤和肉瘤。一般来说,这些病变的T2加权信号强度增加,并在注射钆对比剂后有明显强化的趋势[10]。

阴茎转移瘤

阴茎转移瘤并不常见,出现通常意味着预后较差。膀胱癌和前列腺癌转移最为常见。转移瘤可以有不同的MRI表现。通常表现为多发海绵体肿块,伴或不伴白膜或海绵体的侵犯(图11.15)。盆腔大视野成像对原发恶性肿瘤和(或)区域淋巴结疾病的检测具有一定作用[10]。

阴囊及其内容物

解剖学

睾丸呈卵圆形结构,大小约(4~5)cm×3cm×2.5cm(长×宽×高)。正常睾丸的体积约为30mL。睾丸由一个坚韧的纤维囊包裹,由鞘膜脏层、白膜和血管膜组成。附睾附着于睾丸的后外侧,在附睾附着处的深面,白膜的间隔突入睾丸内,形成睾丸纵隔。这是血管和淋巴管穿过包膜的部位。睾丸纵隔呈扇形

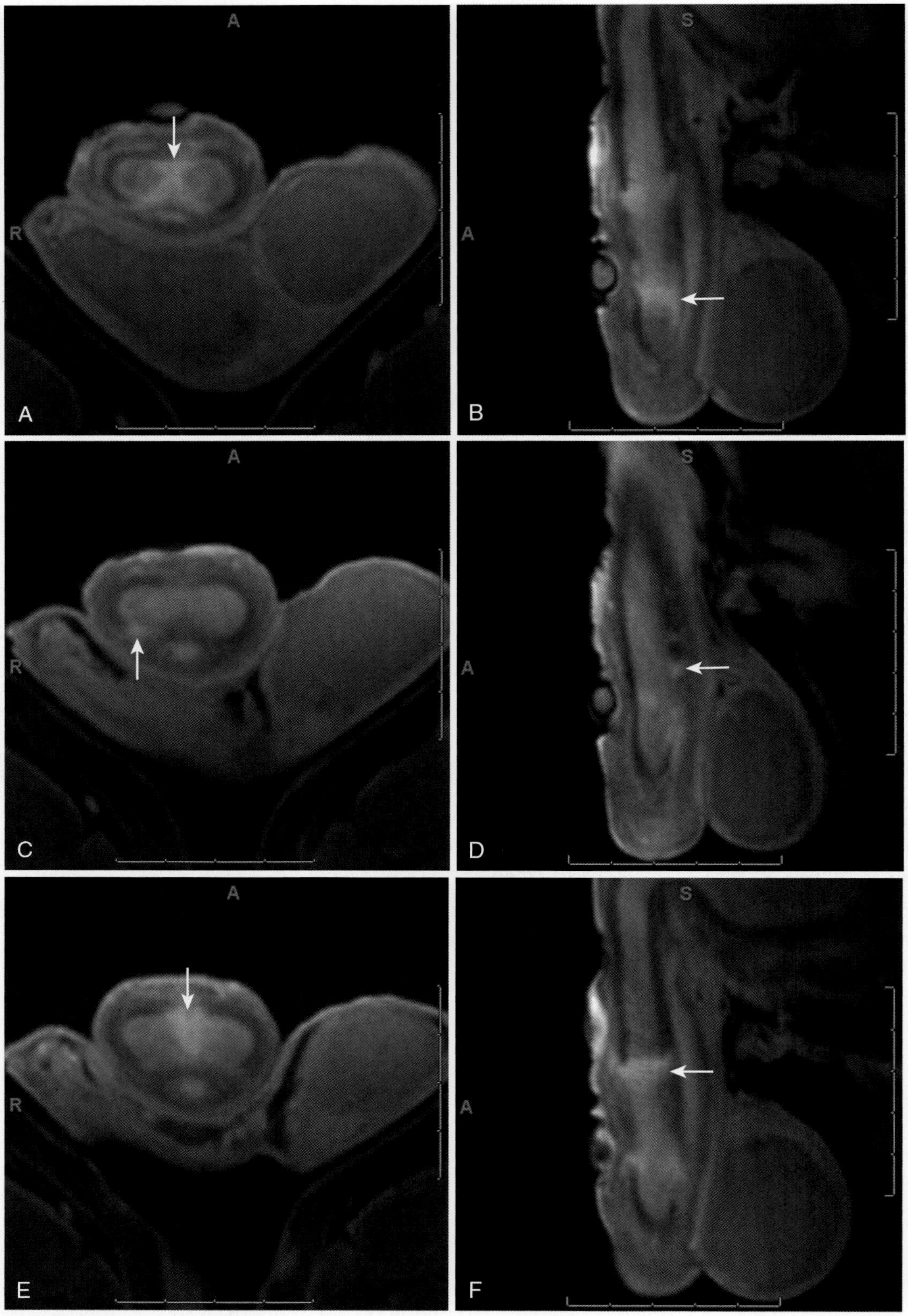

图11.12 佩罗尼病。对比后的脂肪抑制序列，T1WI轴位(A，C，E)和冠状位(B，D，F)图像显示阴茎不同水平的多灶性膜纤维化，增强呈明显强化(箭头所示)。

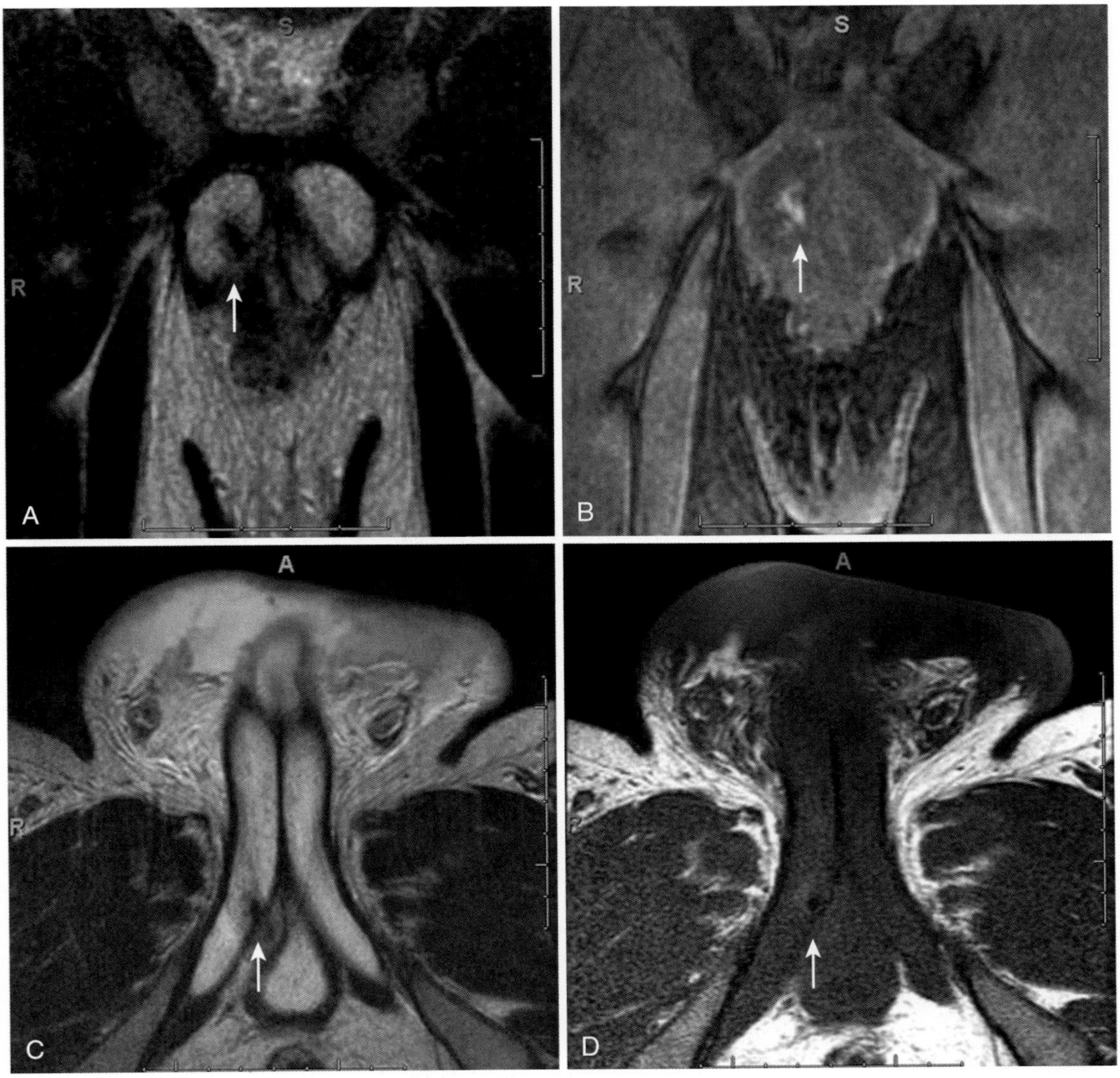

图11.13　阴茎撕裂。轴位T2WI(A)、T1WI脂肪抑制(B)、冠状位T2WI(C)和T1WI(D)显示白膜不连续和邻近出血(箭头所示)。

伸入睾丸实质并与白膜相连,形成锥体小叶,其中包含曲细精管[1],间质细胞构成小管周围的间质,负责产生睾酮[18]。在每个小叶的顶端,小管不那么弯曲且变得笔直,形成一个进入睾丸纵隔的网,称为睾丸网。睾丸网形成更大的输出小管,从头部进入附睾。在附睾内,输出小管弯曲盘绕末端汇合形成附睾管。附睾管尾部增粗变直延伸形成输精管[1]。

正常表现

阴囊壁在T2加权序列上通常表现为低信号[19,20]。正常睾丸为卵圆形结构,与骨骼肌相比,在T2加权序列上表现为高信号,在T1加权序列上表现为等信号(图11.16)。T2加权图像提供了睾丸与其他阴囊结构之间良好的组织对比度,此为阴囊MRI的基础[19-24]。与身体

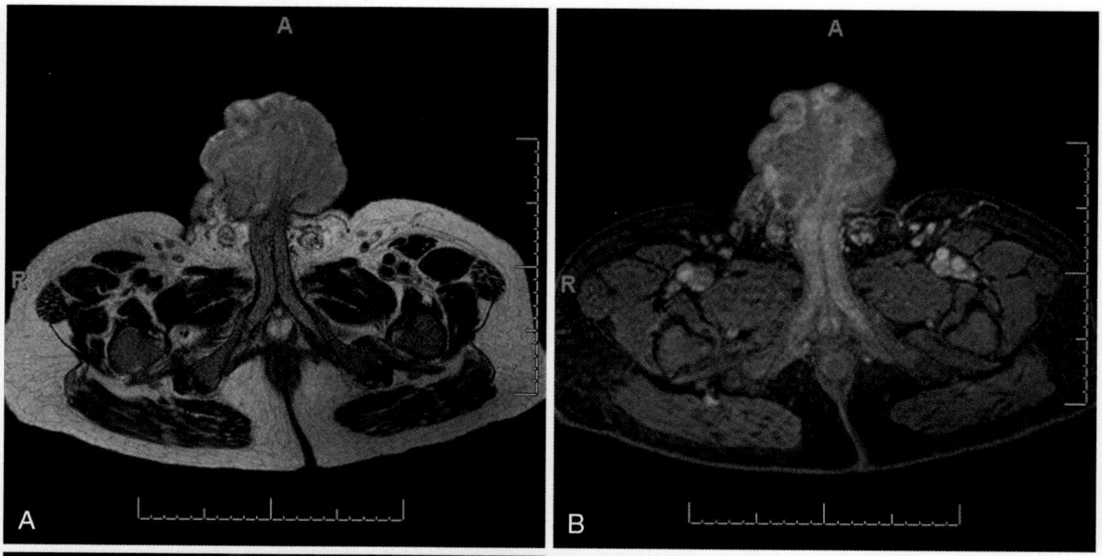

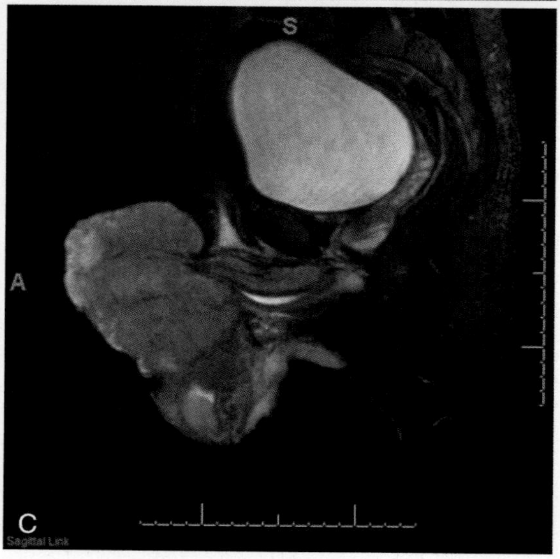

图 11.14 阴茎鳞状细胞癌。轴位 T2WI(A)、T1WI脂肪抑制(B)和矢状位T2WI(C)显示阴茎远端一个巨大的蘑菇状肿块。

其他部位成像类似,T1加权图像对于显示组织特征具有一定作用,尤其是显示出血或脂肪成分[20,21,23]。静脉注射钆对比剂后睾丸表现为明显均匀的强化[19,20]。睾丸纵隔在T2加权图像上相对于睾丸实质表现为高信号(图11.16)[20,21,23,24]。白膜厚约1mm,T1和T2加权图像上呈低信号,仅次于纤维基质[19-23]。附睾的T1加权信号强度与睾丸相似,T2加权信号强度低于睾丸[19-23]。输精管管壁的T2加权信号强度低,管腔的T2加权信号强度高[21]。

成像技术

在诊断累及阴囊和内容物的疾病过程中,超声仍然是主要的评估方式。它具有普遍适用性、可移动性、高分辨率,能提供功能信息(如血流学信息),且成本相对较低。此项技术的限制是依赖设备的质量和操作者的经验[25]。MRI是一种辅助解决问题的完美工具,用于进一步评估超声发现的可疑病变,解决复杂的临床情况,以及超声表现与患者的

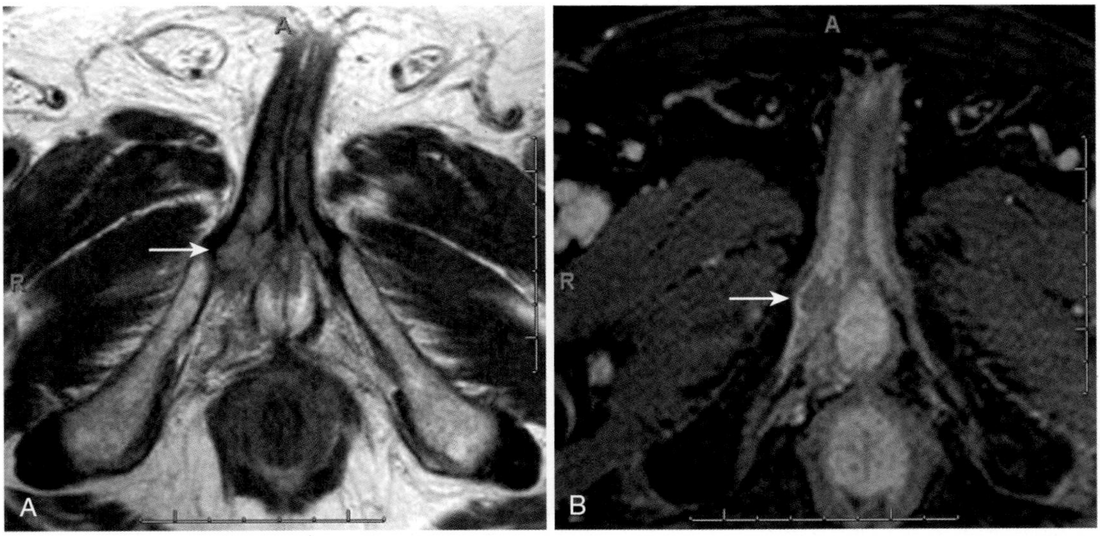

图11.15　膀胱癌复发并转移至海绵体。轴位T2WI(A)和脂肪抑制T1WI(B)显示会阴部转移，位于耻骨下支旁的右侧海绵体(箭头所示)。

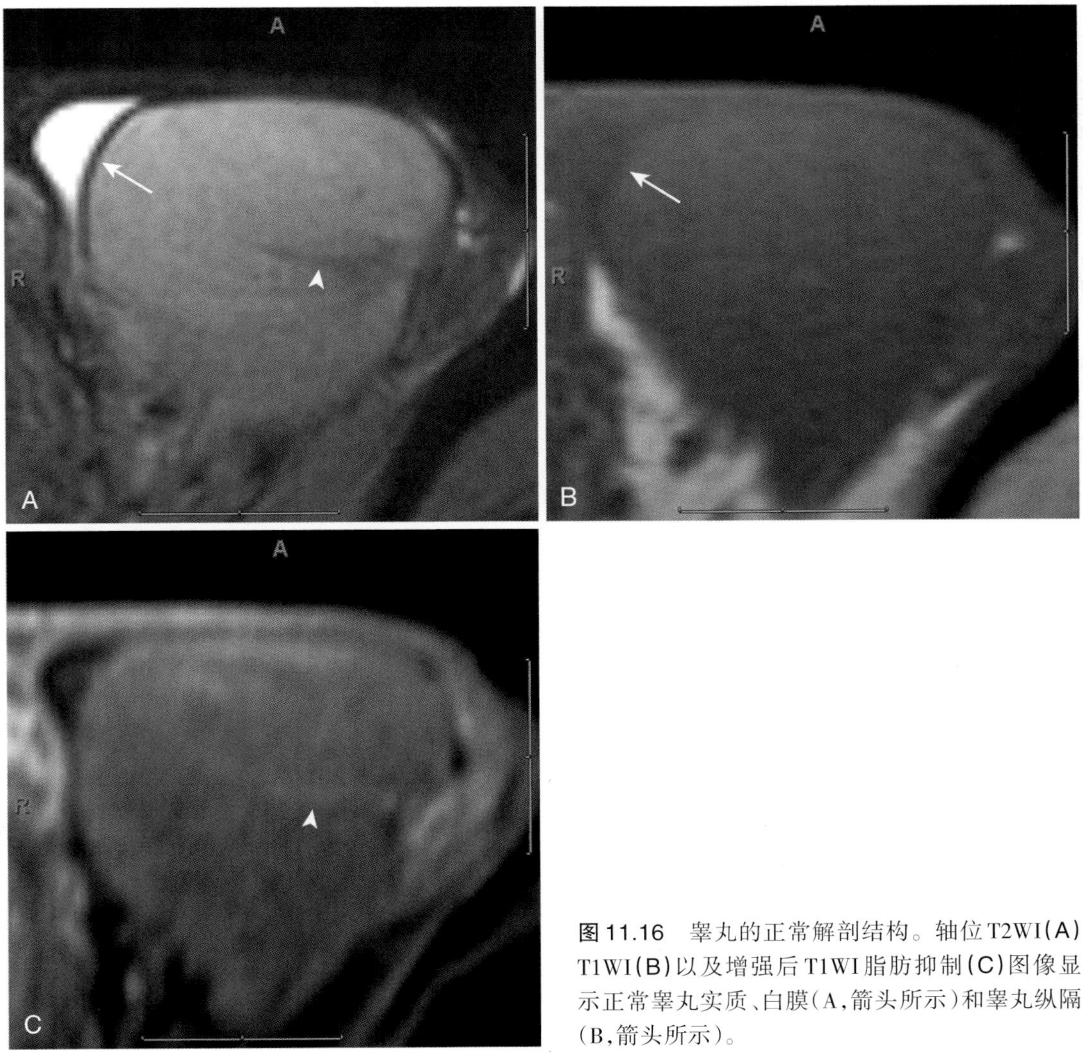

图11.16　睾丸的正常解剖结构。轴位T2WI(A)T1WI(B)以及增强后T1WI脂肪抑制(C)图像显示正常睾丸实质、白膜(A，箭头所示)和睾丸纵隔(B，箭头所示)。

临床表现不一致的情况[19]。

阴囊MRI通常采取仰卧位。检查时，应该在患者下肢间放泡沫块或毛巾将阴囊垫高。为了获得薄层、高分辨率、小视野的图像，应该在感兴趣区放置一个7.62~12.7cm的线圈。此外，根据临床需要解决的问题，可以使用体部线圈来获得盆腔和（或）腹部的更大视野图像（一般到肾脏或胆囊水平）。应常规扫描轴位、冠状位、矢状位三个方向的T2加权图像，以及轴位T1加权图像[21,22]。T2加权图像中应该有一个方向的序列为脂肪抑制序列，以增加动态扫描范围和提高对细微病变信号差别的敏感性[21]。如果使用钆对比剂，应该在注射对比剂前、注射对比剂后两个方位上扫描获取二维或三维T1脂肪抑制加权回波图像。正如应用于身体其他部位一样，平扫T1脂肪抑制加权梯度回波序列对于检测出血的敏感性仅次于动态增强扫描[21]。

阴囊及其内容物的先天性及后天性发育异常

多睾症

多睾症是一种可能由于生殖嵴被腹膜带分割所导致的发育异常，此病表现为睾丸或睾丸外无痛性肿块。当多余的睾丸活动度增加时，会增加睾丸扭转的可能性，此时患者会感到疼痛。多余睾丸的超声和MRI表现与正常睾丸相似[19,20,26,27]。

隐睾症

隐睾症，又称未降睾丸，可位于腹膜后其下降路径的任何部位，最常见的部位是腹股沟管。未降睾丸表现为睾丸萎缩，未降睾丸发生恶性肿瘤的风险增加。此外，在隐睾症患者中，对侧正常位置的睾丸发生恶性肿瘤的风险也会增加。超声检查对于发现腹股沟管内的未降睾具有一定作用，但对于腹膜后的未降睾丸评估作用有限。另外，MRI因其能检查腹膜后而优于超声检查，使用钆对比剂可能有助于显示精索静脉丛[19,20-21,28-30]（图11.17）。

睾丸网扩张症

睾丸网的扩张可能继发于远端输出小管的部分或完全阻塞，沿着睾丸纵隔上部可见多发小囊样结构。在磁共振T2加权图像上，管状或囊样扩张的结构相对于正常睾丸实质表现为等至高信号，静脉注射钆对比剂后未见明显强化[21-23,31]（图11.18）。

阴囊结石

阴囊结石，又称阴囊石或阴囊珠，是在睾丸鞘膜腔里自由漂浮的钙化灶。其可能是由睾丸或附睾附件反复微损伤或炎症在阴囊内沉积后脱落所致，阴囊结石常伴有阴囊积水。在MRI上，阴囊结石在所有脉冲序列中均表现为低信号[20,26]。

腹股沟疝

腹股沟疝是一种常见的体外肿块。大部分腹股沟疝临床症状明显，诊断无须影像学检查。疝气有时可表现为坚硬、不可还原性肿块，临床上与阴囊肿块难以区分。MRI由于腹股沟疝的内容物不同而表现多样。当内容物为肠管时表现多样，但肠壁（和回盲瓣或结肠带）较容易识别。肠腔内的气体和液体有时可能与脓肿相混淆，此时临床表现有助

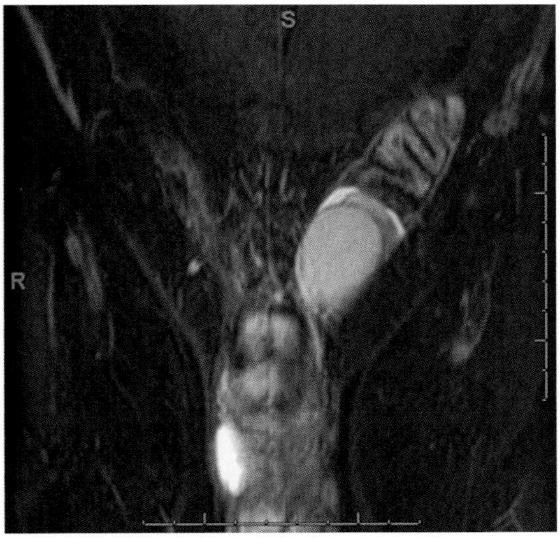

图11.17 隐睾症。冠状位T2WI显示左侧腹股沟管内未降睾丸。

于鉴别。内容物含有网膜的腹股沟疝有时可能更难与脂肪瘤鉴别,但疝气的网膜可延伸到腹股沟环[21](图11.19)。

脾性腺融合

脾性腺融合是一种罕见的先天性发育异常,即脾脏、性腺、附睾或输精管之间的融合。相关内容的讨论详见第5章。

阴囊及其内容物的良性病变

鞘膜积液

鞘膜积液是指浆液积聚在睾丸鞘膜脏层和壁层之间,少量积液是正常的。鞘膜积液分为原发性和继发性两种:原发性鞘膜积液发生在腹膜腔与鞘膜腔之间的通路闭合不全时,此时出现腹股沟疝的风险也会升高。继发性鞘膜积液常继发于感染、创伤、肿瘤等疾病[19,21,26,32]。鞘膜积液在MRI的所有脉冲序列均表现为液体的信号特点(图11.20)[19,21,32]。

血肿

鞘膜内血肿,即在睾丸鞘膜脏层和壁层之间发生急性或慢性的血液积聚[19,26],患者常可触及坚硬的肿块或表现为睾丸不适。在

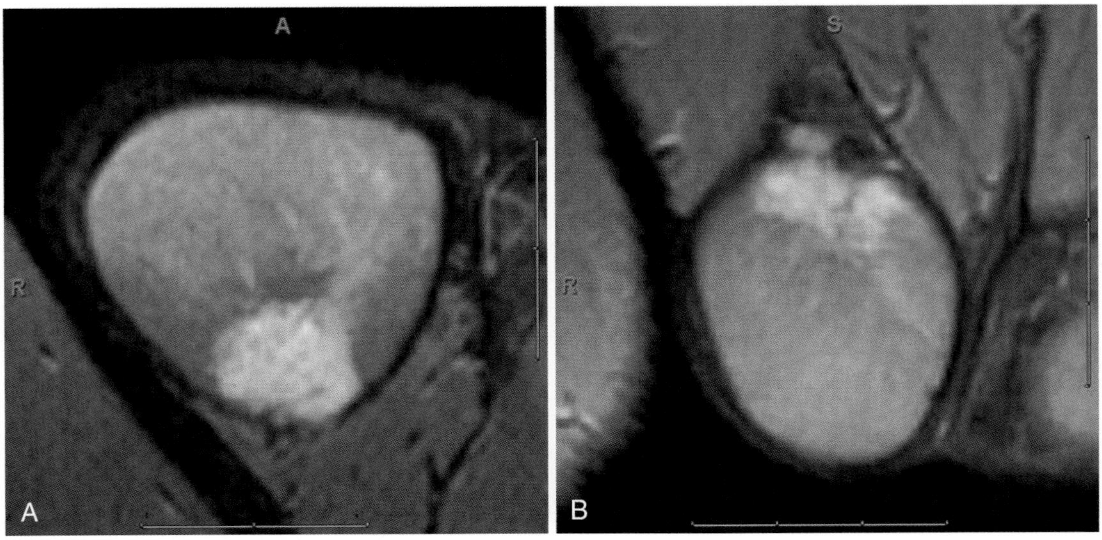

图11.18 睾丸网扩张症。阴囊轴位(A)和冠状位(B)T2WI显示睾丸纵隔内小叶状高信号,与管状扩张的睾丸网一致。

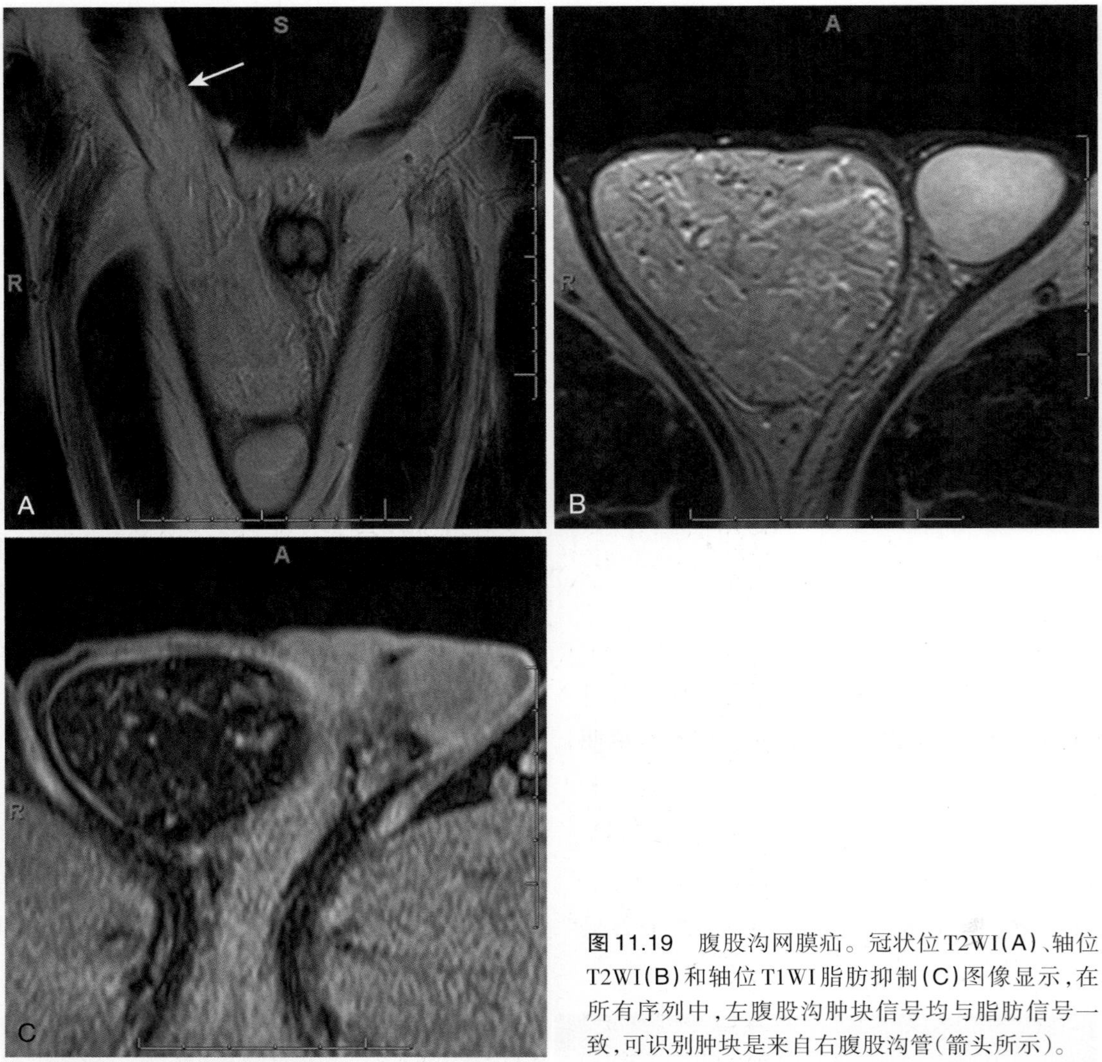

图11.19 腹股沟网膜疝。冠状位T2WI(A)、轴位T2WI(B)和轴位T1WI脂肪抑制(C)图像显示，在所有序列中，左腹股沟肿块信号均与脂肪信号一致，可识别肿块是来自右腹股沟管(箭头所示)。

MRI上，根据蛋白含量和不同的血肿阶段，T1WI和T2WI的信号强度也不同。

阴囊脓肿和Fournier坏疽

阴囊脓肿常继发于附睾炎，表明病原体已经进入睾丸鞘膜脏层和壁层之间的间隙[21]。患者表现为阴囊剧烈疼痛、肿胀，并有感染(发热和白细胞增多)症状。MRI上，阴囊内含有多种液体成分，在T1WI表现为低信号，在T2WI上为高信号，但内部的部分纤维蛋白链和碎片成分在T2WI上为低信号。脓肿可能因会阴部的坏死性感染，即Fournier坏疽，而进一步复杂化[26]。这种感染表现为阴囊皮肤增厚伴皮下气体，在超声检查中表现为伴阴影的气体样强回声，或在MRI中表现为磁敏感区域。

精索静脉曲张

精索静脉曲张是最常见的精索包块，指蔓状静脉丛的异常扩张和弯曲。精索静脉曲

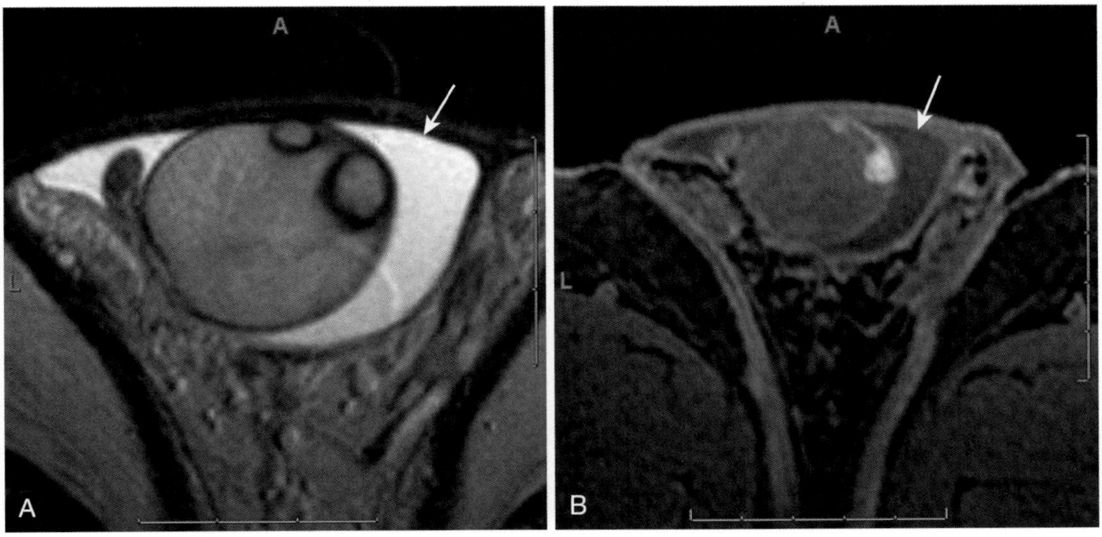

图11.20　睾丸内血肿和反应性鞘膜积液。轴位T2WI(A)T1WI脂肪抑制(B)图像显示睾丸内的异常信号影，T1WI呈高信号，T2WI呈低信号，符合边缘为环形含血色素沉积的慢性睾丸内血肿并继发睾丸鞘膜积液(箭头所示)。

张可为特发性，或继发于腹部肿块压迫或下腔静脉阻塞。因此，当老年男性新发精索静脉曲张时，应立即评估是否有腹部肿块。精索静脉曲张被认为与继发于睾丸温度升高的不育症有关。在MRI上精索静脉曲张表现为蛇形结构，因血流缓慢而信号有所升高[19,21,26](图11.21)。精索静脉曲张也可发生于睾丸内部，但这种情况比较罕见[28]。

白膜囊肿

白膜囊肿可单发或多发，散在分布。在不能明确囊肿是否位于睾丸外时，MRI将有助于定位。这些囊肿在MRI上表现为液体性信号[21,23]。

附睾囊肿和精液囊肿

附睾囊肿是最常见的附睾肿物，可为真性囊肿(即源于上皮细胞)或精液囊肿。精液囊肿继发于输精管系统阻塞和扩张，内含大量的精子、淋巴细胞和碎屑。这些囊肿在MRI上表现为液性信号特点[21,26](图11.22)。

睾丸囊肿

睾丸囊肿起源于睾丸实质或白膜，发生率高达10%[21,22]。睾丸囊肿通常不可触及，一般在阴囊超声或MRI中偶然发现。睾丸囊肿常起源于睾丸网，并分布于睾丸纵隔。在超声和MRI上，睾丸囊肿边界清楚、壁薄，表现为单纯囊液的特点[21,23,28,29,32]。在MRI中，静脉注射钆对比剂增强扫描后，病灶无明显强化。因此，增强可用于鉴别睾丸囊肿与睾丸肿瘤的囊性区域，如囊性畸胎瘤[21,22]。

表皮样囊肿

尽管名为囊肿，但睾丸表皮样囊肿因囊壁内衬多层片状角质碎片包绕的鳞状上皮而呈现出实性肿块的特点。这些片状角质碎片可呈洋葱皮样多层改变，在超声中表现为低回声和高回声交替分布，在MRI中，T2WI表现为高信号和低信号交替分布。在超声中，

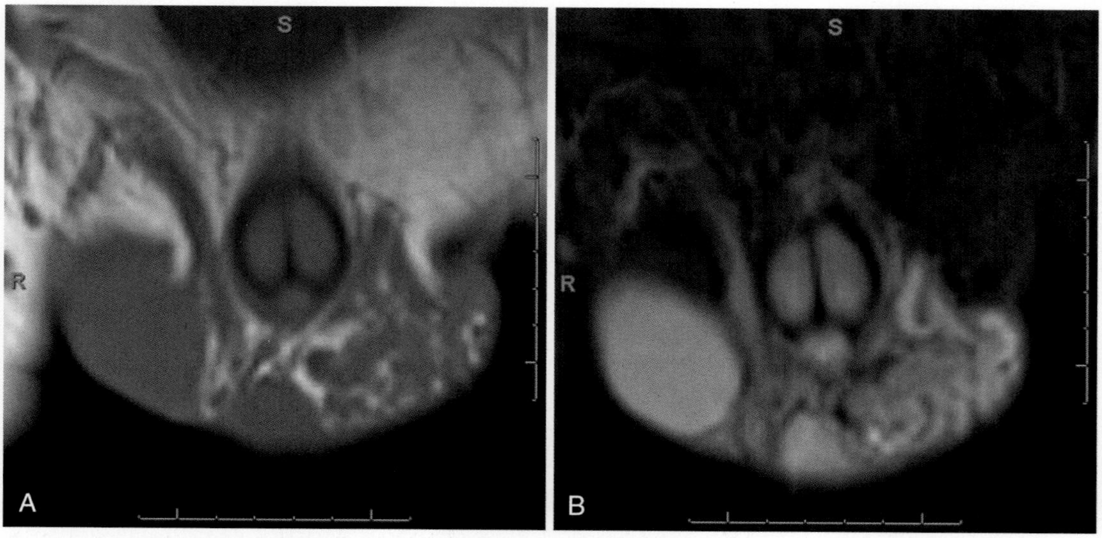

图11.21　精索静脉曲张。阴囊切面的T1WI(A)和T2WI(B)图像显示左睾丸旁的蛇形管状结构。

位于中央的角蛋白偶尔会出现"靶心"或"靶环"样外观，即肿块中心呈高回声，周围包绕环形的低回声和高回声。表皮样囊肿为囊性病变，没有血供，因此，在钆对比剂增强扫描后，在强化的正常睾丸实质背景下，无强化的睾丸囊肿很容易被识别[19,21-23,28,29,32-34]。

肉芽肿性疾病

即使罕见，但仍有一些肉芽肿性疾病累及阴囊的病例报道，这些患者一般表现为阴囊的肿胀。肉芽肿性疾病一般表现为超声低回声、T2WI稍高信号的结节影。结节病倾向于同时累及附睾和睾丸，而结核则可单独累及睾丸[19,20,23,32,35,36]。但仅凭影像，很难将这些肉芽肿性病变与恶性肿瘤进行鉴别，需要结合相关病史[32]。

睾丸肾上腺残基瘤

睾丸肾上腺残基瘤是起源于异常肾上腺皮质组织的先天性肾上腺皮质增生，在出生前附着在睾丸上并跟随睾丸一起下降。正常情况下，在7.5%~15%的新生儿和1.6%的成年人的睾丸中可以发现肾上腺残基瘤[22,38]。其通常好发于睾丸纵隔附近。在MRI上，肾上腺残基瘤与睾丸相比在T1WI上呈等或稍高信号，在T2WI上呈低信号，增强扫描呈弥漫性强化[19,20-22,37]。在有先天性肾上腺增生和ACTH水平升高的情况下，除非有别的证据，否则双侧的睾丸病变一般考虑为睾丸肾上腺残基瘤。

间质细胞增生

间质细胞增生症是一种罕见的良性疾病。患者一般无症状，也可能出现疼痛、局部肿胀或不育[20-23,38,39]。间质细胞增生继发于慢性间质细胞刺激导致的下丘脑-垂体-睾丸轴中断。通常患者体内的血清黄体生成素或人绒毛膜促性腺激素（HCG）水平升高。隐睾症、先天性肾上腺增生症、Klinefelter综合征、抗雄激素治疗、外源性HCG治疗、产生HCG的生殖细胞肿瘤或绒毛膜癌患者均可见间质

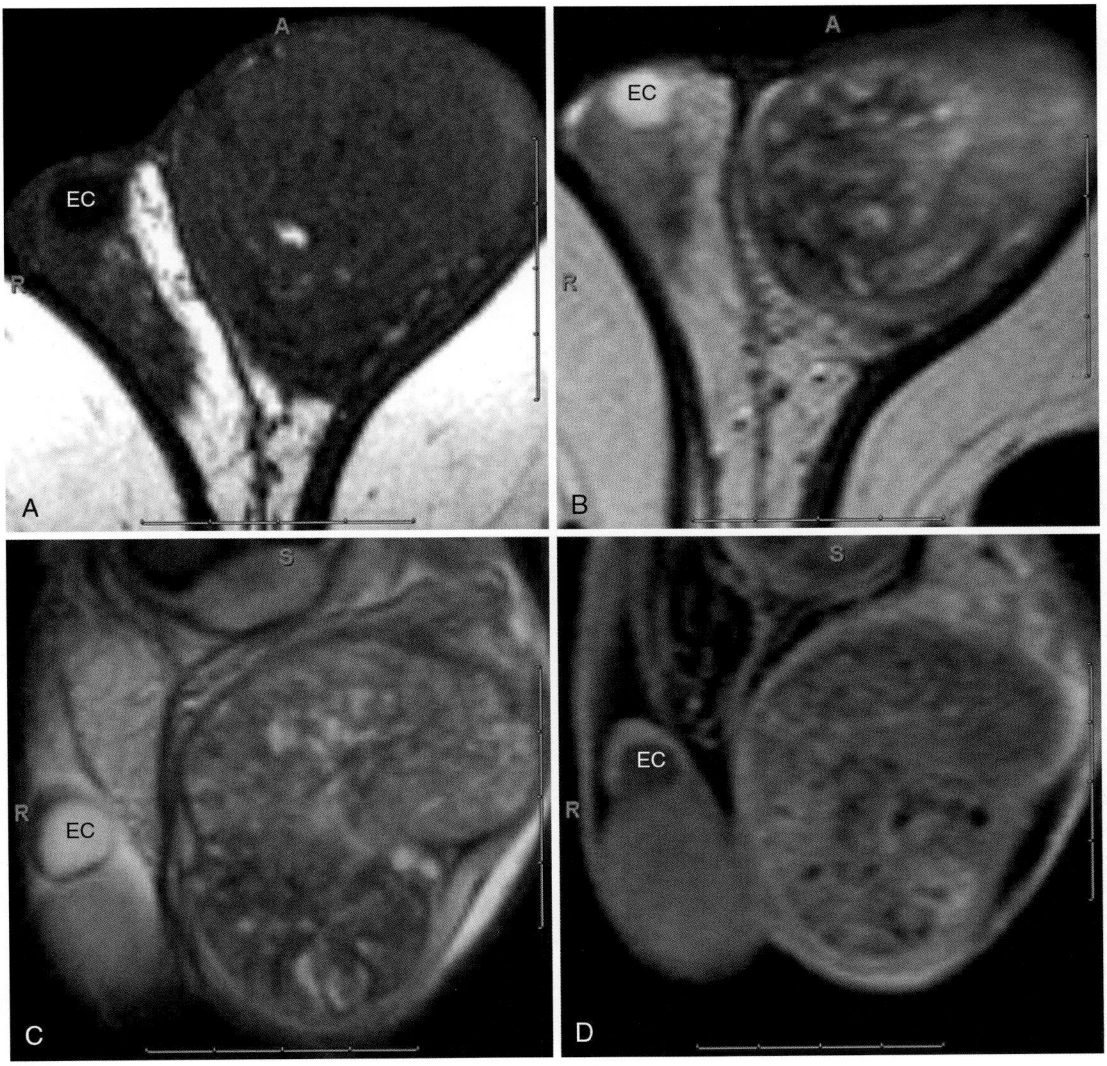

图11.22 非精原细胞瘤和附睾囊肿。轴位T1WI(A)、T2WI(B)、冠状面T2WI(C)和增强后T1WI(D)显示信号不均匀的混合性生殖细胞肿瘤。同时可以注意到右侧附睾头囊肿(EC)。

细胞增生。在MRI上,这些病灶(一般<6mm)表现为T2WI低信号,增强扫描轻度强化[20-23,38,39]。间质细胞增生很少发生恶变,即使体积较大,影像学特征也相似[22](图11.23)。

脂肪瘤

脂肪瘤是最常见的睾丸外肿瘤,尽管如前所述,脂肪瘤最常发生在精索,但也可以发生在阴囊内的其他部位(图11.24)。超声和MRI表现与精索脂肪瘤一致[20,26-28]。

腺瘤样瘤

腺瘤样瘤是附睾最常见的肿瘤,约占睾丸外肿瘤的1/3,这些肿瘤也可以起源于白膜或精索[21,23,26,27,32,40]。腺瘤样瘤可发生于任何年龄,最常见于20岁及以上的男性。患者一般

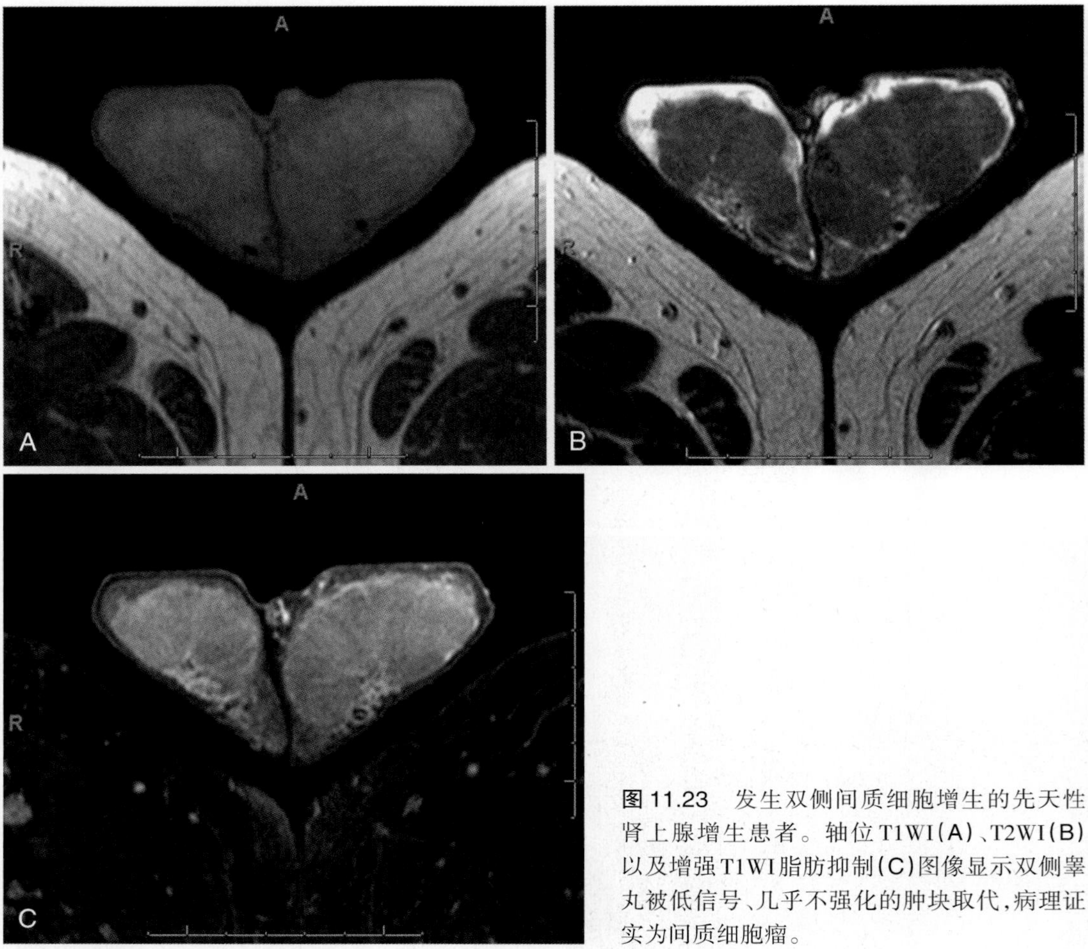

图 11.23 发生双侧间质细胞增生的先天性肾上腺增生患者。轴位T1WI(A)、T2WI(B)以及增强T1WI脂肪抑制(C)图像显示双侧睾丸被低信号、几乎不强化的肿块取代,病理证实为间质细胞瘤。

无症状,约30%的患者出现疼痛,15%~20%的患者伴有鞘膜积液。这些肿瘤易发生于附睾的下极或尾部。通常发生在单侧,左侧常见。在MRI的T2WI成像序列上,腺瘤样瘤的信号通常高于正常的附睾[21,23,27](图11.25)。

精子性肉芽肿

精子性肉芽肿,或附睾肉芽肿,是由于精索膨出破裂或输精管结扎术后巨细胞对从精索排出的精子发生反应而形成的。超声和MRI表现与附睾腺瘤样瘤相似,病史在与腺瘤样瘤的鉴别中至关重要[26,28,32]。

平滑肌瘤

平滑肌瘤是第二大常见的附睾肿瘤,好发于50~60岁人群,表现为无痛性、缓慢增长的肿块,病理学上与子宫肌瘤类似。超声表现取决于实性或囊实性成分的比例,与子宫肌瘤类似,附睾平滑肌瘤也可出现钙化,即超声上的强回声影[26-28]。与子宫肌瘤的MRI表现类似,附睾平滑肌瘤通常在T1WI上呈等信号,在T2WI上呈低信号[26,27](图11.26)。

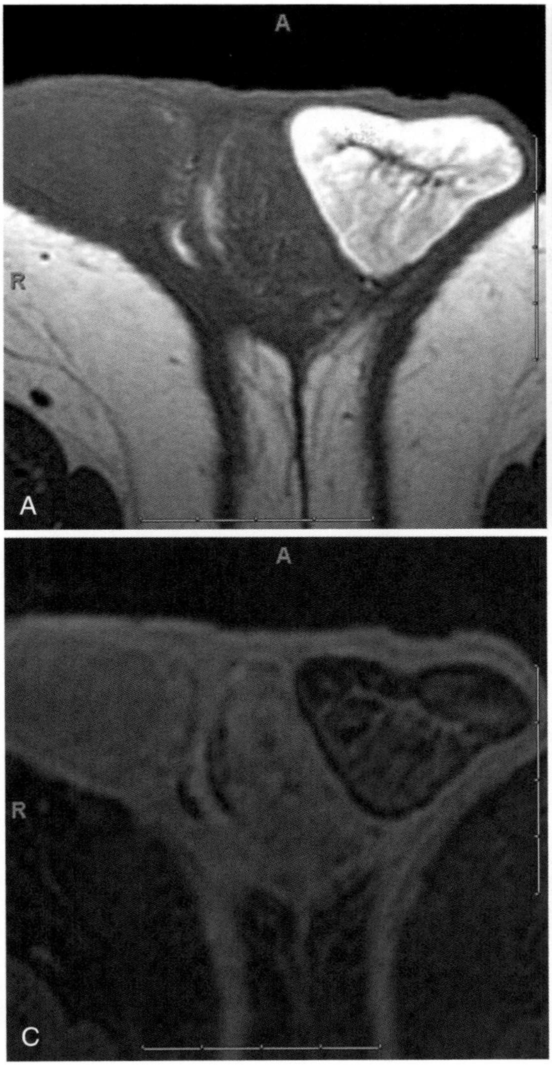

图11.24　阴囊脂肪瘤。轴位T1WI(A)、T2WI(B)和T1WI脂肪抑制(C)图像显示睾丸外的肿块在各序列上与脂肪信号均一致。

乳头状囊腺瘤

在von Hippel-Lindau病中，约60%的男性患者会发生附睾的乳头状囊腺瘤[23,26,28,40,41]，约40%为双侧发病，为此病特征[21,23,26,28,40,41]。当然在非von Hippel-Lindau病中，乳头状囊腺瘤也可偶尔发生。通常表现为附睾头坚硬、可触及的肿块，但也可累及精索。在MRI上，其表现因病灶实性成分与囊性成分的比例不同而不同[23]。

纤维性假瘤

纤维性假瘤是睾丸外的一种良性反应性纤维样肿块，也称作慢性睾丸炎、反应性睾丸炎、肉芽肿性睾丸炎、炎性假瘤、结节状纤维假瘤、纤维瘤、非特异性睾丸旁纤维化和被膜的纤维增生。多数患者表现为无痛性阴囊肿块，但有感染或创伤病史，高达50%的患者伴有鞘膜积液或血肿。在MRI上，这些病变在T1WI上信号与正常睾丸相似，在T2WI上呈

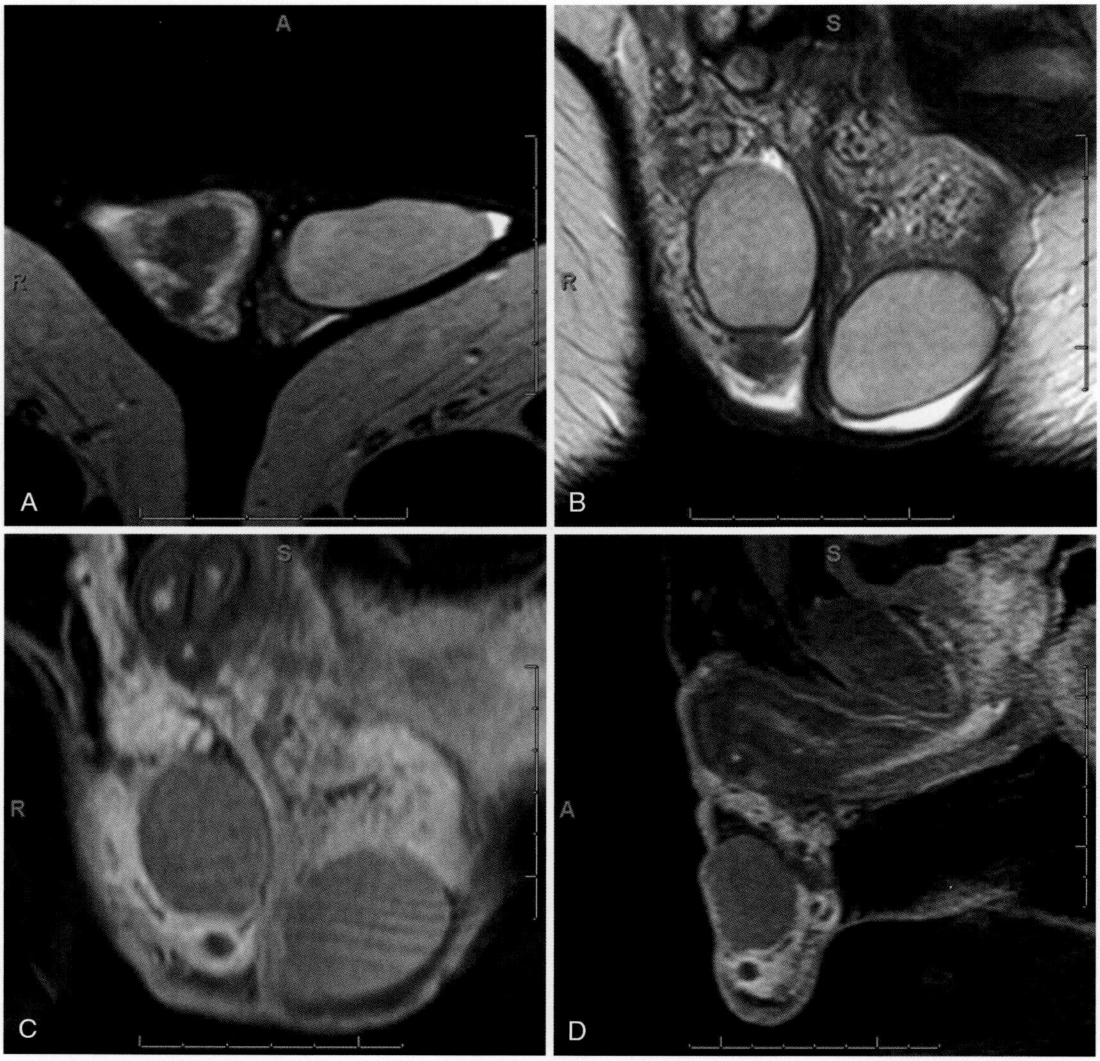

图11.25 附睾腺瘤样瘤。T2WI脂肪抑制增强轴位(A)和冠状位(B)、T1WI冠状位(C)和矢状位(D)图像显示附睾尾肿块肿大,增强扫描可见强化。

均匀低信号[20,23,24,26,27,42],增强扫描几乎不强化[20,23,26,27,42](图11.27)。

硬化性脂肪肉芽肿

硬化性脂肪肉芽肿是一种在阴囊中形成肉芽肿的罕见情况,为特发性或与异物反应有关,通常表现为阴囊内无痛性、缓慢增大的肿块。MRI可显示增大的附睾肿块,肿块密度不均,增强扫描可见强化[20,27]。

附睾炎和附睾睾丸炎

附睾炎是膀胱的细菌感染逆行扩散到附睾引起的,症状为阴囊肿胀和疼痛。附睾炎从附睾尾开始,向上扩散到附睾体、附睾头,当延伸至睾丸实质时会导致附睾睾丸炎,并可伴有鞘膜积液、脓肿和阴囊壁的增厚[19,21,23,26,28,29,32]。

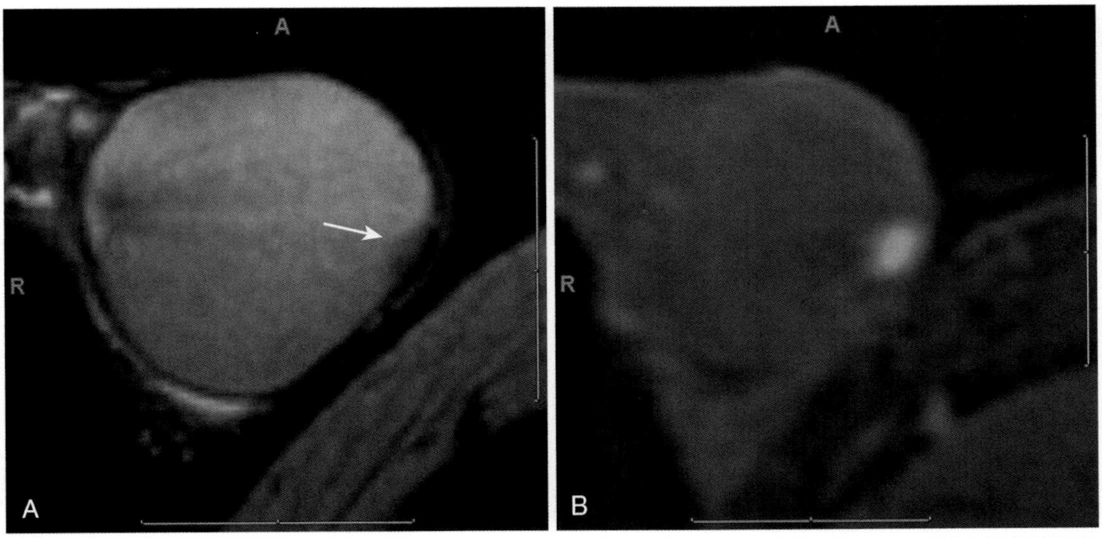

图11.26　睾丸平滑肌瘤。轴位T2WI(A)和T1WI脂肪抑制增强(B)图像显示病灶在T2WI呈低信号，增强扫描可见强化。

在MRI上，T2WI显示睾丸呈不均匀的低信号，增强后病灶呈不均匀强化，显示的附睾范围随着强化程度增加而变大[20,21,23,24,26,32,43](图11.28)。

睾丸扭转

睾丸扭转是一种睾丸异常旋转导致精索扭曲和睾丸灌注受损的外科急症，对于这种情况的外科治疗来说时间至关重要，因此，MRI不作为评估的主要工具。在MRI上，睾丸扭转表现为睾丸体积增大，与继发于小范围出血的正常睾丸相比，T1WI和T2WI呈高信号[19,21,24,32,44]。增强扫描可用于证明睾丸血流减少[19,21,32,43-46]。之前的研究也验证了MR灌注成像和DWI在睾丸扭转评估中的应用价值[45,47,48]。

梗死

睾丸梗死较为罕见，主要发生在20~40岁的男性。睾丸梗死有许多易感因素，如感染、创伤和血液病(如镰状细胞性贫血和红细胞增多症)，此外，也可能继发于睾丸一过性扭转复原后。临床上，睾丸梗死主要表现为睾丸疼痛。在MRI上，T1WI和T2WI的信号多样，出血性梗死在T1WI呈高信号，一般的梗死在T1WI主要呈等信号，增强扫描无明显强化。因此，当有相关的病史，彩超发现睾丸楔形或非肿块样病灶，病灶无彩色血流信号或在MRI上无强化时，则应优先考虑诊断为睾丸梗死[19,20,23,43]。

阴囊损伤

阴囊损伤可导致睾丸内血肿甚至睾丸破裂。急性睾丸内血肿主要表现为疼痛，超声上可见局灶性强回声团。在MRI上，睾丸的亚急性期出血表现为T1WI高信号、T2WI信号强度多变。慢性血肿因含铁血黄素沉积，在T2WI呈低信号，增强扫描无明显强化[19,21,23,32](图11.20和图11.29)。严重的阴囊

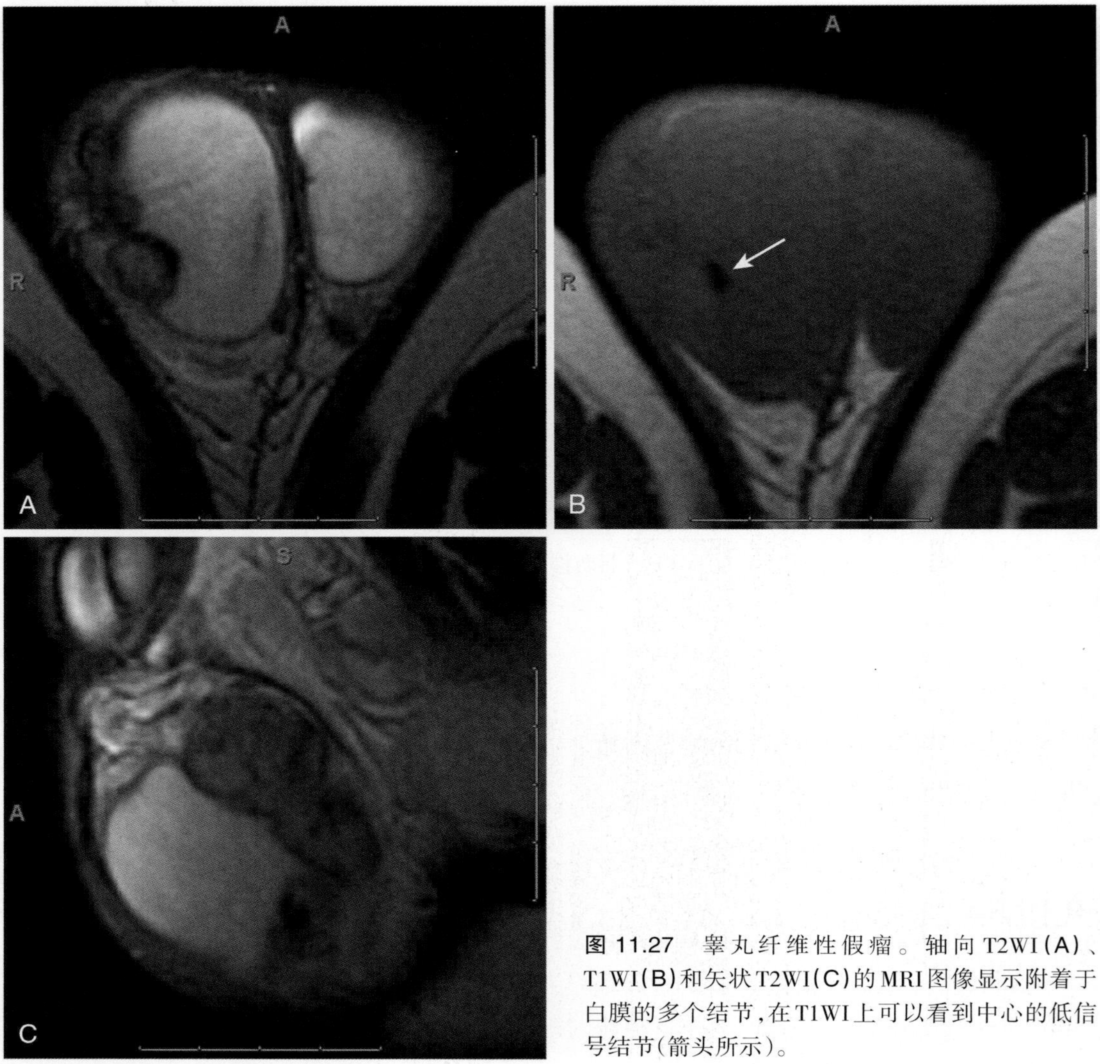

图 11.27　睾丸纤维性假瘤。轴向 T2WI(A)、T1WI(B)和矢状T2WI(C)的MRI图像显示附着于白膜的多个结节,在T1WI上可以看到中心的低信号结节(箭头所示)。

损伤可能导致睾丸撕裂或白膜破裂。超声和MRI有助于诊断白膜破裂,当出现大量血肿时,超声评估可能有限[21,24,28,29,32]。在MRI上,白膜在T2WI和增强的T1WI脂肪抑制上呈低信号,该信号特点能较敏感地识别白膜撕裂[21,24,32](图11.30)。

精索脂肪瘤

精索脂肪瘤是最常见的精索良性肿瘤,可发生在任何年龄段[20,21,23,26-28]。在MRI上,肿块信号均匀,在各序列中信号与脂肪相同,其中脂肪抑制序列最有助于诊断[20,23,26,27]。

阴囊及其内容物的恶性病变

原发性睾丸恶性肿瘤

睾丸生殖细胞瘤约占原发性睾丸肿瘤的95%,分为精原细胞瘤和非精原细胞瘤两大

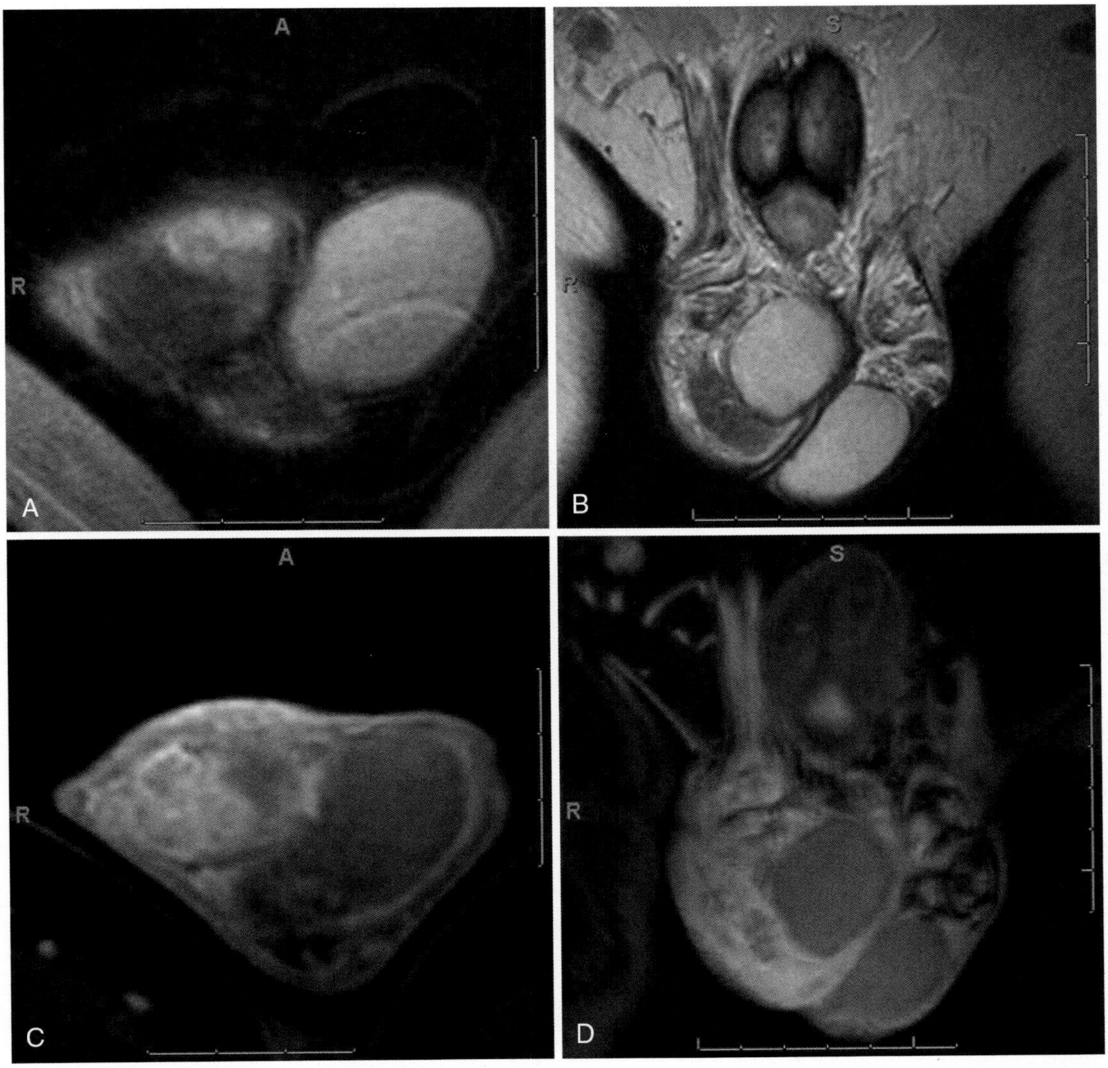

图11.28　附睾炎。T2WI脂肪抑制增强轴位(A)和冠状位(B)、T1WI轴位(C)和冠状位(D)图像显示附睾弥漫性增大,增强后明显强化,附睾内未见明显局灶性肿块。

类。鉴别这两类肿瘤对于治疗和预后十分重要[49]。精原细胞瘤是最常见的生殖细胞肿瘤,在超声和所有MRI序列上信号均匀。非精原细胞瘤常伴有出血和多种细胞亚型,从而导致信号不均[20,21,24,49]。精原细胞瘤为多结节状且信号均匀,在T2WI上呈低信号[20-24,32,49](图11.31)。肿瘤内的纤维血管分隔可表现为带状的T2WI低信号,强化程度高于肿瘤实质[20,49]。而非精原细胞瘤往往较大,由于其存在多种细胞亚型,可能伴有内部出血、坏死或钙化。在MRI上,非精原细胞瘤一般表现为较大的信号不均匀的肿块[20-24,32,49](见图11.22)。

淋巴瘤

非霍奇金淋巴瘤是50岁以上男性最常见的睾丸内肿瘤,可为原发性的,也可为全身性的。与原发的睾丸恶性肿瘤相比,睾丸淋

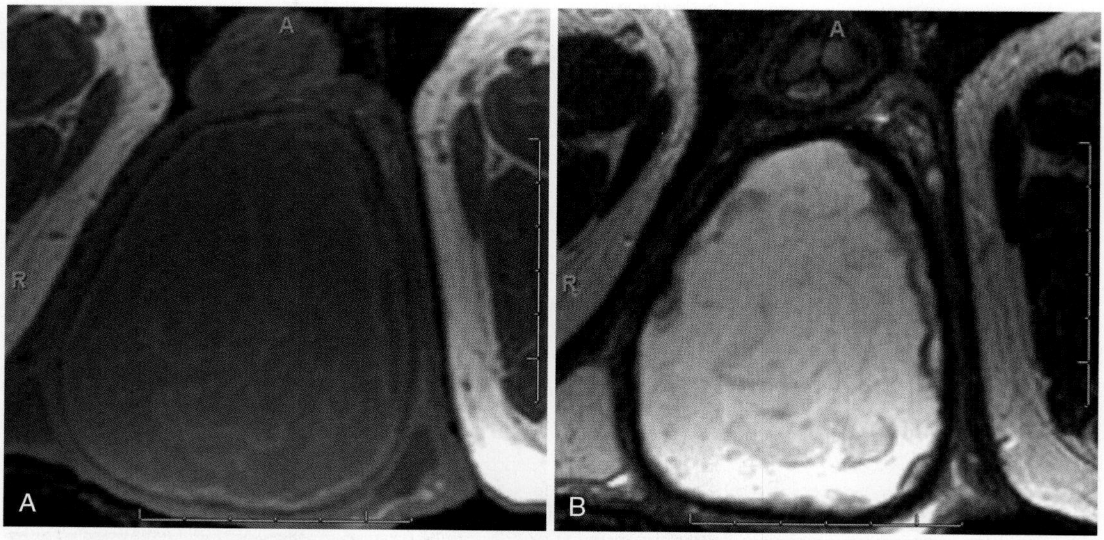

图11.29 阴囊血肿。轴位T1WI(A)和T2WI(B)显示阴囊内信号不均的巨大肿块，睾丸受推压移位，T2WI显示肿块边缘有含铁血黄素沉积的低信号环。

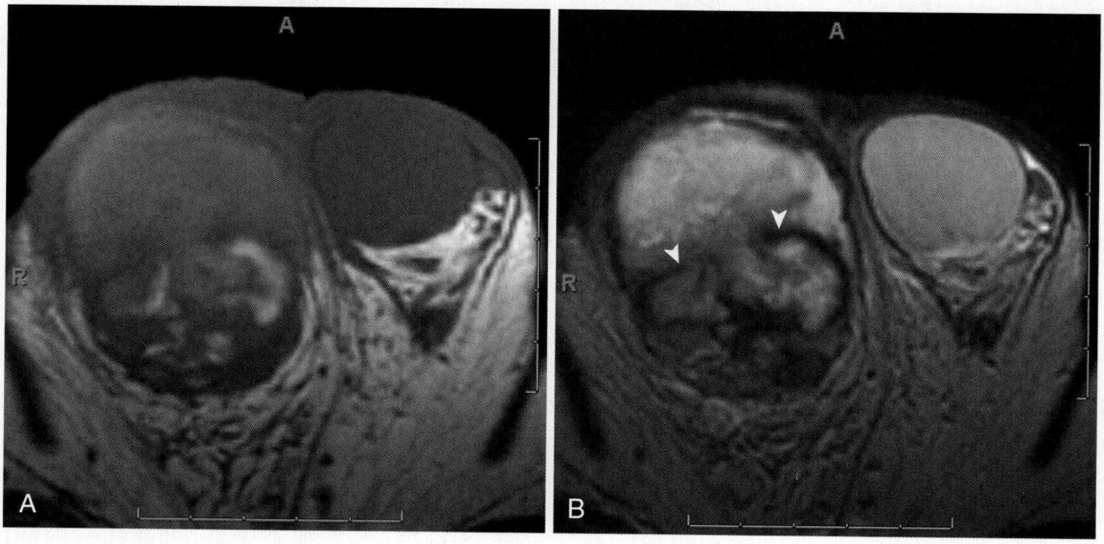

图11.30 阴囊损伤合并睾丸撕裂。轴位T1WI(A)和T2WI(B)显示白膜(箭头所示)破裂继发睾丸内和睾丸周围血肿。

巴瘤通常表现为多灶性、浸润性。由于化疗药物较难通过血-睾丸屏障，睾丸淋巴瘤容易复发[19~22]。淋巴瘤的MRI特点与非精原细胞瘤相似，两者较难鉴别[21]。

转移瘤

睾丸的转移瘤较少见，目前已有黑色素瘤、前列腺癌和肺癌转移到睾丸的报道。转

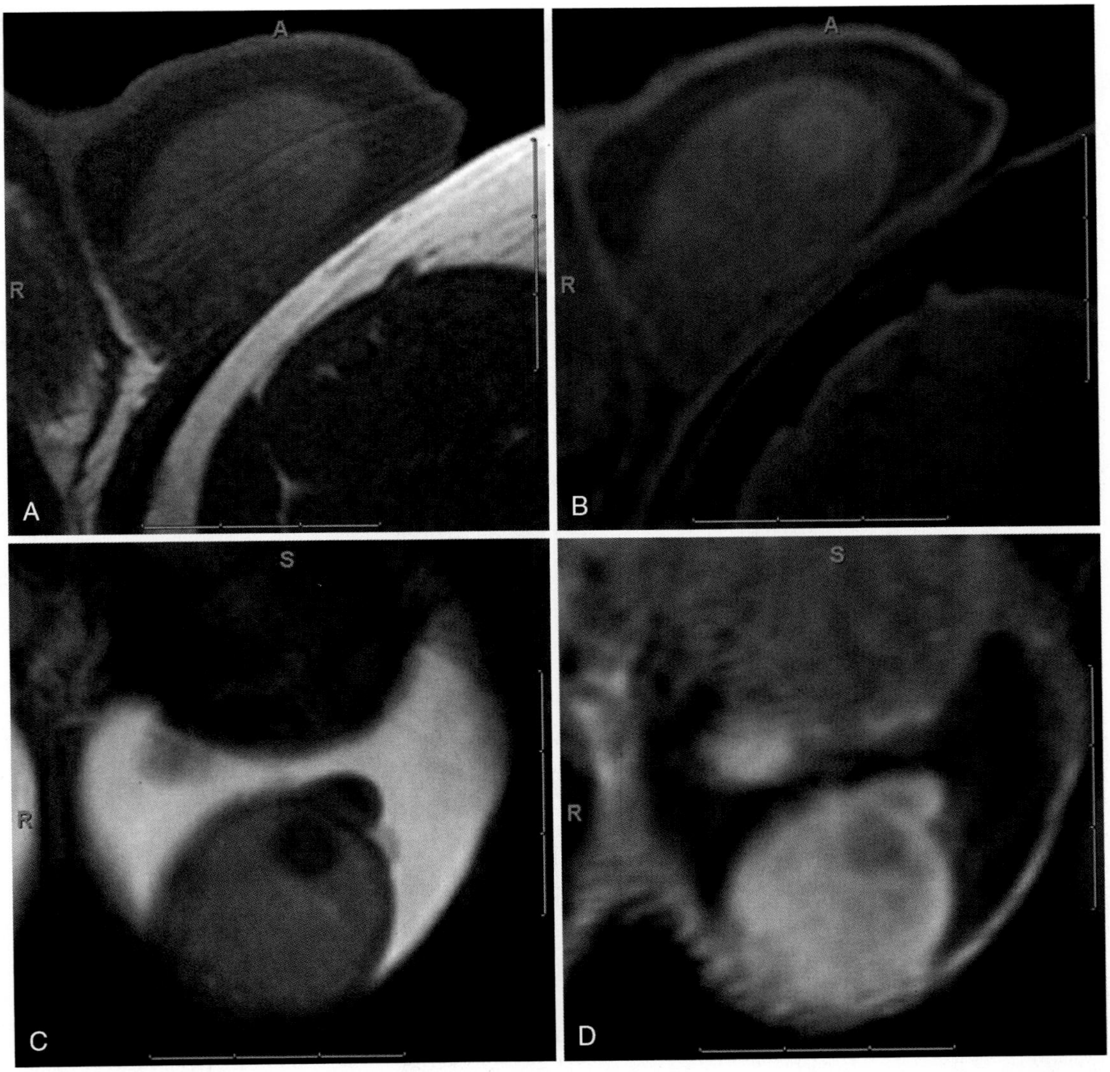

图11.31 精原细胞瘤。轴位T1WI(A)和T1WI脂肪抑制(B)图像显示,精原细胞瘤与正常睾丸实质呈等信号,在增强后的T1WI脂肪抑制图像中病灶才被发现。冠状位T2WI(C)和增强后的T1WI脂肪抑制(D)显示,病灶在T2WI上呈低信号,增强扫描后强化程度低于周围正常的睾丸实质。

移到睾丸的肿瘤通常是肿瘤的全身广泛转移,睾丸的转移很少作为首诊的症状[20,22],病史对于诊断很关键。

横纹肌肉瘤

横纹肌肉瘤是最常见的精索肉瘤[19,20,26,28],通常表现为坚硬的阴囊肿块,包绕或侵犯附睾部和睾丸[26,28]。超声和MRI表现因肿瘤的出血和坏死而多样[20,27]。

脂肪肉瘤

该瘤是一种罕见的脂肪肉瘤,文献中报道的病例很少[20,21,27,28]。影像学表现与精索脂肪瘤相似,但脂肪肉瘤常含有突出的硬化部分[20,26,27](图11.32)。

平滑肌肉瘤、恶性神经鞘瘤和多形性未分化肉瘤(旧称恶性纤维组织细胞瘤)

平滑肌肉瘤、恶性神经鞘瘤和多形性未分化肉瘤都是罕见的睾丸外肿瘤,在超声上表现多变,在MRI上表现为T2WI高信号[20,26-28]。

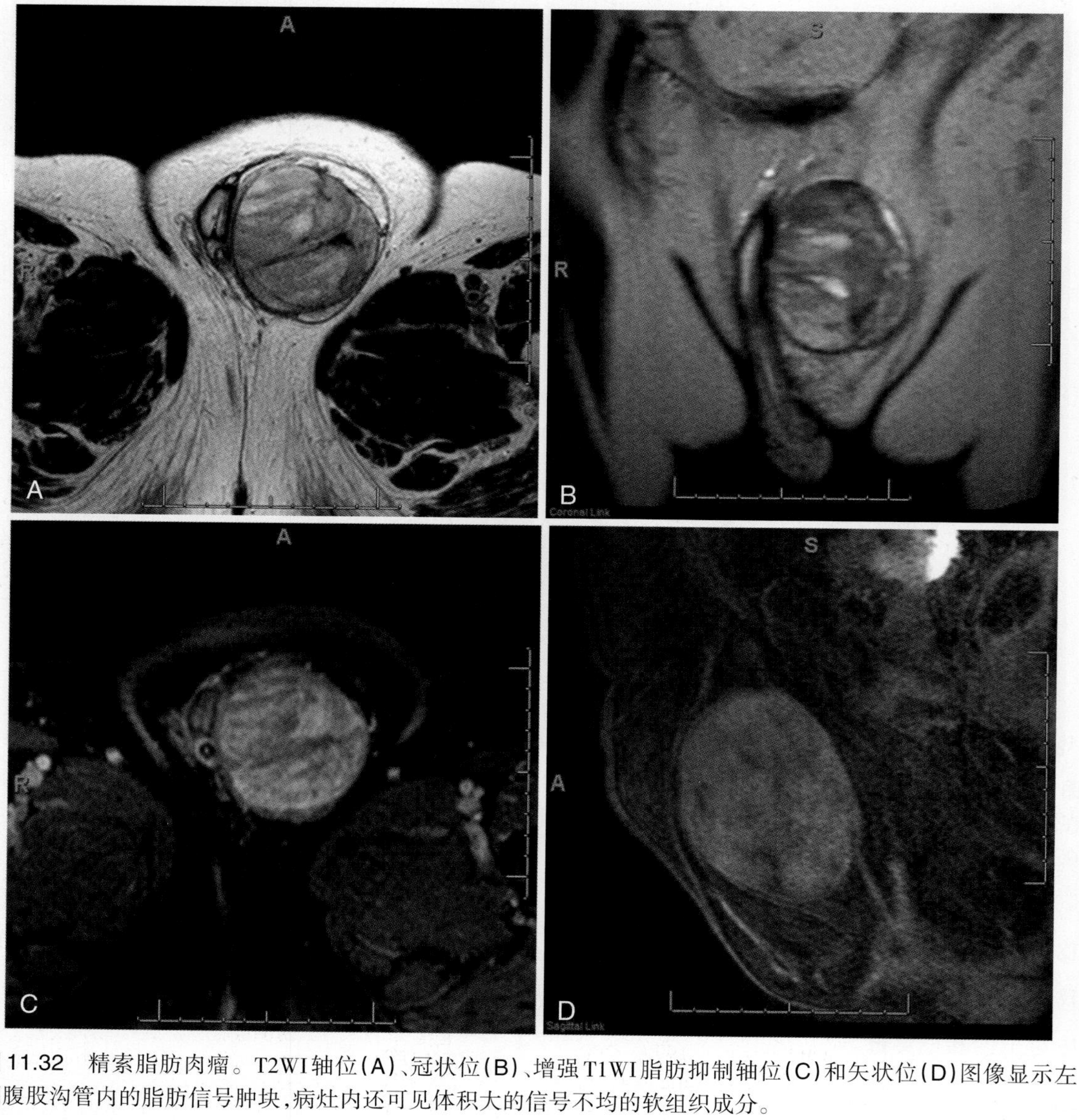

图11.32　精索脂肪肉瘤。T2WI轴位(A)、冠状位(B)、增强T1WI脂肪抑制轴位(C)和矢状位(D)图像显示左侧腹股沟管内的脂肪信号肿块,病灶内还可见体积大的信号不均的软组织成分。

参考文献

1. Chung BI, Sommer G, Brooks JD. Anatomy of the lower urinary tract and male genitalia. In: Wein AJ, et al., ed. *Campbell-Walsh urology*. 10th ed. Philadelphia, PA: Elsevier Saunders; 2012.
2. Siegelman ES. Magnetic resonance imaging of the prostate. *Semin Roentgenol*. 1999;34:295–312.

3. *American College of Radiology. Prostate Imaging Reporting and Data System (PI-RADS) version 2.* ; 2015. Accessed online from www.acr.org/Quality-Safety/resources/PIRADS/.
4. Coppens L, Bonnet P, Andrianne R, et al. Adult mullerian duct or utricle cyst: Clinical significance and therapeutic management of 65 cases. *J Urol.* 2002;167:1740–1744.
5. McDermott VG, Meakem T Jr, Stolpen AH, et al. Prostatic and periprostatic cysts: Findings on MR imaging. *Am J Roentgenol.* 1995;164:123–127.
6. Parsons RB, Fisher AM, Bar-Chama N, et al. MR imaging in male infertility. *Radiographics.* 1997;17:627–637.
7. Banner MP. Imaging of benign prostatic hyperplasia. *Semin Roentgenol.* 1999;34:313–324.
8. Howlader N, Noone AM, Krapcho M, et al. (eds). SEER Cancer Statistics Review, 1975-2012, National Cancer Institute. Bethesda, MD, http://seer.cancer.gov/csr/1975_2012/, based on November 2014 SEER data submission, posted to the SEER web site, April 2015.
9. Vossough A, Pretorius ES, Siegelman ES, et al. Magnetic resonance imaging of the penis. *Abdom Imaging.* 2002;27:640–659.
10. Pretorius ES, Siegelman ES, Ramchandani P, et al. MR imaging of the penis. *Radiographics.* 2001;21:S283–S298.
11. Shellock FG, Curtis JS. MR imaging and biomedical implants, materials, and devices: An updated review. *Radiology.* 1991;180:541–550.
12. Kimball DA, Yuh WT, Farner RM. MR diagnosis of penile thrombosis. *J Comput Assist Tomogr.* 1988;12:604–607.
13. Ptak T, Larson CR, Beckmann CF, et al. Idiopathic segmental thrombosis of the corpora cavernosum as a cause of partial priapism. *Abdom Imaging.* 1994;19:564–566.
14. Bevers RF, Abbekerk EM, Boon TA. Cowper's syringocele: Symptoms, classification and treatment of an underappreciated problem. *J Urol.* 2000;163:782–784.
15. Kickuth R, Laufer U, Pennek J, et al. Cowper's syringocele: Diagnosis based on MRI findings. *Pediatr Radiol.* 2002;32(1):56–58.
16. Vosshenrich R, Schroeder-Printzen I, Weidner W, et al. Value of magnetic resonance imaging in patients with penile induration (Peyronie's disease). *J Urol.* 1995;153:1122–1125.
17. Choi MH, Kim B, Ryu JA, et al. MR imaging of acute penile fracture. *Radiographics.* 2000;20:1397–1405.
18. Ulbright TM, Amin MB, Young RH. Tumors of the testis, adnexa, spermatic cord, and scrotum. *Atlas of tumor pathology, fasc 25, ser 3.* Washington, DC: Armed Forces Institute of Pathology; 1999:1–290.
19. Muller-Lisse UG, Scherr MK, Degenhart C, et al. Male pelvis: Scrotum. In: Reiser MF, Semmler W, Hricak H, eds. *Magnetic resonance tomography.* New York: Springer-Verlag Berlin Heidelberg; 2008:1039–1055.
20. Cassidy FH, Ishioka KM, McMahon CJ, et al. MR imaging of scrotal tumors and pseudotumors. *Radiographics.* 2010;30:665–683.
21. Pretorius ES, Siegelman ES. MRI of the male pelvis and the bladder. In: Siegelman ES, ed. *Body MRI.* Philadelphia, PA: Elsevier Saunders; 2004:371–424.
22. Woodward PJ, Sohaey R, O'Donoghue MJ, et al. From the archives of the AFIP: Tumors and tumorlike lesions of the testis: radiologic-pathologic correlation. *Radiographics.* 2002;22:189–216.
23. Kim W, Rosen MA, Langer JE, et al. US-MR imaging correlation in pathologic conditions of the scrotum. *Radiographics.* 2007;27(5):1239–1253.
24. Cramer BM, Schlegel EA, Thueroff JW. MR imaging in the differential diagnosis of scrotal and testicular disease. *Radiographics.* 1991;11:9–21.
25. Gerscovich EO. Scrotum and testes. In: McGahan JP, Goldberg BB, eds. *Diagnostic ultrasound.* 2nd ed. New York, NY: Informa Healthcare; 2008:921–964.
26. Woodward PJ, Schwab CM, Sesterhann IA. From the archives of the AFIP: extratesticular scrotal masses: radiologic-pathologic correlation. *Radiographics.* 2003;23:215–240.
27. Akbar SA, Sayyed TA, Jafri SZ, et al. Multimodality imaging of paratesticular neoplasms and their rare mimics. *Radiographics.* 2003;23: 1476–1471.
28. Dogra VS, Gottlieb RH, Oka M, et al. Sonography of the scrotum. *Radiology.* 2003;227:18–36.
29. Hamm B. Differential diagnosis of scrotal masses by ultrasound. *Eur Radiol.* 1997;7:668–679.
30. Fritzsche PJ, Hricak H, Kogan BA, et al. Undescended testes: The role of MR imaging. *Radiology.* 1987;164:169–173.
31. Tartar VM, Trambert MA, Balsara ZN, et al. Tubular ectasia of the testicle: sonographic and MR imaging appearance. *AJR.* 1993;160:539–542.
32. Kubik-Huch RA, Hailemariam S, Hamm B. CT and MRI of the male genital tract: Radiologic-pathologic correlation. *Eur Radiol.* 1999;9: 16–28.
33. Langer JE, Ramchandani P, Siegelman ES, et al. Epidermoid cysts of the testicle: Sonographic and MR imaging features. *AJR.* 1999;173: 1295–1299.
34. Dogra V, Gottlieb RH, Rubens DJ, et al. Testicular epidermoid cysts: Sonographic features with histopathologic correlation. *J Clin Ultrasound.* 2001;29:192–196.
35. Senzaki H, Watanbe H, Ishiguro Y. A case of very rare tuberculosis of the testis. *Nippon Hinyokika Gakkai Zasshi.* 2001;92:534–537.
36. Kodama K, Hasegawa T, Egawa M, et al. Bilateral epididymal sarcoidosis presenting without radiographic evidence of intrathoracic lesion: Review of sarcoidosis involving the male reproductive tract. *Int J Urol.* 2004;11:345–348.
37. Nagamine WH, Mehta SV, Vade A. Testicular adrenal rest tumors in a patient with congenital adrenal hyperplasia: Sonographic and magnetic resonance imaging findings. *J Ultrasound Med.* 2005;24:1717–1720.
38. Carucci LR, Tirkes AT, Pretorius ES, Genega EM, Weinstein SP. Testicular Leydig's cell hyperplasia: MR imaging and sonographic findings. *AJR.* 2003; 180:501–503.
39. Fernandez GC, Tardaguila F, Rivas C, et al. MRI in the diagnosis of testicular Leydig cell tumour. *Br J Radiol.* 2004;77:521–524.

40. Patel MD, Silva AC. MRI of an adenomatoid tumor of the tunica albuginea. *AJR*. 2004;182:415–417.
41. Leung RS, Biswas SV, Duncan M, et al. Imaging features of von Hippel-Lindau disease. *Radiographics*. 2008;28:65–79.
42. Krainik A, Sarrazin JL, Camparo P, et al. Fibrous pseudotumor of the epididymis: Imaging and pathologic correlation. *Eur Radiol*. 2000;10:1636–1638.
43. Watanabe Y, Dohke M, Ohkubo K, et al. Scrotal disorders: Evaluation of testicular enhancement patterns at dynamic contrast-enhanced subtraction MR imaging. *Radiology*. 2000;217:219–227.
44. Watanabe Y, Nagayama M, Okamura A, et al. MR imaging of testicular torsion: Features of testicular hemorrhagic necrosis and clinical outcomes. *JMRI*. 2007;26:100–108.
45. Makela E, Lahdes-Vasama T, Ryymin P, et al. Magnetic resonance imaging of the acute scrotum. *Scand J Surg*. 2011;100:196–201.
46. Terai A, Yoshimura K, Ichioka K, et al. Dynamic contrast-enhanced subtraction magnetic resonance imaging in diagnostics of testicular torsion. *Urology*. 2006;67:1278–1282.
47. Maki D, Watanabe Y, Nagayama M, et al. Diffusion-weighted magnetic resonance imaging in the detection of testicular torsion: Feasibility study. *JMRI*. 2011;34:1137–1142.
48. Pretorius ES, Roberts DA. Continuous arterial spin labeling perfusion magnetic resonance imaging of the human testis. *Acad Radiol*. 2004;11:106–110.
49. Tsili AC, Tsampoulas C, Giannakopoulos X, et al. MRI in the histologic characterization of testicular neoplasms. *AJR*. 2007;189(6):W331–W337.

附 录

伪影	表现	解释	补救
人字形花纹伪影	图像上呈现人字形花纹或类似灯芯绒布料	梯度磁场诱导的电磁尖锋 MRI设备内的电子元件 交流电流波动	解释说明
Moiré伪影	外周明暗交替的条带	伪影混叠、场不均匀性 一侧具有不同相位图像的干涉图案叠加在另一侧上	均场以提高磁场均匀性
中心点伪影	中心高信号病灶伴晕圈环绕	因接收器电子设备错误导致接收器信号偏移，致使原始数据存在恒定偏移	相位交替(以相位采集时间加倍为代价)以消除信号偏移
拉链伪影	沿相位编码方向的离散性噪声线或明暗交替的像素线	外部射频源导致需要处理与图像数据无关的外部信号 硬件故障	识别并消除潜在的外部射频源 使用MRI兼容的监控设备
串扰伪影	信号强度降低	射频层面形变，导致限定层面附近的组织被无意激发，从而导致饱和	增加层面之间的间隙 用交错的方法
相位编码运动伪影	跨相位编码的解剖学复制	运动引起质子相移，傅里叶变换错误地将其解释为反映了沿相位编码轴的位置	控制生理运动(即心脏和呼吸门控或俯卧位体位、导航仪脉冲、呼吸有序的相位编码) 正确的动脉搏动(即梯度矩归零、空间预测带) 减少图像采集时间，降低运动发生机会(即多回波采集、并行成像) K-空间轨迹策略(即PROPELLER)
黑色边界伪影(墨汁伪影)	被脂肪包围的含水结构周围的暗线	共存的脂肪和水质子在异相时，参与破坏性干扰并导致信号缺失	脂肪饱和技术使TE更接近同相 增加带宽 增加矩阵尺寸
魔角效应	肌腱相对于B_0倾斜方向的高敏感性，在TE较低时更为明显	氢质子和胶原纤维间的偶极效应对信号造成抢占，在肌腱与B_0成55°的方向上偶极效应消失，信号可见	仔细地摆体位 增大TE 使用成对的TE序列来确定人为病因

(待续)

续表

伪影	表现	解释	补救
易感性伪影	信号丢失的无定形区域	在具有不同磁化率或磁化能力区域之间的界面处产生微观磁场梯度，导致质子去相位和横向磁化损失	最大限度地减少TE和导致去相位的易感性 使用具有大量重新聚焦脉冲的快速自旋回波序列校正磁化率伪影 避免梯度回波序列 增加接收器带宽 增加频率矩阵 降低层面厚度 使用低场强系统
化学移位伪影	第1种：沿频率编码方向在水-脂肪界面上的加亮和减暗边界 第2种：异相图像中微观脂肪的信号损失	第1种：水质子的前进速度略快于脂肪质子，傅里叶变换将这种差异误解为沿频率编码方向的位置差异 第2种：共存的脂肪和水质子在异相时进行破坏性干扰并造成信号损失	增加带宽（第1种） 交换相位和频率方向（第1种） 使用脂肪抑制使TE更接近同相（第2种）
吉布斯/截断伪影	平行于信号强度突变边缘的亮线或暗线	有限数量的相位编码步骤导致最高频率的不采样和尖锐边缘细节的不正确成像	减小像素大小并增加相位编码矩阵 将相位编码方向定向为垂直于突出边缘
混叠/环绕伪影	身体对侧沿相位编码方向的解剖学叠加	采样包括为视野内的组织分配1个0~360°范围内的值，而FOV外的组织被错误地分配值，就如同在FOV内一样	增加FOV以囊括所有相关解剖结构 不使用相位包络（按比例增加FOV和矩阵，并减少激励，保持相同的激励数量，但由于FOV较大而抢占混叠） 交换相位和频率方向 将相位编码分配给较低的维度 使用表面线圈（最大限度地减少接收外来信号以避免环绕）

TE，激发时间；FOV，视野；PROPELLER，周期性旋转重叠平行线采集和增强后处理重建方法，简称为“磁共振螺旋桨技术”。

索引